G.-H. Schumacher, G. Aumüller

Topographische Anatomie des Menschen

Gert-Horst Schumacher, Gerhard Aumüller

Topographische Anatomie des Menschen

mit 350 Abbildungen

7. Auflage

URBAN & FISCHER

München · Jena

Zuschriften und Kritik an:
Elsevier GmbH, Urban & Fischer Verlag, Lektorat Medizinstudium, Alexander Gattnarzik, Karlstraße 45, 80333 München, email: medizinstudium@elsevier.de

Anschriften der Verfasser:

Prof. em. Dr. sc. med.,
Dr. med. dent. Gert-Horst Schumacher
Institut für Anatomie der Universität Rostock
Gertrudenstr. 9
18055 Rostock

Prof. Dr. med. Gerhard Aumüller
Institut für Anatomie und Zellbiologie
der Philipps-Universität Marburg
Robert-Koch-Str. 6
35037 Marburg

Wichtiger Hinweis für den Benutzer
Die Erkenntnisse in der Medizin unterliegen laufendem Wandel durch Forschung und klinische Erfahrungen. Die Autoren dieses Werkes haben große Sorgfalt darauf verwendet, dass die in diesem Werk gemachten Angaben dem derzeitigen Wissensstand entsprechen. Wie allgemein üblich wurden Warenzeichen bzw. Namen (z.B. bei Pharmapräparaten) nicht besonders gekennzeichnet.

Bibliografische Information Der Deutschen Bibliothek
Die Deutsche Bibliothek verzeichnet diese Publikation in der Deutschen Nationalbibliografie; detaillierte bibliografische Daten sind im Internet unter http://dnb.ddb.de abrufbar.

Alle Rechte vorbehalten
1. Auflage 1976
2. Auflage 1978
3. Auflage 1981
4. Auflage 1985
5. Auflage 1988 und 1989
6. Auflage 1994
7. Auflage 2004
1. Polnische Ausgabe 1994

© Elsevier GmbH, München
Der Urban & Fischer Verlag ist ein Imprint der Elsevier GmbH.

04   05   06   07   08   5   4   3   2   1

Für Copyright in Bezug auf das verwendete Bildmaterial siehe Abbildungsnachweis.
Der Verlag hat sich bemüht, sämtliche Rechteinhaber von Abbildungen zu ermitteln. Sollte dem Verlag gegenüber dennoch der Nachweis der Rechtsinhaberschaft geführt werden, wird das branchenübliche Honorar gezahlt.

Das Werk einschließlich aller seiner Teile ist urheberrechtlich geschützt. Jede Verwertung außerhalb der engen Grenzen des Urheberrechtsgesetzes ist ohne Zustimmung des Verlages unzulässig und strafbar. Das gilt insbesondere für Vervielfältigungen, Übersetzungen, Mikroverfilmungen und die Einspeicherung und Verarbeitung in elektronischen Systemen.

Um den Textfluss nicht zu stören, wurde bei Patienten und Berufsbezeichnungen die grammatikalisch maskuline Form gewählt. Selbstverständlich sind in diesen Fällen immer Frauen und Männer gemeint.

Programmleitung: Dr. med. Dorothea Hennessen
Teamleitung: Alexander Gattnarzik
Lektorat: Dr. med. Dorothea Pusch
Herstellung: Christine Jehl
Satz: abc.Mediaservice GmbH, Buchloe
Druck und Bindung: Appl, Wemding
Abbildungsnachweis siehe Buchende
Umschlaggestaltung: SpieszDesign, Neu-Ulm
Umschlaggestaltung unter Verwendung der Geographischen Übersichtskarte aus dem Nationalatlas Bundesrepublik Deutschland; Copyright: Leibnitz-Institut für Länderkunde, Leipzig
Gedruckt auf R4 Burgo 90 g

Printed in Germany
ISBN 3-437-41367-8

Vorwort zur 7. Auflage

Mit dem Erscheinen der 7. Auflage wurde den wiederholten Wünschen und Anfragen zahlreicher Studierenden sowie auch junger Ärztinnen und Ärzte entsprochen. Unter Beibehaltung der bewährten Grundkonzeption, den Studenten praxisverbundene anatomische Kenntnisse für das Verständnis differenzialdiagnostischer Denkweisen und therapeutischer, insbesondere operativer Eingriffe zu vermitteln, wurden zahlreiche Neuerungen und Ergänzungen vorgenommen.

Veränderungen dieser neuen Auflage sind:
- Einführung in die köperlichen Untersuchungsmethoden unter topographischen Gesichtspunkten sowie in moderne bildgebende Verfahren,
- Praxisfälle am Kapitelanfang, die von Symptomen auf geschädigte Strukturen schließen lassen,
- vermehrte klinische Hinweise, zur Verdeutlichung von Bezügen zur Praxis sowie zur Verständlichkeit von Lehrinhalten,
- zahlreiche Aufnahmen bildgebender Verfahren wie Computertomographie, Magnetresonanztomographie und Ultraschall,
- Neuzeichnungen von Abbildungen sowie Umzeichnungen und Verbesserungen zahlreicher vorhandener Bilder,
- Fragen zum Selbststudium am Ende aller Kapitel zur Kontrolle des Lernerfolges und als Repetitorium für Prüfungen,
- durchgehende Anwendung der neuen anatomischen Nomenklatur (Terminologia Anatomica, 1998).

Die reiche Ausstattung mit didaktisch aufbereiteten Zeichnungen bietet dem Leser ein lerngerechtes Anschauungsmaterial, das bei Benutzung eines anatomischen Atlasses noch optimiert werden kann und mit den eingefügten radiologischen Bildern auf die zunehmende Bedeutung der Röntgenanatomie hinlenkt, insbesondere mit dem Einsatz von Schnittbildverfahren in der Diagnostik. Kurze Darstellungen der systematischen Anatomie eignen sich zum Nachschlagen anatomischer Fakten.

Gemäß den Forderungen der neuen Approbationsordnung möchte die „Topographische Anatomie des Menschen" eine Brücke schlagen, welche die Vorklinik mit dem klinischen Teil des Medizinstudiums verbindet und dem Arzt auch in der Weiter- und Fortbildung als Informationsquelle für anatomische Fragestellungen dienlich sein kann.

Im August 2004

Rostock-Warnemünde und Marburg

Gert-Horst Schumacher und Gerhard Aumüller

Danksagung

Wertvolle Hinweise verdanken wir zahlreichen Fachkollegen und Studenten verschiedener Universitäten.

Unser herzlicher Dank gilt Frau Prof. Dr. med. Birte Steiniger, Institut für Anatomie und Zellbiologie der Pilipps-Universität Marburg, für ihre stete Anteilnahme an der Weiterführung dieses Buches, sowie für die gründliche Durchsicht des Manuskriptes der 7. Auflage und für viele wertvolle Verbesserungs- und Ergänzungsvorschläge.

Besonderer Dank gebührt Herrn Prof. Dr. med. Karlheinz Hauenstein, Direktor des Instituts für Diagnostische und Interventionelle Radiologie der Universität Rostock und seinen Mitarbeitern, Frau Jenny Witkowski sowie den Herren Dr. med. Thomas Heller, Dr. med. Volker Hingst und Dr. med. Udo Raab, für die freundliche Überlassung zahlreicher radiologischer Bilder. Gleichermaßen danken wir Herrn Oberarzt Dr. med. Thomas Külz, Universitäts-Frauenklinik Rostock, für die uns zur Verfügung gestellten Sonogramme, sowie den Herren Dr. med. Benis Szabolcs, Stud. med. Dávid Lendvai und Dr. med., Dr. med. dent. Lajos Patonay, Anatomisches Institut der Semmelweis-Universität Budapest für die uns überlassenen Angiogramme.

Sehr hilfreich waren die Ratschläge, Hinweise und das Bildmaterial zu den klinischen Fallbeispielen, die wir von den Marburger Kolleginnen und Kollegen erhalten haben. Unser Dank geht insbesondere an Herrn Oberarzt Dr. med. Christian Georg, Klinik für Radiologie, sowie an Frau Oberärztin Dr. med. Karin Bock, Universitäts-Frauenklinik, Herrn Prof. Dr. med. Siegfried Bien, Direktor der Abteilung Neuroradiologie, Herrn Prof. Dr. med. Thomas Behr, Direktor der Klinik für Nuklearmedizin und Herrn Oberarzt Dr. med. Christian Görg, Abteilung Gastroenterologie der Philipps-Universität Marburg.

Zu danken haben wir aber auch den Graphikern, Herrn Günther Ritschel, Institut für Anatomie der Universität Rostock, und Herrn Christian Fiebiger, Institut für Anatomie und Zellbiologie der Philipps-Universität Marburg, für Neuanfertigungen und Änderungen einiger Bilder sowie den Damen Frau Christel Garduhn-Schumacher und Frau Traute Baass, die uns bei den Schreibarbeiten am Manuskript sowie beim Lesen der Korrekturen behilflich waren.

Unser spezieller Dank gilt nicht zuletzt den Mitarbeitern des Verlages Urban & Fischer, Frau Dr. med. Dorothea Hennessen, Herrn Alexander Gattnarzik und Frau Dr. med. Dorothea Pusch sowie Frau Christine Jehl für das große Engagement bei der Planung und Vorbereitung dieser Auflage sowie die vertrauensvolle und harmonische Zusammenarbeit.

Das Leben eines Lehrbuchs wird durch die Resonanz bei seinen Lesern bestimmt. Mit unserem Dank an alle Benutzer, die durch ihre Meinungsäußerungen Einfluss auf die inhaltliche Gestaltung der „Topographischen Anatomie des Menschen" genommen haben, verbinden wir erneut die herzliche Bitte, durch Hinweise und Kritiken an der Aktualisierung weiterer Auflagen mitzuwirken, um sie den Bedürfnissen einer zeitgemäßen Medizinerausbildung anzupassen.

Inhalt

1	**Topographische Anatomie in der Diagnostik**	1
1.1	**Körperliche Untersuchung**	1
1.1.1	Inspektion	2
1.1.2	Palpation	2
1.2	**Bildgebende Verfahren**	3
1.2.1	Konventionelle Röntgenuntersuchung	3
1.2.2	Röntgen-Schichtuntersuchung (Tomographie, Computertomographie)	3
1.2.3	Single-Photon-Emissionscomputertomographie (SPECT) und Positronen-Emissions-Tomographie (PET)	3
1.2.4	Szintigraphie	4
1.2.5	Magnetresonanztomographie (MRT)	4
1.2.6	Sonographie	4
1.2.7	Endoskopie	4

2	**Kopf, Caput**	5
2.1	**Sonderstellung des Kopfes und seine Regionen, Regiones capitis**	7
2.2	**Schädeldecken**	8
2.2.1	Kopfschwarte	9
2.2.2	Knöchernes Schädeldach	11
2.2.3	Harte Hirnhaut, Dura mater cranialis	14
2.2.4	Weiche Hirnhaut, Leptomeninx	18
2.2.5	Subarachnoidealraum, Spatium subarachnoideum	20
	Fragen	20
2.3	**Gehirn, Encephalon**	22
2.3.1	Hirnarterien, Aa. cerebri	22
2.3.2	Hirnvenen, Vv. encephali	26
2.3.3	Gliederung des Gehirns	28
2.3.4	Großhirnhemisphären, Hemispheria cerebri	29
2.3.5	Kopfnerven, Nn. craniales	34
2.3.6	Hirnanhang, Hypophysis	36
2.3.7	Ganglion trigeminale (Gasser)	38
	Fragen	38
2.3.8	Hirnventrikel	39
2.3.9	Kerne des Endhirns	41
2.3.10	Kerne des Zwischenhirns	43
2.3.11	Fasersystem der weißen Substanz	46
2.3.12	Pyramidales und extrapyramidal-motorisches System	48
2.3.13	Mittelhirn, Mesencephalon	49
2.3.14	Rautenhirn, Rhombencephalon	51
2.3.15	Topographie der Hirnnervenkerne	56
2.3.16	Retikularissystem, Formatio reticularis	58
	Fragen	59
2.4	**Innere Schädelbasis, Basis cranii interna**	60
2.4.1	Konstruktiver Bau der Schädelbasis	64
	Fragen	65
2.5	**Gehör- und Gleichgewichtsorgan**	65
2.5.1	Äußeres Ohr, Auris externa	65
2.5.2	Mittelohr, Auris media	68
2.5.3	Innenohr, Auris interna	78
	Fragen	80
2.6	**Gesicht, Facies**	81
2.6.1	Oberflächenanatomie und mimische Muskeln	82
2.6.2	Nerven und Gefäße des Gesichts	83
2.6.3	Knöcherne Grundlage des Gesichts	87
2.6.4	Unterkiefer, Mandibula	90
2.6.5	Kiefergelenk und Kaumuskeln	91
	Fragen	92
2.7	**Augenregion, Regio orbitalis**	93
2.7.1	Augenlider, Palpebrae	93
2.7.2	Tränenapparat, Apparatus lacrimalis	94
2.7.3	Augapfel, Bulbus oculi	95
2.7.4	Augenmuskeln, Mm. bulbi	102
2.7.5	Leitungsbahnen in der Orbita	103
2.7.6	Knochen der Augenhöhle	107
	Fragen	108
2.8	**Nasenregion, Regio nasalis**	109
2.8.1	Nasenhöhle, Cavitas nasi	109
2.8.2	Nasennebenhöhlen, Sinus paranasales	115
	Fragen	117
2.9	**Mundregion, Regio oralis**	117
2.9.1	Mundvorhof, Vestibulum oris	118
2.9.2	Mundhöhle, Cavitas oris propria	119
	Fragen	128
2.10	**Seitliche Kopfregionen**	129
2.10.1	Schläfenregion, Regio temporalis	129
2.10.2	Oberflächliche seitliche Gesichtsregion	129
2.10.3	Tiefe seitliche Gesichtsregion	132
2.10.4	Flügelgaumengrube, Fossa pterygopalatina	134

2.10.5 Peripharyngealraum,
Spatium peripharyngeum 135
2.11 Rachen, Pharynx 137
Fragen 140

3 Hals, Cervix 141
**3.1 Oberflächenanatomie
des Halses** 142
**3.2 Hautnerven und Hautvenen
des Halses** 143
3.3 Halsmuskeln 144
3.4 Halsfaszie, Fascia cervicalis 146
3.5 Logen des Halses 147
**3.6 Vordere Halsregion,
Regio cervicalis anterior** 150
3.6.1 Unterkieferdreieck,
Trigonum submandibulare 150
3.6.2 Kinndreieck, Trigonum submentale .. 150
3.6.3 Karotisdreieck, Trigonum caroticum . 151
3.6.4 Muskeldreieck, Trigonum musculare . 153
Fragen 153
3.6.5 Kehlkopf, Larynx 154
3.6.6 Schilddrüse und Epithelkörperchen .. 159
3.6.7 Halsteil der Luft- und Speiseröhre .. 160
3.7 Regio sternocleidomastoidea 162
3.7.1 Halssympathikus 163
3.7.2 A. carotis communis und A. subclavia 164
3.7.3 Venen und Lymphgefäße 165
**3.8 Seitliche Halsregion,
Regio cervicalis lateralis** 167
3.8.1 Trigonum omoclaviculare 169
Fragen 170

4 Brust, Thorax 171
4.1 Wände und Regionen der Brust .. 173
4.1.1 Oberflächenanatomie und
Schichten der Brustwand 173
4.1.2 Oberflächliche Schicht 173
4.1.3 Mittlere Schicht der Brustwand 178
4.1.4 Tiefe Schicht der Brustwand 180
4.1.5 Zwerchfell, Diaphragma 183
Fragen 185
4.2 Brusthöhle, Cavitas thoracis 186
4.2.1 Pleura und Pleurahöhlen 186
4.2.2 Pleura- und Lungengrenzen 188
4.2.3 Lunge, Pulmo 190
4.3 Mittelfell, Mediastinum 194
4.3.1 Oberes Mediastinum,
Mediastinum superius 195

4.3.2 Vorderes Mediastinum,
Mediastinum anterius 197
Fragen 198
4.3.3 Mittleres Mediastinum,
Mediastinum medium 199
4.3.4 Herzbeutel, Pericardium 199
4.3.5 Herz, Cor 200
Fragen 210
4.3.6 Hinteres Mediastinum,
Mediastinum posterius 211
4.3.7 Interkavale Anastomosen 216
Fragen 217

5 Bauch, Abdomen 219
5.1 Bauchwände und Bauchregionen .. 220
5.1.1 Vordere Bauchwand 222
5.1.2 Hintere, obere und untere
Bauchwand 226
5.1.3 Leistenregion, Regio inguinalis 227
5.1.4 Bruchpforten 231
Fragen 232
**5.2 Bauchhöhle,
Cavitas abdominalis** 233
5.2.1 Bauchfell, Peritoneum 233
Fragen 239
5.3 Organe des Oberbauchs 240
5.3.1 Magen, Gaster 241
5.3.2 Zwölffingerdarm, Duodenum 244
5.3.3 Bauchspeicheldrüse, Pancreas 245
5.3.4 Milz, Splen 246
5.3.5 Leber, Hepar 247
5.3.6 Gallenblase und extrahepatische
Gallenwege 251
5.3.7 Nervengeflecht des Oberbauchs,
Plexus coeliacus 252
5.3.8 Arterien des Oberbauchs,
Truncus coeliacus 253
5.3.9 Pfortader und portokavale
Anastomosen 254
Fragen 255
5.4 Organe des Unterbauchs 256
5.4.1 Jejunum und Ileum 257
5.4.2 Dickdarm, Intestinum crassum 258
5.4.3 Nervengeflechte des Unterbauchs ... 260
5.4.4 Mesenterialgefäße 260
Fragen 262
**5.5 Retroperitonealraum,
Spatium retroperitoneale** 263
5.5.1 Niere, Ren 263
5.5.2 Harnleiter, Ureter 267
5.5.3 Nebenniere, Gl. suprarenalis 268

5.5.4	Bauchteil des autonomen Nervensystems	269	8.3	**Oberschenkel, Femur**	348

5.5.4 Bauchteil des autonomen Nervensystems 269
5.5.5 Bauchaorta, Pars abdominalis aortae 270
5.5.6 Untere Hohlvene, V. cava inferior ... 270
5.5.7 Lymphbahnen des Retroperitonealraums 272
Fragen 272

6 Becken, Pelvis 275

6.1 Dammregion, Regio perinealis ... 276
6.1.1 Äußeres männliches Genitale, Organa genitalia masculina externa 276
6.1.2 Äußeres weibliches Genitale, Organa genitalia feminina externa .. 278
6.1.3 Nerven und Gefäße der äußeren Geschlechtsorgane 279
6.1.4 Beckenboden 280
6.2 Seitenwand des kleinen Beckens . 286
6.2.1 Nerven und Beckenwand 287
6.2.2 Parietale Äste der A. iliaca interna und Lymphknoten 288
6.2.3 Knöchernes Becken 289
6.2.4 Beckenmaße 289
Fragen 292
6.3 Beckeneingeweide 293
6.3.1 Mastdarm, Rectum 293
6.3.2 Harnblase, Vesica urinaria 296
6.3.3 Männliche Beckenorgane 298
Fragen 303
6.3.4 Weibliche Beckenorgane 304
Fragen 314

7 Rücken, Dorsum 315

7.1 Äußeres Relief und Regionen des Rückens 315
7.1.1 Rückenmuskeln, Mm. dorsi 317
7.1.2 Nackenregion, Regio cervicalis posterior 322
7.2 Wirbelsäule, Columna vertebralis . 325
7.2.1 Bänder und Gelenke der Wirbelsäule . 328
7.2.2 Wirbelkanal mit Inhalt 331
7.2.3 Lagebeziehungen von Organen zur Wirbelsäule 334
Fragen 337

8 Bein, Membrum inferius 339

8.1 Gesäßregion, Regio glutealis 340
8.1.1 Faszien und Muskeln der Gesäßregion 342
8.1.2 Leitungsbahnen der Glutealregion .. 343
8.2 Hüftgelenk, Articulatio coxae 344
Fragen 347

8.3 Oberschenkel, Femur 348
8.3.1 Oberschenkelfaszie und Muskellogen 349
8.3.2 Muskeln des Oberschenkels 350
8.3.3 Schenkeldreieck, Trigonum femoris .. 351
8.3.4 Vordere Oberschenkelregion, Regio femoris anterior 354
8.3.5 Hintere Oberschenkelregion, Regio femoris posterior 355
Fragen 356
8.4 Knie, Genu 357
8.4.1 Vordere Kniegegend, Regio genus anterior 357
8.4.2 Kniegelenk, Articulatio genus 358
8.4.3 Kniekehle, Regio genus posterior ... 362
Fragen 364
8.5 Unterschenkel, Crus 365
8.5.1 Unterschenkelfaszie und Muskellogen 366
8.5.2 Muskeln des Unterschenkels 367
8.5.3 Vorderseite des Unterschenkels, Regio cruris anterior 367
8.5.4 Rückseite des Unterschenkels, Regio cruris posterior 370
Fragen 371
8.6 Fuß, Pes 371
8.6.1 Faszien, Sehnenscheiden und Schleimbeutel des Fußes 371
8.6.2 Fußrücken, Dorsum pedis 373
8.6.3 Fußsohle, Planta pedis 376
8.6.4 Fußgewölbe 378
8.6.5 Fußgelenke, Articulationes pedis ... 380
Fragen 383

9 Arm, Membrum superius 385

9.1 Schulter, Axilla 386
9.1.1 Vordere Schultergegend, Trigonum clavipectorale 387
9.1.2 Seitliche Schultergegend, Regio deltoidea 389
9.1.3 Schultergelenk, Articulatio humeri .. 390
9.1.4 Hintere Schultergegend, Regio scapularis 393
9.1.5 Achselgegend, Regio axillaris 395
Fragen 402
9.2 Oberarm, Brachium 403
9.2.1 Oberarmfaszie und Muskellogen ... 404
9.2.2 Leitungsbahnen des Oberarms 405
9.3 Ellenbogengegend 407
9.3.1 Ellenbogengelenk, Articulatio cubiti . 410
Fragen 412
9.4 Unterarm, Antebrachium 412
9.4.1 Unterarmfaszie und Muskellogen .. 414

9.4.2	Verbindungen der Unterarmknochen	415
9.4.3	Leitungsbahnen des Unterarms	416
Fragen		418
9.5	**Hand, Manus**	419
9.5.1	Logen und Handmuskeln	419
9.5.2	Sehnenscheiden der Palmarseite	421
9.5.3	Leitungsbahnen der Hohlhand	422
9.5.4	Handrücken, Dorsum manus	425
9.5.5	Handgelenke, Articulationes manus	426
9.5.6	Finger, Digiti manus	428
Fragen		430

10	**Knochenkerne und akzessorische Skelettelemente**	431
10.1	**Knochenkerne**	431
10.2	**Akzessorische Skelettelemente**	432
Zusammenstellung der im Text genannten Eigennamen		433
Quellennachweise der Abbildungen		437
Register		439
Abkürzungen		460

1 Topographische Anatomie in der Diagnostik

1.1	Körperliche Untersuchung ...	1	1.2.3	Single-Photon-Emissions-computertomographie (SPECT) und Positronen-Emissions-Tomographie (PET)	3
1.1.1	Inspektion	2			
1.1.2	Palpation	2			
1.2	Bildgebende Verfahren	3	1.2.4	Szintigraphie	4
1.2.1	Konventionelle Röntgenuntersuchung	3	1.2.5	Magnetresonanztomographie (MRT)	4
1.2.2	Röntgen-Schichtuntersuchung (Tomographie, Computertomographie)	3	1.2.6	Sonographie	4
			1.2.7	Endoskopie	4

1.1 Körperliche Untersuchung

Bei der körperlichen Untersuchung unterscheidet man folgende elementare Methoden:
- **Inspektion** (Betrachten der Körperoberfläche),
- **Palpation** (Betasten der Körperoberfläche und der Tiefenstrukturen),
- **Auskultation** (Abhören von Geräuschen aus dem Körperinneren) und
- **Perkussion** (Analyse der Klopfschalls als Reflex von Strukturen unter der Körperoberfläche und dem Körperinneren).

Im Präpariersaal lassen sich bei der Untersuchung Verstorbener naturgemäß nur die beiden ersten Verfahren, die Inspektion und die Palpation, anwenden (auf die Grundlagen der Untersuchungstechnik im Rahmen der „Anatomie am Lebenden" kann das vorliegende Buch nicht eingehen, diese sind den entsprechenden Lehrbüchern zu entnehmen).

Bei der körperlichen Untersuchung von Verstorbenen im Präpariersaal muss man sich darüber im Klaren sein, dass die Fixierung der Leichen wesentliche Veränderungen sowohl im Aussehen als auch in der Beschaffenheit des gesamten Körpers und der einzelnen Organe hervorruft, die von den Verhältnissen beim Lebenden entscheidend abweichen (Körpertemperatur, Schrumpfung oder Anschwellung, Konsistenz- und Farbänderungen).

Essentiell für die körperliche Untersuchung ist ein durchgängiges Ablaufschema (Kap. 1.1.1), nach dem man in jedem einzelnen Fall immer wieder vorgeht, und bei dem Ablauf und Hilfsmittel (mit einer standardisierten Position: sog. Neutral-Null-Stellung) zweckentsprechend verknüpft sind: Zunächst führt man die Inspektion der Ventral- und Dorsalseite durch, anschließend die Palpation. Dabei empfiehlt es sich, jeweils die gleiche Reihenfolge von oben nach unten einzuhalten (Kopf, Hals, Rumpf, obere Extremität, untere Extremität).

Im Folgenden wird ein Katalog der wichtigsten Fragen bei der Inspektion und Palpation unter topographischen Gesichtspunkten aufgeführt. Die topographischen Bezüge fasst man konventionell unter den Begriffen

- Holotopie (Bezug der Lage zum Gesamtkörper),
- Skeletotopie (Lage im Hinblick auf knöcherne Orientierungspunkte) und
- Idiotopie (Lage des Organs/Strukturelements als solchem)

zusammen. Diese Bezüge sind durch die modernen bildgebenden Verfahren (s. u.) etwas in den Hintergrund gerückt, aber als gedankliche Hilfsmittel nach wie vor gültig.

1.1.1 Inspektion

Bei der Inspektion lassen sich zunächst **allgemeine Merkmale** wie Konstitution, Altersveränderungen und Ernährungszustand, Bemuskelung und Ausprägung der sekundären Geschlechtsmerkmale feststellen. **Leichenspezifische Veränderungen** wie Totenflecken und Leichenstarre sind zu beachten. Außerdem sollte man **Formabweichungen** folgender Strukturen registrieren und auf Seitenunterschiede überprüfen:
- am **Kopf**: Auge, Ohren, Mund, Nase mit mukokutanen Übergängen, Behaarung,
- am **Hals**: Umfang, Dicke, Muskulatur, Raumforderungen,
- am **Rumpf**: Hühner- oder Kielbrust; Trichterbrust, Lage, Form und Größe der Mammae, Skoliosen, Kyphosen, Lordosegrad der WS, Hernien und
- an den **Gliedmaßen**: Varus- u. Valgus-Stellung der verschiedenen Gelenke; Amputationsfolgen.

Bei der Inspektion der **Haut** fallen neben den üblichen postmortalen bzw. fixationsbedingten Veränderungen (Runzeln, Schwielen, Exkoriationen/Ablederung) auch Verfärbungen, Verletzungen, Dekubitus, Narben und Spuren anderer (auch ärztlicher) Eingriffe auf. Zusätzlich sollte man auf einen Zusammenhang zwischen Hautveränderungen und ihrer **Lokalisation** achten: An den Extremitäten ist der Bezug der Hautveränderungen zu Beuge- und Streckseiten, zu Knochendruckpunkten und zur Palmar/Plantar- bzw. Dorsalfläche erkennbar. Am Rumpf sind die Kontaktzonen zu Nachbarstrukturen und die mukokutanen Übergangsstellen (Körperöffnungen) zu beachten.

In vielen Anatomischen Instituten besteht die Möglichkeit, die äußere Inspektion durch Ultraschall-Untersuchungen zu ergänzen.

1.1.2 Palpation

An der Leiche unterscheidet sich der **Weichheits- bzw. Härtegrad** nachfolgend genannter Strukturen deutlich von der Situation am Lebenden:
- Knochen (unter der Hautoberfläche bzw. mit Muskelmantel umgeben, daher schwerer zu tasten),
- Muskulatur (durch die Fixierung weniger elastisch),
- Fettgewebe (Dicke, Konsistenz),
- Haut mit sub- und intrakutanen Veränderungen (Narben, Strikturen, Zysten) und
- parenchymatöse Organe, die meist schlechter zu tasten sind (Leber, Milz, Darm/Darminhalt).

Dennoch lassen sich gerade für die Skeletotopie wichtige Knochendruckpunkte in der Regel gut tasten. Auch hier wird der Palpationsdruck den zu tastenden Strukturen und ihrer Entfernung von der Körperoberfläche angepasst.

Palpation, Inspektion und Messung des Bewegungsumfangs ergänzen sich bei der Untersuchung des Bewegungsapparats (eingeschränkt auch die Neutral-Null-Stellung von Gelenken und die passive Gelenkbeweglichkeit).

Für die klinische Topographie ist die Palpation die wichtigste Methode. Die Palpation kann man bereits im Präpariersaal für einfache ärztliche Eingriffe wie die subkutane, intravenöse und intramuskuläre Injektion oder Lumbal-, Gelenk- und Schleimbeutelpunktionen, Leitungsanästhesien peripherer Nerven usw. gut einüben.

1.2 Bildgebende Verfahren

Die in der klinischen Diagnostik eingesetzten modernen bildgebenden Verfahren zur Untersuchung des Körperinneren sind zwar grundsätzlich auch im Präparierkurs an der Leiche anwendbar, kommen aber wegen des teilweise sehr hohen apparativen Aufwandes nur ausnahmsweise zur Anwendung.

Die folgende Zusammenstellung gibt eine Übersicht über die wichtigsten Methoden:
- konventionelle Röntgenuntersuchung,
- Röntgen-Schichtuntersuchung (Tomographie, Computertomographie),
- Single-Photon-Emissionscomputertomographie (SPECT) und Positronen-Emissions-Tomographie (PET)
- Szintigraphie und andere (weitgehend) computerunterstützte Methoden,
- Magnetresonanztomographie (MRT),
- Sonographie (Ultraschalluntersuchung, US) und
- Endoskopie (z. B. Arthroskopie, Laparoskopie).

1.2.1 Konventionelle Röntgenuntersuchung

Die konventionelle Röntgenuntersuchung (Durchleuchtung des Körpers mit Röntgenstrahlen) stellt besonders gut das Skelettsystem dar. Je nach verwendeter Strahlenhärte kommt dieses Verfahren auch bei der Herz- und Lungendiagnostik zum Einsatz. Im Gegensatz zur **Nativaufnahme** kann man bei der **Kontrastaufnahme** durch Einbringen von sog. Kontrastmitteln (KM) Hohlräume im Körper (z. B. Magen-Darm-Trakt, Harn- und Atemwege oder Blutgefäße) sichtbar machen: Die Strahlendurchlässigeit dieser Substanzen ist stärker als die der Körpergewebe (z. B. Bariumsulfatbrei, jodhaltige Substanzen) oder schwächer (z. B. Luft, Edelgase). Werden z. B. die Kontrastmittel über die Niere und Harnwege ausgeschieden (**Ausscheidungsurographie**), lässt sich zum einen die Nierenfunktion und zum anderen die Beschaffenheit der Harnwege darstellen. Die Kontrastdarstellung der Gefäße allgemein heißt **Angiographie**. Speziell unterscheidet man die **Arteriographie** der Arterien, die **Phlebographie** der Venen und die **Lymphangiographie** der Lymphgefäße.

Häufig werden Angiographien noch mit besonderen Bildbearbeitungsprogrammen digital nachbearbeitet (Hervorhebung von bestimmten Bildelementen durch Subtraktion von Nativ- und Kontrastaufnahme), die als **digitale Subtraktionsangiographie (DSA)** präzise Aussagen über Formen und Abweichungen auch sehr kleiner Gefäße (z. B. des Herzens oder des Gehirns) gestattet.

1.2.2 Röntgen-Schichtuntersuchung (Tomographie, Computertomographie)

Durch spezielle Vorrichtungen kann während der Röntgendurchleuchtung eine einzelne Körperebene gezielt hervorgehoben und quasi radiologisch herausgeschnitten werden (**Tomographie**).

Die **Computertomographie (CT)** stellt eine Weiterentwicklung der Tomographie dar. Für die klassische Tomographie und die Computertomographie sind unterschiedliche Geräte notwendig. Bei der **Computertomographie (CT)** ist es durch den Einsatz von Hochleistungscomputern möglich, Einzelsignale zu hochauflösenden Bildern zusammenzusetzen, die dann gespeichert und als Sequenz betrachtet werden können. Weitere selektive Einstellungen bei der Bilddarstellung ermöglichen die gezielte Wiedergabe spezieller Strukturen, z.B. die herausgehobene Darstellung der Knochen („Knochenfenster") oder anderer Kompartimente des Körpers („Weichteilfenster").

1.2.3 Single-Photon-Emissionscomputertomographie (SPECT) und Positronen-Emissions-Tomographie (PET)

Werden anstelle der Röntgenstrahlen Gamma-Strahlen verwendet, spricht man von der **Single-Photon-Emissionscomputertomographie (SPECT)**, bei der Verwendung von Positronen von der **Positronen-Emissions-Tomographie (PET)**. Bei diesen Methoden handelt es sich um Schichtaufnahmeverfahren zur Funktionsdiagnostik. Mit ihrer Hilfe lassen sich die Anreicherungen von Substanzen oder Pharmaka in Organen oder Geweben (z. B. die Anreicherung von Iod in der Schilddrüse) oder die Durchblutung von Organen oder Geweben sichtbar machen, z. B. durch Thioglucose den Energieverbrauch von Hirnarealen.

1.2.4 Szintigraphie

Eine vergleichbar wichtige Methode zur zweidimensionalen Funktionsdiagnostik ist die **Szintigraphie**, bei der ein Messgerät die Strahlung eines in die Blutbahn injizierten Radionuklids organbezogen registriert und proportional zur Intensität darstellt.

1.2.5 Magnetresonanztomographie (MRT)

Die **Kernspintomographie** oder **Magnetresonanztomographie (MRT)** ist ein Schnittbildverfahren mit einem recht komplizierten physikochemischen Hintergrund. Es ermöglicht eine weitere Differenzierung zwischen den verschiedenen Geweben, Flüssigkeit und Luft und wird vermehrt in der Unfallchirurgie verwendet.

Die Signalmessung erfolgt in Abhängigkeit von der Wasserstoffdichte der untersuchten Gewebe. Dadurch ist besonders abgestufte Untersuchung von Geweben möglich, aber keine Knochendarstellung. Je nach Aufnahmeverfahren kommt es zu einer detaillierten Darstellung von fett- bzw. wasserreichen Geweben.

1.2.6 Sonographie

Die Ultraschalldiagnostik (Sonographie) beruht auf der Reflexion hochfrequenter Ultraschallschwingungen, die mit modernen computergestützten Geräten eine relative genaue Untersuchung von Organen und Strukturen im Körperinneren, auch die des Fötus im Uterus, ohne Strahlenschäden zulässt. Durch Einbringen von Ultraschallsonden in das Körperinnere, z. B. bei der transurethralen Sonographie (TURS) können auch kleinere, versteckte Gebilde („Raumforderungen") wie Tumoren entdeckt werden.

Die Kombination der Sonographie mit besonderen Bildaufbereitungen der Fließrichtung des Blutes wird in der **Doppler-Sonographie** durchgeführt. Die Darstellung der Strömungsrichtung und -intensität lässt Rückschlüsse auf die Beschaffenheit umgebender Strukturen zu (z. B. Gefäßwände oder Herzklappen).

1.2.7 Endoskopie

Eine direkte Betrachtung des Körperinneren wird durch die Einführung von (flexiblen oder starren) **Sichtrohren (Endoskopen)** ermöglicht. Diese sind meist mit einer leistungsfähigen Kaltlichtquelle (Glasfiberoptik) und mit Zusatzgeräten (Messern, Zangen, Bohrern etc.) kombiniert. Mithilfe der Endoskopie lassen sich über natürliche Zugangswege gezielt bestimmte Abschnitte des Magen-Darm-Trakts (Ösophago-, Gastro-, Duodeno-, Kolo-, Rektoskopie), der Atemwege (Rhino-, Laryngo-, Bronchoskopie) und der Harnwege (Zystoskopie) darstellen. Die Endoskopie wird auch im Rahmen von Operationen, z. B. durch die Bauchdecken (Laparoskopie), in Gelenkkapseln (Arthroskopie) oder durch das Schädeldach (Ventrikuloskopie) zur Untersuchung und ggf. operativen Behandlung eingesetzt („minimal-invasive endoskopische Chirurgie").

2 Kopf, Caput

2.1	Sonderstellung des Kopfes und seine Regionen, Regiones capitis	7
2.2	**Schädeldecken**	8
2.2.1	Kopfschwarte	9
2.2.2	Knöchernes Schädeldach	11
2.2.3	Harte Hirnhaut, Dura mater cranialis	14
	Blutleiter der harten Hirnhaut, Sinus durae matris	16
	Sinus cavernosus	17
2.2.4	Weiche Hirnhaut, Leptomeninx .	18
2.2.5	Subarachnoidealraum, Spatium subarachnoideum	20
Fragen		20
2.3	**Gehirn, Encephalon**	22
2.3.1	Hirnarterien, Aa. cerebri	22
2.3.2	Hirnvenen, Vv. encephali	26
2.3.3	Gliederung des Gehirns	28
2.3.4	Großhirnhemisphären, Hemispheria cerebri	29
	Hirnlappen, Lobi cerebri	29
	Obere und seitliche Fläche der Hemisphären	30
	Mediale und untere Fläche der Hemisphären	32
2.3.5	Kopfnerven, Nn. craniales	34
2.3.6	Hirnanhang, Hypophysis	36
2.3.7	Ganglion trigeminale (Gasser) .	38
Fragen		38
2.3.8	Hirnventrikel	39
2.3.9	Kerne des Endhirns	41
	Basalganglien, Nuclei basales ...	41
	Mandelkern, Corpus amygdaloideum	41
2.3.10	Kerne des Zwischenhirns	43
2.3.11	Fasersysteme der weißen Substanz	46
2.3.12	Pyramidales und extrapyramidal-motorisches System	48
2.3.13	Mittelhirn, Mesencephalon ...	49
2.3.14	Rautenhirn, Rhombencephalon	51
	Kleinhirn, Cerebellum	51
	Brücke, Pons	53
	Verlängertes Mark, Medulla oblongata	54
	Rautengrube, Fossa rhomboidea .	55
2.3.15	Topographie der Hirnnervenkerne	56
2.3.16	Retikularissystem, Formatio reticularis	58
Fragen		59
2.4	**Innere Schädelbasis, Basis cranii interna**	60
	Vordere Schädelgrube, Fossa cranii anterior	60
	Mittlere Schädelgrube, Fossa cranii media	61
	Hintere Schädelgrube, Fossa cranii posterior	62
	Öffnungen der Schädelbasis	63
2.4.1	Konstruktiver Bau der Schädelbasis	64
Fragen		65
2.5	**Gehör- und Gleichgewichtsorgan**	65
2.5.1	Äußeres Ohr, Auris externa ...	65
2.5.2	Mittelohr, Auris media	68
	Paukenhöhle, Cavitas tympani ..	68
	Gehörknöchelchen, Ossicula auditus	71
	Schleimhautfalten und Taschen der Paukenhöhle	72
	Nerven und Gefäße der Paukenhöhle	73
	Nebenräume der Paukenhöhle ..	75
	Ohrtrompete, Tuba auditiva	76
2.5.3	Innenohr, Auris interna	78
Fragen		80
2.6	**Gesicht, Facies**	81
2.6.1	Oberflächenanatomie und mimische Muskeln	82
2.6.2	Nerven und Gefäße des Gesichts	83

2.6.3	Knöcherne Grundlage des Gesichts	87
2.6.4	Unterkiefer, Mandibula	90
2.6.5	Kiefergelenk und Kaumuskeln	91
Fragen		92
2.7	**Augenregion, Regio orbitalis**	**93**
2.7.1	Augenlider, Palpebrae	93
2.7.2	Tränenapparat, Apparatus lacrimalis	94
2.7.3	Augapfel, Bulbus oculi	95
	Äußere Augenhaut, Tunica fibrosa bulbi	98
	Mittlere Augenhaut, Tunica vasculosa bulbi	98
2.7.4	Augenmuskeln, Mm. bulbi	102
2.7.5	Leitungsbahnen in der Orbita	103
2.7.6	Knochen der Augenhöhle	107
Fragen		108
2.8	**Nasenregion, Regio nasalis**	**109**
2.8.1	Nasenhöhle, Cavitas nasi	109
	Leitungsbahnen der Nasenhöhle	111
	Knöcherne Grundlage der Nasenhöhle	113
2.8.2	Nasennebenhöhlen, Sinus paranasales	115
Fragen		117
2.9	**Mundregion, Regio oralis**	**117**
2.9.1	Mundvorhof, Vestibulum oris	118
2.9.2	Mundhöhle, Cavitas oris propria	119
	Zähne, Dentes	119
	Zunge, Lingua	120
	Unterzungenregion (Sublingualloge) und Mundboden	122
	Gaumen, Palatum	124
	Gaumenmandel, Tonsilla palatina	126
Fragen		128
2.10	**Seitliche Kopfregionen**	**129**
2.10.1	Schläfenregion, Regio temporalis	129
2.10.2	Oberflächliche seitliche Gesichtsregion	129
2.10.3	Tiefe seitliche Gesichtsregion	132
2.10.4	Flügelgaumengrube, Fossa pterygopalatina	134
2.10.5	Peripharyngealraum, Spatium peripharyngeum	135
2.11	**Rachen, Pharynx**	**138**
Fragen		140

> **Praxis Fall**
>
> Ein 33-jähriger Studienrat fährt an einem Samstagmorgen im November mit seinem 3-jährigen Sohn auf dem Kindersitz des Fahrrads eine abschüssige Straße hinunter und stürzt in einer steilen Kurve auf die glatte, überfrorene Fahrbahn. Das Kind, das einen Fahrradhelm trägt, bleibt in seinem Kindersitz bis auf Schürfwunden an der linken Hand unverletzt. Der Vater, der keinen Helm trägt, ist **bewusstlos**. Er ist mit dem Kopf aufgeschlagen und zeigt äußerlich im Bereich der rechten Stirnseite, der Nase und am Kinn stark blutende Verletzungen. Er ist im **Schock** und wird mit dem Notarztwagen in das nächste Krankenhaus gebracht. Bereits während der Fahrt wird die Stabilisierung der vitalen Funktionen (Atmung, Kreislauf) eingeleitet. Er kommt rasch wieder zu Bewusstsein, kann sich aber nicht an den Unfall erinnern (**retrograde Amnesie**) und klagt über Brechreiz und schwere Kopfschmerzen. Aus dem rechten Nasenloch fließt blutig-seröse Flüssigkeit (**Rhinoliquorrhö**), das rechte Auge ist blutunterlaufen (**Monokelhämatom**). Nach Versorgung der stark blutenden klaffenden Kopfplatzwunde (**Skalpverletzung**) oberhalb der rechten Stirn wird der Patient wegen Verdacht auf ein **Schädel-Hirn-Trauma** (SHT) zur Röntgenuntersuchung freigegeben. Zum Ausschluss von Frakturen werden zunächst Nativaufnahmen der Wirbelsäule

und der Extremitäten durchgeführt. Da unklar ist, ob ein sub- oder epidurales Hämatom, eine schwerere Hirnverletzung (Kontusion) oder eine frontobasale Fraktur vorliegt, wird ein Schädel-CT angefertigt. Das CT zeigt im „Knochenfenster" Brüche der Schädelkalotte (Impressionsfrakturen im basalen Stirnbeinbereich mit Fragmentverschiebungen um Kalottendicke) mit Beteiligung der hinteren Stirnhöhlenwand bis in das Siebbein und die mediale Orbitawand.

Der Patient wird mit der **Verdachtsdiagnose SHT mit frontobasaler Impressionsfraktur** in die Unfallchirurgie verlegt. Dort wird gemeinsam mit Neurochirurgen die Revision der vorderen Schädelgrube durchgeführt. Es finden sich keine Anzeichen für eine Verletzung des Frontalhirns. Der relativ kleine Duradefekt kann plastisch gut versorgt werden, der Orbita-nahe blutende Ast der A. ethmoidalis anterior wird unterbunden (ligiert) und die Knochenbruchstellen im Stirnbein- und Mandibulabereich werden reponiert und durch Metallplatten und -schrauben (Osteosyntheseplatten) fixiert.

Die Wundheilung erfolgt rasch; es bleiben bis auf eine Einschränkung der Riechfähigkeit (**Anosmie**) der rechten Nasenseite keine neurologischen Defizite zurück.

2.1 Sonderstellung des Kopfes und seine Regionen, Regiones capitis

Der Kopf nimmt gegenüber dem Rumpf morphologisch eine Sonderstellung ein, die durch das Gehirn, die Sinnesorgane und die Eingangspforten der Speise- und Luftwege bestimmt wird.

Die Abgrenzung des Kopfes gegen den Hals erfolgt durch eine Linie, die von der gut tastbaren *Protuberantia occipitalis externa* über den Warzenfortsatz, *Proc. mastoideus*, zum Kieferwinkel und am unteren Rand des Unterkiefers bis zum Kinn verläuft. In der Tiefe wird die Grenze durch die äußere Schädelbasis, *Basis cranii externa*, gebildet.

Die Untergliederung des Kopfes in verschiedene Regionen ist aus Abbildung 1 ersichtlich.

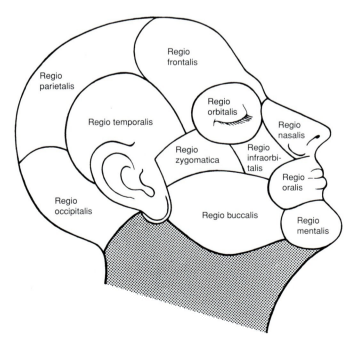

Abb. 1   Kopf.
a Kopfregionen.

Kopf, Caput

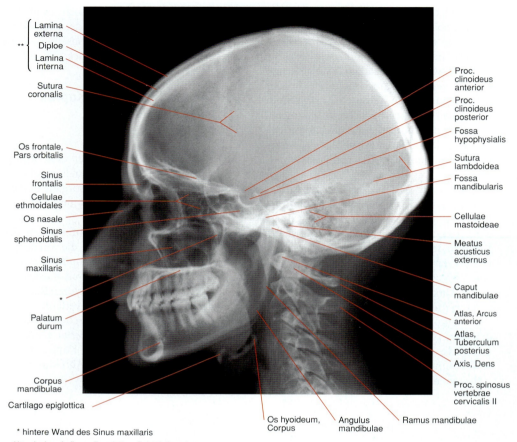

* hintere Wand des Sinus maxillaris
** typischer Aufbau aller platten Schädelknochen

Abb. 1   Kopf.
b Fernröntgenbild des Schädels (seitlicher Strahlengang). (Aus [2])

Die knöcherne Grundlage des Kopfs ist der Schädel, *Cranium,* der sich aus dem Hirn- und Gesichtsschädel zusammensetzt. Das *Neurocranium* bildet ein Gehäuse für das Gehirn; es besteht aus dem Schädeldach, *Calvaria,* und der Schädelbasis. In der Schädelbasis sind das Gehör- und Gleichgewichtsorgan eingelagert. Das *Viscerocranium* liefert die knöcherne Grundlage des Gesichts. Es enthält die Augenhöhlen, die Nasenhöhle mit ihren Nebenhöhlen und die Mundhöhle.

Die Grenze zwischen Hirn- und Gesichtsschädel ist nicht in allen Bereichen genau festzulegen. In seitlicher Ansicht verläuft sie vom oberen Rand des Nasenbeins über die Augenhöhle zur äußeren Gehörgangsöffnung. Auf Grund ihrer engen räumlichen Beziehungen zum Hirnschädel können von den Höhlen ausgehende Entzündungen leicht auf die Hirnhäute und das Gehirn übergreifen.

2.2 Schädeldecken

(Abb. 2 bis 4, 6)

Die Schädeldecken bestehen aus dem knöchernen Schädeldach und den Weichteilen (Abb. 2). Zu den Letztgenannten gehören Kopfschwarte, Periost und harte Hirnhaut (Abb. 7 bis 10).

2.2 Schädeldecken

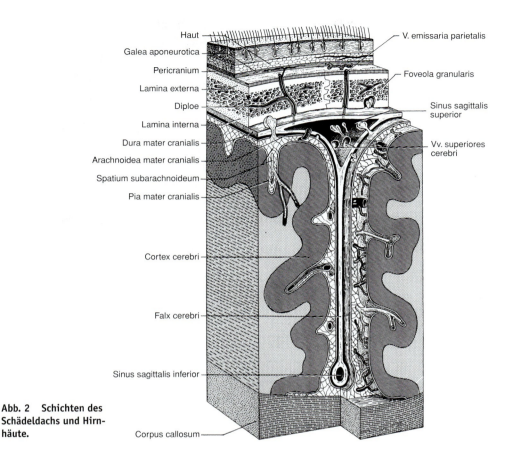

Abb. 2 Schichten des Schädeldachs und Hirnhäute.

2.2.1 Kopfschwarte
(Abb. 2, 3)

Die Kopfhaut ist relativ dick und mit der darunter gelegenen *Galea aponeurotica (Aponeurosis epicranialis)* zur Kopfschwarte (Skalp) verwachsen. Dagegen sind Galea und Schädelperiost, *Pericranium*, nur locker miteinander verbunden, sodass sich die Kopfschwarte auf ihrer Unterlage leicht verschieben und beim Skalpieren von der Schädeldecke abziehen lässt.

Der zwischen Galea und Schädelperiost befindliche Verschiebespalt erstreckt sich vorn bis zur *Margo supraorbitalis*, seitlich bis zur *Linea temporalis superior* und hinten bis zur *Linea nuchalis superior*, wo die Galea mit dem Periost verwachsen ist.

Blutergüsse und Entzündungen können sich in der Kopfschwarte nur schwer ausdehnen. **Subgaleale Hämatome** dagegen können sich innerhalb des Verschiebespalts über die Kalotte ausbreiten und die Kopfschwarte kappenartig abheben. Ein Beispiel dafür ist die „Geburtsgeschwulst" der Neugeborenen (Caput succedaneum) in dem Bereich des Kopfes, der zuerst aus dem Beckenboden der Mutter hervortritt.

Die Galea aponeurotica ist als Zwischensehne des *M. epicranius (Aponeurosis epicranialis)* aufzufassen, der aus dem
- *M. occipitofrontalis* und
- *M. temporoparietalis* besteht.

Der *M. occipitofrontalis* spannt die Galea mit seinem *Venter frontalis* und *Venter occipitalis* in sagittaler und der *M. temporoparietalis*

Kopf, Caput

dieselbe in querer Richtung, sodass Kopfwunden mit durchtrennter Galea immer klaffende Wundränder zeigen.

Nerven und Gefäße ziehen auf 3 Wegen zur Kopfschwarte (Abb. 3):
1. Die frontale Leitungsbahn verläuft über dem oberen Orbitarand,
2. die temporale Leitungsbahn vor dem Ohr und
3. die okzipitale Leitungsbahn durch die Sehne des M. trapezius.

Nerven. Sensibel wird die Kopfschwarte von Ästen des N. trigeminus und Plexus cervicalis sowie vom R. dorsalis des 2. Zervikalnerven innerviert.

Zur Regio frontalis zieht
- der *N. supraorbitalis* des *N. frontalis* (vom 1. Trigeminusast) mit einem *R. medialis* und *R. lateralis.*

Zur Regio temporalis laufen
- der *R. zygomaticotemporalis* und der *R. zygomaticofacialis* des *N. zygomaticus* (beide vom 2. Trigeminusast) sowie
- der *N. auriculotemporalis* (vom 3. Trigeminusast).

Zur Regio occipitalis ziehen
- der *N. occipitalis minor* (aus dem Plexus cervicalis) und
- der *N. occipitalis major* (dorsaler Ast aus C_2).

Die motorische Innervation des M. occipitofrontalis und M. temporoparietalis erfolgt durch Äste des *N. facialis.*

Die Arterien der Kopfschwarte entstammen der *A. carotis externa* und *A. carotis interna.* Sie verzweigen sich scheitelwärts und stehen durch zahlreiche Anastomosen untereinander in Verbindung. Auf Grund der reichlichen Vaskularisation besitzt die

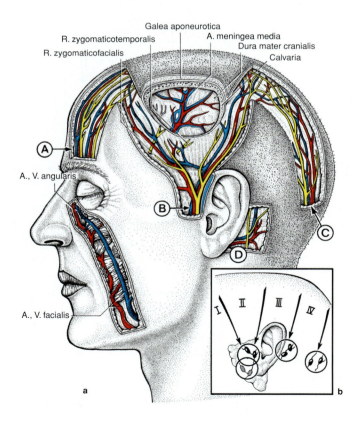

Abb. 3 Leitungsbahnen und Lymphabflüsse der Kopfschwarte.
a Leitungsbahnen. Durch die Trepanationsstelle des knöchernen Schädeldachs sieht man auf die harte Hirnhaut.
A Frontale Leitungsbahn mit A., V., N. supraorbitalis (R. medialis und R. lateralis).
B Temporale Leitungsbahn mit N. auriculotemporalis, A. temporalis superficialis und Vv. temporales superficiales.
C Okzipitale Leitungsbahn mit N. occipitalis major und minor, A., V. occipitalis.
D N. auricularis magnus und A., V. auricularis posterior.

b Lymphabflüsse. Die Pfeile **I** und **II** kennzeichnen die Zuflüsse zu den Nll. parotidei superficiales und profundi, die Pfeile **III** und **IV** zu den Nll. mastoidei und Nll. occipitales.

2.2 Schädeldecken

Kopfschwarte gute Heilungstendenzen. Da die Arterien fest im Unterhautbindegewebe verankert sind, können sie sich bei Verletzungen nur schwer zusammenziehen und daher stark bluten.

Zur Regio frontalis zieht
- die *A. supraorbitalis* (aus der A. carotis int.),

zur Regio temporalis
- die *A. temporalis superficialis* (ein Endast der A. carotis ext.) und

zur Regio occipitalis
- die *A. occipitalis* und die *A. auricularis posterior* (beide Äste der A. carotis ext.).

Um eine **Blutung aus der A. occipitalis** zu stillen, führt man die digitale Kompression durch, indem man hinter dem Proc. mastoideus auf den Knochen drückt.

Die Venen der Kopfschwarte bilden ein weitmaschiges Netz, aus dem das Blut in die *V. jugularis externa* und *V. jugularis interna* abfließt. Durch *Vv. emissariae* stehen sie mit den *Vv. diploicae* und den Blutleitern der harten Hirnhaut in Verbindung (Abb. 2, 6, 63).

Wichtige Venenanastomosen bestehen zwischen
- der *V. supraorbitalis* über die V. ophthalmica superior mit dem Sinus cavernosus (Abb. 80) und
- den *Vv. temporales superficiales* über die V. retromandibularis mit dem Plexus venosus pterygoideus (Abb. 63).

Auf diesen Wegen können Infektionen von der Kopfschwarte in die Schädelhöhle gelangen (Infektionspforten).

Die Lymphgefäße (Abb. 3, 125) sammeln sich in
- den *Nll. parotidei superficiales* und *profundi* vor dem Ohr,
- den *Nll. mastoidei* hinter dem Ohr im Ursprungsgebiet des M. sternocleidomastoideus und
- den *Nll. occipitales* auf dem Ursprung des M. trapezius.

2.2.2 Knöchernes Schädeldach
(Abb. 2, 4 bis 7)

Das Periost des Schädeldachs, *Pericranium*, ist relativ dick und mit dem Bindegewebe der Schädelnähte fest verwachsen, vom Knochen jedoch leicht zu lösen. Es wird von Arterien der Kopfschwarte und des knöchernen Schädeldachs versorgt.

Subperiostale Blutergüsse (**Kephalhämatome**) bleiben meist auf einen Knochen des Schädeldachs begrenzt, weil sie die Knochennaht nicht überschreiten können. Daher sind sie leicht von der „Geburtsgeschwulst" zu unterscheiden.

Das Schädeldach, *Calvaria*, besteht aus mehreren Knochen, die durch Suturen miteinander verbunden sind (Abb. 4):
- Die Pfeilnaht, *Sutura sagittalis* (verknöchert zwischen 20. und 30. Lebensjahr), verläuft zwischen beiden Scheitelbeinen und gabelt sich am Hinterhauptbein in
- die Lambdanaht, *Sutura lambdoidea* (verknöchert zwischen 40. und 50. Lebensjahr).
- Die Kranznaht, *Sutura coronalis* (verknöchert zwischen 30. und 40. Lebensjahr), verläuft zwischen den Scheitelbeinen und dem Stirnbein quer über das Schädeldach.
- Eine Stirnnaht, *Sutura frontalis*, wird bei Erwachsenen seltener beobachtet, weil sie sich bereits im Kindesalter schließt.

Suturen sind Bandhaften, die das Knochenmosaik verbinden und dem Schädel Festigkeit und Elastizität verleihen. Bis zu ihrer Ossifikation sind sie auch Wachstumszentren, **vorzeitige Nahtverknöcherungen (prämature Synostosen)** führen zu typischen Deformitäten des Schädels. (Abb. 5). Seit 1965 haben sich in vielen Ländern Zentren für kraniofaziale Chirurgie etabliert, in denen solche Schädeldeformitäten korrigiert werden können.

Bei Neugeborenen liegen an den Kreuzungsstellen der Suturen Fontanellen (Abb. 4):
- die Stirnfontanelle (große Fontanelle), *Fonticulus anterior,*

Kopf, Caput

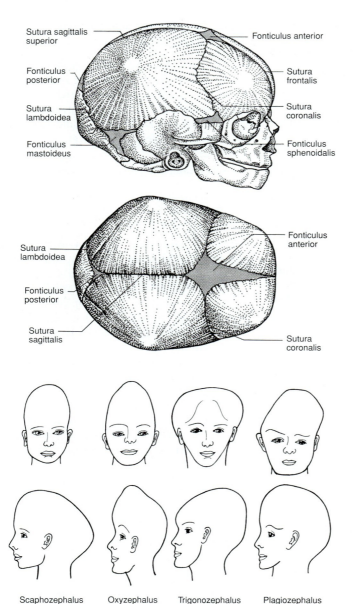

Abb. 4 **Schädel eines Neugeborenen mit Fontanellen** (von der Seite und von oben).

Abb. 5 **Schädeldeformitäten nach vorzeitiger Synostose.**
Scaphozephalus (Kahnschädel) nach Fusion der Sutura sagittalis,
Oxyzephalus (Turmschädel) nach Synostose der Sutura coronalis,
Trigonozephalus (Keilschädel) nach Verknöcherung der Sutura frontalis,
Plagiozephalus (Schiefschädel), asymmetrische Nahtfusion (meist) der Sutura coronalis.

- die Hinterhauptfontanelle (kleine Fontanelle), *Fonticulus posterior,* und
- die Seitenfontanellen, *Fonticulus sphenoidalis* und *Fonticulus mastoideus.*

Fontanellen sind bindegewebig verschlossene Knochenlücken im Schädeldach des Fetus, die zusammen mit den Suturen dem Schädel eine elastische Anpassung an die Raumverhältnisse unter der Geburt ermöglichen. Nach der Geburt ossifizieren sie: Zuerst schließt sich die kleine Fontanelle im 3. Monat, es folgen die Seitenfontanellen im 6. und 18. Monat und dann die große Fontanelle bis Ende des 2. Lebensjahrs.

Durch Palpation der Fontanellen kann man Aufschluss über das Wachstum der umgebenden Knochen und den Reifegrad eines Kleinkindes

2.2 Schädeldecken

erhalten, von besonderem klinischen Interesse ist die Stirnfontanelle. Eine Spannungszunahme oder Erhebung deutet auf **subdurale oder subarachnoidale Flüssigkeitsansammlungen** hin, z. B. bei Meningitis, Hydrozephalus, Subarachnoidalblutung. Eine Spannungsabnahme oder Eindellung dagegen ist z. B. Kennzeichen einer **Exsikkose**.

Die Calvaria besteht aus 3 Schichten (Abb. 2). Außen und innen liegen die *Lamina externa* und *Lamina interna* und in der Mitte die spongiöse *Diploe*. Wegen ihrer Brüchigkeit bei lokaler Gewalteinwirkung wird die Lamina interna auch Glastafel *(Lamina vitrea)* genannt (Abb. 7b).

Die Diploe enthält Venen, die mit denen der Kopfschwarte und mit den Blutleitern der harten Hirnhaut kommunizieren (Abb. 2).

Die Vv. diploicae bilden 4 Hauptstämme (Abb. 6a):

- Die *V. diploica frontalis* mündet außen in die V. supraorbitalis und innen in den Sinus sagittalis superior,
- die *V. diploica temporalis anterior* außen in die V. temporalis profunda und innen in den Sinus sphenoparietalis,
- die *V. diploica temporalis posterior* außen in die V. auricularis posterior und innen in den Sinus transversus und
- die *V. diploica occipitalis* außen in die V. occipitalis und innen in den Sinus transversus.

Röntgenologisch können sich die Diploevenen als **strichförmige Aufhellungen** abzeichnen und Anlass zu Fehldeutungen, z. B. Verwechslung mit Frakturlinien, geben.

Die Vv. emissariae (Abb. 6b) sind Verbindungen zwischen den Venen der Kopfschwarte, den Vv. diploicae und den Blutleitern der harten Hirnhaut (Abb. 2).

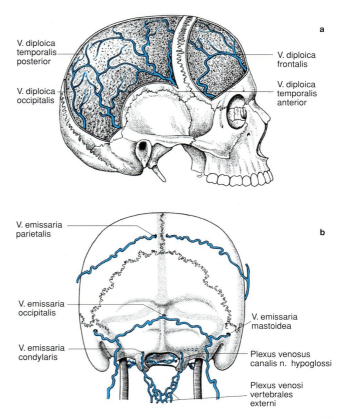

Abb. 6 Schädelvenen.
a Diploevenen an einem Schädel mit aufgefrästem Knochen.
b Venenverbindungen am Hinterhaupt.

Kopf, Caput

- Die *V. emissaria parietalis* anastomosiert außen mit den Vv. temporales superficiales und innen mit dem Sinus sagittalis superior,
- die *V. emissaria occipitalis* außen mit der V. occipitalis und innen mit dem Sinus transversus oder Confluens sinuum,
- die *V. emissaria mastoidea* außen mit der V. occipitalis oder V. auricularis posterior und innen mit dem Sinus sigmoideus und
- die *V. emissaria condylaris* außen mit den Plexus venosi vertebrales externi und innen mit dem Sinus sigmoideus.

Die Kommunikation extrakranieller Venen mit den intrakraniellen Blutleitern ermöglicht die Übertragung von Infektionserregern auf das Gehirn. Deshalb gelten die extrakraniellen Venen als **venöse Infektionspforten.** Solche sind die Vv. diploicae und Vv. emissariae sowie die Venengeflechte in den Foramina der Schädelbasis. Sie verbinden den außen gelegenen Plexus pterygoideus mit dem Sinus cavernosus (Abb. 63) sowie die Venengeflechte des Wirbelkanals am Foramen magnum (Abb. 6).

2.2.3 Harte Hirnhaut, Dura mater cranialis
(Abb. 2, 3, 7 bis 11, 46)

Die harte Hirnhaut kleidet die Innenfläche der Schädelhöhle aus und bildet zusammen mit dem Pericranium und der Calvaria einen osteofibrösen Verband, der durch die Durasepten strebepfeilerartig verstärkt wird (Abb. 7). Bei Neugeborenen und Kindern ist die Dura noch überall fest mit dem Knochen verwachsen, bei Erwachsenen dagegen nur an den Austrittsstellen der Nerven und Gefäße.

Die Durasepten (Abb. 7, 9, 10, 46) bilden Taschen sowie 3 unvollständige Trennwän-

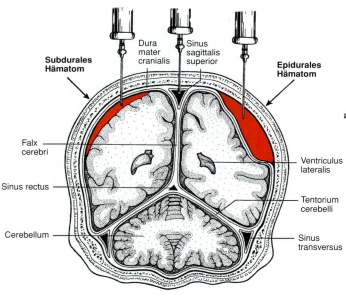

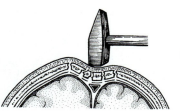

Abb. 7
a **Durasepten** an einem Frontalschnitt durch das Hinterhaupt.
b **Schädeldach** unter mechanischer Belastung.

2.2 Schädeldecken

de zwischen den großen Hirnabschnitten. Diese sind
- das *Diaphragma sellae* über dem Türkensattel, in dem die Hypophyse liegt,
- das *Cavum trigeminale* (Meckel) an der vorderen Fläche der Felsenbeinpyramide (Abb. 46), welches das Trigeminusganglion einschließt,
- ein Spalt an der Hinterfläche der Felsenbeinpyramide zur Aufnahme des Saccus endolymphaticus (Abb. 57),
- das Kleinhirnzelt, *Tentorium cerebelli*,
- die Hirnsichel, *Falx cerebri*,
- die Kleinhirnsichel, *Falx cerebelli*.

Das Tentorium cerebelli überspannt die hintere Schädelgrube und trennt die Hinterhauptlappen des Großhirns vom Kleinhirn (Abb. 7, 9). Es ist an den Rändern des Sulcus sinus transversi und an der oberen Kante des Felsenbeins befestigt. Vorn überspannt es die Impressio trigeminalis und läuft bis zum Proc. clinoideus posterior des Türkensattels und zum Proc. clinoideus anterior des kleinen Keilbeinflügels aus. Ein spitzbogenartiger Schlitz am vorderen Rand des Kleinhirnzelts, *Incisura tentorii*, dient dem Durchtritt des Hirnstamms.

Bei starken Verformungen unter der Geburt kann das Kleinhirnzelt einreißen (**Tentoriumsriss**). Die Öffnung der in ihm befindlichen Blutleiter kann zu lebensbedrohlichen Blutungen führen.

Die Falx cerebri (Abb. 7, 9) liegt zwischen den beiden Großhirnhemisphären. Sie verspannt den Schädel in sagittaler Richtung und trennt die Schädelhöhle in eine rechte und linke Hälfte. Die Hirnsichel ist vorn an der Crista galli, oben am Schädeldach und hinten an der Protuberantia occipitalis interna befestigt. Über der Hinterhauptregion verschmilzt sie mit dem Kleinhirnzelt.

Die Falx cerebelli trennt die beiden Kleinhirnhemisphären voneinander. Sie ist die Fortsetzung der Hirnsichel unterhalb des Kleinhirnzelts und mit diesem sowie der Crista occipitalis interna verwachsen.

Die Nervenversorgung der harten Hirnhaut ist sehr reichhaltig, woraus sich auch ihre große Schmerzempfindlichkeit erklärt (das Gehirn ist dagegen schmerzfrei). Die Dura wird
- sensibel von rückläufigen Zweigen des N. trigeminus (von allen 3 Ästen) und N. vagus,
- sympathisch aus dem *Plexus nervosus caroticus externus* und
- parasympathisch vom N. petrosus major (Intermediusanteil des N. facialis), N. glossopharyngeus und N. vagus innerviert.

Die Meningealarterien verlaufen zwischen harter Hirnhaut und Schädelkalotte (Abb. 3, 8). Auf der Innenfläche des Schädeldachs hinterlassen sie meist tiefe Impressionen, die je nach Tiefe auch im Röntgenbild erkennbar sein können.

Die Dura wird von 3 Arterien versorgt (Abb. 8, 46). Keine von ihnen beteiligt sich an der Versorgung des Gehirns!
1. Die A. meningea anterior ist ein zarter Zweig der A. ethmoidalis anterior (Stromgebiet der A. carotis int.), der sich über der Lamina cribrosa ausbreitet.
2. Die A. meningea media ist die stärkste Duraarterie. Sie kommt aus der A. maxillaris (ein Endast der A. carotis ext.) und tritt durch das Foramen spinosum in die mittlere Schädelgrube ein. Hier teilt sie sich in einen *R. frontalis,* der mit der A. lacrimalis (aus der A. carotis int.) anastomosieren kann, und einen *R. parietalis.* Meist wird die A. meningea media von 2 Venen begleitet, die mit dem Plexus pterygoideus in Verbindung stehen.
3. Die A. meningea posterior ist ein kleinerer Zweig der A. pharyngea ascendens (aus der A. carotis ext.), der meist durch das Foramen jugulare in den Schädel gelangt.

Weitere *Rr. meningei* für die Dura der hinteren Schädelgrube kommen aus der A. vertebralis.

Bei Schädelfrakturen sind die Duraarterien aufgrund ihrer engen Lagebeziehungen zum Knochen leicht verletzbar. Eine häufige Begleiterscheinung ist daher das **epidurale Hämatom**

Kopf, Caput

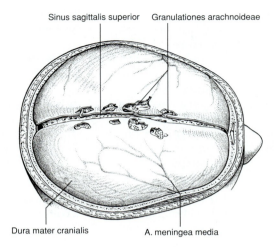

Abb. 8 Harte Hirnhaut mit Meningealarterien und eröffnetem Sinus sagittalis superior.

(Abb. 7a). Das austretende Blut kann die Dura vom Knochen abheben, was zur Verdrängung des Gehirns führt *(Compressio cerebri)*. Vorzugsweise ist die Regio temporalis betroffen, wo die *A. meningea media* sehr eng mit dem Schädelknochen verbunden ist und daher bei Schädelfrakturen leicht lädiert werden kann. Eine Bewusstseinsstörung kann erst nach Stunden auftreten. Im CT und auch in der Karotisangiographie stellt sich die Abdrängung des Gehirns in Form einer Sichelbildung dar und ist dadurch gut vom linsenförmigen **subduralen Hämatom** (Abb. 7a) unterscheidbar. Die operative Entfernung des Hämatoms nach Trepanation sollte möglichst innerhalb von 24 Stunden erfolgen.

Blutleiter der harten Hirnhaut, Sinus durae matris
(Abb. 9, 10)

Die Blutleiter der harten Hirnhaut nehmen das Blut der Hirnvenen auf (Abb. 16 bis 18). Außerdem stehen sie mit den Venen der Augenhöhle, des Labyrinths und den Vv. diploicae des knöchernen Schädeldachs in Verbindung. Ihre starren Wände verhindern Volumenschwankungen und Druckübertragungen auf das Gehirn. Der Abfluss des venösen Bluts erfolgt durch das in der hinteren Schädelgrube gelegene Foramen jugulare in die *V. jugularis interna* (Abb. 63).

1. **Der Sinus sagittalis superior** beginnt am Foramen caecum vor der Crista galli, wo er bei Neugeborenen noch mit den Nasenvenen in Verbindung steht. Er zieht dann am Ansatz der Hirnsichel nach hinten und mündet in Höhe der Protuberantia occipitalis interna in den Confluens sinuum. In seine seitlichen Ausbuchtungen, *Lacunae laterales,* die sich dorsal ständig verbreitern, münden die oberen Venen der Hirnrinde, *Vv. superiores cerebri.*
2. **Der Sinus sagittalis inferior** ist bedeutend enger als der obere. Er läuft am freien Rand der Hirnsichel nach hinten und mündet in den Sinus rectus. Auf seinem Weg nimmt er die Venen aus dem Gebiet des Balkens und der benachbarten Hirnteile auf.
3. **Der Sinus rectus** zieht vom Sinus sagittalis inferior in der Verwachsungslinie zwischen Kleinhirnzelt und Hirnsichel zum Confluens sinuum. In ihn mündet die *V. magna cerebri* (Galen), die das Blut der inneren Hirnvenen und der *Vv. basales* (Rosenthal) ableitet (Abb. 17, 18).
4. **Der Confluens sinuum** liegt an der Protuberantia occipitalis interna. In ihm vereinigen sich Sinus sagittalis superior, Sinus rectus, Sinus occipitalis und Sinus transversus (Abb. 10a).

2.2 Schädeldecken

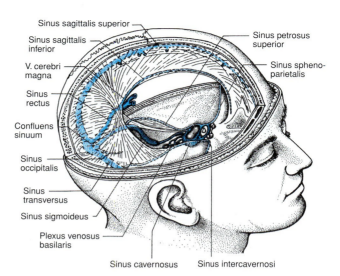

Abb. 9 Blutleiter der harten Hirnhaut.

5. **Der Sinus transversus** folgt beiderseits dem Ansatz des Kleinhirnzelts am Hinterhauptbein bis zur oberen Kante der Felsenbeinpyramide. Auf der rechten Seite ist der Sinus etwas weiter als links.
6. **Der Sinus sigmoideus** setzt sich vom Sinus transversus an der Basis der Felsenbeinpyramide fort. Er verläuft S-bogenförmig zum Foramen jugulare, wo er in den Bulbus superior v. jugularis einmündet. Der rechte Sinus ist meist weiter als der linke, was durch den kürzeren Weg in die V. cava superior erklärt wird.
7. **Der Sinus occipitalis** beginnt mit einem Venengeflecht im Foramen magnum und zieht in der Wurzel der Kleinhirnsichel zum Confluens sinuum.
8. **Der Sinus petrosus superior** zieht auf der oberen Kante des Felsenbeins vom Sinus cavernosus zum Sinus sigmoideus.
9. **Der Sinus petrosus inferior** läuft an der hinteren Unterkante des Felsenbeins vom Sinus cavernosus zum Foramen jugulare. Er nimmt die Vv. labyrinthi auf.
10. **Der Sinus sphenoparietalis** gelangt am hinteren Rand des kleinen Keilbeinflügels zum Sinus cavernosus.
11. **Der Sinus cavernosus** umgibt den Türkensattel.

Sinus cavernosus

Der Sinus cavernosus bildet mit dem *Sinus intercavernosus* ein ringförmiges Venengeflecht um die Sella turcica (Abb. 9, 10). Durch seine weitläufigen venösen Anastomosen, seine Binnenstruktur und topographischen Beziehungen zu zahlreichen Leitungsbahnen hat dieser Blutleiter besondere klinische Bedeutung.

Zuflüsse zum Sinus cavernosus kommen vom Sinus sphenoparietalis, von den unteren Hirnvenen und der V. ophthalmica superior. Außerdem anastomosiert er mit allen extrakraniellen Venen der Schädelbasis sowie über den Plexus venosus basilaris auf dem Clivus mit den Venengeflechten des Wirbelkanals. Der Abfluss aus dem Sinus cavernosus erfolgt durch die Sinus petrosus superior und inferior. Durch den Sinus cavernosus oder in seiner Wand verlaufen

- die *A. carotis interna*,
- die Augenmuskelnerven *N. oculomotorius* (N.III), *N.trochlearis* (N. IV) und *N. abducens* (N. VI),
- der *N. ophthalmicus* (1. Trigeminusast) und
- der *N. maxillaris* (2. Trigeminusast).

Kopf, Caput

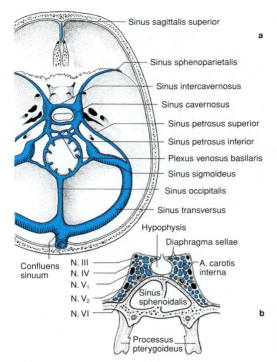

Abb. 10 Sinus cavernosus.
a Basale Blutleiter der harten Hirnhaut.
b Sinus cavernosus (Frontalschnitt).

Eine **Sinus-cavernosus-Thrombose bzw. -Phlebitis** führt zur Stauung der Orbitavenen mit nachfolgendem retrobulbären Ödem. Typische Symptome sind z. B. Exophthalmus, Lidödem, Bindehautblutungen, Paresen der Augenmuskelnerven und der Trigeminusäste 1 und 2 sowie Optikusneuritis. Die lebensbedrohliche **septische Thrombophlebitis** entsteht vorwiegend durch entzündliche Prozesse, z. B. Lippen- und Nasenfurunkel, die von den Gesichtsvenen zur Orbita fortgeleitet werden (Abb. 63, 80).

Die **Carotis-Sinus-cavernosus-Fistel** ist eine arteriovenöse Anastomose zwischen Sinus cavernosus und A. carotis interna, die häufig nach Schädelfrakturen zu beobachten ist. Sie verursacht Rückstau von Karotisblut in die Orbitalvenen und pulsierenden Exophthalmus.

2.2.4 Weiche Hirnhaut, Leptomeninx
(Abb. 2, 11)

Die weiche Hirnhaut wird in 2 Blätter gegliedert,
- das äußere Blatt, *Arachnoidea mater cranialis,* das der Dura eng anliegt, und
- das innere Blatt, *Pia mater cranialis,* das die Oberfläche des Gehirns bis in alle Tiefen bekleidet.

Dura und Arachnoidea sind durch einen kapillaren Spalt getrennt, der sich bei traumatischen Blutungen, z. B. subduralem Hämatom, stark erweitern kann.

Die Arachnoidea mater cranialis wird wegen ihrer Struktur auch Spinngewebshaut genannt. Auf der Konvexseite des Gehirns bildet sie die *Granulationes arachnoideae* (Pacchioni), die sich als knopfförmige Wucherungen in den Sinus sagittalis superior und Sinus transversus vorstülpen (Abb. 2, 8, 11). Im Knochen verursachen sie oft Vertiefungen, *Foveolae granulares,* die röntgenologisch als Aufhellungsherde in Erscheinung treten.

Die Pia mater cranialis ist die gefäßführende Schicht der weichen Hirnhaut. Mit der Arachnoidea ist sie durch feine Bindegewebszüge verknüpft. Die Pia wird sensibel und parasympathisch von den Hirnnerven

2.2 Schädeldecken

III, VII, IX, X sowie sympathisch aus dem Plexus caroticus internus versorgt. Zahlreiche Rezeptoren verschiedener Typen üben Kontroll- und Regulationsfunktionen für die feinere Durchblutung des Gehirns und die Liquorbildung aus.

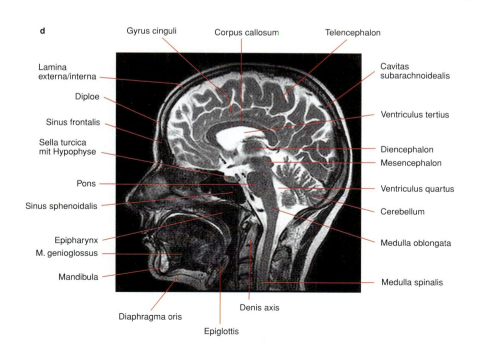

Abb. 11 Sagittalschnitt des Kopfes.
a Subarachnoidealraum mit Zisternen (medianer Sigittalschnitt). Die Pfeile kennzeichnen den Liquorfluss.
b Räumliche Darstellung des Subarachnoidealraums. Mit dem Verlauf der A. cerebri ist eine Liquorscheide eingestülpt (Robin-Virchow-Raum).
c Subokzipitalpunktion, schematische Darstellung.
d Medianer Sagittalschnitt im Magnetresonanztomogramm (MRT). (Original: Prof. Dr. med. K. Hauenstein, Rostock)

Kopf, Caput

Beim **subduralen Hämatom** sind die Blutungsquellen oberflächliche Arterien und Venen (meist Brückenvenen, Abb. 16) des Gehirns. Die Blutungen entstehen durch Rupturen der Gefäße nach Schädelverletzungen, Schleudertrauma oder Tentoriumriss unter der Geburt (Geburtstrauma). Stärkere Blutungen erzeugen zunehmenden Hirndruck. Man unterscheidet akute Verlaufsformen, die innerhalb von 24 Stunden nach dem Trauma operiert werden müssen oder zum Tode führen, sowie subakute und chronische Formen. Letztere manifestieren sich erst später, nach Tagen oder Wochen mit begleitender Symptomatik wie Kopfschmerzen, psychischen Veränderungen oder Krampfanfällen.

2.2.5 Subarachnoidealraum, Spatium subarachnoideum
(Abb. 2, 11, 31)

Der Subarachnoidealraum ist ein mit Liquor cerebrospinalis gefüllter Raum zwischen Arachnoidea und Pia mater cranialis. Der Liquor, der ihm aus dem 4. Ventrikel zufließt, umgibt das ganze Gehirn. Der Subarachnoidealraum enthält Bindegewebsfasern, welche die Arachnoidea mit der Pia verbinden, sowie Hirnnerven und die Blutgefäße der Gehirnoberfläche.

Läsionen basaler Hirnarterien führen zu **Subarachnoidealblutungen.** Häufige Ursachen sind sklerotische Veränderungen, Vorhandensein eines Aneurysmas, Angioms oder Hirntumors bzw. ein Schädeltrauma. Die Symptomatik beginnt akut mit heftigen Kopfschmerzen, Nackensteifigkeit, Paresen der Hirnnerven und Bewusstseinsstörungen.

Als Zisternen (Abb. 11) bezeichnet man Erweiterungen des Subarachnoidealraums über Vertiefungen der Hirnoberfläche, die von der Arachnoidea überbrückt werden.

- Die *Cisterna cerebellomedullaris* ist der Liquorraum zwischen Kleinhirn und Medulla oblongata,
- die *Cisterna interpeduncularis* liegt zwischen den Hirnschenkeln und schließt den N. oculomotorius ein,
- die *Cisterna chiasmatis* umgibt die Sehnervenkreuzung und
- die *Cisterna fossae lateralis cerebri* ist der Liquorraum über der Insel zwischen Schläfen-, Stirn- und Scheitellappen.

Der Liquor cerebrospinalis wird von den Plexus choroidei sowie von Zellen der Ventrikelwand abgesondert und fließt durch 3 Öffnungen am Dach des 4. Ventrikels (Abb. 29b),

- die unpaare *Apertura mediana ventriculi quarti* (Magendie) und
- die paarigen *Aperturae laterales ventriculi quarti* (Luschka),

in die Cisterna cerebellomedullaris, wo er durch die Subokzipitalpunktion (Abb. 11c) entnommen werden kann. Die Liquorresorption erfolgt an den Lymphscheiden entlang der Nerven sowie durch die Granulationes arachnoideae.

Der Subarachnoidealraum besitzt weitere spaltförmige Ausläufer (Lymphscheiden) entlang der Nerven sowie eine Verbindung mit der Schneckenwasserleitung des Innenohrs, *Aqueductus cochleae* (Abb. 58). Bei Schädelbasisbrüchen kann es daher zum Liquorfluss aus der Nase (**Rhinoliquorrhoe**) oder dem Ohr (**Otoliquorrhoe**) sowie zu **aufsteigenden Infektionen** kommen.

Fragen zum Selbststudium

1. Erklären Sie die morphologische Sonderstellung des Kopfes. 7
2. Wo verläuft die Grenze zwischen Kopf und Hals? 7
3. Was versteht man unter Hirn- und Gesichtsschädel? 8
4. Beschreiben Sie die Weichteilbedeckung des Schädeldachs. 9

2.2 Schädeldecken

5   Wohin können sich subgaleale Hämatome ausbreiten? 9
6   Welche Muskeln inserieren an der Galea aponeurotica? 9
7   Wo verlaufen die Leitungsbahnen zur Kopfhaut? 10
8   Welche Nerven innervieren die Kopfhaut? 10
9   Wo liegen die regionalen Lymphknoten des Schädeldachs? 11
10 Warum können verletzte Kopfhautarterien stark bluten? 11
11 Welche funktionelle Bedeutung haben die Suturen des Schädeldachs und wann ossifizieren sie? 11
12 Wann schließen sich die Fontanellen des Neugeborenenschädels? 12
13 Aus welchen Schichten besteht die Calvaria? 12
14 Wo verlaufen die Diploevenen und wie stellen sie sich im Röntgenbild dar? 13
15 Welche Schädeldeformitäten entstehen nach vorzeitiger Synostose von Suturen? 12
16 Beschreiben Sie Topographie und Funktionen der Vv. emissariae. 14
17 Wo gibt es venöse Infektionspforten des Kopfes? 14
18 Welche Funktionen hat die Dura mater cranialis? 14
19 In welchen Bereichen gibt es Durasepten? 14, 15
20 Beschreiben Sie Lage und Topographie des Tentorium cerebelli. 15
21 Welche Blutleiter verlaufen in der Falx cerebri? 16
22 Welche Nerven innervieren die harte Hirnhaut? 15
23 Nennen Sie die Verläufe und Versorgungsgebiete der Meningealarterien. 15
24 Warum sind Duraarterien bei Schädelfrakturen leicht verletzbar? 15, 16
25 Wie unterscheiden sich epidurales und subdurales Hämatom? 14–16
26 Wie unterscheiden sich Blutleiter der harten Hirnhaut von Hirnvenen? 16
27 Nennen Sie die Blutleiter der harten Hirnhaut und ihre Verläufe. 16, 17
28 Welche Venen münden in den Sinus sagittalis superior? 16
29 Wo erfolgt der Abfluss des venösen Blutes aus dem Schädel? 17
30 Beschreiben Sie die Lage des Sinus cavernosus, seine venösen Anastomosen und Beziehungen zu wichtigen Leitungsbahnen. 17
31 Welche Symptome resultieren aus einer Sinus-Cavernosus-Thrombose und einer Carotis-Sinus-Cavernosus-Fistel? 18
32 In welche Schichten gliedert man die weiche Hirnhaut? 18
33 Wie unterscheiden sich Arachnoidea und Pia mater cranialis? 18
34 Welche Nerven versorgen die weiche Hirnhaut? 18, 19
35 Wo liegt der Subarachnoidealraum? 20
36 Nennen Sie die wichtigsten Zisternen des Spatium subarachnoideum. 20
37 Wo wird der Liquor cerebrospinalis gebildet und wie gelangt er in die Cisterna cerebellomedullaris? 20
38 Was versteht man unter Rhinoliquorrhoe und Otoliquorrhoe und wie entstehen diese? 20

2.3 Gehirn, Encephalon

2.3.1 Hirnarterien, Aa. cerebri
(Abb. 12 bis 15, 31)

Das Gehirn erhält 4 arterielle Zuflüsse, diese kommen aus dem Stromgebiet der *A. vertebralis* und *A. carotis interna* beider Seiten. An der Hirnbasis bilden die Arterien einen Anastomosenring, *Circulus arteriosus cerebri (Willis)*, aus dem 3 große Hirnarterien entspringen, die *A. cerebri anterior, A. cerebri media* und *A. cerebri posterior*.

Der Circulus arteriosus cerebri (Willis) wird wie folgt geschlossen (Abb. 12):
- Die *A. communicans anterior* verbindet die A. cerebri anterior beider Seiten,
- die *A. communicans posterior* die A. carotis interna mit der A. cerebri posterior.

Die Ringverbindung des Circulus arteriosus cerebri (Willis) stellt einen wichtigen **Kollateralkreislauf für die zerebrale Blutversorgung** dar, die autoregulatorisch eng mit der Hirnfunktion und dem Hirnstoffwechsel gekoppelt ist. Extrakranielle arterielle Gefäßverschlüsse können durch den Circulus arteriosus (Willis) weitgehend kompensiert werden.

Andererseits sind die Abgänge der Aa. communicantes anterior und posterior von der A. carotis interna Prädilektionsstellen für die Entwicklung von **Hirnaneurysmen.** Unabhängig von der Größe dieser Aneurysmen besteht jederzeit die Gefahr einer Ruptur mit nachfolgender **Subarachnoidealblutung**, bisweilen auch mit intrazerebraler Massenblutung. Eine Aneurysmabehandlung sollte so früh wie möglich nach der Ruptur erfolgen, um die Gefahr einer Nachblutung zu mindern.

Die Hirnarterien folgen der Pia und stülpen diese beim Eindringen in das Gehirn trichterartig ein. Ihr Anfangsstück wird noch von einer Liquorscheide umgeben (Virchow-Robin-Räume, Abb. 2, 116), die gegen das Gehirn durch eine Gliamembran abgegrenzt ist (Blut-Hirn-Schranke). Die Hirnrinde und das Hirnmark werden von kortikalen Arterien, der Hirnstamm und die Kerne des Großhirns von zentralen Arterien versorgt (Abb. 32).

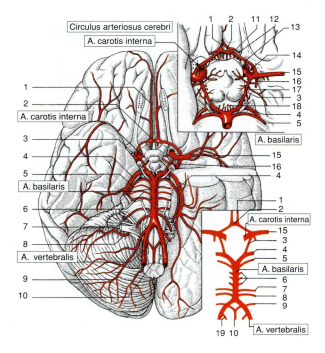

Abb. 12 Hirnarterien. Der vordere Pol des linken Temporallappens, ein Teil der Brücke und die linke Kleinhirnhälfte sind entfernt.
1 A. cerebri anterior,
2 A. communicans anterior,
3 A. communicans posterior,
4 A. cerebri posterior,
5 A. superior cerebelli,
6 Aa. Pontis,
7 A. labyrinthi,
8 A. inferior anterior cerebelli,
9 A. inferior posterior cerebelli,
10 A. spinalis anterior,
11 Aa. centrales anteromediales,
12 A. centralis longa,
13 Pars precommunicalis,
14 A. hypophysialis superior,
15 A. cerebri media,
16 A. choroidea anterior,
17 Rr. tuberis cinerei,
18 Aa. centrales posteromediales,
19 A. spinalis posterior.

2.3 Gehirn, Encephalon

Der Verlauf der Hirnarterien kann durch Kontrastmittelinjektion mit anschließender Röntgenaufnahme *(Karotisangiographie)* zur Diagnostik von Hirntumoren oder intrakraniellen Blutungen dargestellt werden.

Die A. vertebralis (aus der A. subclavia) zieht über den hinteren Atlasbogen *(Pars atlantica,* Abb. 234, 237) durch die Membrana atlantooccipitalis posterior und durch das Foramen magnum in die Schädelhöhle *(Pars intracranialis).* Hier vereinigen sich die Arterien beider Seiten zur *A. basilaris* (Abb. 12, 25). Diese verläuft zwischen Brücke und Clivus aufwärts und gabelt sich in die *Aa. cerebri posteriores* (Endäste der A. basilaris), die den Hinterhauptlappen sowie 2 Drittel des Schläfenlappens versorgen.

Aus der Pars intracranialis der A. vertebralis entspringen
- *Rr. meningei* am Foramen magnum für die Versorgung von Knochen und Dura,
- die *A. spinalis anterior* (Vereinigung von rechter und linker Arterie), die in der Fissura mediana anterior des Rückenmarks abwärts läuft,
- die *A. inferior posterior cerebelli,* die den hinteren, unteren Abschnitt des Kleinhirns versorgt, und
- *Rr. medullares mediales et laterales* für die Versorgung der Medulla oblongata.

Die A. basilaris verläuft im Subarachnoidealraum auf dem Clivus bis zum oberen Rand der Brücke, wo sie sich in ihre Endäste, die *Aa. cerebri posteriores,* aufzweigt. Sie entlässt
- die *A. inferior anterior cerebelli,* die den vorderen Teil der Kleinhirnunterfläche versorgt,
- die *A. labyrinthi,* die mit dem N. facialis und N. vestibulocochlearis durch den Porus acusticus internus zum Innenohr zieht,
- die *Aa. pontis* zur Brücke und zum Mittelhirn sowie
- die *A. superior cerebelli,* die um das Mittelhirn zur Kleinhirnoberfläche gelangt.

Die A. cerebri posterior gibt Zweige zum Thalamus und Epithalamus, zur Vierhügelplatte sowie zu den Plexus choroidei des 3. Ventrikels und der Seitenventrikel ab. Ihre

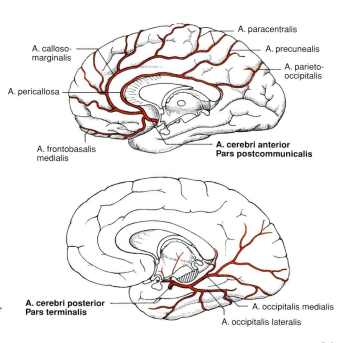

Abb. 13 Äste der A. cerebri anterior und der A. cerebri posterior von medial.

Endabschnitte breiten sich am Schläfenlappen sowie an der Medialfläche des Scheitel- und Hinterhauptlappens aus (Abb. 13).

Die A. carotis interna zieht im Canalis caroticus durch das Felsenbein *(Pars petrosa)*, wo sie Äste zur Paukenhöhle und die A. canalis pterygoidei abgibt (Abb. 55). Nach ihrem Eintritt in die mittlere Schädelgrube läuft sie an der Seite des Keilbeinkörpers in einer S-förmigen Schleife durch den Sinus cavernosus *(Pars cavernosa,* Abb. 10, 27), wo sie Zweige zum Kleinhirnzelt, Trigeminusganglion und zum Sinus entlässt. Sie durchbricht das Dach des Sinus seitlich vom Canalis opticus und gelangt, nachdem sie kleinere Zweige zur Hypophyse abgegeben hat, in den Subarachnoidealraum *(Pars cerebralis)*.

Aus der *Pars cerebralis* der A. carotis interna entspringen

1. die *A. hypophysialis superior* für den Hypophysenstiel und den unteren Hypothalamus (Abb. 12),
2. die *A. ophthalmica* für die Orbita (Abb. 78),
3. die *A. choroidea anterior,* die den Tractus opticus begleitet und dann zum Cornu temporale (inferius) des Seitenventrikels zieht,
4. die *A. cerebri anterior* (1. Endast der A. carotis int.), die über den Balken an der Medialfläche der Großhirnhemisphären nach hinten läuft, (Abb. 13),
5. die *A. cerebri media* (2. Endast der A. carotis int.), die zwischen Stirn- und Schläfenlappen in die Fossa lateralis cerebri (Sylvius) gelangt (Abb. 14).

Zerebrale Arterien sind **funktionelle Endarterien**, was zur Folge hat, dass terminale arterielle Verschlüsse nicht durch Anastomosen und Autoregulation kompensiert werden können. Eine akute Unterbrechung der arteriellen Blutversorgung, wie sie vorwiegend bei sklerotischen Gefäßveränderungen oder Embolien eintritt, führt zur **Blutleere (Ischämie)** des Versorgungsgebiets. Durchblutungsstörungen durch Verschluss grö-

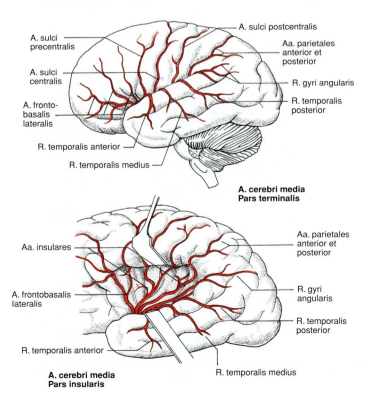

Abb. 14 Äste der A. cerebri media. In der unteren Figur sind die Opercula auseinander gezogen.

2.3 Gehirn, Encephalon

ßerer Gefäße im Stromgebiet der A. carotis interna haben in wenigen Sekunden Bewusstseinsverluste zur Folge.

Die Blutversorgung des Gehirns (Abb. 15, 32) ist wie folgt aufgeteilt:

Die A. cerebri anterior beider Seiten wird durch die *A. communicans anterior* verbunden und ihr Verlauf in 2 Abschnitte geteilt:
- Aus der *Pars precommunicalis* entspringen die *Aa. centrales anteromediales*, die via Substantia perforata anterior zum Thalamus und Corpus striatum ziehen, und
- aus der *Pars postcommunicalis* Arterien, welche die Unterfläche des Stirnlappens und die Medialfläche des Gehirns oberhalb des Balkens bis zum Sulcus parietooccipitalis versorgen.

Die A. cerebri media setzt die Verlaufsrichtung der A. carotis interna fort.
- Die *Pars sphenoidalis*, die parallel zum kleinen Keilbeinflügel verläuft, gibt *Aa. centrales anterolaterales* in die Substantia perforata anterior für die Capsula interna und die benachbarten Kerne ab.
- Die *Pars insularis* gibt Äste für die Insel, den Stirn- und Schläfenlappen ab.
- *Rr. terminales* versorgen den hinteren Teil des Stirnlappens und die Seitenfläche des Schläfenlappens.

Die A. cerebri posterior umrandet das Mittelhirn. Durch den Zufluss der *A. communicans posterior* wird sie in 2 Abschnitte gegliedert, *Pars precommunicalis* und *Pars postcommunicalis*. Beide Abschnitte versorgen die oben beschriebenen Teile des Diencephalon und des Mittelhirns. Die A. cerebri posterior endet mit der *Pars terminalis*, die sich im Gebiet der hinteren Großhirnrinde aufzweigt.

Beim **Schlaganfall** (**Apoplexia cerebri**) manifestiert sich die Ischämie als **Hirninfarkt** mit Parenchymnekrosen, elektiven Nekrosen besonders der Ganglienzellen oder Untergang aller Gewebebestandteile, ausgehend von arteriosklerotischen Veränderungen extrakranieller Gefäße oder vom Herzen. Die akut einsetzende Symptomatik steht in Abhängigkeit von dem betroffenen arteriellen Versorgungsgebiet. Am häufigsten sind Hirnin-

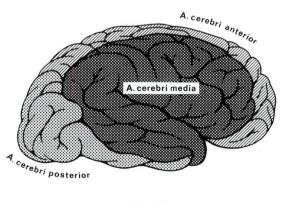

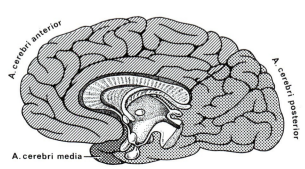

Abb. 15 Arterielle Versorgungsgebiete des Großhirns von lateral (oben) und von medial (unten). (Nach Poirier 1892)

farkte im Stromgebiet der *A. cerebri media* mit Hemiparesen, Sensibilitätsstörungen oder auch Aphasien zu beobachten. Bei Blutungen in die Capsula interna kommt es zu Kompressionen von Nervenbahnen und zur Halbseitenlähmung (Hemiplegie).

Der **hämorrhagische Hirninfarkt** ist die Folge einer intrazerebralen Massenblutung nach einer Gefäßruptur, meist im Stammhirnbereich bei Hypertonus, Arteriosklerose oder Gefäßfehlbildungen. Die meist plötzlich einsetzende Symptomatik mit Bewusstseinstörungen und ausgeprägten motorischen Lähmungen ist vom ischämischen Hirninfarkt nur mithilfe eines CT zu unterscheiden.

2.3.2 Hirnvenen, Vv. encephali
(Abb. 16 bis 18)

Die Hirnvenen haben abweichende Verläufe von den Arterien des Gehirns, sie sind klappenlos und bilden netzartige Geflechte. Nach ihrer Lage unterscheidet man *oberflächliche* und *tiefe Hirnvenen* sowie *Hirnstamm-* und *Kleinhirnvenen*. Sie führen das Blut in die Blutleiter der harten Hirnhaut.

Die oberflächlichen Hirnvenen, *Vv. superficiales cerebri* (Abb. 16), verlaufen an der Hirnoberfläche, größtenteils im Spatium subarachnoideum und sammeln das Blut aus der Hirnrinde:

1. Die *Vv. superiores cerebri* drainieren die Konvexseite des Gehirns und münden in den Sinus sagittalis superior. Dazu durchbrechen sie die Arachnoidea und durchqueren als „Brückenvenen" einen schmalen subduralen Spalt, wo sie bei Schädeltraumen leicht verletzt werden können (subdurales Hämatom, Abb. 7a).
2. Die *Vv. inferiores cerebri* sammeln das Blut von der unteren Seite des Gehirns und leiten es in den Sinus transversus, Sinus petrosus superior und Sinus cavernosus.
3. Die *V. media superficialis cerebri* führt das Blut vom Seitenbereich des Gehirns zum Sinus cavernosus. Sie anastomosiert durch
   - die *V. anastomotica superior* (Trolard) mit dem Sinus sagittalis superior und durch
   - die *V. anastomotica inferior* (Labbé) mit dem Sinus tranversus.

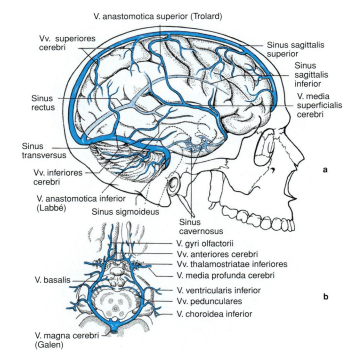

Abb. 16 Hirnvenen.
a Oberflächliche Hirnvenen.
b Tiefe Hirnvenen.

2.3 Gehirn, Encephalon

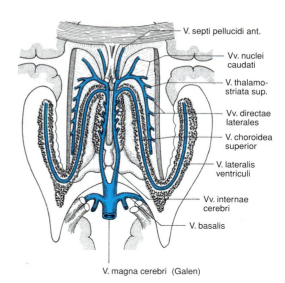

Abb. 17 Tiefe Hirnvenen (von oben).

Die tiefen Hirnvenen, *Vv. profundae cerebri,* (Abb. 17) sammeln das Blut aus den basalen Teilen des Gehirns:
1. Die *V. basalis* (Rosenthal) beginnt an der Substantia perforata anterior, kreuzt den Tractus opticus und zieht um die Hirnschenkel nach dorsal und mündet in die V. magna cerebri. Ihre Zuflüsse kommen hauptsächlich aus dem Versorgungsgebiet der A. cerebri anterior und A. cerebri media.
2. Die *V. magna cerebri* (Galen) ist nur ca. 1 cm lang. Sie zieht um das Splenium des Balkens und mündet in den Sinus rectus. In sie münden die *Vv. internae cerebri*, die beiderseits am Dach des 3. Ventrikels entlanglaufen. Letztere erhalten Zuflüsse von
 - der *V. choroidea superior* aus dem Plexus choroideus des Seitenventrikels,
 - der *V. thalamostriata superior,* die im Winkel zwischen Thalamus und Nucleus caudatus zu finden ist und Blut aus dem Stirnbein, Balkenknie, Septum pellucidum, Nucleus caudatus, Scheitel- und Hinterhauptlappen ableitet,
 - den *Vv. directae laterales* aus der Wand des Seitenventrikels sowie von
 - der *V. posterior corporis callosi* aus dem Gebiet des Balkens.

Die Hirnstammvenen, *Vv. trunci encephali*, (Abb. 18) leiten das Blut hauptsächlich in den Sinus cavernosus und in die Sinus sigmoidei. Zu ihnen gehören
- die *V. pontomesencephalica,* die als Fortsetzung
- der *V. medullae oblongatae* bis in die Fossa interpeduncularis reicht,
- die *Vv. pontis,* die zahlreiche Äste auf der Brücke bilden, und
- die *V. recessus lateralis ventriculi quarti* aus dem 4. Ventrikel.

Die Kleinhirnvenen, *Vv. cerebelli,* (Abb. 18) führen das Blut aus der oberen Kleinhirnfläche in den Sinus rectus, Sinus transversus und Sinus petrosus superior. Von der Kleinhirnunterfläche wird das Blut in den Sinus occipitalis, Sinus sigmoideus und Sinus petrosus inferior geleitet. Der Abfluss erfolgt durch
- die V. superior und inferior vermis vom Wurm,
- die *Vv. superiores* und *inferiores cerebelli* von den Kleinhirnhemisphären,
- die *V. precentralis cerebelli* vom Lobus centralis und
- die *V. petrosa* aus dem Gebiet des Flocculus.

Kopf, Caput

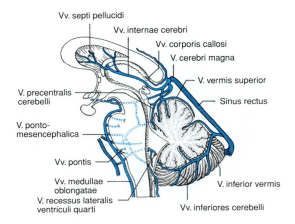

Abb. 18 **Kleinhirnvenen** (Sagittalschnitt).

2.3.3 Gliederung des Gehirns
(Abb. 19)

Das Gehirn ist der in der Schädelhöhle gelegene Teil des Zentralnervensystems. Seine Teile entwickeln sich am Kopfende des Neuralrohrs aus den Hirnbläschen:

Primäre Hirnbläschen	Sekundäre Hirnbläschen
Prosencephalon Vorderhirn	*Telencephalon* *Diencephalon*
Rhombencephalon Rautenhirn	*Mesencephalon* *Metencephalon* *Myelencephalon*

Aus den sekundären Hirnbläschen gehen folgende Hirnteile hervor:

Sekundäre Hirnbläschen	Entwickelte Hirnteile
Telencephalon Endhirn	*Cerebrum* (Großhirn) mit *Corpus callosum, Fornix, Corpus striatum,* 2 Seitenventrikel
Diencephalon Zwischenhirn	Gebiet des *Thalamus* mit Hypo-, Meta-, Epithalamus, 3. Ventrikel
Mesencephalon Mittelhirn	*Pedunculi cerebri* (Hirnstiele), *Tegmentum mesencephali,* *Tectum mesencephali* mit *Lamina tecti* (quadrigemina), *Aqueductus mesencephali*
Metencephalon Hinterhirn (oberer Abschnitt des Rautenhirns)	*Pons* (Brücke), *Cerebellum* (Kleinhirn), oberer Teil des 4. Ventrikels
Myelencephalon Nachhirn (unterer Abschnitt des Rautenhirns)	*Medulla oblongata* mit *Pyramiden, Oliven,* unterer Teil des 4. Ventrikels

2.3 Gehirn, Encephalon

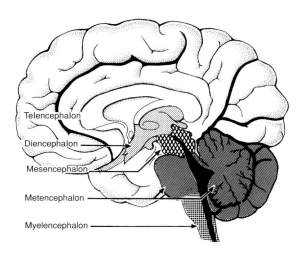

Abb. 19 Gliederung des Gehirns.

Durch unterschiedlich starkes Wachstum der sekundären Hirnbläschen kommt es zu Verlagerungen der Hirnteile, sodass die ursprüngliche, hintereinander angeordnete Gliederung nicht mehr den endgültigen topographischen Verhältnissen entspricht (Abb. 19). Die stärkste Entfaltung erfährt beim Menschen das Telencephalon. Es überwächst das Zwischen- und Mittelhirn. Entfernt man den Hirnmantel und das Kleinhirn, dann bleibt der Hirnstamm, *Truncus encephali*, übrig (Abb. 33). Dieser besteht aus den Stammganglien des End- und Zwischenhirns, dem Mittelhirn, der Brücke und der Medulla oblongata.

2.3.4 Großhirnhemisphären, Hemispheria cerebri

Hirnlappen, Lobi cerebri
(Abb. 20)

Das Großhirn wird durch eine Längsspalte, *Fissura longitudinalis cerebri*, in 2 Hemisphären unterteilt. Eine Großhirnhemisphäre, *Hemispherium cerebri*, setzt sich aus dem Hirnmantel und den Basalganglien zusammen. Der Hirnmantel, *Pallium*, besteht aus der Großhirnrinde, *Cortex cerebri*, und den darunter gelegenen Faserbahnen. Er ist das Integrationsorgan aller sensorischen und motorischen Leistungen auf einer mnestisch-assoziativen Ebene. Man gliedert ihn in Hirnlappen, deren Bezeichnungen den topographischen Regionen des Kopfes entsprechen (Abb. 20).

Die Seitenfläche einer Hemisphäre wird von einer tiefen Furche, *Sulcus lateralis* (Sylvius), geschnitten. Über ihr liegen Stirn- und Scheitellappen, hinter ihr der Hinterhauptlappen, unter ihr der Schläfenlappen und in ihrer Tiefe die Insel. Der *Sulcus centralis* (Rolando) trennt Stirn- und Scheitellappen voneinander.

- **Der Stirnlappen**, *Lobus frontalis*, liegt in der vorderen Schädelgrube auf dem Dach der Orbita und Nasenhöhle,
- **der Scheitellappen**, *Lobus parietalis*, liegt hinter dem Stirnlappen. Vom Hinterhauptlappen ist er durch den *Sulcus parietooccipitalis* und vom Schläfenlappen durch den *Ramus posterior* des *Sulcus lateralis* bzw. dessen horizontaler Verlängerung abgegrenzt.
- **Der Hinterhauptlappen**, *Lobus occipitalis*, liegt im hinteren Teil des Schädels auf dem Kleinhirnzelt (Abb. 7). Unter dem *Tentorium cerebelli* findet man das Kleinhirn, *Cerebellum*, in der hinteren Schädelgrube.
- **Der Schläfenlappen**, *Lobus temporalis*, füllt die mittlere Schädelgrube zu beiden Seiten der Sella turcica aus.

Kopf, Caput

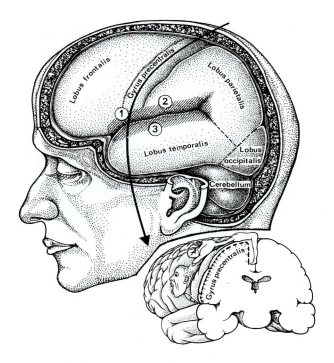

Abb. 20 Lappeneinteilung des Gehirns.
Das Pfeilende markiert die Lage des primär motorischen Rindenfelds im Gyrus precentralis, die Pfeilspitze zeigt auf die somatotopische Gliederung im Gyrus precentralis (kleines Bild).
1 Operculum frontale,
2 Operculum parietale,
3 Operculum temporale.

Die Insel, *Lobus insularis* (Reil), liegt in der Tiefe der *Fossa lateralis cerebri* (Sylvius). Sie wird von benachbarten Rindenteilen bedeckt,
- vorn vom *Operculum frontale,*
- oben vom *Operculum parietale* und
- unten vom *Operculum temporale.*

Der vor dem Sulcus centralis gelegene *Gyrus precentralis* ist das primär motorische Rindenfeld, in dem sich die meisten Ursprünge der Pyramidenbahn befinden (Abb. 38). Es zeigt ebenso wie das sensorische Projektionsfeld im *Gyrus postcentralis* eine somatotopische Gliederung. Alle Körperteile werden in der Hirnrinde flächenmäßig proportional ihrer funktionellen Bedeutung kontralateral abgebildet. Das Gesicht ist in basisnahen Rindenbezirken, das Bein im Bereich der Mantelkante und der Arm dazwischen repräsentiert (Abb. 20).

Raumfordernde Prozesse oder Traumen im *Gyrus precentralis* können spastische Lähmungen der Gegenseite oder Krämpfe (Jackson-Epilepsie) auslösen. Diese beschränken sich primär je nach Lokalisation des Herdes auf einzelne Muskelgruppen, können sich aber auf eine ganze Körperhälfte ausbreiten oder in einen generalisierten großen Anfall übergehen. Der Anfall ist Ausdruck einer neuronalen Entladung, die durch Überschreiten der Krampfschwelle des Gehirns ausgelöst wird. Im Volksmund wird die Epilepsie, die durch wiederholtes Auftreten zerebral ausgelöster Anfälle gekennzeichnet ist, auch als „Fallsucht" bezeichnet.

Obere und seitliche Fläche der Hemisphären
(Abb. 21)

Eine wichtige Orientierungsmarke auf der oberen und seitlichen Hemisphärenfläche, *Facies superolateralis* (Abb. 21), ist der *Sulcus centralis* (Rolando). Er kennzeichnet die Grenze zwischen Stirn- und Scheitellappen.

Der Stirnlappen beginnt hinten mit
- dem *Gyrus precentralis,* der die primären motorischen Rindenfelder enthält (Abb. 20).
- Der *Sulcus frontalis superior* und *Sulcus frontalis inferior* gliedern den Stirnlappen in 3 übereinander gelegene Windungen,

2.3 Gehirn, Encephalon

- den *Gyrus frontalis superior, medius* und *inferior*.
- Hinter dem *Ramus ascendens* des *Sulcus lateralis* liegt die *Pars opercularis,* wo sich der Sitz des motorischen Sprachzentrums (Broca) befindet. Bei Rechtshändern liegt es links und bei Linkshändern rechts.

Eine **Schädigung des motorischen Sprachzentrums (Broca)** hat Wortstummheit zur Folge (motorische Aphasie). Trotz Unversehrtheit der peripheren motorischen Funktionen und Intaktheit der Sprechwerkzeuge sowie des erhaltenen Sprechverständnisses kann der Betroffene nicht sprechen.

Der Scheitellappen beginnt hinter dem Sulcus centralis mit
- dem *Gyrus postcentralis.* Dieser enthält die primären sensiblen Rindenfelder, in denen die afferenten Bahnen der kontralateralen Seite enden.
- Der *Sulcus intraparietalis* gliedert den Scheitellappen in
- den *Lobulus parietalis superior* und *Lobulus parietalis inferior.* Letzterer wird durch
- den *Ramus posterior* des *Sulcus lateralis* in
- den *Gyrus supramarginalis* und *Gyrus angularis* untergliedert.

Typische Herdsymptome, die auf eine **Schädigung des Gyrus postcentralis** und seiner benachbarten Randgebiete hinweisen, sind Ausfälle der Körpersensibilität (Somatosensorik) auf der gegenüberliegenden Körperseite, z.B. in Form von Hyperästhesien oder Anästhesien, und bei gestörter Tiefensensibilität Unsicherheiten in unkoordinierten Bewegungsabläufen (Ataxien).

Der Hinterhauptlappen endet dorsal mit dem *Polus occipitalis* und zeigt auf seiner konvexen Seite den *Sulcus occipitalis transversus*.

Der Schläfenlappen wird auf der Seitenfläche durch
- den *Sulcus temporalis superior* und *inferior* in 3 übereinander gelegene Windungen,
- den *Gyrus temporalis superior, medius* und *inferior* gegliedert.

Im Gyrus temporalis superior liegen 2 wichtige Zentren: In der dominanten Hemisphäre befindet sich das **sensorische Sprachzentrum (Wernicke)** und in den Querwindungen (Heschl), *Gyri temporales transversi*, das **Hörzentrum**.

Beim Ausfall des sensorischen Sprachzentrums kommt es zur Beeinträchtigung des Sprach- und Leseverständnisses sowie des Schreibens mit Unfähigkeit zum Nachsprechen bei flüssiger Sprachfunktion und meist gut erhaltener Artikulation.

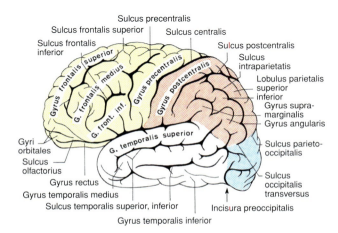

Abb. 21 Facies superolateralis der linken Hemisphäre.

Kopf, Caput

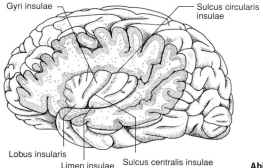

Abb. 22 **Insel** nach Entfernen der Opercula.

Die Insel, *Lobus insularis,* wird sichtbar, wenn man die Opercula entfernt. Sie trägt Windungen, *Gyri insulae,* und Furchen, *Sulcus centralis insulae* und *Sulcus circularis insulae;* ihr Endstück, *Limen insulae,* wird von der A. cerebri media bedeckt (Abb. 22).

Mediale und untere Fläche der Hemisphären
(Abb. 23 bis 25)

Die mediale und untere Oberfläche der Großhirnhälfte, *Facies medialis et inferior hemispherii* (Abb. 23), zeigen in der Mitte den
- **Balken,** *Corpus callosum,* der beide Hemisphären miteinander verbindet. Sein vorderes Ende, *Rostrum corporis callosi,* setzt sich von der *Lamina terminalis* fort und geht vorn in das Balkenknie, *Genu corporis callosi,* über, das sich dorsal in den *Truncus corporis callosi* fortsetzt und hinten mit dem verdickten *Splenium* endet.
- Unter dem Balken liegt **der Fornix,** ein bogenförmiges Faserbündel, das die *Corpora mamillaria* mit dem Hippocampus verbindet. Zwischen Balken und Fornix spannt sich
- **das Septum pellucidum** aus; diese zweiblättrige Platte trennt die Vorderhörner der Seitenventrikel voneinander.

Unterhalb des Fornix liegt der 3. Ventrikel, *Ventriculus tertius,* (Abb. 28), der durch den *Aqueductus mesencephali* mit dem 4. Ventrikel, *Ventriculus quartus,* verbunden ist. Über dem 4. Ventrikel erhebt sich das Kleinhirn.

Die Gyri und Sulci durchlaufen z. T. mehrere Lappen.
- Der *Sulcus corporis callosi* liegt zwischen Balken und Gyrus cinguli.

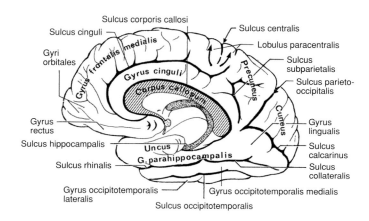

Abb. 23 **Rechte Großhirnhemisphäre** (von medial).

2.3 Gehirn, Encephalon

- Der *Gyrus cinguli* zieht parallel zum Balken vom Stirnlappen zum Schläfenlappen, wo er
- im *Gyrus parahippocampalis* endet.
- Der *Sulcus cinguli* begrenzt den Gyrus cinguli vorn und oben gegen
- den *Gyrus frontalis medialis* des Stirnlappens.
- Der *Sulcus subparietalis* grenzt den Gyrus cinguli oben und hinten ab.
- Der *Lobulus paracentralis* verbindet Gyrus pre- und postcentralis miteinander. Dahinter liegt
- der *Precuneus*, der bis zum Okzipitallappen reicht.
- Der *Sulcus parietooccipitalis* trennt Hinterhaupt- und Scheitellappen.
- Der *Cuneus* ist das dreieckige Feld zwischen Sulcus parietooccipitalis und
- dem *Sulcus calcarinus*, dem Rindenteil der primären Sehwahrnehmung.

Die Region um den Sulcus calcarinus *(Area striata)* ist das **Projektionsfeld der Sehbahn.** Jedes Sehzentrum (linkes und rechtes) erhält Impulse aus einer temporalen und nasalen Netzhauthälfte von beiden Augen. So enden z.B. im rechten Sehzentrum Signale aus der temporalen Hälfte des rechten Auges und aus der nasalen Hälfte des linken Auges. Aus dem unteren Quadranten der Netzhaut aufgenommene Bilder werden in die obere Hälfte des Sehzentrums (oberhalb des Sulcus calcarinus) projiziert und umgekehrt.

Der Stirnlappen (Abb. 24, 25) trägt auf der basalen Fläche
- die *Gyri orbitales* und *Sulci orbitales,* die am Boden der vorderen Schädelgrube deutliche Impressionen hinterlassen. Bei sehr starker Ausbildung rufen sie in der Röntgenaufnahme das Bild des „Wolkenschädels" hervor.
- Der *Gyrus rectus* liegt medial, seitlich daneben findet man
- den *Sulcus olfactorius* mit dem *Bulbus* und *Tractus olfactorius.*
  Der Tractus verbreitert sich hinten
- zum *Trigonum olfactorium,* dem sich dorsal
- die *Substantia perforata anterior* anschließt.

Der Schläfenlappen (Abb. 24, 25) gliedert sich von lateral nach medial in
- den *Gyrus occipitotemporalis lateralis,* der am unteren Rand des Schläfenlappens in den Gyrus temporalis inferior übergeht, und
- den *Gyrus occipitotemporalis medialis.* Beide Gyri werden durch
- den *Sulcus occipitotemporalis* voneinander getrennt.
- Der *Sulcus collateralis* reicht bis in den Hinterhauptlappen. Er grenzt hinten
- den *Gyrus lingualis* und vorn
- den *Gyrus parahippocampalis* ab, der vorn in den Uncus ausläuft.

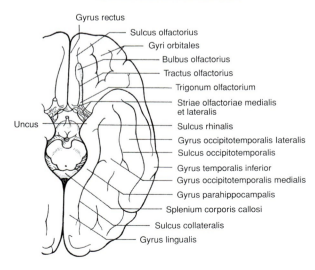

Abb. 24 Linke Großhirnhälfte (von basal).

Kopf, Caput

- Der *Sulcus hippocampi* ist eine zwischen
- dem *Gyrus parahippocampalis* und *Gyrus dentatus* gelegene Furche.

In der Hippokampusformation liegen das **Geruchs- und Geschmackszentrum** sowie **Zentren für emotionale Erregungen**. Der Hippokampus gehört zum limbischen System, das (als Grenzsystem) zwischen Neo- und Palaeocortex liegt. Es enthält Bahnsysteme, welche in 2 Aktionskreisen Erregungen über den Fornix zum Hypothalamus, Thalamus und in die zinguläre Rinde leiten. Das limbische System dient der Rückkopplung, Verstärkung und dem Transfer von differenzierten Erregungsmustern.

2.3.5 Kopfnerven, Nn. craniales

Es gibt 12 Hirnnervenpaare, die durch die römischen Zahlen I bis XII gekennzeichnet werden.

Kopf- oder Hirnnerven unterscheiden sich von den Spinalnerven topographisch dadurch, dass sie vom Gehirn abgehen, das Spatium subarachnoideale durchqueren, die Dura mater cranialis penetrieren, sehr enge räumliche Beziehungen zur Schädelbasis unterhalten und nicht segmental gegliedert sind. Die für den Rumpf so charakteristische Segmentierung ist mit der Entfaltung der Kopforgane bis auf die Hinterhauptregion, die von Somiten gebildet wird, verloren gegangen. Das Anlagematerial für den rostroventralen Teil des Schädels (Viszeralschädel) entstammt den beiden ersten Branchialbögen, die anderen Teile entwickeln sich aus dem unsegmentierten Kopfmesektoderm und dem prächordalen Mesoderm.

Afferente und efferente Teile der Hirnnerven haben gemeinsame Ein- und Austrittstellen am Gehirn. Diese befinden sich an der Hirnbasis mit Ausnahme des N. trochlearis, der dorsal vom Gehirn abgeht (Abb. 25).

Die Hirnnerven I bis XII haben unterschiedliche **Leitungsqualitäten:**
- *Somato-Efferenzen* für äußere Augenmuskeln (III, IV, VI), Zungenmuskulatur (XII) und Muskeln der Branchialbögen (V, VII, IX, X, XI),
- *Viszero-Efferenzen* (parasympathisch) für Drüsen, Eingeweide und Gefäßmuskulatur (III, VII, IX, X),
- *Somato-Afferenzen* von Mechanorezeptoren aus Haut und Bewegungsapparat (V, VII, IX, X),

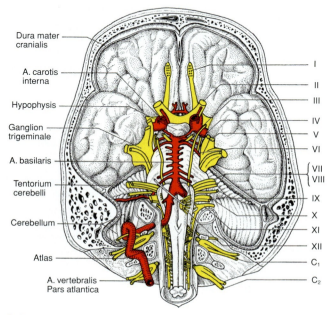

Abb. 25 **Hirnbasis** in situ mit den Abgängen der Hirnnerven I bis XII und der beiden ersten Zervikalnerven C_1, C_2.

- *Viszero-Afferenzen* von Eingeweiden und Blutgefäßen (IX, X) sowie
- *Sensorische Fasern* für Riech- und Geschmacksempfindungen (I, VII, IX, X) sowie für Sehen, Gleichgewicht und Hören (II, VIII).

Der N. olfactorius (I) und N. opticus (II) werden auch als Hirnteile aufgefasst, beide sind von Hirnhäuten umgeben.

Der N. trigeminus (V), N. facialis (VII), N. glossopharyngeus (IX), N. vagus (X) und N. accessorius (XI) sind Branchialnerven, die dem Anlagematerial der Branchialbögen entstammen. In verschiedenen Lehrbüchern werden die Leitungsqualitäten dieser Nerven auch als viszero-efferent, bzw. viszero-afferent beschrieben.

Hirnnervenpaare		Leitungsqualitäten und Innervationsgebiete
I	N. olfactorius (Fila olfactoria)	**Riechnerv** *sensorisch:* Pars olfactoria der Nasenschleimhaut.
II	N. opticus	**Sehnerv** *sensorisch:* Pars nervosa der Netzhaut.
III	N. oculomotorius	**Augenmuskelnerv** *somato-efferent:* M. levator palpebrae superioris, Mm. rectus superior, inferior, medialis u. lateralis bulbi, M. obliquus inferior bulbi, *viszero-efferent (parasympatisch):* Ganglion ciliare, M. ciliaris, M. sphincter pupillae.
IV	N. trochlearis	**Augenmuskelnerv** *somato-efferent:* M. obliquus superior bulbi.
V	N. trigeminus	**1. Branchialnerv, Ganglion trigeminale**
	V$_1$ N. ophthalmicus	**Augennerv** *somato-afferent:* Dura mater cranialis, Cornea, Stirnhaut, oberes Augenlid, Conjunctiva, Tränendrüse, Stirn- u. Keilbeinhöhle, hintere Siebbeinzellen, vordere Nasenhöhle, Nasenspitze.
	V$_2$ N. maxillaris	**Oberkiefernerv** *somato-afferent:* Dura mater cranialis, Haut von Mittelgesicht, Jochbogen, vordere Schläfe, unteres Augenlid, Siebbeinzellen, Kieferhöhle, Vestibulum nasi, Oberlippe, obere Zähne, Gaumenschleimhaut.
	V$_3$ N. mandibularis	**Unterkiefernerv** *somato-afferent:* Dura mater cranialis, Haut von Untergesicht, Wangen, äußeres Ohr, hintere Schläfenregion, vordere 2 Zungendrittel, Sublingualregion, untere Zähne mit Gingiva; *somato-efferent:* Kaumuskulatur, Mm. tensor veli palatini u. tensor tympani, M. mylohyoideus, vorderer Bauch des M. digastricus.
VI	N. abducens	**Augenmuskelnerv** *somato-efferent:* M. rectus lateralis.

Kopf, Caput

Hirnnervenpaare	Leitungsqualitäten und Innervationsgebiete
VII N. facialis	**2. Branchialnerv, Gesichtsnerv** *somato-efferent:* Mimische Muskulatur, Muskeln der Ohrmuschel, Venter occipitalis des M. occipitofrontalis, M. stylohyoideus, hinterer Bauch des M. digastricus, M. stapedius; *viszero-efferent (parasympathisch):* Ganglion pterygopalatinum, Tränendrüse, Drüsen der Nasen- und Mundschleimhaut, Ganglion submandibulare, Unterkiefer- und Unterzungen-Speicheldrüsen; *sensorisch:* Ganglion geniculi, Geschmacksrezeptoren der vorderen 2 Zungendrittel.
VIII N. vestibulocochlearis	**Gleichgewichts-Hörnerv** *sensorisch:* Maculae utriculi et sacculi, Cristae ampullares, Corti-Organ im Labyrinth (Innenohr in der Pars petrosa des Schläfenbeins).
IX N. glossopharyngeus	**3. Branchialnerv, Zungenschlundnerv** *somato-efferent:* Schlundmuskulatur, Teile der Muskulatur des weichen Gaumens; *viszero-efferent (parasympathisch):* Ganglion oticum, Ohrspeicheldrüse; *somato-afferent:* Mechanorezeptoren der Rachenschleimhaut; *sensorisch:* Geschmacksrezeptoren vom hinteren Zungendrittel.
X N. vagus	**4. Branchialnerv** *somato-efferent:* Muskulatur von Gaumen, Pharynx, Kehlkopf, quergestreifte Muskulatur der Speiseröhre; *viszero-efferent (parasympathisch):* Eingeweide- u. Gefäßmuskulatur von Hals, Brust, Bauch; *viszero-afferent:* Schleimhaut der Eingeweide von Hals, Brust, Bauch; *somato-afferent:* Ohrmuschel, Teile des äußeren Gehörgangs.
XI N. accessorius	**5. Branchialnerv** *somato-efferent:* M. sternocleidomastoideus, M. trapezius.
XII N. hypoglossus	**Unterzungennerv** *somato-efferent:* Zungenmuskulatur.

2.3.6 Hirnanhang, Hypophysis
(Abb. 10, 25 bis 27, 34)

Die Hypophyse liegt in der *Fossa hypophysialis* des Keilbeins und steht durch den Hypophysenstiel mit dem Zwischenhirn in Verbindung. Während der aus Drüsengewebe bestehende Hypophysenvorderlappen (Adenohypophyse) aus dem Ektoderm der Mundbucht hervorgegangen ist, hat sich der aus Nervengewebe bestehende Hypophysenhinterlappen (Neurohypophyse) aus dem Zwischenhirn entwickelt.

Der Türkensattel wird oben vom *Diaphragma sellae* überspannt (Abb. 10, 27). Zwischen diesem und der Hypophyse setzt

2.3 Gehirn, Encephalon

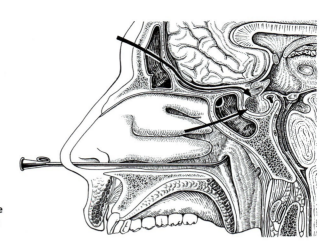

Abb. 26 Zugangswege zur Hypophyse
(Pfeile), im unteren Nasengang liegt ein Tubenkatheter.

sich der Subarachnoidealraum fort. Unter ihr befindet sich, durch eine Knochenplatte getrennt, die Keilbeinhöhle.

Der **operative Zugang zur Hypophyse** kann transkranial, transethmoidal oder transnasal durch den Sinus sphenoidalis erfolgen (Abb. 26).

Seitlich von der Hypophyse liegen der *Sinus cavernosus* und die *A. carotis interna*. Vor dem Hypophysenstiel findet man auf dem Diaphragma sellae die Sehnervenkreuzung, *Chiasma opticum,* und seitlich von ihr den *Tractus opticus* (Abb. 27).

Die Hypophyse wird arteriell von Zweigen des Circulus arteriosus cerebri (Willis) und der A. carotis interna (*A. hypophysialis superior* und *Rr. tuberis cinerei,* Abb. 12) versorgt. Die Arterien ziehen über das Infundibulum zur Neurohypophyse. Die Kapillaren des Hypophysenstiels und des Vorderlappens sind durch Pfortadergefäße miteinander verbunden (Abb. 34). Das venöse Blut fließt über Kapselvenen in den Sinus cavernosus.

Hypophysentumoren können das Chiasma oder den Tractus opticus komprimieren und die nasalen Optikusfasern schädigen. Es entsteht dann eine Einengung des Gesichtsfelds (bitemporale Hemianopsie bei hemianoptischer Pupillenstarre oder Scheuklappenphänomen). Drückt die A. carotis interna auf die temporalen Optikusfasern, z. B. beim Vorhandensein eines **Karotisaneurysmas**, dann kommt es ebenfalls zur Gesichtsfeldeinengung (binasale Hemianopsie).

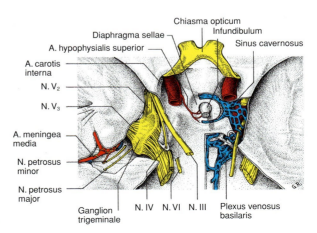

Abb. 27 Hypophysenregion von oben.
Teile der Dura sind wegpräpariert und die Sehnervenkreuzung nach vorn umgeklappt.

Kopf, Caput

2.3.7 Ganglion trigeminale (Gasser)
(Abb. 25, 46)

Seitlich vom Sinus cavernosus liegt eine Duratasche, das *Cavum trigeminale* (Meckel), mit dem gleichnamigen Ganglion auf der Spitze des Felsenbeins. Es ist von einer Aussackung des Subarachnoidealraums umgeben, sodass es im Liquor schwimmt. Da die 3 Trigeminusäste das Ganglion schon in der Duratasche verlassen, ist ihr Anfangsteil noch von der harten Hirnhaut umschlossen. Das Ganglion wird arteriell von der A. meningea media versorgt.

Fragen zum Selbststudium

1 Welches sind die 4 arteriellen Zuflüsse zum Gehirn? 22
2 Beschreiben Sie den Circulus arteriosus cerebri und seine funktionelle Bedeutung. 22
3 Wo liegen die Virchow-Robin-Räume? 22
4 Durch welche Öffnung gelangt die A. vertebralis in den Schädel? 23
5 Nennen Sie Verlauf und Versorgungsgebiete der A. basilaris. 23
6 Welche Hirnteile werden von der A. cerebralis posterior versorgt? 23, 24
7 In welchem Schädelknochen befindet sich der Canalis caroticus? 24
8 Nennen Sie die Versorgungsgebiete der Pars cerebralis der A. carotis interna. 24
9 Nennen Sie Besonderheiten und Vorkommen von funktionellen Endarterien. 24, 25
10 Welche Versorgungsgebiete haben die A. cerebri anterior und A. cerebri media? 25
11 Was versteht man unter dem Begriff Apoplexie? 25, 26
12 Wo treten Hirninfarkte am häufigsten auf? 26
13 Beschreiben Sie Verlauf und Mündungen von oberflächlichen und tiefen Hirnvenen. 26, 27
14 An welchen Stellen sind oberflächliche Hirnvenen bei Schädeltraumen leicht verletzbar? 26
15 Woher kommen die Hauptzuflüsse der V. magna cerebri? 27
16 Wo münden die Kleinhirnvenen? 27
17 Was versteht man unter primären und sekundären Hirnbläschen? 28
18 Welche Hirnteile gehören zum Hirnstamm? 29
19 Beschreiben Sie Lage und Abgrenzungen der Hirnlappen. 29
20 Wo liegt die Insula (Reil) und von welchen Hirnteilen wird sie bedeckt? 30
21 Welche Rindenfelder liegen vor und welche hinter dem Sulcus centralis? 30, 31
22 Wo liegt das motorische Sprachzentrum? 31
23 Welche Rindenfelder liegen im Scheitellappen? 31
24 Welche Herdsymptome sind Kennzeichen für eine Schädigung des Gyrus postcentralis? 31
25 Wo liegt das sensorische Sprachzentrum? 31
26 Erklären Sie Lage, Form und funktionelle Bedeutung des Balkens. 32
27 Welche Hirnteile verbindet der Fornix? 32
28 In welcher Region liegt das Projektionsfeld der Sehbahn? 33
29 Auf welchem Schädelknochen kann man Impressionen der Gyri und Sulci orbitales finden? 33

2.3 Gehirn, Encephalon

30 Welche Zentren liegen in der Hippokampusformation? 34
31 Wie unterscheiden sich Hirnnerven von Spinalnerven? 34
32 Nennen Sie die unterschiedlichen Leitungsqualitäten der Hirnnerven I bis XII. 34, 35
33 Wo liegen die Abgänge der Hirnnerven I bis XII am Gehirn? 34
34 Beschreiben Sie die Innervationsgebiete der Hirnnerven I bis XII. 35, 36
35 Nennen Sie Lage und operative Zugangswege zur Hypophyse. 37
36 Welche Arterien versorgen die Hypophyse? 37
37 Gibt es Zusammenhänge zwischen pathologischen Veränderungen der Hypophysenregion und Gesichtsfeldeinengungen? 37
38 Beschreiben Sie Lage und topographische Beziehungen des Ganglion trigeminale zu den Hirnhäuten. 38

2.3.8 Hirnventrikel
(Abb. 28, 29)

Die Hirnventrikel sind die nach der Differenzierung des Gehirns übrig gebliebenen Hohlräume der Hirnbläschen. In ihnen befindet sich *Liquor cerebrospinalis.* Dieser wird von den *Plexus choroidei* und der Ventrikelwand sezerniert und fließt durch den 4. Ventrikel in den Subarachnoidealraum. Der Liquor gelangt aber auch durch Interzellulärspalten des Ependyms in die Ventrikelwände. Von den Gefäßen ist er jedoch durch die *Blut-Liquor-Schranke* getrennt, die nur von kleinsten Molekülen passiert werden kann. Form und Größe der Ventrikel können variieren. Man unterscheidet 4 Ventrikel (Abb. 28):
- die beiden (rechter und linker) Seitenventrikel, *Ventriculi laterales,*
- den 3. Ventrikel, *Ventriculus tertius,*
- den 4. Ventrikel, *Ventriculus quartus.*

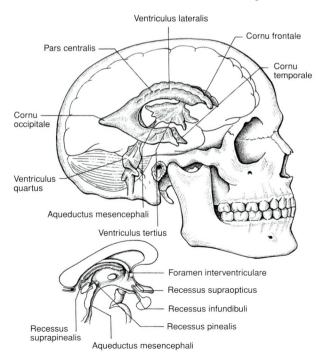

Abb. 28 Hirnventrikel. Seitenansicht (oben) und Sagittalschnitt durch den 3. Ventrikel (unten).

Kopf, Caput

Die Seitenventrikel liegen in den Großhirnhemisphären und kommunizieren am *Foramen interventriculare* (Monro) mit dem 3. Ventrikel. Sie bestehen aus 4 Abschnitten:
- Die *Pars centralis* (ca. 4 cm) liegt im Scheitellappen. Über ihr befindet sich der Balken, lateral der Schweifkern und unten der Thalamus. Sie enthält einen Teil des Plexus choroideus.
- Das *Cornu frontale* (ca. 3 cm) springt in den Stirnlappen vor. Oben wird es vom Balken, vorn vom Balkenknie, seitlich vom Kopf des Schweifkerns und medial vom Septum pellucidum begrenzt.
- Das *Cornu occipitale* (ca. 2 cm) setzt sich in den Hinterhauptlappen fort. Oben und seitlich wird es vom Balken bedeckt; an der medialen Wand liegt der Vogelsporn, *Calcar avis*, der durch die Vorwölbung des Sulcus calcarinus gebildet wird.
- Das *Cornu temporale* (3 bis 4 cm) weicht nach lateral aus und begleitet den Hippocampus in den Schläfenlappen. Oben und seitlich ist es noch vom Balken umgeben; zwischen Calcar avis und Pes hippocampi liegt die *Eminentia collateralis*. In das Cornu temporale setzt sich der Plexus choroideus der Pars centralis fort.

Der 3. Ventrikel liegt als schmaler Spalt im Zwischenhirn. Seine Seitenwände, die in der Hauptsache vom Thalamus gebildet werden, sind meist durch die *Adhesio interthalamica* miteinander verklebt. Er reicht in das Gebiet des Hypothalamus und hinten oben in das des Epithalamus. Vorn wird er von der Lamina terminalis und oben von der dünnen *Tela choroidea* begrenzt. Von topographischem Interesse sind 4 Ausbuchtungen des 3. Ventrikels,

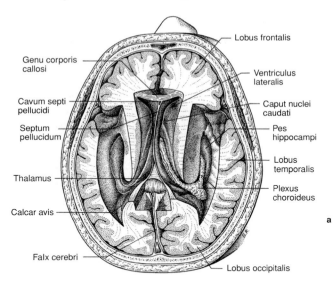

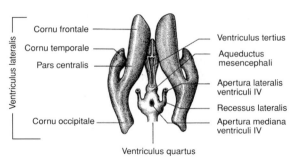

Abb. 29 Hirnventrikel.
a Horizontalschnitt durch den Kopf und das Gehirn. Der Balken wurde zur Darstellung der Seitenventrikel entfernt.
b Ausguss der Hirnventrikel von oben.

- der *Recessus supraopticus* unten vorn,
- der *Recessus infundibuli* unten dahinter,
- der *Recessus pinealis* und
- der *Recessus supra pinealis* hinten oben.

Der Aqueductus mesencephali (Sylvius) durchzieht das Mittelhirn unter der Vierhügelplatte, *Lamina tecti*, und verbindet den 3. mit dem 4. Ventrikel.

Der 4. Ventrikel liegt unter dem Kleinhirn; sein Boden wird von der Rautengrube, *Fossa rhomboidea*, (Abb. 44) und sein Dach vom Velum medullare craniale und caudale gebildet. Durch das dünne Blatt des Velum medullare caudale stülpt sich der paarige Plexus choroideus in den Ventrikel vor.
- Die *Apertura mediana ventriculi quarti* (Magendie) oberhalb des Obex und
- die *Aperturae laterales ventriculi quarti* (Luschka) an den *Recessus laterales*

ermöglichen den Übertritt des Liquor cerebrospinalis aus dem 4. Ventrikel in die Cisterna cerebellomedullaris (Abb. 11, 29).

Bei Verschluss des Foramen interventriculare (durch Tumoren im 3. Ventrikel), des Aqueductus mesencephali (durch Epiphysen- oder Brückentumoren) oder der Foramina Luschkae und Magendie (durch Kleinhirntumoren oder entzündliche Verklebungen bei Meningitis) entsteht ein **Okklusionshydrozephalus.** Durch die Steigerung des Liquordrucks in den Ventrikeln werden diese ausgeweitet, und es kommt zu Hirndrucksymptomen. Beim Kind führt der Hydrocephalus internus zum gewaltigen Größenwachstum des Hirnschädels (Wasserkopf) mit papierdünner Kalotte und klaffenden Schädelnähten.

2.3.9 Kerne des Endhirns
(Abb. 30 bis 33)

Basalganglien, Nuclei basales

Bei makroskopischer Betrachtung von Hirnschnitten heben sich graue und weiße Substanz deutlich voneinander ab. Die graue Substanz findet sich in der Hirnrinde und in den Hirnkernen. Die großen Kerngebiete des Endhirns sind die Basalganglien (Abb. 30, 32):

Der Streifenkörper, *Corpus striatum*, ist der größte Kernkomplex des Endhirns. Er bildet die zentrale Schaltstelle des extrapyramidalmotorischen Systems und setzt sich aus *Nucleus caudatus* und *Putamen* zusammen.

Der Schweifkern, *Nucleus caudatus*, umgreift den Thalamus. Sein Kopf, *Caput nuclei caudati*, bildet die laterale Wand am Vorderhorn des Seitenventrikels und sein Körper, *Corpus nuclei caudati*, liegt in der lateralen Wand der Pars centralis des Seitenventrikels. Da der Schweif, *Cauda nuclei caudati*, nach vorn umbiegt, wird der Schweifkern auf Frontalschnitten, die durch das hintere Drittel des Gehirns gelegt werden, doppelt angeschnitten.

Der Linsenkern, *Nucleus lentiformis*, grenzt medial an den 3. Ventrikel. Er besteht aus einem lateralen Teil, dem *Putamen* (gehört zum Telencephalon), und einem medialen Teil, dem *Globus pallidus* (gehört zum Diencephalon).

Der Globus pallidus, kurz *Pallidum* genannt, ist die Stätte des motorischen Impulsgebers mit grobem Ausdrucksmuster. Er bildet den motorischen Kern der Stammganglien und steht durch die *Ansa lenticularis* mit allen Hirnstammkernen in Verbindung. Dem Pallidum ist das Striatum als höheres Koordinationszentrum der Motorik übergeordnet.

Die Vormauer, *Claustrum*, liegt als dünne Kernschicht lateral vom Linsenkern unter der Insel. Sie reicht basal bis zum Mandelkern, *Corpus amygdaloideum*.

Mandelkern, Corpus amygdaloideum

Der Mandelkern, *Corpus amygdaloideum*, (Abb. 31) liegt im Temporallappen, wo er sich in das Unterhorn des Seitenventrikels vorwölbt. Diese Zellgruppe gehört zum limbischen System und unterhält Verbindungen mit anderen limbischen sowie auch neokortikalen Zentren.

Nucleus lentiformis	{	Nucleus caudatus	}	Corpus striatum
		Putamen		
		Globus pallidus		
		Claustrum		
		Corpus amygdaloideum		

Kopf, Caput

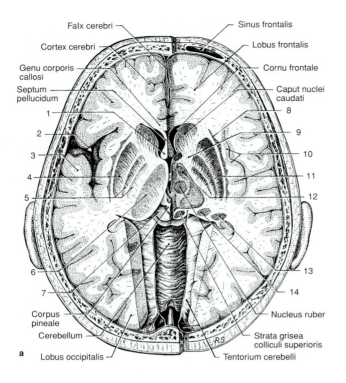

Abb. 30 Horizontalschnitt durch den Kopf und das Gehirn.
a Schemazeichnung: rechts liegt der Schnitt etwas tiefer als links. Das Kleinhirnzelt ist teilreseziert.
1 Columna fornicis,
2 Fissura cerebri lateralis,
3 Lobus temporalis,
4 Putamen,
5 Pallidum,
6 Thalamus,
7 Colliculus superior,
8 Claustrum,
9 Capsula interna,
10 Insula,
11 Capsula externa,
12 Nucl. subthalamicus,
13 Cauda nuclei caudati,
14 Nucl. corporis geniculati lateralis.

b Horizontalschnitt im Magnetresonanztomogramm (MRT, T2-gewichtet). (Original: Prof. Dr. med. K. Hauenstein, Rostock)

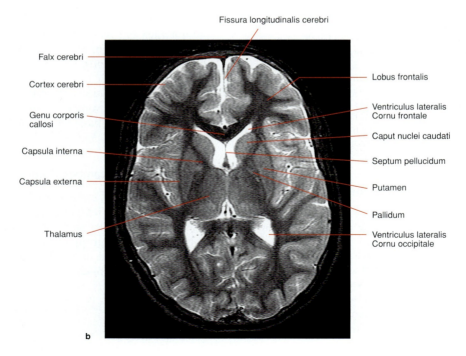

2.3 Gehirn, Encephalon

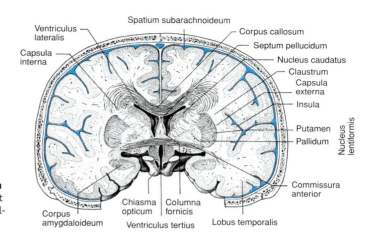

Abb. 31 Frontalschnitt durch den Kopf und das Großhirn mit Darstellung des Subarachnoidealraums (blau).

2.3.10 Kerne des Zwischenhirns
(Abb. 32 bis 34, 37, 38)

Das Zwischenhirn gliedert sich entwicklungsgeschichtlich in 4 Zonen, die auch im ausdifferenzierten Gehirn nachweisbar sind. Von dorsal nach ventral sind es
- der *Epithalamus,*
- der *Thalamus,*
- der *Subthalamus,*
- der *Hypothalamus.*
- Der *Metathalamus* ist ein Anhängsel unter dem Thalamus.

Zum Epithalamus gehört die Zirbeldrüse oder Epiphyse, *Corpus pineale,* die mit je einem Epiphysenstiel, *Habenula,* am Dach des 3. Ventrikels befestigt ist. Beide Epiphysenstiele sind durch die *Commissura habenularum* miteinander verbunden. Das Areal des Epithalamus ist nach Entfernen der bedeckenden Teile von dorsal (Abb. 33) sowie auch an einem Medianschnitt zu sehen (Abb. 35).

Die Funktion der Epiphyse wird von jahreszeitlichen und zirkadianen Lichteinwirkungen beeinflusst (biologische Uhr). Da sie vermutlich auf alle endokrinen Organe und auf den Sympathikus einwirkt, wird die Epiphyse auch als **Zentrum neurovegetativer Regulationen** angesehen.

Der Thalamus ist das umfangreichste Kerngebiet des Zwischenhirns (Abb. 30a, 33). Es liegt an der Seitenwand des 3. Ventrikels, grenzt lateral an die innere Kapsel und wird vom Schweifkern umgriffen (Abb. 33, 34). Im Winkel zwischen Thalamus und Nucleus caudatus verlaufen die *V. thalamostriata superior* sowie ein Längsstreifen von Nervenfasern, *Stria terminalis,* die vom Corpus amygdaloideum herkommen. Am medialen Rand befindet sich die Anheftungslinie des Ventrikeldachs, *Taenia thalami.* Der hintere Thalamuspol, *Pulvinar,* springt als Höcker über die Vierhügelplatte vor.

Durch weiße Markblätter, *Laminae medullares thalami,* erfolgt eine mehr oder weniger deutliche Untergliederung des Thalamus in verschiedene Kerngruppen.

Der Thalamus ist die **zentrale Schaltstelle für alle somatosensiblen und sensorischen Bahnen** (mit Ausnahme der Riechbahn), die zur Hirnrinde ziehen (Tor zum Bewusstsein). Er wirkt bestimmend auf die emotionale Koordination. Außerdem ist er ein selbstständiges Assoziations- und Integrationszentrum, in dem Erregungen verarbeitet werden und entweder zu den Assoziationsfeldern des Gehirns oder an das extrapyramidal-motorische System (Abb. 38) weitergeleitet werden. Mit der Perfektion stereotaktischer Operationen bei extrapyramidalen Leiden hat die Kenntnis über die somatotopische und funktionelle Gliederung des Thalamus erheblich zugenommen.

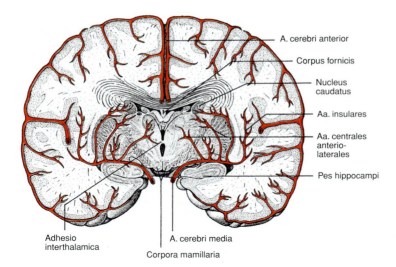

Abb. 32 Gehirn mit Basalganglien und Hirnarterien (Frontalschnitt).

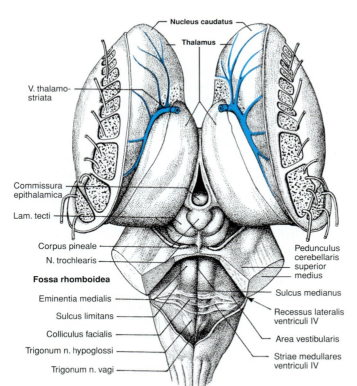

Abb. 33 **Hirnstamm** von dorsal. (Nach A. Benninghoff, K. Goerttler 1979)

Erkrankungen des Thalamus bieten kein einheitliches Bild. Die Symptome können sich in Sensibilitätsstörungen (Hypästhesien, Hyperästhesien, Anästhesia dolorosa) mit affektiv betontem Charakter sowie in Veränderungen der Motorik (Hyperkinesen) oder in psychischen Störungen äußern. Einseitige Schädigungen, z.B. durch Blutungen oder Hirntumoren, betreffen in der Regel die kontralaterale Körperhälfte (Thalamus-Syndrom).

2.3 Gehirn, Encephalon

Der Hypothalamus ist das Gebiet unterhalb des *Sulcus hypothalamicus,* der sich an der Wand des 3. Ventrikels vom Foramen interventriculare bis zum Aqueductus mesencephali erstreckt (Abb. 34). An seiner basalen Seite findet man von hinten nach vorn die *Corpora mamillaria,* das *Tuber cinereum* mit dem Hypophysenstiel, *Infundibulum,* und davor die Sehnervenkreuzung. Das Höhlengrau, das den 3. Ventrikel unterhalb des Sulcus hypothalamicus umgibt, enthält zahlreiche Kerngruppen.

Der Hypothalamus ist die **Reglerzentrale der vegetativen nervösen Vorgänge,** die mit dem Thalamus, dem limbischen System, der Großhirnrinde und der Hypophyse verbunden sind. Er enthält Zentren der Wärmeregulation, der Nahrungsaufnahme (Hunger, Durst, Sättigung), Zentren für den Fettstoffwechsel, Wasserhaushalt, Sexualität und Schweißsekretion.

Der Hypothalamus ist mit der Hypophyse durch 2 Systeme verbunden:
1. das *hypothalamo-neurohypophysäre System* und
2. das *hypothalamo-adenohypophysäre System.*

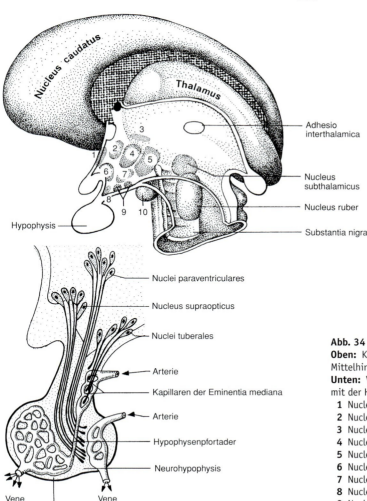

Abb. 34 Hypothalamus.
Oben: Kerne des Hypothalamus und des Mittelhirns.
Unten: Verbindungen des Hypothalamus mit der Hypophyse.
  1 Nuclei preoptici,
  2 Nuclei paraventriculares,
  3 Nucleus dorsalis hypothalami,
  4 Nucleus dorsomedialis hypothalami,
  5 Nucleus posterior hypothalami,
  6 Nucleus suprachiasmaticus,
  7 Nucleus ventromedialis hypothalami,
  8 Nucleus infundibularis,
  9 Nuclei tuberales,
 10 Nuclei corporis mamillaris.

Kopf, Caput

Das hypothalamo-neurohypophysäre System ist die Beziehung der vorderen Hypothalamuskerne zum Hypophysenhinterlappen durch neurosekretorische Nervenfasern. Durch diese werden Neurosekrete *(Oxytocin* und *Vasopressin)* vom Hypothalamus zum Hypophysenhinterlappen geleitet, wo sie gespeichert und bei Bedarf als Effektorhormone an die Gefäße abgegeben werden können.

Schädigungen im Bereich der vorderen Hypothalamuskerne (Ncl. Supraopticus, Ncl. Paraventricularis) führen durch den Verlust von Antidiuretischem Hormon (ADH) zu Störungen der Wasserrückresorption und Harnkonzentration der Niere. Es kommt zu erhöhtem Flüssigkeitsverlust (bis 20 Liter pro Tag), der von den Betroffenen durch ständiges Trinken kompensiert werden muss **(Diabetes insipidus).**

Das hypothalamo-adenohypophysäre System verbindet die mittleren Hypothalamuskerne mittels neurosekretorischer Zellen mit dem Infundibulum. Hier werden sie über den Pfortaderkreislauf der Hypophyse an den Hypophysenvorderlappen abgegeben.

Der Pfortaderkreislauf der Hypophyse vereinigt 2 Kapillargebiete miteinander. Die Kapillaren des Hypothalamus sammeln sich in *Portalvenen,* die in das Kapillarsystem der Adenohypophyse einmünden.

Zum Metathalamus gehören die Kniehöcker, das *Corpus geniculatum mediale* (Teil der Hörbahn) und *laterale* (Ende des Tractus opticus) mit ihren Kernen.

2.3.11 Fasersysteme der weißen Substanz
(Abb. 35 bis 38)

Die Nervenfasern, welche die Abschnitte des Gehirns miteinander verbinden, bilden hauptsächlich die weiße Substanz. Funktionell unterscheidet man 3 Fasersysteme,
- die *Kommissurenfasern,*
- die *Assoziationsfasern* und
- die *Projektionsfasern.*

Die Kommissurenfasern verbinden gleiche Teile der rechten und linken Hemisphären miteinander. Die mächtigste Querfaserverbindung ist der Balken, *Corpus callosum,* (Abb. 35); weitere Querverbindungen sind die *Commissura anterior* in der Vorderwand des 3. Ventrikels, die *Commissura epithalamica* vor dem Epiphysenstiel, die *Commissura habenularum* am Epithalamus, die *Commissura supraoptica* und die *Commissura fornicis.*

Der Balken, *Corpus callosum,* ist eine aus ca. 200 Millionen Nervenfasern bestehende gewölbte Faserpatte, die alle Teile der Großhirnhemisphären miteinander verbindet (Abb. 23, 31, 32, 35).

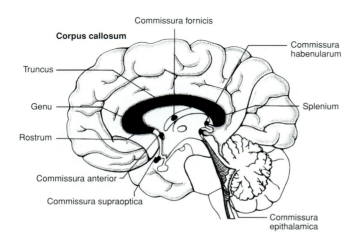

Abb. 35 Topographie der Kommissuren an einem medianen Sagittalschnitt durch das Gehirn.

2.3 Gehirn, Encephalon

Eine **neurochirurgische Durchtrennung des Balkens (Split-Brain-Operation)**, die früher zur Eindämmung schwerer epileptischer Anfälle durchgeführt wurde, hatte keine wesentlichen Verhaltens- und Bewusstseinsveränderungen zur Folge. Jedoch zeigten sich bei den Split-Brain-Patienten Leistungsunterschiede der getrennten Hemisphären mit unterschiedlichen Bewusstseinsinhalten. In der verbal dominanten Hemisphäre erfolgte die Speicherung verbal-abstrakter und in der kontralateralen Seite die konkret-anschaulicher Informationen (bei Rechtshändern links, bei 50 % der Linkshänder rechts). Daraus resultierende Sprachstörungen bestehen z. B. in der Unfähigkeit zu artikulieren bei völlig intakten Sprechwerkzeugen (motorische Aphasie).

Die Assoziationsfasern verknüpfen Teile einer Hemisphäre untereinander. Es gibt kurze Fasern zwischen benachbarten Hirnwindungen, *Fibrae arcuatae cerebri*, sowie lange Fasern zwischen Hirnlappen. Zu Letzteren gehören *Cingulum, Fasciculus longitudinalis superior* und *inferior, Fasciculus uncinatus* sowie *Fornix* (Abb. 36).

Die Projektionsfasern verbinden die Rinde mit tiefer gelegenen Abschnitten des Gehirns und dem Rückenmark. Sie projizieren Erregungen der Großhirnrinde auf die Peripherie (efferente Bahnen) und umgekehrt (afferente Bahnen). Die Projektionsfasern durchsetzen die zentrale Kernmasse und verdichten sich hier zur Capsula interna.

Die Capsula interna (Abb. 37) liegt zwischen Thalamus und Nucleus caudatus einerseits und Nucleus lentiformis andererseits. Auf Horizontalschnitten erscheint die innere Kapsel nach außen abgeknickt und zweischenklig. Man unterscheidet einen vorderen und hinteren Kapselschenkel, *Crus anterius* und *Crus posterius capsulae internae*, sowie das zwischen beiden gelegene Kapselknie, *Genu capsulae internae*. Die zur Hirnrinde ausstrahlenden Kapselfasern bilden die *Corona radiata*.

Die durchtretenden zentripetalen und zentrifugalen Bahnen der Capsula interna zeigen eine deutliche somatotopische Gliederung. Da sie auf engem Raum zusammengedrängt sind, können bereits **kleinste Blutungen (Apoplexie) schwere Ausfälle** verursachen. Herdsymptome äußern sich je nach der Lokalisation der Leitungsunterbrechung. Eine akut einsetzende (apoplektische) Halbseitenlähmung ist zuerst schlaff und geht dann nach Tagen in eine spastische über.

Die Capsula externa ist eine Markschicht zwischen Linsenkern und Claustrum (Abb. 30, 31).

Als Thalamusstrahlung bezeichnet man die zwischen Thalamus und Großhirnrinde verlaufenden Fasern. Man unterscheidet *Radiatio anterior thalami* zwischen Thalamus und Gyrus cinguli bzw. Stirnlappen, *Radiatio centralis thalami*, zum Gyrus pre- und postcentralis sowie *Radiatio posterior thalami* zum Hinterhauptslappen (Sehstrahlung, Radiatio optica).

Die meist doppelläufigen Bahnen der Thalamusstrahlung schließen einen Neuronenkreis, durch den Erregungszuflüsse zur Hirnrinde geleitet

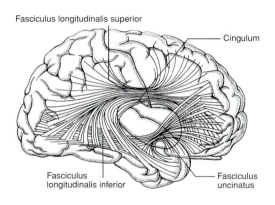

Abb. 36 Lange Assoziationsfasern im Großhirn.

Kopf, Caput

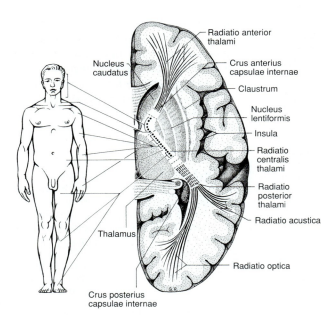

Abb. 37 **Capsula interna**, Darstellung der somatotopischen Gliederung der Bahnen.

und von dieser wieder abgeleitet und reguliert werden können (psychische Reflexbahn). Eine Punkt-zu-Punkt-Zuordnung zwischen Hirnrinde und Thalamuskernen ermöglicht es, durch gezielte Kernausschaltung (Elektrokoagulation) bestimmte Rindengebiete zu beeinflussen.

2.3.12 Pyramidales und extrapyramidal-motorisches System

(Abb. 38)

Dem Pyramidenbahnsystem ist das extrapyramidal-motorische System (EPMS) beigeordnet (Abb. 38). Beide Bahnsysteme enden an den Ursprungskernen der Hirnnerven sowie an den motorischen Vorderhornzellen des Rückenmarks.

Die Pyramidenbahn, *Tractus pyramidalis,* entspringt im Gyrus precentralis des Stirnlappens, wo sie einer strengen somatotopischen Gliederung unterliegt (Abb. 20), und von den angrenzenden Rindengebieten. Sie zieht ohne Unterbrechung durch die Capsula interna zu den Ursprungskernen der Hirn- und Spinalnerven und sendet Impulse für die Willkürbewegungen aus.

Das extrapyramidal-motorische System geht von subkortikalen Zentren aus und untersteht nur in begrenztem Maß dem Einfluss der Großhirnrinde. Die Bahnen werden vor Erreichen der Hirn- und Spinalnervenkerne mehrfach umgeschaltet. Die hauptsächlichen Umschaltstellen sind *Corpus striatum, Pallidum, Nucleus ruber, Substantia nigra* und *Formatio reticularis*. Diese Kerne erhalten Impulse von der Großhirnrinde, vom Thalamus, vom Kleinhirn und von den Kernen des Mittelhirns. Der motorische Zentralkern ist das *Striatum*. Die eingehenden Impulse wirken fördernd oder hemmend auf die Erfordernisse eines flüssigen Bewegungsablaufs. Das EPMS reguliert die unwillkürlichen, affektabhängigen Begleit- und Ausdrucksbewegungen sowie die Einstellung des Muskeltonus der Skelettmuskulatur. In ihm sind Hirnrinde und Ganglien des Hirnstamms zu einer Funktionseinheit zusammengeschlossen, die im Sinn von Regelkreisen funktionieren.

Die vom EPMS ausgehenden Krankheitsbilder sind sehr verschieden. Ihnen allen sind Störungen des Muskeltonus, der Koordination, des Bewegungsflusses sowie die besondere Abhängigkeit von affektiven Erregungen gemeinsam. Bei Störungen des striopallidären Systems kommt es

2.3 Gehirn, Encephalon

zu hyperkinetisch-hypotonischen Erscheinungsbildern (**choreatisches Syndrom**), indem die physiologischen Hemmwirkungen des Striatum auf das Pallidum und auf die Substantia nigra entfallen, sodass die enthemmten Kerne ihre unkontrollierten Impulse zu den Vorderhornzellen entsenden. Besondere Bedeutung haben die efferenten Verbindungen der Substantia nigra zum Corpus striatum und Pallidum. Bei Zelluntergängen in der Substantia nigra kommt es zur Unterbrechung der inhibitorischen Impulse und zugleich zur Enthemmung des exzitatorischen Teilsystems im Pallidum (**hypokinetisch-hypertonisches Krankheitsbild oder Parkinson-Syndrom**).

2.3.13 Mittelhirn, Mesencephalon
(Abb. 19, 38, 39)

Formbestimmend für das Mittelhirn (Abb. 39) sind die Hirnstiele auf der basalen Seite und die Vierhügelplatte auf der Dorsalseite. Durch die Hirnstiele, *Pedunculi cerebri*, verlaufen die Pyramiden- und Großhirnbrückenbahn. Sie verbinden die Großhirnhemisphären mit den kaudalen Hirnabschnitten und dem Rückenmark und entwickeln sich erst bei den Säugetieren. Zwischen den Hirnstielen liegt die *Fossa interpeduncularis*, deren Boden von feinen Gefäßen durchbrochen wird, *Substantia perforata posterior*. An der medialen Seite der Hirnschenkel tritt der *N. aculomotorius* hervor.

Die Vierhügelplatte, *Lamina tecti (quadrigemina)*, besteht auf jeder Seite aus einem oberen und unteren Hügel, *Colliculus superior* (Umschaltstelle der Sehbahn) und *Colliculus inferior* (Umschaltstelle der Hörbahn). Der obere Hügel ist durch das *Bra-*

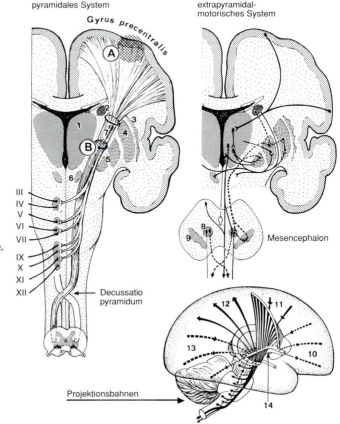

Abb. 38 Pyramidales und extrapyramidal-motorisches System.
A Herd bei fokalem Lähmungstyp,
B Herd bei hemiplegischem Lähmungstyp,
III-XII motorische Hirnnervenkerne,
1 Thalamus,
2 Caput nuclei caudati,
3 Claustrum,
4 Putamen, } Nucl. lentiformis
5 Pallidum,
6 Nucl. subthalamicus,
7 Capsula interna,
8 Nucl. ruber,
9 Substantia nigra,
10 Tractus frontopontinus,
11 Tractus pyramidalis,
12 Radiatio centralis thalami,
13 Tractus occipitopontinus,
14 Genu capsulae internae.

Kopf, Caput

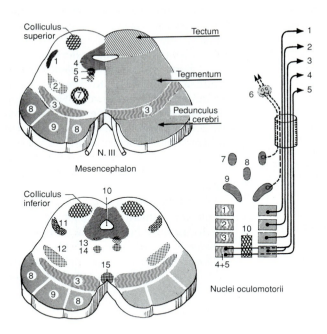

Links: Mesencephalon.
1 Brachium colliculi inferioris,
2 Lemniscus medialis,
3 Substantia nigra,
4 Substantia grisea centralis,
5 Nucl. n. oculomotorii,
6 Tractus tegmentalis centralis,
7 Nucl. ruber,
8 Tractus corticopontinus,
9 Tractus pyramidalis,
10 Aqueductus mesencephali,
11 Lemniscus lateralis,
12 Lemniscus medialis,
13 Nucl. n. trochlearis,
14 Fasciculus longitudinalis medialis,
15 Nucl. interpeduncularis.

Rechts: Nuclei oculomotorii.
1 M. rectus inferior bulbi,
2 M. obliquus inferior bulbi,
3 M. rectus medialis bulbi,
4 M. rectus superior bulbi,
5 M. levator palpebrae superioris,
6 Ganglion ciliare,
7 Nucl. accessorius rostralis,
Nuclei n. oculomotorii:
8 Nucl. accessorius medianus (Panegrossi),
9 Nucl. accessorius caudalis (autonomicus) (Edinger-Westphal),
10 Nucl. caudalis centralis (Perlia).

Abb. 39 Mittelhirnquerschnitte und Ursprungskerne des N. oculomotorius. (Nach M. Clara 1959)

chium colliculi superioris mit dem lateralen Kniehöcker, *Corpus geniculatum laterale,* und der untere durch das *Brachium colliculi inferioris* mit dem medialen Kniehöcker, *Corpus geniculatum mediale,* verbunden. Bei Vierhügeltumoren (meist Gliome) kann es zu Blickparesen und Hörstörungen kommen. Zwischen den oberen Hügeln liegt die Zirbeldrüse, *Corpus pineale.*

Kaudal von den unteren Hügeln zieht eine Marklamelle, das *Velum medullare superius,* zum Kleinhirn. Beiderseits tritt hier der *N. trochlearis* aus.

Zerlegt man das Mittelhirn in Frontalschnitte, so kann man an diesen 3 Stufen unterscheiden (Abb. 39),
- das Mittelhirndach, *Tectum mesencephali,*
- die Haube, *Tegmentum mesencephali,* und
- die Hirnstiele, *Pedunculi cerebri.*

Zwischen Haube und Hirnstielen liegt die *Substantia nigra* und darüber im rostralen Teil des Tegmentum der *Nucleus ruber,* der bis zum Zwischenhirn reicht (Abb. 34).

Der Nucleus ruber ist ein wichtiges Koordinationszentrum des extrapyramidalen Systems. Er nimmt Erregungen aus fast allen Teilen des Gehirns und Kleinhirns auf und leitet sie zu den Kernen des Hirnstamms und zu den Motoneuronen des Rückenmarks.

Die Substantia nigra enthält dopaminerge Neurone, die bei der Übertragung kortikaler Signale auf die Neurone im Corpus striatum eine Hemmwirkung ausüben (nigro-striatales System). Störungen der Dopaminsynthese führen zur Schüttellähmung (Parkinson-Syndrom).

Das **Parkinson-Syndrom,** an dem in Deutschland ca. 2 % der Bevölkerung leiden, beruht in der Regel auf einer Degeneration der dopaminergen Neurone in der Substantia nigra. Typische Symptome der Parkinson-Patienten (Parkinson-Trias) sind:
- (Ruhe-)Tremor (Zittern der Hände),

2.3 Gehirn, Encephalon

- Rigor (mimische Starre, Maskengesicht) und
- Akinese (Gang in kleinen Schritten, Bewegungsarmut)

Zusätzlich findet man vermehrten Speichel- und Tränenfluss, verbunden mit Entschlusslosigkeit und depressiven Stimmungen. Die Ursachen dieser Erkrankung sind sehr unterschiedlich, z. B. Arteriosklerose, Enzephalitiden (Hirnentzündungen), Traumen oder Hirntumoren, eine autosomal-dominant vererbte Form tritt in der 2. Lebenshälfte auf.

Der *Aqueductus mesencephali* wird vom zentralen Höhlengrau, *Substantia grisea centralis*, und von der Formatio reticularis umgeben. Darunter liegen die Okulomotorius- und Trochleariskerne, woraus sich bei Mittelhirnerkrankungen als wichtigstes Leitsymptom die Augenmuskelstörungen erklären.

Die Haubenregion wird von aufsteigenden Bahnen durchzogen. Die mediale Schleife, *Lemniscus medialis,* führt Bahnen der exterozeptiven Sensibilität aus dem Rückenmark und Rautenhirn zum Thalamus. Die laterale Schleife, *Lemniscus lateralis,* zieht als Hörbahn zum Colliculus inferior und Corpus geniculatum mediale. Im zentralen Höhlengrau verläuft der *Fasciculus longitudinalis dorsalis* (Schütz) zum Boden des 4. Ventrikels und unterhalb desselben der *Fasciculus longitudinalis medialis* (Abb. 41).

2.3.14 Rautenhirn, Rhombencephalon
(Abb. 33, 42 bis 45)

Das Rautenhirn besteht aus 2 Abschnitten, dem *Metencephalon* und *Myelencephalon* (Abb. 19). Zu ihm gehören Kleinhirn, Brücke und verlängertes Mark. Es ist das Gebiet des 4. Ventrikels, dessen Boden von der Rautengrube, *Fossa rhomboidea*, gebildet wird.

Kleinhirn, Cerebellum
(Abb. 7, 40)

Das Kleinhirn liegt dorsal über der Rautengrube. Die Windungen der Kleinhirnrinde sind sehr zierlich und durch tiefe, verzweigte Einschnitte voneinander getrennt. Das im Schnittpräparat erkennbare Verästelungsgebiet nennt man Lebensbaum, *Arbor vitae cerebelli*.

Beide Kleinhirnhemisphären sind durch ein Mittelstück, den Wurm, miteinander verbunden. Die obere Fläche der Kleinhirnhemisphären wird vom Tentorium cerebelli bedeckt, die untere konvexe Fläche liegt auf dem Boden der hinteren Schädelgrube. Zwischen rechter und linker Kleinhirnhälfte befindet sich eine mediane Furche, *Vallecula cerebelli*, in welche die Falx cerebelli eintaucht.

Der Wurm, *Vermis cerebelli*, liegt mit seiner vorderen Lamelle, *Lingula*, auf dem oberen Dachteil der Rautengrube, *Velum medullare superius*, sein unteres Ende, *Nodulus*, ist mit dem unteren Dachteil der Rautengrube, *Velum medullare inferius*, verbunden.

Die Kleinhirnhemisphären, *Hemispheria cerebelli*, werden durch 2 Hauptfurchen in 3 Lappen gegliedert,
- den Vorderlappen, *Lobus cerebelli anterior* (Endigungen spinaler Bahnen),
- den Hinterlappen, *Lobus cerebelli posterior* (Endigungen neenzephaler Bahnen) und
- den *Lobus flocculonodularis* (Endigungen der vestibulären Bahnen).

Die Lappen sind weiter in zahlreiche Läppchen, *Lobuli*, unterteilt.

Stammesgeschichtlich unterscheidet man am Kleinhirn *Archi-*, *Paleo-* und *Neocerebellum*. Diese phylogenetische Gliederung entspricht auch weitgehend der funktionellen Bedeutung der Kleinhirnteile.
- **Das Urkleinhirn,** *Archicerebellum*, ist der phylogenetisch älteste Teil, er wird vom Lobus flocculonodularis gebildet. Er erhält hauptsächlich Afferenzen von den Vestibulariskernen (Gleichgewichtssinn). Bei Ausfällen des Archicerebellum kommt es zu Gleichgewichtsstörungen mit Stand- und Gangunsicherheiten.
- **Das Altkleinhirn,** *Paleocerebellum*, besteht vorwiegend aus dem Vorderlappen. Hier enden die Rückenmarksbahnen, *Tractus spinocerebellaris posterior* und

Kopf, Caput

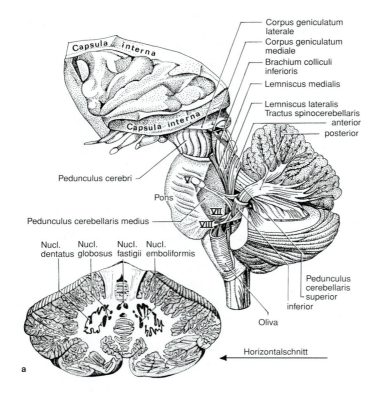

Abb. 40 Kleinhirn.
a Kleinhirnstiele (nach W. Büttner 1927) und Horizontalschnitt durch das Kleinhirn.
V N. trigeminus,
VII N. facialis,
VIII N. vestibulocochlearis.

b Frontalschnitt durch das Gehirn mit Anschnitt des Lobus cerebelli posterior im Magnetresonanztomogramm (MRT, T2-gewichtet). (Original: Prof. Dr. med. K. Hauenstein, Rostock)

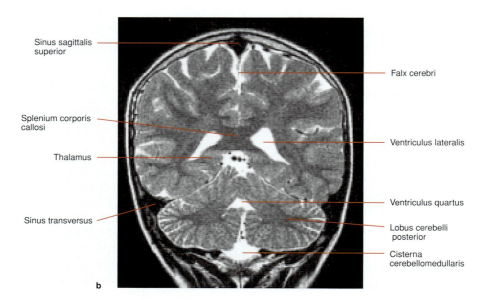

anterior. Die Efferenzen des Altkleinhirns wirken regulierend auf den Muskeltonus beim Stehen und Gehen. Läsionen haben Rumpfataxie und ungeregelte Bewegungsabläufe zur Folge.
- **Das Neukleinhirn,** *Neocerebellum,* ist der phylogenetisch jüngste Teil, der hauptsächlich vom Hinterlappen gebildet wird. Er erhält Afferenzen aus der Großhirnrinde, *Tractus corticopontinus,* die in den Brückenkernen umgeschaltet werden und als *Fibrae pontocerebellares* zum Kleinhirn gelangen. Rückläufige Verbindungen zum Neocortex sichern die Feinabstimmung von Bewegungen.

Bei **Ausfällen des Neocerebellum** bleiben Willkürbewegungen erhalten, es kommt aber zu Störungen der Bewegungskoordinationen, z. B. Finger-Nasen-Versuch, sowie zu einer Herabsetzung des Muskeltonus.

Durch 3 Kleinhirnstiele, die sowohl Afferenzen als auch Efferenzen enthalten, ist das Cerebellum mit dem Hirnstamm verbunden (Abb. 40).
- Der obere Kleinhirnstiel, *Pedunculus cerebellaris superior,* stellt die Verbindung zum Tegmentum des Mittelhirns her. Er enthält hauptsächlich Efferenzen zum Nucleus ruber, Thalamus und zum optisch-vestibulären System. Daneben führt er Afferenzen im *Tractus spinocerebellaris anterior* (Gower) die dem Kleinhirn Informationen über Tiefensensibilität vermitteln.
- Der mittlere Kleinhirnstiel, *Pedunculus cerebellaris medius,* (Brückenarm) enthält die *Fibrae pontocerebellares,* die nach Umschaltung des Tractus corticopontinus in der Brücke zum Kleinhirn ziehen. Das ist die stärkste Afferenz des Kleinhirns.
- Der untere Kleinhirnstiel, *Pedunculus cerebellaris inferior,* stellt die Verbindung zur Medulla oblongata her. Er enthält hauptsächlich Fasern des *Tractus spinocerebellaris posterior* (Flechsig), der Olive und der vestibulären Reflexbahnen.

4 Kernpaare liegen im weißen Marklager des Kleinhirns.
- Der *Nucleus dentatus* ist der größte und sieht wie ein gefalteter Sack aus. Er befindet sich am weitesten lateral.
- Der *Nucleus emboliformis* liegt am Hilum des Nucleus dentatus,
- der *Nucleus globosus* medial vom Nucleus dentatus und
- der *Nucleus fastigii* unter der höchsten Erhebung des 4. Ventrikels am weitesten medial.

Das Kleinhirn ist das zentrale Organ für die **Koordination und Regulation der Motorik,** das der Erhaltung des Gleichgewichts und Muskeltonus sowie der Regulation von Bewegungsabläufen dient, ohne diese auszulösen. Dazu verarbeitet es Informationen aus den vestibulären und sensiblen Systemen zur Modulierung von Impulsen aus dem motorischen Kortex.

Charakteristische Symptome bei Erkrankungen des Kleinhirns und seiner Bahnen sind: Rumpf- und Gangataxie, gestörtes Schwereempfinden, Überstreckbarkeit der Gelenke (Muskelhypotonie), Verminderung des Blutdrucks, Augenzittern (Nystagmus), abnorme Stütz-, Halte- und Stellreflexe, überschießende Bewegungen (Hypermetrie), Gangabweichen zur Tumorseite, Seitendifferenzen beim Finger- Nasen- und Knie-Hackenversuch.

Brücke, Pons
(Abb. 26, 40, 45)

Die Brücke ist der zwischen der Fossa interpeduncularis und den Pyramiden gelegene Abschnitt des Metencephalon; sie liegt auf dem Clivus in der hinteren Schädelgrube. Beim Menschen ist sie besonders stark ausgebildet. In den Brückenkernen wird die zum Kleinhirn ziehende Großhirn-Brücken-Kleinhirn-Bahn umgeschaltet.

Durch den ventralen Teil der Brücke ziehen die Pyramidenbahnen. Werden diese bei **Tumoren der Brücke** komprimiert, dann kommt es zur kontralateralen Hemiplegie, die mit beidseitiger Lähmung des N. facialis und/oder N. abducens einhergeht (alternierende Hemiplegie).

Kopf, Caput

Der dorsale Teil der Brücke bildet das vordere Ende der Rautengrube, in dem zahlreiche Hirnnervenkerne liegen (Abb. 43, 44).

Teile der Hörbahn bilden in der Brücke eine quere Faserplatte, *Corpus trapezoideum*.

Das mediale Längsbündel, *Fasciculus longitudinalis medialis,* das von der Medulla oblongata bis ins Mittelhirn aufsteigt, verbindet die Kerne der Augenmuskel- und Halsmuskelnerven sowie die Vestibulariskerne miteinander (Abb. 41). Als Teil des extrapyramidal-motorischen Systems ist es eine wichtige Koordinationsbahn für die optisch-räumliche Orientierung. Die Rezeptororgane sind Augen und Labyrinth.

Das mediale Längsbündel regelt durch Kollateralen mit dem Abduzenskern auch die Koordination der Augenbewegungen. Der Pupillenreflex wird über die Okulomotoriuskerne im Mittelhirn und Nuclei pretectales des Zwischenhirns umgeschaltet.

Eine fehlerhafte Integration der optischen und vestibulären Funktionen wird subjektiv als Schwindelgefühl wahrgenommen und tritt erkennbar als **Augenzittern (Nystagmus)** in Erscheinung.

An der Ventralseite der Brücke befindet sich der *Sulcus basilaris,* der die A. basilaris (Abb. 12) aufnimmt. Eine Basilaristhrombose führt zu Pyramidenbahnstörungen, Hirnnervenlähmungen, Nystagmus u. a. m. (meist mit tödlichem Ausgang). Häufiger sind Verschlüsse von Basilarisästen, in deren Gefolge alternierende Lähmungen auftreten.

Verlängertes Mark, Medulla oblongata
(Abb. 43 bis 45)

Die Medulla oblongata (Abb. 42) bildet den unteren Abschnitt des Rautenhirns. Sie beginnt am unteren Rand der Brücke, was der Höhe der *Striae medullares ventriculi quarti* entspricht, und endet an den Wurzelfasern des 1. Zervikalnerven.

Ventral verläuft eine Furche, *Fissura mediana anterior,* abwärts. Zu beiden Seiten findet man die Pyramiden und medial die Pyramidenkreuzung, *Decussatio pyramidum.* Seitlich von den Pyramiden verläuft der *Sulcus antero lateralis,* aus dem die Wurzelfasern des N. hypoglossus austreten und der die Grenze zu den Oliven bildet. Im *Sul-*

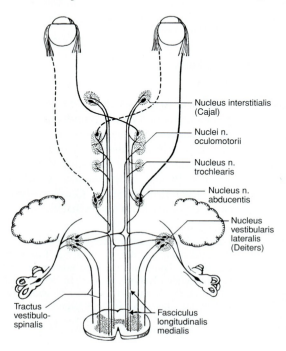

Abb. 41 **Mediales Längsbündel** schematisch. (Nach A. Benninghoff, K. Goerttler 1979)

2.3 Gehirn, Encephalon

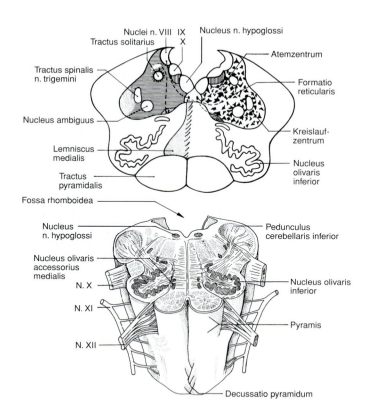

Abb. 42 Medulla oblongata (Querschnitte).

cus postero lateralis liegen die Wurzelfasern der Hirnnerven IX, X und XI.

Dorsal befinden sich 2 Erhebungen, medial das *Tuberculum gracile* und lateral das *Tuberculum cuneatum*, in denen die Hinterstrangbahnen, *Fasciculus gracilis* (Goll) und *Fasciculus cuneatus* (Burdach) auf das 2. Neuron zum Thalamus und als Nebenbahn zum Kleinhirn umgeschaltet werden. Die dorsale Medianfurche wird vom *Sulcus medianus posterior* gebildet.

An Frontalschnitten der Medulla oblongata erkennt man die Olivenkerne.

Der Hauptkern, *Nucleus olivaris inferior*, sieht einem gefalteten Sack ähnlich (Abb. 42). Die Olivenkerne stehen mit dem Kleinhirn und Rückenmark in Verbindung.

Da in der Medulla oblongata wichtige Kerngebiete (Hirnnervenkerne, Formatio reticularis) und große Bahnen dicht beieinander liegen, können schon kleine Herde zu schweren Krankheitsbildern führen. Zum bulbären Syndrom gehören Tetraplegie oder gekreuzte Halbseitenlähmung, Schluck-, Sprachstörungen, Nystagmus, Erbrechen sowie Störungen der Atem- und Herztätigkeit (zentraler Vagustod).

Rautengrube, Fossa rhomboidea
(Abb. 33, 43, 44)

Die Rautengrube (Abb. 43) bildet den Boden des 4. Ventrikels. Ihre obere Spitze liegt an der Einmündung des Aqueductus mesencephali und ihre untere am Abgang des Canalis centralis in das Rückenmark (beim Erwachsenen meist obliteriert). Die seitlichen Ecken werden von den *Recessus laterales ventriculi quarti* gebildet, an deren Enden je eine Öffnung für den Durchtritt des Liquor cerebrospinalis in den Subarachnoidealraum liegt (Abb. 11, 29).

Der *Sulcus medianus* teilt die Rautengrube in eine rechte und linke Hälfte und die

Kopf, Caput

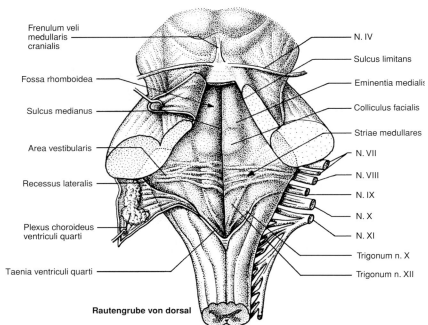

Abb. 43 Rautengrube von dorsal. (Aus G.-H. Schumacher, Anatomie für Zahnmediziner, Hüthig 1997)

Striae medullares ventriculi quarti (oberflächliche Fasern der Hörbahn) in einen oberen und unteren Abschnitt. Im oberen Teil liegt neben dem Sulcus medianus eine längliche Erhebung, *Eminentia medialis,* die seitlich von einem *Sulcus limitans* begrenzt wird (Abb. 33, 43).

Oberhalb der Striae medullares findet man einen flachen Hügel, *Colliculus facialis.* Hier ziehen die Fasern des N. facialis in einer Schleife um den Abduzenskern herum und bilden das „innere Fazialisknie", *Genu n. facialis,* (Abb. 45). Im unteren Teil der Rautengrube liegt das *Trigonum n. hypoglossi* und kaudal davon das *Trigonum n. vagi.* Im Gebiet der Recessus laterales liegt die *Area vestibularis* mit den Terminalkernen der Hör- und Gleichgewichtsbahn.

2.3.15 Topographie der Hirnnervenkerne
(Abb. 38, 44, 45)

Die Kerne der Hirnnerven III bis XII verteilen sich vom Mittelhirn bis ins Halsmark in verschiedenen Ebenen (Abb. 44, 45). Bei dorsoventraler Projektion bilden sie 6 nebeneinander gelegene Reihen.

Die somato-efferenten Kerne liegen in der 1. Reihe am weitesten medial.
- Die *Nuclei n. oculomotorii, n. trochlearis* und *n. abducentis* entsenden die Neuriten zu den äußeren Augenmuskeln und
- der *Nucleus n. hypoglossi* dieselben zur Zungenmuskulatur.

Die viszero-efferenten (parasympathischen) Kerne bilden die 2. Reihe. Mit Ausnahme der Mittelhirnkerne liegen sie lateral von den vorher genannten.
- Die *Nuclei accessorii n. oculomotorii* (Edinger-Westphal) versorgen die inneren Augenmuskeln,
- der *Nucleus salivatorius superior* (N. VII) gibt Fasern an das Ggl. pterygopalatinum (Abb. 102, 104) und Ggl. submandibulare (Abb. 114) für die Sekretion der Tränen-, Nasen- und Speicheldrüsen ab,
- der *Nucleus salivatorius inferior* (N. IX) führt über das Ggl. oticum der Ohrspeicheldrüse sekretorische Fasern zu,

2.3 Gehirn, Encephalon

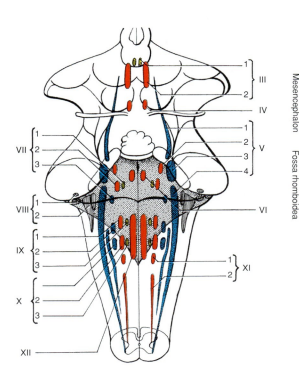

III Nuclei n. oculomotorii
1 Nucleus oculomotorius accessorius (Edinger-Westphal),
2 Nuclei n. oculomotorii.

IV Nucleus n. trochlearis

V Nuclei n. trigemini
1 Nucleus mesencephalicus,
2 Nucleus motorius,
3 Nucleus pontinus,
4 Nucleus spinalis.

VI Nucleus n. abducentis

VII Nuclei n. facialis
1 Nucleus salivatorius superior,
2 Nucleus n. facialis,
3 Nucleus tractus solitarii (VII, IX, X).

VIII Nuclei n. vestibulocochlearis
1 Nuclei cochleares,
2 Nuclei vestibulares.

IX Nuclei n. glossopharyngei
1 Nucleus ambiguus (IX, X, XI),
2 Nucleus tractus solitarii (VII, IX, X),
3 Nucleus salivatorius.

X Nuclei n. vagi
1 Nucleus tractus solitarii (VII, IX, X),
2 Nucleus ambiguus (IX, X, XI),
3 Nucleus dorsalis.

XI Nuclei n. accessorii
1 Nucleus ambiguus (IX, X, XI),
2 Nucleus spinalis.

XII Nucleus n. hypoglossi

Abb. 44 Lage der Hirnnervenkerne bei dorsoventraler Projektion. Die Rautengrube ist punktiert.

- der *Nucleus dorsalis n. vagi* entsendet Neuriten für die Innervation der glatten Muskulatur der Eingeweide bis zur linken Kolonflexur.

Die somato-efferenten Kerne in der 3. Reihe innervieren die aus den Branchialbögen I bis V hervorgegangenen Muskeln:
- Der *Nucleus motorius n. trigemini* versorgt die Muskeln des 1. Branchialbogens, hauptsächlich Kaumuskeln,
- der *Nucleus n. facialis* die Muskeln des 2. Branchialbogens, hauptsächlich mimische Muskeln,
- der *Nucleus ambiguus* (N. IX) die Muskeln des 3. Branchialbogens, hauptsächlich Schlundmuskeln,
- der *Nucleus ambiguus* (N. X) die Muskeln des 4. Branchialbogens, hauptsächlich Kehlkopfmuskeln,
- der *Nucleus ambiguus* (N. XI) führt dem N. vagus kraniale Wurzelfasern durch den Ramus internus (N. accessorius vagi) für die Kehlkopfmuskeln zu,
- der *Nucleus accessorius*, der in den zervikalen Segmenten I bis IV liegt, entlässt die Wurzelfasern für den N. XI zur Innervation des M. sternocleidomastoideus und M. trapezius.

Der viszero-afferente Kern in der 4. Reihe ist
- der *Nucleus solitarius*, dessen Zellreihe von der Mitte der Rautengrube kaudal bis zur Pyramidenkreuzung reicht. Er ist der gemeinsame Endkern von den Geschmacksfasern der Nn. VII, IX und X (2. Neuron der Geschmacksbahn). Außerdem erhält er sensible Afferenzen aus den Versorgungsbereichen des N. X (Hals-, Brust- und Baucheingeweide bis zur linken Kolonflexur).

Die somato-afferenten Kerne liegen in der 5. Reihe. Es sind die 3 Endkerne des N. trigeminus, die Empfindungen aus dem Gesichts- und Kieferbereich aufnehmen. Die Trigeminussensibilität ist die höchstentwickelte des menschlichen Organismus.

- Der *Nucleus mesencephalicus n. trigemini* reicht bis zur Vierhügelplatte des Mittelhirns und ist der Endkern propriorezeptiver Reize von den Muskelspindeln der Kaumuskeln.
- Der *Nucleus principalis n. trigemini*, der Tastempfindungen aufnimmt, liegt dorsal von der Brücke.
- Der *Nucleus spinalis n. trigemini* reicht bis zum 5. Zervikalsegment und nimmt die Schmerz- und Temperaturempfindungen aus dem Gesichtsbereich, einschließlich der Zähne, auf.

Die somato-afferenten (sensorischen) Kerne bilden die 6. Reihe unter dem Recessus lateralis der Rautengrube. Zu ihnen gehören die Endkerne der Hör- und Gleichgewichtsnerven (N. VIII).

- Der *Nucleus cochlearis anterior* und *posterior* sind die Terminalkerne des Hörnerven. Die Fasern des posterioren Kochleariskerns bilden die Striae medullares am Boden der Rautengrube.
- Die *Nuclei vestibulares* sind die Endkerne des Gleichgewichtsnerven. Sie stehen mit dem Rückenmark, dem Kleinhirn und über den Fasciculus longitudinalis medialis mit dem Mittelhirn (Labyrinthreflex) in Verbindung. Es gibt 4 Kerngruppen, *Nucleus vestibularis medialis* (Schwalbe), *Nucleus vestibularis lateralis* (Deiters), *Nucleus vestibularis superior* (Bechterew) und *Nucleus vestibularis inferior* (Roller).

2.3.16 Retikularissystem, Formatio reticularis
(Abb. 42)

Die *Formatio reticularis* ist eine lockere Ansammlung von Ganglienzellen, die sich vom

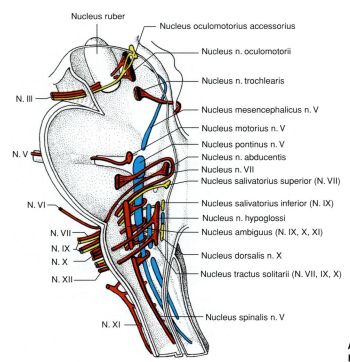

Abb. 45. Plastische Darstellung der Hirnnervenkerne in seitlicher Ansicht.

2.3 Gehirn, Encephalon

Rückenmark über das Tegmentum der Medulla oblongata und die Pars dorsalis pontis bis ins Mittelhirn ausbreitet und sich stellenweise zu Kernen verdichtet. Die zur Formatio reticularis gehörenden Bahnen bestehen aus kurzen und langen Neuronenketten, welche die Hirnnerven untereinander sowie mit den Spinalnerven verbinden.

Durch die Verknüpfung von **Zentren des Zwischenhirns, Mittelhirns, der Medulla oblongata und des Rückenmarks** bildet das Retikularissystem Leistungsgemeinschaften, die der Vigilanz, dem Schlaf-Wach-Rhythmus (ARAS: ascending retricular arousal system), der Tonusregulierung, Nahrungsaufnahme und -verarbeitung, Atmungs- und Kreislaufregulation sowie sensiblen und vestibulären Raumorientierung dienen. Durch die Übertragung von Impulsen von sensiblen auf motorische Kerne werden reflektorische Bewegungskombinationen, z. B. Schluck-, Saug- und Brechreflex, oder Vorgänge der In- und Exspiration in Gang gesetzt. Die Formatio reticularis bildet die anatomische Grundlage für das schlecht lokalisierbare Atemzentrum (In- und Exspirationszentrum) und das Kreislaufzentrum (Herzregulations- und Vasomotorenzentrum).

Fragen zum Selbststudium

1 Welche Hirnventrikel gibt es und wo liegen sie?   39–41
2 Wo wird der Liquor cerebrospinalis gebildet?   39
3 Was versteht man unter Hirn-Liquor-Schranke und Blut-Liquor-Schranke?   39
4 Welche Hirnventrikel kommunizieren am Foramen interventriculare miteinander?   40
5 Beschreiben Sie Begrenzungen und Recessus des 3. Ventrikels.   40, 41
6 In welchem Hirnteil verläuft der Aqueductus mesencephali?   41
7 An welchen Stellen fließt der Liquor cerebrospinalis in die Cisterna cerebellomedullaris?   41
8 Nennen Sie Ursachen und Symptome eines Okklusionshydrozephalus.   41
9 Nennen Sie die Kerne des Striatum, ihre Lage und funktionelle Bedeutung.   41
10 Aus welchen Teilen besteht der Linsenkern?   41
11 Wo liegt der Mandelkern und welche Verbindungen unterhält er?   41
12 In welche Zonen wird das Zwischenhirn gegliedert?   43
13 Nennen Sie Lage und Funktionen des Epithalamus.   43
14 Welche praktisch-klinische Bedeutung hat die somatotopische und funktionelle Gliederung des Thalamus?   43, 44
15 Welche Zentren liegen im Hypothalamus?   45
16 Was bedeutet hypothalamo-neurophysäres und hypothalamo-adenoides System?   45, 46
17 Welche Hirnteile gehören zum Metathalamus?   46
18 Nennen Sie die Funktionen von Kommissuren-, Assoziations- und Projektionsfasern?   46, 47
19 Welche Hirnteile verbindet der Balken?   46, 47
20 Wo liegt das Cingulum und welche Hirnteile verbindet es?   47
21 Beschreiben Sie Lage und somatotopische Gliederung der Capsula interna.   47, 48
22 Wo beginnen und wo enden Pyramidenbahnen?   48
23 Welches sind die hauptsächlichen Umschaltstellen des extrapyramidalmotorischen Systems?   48

Kopf, Caput

24 Nennen Sie Beispiele für Krankheitsbilder, die vom extrapyramidal-motorischen System ausgehen. 48, 49

25 Welches sind die formbestimmenden Strukturen des Mittelhirns? 49

26 Beschreiben Sie die Kerne des Mittelhirns an einem Frontalschnitt. 49, 50

27 Welche funktionelle Bedeutung hat der Nucleus ruber? 50

28 Nennen Sie Ursachen und Symptome der Parkinson-Krankheit. 50, 51

29 In welche Hirnabschnitte gliedert man das Rautenhirn? 51

30 Beschreiben und erklären Sie die stammesgeschichtliche Gliederung des Kleinhirns. 51

31 Nennen Sie Symptome bei Schädigungen des Neocerebellum. 53

32 Welche Afferenzen und Efferenzen verlaufen im oberen, mittleren und unteren Kleinhirnstiel? 53

33 Beschreiben Sie Lage und Anordnung der Kleinhirnkerne. 53

34 Welche charakteristischen Symptome treten bei Kleinhirnerkrankungen auf? 53

35 Wo liegt die Brücke und welche Bahnen werden hier umgeschaltet? 53, 54

36 Welche ist die wichtigste Koordinationsbahn des optisch vestibulären Systems? 54

37 Beschreiben Sie mögliche Folgen einer Basilaristhrombose. 54

38 Welche Strukturen (Kerne und Bahnen) sind für die Medulla oblongata formbestimmend? 54, 55

39 Warum können kleine Herde in der Medulla oblongata schwere Krankheitsbilder auslösen? 55

40 Beschreiben Sie die Begrenzungen der Rautengrube. 55, 56

41 Welche Kerne und Bahnen bestimmen das Relief am Boden der Rautengrube? 56

42 Zu welcher Bahn gehören die Striae medullares ventriculi quarti? 56

43 Beschreiben Sie Lage und topographische Anordnung der Hirnnervenkerne. 57

44 Wo liegt das innere Fazialisknie? 56

45 In welchen Reihen liegen die somatoefferenten Kerne und die somato-afferenten (sensorischen) Kerne? 57

46 Beschreiben Sie Strukturen des Retikularsystems im Mittel- und Rautenhirn und ihre funktionelle Bedeutung. 58, 59

2.4 Innere Schädelbasis, Basis cranii interna

(Abb. 46, 47)

Die innere Schädelbasis ist der Basis des Gehirns angepasst und wird in 3 terrassenartig angelegte Gruben untergliedert (Abb. 46). Die vordere Schädelgrube liegt in der oberen, die mittlere Schädelgrube in der mittleren und die hintere Schädelgrube in der unteren Ebene.

Vordere Schädelgrube, Fossa cranii anterior

Begrenzungen:
- Vorn und seitlich: Stirnbeinschuppe, *Squama frontalis,*
- Boden: *Pars orbitalis* des Stirnbeins, Siebbeinplatte, *Lamina cribrosa ossis ethmoidalis,*
- hinten: Keilbeinkörper und kleine Keilbeinflügel, *Alae minores ossis sphenoidalis.*

2.4 Innere Schädelbasis, Basis cranii interna

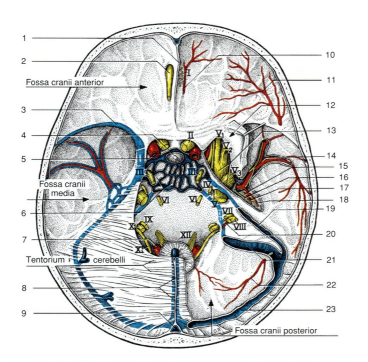

Abb. 46   Innere Schädelbasis mit Dura. Auf der rechten Seite sind das Cavum trigeminale eröffnet und das Kleinhirnzelt entfernt.

I	Nn. olfactorii,	1 Falx cerebri,	13 Ganglion trigeminale (Gasser),
II	N. opticus,	2 Bulbus olfactorius,	14 A. meningea media mit Rr. meningei,
III	N. oculomotorius,	3 Sinus sphenoparietalis,	15 N. petrosus minor,
IV	N. trochlearis,	4 Hypophysis,	16 N. petrosus major,
V	N. trigeminus,	5 A. carotis interna,	17 A. tympanica superior,
VI	N. abducens,	6 Sinus cavernosus,	18 R. petrosus,
VII	N. facialis,	7 A. vertebralis,	19 Sinus petrosus superior,
VIII	N. vestibulocochlearis,	8 Sinus rectus,	20 A. labyrinthi am Porus acusticus internus,
IX	N. glossopharyngeus,	9 Confluens sinuum,	21 Sinus sigmoideus,
X	N. vagus,	10 A. meningea anterior,	22 A. meningea posterior,
XI	N. acessorius,	11 R. frontalis der A. meningea media,	23 Sinus transversus.
XII	N. hypoglossus.	12 Cavum trigeminale (Meckel),	

Topographie:
- Unter der vorderen Schädelgrube liegen Augenhöhlen, Siebbeinzellen und Nasenhöhle,
- in der Mitte erhebt sich die *Crista galli* zum vorderen Ansatz der Falx cerebri.

Inhalt:
- *Lobus frontalis* des Gehirns sowie
- *Bulbus* und *Tractus olfactorius*.

Mittlere Schädelgrube, Fossa cranii media

Begrenzungen:
- Vorn: Kleiner Keilbeinflügel, *Ala minor ossis sphenoidalis,*
- hinten: Obere Kante des Felsenbeins, *Margo superior partis petrosae ossis temporalis,*
- Mitte: Keilbeinkörper, trennt die Schädelgrube in eine linke und rechte Hälfte,

Kopf, Caput

- Boden: Großer Keilbeinflügel, *Ala major ossis sphenoidalis*, und vordere Fläche des Felsenbeins,
- seitlich: Schläfenbeinschuppe, *Pars squamosa ossis temporalis*.

Topographie:
- Der Keilbeinkörper mit *Sella turcica* trennt die mittlere Schädelgrube in eine rechte und linke Hälfte,
- unter dem hinteren Ende liegt beiderseits das Kiefergelenk.

Inhalt:
- *Lobi temporales* des Gehirns beiderseits.
- In der Sella turcica liegt die *Hypophyse*,
- über dem Dorsum sellae die *Corpora mamillaria* des Zwischenhirns,
- seitlich vom Keilbeinkörper der *Sinus cavernosus*,
- an der Vorderseite des Felsenbeins das *Ganglion trigeminale*.

Hintere Schädelgrube, Fossa cranii posterior

Begrenzungen:
- Vorn: Hintere Fläche des Felsenbeins und *Clivus*,
- Boden: *Pars basilaris* und *Squama occipitalis* des Hinterhauptbeins.

Topographie:
- *Protuberantia occipitalis interna*,
- *Sulcus sinus transversi* und
- *Sulcus sinus sigmoidei*.

Inhalt:
- Kleinhirn,
- Teile des Hirnstamms,
- *Sinus transversus* und *Sinus sigmoideus*.

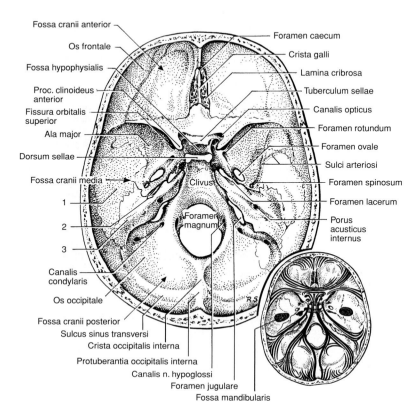

Abb. 47 Innere Schädelbasis mit ihren Durchtrittsstellen (links) und ihr konstruktiver Bau (unten rechts).
1 Pars squamosa ossis temporalis,
2 Hiatus canalis n. petrosi majoris und minoris,
3 Margo superior partis petrosae ossis temporalis.

2.4 Innere Schädelbasis, Basis cranii interna

Öffnungen der Schädelbasis

Durchtrittsstellen für Nerven und Gefäße (Abb. 47).

Von der vorderen Schädelgrube:

- **zur Nasenhöhle**
  Lamina cribrosa ossis ethmoidalis — Fila olfactoria (I)
  Foramen caecum — V. emissaria (nur bei Kindern, Infektionspforte)
- **zur Augenhöhle**
  Foramen ethmoidale anterius — N., A. ethmoidalis anterior

Von der mittleren Schädelgrube:

- **zur Augenhöhle**
  Canalis opticus — N. opticus (I), A. ophthalmica
  Fissura orbitalis superior — N. oculomotorius (III), N. trochlearis (IV), N. ophthalmicus (V_1), N. abducens (VI), V. ophthalmica superior
- **zur Flügelgaumengrube**
  Foramen rotundum — N. maxillaris (V_2)
- **zur äußeren Schädelbasis**
  Foramen ovale — N. mandibularis (V_3), Plexus venosus foraminis ovalis
  Foramen spinosum — A. meningea media (aus A. maxillaris), R. meningeus (von V_3)
  Foramen lacerum — N. petrosus major (von VII), N. petrosus minor (von IX)
  Canalis caroticus — A. carotis interna, Plexus venosus caroticus internus
- **zum Mittelohr und Fazialiskanal**
  Hiatus canalis n. petrosi majoris — N. petrosus major (von VII)
  Hiatus canalis n. petrosi minoris — N. petrosus minor (von IX)

Von der hinteren Schädelgrube

- **zum Wirbelkanal**
  Foramen magnum — Medulla oblongata, A. vertebralis, A. spinalis anterior u. posterior, Plexus venosi vertebrales interni, N. accessorius (spinale Wurzeln)
- **zum Hals**
  Foramen jugulare — V. jugularis interna, A. meningea posterior, N. vagus (X), N. glossopharyngeus (IX), N. accessorius (XI)

  Canalis n. hypoglossi — N. hypoglossus (XII)
- **zum Innenohr**
  Porus acusticus internus — N. facialis (VII), N. vestibulocochlearis (VIII), A. u. V. labyrinthi

2.4.1 Konstruktiver Bau der Schädelbasis
(Abb. 47)

Die Schädelbasis ist im Gebiet der vorderen und mittleren Schädelgrube pneumatisiert und der Knochen unterschiedlich dick. Man spricht daher von einer Rahmenkonstruktion, die auch auf Röntgenbildern zu erkennen ist. Ein vorderer Querbalken verbindet die beiden Keilbeinflügel und ein hinterer läuft über die Felsenbeinpyramiden. Der mediane Längsbalken zieht seitlich am Türkensattel vorbei und über den Clivus bis vor das Foramen magnum. Er umfasst dieses mit 2 Schenkeln und findet am Hinterhaupt sein Widerlager. Der Boden der Schädelgrube ist stellenweise recht dünn und durch Foramina und Fissuren unterbrochen. Frakturverläufe der Schädelbasis sind daher nicht nur von der Richtung und Kraft einer Gewalteinwirkung abhängig, sondern auch von den lokalen Besonderheiten.

Die Schädelknochen bilden mit den Suturen, dem Pericranium und der Dura einen elastischen Verbund, dessen Verformbarkeit aus der Biegsamkeit der einzelnen Knochen sowie aus der Nachgiebigkeit der sie umgebenden Weichteile einschließlich der Durasepten resultiert.

Bei beschleunigter Druckeinwirkung auf kleine Flächen, z.B. durch Schlag mit dem Hammer auf das Schädeldach (Abb. 7), wird der Knochen zuerst abgeflacht und nach innen gebogen. Dabei entstehen in der äußeren kompakten Schicht des Schädeldachs Druckspannungen und in der inneren Compacta Zugspannungen. Da die Zugfestigkeit des Knochens aber geringer ist als seine Druckfestigkeit, splittert die Lamina interna zuerst und stärker als die äußere kompakte Schicht. Wegen ihrer größeren Brüchigkeit wird die Lamina interna auch Glastafel *(Lamina vitrea)* genannt.

Breitflächige Kompressionen führen nach Überschreiten der Elastizitätsgrenze zu *Berstungsbrüchen*. In Belastungsversuchen an weichteilbedeckten Leichenköpfen konnte festgestellt werden, dass der Schädel eine beträchtliche Verformbarkeit besitzt (Ehler u. Mitarb. 1979). Stauchungen bis zu 1 cm in der Längsachse gleichen sich wieder aus. Bei Überschreiten der Elastizitätsgrenze entsteht ein querab zur Druckwirkung gelegenes, auf Zug beanspruchtes Kraftfeld, das den Knochen zum Bersten bringt.

Der Verlauf von Bruchlinien trägt in Abhängigkeit von Richtung und Stärke der Gewalteinwirkung dieser Rahmenkonstruktion Rechnung. Sie können durch typische Symptome gekennzeichnet sein.

Für die Lokalisation von Schädelbasisfrakturen und deren Schweregrade gibt es spezifische Symptome:

Frontobasale Schädelfrakturen, die den Bereich der Nasennebenhöhlen betreffen (auch *rhinobasale Frakturen* genannt, wenn vorwiegend nur die Siebbeinzellen geschädigt sind), verursachen Blutungen aus der Nase und in den Rachen sowie auch Liquorfluss aus der Nase und in den Rachen *(nasale und pharyngeale Liquorrhoe),* Brillenhämatome, Augenmuskellähmungen und bei Mitbeteiligung der Keilbeinhöhle Hämatome am Rachendach.

Felsenbeinlängsfrakturen (bei Querbruch der Schädelbasis) durch das Dach der Paukenhöhle und das Antrum des Schläfenbeins sind durch Blutungen aus dem Ohr und bei Duraverletzungen auch durch Liquorrhoe gekennzeichnet. Blutungen in den Nasen-Rachen-Raum, die Paukenhöhle *(Hämatotympanon)*, Trommelfellrupturen sowie Mittelohrschwerhörigkeit und Fazialisparesen sind weitere Symptome.

Felsenbeinquerfrakturen durch den inneren Gehörgang und das Labyrinth haben Labyrinthsymptome zur Folge, wie Schwindel, Spontannystagmus zur Gegenseite sowie Fazialisparesen und Innenohrtaubheit.

Liqorfluss in allen genannten Fällen kennzeichnet die Mitbeteiligung der Hirnhäute mit der Gefahr aufsteigender Infektionen *(Meningitis).*

Bei Frakturen der hinteren Schädelgrube sind die Hirnnerven IV, V, VI, VII, VIII (im pontinen Abschnitt) und die Hirnnerven VII, VIII, IX, X, XII (im bulbären Abschnitt) gefährdet.

2.5 Gehör- und Gleichgewichtsorgan

Fragen zum Selbststudium

1. In welche Abschnitte wird die innere Schädelbasis gegliedert? **60**
2. Nennen Sie die topographischen Beziehungen der vorderen Schädelgrube zur Augen- und Nasenhöhle. **61**
3. Welche Hirnteile liegen in der vorderen Schädelgrube? **61**
4. Welche Knochen bilden und begrenzen die mittlere Schädelgrube? **61, 62**
5. Wo liegt die Sella turcica und von welchem Blutleiter ist sie umgeben? **62**
6. Welches Ganglion befindet sich an der Vorderseite der Felsenbeinpyramide? **62**
7. Welche Schädelknochen sind zur Bildung des Clivus miteinander verschmolzen? **62**
8. Nennen Sie den Inhalt der hinteren Schädelgrube. **62**
9. Beschreiben Sie die Öffnungen der Schädelbasis und ihre Verbindungen. **63**
10. Erklären Sie die Rahmenkonstruktion der Schädelbasis und ihre funktionelle Bedeutung. **64**
11. Worauf beruht die Elastizität und Verformbarkeit des Schädels? **64**
12. Warum wird die innere kompakte Schicht der Schädeldecke auch Lamina vitrea genannt? **64**
13. Welche Symptome können durch frontobasale Schädelfrakturen ausgelöst werden? **64**
14. Nennen Sie spezifische Symptome bei Felsenbeinfrakturen. **64**
15. Welche Nerven sind bei Frakturen der hinteren Schädelgrube gefährdet? **64**

2.5 Gehör- und Gleichgewichtsorgan

Das Gehörorgan wird topographisch in ein äußeres, mittleres und inneres Ohr gegliedert. Letzteres bildet zusammen mit dem Gleichgewichtsorgan entwicklungsgeschichtlich und anatomisch eine Einheit (Abb. 48).

Das äußere Ohr, *Auris externa,* wird von der Ohrmuschel, *Auricula,* dem äußeren Gehörgang, *Meatus acusticus externus,* und dem Trommelfell, *Membrana tympanica,* gebildet.

Das Mittelohr, *Auris media,* besteht aus der Paukenhöhle, *Cavitas tympani,* den Gehörknöchelchen, *Ossicula auditus,* der Ohrtrompete, *Tuba auditiva,* und den pneumatischen Nebenräumen, z. B. den *Cellulae mastoideae.*

Das Innenohr, *Auris interna,* wird von der Schnecke, *Cochlea,* den Bogengängen und dem Vestibulum gebildet. Alle Strukturen zusammen ergeben das Labyrinth.

2.5.1 Äußeres Ohr, Auris externa
(Abb. 48)

Die Ohrmuschel, *Auricula,* hat die Form eines Trichters, der den Zugang zum äußeren Gehörgang bildet. Mit Ausnahme des Ohrläppchens enthält sie ein aus elastischem Knorpel bestehendes Stützgerüst. Sie wird von einem gebogenen Rand, *Helix,* eingefasst, zu dem innen der *Anthelix* parallel läuft. Vor dem äußeren Gehörgang springt der *Tragus* vor.

Kopf, Caput

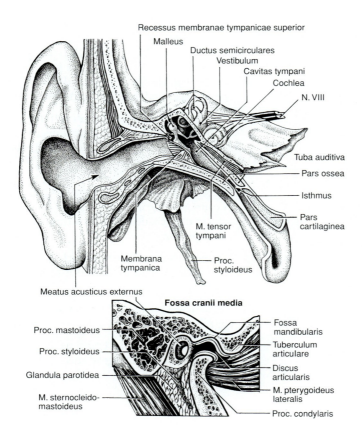

Abb. 48 Gehör- und Gleichgewichtsorgane halbschematisch (oben) und Lage des äußeren Gehörgangs (unten rechts).

Die große Individualität der Ohrmuschel wird für den Erkennungsdienst und in der Genetik genutzt. Ihre exponierte Lage begünstigt **Erfrierungen und Verbrennungen.** Da die Haut der lateralen Fläche dem Knorpel fest anliegt, können sich hier Hämatome nur schwer, auf der medialen Fläche dagegen leicht ausbreiten. Das Ohrläppchen ist nervenarm und kann daher nahezu schmerzlos (zur Blutentnahme) angestochen werden.

Der äußere Gehörgang, *Meatus acusticus externus,* (Abb. 48, 50) reicht vom Ohrmuscheleingang bis zum Trommelfell. Seine Länge beträgt beim Erwachsenen etwa 25 mm und sein Durchmesser ca. 6 mm. Die Haut des Gehörgangs enthält Talgdrüsen und Haare, deren Anzahl nach innen abnimmt. Das äußere Gehörgangsdrittel ist knorplig, der innere Abschnitt knöchern. Am Übergang zwischen beiden ist der Gehörgang leicht verengt. Der knöcherne Teil wird oben von der *Pars squamosa,* unten, vorn und hinten von der *Pars tympanica* des Schläfenbeins gebildet.

Der Gehörgang verläuft in einer leicht spiralförmigen Drehung von lateral nach medial, wodurch das Trommelfell keinen direkten Verletzungen ausgesetzt ist. In der Frontalebene bildet er einen nach oben und in der Horizontalebene einen nach vorn konvexen Bogen. Vor dem Trommelfell erweitert er sich. Seine untere Wand bildet mit dem Trommelfell einen spitzen Winkel, aus dem Fremdkörper nur schwer zu entfernen sind.

2.5 Gehör- und Gleichgewichtsorgan

Beim **Ohrenspiegeln (Otoskopie)** werden die Gehörgangskrümmungen ausgeglichen, indem man die Ohrmuschel nach hinten und oben zieht.

Vor dem Gehörgang liegt das Kiefergelenk. Man fühlt es, wenn man die Fingerkuppe in den knorpligen Gehörgangsteil legt und den Unterkiefer bewegt. Weiter medial tritt die Chorda tympani durch die Fissura petrotympanica (Glaser).

Hinter dem Gehörgang befindet sich der Warzenfortsatz mit den *Cellulae mastoideae*. Eiterungen der Zellen können in den äußeren Gehörgang durchbrechen. Bei Neugeborenen ist der Proc. mastoideus noch nicht ausgebildet.

Unter dem Gehörgang liegt die Ohrspeicheldrüse. Da sie medial keine Kapsel besitzt, können Entzündungen von der Parotis auf den Gehörgang oder Gehörgangsfurunkel auf die Ohrspeicheldrüse übergreifen.

Über dem knöchernen Gehörgangsteil endet die mittlere Schädelgrube. Der Knochen kann hier pneumatisiert und sehr dünn sein, sodass Eiterungen vom Mittelohr in den äußeren Gehörgang durchbrechen können.

Beim **Neugeborenen** sind die Wände des knöchernen Gehörgangsteils noch fibrös und die Krümmungen wesentlich flacher. Das Trommelfell steht annähernd horizontal in Fortsetzung des äußeren Gehörgangs.

Das Trommelfell, *Membrana tympanica,* (Abb. 48 bis 50) ist eine perlgraue ovale Membran mit einem Durchmesser von 9 bis 11 mm. Es steht schräg; von der Vertikalen und Horizontalen weicht es mit einem Winkel von 45° bis 50° ab. Man unterscheidet eine größere *Pars tensa*, die in den *Anulus tympanicus* des Schläfenbeins eingespannt ist, und eine kleinere *Pars flaccida* oder Shrapnell-Membran, an der die Einspannung über der *Incisura tympanica* unterbrochen ist. Nach innen ist das Trommelfell trichterartig eingezogen. Ein heller Streifen auf der Außenseite, *Stria mallearis*, zeigt die Verwachsung des Trommelfells mit dem Hammerstiel. An dessen Spitze liegt der Trommelfellnabel, *Umbo membranae tympanicae*. Der kurze Hammerfortsatz bildet am Ende der Stria mallearis eine kleine Erhebung, die *Prominentia mallearis,* von der sich auf der Innenseite des Trommelfells die vordere und hintere Hammerfalte fortsetzen. Die Pars tensa wird durch ein Achsenkreuz in 4 Quadranten geteilt (Abb. 49).

Nerven. Die Ohrmuskeln werden, wie alle mimischen Muskeln, vom *N. facialis* versorgt. Die sensible Innervation erfolgt durch
- den *N. auriculotemporalis* (vom 3. Trigeminusast) für die Außenfläche der Ohrmuschel und den äußeren Gehörgang,
- den *N. auricularis magnus* (aus dem Plexus cervicalis) für die Hinterfläche der Ohrmuschel und durch
- den *R. auricularis* (vom N. vagus) für den knöchernen Teil des Gehörgangs und das Trommelfell.
- Der *Plexus tympanicus* innerviert mit parasympathischen Fasern (aus dem N. glossopharyngeus) und sympathischen Fasern (aus dem Plexus caroticus int.) die Innenfläche des Trommelfells.
- Der *N. facialis* erhält auch sensible Fasern durch kleine Rr. communicantes aus dem N. auricularis n. vagi und dem Plexus tympanicus des N. glossopharyngeus. Bei Neuritiden im Bereich des Ganglion geniculi leiten sie Schmerzen vom Trommelfell, äußeren Gehörgang und von Teilen der Ohrmuschel.

Der R. auricularis des N. vagus zieht durch den Canaliculus mastoideus und durch die Fissura tympanomastoidea zum äußeren Ohr. Beim Einführen eines Ohrtrichters oder bei Spülungen des Gehörgangs kann durch ihn der N. vagus gereizt werden und Husten oder Erbrechen auslösen.

Arterien. Das äußere Ohr wird von Ästen der *A. carotis externa* versorgt. Zur Ohrmuschel bzw. zum Gehörgang ziehen
- die *Rr. auriculares anteriores* (aus der A. temporalis supf.),
- die *A. auricularis posterior* (direkt aus der A. carotis ext.) und
- die *A. auricularis profunda* (aus der A. maxillaris).

Kopf, Caput

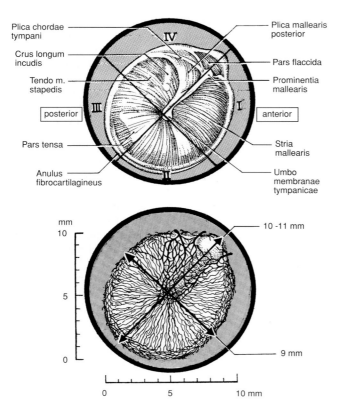

Abb. 49   Rechtes Trommelfell
transparent (oben) und mit Arteriennetz (unten).
I–IV Quadranten des Trommelfells.

Letztere versorgt außer dem knöchernen Gehörgangteil und Trommelfell auch das Kiefergelenk. Die Gefäße des Trommelfells bilden ein subkutanes und ein submuköses Netz, das sich am Rand verdichtet und zur Mitte radiär verläuft mit stärkeren Zweigen in der Stria mallearis (Abb. 49).

Lymphgefäße. Sie fließen zu den *Nll. parotidei superficiales* und *profundi* sowie zu den *Nll. mastoidei* (Abb. 3, 125). Die Lymphknoten stehen mit den oberflächlichen und tiefen Halslymphknoten in Verbindung.

2.5.2 Mittelohr, Auris media
(Abb. 48)

Das Mittelohr besteht aus einem System luftgefüllter, nasal belüfteter Räume, dessen Zentrum die Paukenhöhle, *Cavitas tympani*, ist. Durch die Ohrtrompete, *Tuba auditiva*, steht sie vorn mit dem Nasenrachenraum und durch das *Antrum mastoideum* hinten mit den Zellen des Warzenfortsatzes in Verbindung. Das ganze System wird von Schleimhaut ausgekleidet und bildet klinisch eine Einheit. Entwicklungsgeschichtlich geht das Mittelohr aus der 1. Schlundtasche des Branchialdarms hervor.

Paukenhöhle, Cavitas tympani
(Abb. 48, 50 bis 53)

Zwischen Trommelfell und Innenohr liegt als hoher, schmaler, etwas schräg gestellter Spalt die Paukenhöhle. Ihre Höhe beträgt etwa 15 mm, die Entfernung zwischen vorderer und hinterer Wand etwa 10 mm und der Abstand an ihrer engsten Stelle zwischen Umbo und Promontorium etwa 2 mm.

Klinisch-topographisch gliedert man die Paukenhöhle in 3 Etagen (Abb. 50):

2.5 Gehör- und Gleichgewichtsorgan

- Oben liegt der Kuppelraum, *Recessus epitympanicus/Epitympanon,* er erstreckt sich über den oberen Trommelfeldrand, in ihm liegen Hammerkopf und Körper des Amboss.
- Die mittlere Etage ist der Paukenraum, *Mesotympanon,* er liegt medial vom Trommelfell, seine Höhe entspricht etwa der des Trommelfells.
- Unten befindet sich der Kellerraum, *Hypotympanon,* (Abb. 50), der sich unterhalb des Trommelfells fortsetzt.

Die Paukenhöhle besitzt 6 Wände.

Die laterale Wand, *Paries membranaceus,* (Abb. 48, 50 bis 52) wird zum größten Teil vom Trommelfell und zum geringeren Teil von Knochen gebildet. Der das Trommelfell einfassende Knochen gehört oben zur *Pars squamosa* und unten zur Pars tympanica des Schläfenbeins.

Durch die Pars squamosa kann man operativ in den Recessus epitympanicus der Paukenhöhle gelangen, ohne das Trommelfell zu verletzen.

Die obere Wand, *Paries tegmentalis,* (Abb. 48, 50, 52) trennt den Kuppelraum von der mittleren Schädelgrube.

Das Dach der Paukenhöhle, *Tegmen tympani,* ist sehr dünn und weist vereinzelt Knochenlücken auf, wodurch Infektionen auf die darüber gelegene mittlere Schädelgrube mit dem darin gelegenen Schläfenlappen des Gehirns übergreifen können.

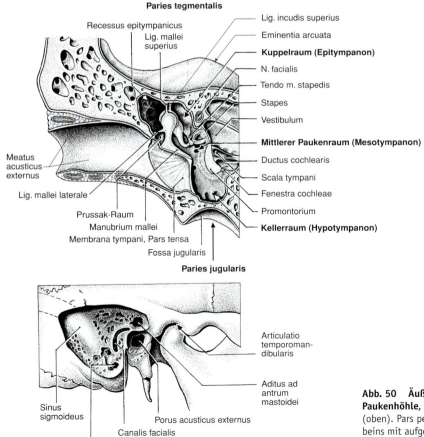

Abb. 50 Äußerer Gehörgang und Paukenhöhle, Frontalschnitt (oben). Pars petrosa des Schläfenbeins mit aufgemeißeltem Warzenfortsatz (unten).

Kopf, Caput

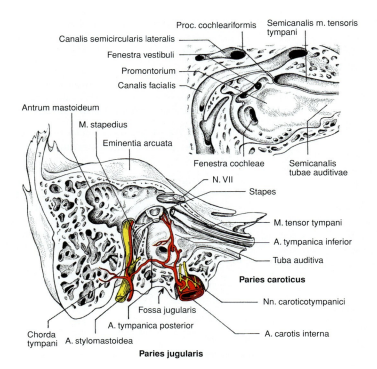

Abb. 51 Mediale Wand der Paukenhöhle (oben) und Längsschnitt durch das Felsenbein (unten).

Die untere Wand, *Paries jugularis,* (Abb. 52) bildet den Boden des „Kellerraums", der an den *Bulbus superior venae jugularis* grenzt.

Im Kellerraum können sich Ergüsse ansammeln und durch den meist sehr dünnen, z. T. auch lückenhaften Knochen Entzündungen auf die V. jugularis interna übertragen.

Die vordere Wand, *Paries caroticus,* (Abb. 51, 52, 54) grenzt an den Canalis caroticus, der hier als „Karotisknie" nach vorn umbiegt. Durch feine Öffnungen, *Canaliculi caroticotympanici,* treten Nerven und Gefäße (Infektionspforten der Paukenhöhle). Die Tubenöffnung, *Ostium tympanicum tubae auditivae,* mündet etwas oberhalb des Paukenhöhlenbodens.

Die mediale Wand, *Paries labyrinthicus,* (Abb. 48, 50 bis 52) bildet die Grenze zum Innenohr; sie zeigt ein kompliziertes Relief. In der Mitte liegt das *Promontorium,* das durch die Vorwölbung der basalen Schneckenwindung hervorgerufen wird. Dahinter befindet sich das ovale Fenster, *Fenestra vestibuli.* Hier ist die Fußplatte des Steigbügels eingelassen und durch ein Ringband befestigt. Unter dem Promontorium liegt das runde Fenster, *Fenestra cochleae,* das von der Membrana tympani secundaria verschlossen wird. Beide Fenster sind Eintrittspforten für Labyrinthentzündungen. Über dem Promontorium liegt der *Proc. cochleariformis* am Ende des Semicanalis m. tensoris tympani. Hier biegt die Sehne des Trommelfellspanners rechtwinklig um.

Die hintere Wand, *Paries mastoideus,* (Abb. 50, 52) ist dem Warzenfortsatz zugekehrt. Hinten oben liegt die Warzenfortsatzhöhle, *Antrum mastoideum,* die über einen Zugang, *Aditus ad antrum,* von der Paukenhöhle erreicht wird. Die Schwelle des Aditus wird vom seitlichen Bogengang gebildet, der die *Prominentia canalis semicircularis lateralis* aufwirft. Oberhalb des ovalen Fensters befindet sich an der Grenze zum Kuppelraum ein durch den Fazialiskanal gebildeter Wulst, die *Prominentia canalis facialis.* Hinter beiden Fensternischen liegt die Eminen-

2.5 Gehör- und Gleichgewichtsorgan

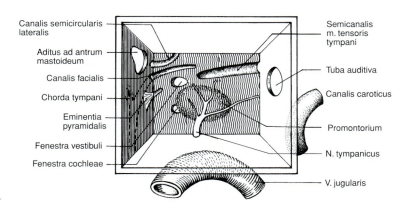

Abb. 52 Wände der Paukenhöhle, schematisch.

tia pyramidalis. Dieser Knochenvorsprung enthält den M. stapedius, dessen Sehne durch eine kleine Öffnung in die Paukenhöhle und in sagittaler Richtung zum Steigbügelkopf zieht.

Gehörknöchelchen, Ossicula auditus
(Abb. 48, 50, 53)

Die Gehörknöchelchen, Hammer, Amboss, Steigbügel, sind gelenkig zu einer Kette verbunden, welche die Schwingungen des Trommelfells durch das ovale Fenster auf die Endolymphe des Innenohrs überträgt (Abb. 58). Die Knochenkette wird durch Bänder in einer Gleichgewichtslage gehalten.

Bei der Übertragung der Schallwellen im Mittelohr kommt es zu einer Druckverstärkung, wobei Hammer und Amboss nach dem Prinzip des Winkelhebels wirksam werden. Da die Fläche des Trommelfells etwa 16-mal größer ist als die der Steigbügelplatte und der Hammergriff einen um den Faktor 1,3 längeren Hebelarm besitzt als die Gelenkfläche am Amboss, resultiert daraus eine Druckverstärkung um den Faktor 20.

Bei **Erkrankungen des Mittelohrs,** die einen Schallleitungsblock verursachen, erfolgt die Schallzuführung zum Innenohr durch eine Knochenleitung, die durch feine Schwingungen im Felsenbein verursacht werden. Diese Schädelleitung ist bei nicht direkter Ankopplung des schwingenden Gegenstands an den Schädel (z. B. Stimmgabel) um etwa 40 dB schlechter als bei der Luftleitung.

Der Hammer, *Malleus,* ist einerseits mit seinem Stiel, *Manubrium mallei,* an der Innenfläche des Trommelfells befestigt und artikuliert andererseits mit dem Ambosskörper in der *Articulatio incudomallearis.*
- Das obere Hammerband, *Lig. mallei superius,* zieht vom Hammerkopf zum Dach des Recessus epitympanicus,
- das vordere Hammerband, *Lig. mallei anterius,* vom Proc. anterior des Hammers in der Plica mallearis anterior (Abb. 53) zur Fissura petrotympanica (Glaser) und
- das seitliche Hammerband, *Lig. mallei laterale,* vom Hammerhals zum knöchernen Gehörgangsdach.

Der Amboss, *Incus,* zeigt mit seinem langen Schenkel, *Crus longum,* nach unten und artikuliert über den *Proc. lenticularis* mit dem Steigbügelkopf in der *Articulatio incudostapedialis.*
- Das obere Ambossband, *Lig. incudis superius,* verbindet den Ambosskörper mit dem Dach des Recessus epitympanicus und
- das hintere Ambossband, *Lig. incudis posterius,* den kurzen Schenkel des Amboss mit der seitlichen Wand des Recessus epitympanicus.

Der Steigbügel, *Stapes,* besitzt einen kürzeren vorderen Schenkel, *Crus anterius,* und einen längeren gebogenen hinteren Schenkel, *Crus posterius.* Die Steigbügelfußplatte,

Kopf, Caput

Basis stapedis, ist in das ovale Vorhoffenster, *Fenestra vestibuli,* eingelassen und durch
- das *Lig. anulare stapediale* befestigt.
- Die *Membrana stapedialis* spannt sich zwischen den Schenkeln und der Steigbügelplatte aus.

Die Gleichgewichtslage der Gehörknöchelchen kann durch 2 Muskeln aktiv beeinflusst werden:
1. Der *M. tensor tympani,* der im Semicanalis m. tensoris tympani über der Tuba auditiva verläuft, zieht rechtwinklig um den Proc. cochleariformis nach lateral zum Hammerhals und bewegt diesen nach innen, wodurch das Trommelfell gespannt wird.
2. Der *M. stapedius,* der im Knochenkanal der Eminentia pyramidalis an der hinteren Wand der Paukenhöhle liegt, entlässt seine Sehne zum Steigbügelkopf. Er verkantet die Steigbügelplatte, wodurch ihre Schwingungen gedämpft werden.

Angeborene Defekte der Schallleitungskette, einschließlich der Mittelohrmuskeln, M. tensor tympani und M. stapedius, sind nicht selten Ursachen für eine Mittelohrschwerhörigkeit. In der Regel sind sie mit weiteren Fehlbildungen im Unterkiefer- und Zungenbeinbereich verbunden, die auf Entwicklungsstörungen der beiden ersten Branchialbögen beruhen. Hammer und Amboss sind Derivate des 1. Branchialbogenknorpels (Meckel-Knorpel), der Steigbügel ein Abkömmling des 2. Branchialbogenknorpels (Reichert-Knorpel).

Schleimhautfalten und Taschen der Paukenhöhle
(Abb. 53)

Die Wände der Paukenhöhle und die Gehörknöchelchen sind von einer dünnen

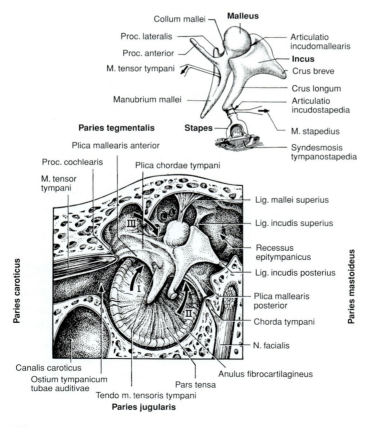

Abb. 53 Paukenhöhle. Schleimhautverhältnisse der Paukenhöhle (unten) und Gehörknöchelchenkette (oben).
I Recessus membranae tympani anterior,
II Recessus membranae tympani posterior (Tröltsch-Taschen),
III Recessus membranae tympani superior (Prussak-Raum).

Schleimhaut überzogen. Stellenweise bildet sie Falten und Taschen, in denen sich Eiter ansammeln kann. Vom oberen Rand des Anulus tympanicus senken sich 2 Hammerfalten über die Pars flaccida nach unten und schließen die Basis des Hammerstiels ein. Man unterscheidet

- die vordere Hammerfalte, *Plica mallearis anterior,* und
- die hintere Hammerfalte, *Plica mallearis posterior,* sowie
- die *Plica chordae tympani* zwischen beiden Hammerfalten.
- Die Ambossfalte, *Plica incudialis,* verbindet den Amboss mit dem Dach des Recessus epitympanicus und
- die Steigbügelfalte, *Plica stapedialis,* den Steigbügel mit der hinteren Wand der Paukenhöhle.

Zwischen Hammerfalten und Trommelfell liegen 2 nach unten offene Taschen (Tröltsch). Vor dem Manubrium mallei liegt

- die vordere Trommelfelltasche, *Recessus membranae tympani anterior,* und hinter dem Manubrium mallei
- die hintere Trommelfelltasche, *Recessus membranae tympani posterior.*
- Der *Recessus membranae tympani superior* (Prussak-Raum) ist eine Ausbuchtung der hinteren Trommelfelltasche nach oben zwischen Hammer und Pars flaccida des Trommelfells.

Die **akute Mittelohrentzündung (Otitis media)** ist eine der häufigsten Ohrerkrankungen, die ihren Infektionsweg meist vom Nasenrachenraum durch die Tuba auditiva (Eustachio) nimmt, seltener auf dem Blutweg (hämatogen) oder über eine Trommelfellperforation entsteht. Eingeschleppte Viren, Strepto- oder Staphylokokken verursachen Entzündungen der Paukenhöhlenschleimhaut. Sie beginnen mit Fieber, Ohrenschmerzen und Hörminderung, häufige Begleitkrankheiten sind Scharlach, Grippe, Masern, Typhus oder Pneumonie. Übergreifende Infektionen können Entzündungen der Nebenhöhlen (Sinusitis, Mastoiditis), der Hirnhäute (Meningitis), Hirnabszesse oder Fazialisparesen verursachen (Abb. 55).

Nerven und Gefäße der Paukenhöhle
(Abb. 54, 55)

Nerven. Der *Plexus tympanicus* enthält sensible, parasympathische und sympathische Fasern. Die sensiblen und parasympathischen Anteile kommen mit dem *N. tympanicus* vom *Ganglion inferius* des *N. glossopharyngeus* durch den Canaliculus tympanicus in die Paukenhöhle. Aus dem Plexus geht der *N. petrosus minor* hervor, der durch eine kleine Öffnung in der Felsenbeinvorderwand in die mittlere Schädelgrube gelangt und durch die Fissura sphenopetrosa zum *Ganglion oticum* zieht (Jacobson-Anastomose), um die Parotis mit parasympathischen Fasern zu versorgen.

Die sympathischen Fasern des Plexus tympanicus gelangen über die *Nn. caroticotympanici* vom *Plexus caroticus internus* durch feine Öffnungen des Paries caroticus in die Paukenhöhle.

Motorische Nerven sind der *N. stapedius,* ein Ast des *N. facialis,* für den M. stapedius und der *N. pterygoideus medialis* (N. V$_3$) für den M. tensor tympani.

Die *Chorda tympani* ist an der Versorgung der Paukenhöhle nicht beteiligt, sondern zieht nur durch sie hindurch (daher ihre Bezeichnung). Sie verlässt den N. facialis in seinem absteigenden Teil und gelangt durch die hintere Wand in die Paukenhöhle. Hier läuft sie zwischen Hammer und Amboss an der Innenseite der Pars flaccida nach vorn und durch die Fissura petrotympanica (Glaser) zum *N. lingualis.* Diesem führt sie parasympathische Fasern für das *Ganglion submandibulare* sowie Geschmacksfasern für die vorderen zwei Drittel der Zunge zu.

Der *N. facialis* verlässt den Hirnstamm zusammen mit dem *N. intermedius* und *N. vestibulocochlearis* am Kleinhirnbrückenwinkel (Abb. 25, 40) und gelangt mit diesen Nerven durch den Meatus acusticus internus von hinten in das Felsenbein (Abb. 51, 54). Zunächst verläuft er mit dem N. intermedius im *Canalis facialis* (Fallopio) nach vorn lateral zur vorderen Felsenbeinwand, wo er scharf nach hinten unten umbiegt

Kopf, Caput

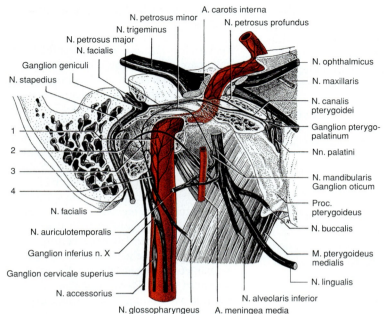

Abb. 54 Nerven im Felsen- und Keilbein.
1 Nn. caroticotympanici,
2 Chorda tympani,
3 N. und Plexus tympanicus,
4 Ganglion inferius des N. glossopharyngeus.

(äußeres Fazialisknie). Hier liegt das vegetative *Ganglion geniculi*. Sodann zieht er in der hinteren Wand der Paukenhöhle abwärts und verlässt den Schädel am *Foramen stylomastoideum*.

Durch seinen langen intrakraniellen Verlauf ist der *N. facialis* bei **Schädelbasisbrüchen** besonders gefährdet und auf Grund seiner engen räumlichen Beziehungen zur Paukenhöhle kann es leicht zur **Übertragung von Infekten des Mittel- und Innenohrs** auf den Nerven kommen.
Bei **Tumoren im Gebiet des Kleinhirnbrückenwinkels** sowie im Anfangsteil des Fazialiskanals, sind Geschmackstörungen (bei Unterbrechung der Chorda tympani), Hyperacusis (Lähmung des N. stapedius) sowie verminderte Tränensekretion (Lähmung des N. petrosus major) zu beobachten.

Der *N. intermedius* ist der vegetative Anteil des N. facialis, der Geschmacksfasern und parasympathische Fasern enthält. Er teilt sich in 2 Nerven, die bereits erwähnte Chorda tympani und den N. petrosus major. Der *N. petrosus major* entspringt vom Ganglion geniculi und zieht durch die vordere Wand des Felsenbeins in die mittlere Schädelgrube. Hier gelangt er durch das Foramen lacerum zur Unterfläche des Schädels, wo er sich mit dem *N. petrosus profundus,* der aus den sympathischen Fasern des *Plexus caroticus internus* hervorgeht, zum *N. canalis pterygoidei* vereinigt. Letzterer zieht an der Wurzel des Flügelfortsatzes durch den Canalis pterygoideus in die Flügelgaumengrube zum *Ganglion pterygopalatinum* (Abb. 54, 102).

Die Arterien der Paukenhöhle (Abb. 55) entstammen, mit Ausnahme der *Aa. caroticotympanicae*, der *A. carotis externa*.
- Die *A. tympanica anterior* (aus der A. maxillaris) zieht zusammen mit der Chorda tympani durch die Fissura petrotympanica,
- die *A. tympanica posterior* (aus der A. auricularis post. über die A. stylomastoidea) durch den Canalis facialis, wo sie mit dem R. petrosus aus der A. meningea media anastomosiert,
- die *A. tympanica inferior* (aus der A. pharyngea ascendens) durch den Caniculus tympanicus am Boden des Felsenbeins,

2.5 Gehör- und Gleichgewichtsorgan

- die *A. tympanica superior* (aus der A. meningea media) durch den Hiatus canalis n. petrosi an der vorderen Wand des Felsenbeins und
- die *Aa. caroticotympanicae* (aus der A. carotis int.) durch die vordere Wand der Paukenhöhle.

Die Venen fließen in den *Plexus pharyngeus* und in die *Vv. meningeae* ab. Außerdem gibt es direkte Verbindungen mit dem *Bulbus superior v. jugularis* und dem *Sinus sigmoideus*.

Die Lymphgefäße ziehen zu den *Nll. parotidei* und *Nll. mastoidei* (Abb. 3, 125) sowie entlang der Ohrtrompete zu den *Nll. retropharnyngeales*.

Nebenräume der Paukenhöhle
(Abb. 50, 51, 56)

Die Paukenhöhle steht durch das *Antrum mastoideum* mit den Hohlräumen des Warzenfortsatzes in Verbindung. Am Eingang, *Aditus ad antrum mastoideum,* liegt medial der Wulst des lateralen Bogengangs und basal der des Fazialiskanals.

Das *Antrum mastoideum* ist bereits beim Neugeborenen vorhanden. Es liegt als ovale, 3 bis 4 mm lange Höhle hinter und über dem knöchernen Teil des äußeren Gehörgangs unter dem Tegmen tympani. Seine äußere, etwa 15 mm dicke Wand wird von der Schläfenbeinschuppe gebildet.

Hinten und medial ist das Antrum mastoideum nur durch eine dünne Knochenwand vom Sinus sigmoideus getrennt, sodass es hier leicht zur **Übertragung pyogener Infektionen** kommen kann.

Bei der **Eröffnung des Antrum** von außen orientiert man sich an der *Spina suprameatica*. Der Zugang erfolgt hinter der Spina unterhalb der Jochbogenlinie.

Die *Cellulae mastoideae* entwickeln sich erst nach der Geburt mit der Ausbildung des Warzenfortsatzes. Sie sind von Schleimhaut ausgekleidet und bilden ein umfangreiches Hohlraumsystem, das sich bis in die Schläfenbeinschuppe, das Tegmen tympani und den Proc. zygomaticus ausbreitet.

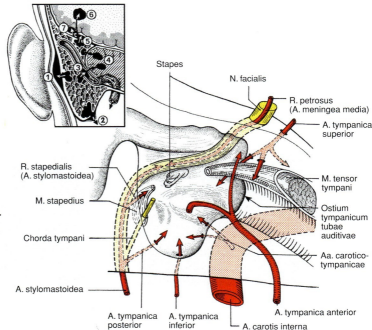

Abb. 55   Arterien der Paukenhöhle (rechts) und Komplikationen bei Mittelohrentzündungen (oben links).
1 Subkutaner Abszess,
2 Bezold-Durchbruch,
3 Sinusthrombose,
4 und 5 Kleinhirnabszesse,
6 Schläfenabszess,
7 Extraduralabszess.

Kopf, Caput

Enge Nachbarschaftsbeziehungen bestehen zwischen den Cellulae mastoideae und dem N. facialis, der hinter dem knöchernen Gehörgangsteil abwärts zieht sowie zum dorsal gelegenen Sinus sigmoideus (**tympanogene Infektionsgefahr!**).

Ohrtrompete, Tuba auditiva
(Abb. 48, 51, 56)

Die Ohrtrompete, *Tuba auditiva* (Eustachio, Abb. 56), ist der 35 bis 40 mm lange Ausführungsgang der Mittelohrräume in den Na-

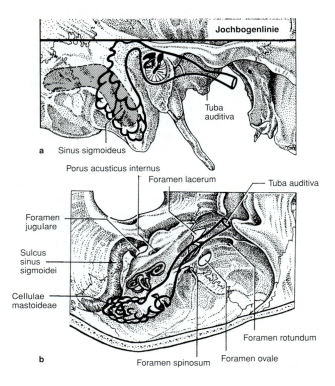

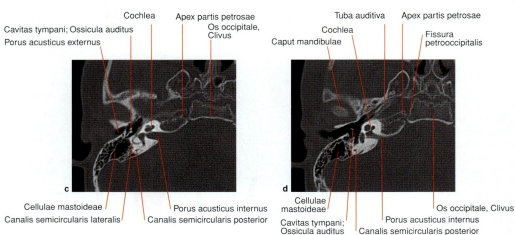

Abb. 56 Mittelohrräume und Tuba auditiva im Felsenbein (Os temporale, Pars petrosa).
a In seitlicher Projektion.
b Von oben.
c+d Hochauflösender computertomographischer Horizontalschnitt (HRCT).
(Aus [2])

2.5 Gehör- und Gleichgewichtsorgan

senrachenraum. Bei Erwachsenen verläuft sie in schräger Richtung von hinten oben nach medial vorn und unten; beim Kleinkind ist sie noch relativ kurz, weit und gestreckt. Sie besteht aus einem äußeren knöchernen Drittel und einem inneren knorpligen Teil, die beide an der engsten Stelle, dem *Isthmus tubae auditivae*, zusammentreffen.

Die *Pars ossea tubae auditivae* liegt in der unteren Etage des Doppelkanals, *Canalis musculotubarius*, im Felsenbein. Vom Semicanalis m. tensoris tympani ist sie nur durch eine dünne Knochenlamelle getrennt. Ihr stets offen bleibendes Lumen mündet trichterförmig am *Ostium tympanicum tubae auditivae* (Abb. 51 bis 53). Ventral und lateral von ihr verläuft der Canalis caroticus.

Die *Pars cartilaginea tubae auditivae* ist eine Knorpelröhre, die in den Weichteilen der seitlichen Nasenrachenwand lateral von der A. carotis interna unter der Schädelbasis zur Schlundwand zieht. Sie mündet mit einer trichterförmigen Öffnung, *Ostium pharyngeum tubae auditivae*, dicht hinter der unteren Nasenmuschel.

Das spaltförmige Tubenlumen ist in der Regel geschlossen. Die Tubenwand wird medial und im oberen Drittel auch lateral von einem im Querschnitt hakenförmigen Knorpel versteift. Der untere laterale Wandteil ist durch eine Membran verschlossen, welcher der M. tensor veli palatini anliegt. Zusammen mit dem dorsomedial gelegenen M. levator veli palatini öffnet er bei jedem Schluckakt das Tubenlumen, sodass Luft in die Mittelohrräume eindringen kann.

Ist **bei Tubenkatarrhen** die Schleimhaut geschwollen und das Lumen verlegt, dann entsteht durch Resorption der Luft in der Paukenhöhle ein Unterdruck. Das Trommelfell wird eingezogen, in seinen Schwingungen gehemmt und das Hörvermögen herabgesetzt.

Die Schleimhaut der Tube trägt einschichtiges Flimmerepithel. Es fördert den Transport von abgestoßenen Epithelzellen und Sekreten, kann aber auch das **Fortschreiten von Naseninfektionen** in die Paukenhöhle begünstigen. Ein Fettpolster außen an der membranösen Wand wirkt durch seinen Turgor als Schwellkörper verengend auf das Tubenlumen und verhindert eine Keimaszension.

Nerven und Gefäße. Die Ohrtrompete wird vom *Plexus tympanicus* und *Plexus pharyngeus* innerviert.

Die arterielle Versorgung erfolgt durch die *A. canalis pterygoidei* und die *A. meningea media* (beide aus der A. maxillaris) sowie durch die *A. pharyngea ascendens* (direkt aus der A. carotis ext.).

Die Venen fließen in den Plexus pterygoideus.

Die Lymphgefäße sammeln sich in den Nll. retropharyngeales, von wo aus sie zu den tiefen Halslymphknoten weitergeleitet werden.

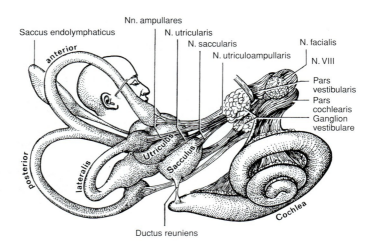

Abb. 57 Häutiges Labyrinth mit Nerven von lateral. (Nach M. Hardy aus A Benninghoff, K. Goerttler 1979)

2.5.3 Innenohr, Auris interna
(Abb. 48, 56 bis 58)

Das Gangsystem des Innenohrs, das seit Galen als *Labyrinth* bezeichnet wird, liegt im Felsenbein zwischen Paukenhöhle und innerem Gehörgang. Man unterscheidet ein mit Endolymphe gefülltes häutiges Labyrinth, das die Sinnesfelder für das Hör- und Gleichgewichtsorgan enthält, und ein etwas größeres knöchernes Labyrinth, welches Erstgenanntes als Knochenkapsel einschließt.

Zwischen beiden befindet sich der perilymphatische Raum, *Spatium perilymphaticum*, zu dem auch die *Scala tympani* und *Scala vestibuli* gehören, die beide an der Schneckenspitze, *Helicotrema*, kommunizieren.

Der perilymphatische Raum ist durch einen Gang, *Ductus perilymphaticus*, am Foramen jugulare mit dem Subarachnoidealraum verbunden, sodass auf diesem Weg Entzündungserreger auf das Gehirn und umgekehrt übertragen werden können.

Das häutige Labyrinth, *Labyrinthus membranaceus,* (Abb. 57, 58) bildet ein in sich geschlossenes System, dieses besteht aus *Utriculus* und *Sacculus*, 3 Bogengängen, *Ductus semicirculares, Ductus endolymphaticus* und häutiger Schnecke, *Ductus cochlearis*.

Utriculus und Sacculus sind durch den *Ductus utriculosaccularis* miteinander verbunden. Der Ductus endolymphaticus zieht in einem engen Knochenkanal, dem *Aqueductus vestibuli*, zur Hinterwand des Felsenbeins, wo er in einer Duratasche aufsteigt und sich zum *Saccus endolymphaticus* erweitert. Sacculus und Schnecke kommunizieren durch den *Ductus reuniens*.

Im Utriculus und Sacculus befinden sich senkrecht zueinander stehend 2 Sinnesfel-

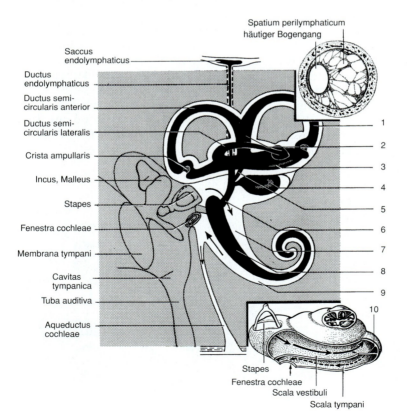

Abb. 58 **Schema des häutigen Labyrinths** mit Querschnitt durch einen Bogengang (oben) und Verlauf der Schallwellen in der Schnecke (unten rechts). Endolymphatische Räume schwarz, perilymphatische Räume weiß.
1 Ductus semicircularis posterior,
2 Crus commune,
3 Macula utriculi,
4 Macula sacculi,
5 Ductus utriculosaccularis,
6 Ductus reuniens,
7 Scala vestibuli,
8 Ductus cochlearis,
9 Scala tympani,
10 Ductus cochlearis.

2.5 Gehör- und Gleichgewichtsorgan

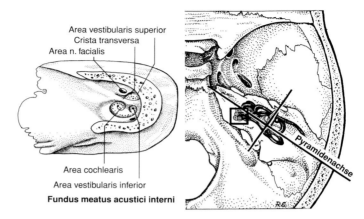

Abb. 59 Knöchernes Labyrinth.
Einblick in den Fundus des Meatus acusticus internus (links) und Lage des Labyrinths im Felsenbein in der Projektion von oben (rechts).

der, die *Macula utriculi* und *Macula sacculi*, und in den Ampullen der Bogengänge je eine *Crista ampullaris* für die Gleichgewichtsempfindungen. Der Ductus cochlearis enthält das *Corti-Organ* mit dem Schall aufnehmenden Apparat.

Im Vestibularapparat liegen die Sinnesfelder des Gleichgewichtsorgans. Die Maculae dienen der Registrierung von horizontalen und vertikalen Linearbeschleunigungen, die Bogengänge der Aufnahme von Drehbeschleunigungen. Von den Rezeptoren gelangen Informationen über die Pars vestibularis des N.VIII zu den Vestibulariskernen in der Medulla oblongata (Abb. 43, 44), die auch Erregungen, von Rezeptoren des Bewegungsapparats und der Haut erhalten. Von den Vestibulariskernen ziehen dann Efferenzen zum Rückenmark, Kleinhirn, Hypothalamus sowie zu den Kernen der Augenmuskelnerven und zur Großhirnrinde.

Das knöcherne Labyrinth, *Labyrinthus osseus* (Abb. 59), wird topographisch in 4 Abschnitte unterteilt: Vorhof, Bogengänge, Schnecke und innerer Gehörgang.

Der Vorhof, *Vestibulum,* enthält den Sacculus und Utriculus. Er grenzt lateral an die Paukenhöhle, wo er den Paries labyrinthicus bildet, und medial an den Boden des inneren Gehörgangs, *Fundus meatus acustici interni.* In den Wänden des Vestibulum befinden sich

- das ovale Fenster, *Fenestra vestibuli,* zur Aufnahme der Steigbügelplatte,
- das runde Fenster, *Fenestra cochleae,* das von der Membrana tympani secundaria verschlossen wird,
- die 5 Öffnungen der Bogengänge, *Canales semicirculares ossei* (vorderer und hinterer Bogengang bilden einen gemeinsamen Schenkel, daher sind es nicht 6 Öffnungen),
- die Öffnung der Vorhofwasserleitung, *Aqueductus vestibuli,* die den Ductus endolymphaticus umgibt,
- die Öffnungen der Schnecke mit *Scala vestibuli* und *Scala tympani* sowie
- die *Maculae cribrosae,* die als durchlöcherte Knochenfelder am Boden des inneren Gehörgangs den zentralen Fasern des N. vestibulocochlearis zum Durchtritt dienen.

Die Bogengänge stehen in 3 Ebenen senkrecht aufeinander. Ihre Stellung stimmt jedoch nicht mit den Hauptebenen des Körpers überein (Abb. 57, 59).
- Der vordere Bogengang, *Ductus semicircularis anterior,* bildet mit der Längsachse des Felsenbeins einen rechten Winkel und wölbt dessen Dach zur *Eminentia arcuata* vor.
- Der hintere Bogengang, *Ductus semicircularis posterior,* steht parallel zur Pyramidenachse und

Kopf, Caput

- der seitliche Bogengang, *Ductus semicircularis lateralis,* liegt annähernd horizontal. Er wölbt die mediale Wand des Aditus ad antrum vor und ist an dieser Stelle bei Fensterungsoperationen vom Mittelohr her erreichbar.

Die Schnecke, *Cochlea,* liegt vor dem inneren Gehörgang; ihre basale Windung bildet das Promontorium an der medialen Wand der Paukenhöhle (Abb. 50, 51). Von dem unter ihr verlaufenden Karotiskanal ist sie nur durch eine dünne Knochenlamelle getrennt.

Arterien. Das häutige Labyrinth wird von der *A. labyrinthi* (aus der A. basilaris), das knöcherne Labyrinth von der *A. meningea media* (aus der A. maxillaris) und *A. pharyngea ascendens* (aus der A. carotis ext.) versorgt.

Der innere Gehörgang, *Meatus acusticus internus,* (Abb. 59) senkt sich am *Porus acusticus internus* (Abb. 47) in die hintere Wand des Felsenbeins ein und endet am *Fundus meatus acustici interni.* Seine Länge beträgt etwa 10 mm. Das blinde Gehörgangsende wird durch eine Querleiste, *Crista transversa,* in ein oberes und unteres Feld geteilt. Durch seine Öffnungen ziehen der N. facialis mit dem N. intermedius, die A. und V. labyrinthi und der N. vestibulocochlearis.

Störungen des vielfach durch mutilaterale Verbindungen integrierten vestibulären Systems zur Erhaltung des Gleichgewichts können in sehr unterschiedlichen Formen auftreten: **Vestibulosensorische Reaktionen** sind durch Bewegungsempfindungen mit möglichen Schwebe- oder Flugillusionen gekennzeichnet, **vestibulomotorische Reaktionen** betreffen die Skelettmuskulatur (Stellreflexe) und Augenmotorik (Nystagmus), **vestibulovegetative Reaktionen** sind als Autofahr-, Eisenbahn-, Luft-, See- oder Karussellkrankheiten bekannt (Kinetosen). Diese werden durch wiederholte Stimulation des Vestibularapparats ausgelöst und treten mit Übelkeit, Erbrechen, Schwindel, Schweißausbrüchen, Blutdruckschwankungen, Kopfschmerzen u. a. in Erscheinung.

Fragen zum Selbststudium

1. In welchem Knochen liegt das Gehörorgan und in welche Abschnitte wird es gegliedert? **65, 66**
2. Beschreiben Sie die Krümmungen des äußeren Gehörgangs. **66**
3. Welche Strukturen befinden sich vor, hinter, unter und über dem äußeren Gehörgang? **67**
4. Warum können Gehörgangsspülungen Husten oder Erbrechen auslösen? **67**
5. Beschreiben Sie die Stellung des Trommelfells zur Vertikalen und Horizontalen. **67**
6. Wo liegen die regionalen Lymphknoten vom äußeren Ohr? **10, 68**
7. Nennen Sie Form und Größe der Paukenhöhle sowie ihre klinisch-topographische Gliederung. **68, 69**
8. Beschreiben Sie die 6 Wände der Paukenhöhle. **69–70**
9. Wie erfolgt die Übertragung der Schallwellen im Mittelohr? **71**
10. Wodurch wird die Kette der Gehörknöchelchen in einer Gleichgewichtslage gehalten? **72**
11. Wo ist die Steigbügelfußplatte befestigt? **71, 72**
12. Welche Muskeln beeinflussen die Gleichgewichtslage der Gehörknöchelchenkette? **72**
13. Nennen Sie Schleimhautfalten und Taschen der Paukenhöhle. **72, 73**
14. Wo liegt der Prussak-Raum? **73**
15. Welche Infektionswege führen ins Mittelohr? **73**
16. Beschreiben Sie die Nerven der Paukenhöhle und ihre funktionelle Bedeutung. **73, 74**

2.6 Gesicht, Facies

17 Über welche Anastomosen gelangen parasympathische Nervenfasern zur Ohrspeicheldrüse? 73

18 Beschreiben Sie Verlauf und Versorgungsgebiet der Chorda tympani. 73

19 Warum ist der N. facialis bei Felsenbeinfrakturen, Mittelohrentzündungen und Tumoren am Kleinhirnbrückenwinkel besonders betroffen? 74

20 Wo liegt das äußere Fazialisknie? 73, 74

21 Wo liegen die regionalen Lymphknoten des Mittelohrs? 75

22 Durch welchen Raum kommuniziert die Paukenhöhle mit den Hohlräumen des Warzenfortsatzes? 75

23 Beschreiben Sie die räumlichen Beziehungen zwischen Antrum mastoideum und Sinus sigmoideus. 75, 76

24 Wo beginnt und endet die Tuba auditiva und wie lang ist sie? 76, 77

25 Warum wirkt der Schluckakt erweiternd auf das Tubenlumen? 77

26 Wo liegt das Gangsystem des Innenohrs und woraus besteht es? 78

27 Auf welchem Weg können Entzündungen des Perilymphraums zum Gehirn fortgeleitet werden? 78

28 Wo liegen die Maculae utriculi et sacculi und das Corti-Organ? 79

29 In welche Abschnitte gliedert man das knöcherne Labyrinth? 79

30 Beschreiben Sie die Stellung der Bogengänge zu den Hauptebenen des Körpers. 79, 80

31 An welcher Stelle ist der seitliche Bogengang vom Mittelohr her erreichbar? 80

32 Welcher Bogengang liegt unter der Eminentia arcuata? 79

33 Beschreiben Sie die topographischen Beziehungen zwischen Schnecke, Paukenhöhle und Canalis caroticus. 80

34 Wo endet der innere Gehörgang und welche Öffnungen liegen am Gehörgangsende? 80

35 Welche Reaktionen können durch wiederholte Stimulation des Vestibularapparats ausgelöst werden? 80

2.6 Gesicht, Facies

Praxis Praxis

Ein 54-jähriger Postbote, der immer wieder schwere Erkältungen durchgemacht hat, berichtet, seit 2 Tagen könne er sich nicht mehr richtig rasieren, weil „die linke Gesichtsseite" herunterhänge. Er habe wenige Tage zuvor nach längerer Arbeit in kalter Zugluft heftige Ohrenschmerzen bekommen und sei seitdem auch sehr geräuschempfindlich auf dem linken Ohr, alles klinge unangenehm dröhnend. Bei der Inspektion sind an den Ohrläppchen schmierig bis borkig belegte Bläschen zu sehen, die bis in den äußeren Gehörgang hineinziehen. Die Haut ist dort gerötet und stellenweise depigmentiert. Bei der klinischen Untersuchung fällt ein **leichtes Absinken des linken** Mundwinkels und ein **unvollständiger Lidschluss des linken Auges** auf; der **Augapfel** ist **nach oben gerollt** und die Lidränder sind stark gerötet. Beim Versuch zu pfeifen kann der Patient den **Mund nur unvollständig spitzen** und die Luft entweicht am linken Mundwinkel. Nach Aufforderung, die **Stirn** zu **runzeln**, gelingt dies nur auf der rechten Seite. Die **Geschmacksempfindung** des Patienten ist ebenfalls gestört, der übrige neurologische Befund und sämtliche Laboruntersuchungen sind jedoch unauffällig. Bei einer HNO-ärztlichen Untersuchung wird neben der vom Patienten geäußerten dröhnenden Hörwahrnehmung (**Hyperakusis**) bei links fehlendem Stapediusreflex kein weiterer krankhafter Befund erhoben. Da die erhobenen Befunde auf eine Fazialisparese hinweisen, wird zum Ausschluss von Schädigungen des N. facialis im Bereich der Glandula parotidea eine Ultraschall-Untersuchung der Ohrspeicheldrüse durchgeführt, die aber keinen Hinweis auf krankhafte Veränderungen ergibt. Es wird außerdem ein CT zum Ausschluss eines entzündlichen Prozesses im Felsenbein und anschließend ein Magnetresonanztomogramm (MRT) durchgeführt, die jedoch keinen Hinweis für einen Kleinhirn-Brückenwinkel-Tumor liefert (z. B. Akustikus-Neurinom). Da die Hautveränderungen am Ohr für eine viral bedingte Entzündung („Zoster oticus") sprechen, wird eine Behandlung mit einem Virostatikum eingeleitet. Der Patient erhält außerdem eine Augenschutzklappe und eine Augensalbe; es werden eine Gesichtsmassage und täglich mimische Übungen verordnet. Bis auf ein vermehrtes Tränenträufeln beim linken Auge bilden sich sämtliche Symptome innerhalb von fünf Wochen vollständig zurück.

Das Gesicht reicht oben bis zu den Augenbrauen, seitlich über die Schläfen bis zum Ohr und zum hinteren Rand des Unterkiefers sowie unten bis zum ventralen Mandibularand. Bei Einbeziehung der Stirn setzt es sich oben bis zur Haargrenze fort. Topographisch gliedert man das Gesicht in verschiedene Regionen (Abb. 1). Die Gesichtshaut besitzt eine große Elastizität und Sensibilität. Ihre reichliche Vaskularisation hat maßgeblichen Einfluss auf die Gesichtsfarbe, z. B. Blässe, Rötung, Blauverfärbung, die wertvolle Anhaltspunkte für die Diagnostik geben kann.

2.6.1 Oberflächenanatomie und mimische Muskeln
(Abb. 60, 64)

Die Form des Gesichts wird im Wesentlichen durch seine knöcherne Unterlage geprägt (Abb. 64). Der vorspringende Teil des Gesichts ist die Nase. Seitlich von der Nasenwurzel liegen die Augen, die durch die Augenlider bedeckt werden. Die Mundspalte projiziert sich auf die Kanten der oberen Schneidezähne und endet etwa an den Eckzähnen.

Ober- und Unterlippe sind am Mundwinkel durch die *Commissura labiorum* miteinander verbunden. Die Oberlippe wird durch eine vertikale Rinne, *Philtrum*, gefurcht und trägt in der Mitte ein *Tuberculum*. Wangen und Lippen sind durch die Nasenwangenfurche, *Sulcus nasolabialis*, Unterlippe und Kinn durch die Kinnlippenfurche, *Sulcus mentolabialis*, voneinander abgegrenzt. Den Weichteilen des Gesichts fehlt eine Schichtengliederung.

Die Gesichtsentwicklung beginnt in frühen Embryonalstadien mit der Ausbildung der Branchialbögen, die miteinander verschmelzen. Im Zentrum der weiteren Entwicklung und äußeren Formgebung steht die Anlage des Riechorgans sowie die später erfolgende Modellierung der Nase (Abb. 60a). Migrierende Mesenchymzellen aus dem 1. und 2. Branchialbogen bilden die Trigeminus- und Fazialismuskulatur.

Die mimischen Muskeln (Abb. 60) sind als Hautmuskeln in das Unterhautbinde- und Fettgewebe eingelassen; eine oberflächliche Muskelfaszie fehlt. Als Abkömmlinge des 2. Branchialbogens werden sie vom N. facialis innerviert. Sie gruppieren sich hauptsächlich in der Umgebung der Augen, des Mundes, der Nase und des Ohrs. Die beim Tetanus auftretende Spannung der mimischen Muskulatur verleiht dem Gesicht einen teuflisch grinsenden Ausdruck (Risus sardonicus).

In der Plastischen- und Wiederherstellungschirurgie bezeichnet man die Verbindung von Muskelzügen der mimischen Muskulatur mit dem subkutanen Bindegewebe einschließlich der Fascia parotidea und Fascia masseterica als **„superficial musculo-aponeurotic system" (SMAS)**, das sich über das Platysma bis zum Schlüsselbein fortsetzt. Ein Nachgeben dieses Systems, in kaudaler Richtung der Schwerkraft folgend, führt zu den bekannten Veränderungen des Gesichtsausdrucks älterer Menschen (Faltenbildungen, Verschärfung der Nasolabialfalten, Wammenbildungen an den Wangen, Doppelkinn). Durch **Verschiebeplastiken mit Anhebung des SMAS** nach dorsolateral wird eine Straffung der Gesichtshaut erreicht.

2.6 Gesicht, Facies

2.6.2 Nerven und Gefäße des Gesichts

Nerven (Abb. 61, 62, 109). Gesicht und Zähne werden vom *N. trigeminus*, die mimische Muskulatur vom *N. facialis* innerviert.

Der N. ophthalmicus (N. V$_1$, Abb. 61, 77, 78) versorgt die Haut der Stirn, des Nasenrückens, Oberlids, die Hornhaut und Bindehaut des Auges. Bei Schädigungen des N. ophthalmicus kann der Lidschlussreflex aufgehoben sein. Er besitzt 3 Äste.

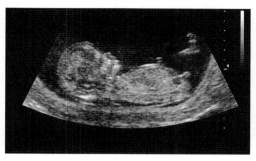

a

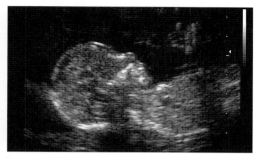

b

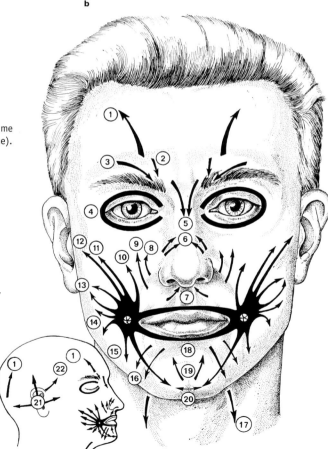

c

Abb. 60 Gesichtsentwicklung und mimische Muskeln.

a Sonogramm eines Feten in Rückenlage (12. Schwangerschaftswoche). (Original: Dr. med. Th. Külz, Rostock)

b Sonogramm eines Feten mit Profilaufnahme des Gesichts (17. Schwangerschaftswoche). (Original: Dr. med. Th. Külz, Rostock)

c Funktionelle Anordnung der mimischen Muskeln.
1 M. occipitofrontalis,
2 M. depressor supercilii,
3 M. corrugator supercilii,
4 M. orbicularis oculi,
5 M. procerus,
6 M. nasalis,
7 M. depressor septi,
8 M. levator labii superioris alaeque nasi,
9 M. levator labii superioris,
10 M. levator anguli oris,
11 M. zygomaticus minor,
12 M. zygomaticus major,
13 M. buccinator,
14 M. risorius,
15 M. depressor anguli oris,
16 M. depressor labii inferioris,
17 Platysma,
18 M. orbicularis oris,
19 M. mentalis,
20 M. transversus menti,
21 Mm. auriculares,
22 M. temporoparietalis.

83

Kopf, Caput

1. Der *N. frontalis* verläuft dicht unter dem oberen Orbitadach. Er teilt sich in
- den *N. supraorbitalis,* der in einen *R. medialis* und *R. lateralis* zerfällt und unter dem oberen Orbitarand (1. Trigeminusdruckpunkt) mit den gleichnamigen Gefäßen zur Stirn zieht, und in
- den *N. supratrochlearis,* der sich im medialen Augenwinkel aufzweigt.
2. Der *N. nasociliaris* gelangt zur medialen Wand der Orbita. Er entlässt zahlreiche Äste zum Ganglion ciliare (Abb. 78, 79), Augapfel, zur Schleimhaut des vorderen Teils der Nasenhöhle, zur Haut der Nase sowie zur Schleimhaut der Keilbeinhöhle. Sein Endast ist der *N. infratrochlearis,* der die Haut des medialen Augenwinkels innerviert.
3. Der *N. lacrimalis* zieht an der lateralen Wand der Orbita zur Tränendrüse und zur Haut des seitlichen Augenwinkels.

Der N. maxillaris (N. V_2, Abb. 61, 104) versorgt das Gebiet des Oberkiefers, den hinteren Teil der Nasenhöhle, die oberen Zähne und die vordere Schläfenregion. Durch Rr. ganglionares ist er mit dem *Ganglion pterygopalatinum* (Abb. 54, 84, 102, 104) verbunden. Er entlässt 2 Nerven zur Gesichtshaut.

1. Der *N. infraorbitalis* zieht mit der A. infraorbitalis durch das Foramen infraorbitale (2. Trigeminusdruckpunkt) zur Gesichtshaut und versorgt das untere Augenlid, die Außenseite der Nase, den Nasenvorhof sowie Haut und Schleimhaut der Oberlippe. *Rr. alveolares superiores* innervieren die oberen Zähne und deren umgebende Strukturen.
2. Der *N. zygomaticus* läuft durch die Fissura orbitalis inferior zur lateralen Wand der Orbita. Hier teilt er sich in
- den *R. zygomaticofacialis* für die Haut über dem Jochbein und in
- den *R. zygomaticotemporalis* für die vordere Schläfengegend.

Der N. mandibularis (N. V_3, Abb. 61, 109) versorgt die hintere Schläfenregion, das Gebiet des Unterkiefers mit den unteren Zähnen und Teile der Mundschleimhaut. Außerdem enthält er motorische Fasern für Kaumuskeln, M. tensor veli palatini, M. tensor tympani, M. mylohyoideus, M. digastricus (Venter anterior) sowie sensorische Fasern für die vorderen zwei Drittel der Zunge (Abb. 91). An seiner medialen Seite liegt das Ganglion oticum (Abb. 54, 102) unter dem Foramen ovale.

1. Der *N. auriculotemporalis* zieht in Begleitung der A. temporalis superficialis vor dem Ohr zur hinteren Schläfengegend.
2. Der *N. alveolaris inferior* tritt am Foramen mandibulae in den Unterkieferkanal (Abb. 66). Er versorgt die unteren Zähne und deren umgebende Strukturen und gelangt mit seinem Endast, dem *N. mentalis,* am Foramen mentale (3. Trigeminusdruckpunkt) zur Haut des Kinns sowie zur Haut und Schleimhaut der Unterlippe.
3. Der *N. buccalis* durchbohrt den M. buccinator und versorgt die Wangenschleimhaut.
4. Der *N. lingualis* zieht nach vorn zum Mundboden; er entlässt Zweige zur Schlundenge, zu den Gaumenmandeln, zu den vorderen 2 Dritteln der Zunge, zum Ganglion submandibulare (Abb. 91, 101, 102) und zur Schleimhaut des Mundbodens.

Ein durch heftige, kurz dauernde Schmerzattacken im sensiblen Versorgungsgebiet des N. trigeminus gekennzeichnetes Leiden ist die **Trigeminusneuralgie.** Die Schmerzanfälle treten einseitig und bevorzugt im Bereich des 2. und 3. Trigeminusastes (Ober- und Unterkiefer) auf. Die Ursachen sind meist unbekannt, sie können aber auch durch taktile Reize wie Rasieren, Zähneputzen oder Kauen (Triggerzonen) ausgelöst werden. Die Behandlung beginnt mit der Fokussuche, erst nach Ausschöpfen der medikamentösen Therapie ist ein operativer Eingriff indiziert. Eine Methode der Wahl, besonders bei älteren Patienten oder Patienten mit erhöhtem Narkoserisiko, ist die perkutane Thermokoagulation des Ganglion trigeminale (Aufsuchen des Foramen ovale im Röntgenbildverstärker, Vorschieben der Sonde bis zum Ganglion trigeminale und selekti-

2.6 Gesicht, Facies

ve thermische Koagulation des betreffenden Trigeminusastes mit Hochfrequenzstrom). Lokale Injektion von Lokalanästhetika, Zahnextraktionen, Entfernen von Amalgamfüllungen sind unwirksam, eine operative Durchtrennung des betroffenen Trigeminusastes wird nicht mehr durchgeführt.

Der N. facialis (Abb. 62) bildet in der Ohrspeicheldrüse den *Plexus intraparotideus*, aus dem die Äste für die Innervation der mimischen Muskeln hervorgehen. Im proximalen Bereich liegen die Gesichtsäste unter der Fascia masseterica, am Vorderrand des

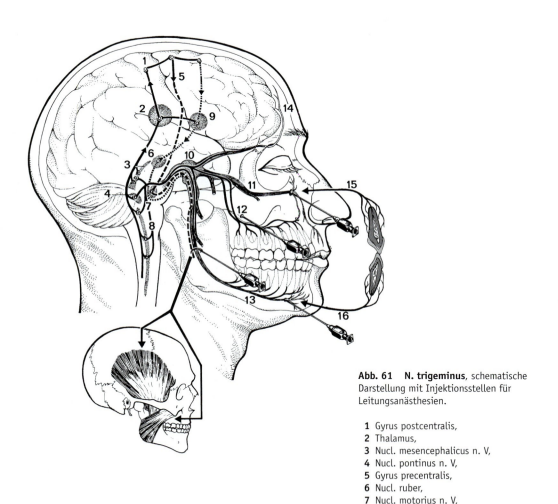

Abb. 61 N. trigeminus, schematische Darstellung mit Injektionsstellen für Leitungsanästhesien.

1 Gyrus postcentralis,
2 Thalamus,
3 Nucl. mesencephalicus n. V,
4 Nucl. pontinus n. V,
5 Gyrus precentralis,
6 Nucl. ruber,
7 Nucl. motorius n. V,
8 Nucl. spinalis n. V,
9 Basalganglien,
10 Ganglion trigeminale (Gasser),
11 N. maxillaris,
12 Rr. alveolares superiores posteriores,
13 N. alveolaris inferior,
14 N. supraorbitalis,
15 N. infraorbitalis,
16 N. mentalis.

Kopf, Caput

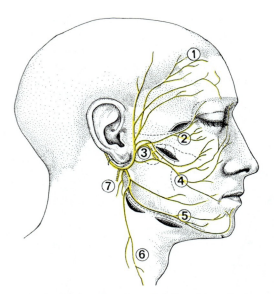

Abb. 62 Periphere Äste des N. facialis und Lage der Schnittinzisionen.
1 Rr. temporales,
2 Rr. zygomatici,
3 Plexus intraporotideus,
4 Rr. buccales,
5 R. marginalis mandibularis,
6 R. colli,
7 R. digastricus.

Masseter treten sie unter dieser hervor und strahlen fächerförmig divergierend zur Schläfen-, Jochbogen-, Wangen- und Unterkieferregion sowie mit einem *R. colli* zum Hals (Innervation des Platysma) und einem *R. auricularis* zu den Muskeln der Ohrmuschel aus.

Bei der **peripheren Fazialislähmung** sind alle mimischen Muskeln betroffen (nicht der M. levator palpebrae superioris, der vom N. oculomotorius innerviert wird). Hauptsymptome einer peripheren, meist einseitigen Lähmung oder Schwäche des N. facialis sind offen stehende Lidspalten, aufgehobener Lidschluss, herabhängender Mundwinkel auf der betroffenen Seite, mangelnde Fähigkeit den Mund zu spitzen, zu pfeifen, die Wangen aufzublasen oder die Stirn zu runzeln. **Schnittinzisionen** im Ausbreitungsgebiet des N. facialis sollten immer radiär angelegt werden.

Arterien (Abb. 3). Das Gesicht wird vorwiegend von Ästen der *A. carotis externa* und zum geringeren Teil von denen der *A. carotis interna* versorgt. Die eigentliche Gesichtsarterie ist
- die *A. facialis*. Sie entspringt aus der A. carotis externa und läuft stark geschlängelt vor dem Masseteransatz über den Unterkiefer (wo man ihren Puls fühlen und sie digital komprimieren kann) zum medialen Augenwinkel. Hier anastomosiert sie über die *A. angularis* mit der A. ophthalmica (aus der A. carotis int.). Sie entlässt viele kleine Zweige und unterhält zahlreiche Anastomosen mit den Arterien der Gegenseite und der *A. transversa faciei* (aus der A. temporalis superficialis), sodass sie ohne Gefahr unterbunden werden kann. Weitere arterielle Zuflüsse für das Gesicht kommen aus
- der *A. ophthalmica* (aus der A. carotis int.) für Stirn, Augenlider und Außenseite der Nase,
- der *A. infraorbitalis* (aus der A. maxillaris) für die Haut der Wange und das untere Augenlid,
- der *A. mentalis* (aus der A. maxillaris) für die Kinngegend und
- der *A. temporalis superficialis* (ein Endast der A. carotis ext.), die zusammen mit dem N. auriculotemporalis vor dem Ohr scheitelwärts aufsteigt.

Zwischen den Stromgebieten der *A. carotis externa, A. carotis interna* und *A. vertebralis* gibt es zahlreiche Anastomosen, z.B.
- extrakranielle Anastomosen der A. carotis externa zwischen beiden Seiten:
A. labialis superior, A. labialis inferior und *A. temporalis superficialis,*
- extra- und intrakranielle Anastomosen der A. carotis externa:
A. occipitalis (R. meningeus) – A. meningea posterior,
Aa. temporales profundae (R. meningeus) – A. meningea media,
- extra- und intrakranielle Anastomosen zwischen A. carotis externa und interna:
A. facialis – A. angularis – A. supraorbitalis - A. supratrochlearis – A. dorsalis nasi.

2.6 Gesicht, Facies

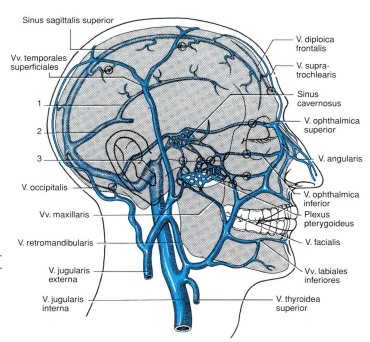

Abb. 63 Venen des Kopfes und Blutleiter der harten Hirnhaut. Innere Venen hell. Die Kommunikationen zwischen äußeren und inneren Venen sind durch Kreise markiert (Infektionspforten!).
1 Sinus sagittalis inferior,
2 Sinus rectus,
3 Bulbus superior v. jugularis.

- Anastomosen zwischen A. carotis externa und A. vertebralis:
  A. cervicalis ascendens (R. meningeus) – A. vertebralis (klinisch nachweisbar).

Diese Kurzschlüsse sind für die Anwendung moderner Methoden zur Gefäßverlegung bei pathologischen Veränderungen (Aneurysmen, Hämangiome) durch Eingriffe über die Arterienäste („interventionelle Neuroradiologie", „superselektive Embolisation") von aktueller klinischer Bedeutung.

Venen (Abb. 63). Die *V. facialis* verläuft hinter der Gesichtsarterie vom medialen Augenwinkel zum Trigonum submandibulare und mündet hier in die V. jugularis interna.

Eine wichtige **Infektionspforte** ist die Anastomose zwischen der V. facialis über die *V. angularis* mit der *V. ophthalmica superior*. Da Letztere in den Sinus cavernosus mündet, können Entzündungen aus dem Gebiet der Oberlippe, des Mittelgesichts und der Nase (Gesichtsfurunkel) direkt auf die Hirnhäute und das Gehirn übergreifen.

Die Lymphgefäße sammeln sich in den *Nll. faciales* (im Einzelnen inkonstant), *Nll. submandibulares* und *Nll. submentales*. Von hier bestehen Kommunikationen mit den Halslymphknoten.

2.6.3 Knöcherne Grundlage des Gesichts
(Abb. 64, 65)

Da die Weichteile, die den Gesichtsschädel bedecken, stellenweise nur dünn sind, lässt sich der Knochen in weitestem Ausmaß palpieren (Abb. 64). Die Grundlage der Stirn wird von der Stirnbeinschuppe, *Squama frontalis*, gebildet. Im medialen Drittel der scharfrandigen Orbitabögen fühlt man die *Incisura/Foramen frontale* und seitlich davon die *Incisura/Foramen supraorbitale* (1. Trigeminusdruckpunkt). Über der Augenhöhle erhebt sich der Augenbrauenbogen, *Arcus superciliaris*, und der Stirnbeinhöcker, *Tuber frontale*, zwischen denen die Stirnglatze, *Glabella*, liegt.

Kopf, Caput

Unter der Stirn findet sich zu beiden Seiten die Öffnung der Augenhöhle, *Aditus orbitalis*, (Abb. 81). Die Orbitaränder werden
- oben vom *Margo supraorbitalis* des Stirnbeins,
- unten vom *Margo infraorbitalis* des Jochbeins und Oberkiefers,
- seitlich vom Jochbein und
- medial vom Stirnfortsatz des Oberkiefers gebildet.

Zwischen den medialen Orbitarändern liegt die Nasenwurzel, die sich aus dem paarigen Nasenbein, *Os nasale*, und dem Stirnfortsatz, *Proc. frontalis*, beider Oberkiefer zusammensetzt.

Unterhalb der Orbita tastet man die Vorderfläche des Oberkiefers, *Facies anterior maxillae*. In der Mitte des unteren Orbitarandes liegt das *Foramen infraorbitale* (2. Trigeminusdruckpunkt) und darunter eine flache Grube, die *Fossa canina*. Medial fühlt man die Ränder der knöchernen Nasenöffnung, *Apertura piriformis*. Am unteren Ansatz des knorpligen Nasenseptums springt die *Spina nasalis anterior* des Oberkiefers vor.

Seitlich ist der Oberkiefer durch einen Jochbogenfortsatz mit dem Os zygomaticum verzahnt. Hinter dem *Proc. zygomaticus* liegt die *Facies infratemporalis*, die von der

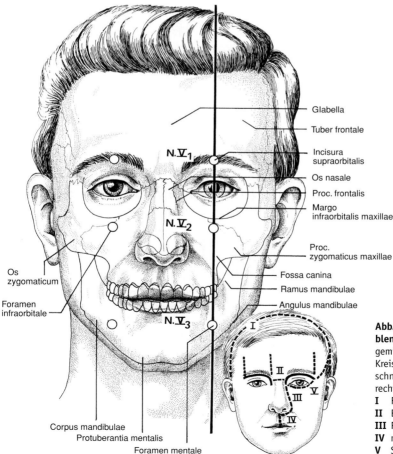

Abb. 64 Gesicht mit palpablen Knochenstellen. Die Trigeminusdruckpunkte sind durch Kreise markiert. Übliche Hautschnitte bei Operationen (unten rechts).
I Frontaler Bügelschnitt,
II Brillenschnitt,
III Paranasalschnitt,
IV medianer Oberlippenschnitt,
V Subziliarschnitt.

2.6 Gesicht, Facies

hinteren Wand der Kieferhöhle, dem *Tuber maxillae*, gebildet wird.

Am Ansatz der Oberlippe fühlt man den Alveolarfortsatz, *Proc. alveolaris*. Neugeborene haben noch keinen Alveolarfortsatz und bei zahnlosen Greisenkiefern ist er bereits wieder zurückgebildet.

Die Trigeminusdruckpunkte sind Austrittstellen der 3 Gesichtsäste des N. trigeminus. Sie liegen in einer durch die Pupille gelegten Vertikalen,

- Foramen/Incisura supraorbitale(is), *N. supraorbitalis*, 1. Trigeminusast,
- Foramen infraorbitale, *N. infraorbitalis*, 2. Trigeminusast,
- Foramen mentale, *N. mentalis*, 3. Trigeminusast.

Die **Fossa canina** ist eine wichtige Orientierungsstelle für den operativen Zugang zur Kieferhöhle bei der **Caldwell-Luc-Operation**, die bei bestimmten Entzündungen, Herderkrankungen oder bei Tumoren indiziert ist. Die Ausräumung der erkrankten Schleimhaut erfolgt nach Fensterung der fazialen Wand der Maxilla.

In der dünnwandigen Vorwölbung des Tuber maxillae liegen die Durchtrittsstellen der *Nn. alveolares superiores posteriores* für die Innervation der oberen Molaren, die bei der **Tuberanästhesie** ausgeschaltet werden. Die Injektion erfolgt bei geschlossenen Zahnreihen in die obere Umschlagfalte des Vestibulum zwischen 1. und 2. Molaren.

Der konstruktive Bau des Gesichtschädels zeigt ähnlich wie bei der Schädelbasis (Abb. 65) deutliche Strukturen einer Rahmen-

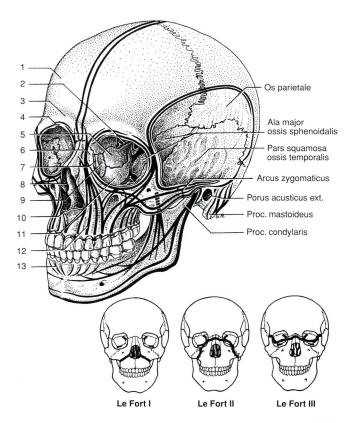

Abb. 65 Gesichtsschädel.
Rahmenkonstruktion des Schädels von vorn seitlich (oben) und typische Mittelgesichtsfrakturen nach Le Fort (unten).
1 Squama frontalis,
2 Foramina ethmoidalia,
3 Arcus superciliaris,
4 Margo supraorbitalis,
5 Lamina orbitalis ossis ethmoidalis,
6 Proc. frontalis maxillae,
7 Fossa sacci lacrimalis,
8 Apertura piriformis,
9 Os lacrimale,
10 Spina nasalis anterior,
11 Facies orbitalis maxillae,
12 Proc. alveolaris maxillae,
13 Pars alveolaris maxillae.

Kopf, Caput

konstruktion. Die Gesichtspfeiler werden hauptsächlich durch die Übertragung des Kaudrucks auf die Schädelkapsel geprägt (Abb. 65).

Bei **Frakturen des Oberkiefers** sind am häufigsten die des Alveolarfortsatzes, danach folgen Querfrakturen mit Absprengungen. Typische Transversalbrüche des Mittelgesichts bzw. Oberkiefers wurden nach Le Fort in 3 Typen eingeteilt (Abb. 65):
Le Fort I: Abriss der Maxilla oberhalb des harten Gaumens,
Le Fort II: Absprengung des gesamten Mittelgesichts, wobei die Bruchlinie durch Nasenwurzel, Orbita und Jochbein verläuft,
Le Fort III: Abtrennung des Gesichtsschädels vom Hirnschädel, wobei die Frakturlinie durch Nasenwurzel, Orbita und Jochbogen verläuft.
Eine isolierte Nasenknochenfraktur wird gelegentlich als **Le Fort IV** bezeichnet.
Nebenverletzungen bei Oberkieferfrakturen betreffen die Kiefer-, Augenhöhle sowie Gefäße und Nerven des Gesichts.

2.6.4 Unterkiefer, Mandibula
(Abb. 65 bis 67, 90)

Unterhalb der Mundspalte liegt der Unterkieferkörper, *Corpus mandibulae*, dessen vorspringendes Kinn, *Protuberantia mentalis*, ein Charakteristikum des rezenten Menschen ist. Unten am Kinn fühlt man beiderseits ein kleines Höckerchen, *Tuberculum mentale*, und weiter zungenwärts die *Spina mentalis*. Unterhalb vom 1. oder 2. Prämolar liegt das *Foramen mentale* (3. Trigeminusdruckpunkt).

Oberhalb der Kinnlippenfurche tastet man den Alveolarteil des Unterkiefers, *Pars alveolaris*. Der hintere Rand des Unterkieferastes, *Ramus mandibulae*, und der Unterkieferwinkel, *Angulus mandibulae*, sind seitlich zu fühlen. Die Seitenfläche des Unterkieferastes wird vom M. masseter und von der Ohrspeicheldrüse bedeckt. Unmittelbar vor dem Ohr liegt das Kiefergelenk (Abb. 48, 67). Der Gelenkfortsatz des Unterkiefers, *Proc. condylaris*, trägt den Gelenkkopf, *Caput mandibulae*, der durch den Unterkieferhals, *Collum mandibulae*, mit dem Ramus verbunden ist. Vor dem Gelenkfortsatz erhebt sich der Kronenfortsatz, *Proc. coronoideus*, an dem der M. temporalis inseriert. Er liegt medial vom Jochbogen und ist palpatorisch von außen nicht zu erreichen. Man fühlt ihn aber von der Mundhöhle aus, wenn man den vorderen

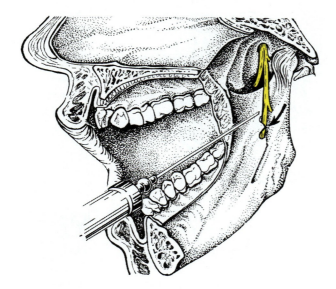

Abb. 66 N. alveolaris inferior.
Topographie bei weit geöffnetem Mund und Lage der Kanüle zur Leitungsanästhesie am Foramen mandibulae. (Aus G.-H. Schumacher, Anatomie für Zahnmediziner, Hüthig 1997)

2.6 Gesicht, Facies

Rand des Kieferastes nach oben verfolgt. Auf der Innenseite des Unterkieferastes liegt etwa in Höhe der Kaufläche das *Foramen mandibulae* (Abb. 90, 98), durch das der N. alveolaris inferior mit der gleichnamigen Arterie in den Unterkieferkanal, *Canalis mandibulae*, eintritt. An der Innenseite des Unterkieferkörpers verläuft schräg von hinten oben nach vorn unten die *Linea mylohyoidea*, die dem *M. mylohyoideus* zum Ansatz dient.

Bei **Leitungsanästhesien** zur Unterbrechung des N. alveolaris inferior (Abb. 66) wird das Lokalanästhetikum etwa einen Finger breit oberhalb des *Foramen mandibulae* deponiert. Das Foramen mandibulae ist durch einen kleinen Knochenvorsprung, *Lingula mandibulae*, und dem daran ansetzenden *Lig. sphenomandibulare* verdeckt.

2.6.5 Kiefergelenk und Kaumuskeln

Im Kiefergelenk, *Articulatio temporomandibularis,* artikulieren das *Caput mandibulae* (Abb. 48, 67) mit dem Schläfenbein in der *Fossa mandibularis.* Das Pfannendach fällt nach vorn zum *Tuberculum articulare* ab.

Da es relativ dünn ist, können vom Kiefergelenk ausgehende entzündliche Prozesse in die mittlere Schädelgrube durchbrechen. Ein Discus articularis teilt das Kiefergelenk in einen oberen und einen unteren Gelenkspalt. Am Kiefergelenk gibt es 3 Bänder,
- das *Lig. laterale* verstärkt die Gelenkkapsel außen,
- das *Lig. sphenomandibulare* und
- das *Lig. stylomandibulare* ziehen zur Innenseite des Unterkieferastes, ohne die Kapsel zu berühren.

Abb. 67 Kaumuskeln und Kiefergelenk.
a Sagittalschnitt durch das Kiefergelenk.
b Zugrichtungen der Kaumuskeln am Beispiel einer Unterkieferfraktur im Bereich des Foramen mentale, das proximale Fragment wird nach oben und das distale nach unten gezogen.
c Luxation des Kiefergelenks, das Kieferköpfchen ist vor das Tuberculum articulare gerutscht.
d Kiefergelenk im Sagittalschnitt. (Original: Dr. med. A. Hüls, Göttingen)

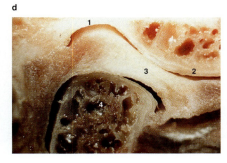
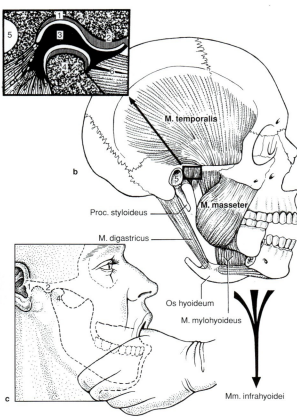

1 Fossa mandibularis,
2 Tuberculum articulare,
3 Discus articularis,
4 Proc. condylaris,
5 Meatus acusticus externus,
6 M. pterygoideus lateralis.

Kopf, Caput

Hinter dem Kiefergelenk liegt der äußere Gehörgang. Bei Gewalteinwirkungen auf das Kinn kann das Kieferköpfchen dessen vordere Wand beschädigen, sofern es nicht vom Gelenkfortsatz abbricht.

Zwischen Kiefergelenk und Ohr ziehen der N. auriculotemporalis und die A. temporalis superficialis mit den gleichnamigen Venen zur Kopfschwarte (Abb. 3, 99). Medial liegt die Fissura petrotympanica (Glaser), die der Chorda tympani zum Durchtritt dient.

Im Kiefergelenk werden Scharnierbewegungen, sagittale Gleitbewegungen und Rotationsbewegungen ausgeführt. Rutscht das Kieferköpfchen bei maximaler Mundöffnung unter das Tuberculum articulare nach vorn (**Unterkieferluxation**), dann kann der Mund nicht mehr geschlossen werden. Die Reposition erfolgt, indem der Unterkiefer durch Druck auf die unteren Zahnreihen nach unten und hinten geführt wird.

Operativ kann das Kiefergelenk durch Schnittführung hinter dem Ohr (retroaurikulär) oder vor dem Ohr (präaurikulär) unterhalb des Jochbogens freigelegt werden.

Die Kaumuskeln (Abb. 67) bewegen den Unterkiefer gegen den Oberkiefer.

1. Der *M. masseter* zieht vom Jochbogen zur Seitenfläche des Unterkieferastes,
2. der *M. temporalis* aus der Fossa temporalis zum Proc. coronoideus,
3. der *M. pterygoideus medialis* vom Flügelfortsatz des Keilbeins zur Innenfläche des Unterkieferastes und
4. der *M. pterygoideus lateralis* von der Lamina lateralis des Flügelfortsatzes und der Unterfläche des Keilbeinflügels zum Collum mandibulae und Discus articularis.

Alle Kaumuskeln, mit Ausnahme des M. pterygoideus lateralis, sind Heber des Unterkiefers. Da sie aber in verschiedenen Richtungen von der Vertikalen abweichen, können sie den Unterkiefer gleichzeitig nach vorn, zur Seite und nach hinten ziehen. Als Abkömmlinge des 1. Branchialbogens werden sie vom N. trigeminus innerviert.

Bei **Läsionen der motorischen Trigeminuswurzel** sind die Schläfen eingesunken (Temporalisatrophie), und der Unterkiefer weicht zur erkrankten Seite ab.

Ein typisches Symptom für den allgemeinen **Tetanus** ist eine durch die Starre der Kaumuskulatur auftretende Kiefersperre (Trismus).

Fragen zum Selbststudium

1. Beschreiben Sie die Grenzen des Gesichts.   82
2. In welchen Bereichen des Gesichts konzentrieren sich die mimischen Muskeln?   82
3. Welcher Hirnnerv versorgt die Gesichtshaut?   83
4. Aus welchem Branchialbogen stammen die mimischen Muskeln und der N. facialis?   82
5. Beschreiben Sie die Verlaufsrichtung der Fazialisäste im Gesicht.   85, 86
6. Wie sollten Schnittinzisionen im seitlichen Gesichtsbereich zur Schonung des N. facialis angelegt werden?   86
7. Nennen Sie die Symptome einer peripheren Fazialislähmung.   86
8. Aus welchen Arterien kommt die Blutversorgung für das Gesicht?   86
9. Welche Anastomosen zwischen A. carotis externa – interna – A. vertebralis kennen Sie?   86, 87
10. Beschreiben Sie die wichtigste venöse Infektionspforte des Gesichts.   87
11. Wo kommunizieren Kopfvenen mit Blutleitern der Dura mater cranialis?   14, 87
12. Wo liegen die regionalen Lymphknoten des Gesichts?   87

2.7 Augenregion, Regio orbitalis

13	Welche Knochen bilden den Rahmen der Orbita?	88	**18** Welche Knochen artikulieren im Kiefergelenk?	91
14	Wo liegen die Trigeminusdruckpunkte?	88, 89	**19** Welcher Muskel ist mit dem Discus des Kiefergelenks verbunden?	92
15	Welche klinische Bedeutung hat die Fossa canina?	89	**20** Unter welchen Umständen kann eine maximale Mundöffnung eine Luxation des Kiefergelenks auslösen?	92
16	Beschreiben Sie den konstruktiven Bau des Gesichtsschädels.	89, 90	**21** Welche Strukturen liegen hinter dem Kiefergelenk?	92
17	Wo liegt das Foramen mandibulae und welche Leitungsbahnen treten hier ein bzw. aus?	90	**22** Aus welchem Branchialbogen stammen die Kaumuskeln und der N. trigeminus?	92

2.7 Augenregion, Regio orbitalis

Die Augenregion umfasst das Gebiet der Augenlider einschließlich der Augenbrauen (Abb. 1) und die Augenhöhle, *Orbita*, mit ihrem Inhalt. In der Augenhöhle befinden sich Augapfel mit bindegewebiger Kapsel, Fettkörper, Sehnerv, Augenmuskeln, Lidheber, Nerven und Gefäße sowie Tränendrüse. Die Augenhöhle wird vom Periost, *Periorbita*, ausgekleidet. Die Periorbita überzieht alle Öffnungen und wird durch die in ihr enthaltenen glatten Muskelfasern, *M. orbitalis*, in einem gewissen Spannungszustand gehalten.

2.7.1 Augenlider, Palpebrae
(Abb. 68, 69)

Oberes und unteres Augenlid, *Palpebra superior* und *inferior*, vereinigen sich an den Augenwinkeln in der *Commissura medialis* und *lateralis palpebrarum* (Abb. 68). Ihr freier Rand umschließt die Lidspalte, *Rima palpebrarum*. Am medialen Augenwinkel liegt der Tränensee, *Lacus lacrimalis*, mit dem Tränenwärzchen, *Caruncula lacrimalis*.

Die vordere Lidkante ist mit Augenwimpern, *Cilia*, (3–4 Reihen) besetzt, an deren Schäften Talg- und Schweißdrüsen, *Gll. sebaceae* (Zeis) und *Gll. ciliares* (Moll), münden. Auf der hinteren Lidkante liegen die Öffnungen der *Gll. tarsales* (Meibom).

Anschwellungen der Liddrüsen werden im Volksmund als „Gerstenkorn" oder „Hagelkorn" bezeichnet. Das **„Gerstenkorn" (Hordeolum)** ist eine schmerzhafte Entzündung der Zeis-Drüsen an der vorderen Lidkante, sie neigt zur Abszessbildung mit Eiterentleerung nach außen. Das **„Hagelkorn" (Chalazion)** ist eine Schwellung der Meibom-Drüsen an der inneren Lidseite, die meist auf Sekretstauung beruht und im Gegensatz zum Hordeolum kaum schmerzhaft ist. Sie bildet sich später zu einem indolenten Knoten um, der operativ ausgeschält werden kann.

Das lockere subkutane Bindegewebe der Augenlider kann viel Flüssigkeit aufnehmen. **Lidödeme** sind daher auch Symptome für angioneurotische Erkrankungen (Allergie) sowie für Herz- und Niereninsuffizienzen.

Die Befestigung der Augenlider erfolgt durch
- das *Septum orbitale* an den Orbitarändern,
- das *Lig. palpebrale mediale* an der Crista lacrimalis anterior und
- das *Lig. palpebrale laterale* am Jochbein.

Die Lidplatte, Tarsus, dient der Versteifung des Augenlids und dem Ansatz des Septum orbitale. Tarsus und Septum orbitale schließen die Orbita vorn ab und werden vom *M. orbicularis oculi* bedeckt. Ober- und Unterlid enthalten außerdem glatte, sympathisch innervierte Muskelfasern, *M. tarsalis superior* und *inferior* (Müller). In das Oberlid strahlt der Lidheber, *M. levator palpebrae superioris*, ein (Abb. 69).

Bei Unterbrechungen des Halssympathikus (**Stellatumblockade**) entsteht das Bild des **Horner-Symptomenkomplexes:** Das Oberlid hängt herab (Ptosis), die Pupille verengt sich (Miosis) und der Augapfel sinkt ein (Enophthalmus). Durch Narbenzug, Lähmungen, Missbildungen u. a. m. können die Augenlider nach außen (Ektropium) oder innen (Entropium) gekehrt sein.

Die Bindehaut, *Tunica conjunctiva,* verbindet die Augenlider mit dem Augapfel. Sie ist mit dem Tarsus als *Tunica conjunctiva palpebrarum* fest verwachsen. Mit dem Augapfel ist sie locker verbunden, sodass sie bei Hornhautverletzungen chirurgisch als „Verband" über die Cornea gezogen werden kann. Am *Fornix conjunctivae superior* und *inferior* schlägt sie in die *Tunica conjunctiva bulbi* um. In den oberen Konjunktivalsack münden die Ausführungsgänge der Tränendrüse (5 bis 15). Am medialen Augenwinkel bildet die Bindehaut die sichelförmige *Plica semilunaris conjunctivae.*

Nerven. Sensibel werden die Augenlider von *Rr. palpebrales* (aus dem N. trigeminus) innerviert. Der *N. infratrochlearis* gibt von medial her Zweige an beide Augenlider ab, der *N. lacrimalis* versorgt den seitlichen Augenwinkel und der *N. infraorbitalis* mit *Rr. palpebrales inferiores* das Unterlid.

Der M. orbicularis oculi (mimischer Muskel) wird vom *N. facialis* und der M. levator palpebrae superioris vom *N. oculomotorius* (Ptosis bei Lähmung) versorgt.

Sympathische Fasern für den M. tarsalis superior und inferior kommen aus dem *Plexus nervosus caroticus internus.*

Die Arterien entstammen der *A. ophthalmica* (aus der A. carotis int.).
- Die *Aa. palpebrales mediales* aus der A. supratrochlearis und
- die *Aa. palpebrales laterales* aus der A. lacrimalis vereinigen sich zu Gefäßbögen,
- dem *Arcus palpebralis superior* und
- dem *Arcus palpebralis inferior.*

Die Arterienbögen anastomosieren mit dem R. frontalis der A. temporalis superficialis und der A. angularis aus der A. facialis (Zusammenfluss von A. carotis ext. und int.).

Die arterielle Versorgung der Bindehaut erfolgt durch
- die *Aa. conjunctivales posteriores* aus der A. lacrimalis und
- die *Aa. conjunctivales anteriores* aus den Aa. ciliares anteriores.

Die Cornea ist von einem zirkulären Randschlingennetz umgeben, das bei Entzündungen der Bindehaut deutlich in Erscheinung tritt (ziliare und konjunktivale Injektion).

Die Venen bilden ein subkutanes Netz, das am oberen Orbitarand mit den Vv. supratrochleares, seitlich mit den Vv. temporales superficiales und medial über die V. angularis mit der V. facialis und V. ophthalmica superior anastomosiert. Der Abfluss erfolgt in die V. jugularis interna.

Die Lymphgefäße fließen medial zu den Nll. faciales und Nll. mandibulares und lateral zu den Nll. parotidei superficiales et profundi (Abb. 125).

2.7.2 Tränenapparat, Apparatus lacrimalis
(Abb. 68)

Der Tränenapparat besteht aus der Tränendrüse und den ableitenden Tränenwegen. Während sich die Tränendrüse seitlich unter dem Orbitadach in einer flachen Grube befindet (wo sie nicht palpabel ist), beginnen die ableitenden Tränenwege mit den Tränenpunkten am medialen Lidwinkel.

Die Tränendrüse, *Gl. lacrimalis,* wird durch die Sehne des M. levator palpebrae superioris in einen oberen und unteren Teil, *Pars orbitalis* und *Pars palpebralis,* gespalten.

Die abführenden Tränenwege beginnen mit dem *Punctum lacrimale* des Ober- und Unterlids. Durch die etwa 1 cm langen, hakenförmig gebogenen Tränenkanälchen, *Canaliculi lacrimales,* gelangt die Tränenflüssigkeit in den ca. 1 cm langen Tränensack, *Saccus lacrimalis.* Dieser liegt an der medialen unteren Ecke der Orbita in der *Fossa sacci lacrimalis* und wird vorn und hinten vom Lig. palpebrale mediale eingefasst.

2.7 Augenregion, Regio orbitalis

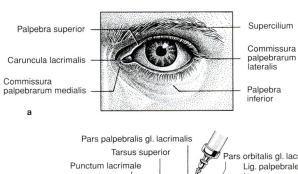

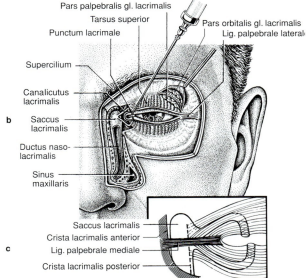

Abb. 68 Regio orbitalis.
a Augenlider.
b Befestigung der Augenlider und Tränenapparat.
c Tränenkanälchen (nach J. Rohen 1969 leicht verändert).

Die **Tränenkanälchen** sind von einem komplizierten Längs- und Ringmuskelsystem umgeben, das nach dem Prinzip der Druck-Saug-Pumpe funktioniert (Rohen 1973). Sie können nach Kontrastfüllung röntgenologisch dargestellt und auch sondiert werden. Dazu wird eine dünne Kanüle ins Punctum lacrimale eingeführt (Abb. 68).

Der Tränensack geht in den 1,2 bis 1,4 cm langen Tränennasengang, *Ductus nasolacrimalis*, über, der im unteren Nasengang hinter einer kleinen Schleimhautfalte, *Plica lacrimalis* (Hasner), mündet.

Nerven. Die Tränendrüse wird sensibel vom *N. lacrimalis* (aus dem 1. Trigeminusast) und sekretorisch vom *N. petrosus major* (Intermediusanteil des N. VII) innerviert. Nach der Umschaltung im Ganglion pterygopalatinum schließen sich die postganglionären Fasern des N. petrosus major dem N. zygomaticus an und gelangen durch einen R. communicans zum N. lacrimalis. Sympathisch wird die Tränendrüse von Zweigen des *Plexus nervosus caroticus internus* innerviert.

2.7.3 Augapfel, Bulbus oculi
(Abb. 69, 70)

Der Augapfel, *Bulbus oculi* (Abb. 69), liegt im vorderen Teil der Orbita, etwas näher zur oberen und äußeren Wand; der Augenabstand von der Pupillenmitte (rechts und links) beträgt 56 bis 61 mm. Der Hornhautscheitel befindet sich in gleicher Höhe mit dem oberen und unteren Orbitarand und etwas vor dem seitlichen Rand der Augenhöhle.

Kopf, Caput

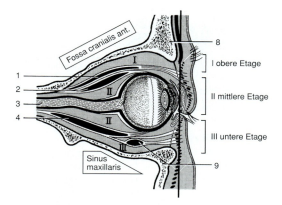

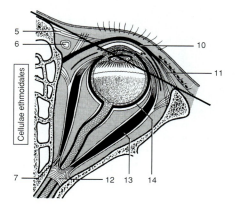

Abb. 69 Lage des Augapfels in der Augenhöhle im Sagittalschnitt (oben) und im Horizontalschnitt (unten).
 1 M. levator palpebrae superioris,
 2 M. rectus superior bulbi,
 3 N. opticus,
 4 M. rectus inferior bulbi,
 5 Lig. palpebrale mediale,
 6 Ductus nasolacrimalis,
 7 M. rectus medialis,
 8 Os frontale,
 9 M. obliquus inferior bulbi,
10 Palpebra superior,
11 Lig. palpebrale laterale,
12 Anulus tendineus communis (Zinn),
13 M. rectus lateralis bulbi,
14 Vagina bulbi (Tenon).

Vorverlagerungen des Bulbus (**Exophthalmus**) werden bei stärkerer retroorbitaler Blutfülle, Basedow-Krankheit, Retrobulbärphlegmone u. a. m., Rückverlagerungen (**Enophthalmus**) bei Flüssigkeitsverlusten beobachtet. Da der Bulbus medial von der Nase geschützt wird, treffen ihn Verletzungen meist von lateral, von wo aus er auch operativen Eingriffen zugänglich ist.

Der Augapfel ist im Orbitafettkörper, *Corpus adiposum orbitae*, von einer formstabilen Bindegewebskapsel, *Vagina bulbi* (Tenon-Kapsel, Abb. 69, 76b), umgeben, die hinten am N. opticus und vorn an der Grenze zur Cornea mit der Sclera verwachsen und an den Durchtrittsstellen der Augenmuskeln mit deren Faszie verbunden ist. Zwischen der Tenon-Kapsel und der Sclera befindet sich ein Bindegewebsspalt, *Spatium episclerale*, in dem sich der Bulbus wie in einem Kugelgelenk drehen kann.

Am Augapfel gibt es einen vorderen Pol, *Polus anterior bulbi oculi*, an der Konvexität der Hornhaut und einen hinteren Augenpol, *Polus posterior bulbi oculi*, lateral vom Abgang des Sehnerven. Die Entfernung zwischen beiden Augenpolen ist die äußere Augenachse, *Axis externus bulbi oculi*, die innere Augenachse, *Axis internus bulbi oculi*, wird von der Hinterfläche der Cornea bis zur Innenfläche der Netzhaut gemessen. Die Sehachse, *Axis opticus*, folgt dem Sehstrahl, der auf die *Fovea centralis retinae* trifft (Abb. 70).

Die **Länge der Augenachse** ist für den Sehvorgang von großer Bedeutung. Beim normalsichtigen *(emmetropen)* Auge ist die Augenachse so lang, dass sich die aus dem Unendlichen kommenden Lichtstrahlen auf der Netzhaut treffen. Ist sie länger, dann vereinigen sie sich vor der Netzhaut und es entsteht **Kurzsichtigkeit (Myopie)**, ist sie verkürzt, dann entsteht **Weitsichtigkeit (Hypermetropie oder Hyperopie)**.

Die Maße des Augapfels (aus J. Sobotta, H. Becher 1973, auf eine Stelle nach dem Komma aufgerundet) sind folgende:

2.7 Augenregion, Regio orbitalis

Achsenlänge des Bulbus	mm
außen	24,3
innen	21,7
Durchmesser der Cornea	
horizontal	11,9
vertikal	11,0
Durchmesser des Augapfels	
äquatorial	24,3
vertikal	23,6
Achsenlänge der Linse	
sagittal	4,0
äquatorial	9,5
Krümmungsradius	
Sclera	12,7
Cornea	7,8
Entfernung	
Cornea – Linse	3,0
Linse – Netzhaut	14,5

Die Wand des Augapfels besteht aus 3 Häuten:
- Die äußere Augenhaut, *Tunica fibrosa bulbi*, wird von der Lederhaut, *Sclera*, und am vorderen Pol des Augapfels von der gefäßlosen Hornhaut, *Cornea*, gebildet. Sie dient dem mechanischen Schutz des Auges und der Konstanterhaltung seiner Form.
- Zur mittleren Augenhaut, *Tunica vasculosa bulbi*, gehören die Aderhaut, *Choroidea*, der Ziliarkörper, *Corpus ciliare*, (Akkommodationsapparat) und die Regenbogenhaut, *Iris*. In der Klinik werden diese 3 Abschnitte auch als *Uvea* bezeichnet.
- Die innere Augenhaut, *Tunica interna bulbi*, besteht aus der Netzhaut, *Retina*, mit einem lichtempfindlichen Teil, *Pars optica retinae*, wo die Umwandlung von Lichtreizen in Nervenimpulse erfolgt, und einem blinden Teil, *Pars caeca retinae*.

Der lichtbrechende Apparat liegt im vorderen, der **Wahrnehmungsapparat** im hinteren Abschnitt des Augapfels.

Im Inneren des Augapfels sind 3 Binnenräume zu unterscheiden (Abb. 70, 71, 73):
- **Die vordere Augenkammer,** *Camera anterior bulbi*, ist der Raum zwischen Hornhaut, Iris und Linse. Sie enthält ebenso wie die hintere klares Kammerwasser (Humor aquosus, 0,2–0,3 ml).
- **Die hintere Augenkammer,** *Camera posterior bulbi*, befindet sich zwischen Iris, Ziliarkörper und Linse. Beide Augenkammern kommunizieren miteinander.
- **Der Glaskörperraum,** *Camera vitrea bulbi*, enthält den Glaskörper, *Corpus vitreum*.

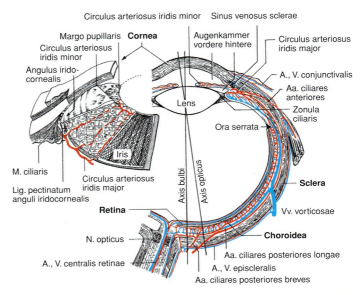

Abb. 70 Schnitt durch den Augenbulbus, links daneben Rekonstruktionsschema der Iris.

Kopf, Caput

Das Kammerwasser dient der Ernährung der gefäßlosen Gewebe des Auges. Es wird von den Kapillaren des Ziliarkörpers gebildet und fließt von der hinteren Augenkammer durch den Pupillarrand in die vordere Augenkammer, wo der Abfluss am Kammerwinkel erfolgt.

Im Kammerwinkel, *Angulus iridocornealis,* befindet sich ein kollagenes Faserwerk, durch dessen Maschen (Fontana-Räume) das Kammerwasser in den Sinus venosus sclerae (Schlemm-Kanal) in das Venensystem des Auges abfließt.

Gleichmäßiger Zu- und Abfluss von Kammerwasser gewährleistet einen konstanten **Augenbinnendruck,** der 14-17 mmHg beträgt. Regulationsstörungen führen zum erhöhten Augendruck („grüner Star", **Glaukom**) mit zunehmendem Gesichtsfeldverfall. Das ist eine häufige Erblindungsursache im Erwachsenenalter.

Äußere Augenhaut, Tunica fibrosa bulbi

Die Lederhaut, *Sclera,* bedeckt die hinteren 4/5 des Augapfels und vereinigt sich am Abgang des N. opticus mit der Durascheide des Sehnerven. Nasal vom hinteren Augenpol befindet sich eine siebartige Platte, *Lamina cribrosa sclerae,* die den Sehnervenfasern zum Durchtritt dient. Vorn wird die Sclera von der Bindehaut des Auges, *Conjunctiva bulbi,* bedeckt, vom Orbitafett ist sie durch die *Vagina bulbi* (Tenon-Kapsel) getrennt.

Die mechanische Beanspruchung der Sclera unterliegt den Kräften des Augenbinnendrucks und der Zugspannung der äußeren Augenmuskeln, die in der Lederhaut ansetzen. Verformungen der äußeren Augenhaut, die zur Verlängerung oder Verkürzung der Augenachse führen, haben Kurzsichtigkeit (Myopie) oder Weitsichtigkeit (Hyperopie) zur Folge.

Die Hornhaut, *Cornea,* ist wie ein Uhrglas in die Lederhaut eingelassen; der erhabene Korneaband bildet den *Limbus corneae*. Sie ist gekrümmt und wirkt optisch als Sammellinse. Ihre Transparenz beruht auf der Zusammensetzung der Grundsubstanz, die den gleichen Brechungsindex hat wie die Fasern und das Kammerwasser.

Die **Cornea** besitzt keine Blutgefäße, ihre Ernährung erfolgt durch **Diffusion.** Auf Grund ihres niedrigen Stoffwechsels kann man konservierte Leichenkornea transplantieren. Der Schichtenbau ihrer Lamina propria ermöglicht es auch, partielle Hornhauttransplantationen vorzunehmen (lamelläre Keratoplastik).

Die sehr gute Innervation des Hornhautepithels verleiht ihr eine große Empfindlichkeit gegen Berührung, Verletzung und Austrocknung (Lidschlussreflex). Letzterer ist für die Befeuchtung zur Erhaltung der Transparenz der Hornhaut von entscheidender Bedeutung. Infiltrationen, Ulzerationen oder Narbenbildungen können durch Veränderung der Krümmungsradien zum **Astigmatismus** führen, der Unschärfen und Verzerrungen von Abbildungen bewirkt.

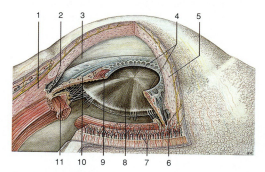

Abb. 71 Vorderer Teil des Auges, z. T. eröffnet. (Aus [1])
1 Sclera,
2 Angulus iridocornealis,
3 Camera anterior bulbi,
4 Pupilla,
5 Cornea,
6 Nn. ciliares longi,
7 Vasa conjunctivales,
8 Lens,
9 M. sphincter pupillae,
10 Iris,
11 Corpus ciliare.

Mittlere Augenhaut, Tunica vasculosa bulbi

Die mittlere Augenhaut (Abb. 72) besteht aus Aderhaut, Ziliarkörper und Iris. Ihre Hauptfunktionen sind die Blutversorgung des Augapfels, Bildung und Abfluss des Kammerwassers sowie die Akkommodation und Abblendung einfallender Lichtstrahlen.

2.7 Augenregion, Regio orbitalis

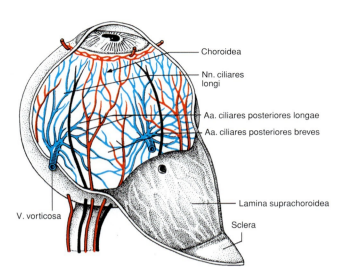

Abb. 72 Mittlere Augenhaut.
(Aus G.-H. Schumacher, Anatomie für Zahnmediziner, Hüthig 1997)

Die Aderhaut, *Choroidea,* zwischen Sclera und Pars optica der Retina gelegen, bildet den größeren Teil der mittleren Augenhaut. Mit der Lederhaut ist sie durch eine lockere Grenzschicht, *Lamina suprachoroidea,* verbunden. In ihren mit Lymphe gefüllten Spalträumen verlaufen die
- *Nn. ciliares longi* und *breves,*
- 2 *Aa. ciliares posteriores longae,*
- ca. 10-15 *Aa. ciliares posteriores breves* und
- 4 *Vv. vorticosae.*

Der Ziliarkörper, *Corpus ciliare,* liegt zwischen Ora serrata und Iriswurzel. Er enthält den Akkommodationsmuskel, *M. ciliaris,* und ein reichliches Kapillarnetz zur Produktion des Kammerwassers. Man gliedert das Corpus ciliare in 2 Zonen:
- Die Innenzone, *Corona ciliaris* besteht aus 70-80 radialen kapillarisierten Falten,
- die abgeflachte Außenzone, *Orbiculus ciliaris,* reicht bis zur Ora serrata. Sie dient der Verankerung der Zonulafasern in der Basalmembran des Ziliarepithels.

Der M. ciliaris besteht aus glatten Muskelfasern mit 3 unterschiedlich verlaufenden Fasersystemen.

- Die äußeren *Fibrae meridionales* (Brücke-Muskel) ziehen von der Cornea zur Aderhaut (Bruch-Membran),
- die inneren *Fibrae circulares* (Müller-Ringmuskel) verlaufen am inneren Rand des Ziliarwulstes,
- die *Fibrae radiales* durchkreuzen die beiden genannten Systeme.

Die Innervation des M. ciliaris erfolgt parasympathisch vom N. oculomotorius und sympathisch vom N. caroticus internus.

Der Aufhängeapparat der Linse besteht aus einem Faserwerk, das von der Lamina basalis des Ziliarkörpers zum Linsenäquator zieht und von Kammerwasser durchflossen wird.

Die Regenbogenhaut, *Iris,* ist eine vor der Linse gelegene Blende mit zentralem Sehloch, *Pupilla,* welche die Beleuchtungsintensität für die Netzhaut regelt. Ihr Pigmentgehalt bestimmt die Augenfarbe.

Die Irismuskeln gehören zur glatten Muskulatur und werden von vegetativen Nerven innerviert.
- Der *M. sphincter pupillae* wird parasympathisch (!) vom N. oculomotorius,
- der *M. dilatator pupillae* sympathisch (!) vom N. caroticus internus versorgt.

Die Irisarterien bilden im Irisstroma 2 Arterienringe:
- *Circulus arteriosus iridis major* an der Iriswurzel und
- *Circulus arteriosus iridis minor* am Pupillenrand.

Zum Akkommodationsapparat (Abb. 73) gehören die Linse, ihr Aufhängeapparat, der Ziliarkörper und die Aderhaut. Durch den Zug der elastischen Bruch-Membran wird die Linse abgeplattet und das Auge auf Fernsehen eingestellt. Mit der Kontraktion des M. ciliaris erschlaffen die Zonulafasern, die Linse folgt ihrer Eigenelastizität und nimmt eine stärkere Rundung an. Damit erhöht sich die Brechkraft, und das Auge wird auf Nahsicht eingestellt.

Die Linse, *Lens,* ist bikonvex mit stärkerer hinterer Krümmung. Die zellfreie Linsensubstanz besteht aus Linsenfasern; man unterscheidet eine wasserreiche Außenzone, *Cortex lentis,* und einen wasserarmen Linsenkern, *Nucleus lentis.* Die Aufhängung der Linse erfolgt durch Zonulafasern, *Zonula ciliaris* (Zinn), die mit zahlreichen Fibrillen, *Fibrae zonulares,* am Linsenäquator ansetzen.

Mit zunehmendem Alter verhärtet sich der Linsenkern. Das Nachlassen der Linsenelastizität behindert die Naheinstellung (Akkommodation) des Auges und führt zur **Alterssichtigkeit.** Eine Linsentrübung, die verschiedene Ursachen haben kann, bezeichnet man als **grauen Star (Katarakt).** Die Linse kann mikrochirurgisch risikoarm entfernt und durch ein Linsenimplantat ersetzt werden.

Der Glaskörperraum, *Camera vitrea bulbi,* wird mit Ausnahme des vorderen Abschnitts von der Netzhaut umschlossen. Der Glaskörper, *Corpus vitreum,* besteht aus einer gallertigen Masse mit einem Wasseranteil von 98% und einem feinen Fibrillenwerk, das sich an der Oberfläche zu einer Rindenschicht verdichtet.

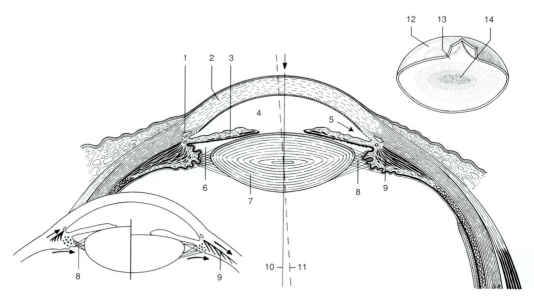

Abb. 73 Horizontalschnitt durch den vorderen Teil eines rechten Auges, Schema der Akkommodation (unten links) und Linse aufgeschnitten (oben rechts).

1 Sinus venosus sclerae,
2 Cornea,
3 Iris,
4 Camera anterior bulbi,
5 Angulus iridocornealis,
6 Camera posterior bulbi,
7 Lens,
8 Zonula ciliaris,
9 M. ciliaris,
10 Axis bulbi,
11 Axis opticus,
12 Capsula lentis,
13 Cortex lentis,
14 Nucleus lentis.

2.7 Augenregion, Regio orbitalis

Die Gefäßversorgung des Augapfels erfolgt durch 2 Arteriensysteme, die Ziliararterien und die A. centralis retinae (beide aus der *A. ophthalmica*).

Die Ziliararterien penetrieren die Sclera in der Umgebung des N. opticus und verlaufen im Spatium perichoroideum.
- 10-15 *Aa. ciliares posteriores breves* versorgen die Choroidea,
- 2 *Aa. ciliares posteriores longae* ziehen nach vorn zum M. ciliaris, wo sie zusammen mit den Aa. ciliares anteriores den *Circulus arteriosus iridis major* bilden, der durch Anastomosen mit dem *Circulus arteriosus iridis minor* am Pupillenrand kommuniziert.

Die A. centralis retinae tritt etwa 1 cm hinter dem Bulbus in den Sehnerven ein. Am Discus n. optici teilt sie sich in eine
- *Arteriola temporalis retinae superior* und *inferior,*
- *Arteriola nasalis retinae superior* und *inferior* sowie
- *Arteriola macularis superior, inferior* und *media.*

Die gleichnamigen Venen gehören zum Stromgebiet der *V. ophthalmica superior* und *inferior.*

Die Netzhaut, *Retina,* setzt sich aus 2 Lamellen zusammen, der äußeren Pigmentepithelschicht, *Pars pigmentosa,* und der innen gelegenen *Pars nervosa.* Die Pars nervosa wird in einen lichtempfindlichen Teil, *Pars optica retinae,* und den lichtunempfindlichen Abschnitt, *Pars caeca retinae,* unterteilt; die Grenze zwischen beiden ist die *Ora serrata.* Die Pars optica bekleidet den hinteren Abschnitt des Augapfels, der blinde Teil die Rückfläche des Ziliarkörpers, *Pars ciliaris retinae,* und der Iris, *Pars iridica retinae.*

Der Augenhintergrund ist das Gebiet der Pars nervosa der Netzhaut, die beim Augenspiegeln untersucht wird. Die rötliche Farbe entsteht durch das hinter der Netzhaut gelegene Pigmentepithel und das in der Choroidea befindliche Blut, von der sich die Netzhautgefäße und die Macula lutea deutlich abheben (Abb. 74).

Typische Veränderungen der sichtbaren Strukturen treten nicht nur bei bestimmten Augenleiden auf, sondern sind auch Indikatoren für Allgemeinerkrankungen wie Hypertonie, Arteriosklerose, Diabetes mellitus und Erkrankungen des Zentralnervensystems. Die direkte Visualisierung der Mikrozirkulation in den Netzhautgefäßen gehört auch zum Repertoire von Verlaufsbeobachtungen zahlreicher Erkrankungen.

Eine **Netzhautablösung (Ablatio retinae)** ist die Trennung des Pigmentepithels von den Rezeptorzellen. Dadurch wird der Metabolismus der Stäbchen und Zapfen stark beeinträchtigt mit der Folge eines Funktionsverlustes, der bis zur vollständigen **Erblindung (Amaurose)** führen

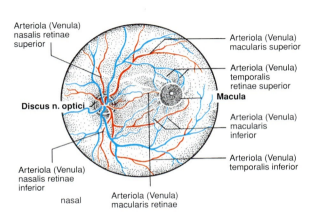

Abb. 74 Augenhintergrund mit Verzweigungsmuster der A. und V. centralis retinae.

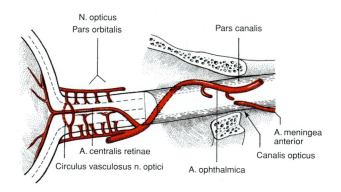

Abb. 75 Arterielle Versorgung des N. opticus (nach L. Perlemuter, J. Waligora, M. Djindjian 1980).

kann. Häufige Ursachen sind Rissbildungen in der Netzhautperipherie bei degenerativen Veränderungen der Retina, subretinale Flüssigkeitsansammlungen bei serösen Entzündungen, Schrumpfungen des Glaskörpers, Tumor oder Trauma. Klinisch ist zunächst ein **peripherer Gesichtsfeldausfall (Skotom)** nachzuweisen, der sich ausbreitet und nach Erfassen der Macula lutea die Sehschärfe beeinträchtigt.

Der Sehnerv, *N. opticus,* (Abb. 69, 70, 75, 78) beginnt in der Retina und endet an der Sehnervenkreuzung vor der Sella turcica (Abb. 77, 78). Da er entwicklungsgeschichtlich eine Ausstülpung des Gehirns ist, wird er wie dieses von 3 Hirnhäuten umgeben. Seinen Weg legt er in 4 Abschnitten zurück (Abb. 75).

1. Die *Pars intraocularis* liegt in der Augapfelwand.
2. Die *Pars orbitalis* (20 bis 35 mm) läuft durch die Orbita. Sie verlässt das Auge nicht genau am hinteren Augenpol, sondern etwa 3 mm nasal und 0,5 bis 1,0 mm unterhalb davon. Ihre schwach S-bogenförmige Krümmung gibt Spielraum für Bewegungen des Bulbus.
3. Die *Pars canalis* (5 bis 8 mm) zieht zusammen mit der A. ophthalmica durch den Canalis opticus des kleinen Keilbeinflügels. Hier ist die Dura mit der Periorbita verwachsen und daher bei Schädelbasisfrakturen besonders gefährdet (Durarisse).
4. Die *Pars intracranialis* (5 bis 17 mm) verläuft bis zur Sehnervenkreuzung durch das Spatium subarachnoideale.

2.7.4 Augenmuskeln, Mm. bulbi
(Abb. 69, 76 bis 79)

Der Augapfel wird von 6 Muskeln bewegt. Es gibt 4 gerade und 2 schräge Augenmuskeln (Abb. 76).

Die geraden Augenmuskeln bilden zusammen mit dem M. levator palpebrae superioris einen Kegel, dessen Spitze in der Tiefe der Orbita liegt. Sie entspringen von einem Sehnenring, *Anulus tendineus communis* (Zinn), in der Umgebung des Canalis opticus und im medialen Teil der Fissura orbitalis superior. Sie inserieren mit ihren flachen Sehnen vor dem Äquator des Bulbus.

Die schrägen Augenmuskeln, *M. obliquus superior* und *inferior bulbi*, setzen hinter dem Augenäquator an. Der obere schräge Augenmuskel zieht im oberen Winkel der Orbita zur *Fovea trochlearis,* wo seine Sehne spitzwinklig nach hinten und lateral abgelenkt wird. Der untere schräge Augenmuskel entspringt als einziger außerhalb des Muskelkegels von der *Crista lacrimalis posterior* unterhalb des Tränensacks.

- Als Horizontalmotoren wirken der *M. rectus medialis* und *lateralis bulbi,*
- als Vertikalmotoren der *M. rectus superior* und *inferior bulbi,* sowie die bei den schrägen Augenmuskeln,
- als Innenrotatoren der *M. rectus superior* und *M. obliquus superior bulbi* und
- als Außenrotatoren der *M. obliquus inferior* und *M. rectus inferior bulbi.*

Nerven. Die Augenmuskeln werden von 3 Nerven innerviert. Der *N. oculomotorius*

2.7 Augenregion, Regio orbitalis

versorgt alle Muskeln, mit Ausnahme des M. obliquus superior, der vom *N. trochlearis*, und des M. rectus lateralis, der vom *N. abducens* versorgt wird.

Bei der Lähmung eines oder mehrerer Augenmuskeln (**Ophthalmoplegie**) erlangen die Antagonisten des gelähmten Muskels ein Übergewicht des reflektorischen Tonus und bringen das Auge in Schielstellung. Daraus resultiert das **Lähmungsschielen (Strabismus paralyticus)** mit inkonstantem Schielwinkel in verschiedenen Blickrichtungen sowie das Auftreten von Doppelbildern in Blickrichtung des gelähmten Muskels. Bei einer **Abduzensparese** ist z. B. das Auge einwärts, bei einer **Okulomotoriuslähmung** nach außen unten gedreht und das obere Augenlid hängt herab (Ptosis). Als Vermeidungsreaktion wird gelegentlich eine kompensatorische Zwangshaltung des Kopfes eingenommen (**okulärer Schiefhals**).

2.7.5 Leitungsbahnen in der Orbita
(Abb. 77 bis 80)

Alle Nerven treten durch die Fissura orbitalis superior in die Orbita. Eine Ausnahme macht der N. opticus, der durch den Canalis opticus zieht. Der Canalis opticus und der angrenzende Teil der Fissura orbitalis superior sind von einem Sehnenring, *Anulus tendineus communis* (Zinn), umrandet, der den N. opticus, N. oculomotorius, N. abducens, N. nasociliaris und die A. opthalmica nach ihrem Eintritt in die Orbita einschließt.

Die Orbita wird in 3 Etagen gegliedert.
- Die *obere Etage* liegt als schmaler Spalt zwischen dem Dach der Orbita und dem M. levator palpebrae superioris; sie beherbergt die Tränendrüse.
- Die *mittlere Etage* befindet sich zwischen M. rectus superior und N. opticus und
- die *untere Etage* zwischen N. opticus und Boden der Orbita.

In der oberen Etage (Abb. 69, 77) verlaufen
- der *N. lacrimalis, N. frontalis* und *N. trochlearis.*

Der *N. lacrimalis* zieht zusammen mit den gleichnamigen Gefäßen zwischen M. rectus superior und M. rectus lateralis zur Tränendrüse und endet am lateralen Augenwinkel.

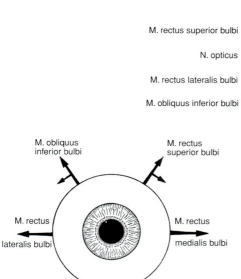

Zugwirkungen der Augenmuskeln am rechten Auge

a

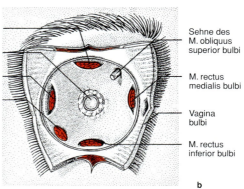

Tenon-Kapsel nach Entfernung des rechten Augapfels

b

Abb. 76 Augenmuskeln. (Aus G.-H. Schumacher, Anatomie für Zahnmediziner, Hüthig 1997)
a Schematische Darstellung der Zugwirkungen am rechten Auge.
b Tenon-Kapsel nach Entfernung des rechten Augapfels.

Der *N. frontalis* teilt sich in den *N. supraorbitalis*, der sich in einen *R. medialis* und einen *R. lateralis* aufzweigt, und in den *N. supratrochlearis*. Die Nerven ziehen mit den gleichnamigen Arterien und Venen um den oberen Orbitarand zur Stirn (Abb. 3).

Der *N. trochlearis* überkreuzt den M. rectus superior bulbi und zieht nach medial zum M. obliquus superior bulbi, den er innerviert.

In der mittleren Etage (Abb. 69, 78) findet man außer

- dem N. opticus den *N. nasociliaris*, den *R. superior* des *N. oculomotorius*, den *N. abducens* und das *Ganglion ciliare*.

Der *N. nasociliaris* zieht neben dem M. rectus medialis bulbi nach vorn und mit seinem Endast, dem *N. infratrochlearis*, zum medialen Augenwinkel und zum Tränensack. Seine Äste sind der *N. ethmoidalis posterior* und *anterior*, die durch die gleichnamigen Foramina zu den hinteren Siebbeinzellen bzw. zur Schädelhöhle und durch die Lamina cibrosa zur Schleimhaut der Nasenhöhle gelangen. Die aus ihm entspringenden beiden *Nn. ciliares longi* ziehen gemeinsam mit sympathischen Fasern zum Bulbus.

Der *R. superior* des N. oculomotorius läuft zum M. rectus superior bulbi.

Das Ganglion ciliare (Abb. 78, 79, 101, 102) liegt seitlich vom N. opticus etwa 2 cm hinter dem Augapfel. Es ist etwa 2 mm lang und kann in 25% der Fälle auch doppelt vorkommen. In ihm werden die parasympathischen Nervenfasern für die inneren Augenmuskeln (M. ciliaris und M. sphincter pupillae) umgeschaltet, welche die Akkommodation und Pupillenmotorik regeln.

- Die *Radix parasympathica* führt dem Ganglion präganglionäre parasympathische Fasern aus dem N. oculomotorius zu.
- Die *Radix sympathica* zieht mit sympathischen Fasern vom Plexus nervosus caroticus internus ohne Umschaltung durch das Ganglion ciliare zum Augapfel zur Innervation des M. dilatator pupillae.

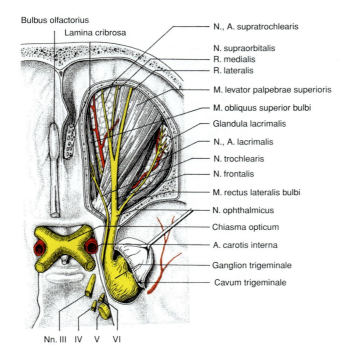

Abb. 77 Inhalt der Orbita von oben, obere Etage.

2.7 Augenregion, Regio orbitalis

- Die *Radix sensoria* führt sensible Fasern durch das Ganglion ciliare zum N. nasociliaris.
- Die *Nn. ciliares breves* (12 bis 20) ziehen vom Ganglion ciliare zum Augapfel. Sie führen parasympathische, sympathische und sensible Fasern.

Bei Belichtung eines Auges reagiert die Pupille der betroffenen Seite *(direkte Lichtreaktion)* sowie auch die des anderen, nicht belichteten Auges *(konsensuelle Lichtreaktion)* mit einer Verengung. Das betrifft auch die *Nahakkommodation* und die Konvergenz der Augäpfel *(Konvergenzreaktion)*. Störungen der Pupillenreaktionen können unvollständig und vollständig sein. Ein Ausfall der direkten oder konsensuellen Lichtreaktion bei erhaltener Konvergenzreaktion wird **reflektorische Pupillenstarre** genannt, als Ursachen kommen z. B. Tabes dorsalis, Diabetes mellitus, multiple Sklerose oder chronischer Alkoholismus in Frage. Beim zusätzlichen Ausfall der Konvergenzreaktion spricht man von einer **absoluten Pupillenstarre,** die auf Störungen im Kerngebiet des N. oculomotorius hinweist, z. B. bei Hirndrucksteigerungen als Folge von traumatischen Blutungen, basalen Aneurysmen oder Tumoren.

In der unteren Etage (Abb. 69) verlaufen
- der *R. inferior* des *N. oculomotorius,* der *N. abducens,* der *N. infraorbitalis* und der *N. zygomaticus.*

Der *R. inferior* des *N. oculomotorius* zieht zum M. rectus medialis bulbi und M. rectus inferior bulbi sowie zum M. obliquus inferior bulbi. Der *N. abducens* zieht zum M. rectus lateralis bulbi.

Der *N. infraorbitalis* läuft zusammen mit der gleichnamigen Arterie unter der Periorbita durch den Canalis infraorbitalis zur Haut des Gesichts.

Der *N. zygomaticus* liegt unter der Periorbita an der seitlichen Wand der Augenhöhle. Durch eine Anastomose mit dem N. lacrimalis führt er der Tränendrüse parasympathische Fasern aus dem Ganglion pterygopalatinum zu. Sein *R. zygomaticotemporalis* und *R. zygomaticofacialis* gelangen durch das Jochbein zur Haut der Schläfe (Abb. 3).

Arterien (Abb. 75, 77 bis 79). In der Orbita zweigt sich die *A. opthalmica* (aus der A. carotis int.) auf. Sie tritt mit dem Sehnerven durch den Canalis opticus und läuft nach

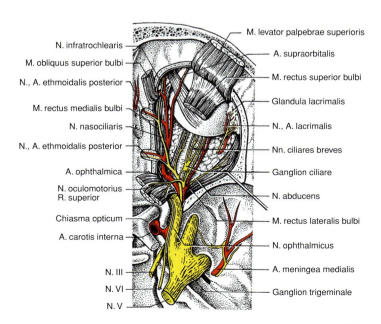

Abb. 78 Inhalt der Orbita
von oben; mittlere Etage.

Kopf, Caput

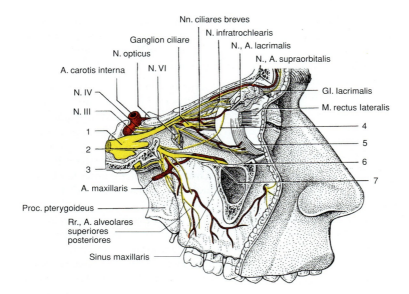

Abb. 79 Nerven und Arterien der Orbita von der Seite. Die römischen Zahlen kennzeichnen die entsprechenden Hirnnerven.
1 Ganglion trigeminale (Gasser),
2 Ganglion pterygopalatinum,
3 N. canalis pterygoidei,
4 R. communicans cum n. zygomatico,
5 M. obliquus inferior,
6 R. inferior des N. oculomotorius,
7 N., A. infraorbitalis.

vorn zum medialen Augenwinkel. Durch Kontrastfüllungen über die A. carotis interna kann das Verzweigungsgebiet der A. ophthalmica röntgenologisch dargestellt werden.

In der oberen Etage entlässt sie die *A. supratrochlearis* und die *A. supraorbitalis*.

In der mittleren Etage liegt ihr hauptsächliches Aufzweigungsgebiet. Sie entlässt hier die *A. centralis retinae*, die *Aa. ciliares posteriores breves* und *longae*, die *A. ethmoidalis posterior* und *anterior* sowie die *A. dorsalis nasi*. Durch eine Anastomose mit der A. angularis steht sie mit der A. facialis in Verbindung.

In der unteren Etage verläuft die *A. infraorbitalis* (Endast der A. maxillaris).

Venen (Abb. 80). Die Orbitavenen sind klappenlos; ihre Verläufe weichen von denen der Arterien ab. Wegen ihrer Kommunikationen mit den Gesichtsvenen und dem Sinus cavernosus (Abb. 63) sind sie für die Fortleitung von Entzündungen von besonderer Bedeutung (Sinusthrombose). Sie bilden 2 größere Stämme, die *V. ophthalmica superior* und *inferior*.

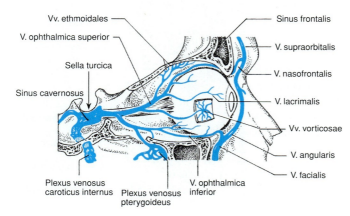

Abb. 80 Venen der Orbita von lateral.

2.7 Augenregion, Regio orbitalis

Die *V. ophthalmica superior* zieht medial vom Bulbus über den Sehnerven nach lateral durch die Fissura orbitalis superior zum Sinus cavernosus. Ihre Zuflüsse kommen von den 4 *Vv. vorticosae* aus dem Augenbulbus und der oberen Hälfte der Orbita.

Die *V. ophthalmica inferior* verläuft vorn am Boden der Orbita und vereinigt sich hinten mit der V. ophthalmica superior. Sie kann aber auch durch die Fissura orbitalis inferior zum Plexus pterygoideus ziehen oder mit den Venen der Nasenhöhle kommunizieren.

Die Lymphgefäße ziehen lateral zu den Nll. parotidei superficiales et profundi und medial zu den Nll. submandibulares (Abb. 125).

Eine akute Entzündung des orbitalen Fett- und Bindegewebes (**Orbitalphlegmone**), oft im Anschluss an eitrige Prozesse der benachbarten Nasennebenhöhlen, des Gesichts (Lippenfurunkel) oder der oberen Molarenwurzeln kann auch auf andere Orbitastrukturen übergreifen. Davon ausgehende Symptome sind schmerzhafte Schwellung, Rötung und Bewegungseinschränkung der Augenlider, Ödeme der Bindehaut (Chemosis) und Exophthalmus. häufig mit Komplikationen wie Entzündungen des N. opticus, Stauungspapille, Thrombose des Sinus cavernosus und Meningitis.

2.7.6 Knochen der Augenhöhle
(Abb. 81)

Die Augenhöhle (Abb. 81) hat die Form einer vierseitigen Pyramide, deren Spitze im

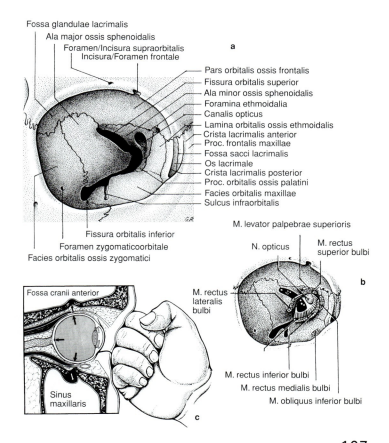

Abb. 81 Augenhöhle.
a Knochenmosaik der Orbita.
b Stümpfe der Augenmuskel.
c Blow-out-fracture.

Kopf, Caput

Canalis opticus an der Wurzel des kleinen Keilbeinflügels liegt. Ihre Tiefe beträgt 4 bis 5 cm. Über der *Orbita* findet man die vordere Schädelgrube und Stirnhöhle, unten die Kieferhöhle und nasal die Siebbeinzellen.

Eine wichtige Orientierung (zur Bestimmung der Ohr-Augen-Ebene) ist das *Foramen infraorbitale* (Infraorbitalpunkt), das bei Fernröntgenaufnahmen die tiefste Stelle der Orbita kennzeichnet.

Die obere Wand, *Paries superior,* wird von der Pars orbitalis des Stirnbeins und der Ala minor des Keilbeins gebildet,

die mediale Wand, *Paries medialis,* vorn vom Tränenbein, dahinter von der Lamina orbitalis des Siebbeins und hinten vom Keilbeinkörper,

die untere Wand, *Paries inferior,* von der Facies orbitalis des Oberkiefers und des Jochbeins sowie z. T. vom Proc. orbitalis des Gaumenbeins,

die seitliche Wand, *Paries lateralis,* von der Facies orbitalis des Jochbeins und des großen Keilbeinflügels.

Die Orbita unterhält Verbindungen

- **zur vorderen Schädelgrube** durch das *Foramen ethmoidale anterius* am oberen Rand der Siebbeinplatte für die gleichnamigen Nerven und die Arterie,
- **zur mittleren Schädelgrube** durch die *Fissura orbitalis superior* für die Augenmuskelnerven (N. III, IV, VI) den N. ophthalmicus (N. V_1) und die V. ophthalmica superior, durch den *Canalis opticus* für den N. opticus und die A. ophthalmica,
- **zur Fossa infratemporalis** und **Fossa pterygopalatina** durch die *Fissura orbitalis inferior* für die V. ophthalmica inferior, den N. infraorbitalis und N. zygomaticus,
- **zu den Siebbeinzellen** durch das *Foramen ethmoidale posterius* für gleichnamigen Nerven, Arterie und Vene,
- **zum Gesicht** durch den *Canalis infraorbitalis* für N., A., V. infraorbitalis (N. V_2) und durch das *Foramen zygomaticoorbitale* für den N. zygomaticus (N. V_2),
- **zur Nasenhöhle** durch den Tränennasengang, *Ductus nasolacrimalis,* der in den unteren Nasengang mündet, und die *Foramina ethmoidalia.*

Bei einem Fausthieb auf das Auge kann es zu Überdruckfrakturen (**blow-out-fracture**) der Orbitawände kommen (Abb. 81). Bevorzugt sind die obere, untere und mediale Wand, im Gegensatz zur stärkeren lateralen Wand, die vom Jochbein und der Ala major des Keilbeins gebildet wird. Verletzungen des Orbitabodens sind häufig mit Sensibilitätsausfällen der N. infraorbitalis, Bewegungsstörungen und Stellungsveränderungen des Auges mit Doppelbildern verbunden.

Fragen zum Selbststudium

1 Beschreiben Sie den Inhalt der Orbita. 93

2 Welche Drüsen gibt es in den Augenlidern? 93

3 Wo sind die Augenlider befestigt? 93

4 Beschreiben Sie die Trias des Horner-Symptomenkomplexes. 94

5 Wo münden die Ausführungsgänge der Tränendrüse? 94

6 Welche Arterien versorgen die Bindehaut des Auges? 94

7 Wo beginnen die abführenden Tränenwege? 94

8 Wo mündet der Ductus nasolacrimalis? 95

9 Welche Nerven innervieren die Tränendrüse sensibel und sekretorisch? 95

10 Beschreiben Sie die Lage des Augapfels in der Orbita. 95, 96

11 Welche funktionelle Bedeutung hat die Tenon-Kapsel? 96

2.8 Nasenregion, Regio nasalis

12 Aus welchen Häuten besteht die Wand des Augapfels? 97
13 Welche Strukturen gehören zur äußeren und mittleren Augenhaut? 98
14 Beschreiben Sie die 3 Binnenräume des Augapfels. 97
15 Wo liegen der lichtbrechende und der wahrnehmende Apparat des Auges? 97
16 Beschreiben Sie Zirkulation und Abfluss des Kammerwassers. 98
17 Welche Nerven und Gefäße verlaufen in der Aderhaut des Auges? 98, 99
18 Wo liegt der Ziliarkörper und welche Muskeln enthält er? 99
19 Von welchen Nerven werden die Fasern des M. ciliaris innerviert? 99
20 Beschreiben Sie Aufhängeapparat und Akkommodationsmechanismus der Linse. 99
21 Welche Nerven steuern das Pupillenspiel der Irismuskeln? 99
22 Welche Veränderungen im Auge führen zur Alterssichtigkeit? 100
23 Beschreiben Sie die arterielle Versorgung des Augapfels. 101
24 Welche Teile der Netzhaut werden durch die Ora serrata getrennt? 101
25 Beschreiben Sie die Strukturen des Augenhintergrunds. 101
26 In welche Abschnitte untergliedert man den N. opticus? 102
27 Wo entspringen und inserieren die Augenmuskeln? 102
28 Welche Augenmuskeln wirken als Innenrotatoren und welche als Außenrotatoren? 102
29 Wie ist die Augenstellung bei der Abduzenslähmung und wie bei einer Okulomotoriuslähmung? 103
30 In welche Etagen gliedert man die Orbita? 103
31 Beschreiben Sie den Inhalt der oberen und unteren Etage der Orbita. 103, 105
32 Wo liegt das Ganglion ciliare und welche Nervenfasern werden in ihm umgeschaltet? 104, 105
33 Beschreiben Sie die Venenverläufe der Orbita und ihre Kommunikationen. 106
34 Nennen Sie typische Symptome einer Orbitalphlegmone. 107
35 Beschreiben Sie Form, Wände und Nachbarschaftsbeziehungen der Orbita. 108
36 Welche Verletzungen können bei Überdruckfrakturen der Orbita entstehen? 108

2.8 Nasenregion, Regio nasalis

Die Nasenregion (Abb. 1) umfasst das Gebiet der äußeren Nase, die Nasenhöhle und die Nasennebenhöhlen.

Die Nasenwurzel, *Radix nasi,* wird von Knochen unterlagert und die Nasenspitze von Knorpel abgestützt. Die Nasenknorpel, *Cartilagines nasi,* ermöglichen der Nasenspitze eine gewisse Beweglichkeit, wodurch sie als vorspringender Teil des Gesichts weniger bruchgefährdet ist. Der knöcherne Teil der Nase besteht aus dem *Proc. frontalis* beider Oberkiefer und dem paarigen *Os nasale.*

2.8.1 Nasenhöhle, Cavitas nasi
(Abb. 82 bis 86, 88)

Die Nasenhöhle (Abb. 82) gliedert sich in einen Vorhof, *Vestibulum nasi,* und die eigentliche Nasenhöhle, *Cavitas nasi.* Durch eine Scheidewand, *Septum nasi,* wird sie in 2 Hälften geteilt. Ihre äußeren Öffnungen sind die Nasenlöcher, *Nares,* und ihre hinteren die *Choanen;* sie führen in den Nasenrachenraum, *Meatus nasopharyngeus.*

Das Vestibulum nasi entspricht etwa der Ausdehnung der Nasenflügel, *Alae nasi.* Es besitzt wie die äußere Haut mehr-

Kopf, Caput

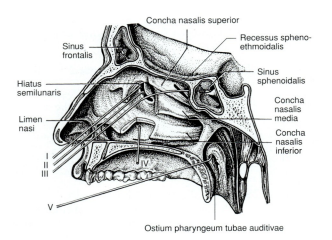

Abb. 82 Seitenwand der Nasenhöhle.
Die mittlere und untere Nasenmuschel sind partiell reseziert.
Kommunikationen:
I   Stirnhöhle,
II Kieferhöhle,
III Keilbeinhöhle,
IV Tränennasengang,
V   Tuba auditiva.

schichtiges Plattenepithel und ist mit Schweiß-, und Talgdrüsen ausgestattet. Kurze steife Haare, *Vibrissae,* wirken als Schutzgitter gegen Partikel und Insekten aus der Atemluft. Eine Epithelleiste an der Seitenwand, *Limen nasi,* grenzt den Vorhof gegen die eigentliche Nasenhöhle ab. Am Übergang des Plattenepithels zum respiratorischen Epithel befindet sich ein ca. 1,5 mm breiter von Kapillaren unterlegter Streifen *(Locus Kiesselbach),* der häufigster Ort des Nasenblutens (Epistaxis) ist, besonders bei Kindern.

Zur Inspektion des Vestibulum nasi, der unteren Nasenmuschel und unteren Septumanteile (**Rhinoscopia anterior**) wird ein Nasenspekulum mit einer starken Lichtquelle benutzt. Dazu wird der Kopf des Patienten dorsalflektiert und die Nasenlöcher beim Einbringen von Instrumenten gespreizt, da die Achse des Nasenvorhofs schräg verläuft.

Die Cavitas nasi (Abb. 82, 83) trägt an der seitlichen Nasenwand 3 übereinander gelegene Nasenmuscheln, *Concha nasalis superior, media* und *inferior.* Gelegentlich findet man noch eine oberste rudimentäre Nasenmuschel *(Concha nasalis suprema),* die bei Neugeborenen deutlicher hervortritt. Zwischen den Nasenmuscheln verlaufen die Nasengänge, *Meatus nasi superior, medius* und *inferior.* Von besonderer Wichtigkeit sind die anatomischen Verhältnisse im mittleren Nasengang. Hier liegt, verdeckt von der mittleren Nasenmuschel, ein halbmondförmiger Spalt, *Hiatus semilunaris,* der vorn vom *Proc. uncinatus* und hinten von der wulstartigen Siebbeinzelle, *Bulla ethmoidalis* begrenzt wird.

- In den *mittleren Nasengang* münden die Kiefer- und Stirnhöhle in einer vor der Bulla gelegenen Nische, *Infundibulum ethmoidale,* sowie die vorderen und mittleren Siebbeinzellen.
- In den *oberen Nasengang* öffnen sich die hinteren Siebbeinzellen und in einer Nische über der oberen Nasenmuschel, dem *Recessus sphenoethmoidalis,* die Keilbeinhöhle.
- Im *unteren Nasengang* endet der Tränennasengang, *Ductus nasolacrimalis,* hinter einer kleinen Schleimhautfalte, *Plica lacrimalis* (Hasner).

Die Nasenschleimhaut wird in *Pars respiratoria* und *Pars olfactoria* gegliedert. Erstere besitzt mehrreihiges Flimmerepithel für die Reinigung der Atemluft. Seröse und muköse Drüsen dienen der Befeuchtung und ein ausgedehnter submuköser Gefäßplexus der Vorwärmung der Atemluft. Zahlreiche Sperrvorrichtungen und arteriovenöse Anastomosen hemmen oder fördern den Blutzufluss, sodass die Schleimhaut schnell an- und abschwellen kann. Die *Pars olfactoria* breitet sich nur auf der oberen Nasen-

2.8 Nasenregion, Regio nasalis

muschel und ein kleines Stück auf der Nasenscheidewand aus. Sie enthält die Riechzellen.

Leitungsbahnen der Nasenhöhle
(Abb. 84, 85)

In der Nasenhöhle gibt es 2 Versorgungsbereiche, einen vorderen und einen hinteren. Der vordere erhält Zweige vom 1. Trigeminusast und von der A. ophthalmica (aus der A. carotis int.), der hintere vom 2. Trigeminusast und von der A. maxillaris (aus der A. carotis ext.).

Die Nerven (Abb. 84) für den vorderen Versorgungsbereich sind der *N. ethmoidalis anterior,* der durch das Foramen ethmoidale anterius des Siebbeins in die vordere Schädelgrube tritt und von hier extradural durch die Siebbeinplatte zur Nasenhöhle gelangt.
- Mit 4 *Rr. nasales interni* verzweigt er sich im vorderen Bereich; ein *R. nasalis externus* zieht an der Knochen-Knorpel-Grenze nach außen zur Haut des Nasenrückens.

Der hintere Versorgungsbereich erhält Nerven, die vom *Ganglion pterygopalatinum*

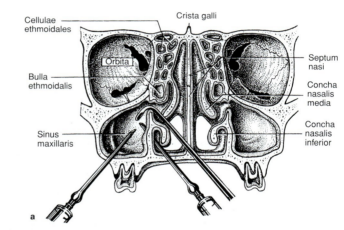

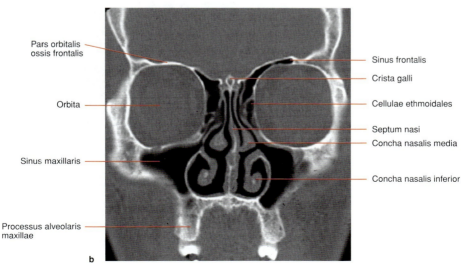

Abb. 83 Nasenhöhle und Nasennebenhöhlen.
a Frontalschnitt durch die Nasenhöhle mit Zugängen zur Kieferhöhle.
b Frontalschnitt im CT (Knochenfenster). (Original: Prof. Dr. med. K. Hauenstein, Rostock)

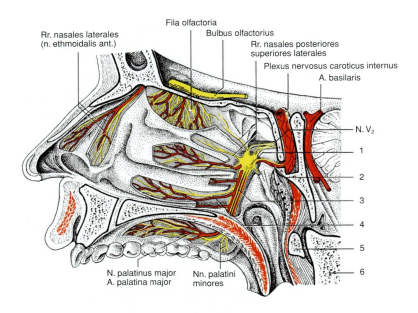

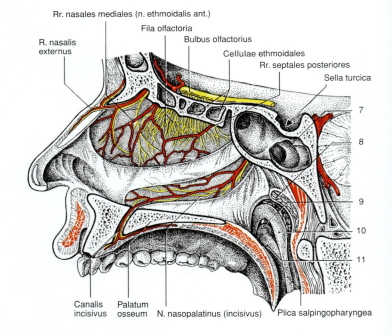

Abb. 84 Nerven und Arterien der seitlichen Nasenwand (oben). Zur Darstellung des Ganglion pterygopalatinum sind Teile des Keilbeins reseziert. Leitungsbahnen der Nasenscheidewand (unten).

1 Ganglion pterygopalatinum,
2 N., A canalis pterygoidei,
3 A. palatina descendens, Nn. palatini,
4 R. nasales posteriores inferiores,
5 Arcus anterior atlantis,
6 Dens axis,
7 Sinus sphenoidalis,
8 Tonsilla pharyngea,
9 Ostium pharyngeum tubae auditivae,
10 Torus tubarius,
11 Torus levatorius.

2.8 Nasenregion, Regio nasalis

durch das Foramen sphenopalatinum in die Nasenhöhle eintreten.
- Die *Rr. nasales posteriores superiores laterales* (etwa 10) ziehen zur oberen und mittleren Nasenmuschel sowie zu den hinteren Siebbeinzellen,
- die *Rr. nasales posteriores inferiores* zum hinteren Teil der unteren Nasenmuschel,
- die *Rr. nasales posteriores superiores mediales* (2 bis 3) zum Nasenseptum.

An der Nasenscheidewand verläuft der *N. nasopalatinus (incisivus)* nach vorn und zusammen mit der A. nasalis posterior septi durch den Canalis incisivus zur Gaumenschleimhaut (Abb. 84).

Die Geruchsnerven, *Fila olfactoria* (etwa 20), ziehen am Dach der Nasenhöhle durch die Lamina cribrosa zum *Bulbus olfactorius* (Abb. 84).

Die Fila olfactoria sind wie auch der N. opticus als Hirnteile aufzufassen und werden als solche von Hirnhäuten umgeben. Sofern es bei Frakturen der knöchernen Nasenhöhle oder der vorderen Schädelbasis zu Durarissen kommt, besteht die Gefahr der aufsteigenden Infektion in das Spatium subarachnoideale (Meningitis, Enzephalitis). Verletzungen dieser Art sind am **Liquorfluss aus der Nase** erkennbar.

Arterien (Abb. 84, 85). Der vordere Teil der Nasenhöhle wird von der *A. ethmoidalis anterior* aus der A. ophthalmica, der hintere von den *Aa. nasales posteriores laterales* und *Rr. Septales posteriores* der A. sphenopalatina (aus der A. maxillaris) und z. T. von der *A. ethmoidalis posterior* versorgt.

Die Venen bilden ein Geflecht, aus dem das Blut über den Plexus pterygoideus zur *V. retromandibularis* abfließt. Es bestehen Kommunikationen mit den Venen des Gesichts, Pharynx und bei Kindern über eine klappenlose Vene, die durch das Foramen caecum tritt, mit dem Sinus sagittalis superior.

Lymphgefäße. Aus dem vorderen Teil der Nase ziehen die Lymphbahnen zu den Nll. submandibulares und aus dem hinteren Nasengebiet zu den Nll. retropharyngeales und tiefen Halslymphknoten.

Nasenbluten (Epistaxis) kann lokale Ursachen haben, z. B. bei Gefäßverletzungen im Bereich des Locus Kiesselbach nach Nasenseptumfrakturen, chemischen Schädigungen der Nasenschleimhaut oder Nasenpolypen. Es kann aber auch Symptom einer Allgemeinerkrankung sein, z. B. bei akuten Infektionskrankheiten (Typhus), Gefäß- und Kreislauferkrankungen (Hypertonie, Arteriosklerose, hämorrhagische Diathesen). Als Therapie wird Hochlagerung des Oberkörpers, Beruhigung des Patienten, ggf. medikamentöse Senkung des Blutdrucks, Nasentamponade oder chirurgische Ligatur der Gefäße empfohlen.

Knöcherne Grundlage der Nasenhöhle
(Abb. 86)

Der Boden der Nasenhöhle ist zugleich das Dach der Mundhöhle. Die vorderen 2 Drittel werden vom *Proc. palatinus* des Oberkiefers und das hintere Drittel von der *Lamina*

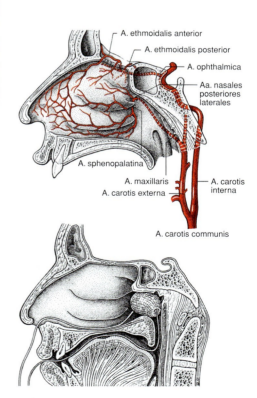

Abb. 85   Arterielle Versorgungsgebiete der Nase (oben) und Nasentamponade (unten).

Kopf, Caput

horizontalis des Gaumenbeins gebildet. Die 4 Fortsätze stoßen in einem kreuzförmigen Nahtverband zusammen; der hintere Knochenrand ist zu der mittelständigen *Spina nasalis posterior* ausgezogen. Etwa in Höhe der Eckzähne findet man zu beiden Seiten der Nasenscheidewand den *Canalis incisivus,* der auf der oralen Seite des Gaumens unmittelbar hinter den oberen mittleren Schneidezähnen mündet (Abb. 84 bis 86). Auf der Mundhöhlenseite der Lamina horizontalis liegen das Foramen palatinum majus (Mündung des Canalis palatinus major) und die *Foramina palatina minora* (Öffnungen der gleichnamigen Kanäle).

Das Dach der Nasenhöhle wird vorn von je einem Nasenbein, *Os nasale,* dahinter vom Stirnbein, *Os frontale,* von der *Lamina cribrosa* des Siebbeins und dorsal vom Keilbeinkörper, *Corpus ossis sphenoidalis,* gebildet.

Die Seitenwände der Nasenhöhle (Abb. 86) bestehen aus Teilen des Oberkiefers, *Maxilla,* Siebbeins, *Os ethmoidale,* Gaumen-

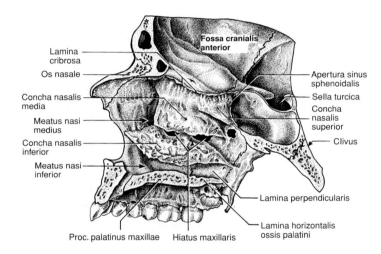

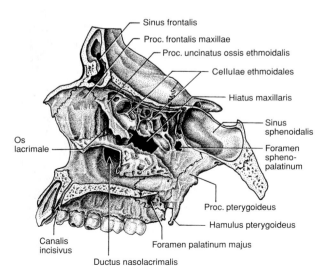

Abb. 86 Seitenwand der knöchernen Nasenhöhle (oben) und im Parasagittalschnitt (unten). Die untere Nasenmuschel ist z. T. abgetragen.

2.8 Nasenregion, Regio nasalis

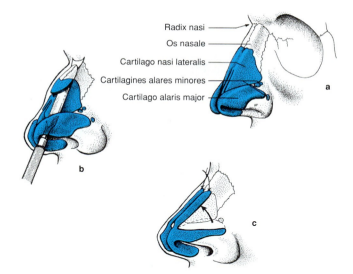

Abb. 87 Äußere Nase und Nasenkorrekturen.
a Äußere Nase mit Knorpeln.
b Begradigung des Nasenrückens durch Abtragung eines Höckers.
c Korrektur einer knorpeligen Sattelnase.

beins, *Os palatinum,* Keilbeins, *Os sphenoidale,* Tränenbeins, *Os lacrimale,* Nasenbeins, *Os nasale,* und aus der unteren Nasenmuschel, *Concha nasalis inferior.* Die beiden oberen Nasenmuscheln gehören zum Siebbein, die untere ist ein selbstständiger Knochen. Die relativ große Öffnung zur Kieferhöhle wird vom *Proc. uncinatus* des Siebbeins weitgehend überdeckt. An der Wurzel des *Proc. pterygoideus* liegt das *Foramen sphenopalatinum,* die Öffnung zur Fossa pterygopalatina.

Die Nasenscheidewand, *Septum nasi,* (Abb. 83, 84) besteht aus einem knorpligen, knöchernen und bindegewebigen Teil. Die *Pars ossea* setzt sich aus der *Lamina perpendicularis* des Siebbeins und dem Pflugscharbein, *Vomer,* zusammen. Der bindegewebige Teil, *Pars membranacea,* ist ein kleiner Bezirk hinter der Nasenspitze.

Bei etwa 70 % der Bevölkerung finden sich Abweichungen des Nasenseptum von der Medianebene (**Septumdeviationen**), meist sind sie genetisch, seltener traumatisch bedingt. Sofern bei stärkerer seitlicher Abweichung die Nasenatmung behindert ist oder Neigungen zur Sinusitis oder zu Tubenkatarrhen vorliegen, ist eine Septumplastik angezeigt. Nach intranasaler Mobilisation der Schleimhaut werden abweichende Knorpel- und Knochenteile unter Beibehaltung des Knochenrahmens entfernt.

Eine äußere Nase gibt es nur beim Menschen und den anthropoiden Affen. Die Nasenwurzel wird vom paarigen Nasenbein, *Os nasale,* und dem angrenzenden Stirnfortsatz des Oberkiefers gebildet. Der „weiche" Teil der Nase wird durch Knorpelstücke abgestützt, die das Nasenloch offen halten und den Nasenflügeln eine gewisse Beweglichkeit ermöglichen (Abb. 87).

2.8.2 Nasennebenhöhlen, Sinus paranasales
(Abb. 82 bis 86, 88)

Der Einbau von pneumatisierten Räumen in die Knochenstrukturen des Schädels (Abb. 88) stellt eine anatomische Besonderheit dar. Neben den Komplikationsmöglichkeiten bei infektionsbedingten Erkrankungen im Nasennebenhöhlen- und Mittelohrbereich kommt dieser Pneumatisierung bei mechanischen Traumen eine spezielle Bedeutung zu.

Die **volle Ausbildung der Nasennebenhöhlen** erfolgt erst nach der Pubertät. Die Schleimhautfläche aller Nebenhöhlen ist größer als die der Nasenhöhle.
Hyperplasien der Schleimhaut können in die Nasenhöhle vordringen (**Nasenpolypen**) und die Atmung behindern.

Kopf, Caput

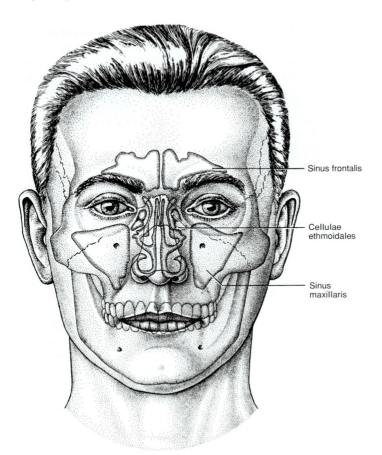

Abb. 88 Nasenhöhle und Nasennebenhöhlen in frontaler Projektion.

Die Kieferhöhle, *Sinus maxillaris* (Highmore), (Abb. 81, 83, 88, 90) ist in der Regel die größte aller Nebenhöhlen. Beim Neugeborenen hat sie einen Durchmesser von 2 bis 5 mm, beim Erwachsenen ist sie pyramidenförmig. Oben grenzt sie an die Orbita, unten dehnt sie sich bis in den Alveolarfortsatz aus.

Die tiefste Stelle der Kieferhöhle liegt im Bereich des 1. Molars, wo Aussackungen (Dehiszenzen) bis unter die Wurzelspitzen reichen können (Abb. 90). Da die **Öffnung des Sinus maxillaris** relativ hoch liegt, können Flüssigkeiten aus der Kieferhöhle nur schwer in die Nase abfließen. Scharfe Punktionen der Kieferhöhle werden vom unteren Nasengang her vorgenommen (Abb. 83).

Die Stirnhöhle, *Sinus frontalis,* (Abb. 86, 88) zeigt eine sehr variable Ausdehnung. In der Regel ist sie mehrfach gekammert und unsymmetrisch. In 10% der Fälle kann sie ganz fehlen oder sich über das Orbitadach bis zu den kleinen Keilbeinflügeln ausbreiten. Die Stirnhöhle mündet in den mittleren Nasengang.

Bei ausgedehnter Pneumatisation des Os frontale und der Rhinobasis werden nach Frontobasaltraumen weniger Komplikationen am Gehirn beobachtet als bei geringerer Entwicklung der Stirnhöhlen (Knautschzone). Andererseits besteht bei ausgedehnter Pneumatisation der Rhinobasis die Gefahr einer komplizierten Frakturierung mit Duraverletzungen.

Die Siebbeinzellen, *Cellulae ethmoidales,* (Abb. 83, 86, 88) bilden ein zwischen beiden Augenhöhlen gelegenes Wabenwerk. Ihre Wände sind relativ dünn, sodass eitrige

Entzündungen leicht in die Augenhöhlen und in die vordere Schädelgrube durchbrechen können. Die vorderen und mittleren Siebbeinzellen münden in den mittleren, die hinteren in den oberen Nasengang.

Die Keilbeinhöhle, *Sinus sphenoidalis,* (Abb. 82, 84 bis 86) liegt im Keilbeinkörper und bildet sich erst nach dem 4. Lebensjahr aus. Meist ist sie durch eine asymmetrische, unvollkommene Scheidewand gekammert. An der Vorderwand besitzt sie eine Öffnung oberhalb des oberen Nasengangs in den Recessus sphenoethmoidalis.

Die Nerven und Gefäße für die Nasennebenhöhlen entstammen denen, welche die Nase versorgen.

Fragen zum Selbststudium

1 In welche Abschnitte gliedert man die Nasenhöhle? 109
2 Nennen Sie Begrenzungen und klinische Bedeutung des Vestibulum nasi. 109, 110
3 Welche Öffnungen gibt es in der seitlichen Nasenwand? 110
4 Wo liegt die Regio olfactoria und wie groß ist sie? 110, 111
5 Nennen Sie die Zugangswege für Punktionen der Kieferhöhle. 111
6 Welche Versorgungsbereiche gibt es in der Nasenhöhle? 111
7 Nennen Sie die Leitungsbahnen der seitlichen Nasenwand und der Nasenscheidewand. 111, 113
8 Warum kommt es bei Frakturen der vorderen Schädelbasis zum Liquorabfluss aus der Nase? 113
9 Welche Knochen bilden die Wände der Nasenhöhle? 113–115
10 Wo liegen die regionalen Lymphknoten für das vordere und hintere Nasengebiet? 113
11 Aus welchen Teilen besteht die Nasenscheidewand? 115
12 Welche Nasennebenhöhlen gibt es und wann erfolgt ihre volle Ausbildung? 115, 116
13 Beschreiben Sie die Beziehungen oberer Zahnwurzeln zur Kieferhöhle. 116, 120
14 Wo münden die Siebbeinhöhlen und Keilbeinhöhle in die Nasenhöhle? 116, 117
15 Von welchen Nerven werden die Nasennebenhöhlen innerviert? 117
16 Beschreiben Sie den Bau der äußeren Nase. 115

2.9 Mundregion, Regio oralis

Praxis Fall

Ein 35-jähriger Kranführer bekommt nach einer längeren Regenperiode, bei der er oft sehr durchnässt von der Arbeit kommt, heftige, in das Ohr ausstrahlende Halsschmerzen auf der rechten Seite. Der Hausarzt stellt eine starke Rötung und Schwellung der rechten Gaumenmandel fest, die an der Oberfläche einige eitrige Stippchen aufweist und diagnostiziert eine **Tonsillitis.** Der Patient erhält Penizillintabletten, die er selber absetzt, nachdem die Schmerzen abgeklungen waren. Eine Woche später steigt erneut das Fieber an und geht mit starken, stechenden, ins rechte Ohr ausstrahlenden Schmerzen einher, die beim Schlucken und stärkerer Öffnung des Mundes deutlich zunehmen. Der Allgemeinzustand des Patienten ist eingeschränkt und bei der Untersuchung (Anamnese) ist er durch eine kloßige Sprache schwer zu verstehen. Der Arzt stellt eine deutliche **Kieferklemme** (mit einem Schneidezahn-Kantenabstand von unter 1 cm) fest, sodass die Inspektion der Mundhöhle nur unvollständig gelingt. Der Hausarzt überweist den Patienten an einen Hals-Nasen-Ohrenarzt, der eine erhebliche **Rötung und Schwellung** beider Tonsillen und insbesondere des rechten Gaumenbogens feststellt, der vorgewölbt ist. Das Zäpfchen ist nach links verdrängt und so stark geschwollen, dass es den Schlundeingang fast vollständig verlegt. Bei der vergleichenden Palpation der Halslymphknoten erweisen sich die rechten deutlicher angeschwollen als die linken. Eine anschließende Computertomographie des Halses zeigt aber, dass die Entzündung noch nicht auf den Parapharyngealraum übergegriffen hat. Bei einer Probepunktion des rechten peritonsillären Bereichs am Scheitelpunkt der Vorwölbung des Gaumenbogens wird blutiger Eiter aspiriert. Dies bestätigt die Verdachtsdiagnose eines **Peritonsillarabszesses.** Daher führt der Arzt noch am gleichen Tag eine operative Entfernung der Gaumenmandeln (**Tonsillektomie**) durch und beginnt eine hochdosierte intravenöse **Antibiotikatherapie.** Schon am ersten postoperativen Tag haben sich die Schmerzen und Schluckbeschwerden des Patienten deutlich verringert und das Allgemeinbefinden ist eindeutig verbessert. Da sich beim Abstrich im Operationsbereich immer noch Bakterien nachweisen lassen, wird die Antibiotikatherapie 7 Tage fortgesetzt.

Die Mundregion (Abb. 1, 89) umfasst das Gebiet um die Mundspalte und Mundhöhle. Die muskuläre Grundlage der Weichteilwand wird in den Lippen vom *M. orbicularis oris* und in den Wangen vom *M. buccinator* gebildet, deren Muskeltonus für die Anlagerung der Weichteile an die Zahnreihen sorgt. Die äußere Haut enthält Talg- und Schweißdrüsen, sowie Terminalbehaarung. In der Submucosa liegen kleine Speicheldrüsen, *Gll. labiales,* deren grobe Körnelungen zu fühlen sind, wenn man die Lippen durch die leicht geöffneten Zahnreihen gleiten lässt, sowie *Gll. buccales* im Wangenbereich.

Von den Haarfollikeln können tiefe zu eitriger Einschmelzung führende Entzündungen (**Furunkel**) ausgehen, die von Staphylokokken oder einer Mischflora ausgelöst werden. Begünstigend wirken Stoffwechselkrankheiten wie Diabetes mellitus. Beim **Oberlippenfurunkel** besteht die Gefahr der aufsteigenden Infektion zum Sinus cavernosus (Abb. 63).

Die Mundspalte ist von einer Muskelschlinge umgeben, die sich über die Mundwinkel allseitig in das Gesicht fortsetzt (Abb. 60). Bei ihrer Kontraktion verengt sie den Vorhof, was für die Retention von Zahnprothesen von praktischer Bedeutung ist.

Zwischen M. masseter und M. buccinator schiebt sich ein Ausläufer des Fettkörpers, *Corpus adiposum buccae* (Bichat), in die *Regio buccalis* vor. Erreicht er den vorderen Masseterrand nicht, so erscheinen die Wangen eingefallen.

Bei Neugeborenen ist der Fettkörper besonders stark ausgebildet. Er verhindert das Einfallen der Wangen beim Saugakt. Bei schweren konsumierenden Krankheiten (Kachexie) schwindet der Fettkörper und die Wangen fallen ein (**Facies hippocratica**).

2.9.1 Mundvorhof, Vestibulum oris
(Abb. 89, 94)

Der Mundvorhof ist ein hufeisenförmiger Spalt, der außen von den Lippen und Wangen und innen von den Alveolarfortsätzen und Zähnen begrenzt wird. Die Umschlagstelle der Schleimhaut vom Alveolarfortsatz auf die Lippen bzw. Wangen erfolgt etwa in halber Höhe der Zahnwurzeln. Oben und unten wird das Vestibulum durch das Lippenbändchen, *Frenulum labii superioris* und *inferioris,* in 2 gleiche Schenkel halbiert. Ein stark entwickeltes oberes Lippenbändchen kann die Ursache für die Entstehung einer Lücke zwischen beiden Schneidezähnen (Diastema) sein. Etwa in Höhe des oberen 2. Molars mündet der Ausführungsgang der Ohrspeicheldrüse auf der *Papilla ductus parotidei.* Einen Hinweis auf die Mündungsstelle geben gewöhnlich Zahnsteinablagerungen an den gegenüberliegenden Zähnen.

2.9 Mundregion, Regio oralis

2.9.2 Mundhöhle, Cavitas oris propria
(Abb. 89)

Die Mundhöhle (Abb. 89) geht hinten an der Schlundenge in den Rachen über. Seitlich wird sie von den Alveolarfortsätzen und Zahnreihen, unten vom Mundboden und oben vom Gaumen begrenzt. Auf dem Mundboden liegen die Zunge und Unterzungendrüse (Abb. 92).

Zähne, Dentes
(Abb. 88 bis 90, 92 bis 98)

Die Zähne reihen sich zu einem lückenlosen oberen und unteren Zahnbogen, *Arcus dentalis superior* und *inferior*, aneinander. In dieser Anordnung bilden sie das Gebiss. Beide Bögen werden durch die mediane Sagittalebene in 2 bilateral-symmetrische Bogenschenkel mit je 8 Zähnen zerlegt, die einer Kieferhälfte entsprechen.

Das menschliche Gebiss unterliegt einem einmaligen Zahnwechsel und setzt sich aus verschieden geformten Zähnen zusammen. Die erste Zahngarnitur enthält 20 Milchzähne, *Dentes decidui*, die zweite 32 bleibende Zähne, *Dentes permanentes*. In jeder Kieferhälfte gibt es 2 Schneidezähne, *Dentes incisivi*, einen Eckzahn, *Dens caninus*, 2 Prämolaren *Dentes premolares*, und 3 Mahlzähne, *Dentes molares*. Das Milchgebiss enthält keine Prämolaren, sondern nur 2 *Milchmolaren*. Zur kurzen Kennzeichnung der Zähne werden sie nummeriert.

Nach den Festlegungen auf dem FDI-(Fédération Dentaire Internationale-)Kongress 1970 in Bukarest gelten folgende Nummerierungen:

Bleibende Zähne

				oben rechts			oben links						
18	17	16	15	14	13	12	11	21	22	23	24	25	26	27	28
48	47	46	45	44	43	42	41	31	32	33	34	35	36	37	38
				unten rechts			unten links						

Milchzähne

			oben rechts			oben links				
	55	54	53	52	51	61	62	63	64	65
	85	84	83	82	81	71	72	73	74	75
			unten rechts			unten links				

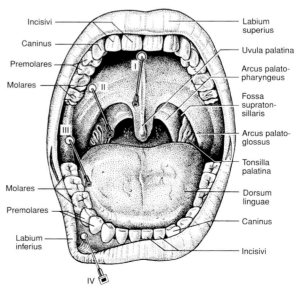

Abb. 89 Einblick in die Mundhöhle. Typische Injektionsstellen für Leitungsanästhesien sind durch Kanülen gekennzeichnet.
I Papilla incisiva,
II Foramen palatinum majus,
III Foramen mandibulae,
IV Foramen mentale.

Kopf, Caput

Die Zähne sind durch den Zahnhalteapparat, *Periodontium*, im Alveolarfortsatz der Kiefer befestigt. Die daran beteiligten Gewebe sind das Zahnzement, die knöcherne Alveolenwand, *Os alveolare*, das zwischen Alveolenwand und Zahnwurzel gelegene Bindegewebe, *Lig. periodontale*, und das Zahnfleisch, *Gingiva*. Die Zahnfächer, *Alveoli*, werden durch *Septa interalveolaria* und die Wurzelfächer durch *Septa interradicularia* getrennt.

Die Lage der Zahnwurzeln ist von klinischer Bedeutung (Abb. 90):
Die Wurzeln der oberen Schneidezähne projizieren sich auf den Boden der Nasenhöhle, sodass von ihnen ausgehende Zysten die Schleimhaut hier auftreiben können (Gerber-Wulst). Die Alveole des oberen Eckzahns liegt meist zwischen der Nasen- und Kieferhöhle, die Wurzeln der Prämolaren und Molaren befinden sich unter der Kieferhöhle, sodass es bei Extraktionen zur Eröffnung derselben kommen kann.
Die Wurzeln der unteren Zähne stehen in engen Beziehungen zum *Canalis mandibulae*. Da dieser hinten ansteigt, liegen die Wurzelspitzen der letzten Molaren näher am Mandibularkanal. Das *Foramen mentale* liegt unter den Wurzelspitzen der unteren Prämolaren (Verletzungsgefahr bei Wurzelspitzenresektionen). Wurzelspitzenabszesse können in den Mandibularkanal durchbrechen, der den Eiter wie ein Dränagerohr ableiten kann (Abb. 113).

Nerven (Abb. 61). Die oberen Zähne werden von den *Nn. alveolares superiores* (N. V$_2$) versorgt, die von außen in den Oberkiefer eintreten.

Die unteren Zähne erhalten ihre Nerven vom *N. alveolaris inferior* (N. V$_3$), der mit den gleichnamigen Gefäßen am Foramen mandibulae in den Canalis mandibulae eintritt. Die Nerven bilden im Ober- und Unterkiefer je einen Plexus dentalis, von dem jeder Zahn seine Zweige für die Zahnpulpa und das Periodontium erhält.

Arterien. Die Zähne werden von Zweigen der A. maxillaris (aus der A. carotis ext.) versorgt. Ihre Verläufe und Bezeichnungen entsprechen denen der Nerven.

Die Venen fließen zum Plexus venosus pterygoideus.

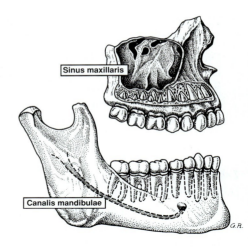

Abb. 90 Lagebeziehungen der Zahnwurzeln zur Kieferhöhle (oben) und zum Unterkieferkanal (unten).

Die Lymphgefäße ziehen zu den *Nll. submandibulares* und *Nll. submentales* (Abb. 94).

Zunge, Lingua
(Abb. 89, 91, 92, 94)

Die Zunge liegt auf dem Mundboden. Ihre Wurzel, *Radix linguae*, reicht bis zum Kehldeckel und ist mit diesem durch 3 Schleimhautfalten,
- die unpaare *Plica glossoepiglottica mediana* und
- die paarige *Plica glossoepiglottica lateralis* verbunden.

Auf dem Zungenrücken findet man eine mittelständige Längsfurche, *Sulcus medianus linguae*. Die Grenze zum Zungengrund wird vom V-förmigen *Sulcus terminalis linguae* gebildet, an dessen Spitze das *Foramen caecum linguae* (Morgagni) liegt. Es ist der Rest des während der Entwicklung vorhandenen Schilddrüsengangs, *Ductus thyroglossalis*, aus dem mediane Halszysten entstehen können.

Die Zungenschleimhaut trägt Papillen für die Aufnahme von Geschmacks- und Tastreizen.
- Die umwallten *Papillae vallatae* (6 bis 12) liegen dicht vor dem Sulcus terminalis,

2.9 Mundregion, Regio oralis

- die pilzförmigen *Papillae fungiformes* hauptsächlich an der Zungenspitze und an den Zungenrändern,
- die fadenförmigen *Papillae filiformes* verteilen sich über den ganzen Zungenrücken (sie geben der Zunge das samtartige Aussehen), und
- die blattförmigen *Papillae foliatae* finden sich am hinteren Seitenrand der Zunge.

Am Zungengrund liegt die Zungentonsille, *Tonsilla lingualis*.

Unter der Schleimhaut des Zungenrückens breitet sich eine Sehnenplatte, *Aponeurosis linguae*, aus, an der ein großer Teil der Muskelfasern ansetzt.

Die Zungenmuskeln gliedert man in äußere und innere Zungenmuskeln. Äußere Zungenmuskeln entspringen außerhalb der Zunge,
1. der *M. genioglossus* von der Spina mentalis des Unterkiefers,
2. der *M. styloglossus* vom Proc. styloideus,
3. der *M. hyoglossus* vom Zungenbein und
4. der *M. chondroglossus* vom kleinen Zungenbeinhorn.

Die Eigenmuskeln der Zunge bestehen aus oberflächlichen und tiefen sowie aus transversalen und vertikalen Muskelfasern. Beide Seiten sind durch eine Bindegewebsplatte, *Septum linguae*, getrennt, was die **Ausbreitung von Phlegmonen** von einer Seite auf die andere behindert.

In der Zungenspitze liegt die *Gl. lingualis anterior* (Nuhn).

Nerven (Abb. 91, 92). Die Zunge wird von mehreren Nerven innerviert.
- Der *N. lingualis* (N. V$_3$) versorgt die vorderen 2 Drittel der Schleimhaut sensibel. Er führt auch sensorische und sekretorische Fasern über
- die *Chorda tympani* (Intermediusanteil des N. facialis).

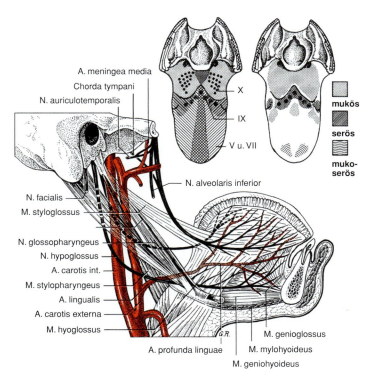

Abb. 91 Nerven und Arterien der Zunge. Die Figuren oben rechts zeigen die Innervationsbereiche der Hirnnerven V, VII, IX und X sowie die Verteilung der Zungendrüsen.

Kopf, Caput

- Der *N. glossopharyngeus* innerviert das Gebiet der Papillae vallatae und das hintere Drittel der Zungenschleimhaut sensibel, sensorisch und sekretorisch,
- der *N. vagus* die Zungenwurzel bis zur Epiglottis sensibel, sensorisch und sekretorisch.
- Vom *Plexus nervosus caroticus externus* erhält die Zunge sympathische Fasern,
- der *N. hypoglossus* versorgt die Zungenmuskulatur motorisch.

Bei **einseitiger Hypoglossusparese** kommt es zur Atrophie einer Zungenhälfte, die Zunge ist im Mund zur gesunden Seite verlagert, beim Herausstrecken weicht sie zur gelähmten Seite ab. Eine **beidseitige Lähmung** z. B. nach tumoröser oder traumatischer Schädigung des N. hypoglossus oder bei krankhaften Prozessen im Kerngebiet der Hirnnerven (amyotrophische Lateralsklerose oder progressive Bulbärparalyse) ist die Beweglichkeit der Zunge aufgehoben.

Arterien (Abb. 91, 92). Die Zunge erhält ihr Blut von der *A. lingualis*. Sie entspringt aus der A. carotis externa und zieht unter dem M. hyoglossus als *A. profunda linguae* bis zur Zungenspitze. Kleinere Zweige ziehen zu den Gaumenmandeln, *Rr. dorsales linguae*, zum Zungengrund und die *A. sublingualis* zur Unterzungengegend.

Unterzungenregion (Sublingualloge) und Mundboden
(Abb. 92)

Die Unterzungenregion (Abb. 92) liegt zwischen Zunge, Mundschleimhaut und muskulösem Mundboden. Sie wird lateral vom Unterkiefer, medial von der Zungenmuskulatur und unten vom M. mylohyoideus begrenzt, hinten geht sie in die Submandibularloge über. Bei hochgeschlagener Zunge sieht man auf der Unterfläche das Zungenbändchen, *Frenulum linguae*, und beiderseits eine sägeartige Falte, *Plica fimbriata*. Ein flacher Schleimhautwulst, *Plica sublingualis*, kennzeichnet die Lage der Unterzungendrüse, *Gl. sublingualis*. An seinem vorderen Ende liegt die *Caruncula sublingualis* mit den Mündungen des *Ductus submandibularis* und des *Ductus sublingualis major* (Bartolin).

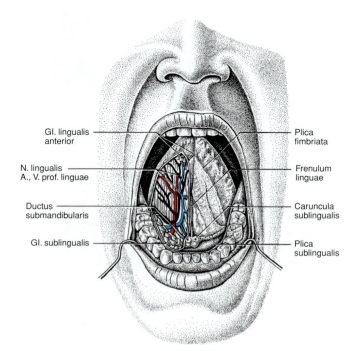

Abb. 92 Unterzungenregion.

2.9 Mundregion, Regio oralis

Eine der häufigsten Erkrankungen in Mitteleuropa ist die Steinbildung in den Speicheldrüsen (**Sialolithiasis**). Von den Speicheldrüsen des Kopfs ist die Gl. submandibularis in 80 % und die Gl. parotidea in 20 % betroffen. Typisch für die Diagnose eines Speichelsteins ist die Schwellung der Drüse, die besonders beim Essen und beim Anblick schmackhafter Speisen sehr schmerzhaft ist. Die Diagnose wird durch Ultraschall objektiviert und in Zweifelsfällen durch eine Speichelgangendoskopie ergänzt. Steine im Ductus submandibularis können bereits durch bimanuelle Palpation des Mundbodens festgestellt werden, Stauungen führen zu einer froschbauchähnlichen Ausweitung unter der Zunge (Ranula). In Abhängigkeit von ihrer Lokalisation und Größe können Speichelsteine durch sonographisch kontrollierte Stoßwellenlithotripsie extrahiert werden, was besonders für die Parotis empfohlen wird. Speichelsteine im Ductus submandibularis werden meist durch Gangschlitzung entfernt (Abb. 93), die beim Ductus parotideus wegen der Gefahr einer Gangstenose nach Steinentfernung nicht ratsam ist.

Die Gl. sublingualis grenzt seitlich an den Unterkiefer. Sie wird von einer Faszie umhüllt, die hinten eine offene Verbindung zum Trigonum submandibulare freilässt. Medial von ihr verläuft der *Ductus submandibularis*, dessen hinteres Ende noch von der Gl. submandibularis begleitet und vom *N. lingualis*

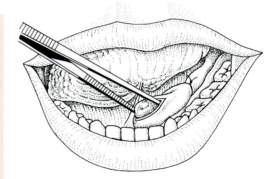

Abb. 93 Entfernung eines Speichelsteins.
(Aus Schmacher, Anatomie für Zahnmediziner, Hüthig 1997)

unterkreuzt wird. Medial verläuft außerdem die *A. sublingualis*, die vorn mit der *A. submentalis* anastomosiert, und der kleine *N. sublingualis*. Unter ihr liegen der *N. hypoglossus* und die *V. comitans n. hypoglossi*, welche in die *V. jugularis interna* fließt.

Die Lymphgefäße der Zunge bilden ein dichtes Netz, das mit dem des Mundbodens, Rachens und Kehlkopfs kommuniziert (Abb. 94). Die Lymphe fließt

- von der Zungenspitze zu den *Nll. submentales*,

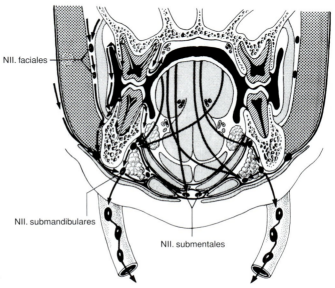

Abb. 94 Lymphbahnen der Zunge.

- von den Seitenteilen zu den *Nll. jugulares laterales* und *anteriores*,
- von der zentralen Region zu den *Nll. submandibulares, Nll. jugulares laterales* und *anteriores (tiefe Jugularis-Kette)*,
- vom hinteren Bereich zur tiefen *Jugularis-Kette*, besonders zum *Nl. jugulodigastricus*.

Ein bevorzugter Lymphabfluss aus der Zunge führt zum tiefen Halslymphknoten, *Nl. jugulo-omohyoideus*.

Die Lymphbahnen der Zungenspitze und des Zungengrunds zeigen eine sehr starke Tendenz zur Seitenkreuzung, Zungenkrebse neigen daher zur **kontralateralen Metastasierung**.

Der Mundboden (Abb. 95) wird von den oberen Zungenbeinmuskeln, *Mm. suprahyoidei*, nach Art eines Kreuzverbands verspannt, dessen Quergurtung durch den *M. mylohyoideus* und dessen Längsgurtung durch den *M. geniohyoideus* und den *vorderen Bauch des M. digastricus* erfolgt. Diese Muskeln verlaufen überwiegend zwischen Unterkiefer und Zungenbein und bilden die Unterlage für die Zunge. Sie heben den Mundboden mit dem Kehlkopf beim Schlucken und sind direkte Kieferöffner.

1. Der *M. mylohyoideus* ist der eigentliche Mundbodenmuskel. Seine Fasern ziehen von der Linea mylohyoidea des Unterkiefers zu einer medianen Raphe, die am Zungenbeinkörper ansetzt.
2. Der *M. geniohyoideus* liegt über dem obigen. Er entspringt von der Spina mentalis und inseriert am Zungenbein.
3. Der *M. digastricus* zieht von der Fossa digastrica des Unterkiefers nach hinten zum Zungenbein.
   - Sein *Venter anterior* liegt unter dem M. mylohyoideus,
   - sein *Venter posterior* setzt sich bis zur Incisura mastoidea an die Schädelbasis fort.

Die Sehne zwischen beiden Bäuchen ist durch eine Bindegewebsschlinge sowie durch die Insertion des *M. stylohyoideus* am Zungenbein fixiert.

4. Der *M. stylohyoideus* entspringt vom Griffelfortsatz der Schädelbasis. In der Nische zwischen Unterkieferrand und Venter anterior des M. digastricus liegt das *Trigonum submandibulare* (Abb. 94, 108, 114).

Nerven. Die verschiedene Herkunft der Mundbodenmuskeln erklärt ihre unterschiedliche Innervation. Der M. mylohyoideus und Venter anterior des M. digastricus werden als Derivate des I. Branchialbogens vom *N. mylohyoideus (N. V/3)* innerviert. Der hintere Bauch des M. digastricus und der M. stylohyoideus werden als Abkömmlinge des 2. Branchialbogens vom *N. facialis*, und der M. genioglossus, der aus den kranialen Somiten hervorgeht, von *Rr. ventrales der Zervikalnerven 1 und 2* versorgt.

Gaumen, Palatum
(Abb. 82, 83 bis 86, 89, 96, 97)

Der Gaumen (Abb. 96) bildet das Dach der Mundhöhle. Man unterscheidet einen harten Gaumen, *Palatum durum*, der zugleich der Boden der Nasenhöhle ist, und einen weichen Gaumen, *Palatum molle*. Die Grenze zwischen beiden liegt etwa in Höhe des letzten Molars. Der hintere Abschnitt des weichen Gaumens ist das Gaumensegel, *Velum palatinum*.

Der harte Gaumen bildet das Widerlager der Zunge und ist mit 3 bis 4 Gaumenleisten, *Plicae palatinae transversae*, versehen. Der weiche Gaumen stellt das Gleitfeld der Speisen dar; seine Schleimhaut ist mit Drüsen, *Gll. palatinae*, und Fettgewebe unterpolstert. In einer fibrösen Randzone ist die Gaumenschleimhaut mit dem Alveolarfortsatz des Oberkiefers und in einer fibrösen Medianzone mit der *Sutura palatina mediana* verwachsen.

Hinter den oberen mittleren Schneidezähnen erhebt sich die *Papilla incisiva*. Sie entspricht der Lage des *Foramen incisivum*, durch das der N. nasopalatinus mit den gleichnamigen Gefäßen vom Nasenseptum herkommend in die Schleimhaut des Gaumens eintritt.

2.9 Mundregion, Regio oralis

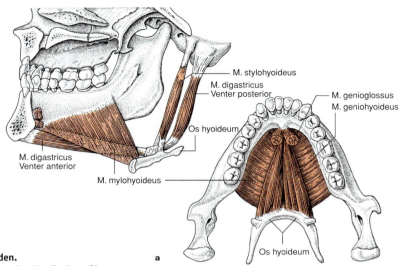

Abb. 95 Mundboden.
a Muskuläre Grundlage des Mundbodens. Obere und untere Zungenbeinmuskeln von medial (links) und Mundbodenmuskeln von oben (rechts). (Aus G.-H. Schumacher, Anatomie für Zahnmediziner, Hüthig 1997)
b Horizontalschnitt durch den Mundboden im Magnetresonanztomogramm (MRT). (Original: Prof. Dr. med. K. Hauenstein, Rostock)

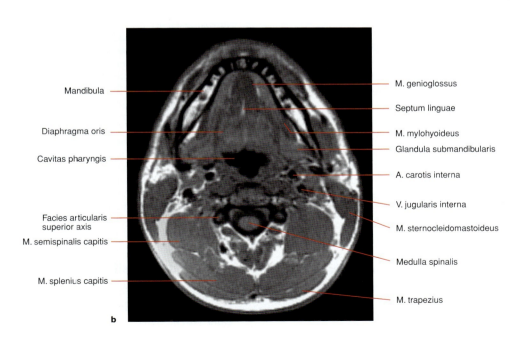

Kopf, Caput

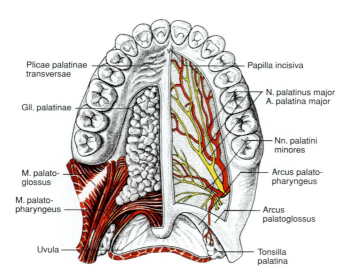

Abb. 96   **Gaumen** nach partieller Entfernung der Schleimhaut.

Das Gaumensegel endet hinten mit dem Zäpfchen, *Uvula*. Die Grundlage wird von einer Muskelplatte gebildet, die sich aus
- *M. levator veli palatini, M. tensor veli palatini, M. uvulae, M. palato glossus* und *M. palatopharyngeus* zusammensetzt.

Die beiden letztgenannten Muskeln bilden die Grundlage des vorderen und hinteren Gaumenbogens, welche die seitliche Begrenzung der Schlundenge, *Isthmus faucium*, darstellen.

Nerven (Abb. 96, 97). Die Gaumenschleimhaut wird vorn vom *N. nasopalatinus* und hinten vom *N. palatinus major* sowie von den *Nn. palatini minores* (alle von N. V$_2$) versorgt. Die hinteren treten zusammen mit den gleichnamigen Gefäßen medial vom letzten Molaren durch die Lamina horizontalis des Gaumenbeins.

Die Gaumenmuskeln werden, mit Ausnahme des M. tensor veli palatini, der von einem Zweig des 3. Trigeminusastes versorgt wird, von *N. glossopharyngeus* und *N. vagus* aus dem Plexus pharyngeus innerviert.

Die Arterien entstammen der A. maxillaris. Die *A. palatina major* versorgt hauptsächlich das Gebiet des harten Gaumens, und die *Aa. palatinae minores* aus der *A. palatina descendens* ziehen zum weichen Gaumen.

Die Venen fließen in den Plexus pterygoideus und in die V. retromandibularis.

Lymphgefäße. Die Lymphe sammelt sich in den Nll. submandibulares und Nll. cervicales profundi (Abb. 94, 125).

Die Eintrittstellen der Leitungsbahnen in die Gaumenschleimhaut sind wichtige Orientierungsmarken bei oral-chirurgischen Eingriffen.
Der Einstich zur Anästhesie des **N. nasopalatinus** erfolgt dicht hinter den oberen Schneidezähnen an der Papilla incisiva (Abb. 97c). Die Injektion zur Betäubung des **N. palatinums major** wird in Höhe des 2. bis 3. Molaren gesetzt, sie sollte etwas vor dem Foramen palatinum majus liegen, um Verletzungen der A. palatina major zu vermeiden (Abb. 97b).
Palatinale Abszesse breiten sich nur schwer zur Gegenseite aus, da die Gaumenschleimhaut mit der Sutura palatina mediana fest verwachsen ist. Beim Spalten palatinaler Abszesse sowie bei der Bildung eines Stiellappens zum Abdecken von Defekten sollte die Schnittführung parallel zur Zahnreihe erfolgen, um Durchtrennungen des Nerven-Gefäß-Bündels zu vermeiden. (Abb. 97a).

Gaumenmandel, Tonsilla palatina
(Abb. 89, 96, 98, 106, 107)

Die Gaumenmandeln (Abb. 98) liegen in einer Nische, *Fossa tonsillaris,* die vom vorderen und hinteren Gaumenbogen, *Arcus*

2.9 Mundregion, Regio oralis

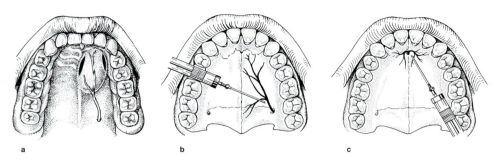

Abb. 97 Gaumen. (Aus G.-H. Schumacher, Anatomie für Zahnmediziner, Hüthig 1997)

a Schnittführung bei Spaltung eines Gaumenabszesses.
b Anästhesie des N. palatinus major.
c Anästhesie des N. nasopalatinus (incisivus).

palatoglossus und *Arcus palatopharyngeus*, sowie oben von einer bogenförmigen Falte, *Plica semilunaris* begrenzt wird. Über der Tonsille findet sich eine kleine dreieckige Vertiefung, *Fossa supratonsillaris*, (Abb. 89), die bei paratonsillären Abszessen verstrichen ist. Übergroße Gaumenmandeln engen den Schlund ein und geben der Sprache einen kloßigen Beiklang. Die Oberfläche der Tonsillen zeigt 10 bis 20 Grübchen, *Fossulae tonsillae*, die als Mündungsstellen der Krypten meist Zellreste (Mandelpfröpfe) enthalten.

Die *Tonsilla palatina* projiziert sich bei seitlicher Ansicht etwa auf den Kieferwinkel. **Tumoren der Tonsillen** sind von außen hinter diesem zu tasten. Die Tonsilla palatina liegt medial vom oberen Schlundschnürer und ist von diesem durch Bindegewebe abgegrenzt, das ein glattes Herausschälen bei **Tonsillektomien** ermöglicht.

Nerven. Die Gaumenmandel wird von Zweigen des *N. glossopharyngeus* innerviert.

Arterien. Die arterielle Versorgung erfolgt durch einen *R. tonsillaris* aus der *A. palatina ascendens* (aus der A. facialis), durch

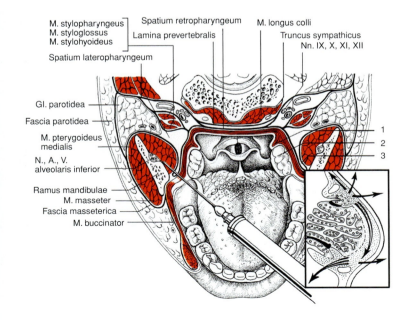

Abb. 98 Parotisloge und Peripharyngealraum (Spatium retropharyngeum und Spatium lateropharyngeum, weiß), Horizontalschnitt in Höhe des 1. Halswirbels. Unten rechts Schrägschnitt durch die Gaumenmandel mit Ausbreitungswegen von Tonsillarabszessen. (Umgezeichnet nach A. Eckert-Möbius 1968)
1 Arcus palatopharyngeus,
2 Tonsilla palatina,
3 Arcus palatoglossus.

Kopf, Caput

die *Rr. dorsales linguae* (aus der A. lingualis) und *Aa. palatinae minores* (aus der A. palatina descendens).

Die Lymphgefäße verlaufen in der Rachenwand abwärts zu den oberen *Nll. cervicales profundi*.

Bei Tonsillektomien auftretende stärkere Blutungen kommen meist aus peritonsillären Geflechten des *Plexus venosus pharyngeus,* seltener aus der A. palatina ascendens.

Fragen zum Selbststudium

1. Beschreiben Sie Begrenzungen des Mundvorhofs und der Mundhöhle. 118, 119
2. Wo münden die Ausführungsgänge der großen Speicheldrüsen? 118, 122, 123
3. Beschreiben Sie die Anordnung der Zähne des menschlichen Gebisses. 119
4. Wie erfolgt die computergerechte Kennzeichnung der Milchzähne? 119
5. Welche Gewebeteile gehören zum Zahnhalteapparat? 120
6. Beschreiben Sie die Lagebeziehungen der unteren Zahnwurzeln zum Mandibularkanal. 120
7. Von welchem Nerven werden obere und untere Zähne innerviert? 120
8. Welche Schleimhautfalten verbinden den Zungengrund mit dem Kehldeckel? 120
9. Wo liegen die Papillae vallatae und wie sind sie angeordnet? 120
10. Welche Muskeln bilden den Zungenbeinkörper? 121
11. Warum breiten sich Zungenphlegmonen nur schwer zur Gegenseite aus? 121
12. Welche Nerven innervieren die Zunge? 121, 122
13. Nennen Sie die Symptome einer Hypoglossusparese. 122
14. Beschreiben Sie Ursprung und Verteilungsmuster der A. lingualis. 122
15. Wo mündet der Ductus submandibularis? 122
16. Wo liegen die regionalen Lymphknoten des Mundbereichs? 123, 124
17. Welche Muskeln bilden den Mundboden und von welchen Nerven werden sie innerviert? 124, 125
18. Beschreiben Sie die Lagebeziehungen der Glandula sublingualis. 123
19. Nennen Sie die funktionelle Bedeutung der Mundbodenmuskeln. 124
20. Wo liegt die Grenze zwischen hartem und weichem Gaumen? 124
21. Warum breiten sich palatinale Abszesse schwer zur Gegenseite aus? 126
22. Welche Muskeln bilden das Gaumensegel und die Gaumenbögen? 126
23. Wie sollte die Schnittführung bei der Spaltung von Gaumenabszessen erfolgen? 126
24. Nennen Sie die Injektionsstellen zur Anästhesie der Gaumennerven. 126
25. Wo liegen die Gaumenmandeln und von welchen Arterien werden sie versorgt? 126, 127
26. Beschreiben Sie die topographischen Beziehungen der Parotisloge zum Peripharyngealraum. 127, 129

2.10 Seitliche Kopfregionen

Über dem Jochbogen liegt die Schläfenregion und darunter die seitliche Gesichtsregion, die sich in mehrere Felder gliedert (Abb. 1). Alle Weichteile auf der Außenseite des Unterkieferastes gehören zur oberflächlichen und alle media davon gelegenen zur tiefen Gesichtsregion. Letztere entspricht dem Gebiet der Fossa infratemporalis und führt in den parapharyngealen Raum.

2.10.1 Schläfenregion, Regio temporalis
(Abb. 1, 3, 99)

Die Schläfenregion entspricht dem Ausbreitungsgebiet des *M. temporalis*, der von einer derben *Fascia temporalis* bedeckt wird. Diese spaltet sich über dem Jochbogen in 2 Blätter und inseriert am Innen- und Außenrand des Jochbogens, wodurch sie eine mit Fett gefüllte Loge einschließt. Medial von der Temporalisfaszie liegt der temporale Ausläufer des *Corpus adiposum buccae* (Bichat).

Nerven (Abb. 3, 99). Die Schläfenregion wird sensibel vom *N. auriculotemporalis* (N. V_3) und *R. zygomaticotemporalis* des *N. zygomaticus* (N. V_2) versorgt. Der Schläfenmuskel wird von *Nn. temporales profundi* (N. V_3) innerviert, die von medial in ihn eintreten.

Arterien. Die *A. temporalis superficialis* (ein Endast der A. carotis ext., Abb. 3, 99) verläuft wie der N. auriculotemporalis scheitelwärts auf der Faszie. Digitale Kompressionen zur Blutstillung werden vor dem Ohr durch Druck gegen das Schläfenbein vorgenommen. Die *Aa. temporales profundae* entspringen aus der A. maxillaris (der andere Endast der A. carotis ext.) und treten von medial in den M. temporalis ein.

Die Venen leiten das Blut durch die *Vv. temporales superficiales* ab, welche in die V. retromandibularis münden.

Die Lymphgefäße sammeln sich in den *Nll. parotidei superficiales* und *profundi* (Abb. 3, 125).

Die knöcherne Grundlage der Schläfenregion wird von der Schuppe des Schläfenbeins, *Pars squamosa ossis temporalis*, und vom großen Keilbeinflügel, *Ala major ossis sphenoidalis*, gebildet. Oben wird sie von der *Linea temporalis superior* begrenzt, an der sich die Temporalisfaszie befestigt. Unterhalb von dieser Linie verläuft die *Linea temporalis inferior*, die dem oberen Rand des Schläfenmuskels entspricht. Zwischen der knöchernen Grundlage und dem Jochbogen liegt die Schläfengrube, *Fossa temporalis*, die sich vorn bis zum seitlichen Orbitabogen erstreckt und unten in die Unterschläfengrube, *Fossa infratemporalis*, übergeht.

2.10.2 Oberflächliche seitliche Gesichtsregion
(Abb. 1, 3)

Seitlich vom aufsteigenden Unterkieferast findet man die Ohrspeicheldrüse und den M. masseter.

Die Ohrspeicheldrüse, *Gl. Parotidea*, (Abb. 98 bis 100) liegt in der Parotisloge, die von der derben *Fascia parotidea* umgeben ist (Abb. 112). Hinten grenzt sie an den M. sternocleidomastoideus, unten ist sie durch einen kräftigen Faszienstreifen von der Submandibularloge abgegrenzt und vorn vereinigt sie sich mit der *Fascia masseterica*. Sie erstreckt sich bis zur Innenfläche des M. pterygoideus medialis und erreicht die vom Proc. styloideus entspringenden Muskeln.

Bei **primären Erkrankungen der Parotis** entsteht eine derbe, sehr schmerzhafte Schwellung mit präaurikulärem Zentrum. Sie dehnt sich in die Wange aus und reicht über den Kieferwinkel hinweg bis zum vorderen Rand des M. sternocleidomastoideus. Eitrige Entzündungen der Ohrspeicheldrüse können auf der medialen Seite, wo die Parotisfaszie relativ dünn ist, auf das Spatium lateropharyngeum (Abb. 98) übergreifen. Desgleichen besteht umgekehrt die Möglichkeit, dass infektiöse Prozesse auf diesem Weg „per continuitatem" in die Parotisloge fortgeleitet werden.

Der Hauptteil des Drüsenkörpers liegt hinter dem Unterkieferast im Retromolarraum, vorn überlagert sie den hinteren Rand des M. masseter, oben erstreckt sie sich bis zum äußeren Gehörgang und Kieferge-

Kopf, Caput

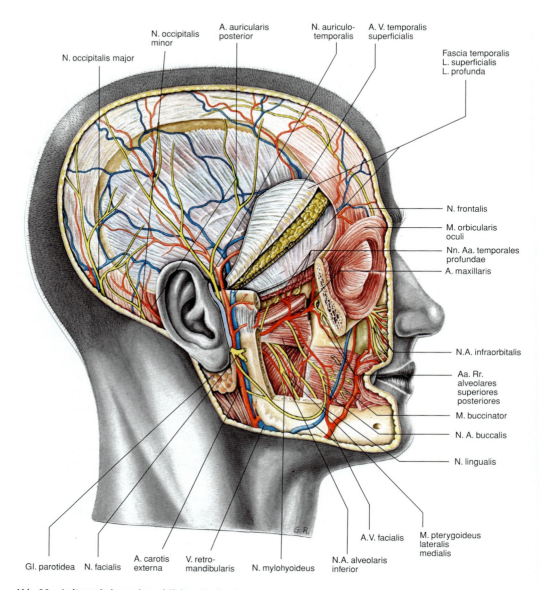

Abb. 99 Leitungsbahnen der seitlichen Kopfregion.

lenk. Der Ausführungsgang, *Ductus parotideus*, überquert den M. masseter, zieht durch den Wangenfettkörper, durchbohrt den M. buccinator und mündet im Mundvorhof gegenüber dem 2. oberen Molaren. Am Ductus parotideus befindet sich häufig eine akzessorische Drüse, *Gl. parotidea accessoria* (Abb. 100).

Nerven. Sensibel wird die Parotis vom *N. auriculotemporalis* (N. V_3) versorgt. Ihre sekretorischen Fasern kommen aus dem *Ganglion oticum*, das parasympathische Zuflüsse über den *N. petrosus minor* vom N. glossopharyngeus (Jacobson-Anastomose, Abb. 54) erhält.

2.10 Seitliche Kopfregionen

Der N. facialis bildet in der Ohrspeicheldrüse den *Plexus nervosus intraparotideus,* wodurch die Drüse in einen oberflächlichen und tiefen Lappen geteilt wird. Beim Ausschälen von Tumoren, Schnittinzisionen u. a. m. besteht somit die Gefahr der Fazialisverletzung (Abb. 62).

Arterien. Die A. carotis externa tritt oberhalb des Lig. stylomandibulare in die Parotisloge ein und teilt sich in Höhe des Collum mandibulae in ihre beiden Endäste, *A. temporalis superficialis* und *A. maxillaris,* (Abb. 99). Über dem Jochbogen läuft die *A. zygomaticoorbitalis* zum seitlichen Augenwinkel, unterhalb des Jochbogens zieht die *A. transversa faciei* zur Wange. Vor dem M. masseter kreuzen die A., V. facialis den ventralen Rand des Unterkiefers.

Venen. Die *V. retromandibularis* durchläuft die Parotis von oben nach unten. Ihre Zuflüsse kommen hauptsächlich aus den Vv. temporales superficiales, der V. transversa faciei und den Vv. maxillares (Abb. 63).

Lymphgefäße. In der Parotisloge liegen die *Nll. parotidei superficiales* und *profundi* (Abb. 125).

Kieferbewegungen fördern die Sekretausschüttung der Gl. parotidea. **Sekretstauungen** können zu sehr druckdolenten Schwellungen mit Beeinträchtigung der Kieferbewegungen führen.

Akute Parotitiden sind an den abstehenden Ohrläppchen des Patienten sowie am Eiterausfluss aus dem Ductus parotideus in das Vestibulum oris zu erkennen.

Eine beidseitige nicht eitrige Schwellung der Ohrspeicheldrüse ist die **Parotitis epidemica,** auch Mumps oder Ziegenpeter genannt. Sie beruht auf einer Virusinfektion, die nach einer Inkubationszeit von 21 Tagen, bei abstehenden Ohrläppchen mit Fieber, Kopf- und Gliederschmerzen einhergeht.

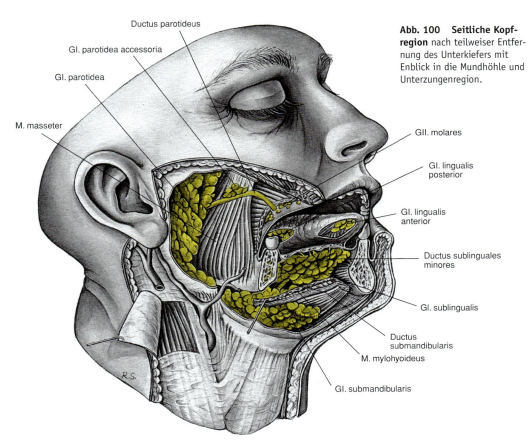

Abb. 100 **Seitliche Kopfregion** nach teilweiser Entfernung des Unterkiefers mit Einblick in die Mundhöhle und Unterzungenregion.

Kopf, Caput

2.10.3 Tiefe seitliche Gesichtsregion
(Abb. 99, 101)

Die tiefe Gesichtsregion (Abb. 99, 101) entspricht dem Gebiet der *Fossa infratemporalis*. In ihr liegen der Wangenfettkörper, *Corpus adiposum buccae* (Bichat), M. pterygoideus medialis und lateralis, die Verzweigungsgebiete des N. mandibularis und der A. maxillaris sowie der venöse Plexus pterygoideus. Medial öffnet sie sich vorn in die Fossa pterygopalatina (Abb. 103) und hinten in den Peripharyngealraum. Oben geht sie in die Fossa temporalis über.

Entzündungen der tiefen Gesichtsregion können durch Fortleitung einer eitrigen (pyogenen), von einem Zahn ausgehenden (odontogenen) Infektion oder durch eine Thrombophlebitis der abführenden Venen erfolgen. Die weitere Ausbreitung kann die Orbita, die mittlere Schädelgrube oder die Schläfenregion erreichen. Wichtige klinische Symptome dieser fortschreitenden Entzündung sind derbes Infiltrat in der Schläfengegend, ein Ödem der Augenlider mit verengter Lidspalte, hohe Temperaturen und schlechter Allgemeinzustand. Die Mitbeteiligung der Fossa pterygopalatina ist ferner mit einem Vortreten des Augapfels (Protrusio bulbi) verbunden.

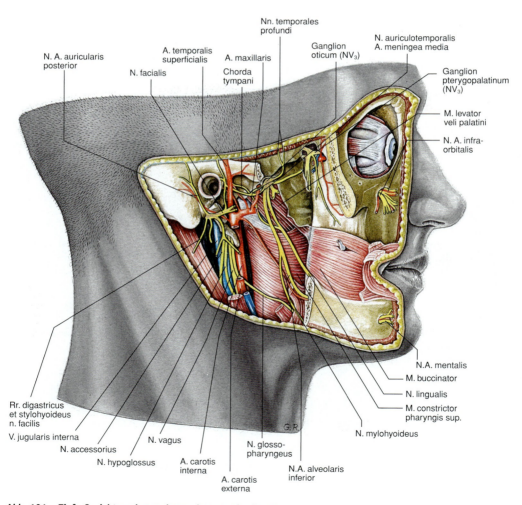

Abb. 101   Tiefe Gesichtsregion und parapharyngealer Raum.

2.10 Seitliche Kopfregionen

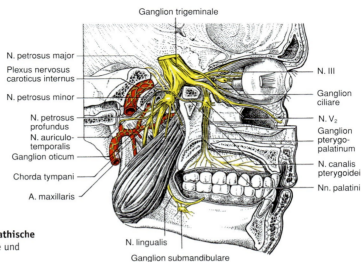

Abb. 102 Nerven und parasympathische Ganglien in der Unterschläfengrube und Augenhöhle von medial.

Nerven (Abb. 101, 102). Der *N. mandibularis* (N. V₃) zieht zusammen mit der Radix motoria des N. trigeminus durch das Foramen ovale in die Fossa infratemporalis. Dicht unter dem Foramen ovale liegt an seiner medialen Seite das parasympathische *Ganglion oticum* (Abb. 102), das sekretorischen Fasern für die Parotis vom *N. glossopharyngeus* über den *N. petrosus minor* (Jacobson-Anastomose, Abb. 54) erhält.
- Vom *N. mandibularis* abgehende Nerven sind
- ein *R. meningeus*, der zusammen mit der A. meningea media durch das Foramen spinosum zur Dura zieht, und
- die motorischen Nerven für die Kaumuskulatur, *N. massetericus, Nn. temporales profundi, N. pterygoideus lateralis* und *medialis* (mit Zweigen für den M. tensor veli palatini und den M. tensor tympani).
- Der *N. buccalis* zieht zum M. buccinator; er innerviert Haut und Schleimhaut der Wange sowie das vestibuläre Zahnfleisch im Molarenbereich (der M. buccinator wird vom N. facialis versorgt!).
- Der *N. auriculotemporalis* bildet nach seinem Abgang eine Schlinge um die A. meningea media, nimmt Zweige vom Ganglion oticum auf und zieht hinter dem Kiefergelenk zur Parotis und zur Schläfenregion.
- Der *N. alveolaris inferior* gelangt zwischen beiden Flügelmuskeln zum Foramen mandibulae, tritt hier in den Unterkiefer ein und innerviert die Zähne (Abb. 61). Kurz vor seinem Eintritt entlässt er den *N. mylohyoideus* für die Versorgung des gleichnamigen Muskels und des vor deren Bauchs des M. digastricus.
- Der *N. lingualis* läuft über die Lateralfläche des M. pterygoideus medialis zur Regio sublingualis und strahlt seitlich in die Zunge ein (Abb. 54, 101, 102). In seinem absteigenden Teil nimmt er die Chorda tympani (vom N. facialis) auf (Abb. 54).

Arterien (Abb. 101, 102). In der Unterschläfenregion liegt das Verzweigungsgebiet der A. maxillaris (Abb. 102), das sich in 3 Abschnitte gliedert. Die A. maxillaris tritt zwischen Collum mandibulae und Lig. sphenomandibulare in die Fossa infratemporalis ein (mandibulärer Abschnitt) und zieht zwischen den beiden Köpfen des M. pterygoideus lateralis (mittlerer Abschnitt) zur Fossa pterygopalatina (medialer Abschnitt).

Die vom *mandibulären Abschnitt* entspringenden Arterien versorgen Teile des äu-

Kopf, Caput

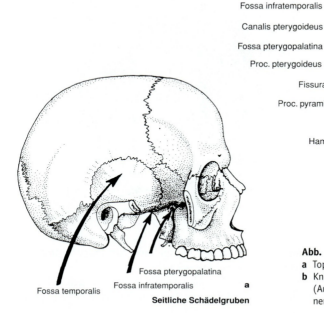

Abb. 103 Seitliche Schädelgruben von lateral.
a Topographie nach Resektion des Jochbogens.
b Knöcherne Grundlage der Flügelgaumengrube.
(Aus G.-H. Schumacher, Anatomie für Zahnmediziner, Hüthig 1997)

ßeren Gehörgangs, der Paukenhöhle, harten Hirnhaut sowie die Zähne des Unterkiefers.

Die vom *mittleren Abschnitt* abgehenden Arterien ziehen zur Wange (Anastomosen mit der A. facialis) und zu allen Kaumuskeln.

Die vom *medialen Abschnitt* entspringenden Arterien versorgen die Kieferhöhle, die oberen Zähne, den hinteren Teil der Nasenhöhle (Anastomosen mit den vorderen Arterien der Nasenhöhle aus der A. ophthalmica), Teile der Rachenwand, der Paukenhöhle, Tuba auditiva, den Boden der Orbita sowie das Unterlid und die Oberlippe (Anastomosen mit der A. facialis).

Venen (Abb. 63). Zwischen dem M. pterygoideus medialis und lateralis breitet sich ein dichtes Venengeflecht, *Plexus venosus pterygoideus*, aus. Sein Blut fließt durch die Vv. maxillares in die V. retromandibularis halswärts.

Der Plexus venosus pterygoideus bildet ein **weitläufiges Venengeflecht** an der Schädelbasis, das durch die Foramina der Schädelbasis mit der mittleren Schädelgrube bis zum Sinus cavernosus verbunden ist (Infektionspforten!). Außerdem kommuniziert der Plexus mit den oberflächlichen Gesichts- und Orbitavenen, wodurch sich **hämatogene Entzündungen** in weiten Bereichen des Kopfs ausbreiten können.

2.10.4 Flügelgaumengrube, Fossa pterygopalatina
(Abb. 103, 104)

Die Flügelgaumengrube (Abb. 103, 104) ist die mediale Fortsetzung der Fossa infratemporalis zwischen Oberkiefer und Flügelfortsatz des Keilbeins bis zur Lamina perpendicularis des Gaumenbeins. Ihr Dach wird vom Keilbeinkörper und großen Keilbeinflügel gebildet.

Die knöcherne Grundlage der Regio infratemporalis wird medial von der *Lamina lateralis* des *Proc. pterygoideus*, vorn vom *Tuber maxillae*, seitlich vom *Ramus mandibulae* und oben vom großen Keilbeinflügel begrenzt.

2.10 Seitliche Kopfregionen

Durch die *Fissura orbitalis inferior* steht sie mit der Orbita und durch das *Foramen ovale* und *Foramen spinosum* mit der mittleren Schädelgrube in Verbindung. Nach medial öffnet sie sich durch die *Fissura pterygomaxillaris* in die *Fossa pterygopalatina*.

Die *Fossa pterygopalatina* unterhält Verbindungen
- **zur mittleren Schädelgrube** durch das *Foramen rotundum* für den N. maxillaris;
- **zur Schädelbasis** durch den *Canalis pterygoideus* für N. und A. canalis pterygoidei;
- **zur Augenhöhle** durch die *Fissura orbitalis inferior* für N. und A. infraorbitalis und N. zygomaticus;
- **zur Nasenhöhle** durch das *Foramen sphenopalatinum* für Rr. nasales posteriores superiores laterales und mediales sowie A. sphenopalatina;
- **zur Mundhöhle** durch den *Canalis palatinus major* für den N. palatinus major und die A. palatina descendens;
- **zur Fossa infratemporalis** durch die *Fissura pterygomaxillaris* für die A. maxillaris.

An der medialen Seite des N. maxillaris liegt das parasympathische *Ganglion pterygopalatinum*, das den Drüsen der Nasen- und Gaumenschleimhaut sowie der Tränendrüse sekretorische Fasern aus dem Intermediusanteil des N. facialis über den *N. petrosus major* zuführt.

Die Fossa pterygopalatina hat als Kommunikationszentrum zwischen Schädel-, Augen-, Nasen- und Mundhöhle, zwischen äußerer Schädelbasis und Fossa infratemporalis sowie als Verteilungsstelle des 2. Trigeminusastes, der A. maxillaris und des Ganglion pterygopalatinum im Zusammenhang mit dem Plexus venosus pterygoideus eine große funktionelle, klinische Bedeutung für die tiefe Gesichtsregion.

2.10.5 Peripharyngealraum, Spatium peripharyngeum
(Abb. 98, 101)

Das Spatium peripharyngeum ist ein Bindegewebsraum, der den Pharynx an beiden Seiten und hinten von der Schädelbasis bis ins Mediastinum begleitet. Außer Nerven und Gefäßen für die Versorgung der Halsorgane enthält er große Leitungsbahnen, die so verlegt sind, dass sie allen Bewegungen der Halseingeweide und der Halswirbelsäule folgen können. Topographisch gliedert man ihn in
- das *Spatium retropharyngeum* und
- das *Spatium lateropharyngeum* auf der rechten u. linken Seite.

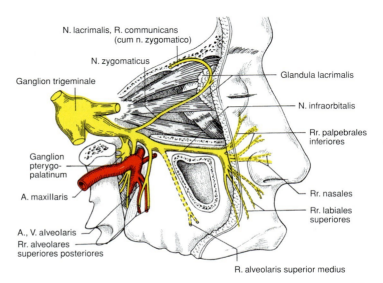

Abb. 104 **Flügelgaumengrube und Augenhöhle** mit Inhalt von lateral.

Kopf, Caput

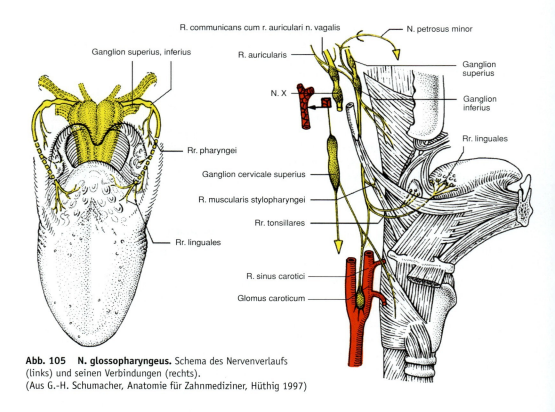

Abb. 105 N. glossopharyngeus. Schema des Nervenverlaufs (links) und seinen Verbindungen (rechts).
(Aus G.-H. Schumacher, Anatomie für Zahnmediziner, Hüthig 1997)

Das Spatium retropharyngeum liegt zwischen der dorsalen Pharynxwand und dem tiefen Blatt der Halsfaszie, kaudal läuft es im dorsalen Mediastinum aus. Es enthält lockeres Bindegewebe, kleinere Zweige der *A. pharyngea ascendens* sowie *Vv. pharyngeae* aus dem *Plexus venosus pharyngeus*. Sehr häufig befinden sich in Höhe des 2. Halswirbels 2 kleine Lymphknoten, *Nll. retropharyngei*, die zum Einzugsgebiet der Tuba auditiva, Nasen- und Rachenwand gehören und bei Kindern meist stark ausgebildet sind.

Das Spatium lateropharyngeum, auch *Spatium parapharyngeum* oder *Parapharyngealraum* genannt, beginnt kranial als schmaler Spalt zwischen der seitlichen Rachenwand und dem M. pterygoideus medialis, seine Begrenzungen sind:
- dorsal das tiefe Blatt der Fascia cervicalis und die vom Proc. mastoideus kommenden Muskeln (M. sternocleidomastoideus u. Venter posterior des M. digastricus),
- lateral die Glandula parotidea,
- medial ein sagittales Septum, welches das Spatium vom Retropharyngealraum trennt.

Eine frontal gestellte Bindegewebsplatte, die vom tiefen Blatt der Fascia parotidea zur Fascia buccopharyngea der Pharynxwand zieht und die vom Proc. styloideus entspringenden Muskeln (M. stylohyoideus, M. styloglossus, M. stylopharyngeus) einschließt, teilt das Spatium lateropharyngeum in einen vorderen und hinteren Abschnitt (Abb. 98).
- Der vordere Abschnitt ist mit fettreichem Bindegewebe gefüllt,
- der hintere Abschnitt kommuniziert durch das Foramen jugulare, den Canalis caroticus und Canalis nervi hypoglossi mit der Schädelhöhle. In ihm verlaufen die *Hirnnerven IX, X, XI, XII,* der *Truncus sympathicus,* die *A. carotis interna* und *V. jugularis interna*.

Der **N. glossopharyngeus** (Abb. 105) liegt an der Schädelbasis zwischen A. carotis interna und V. jugularis interna, weiter unten läuft er seitlich am M. stylopharyngeus vorbei und strahlt in die Zunge ein. Im Foramen jugulare bildet er
- das *Ganglion superius* und darunter in der Fossula petrosa
- das größere *Ganglion inferius.*
- Mit *Rr. tonsillares* versorgt er die Gaumenmandeln und die Schleimhaut der Gaumenbögen.
- Seine *Rr. pharyngei* bilden zusammen mit Zweigen des N. vagus und Truncus sympathicus den *Plexus pharyngeus.* Vom Ganglion inferius entspringt
- der *N. tympanicus.* Er führt sensible und parasympathische Fasern durch den Canaliculus tympanicus in die Paukenhöhle. Hier bildet er, mit sympathischen Fasern aus dem Plexus caroticus internus den *Plexus; tympanicus.* Aus diesem geht
- der *N. petrosus minor* hervor, der die vordere Wand des Felsenbeins durchbricht, extradural zum Foramen lacerum zieht und durch dieses zum Ganglion oticum gelangt. Diese Verbindung führt parasympathische Fasern zur Parotis (Jacobson-Anastomose, Abb. 54).

Der **N. vagus** zieht zwischen V. jugularis interna und A. carotis interna abwärts. Im Foramen jugulare bildet er
- das *Ganglion superius.* An der Schädelbasis nimmt er
- den *R. internus* des *N. accessorius* auf. Etwa 1 cm tiefer liegt
- das *Ganglion inferius,* das spindelförmig und 2 bis 3 cm lang ist.
- Ein *R. meningeus* zieht von außen rückläufig zur Dura und
- der *R. auricularis* durch den Canalicus mastoideus zum äußeren Ohr.
- Mit *Rr. pharyngei* strahlt er in den *Plexus pharyngeus* ein.

Der **N. accessorius** spaltet sich unterhalb des Foramen jugulare in *R. internus* und *R. externus.* Ersterer verbindet sich mit dem N. vagus, letzterer innerviert den M. sternocleidomastoideus und M. trapezius.

Der **N. hypoglossus** verlässt den Schädel durch den Canalis nervus hypoglossi. Er zieht im Bogen zwischen A. carotis interna und V. jugularis interna nach vorn, überkreuzt die Äste der A. carotis externa und gelangt über den Hinterrand des Mundbodens in die Zungenmuskulatur.

Der **Truncus sympathicus** liegt in der tiefen Halsfaszie; sein *Ganglion cervicale superius* findet sich medial von der A. carotis interna (Abb. 124).

2.11 Rachen, Pharynx
(Abb. 106, 107)

Der Rachen ist das ca. 12 cm lange Verbindungsstück zwischen Nasenhöhle, Mundhöhle und Speiseröhre. In seiner Schleimhaut befinden sich lymphatische Gewebe, die den **lymphatischen Rachenring,** *Anulus lymphoideus pharyngis* (Waldeyer), bilden (Abb. 106, 107). Dazu gehören
- die Tubenmandel, *Tonsilla tubaria,* an der Tubenöffnung,
- die Rachenmandel, *Tonsilla pharyngealis,* am Rachendach,
- die Gaumenmandel, *Tonsilla palatina,* zwischen den Gaumenbögen und
- die Zungenmandel, *Tonsilla lingualis,* am Zungengrund.

Topographisch gliedert man den Rachenraum, Cavitas pharyngis, in 3 Etagen (Abb. 106):
- *Pars nasalis pharyngis* hinter der Nasenhöhle (Epipharynx),
- *Pars oralis pharyngis* hinter der Mundhöhle (Mesopharynx),
- *Pars laryngea pharyngis* hinter dem Kehlkopf (Hypopharynx).

Die Pars nasalis pharyngis kommuniziert durch die Choanen mit dem Nasenrachenraum und reicht unten bis zum Gaumensegel. Sie ist mit mehrreihigem Flimmerepithel ausgekleidet. Ihr Dach, *Fornix pharyngis,* liegt unter dem Keilbeinkörper, der Pars basilaris des Hinterhauptbeins und den Spitzen der Felsenbeinpyramiden. Am Rachendach liegt die *Tonsilla pharyngealis*

Kopf, Caput

(Abb. 106, 107). Mit Beginn des Schulalters bildet sie sich zurück und ist bis zur Pubertät verschwunden.

Nicht selten kommt es bei Kleinkindern zu lymphatischen Hyperplasien im Nasen-Rachen-Raum (**Adenoide Vegetationen**). Die Wucherungen der Rachenmandel können zur Verlegung des Nasen-Rachen-Raums und der Tuba auditiva führen, wodurch die Nasenatmung und die Ventilation des Mittelohrs behindert wird. Sofern dieser Zustand länger anhält, kann es durch erzwungene Mundatmung zur Verformung der Kiefer (hoher Gaumen), zu chronischen Rachen-, Bronchial- und Mittelohrkatarrhen sowie zur Schwerhörigkeit kommen.

In der Seitenwand mündet hinter der unteren Nasenmuschel die Ohrtrompete im *Ostium pharyngeum tubae auditivae*. Die Öffnung wird oben vom Tubenwulst, *Torus tubarius*, überlagert, der sich nach unten in einer Schleimhautfalte, *Plica salpingopharyngea*, fortsetzt. Die an der Tubenöffnung gelegene *Tonsilla tubaria* (Abb. 107) kann die Tubenfunktion beeinträchtigen. Unterhalb des Ostium wölbt sich der *M. levator veli palatini* als Levatorwulst vor. Hinter dem Tubenwulst findet man als schmale Bucht den *Recessus pharyngeus* (Rosenmüller). An der Rückwand bildet der obere Schlundschnürer den gegen das Gaumensegel vorspringenden Passavant-Wulst.

Gelegentlich gibt es einen vom Rachendach ausgehenden Kanal, *Canalis craniopharyngeus*. Es ist ein persistierender Gang im Keilbeinkörper, der sich von der **Entwicklung der Hypophyse** herleitet. Klinisch ist er insofern bedeutungsvoll, weil durch ihn Infekte der oberen Luftwege zu den Hirnhäuten fortgeleitet werden können (Gefahr der Meningitis). Im Kanal oder am Rachendach werden manchmal auch **rudimentäre Anlagen des Hypophysenstiels** beobachtet.

Die Pars oralis pharyngis reicht vom Gaumensegel bis zur Epiglottis. An der Grenze zwischen Mundhöhle und mittlerer Etage liegt die Schlundenge, *Isthmus faucium*. Sie wird von den beiden hintereinander gelegenen Gaumenbögen, *Arcus palatoglossus* und *Arcus palatopharyngeus*, gebildet, zwischen

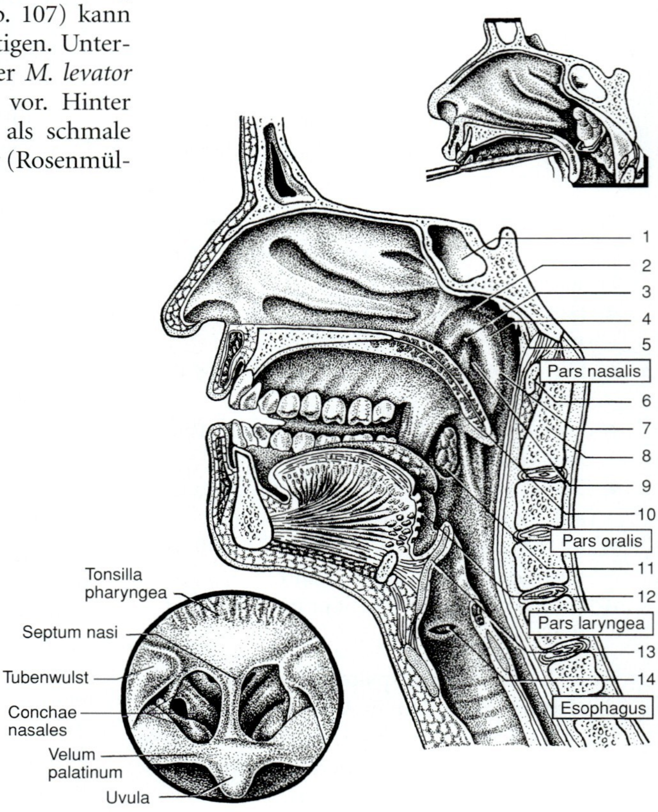

Abb. 106 Pharynx im medianen Sagittalschnitt. Adenotomie (oben) und postrhinoskopisches Bild (unten).
1 Sinus sphenoidalis,
2 Recessus pharyngeus (Rosenmüller),
3 Ostium pharyngeum tubae auditivae,
4 Torus tubarius,
5 Tonsilla pharyngealis,
6 Arcus anterior atlantis,
7 Plica salpingopharyngea,
8 Dens axis,
9 Tonus levatorius,
10 Velum palatinum,
11 Tonsilla palatina,
12 Tonsilla lingualis,
13 Epiglottis,
14 Cavitas laryngis.

2.11 Rachen, Pharynx

denen die *Tonsilla palatina* liegt (Abb. 89, 96, 106, 107). Die mittlere Etage ist, wie auch die untere, mit mehrschichtigem Plattenepithel ausgekleidet.

Die Pars laryngea pharyngis erstreckt sich von der Epiglottis bis zum Ringknorpel. Vorn steht sie durch den Kehlkopfeingang mit der Luftröhre in Verbindung und endet unten am Ösophagusmund. An ihrer vorderen Wand liegen die Kehlkopföffnung, *Aditus laryngis,* und darunter die Rückfläche des Ringknorpels. Zwischen Schildknorpelplatte und *Plica aryepiglottica* breitet sich der *Recessus piriformis* aus.

Die Pharynxmuskeln bestehen aus Schlundschnürern und Schlundhebern. Die Fasern der Schlundschnürer vereinigen sich in einer dorsalen Bindegewebsnaht. *Raphe pharyngis,* die am Tuberculum pharyngeum des Hinterhauptbeins befestigt ist. Man unterscheidet

1. den *M. constrictor pharyngis superior,* der (mit 4 Teilen) von der Schädelbasis, dem Unterkiefer und der Zunge entspringt,
2. den *M. constrictor pharyngis medius,* der vom Zungenbein kommt,
3. den *M. constrictor pharyngis inferior,* der vom Schild- und Ringknorpel entspringt.

Die Schlundheber strahlen in die seitliche Schlundwand ein. Zu ihnen gehören
- der *M. stylopharyngeus, M. palatopharyngeus* und *M. salpingopharyngeus.*

Nerven. Der *N. glossopharyngeus, N. vagus* und *Truncus sympathicus* bilden einen *Plexus pharyngeus.*

An der hinteren Rachenwand liegt das sensible Rezeptorfeld, von dem der lebenswichtige **Schluckreflex** ausgelöst wird. Die Afferenzen des Leitungsbogens ziehen in den Fasern des N. glossopharyngeus und N. vagus zum Schluckzentrum in der Medulla oblongata, wo sie auf die Efferenzen der genannten Nerven sowie auch auf die der Nn. V, VII, für die Mundbodenmuskeln, N. XII für die Zungenmuskeln sowie auf die Wurzelzellen der Halssegmente C1-C3 für die infrahyalen Muskeln umgeschaltet werden. Durch Anästhesie der hinteren Rachenwand kann der Schluckreflex ausgeschaltet werden.

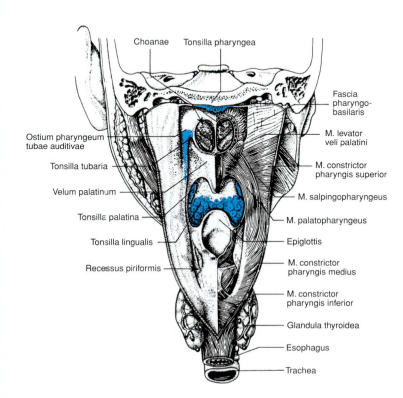

Abb. 107 Rachen von hinten aufgeschnitten. Die Schleimhaut der rechten Seite ist abpräpariert, der lymphatische Rachenring blau dargestellt.

Kopf, Caput

Die Arterien kommen aus der *A. pharyngea ascendens, A. palatina ascendens* (Ast der *A. facialis), A. sphenopalatina* und *A. canalis pterygoidei* (alle aus der A. carotis ext.). Der untere Abschnitt wird außerdem noch von den Schilddrüsenarterien versorgt.

Die Venen bilden einen ausgedehnten *Plexus pharyngeus,* der direkt oder indirekt in die V. jugularis interna mündet.

Die Lymphgefäße sammeln sich in den *Nll. retropharyngeales* und den oberen tiefen Halslymphknoten.

Fragen zum Selbststudium

1 Beschreiben Sie Faszienverhältnisse der Schläfenregion.   129

2 Welche Knochen bilden die Grundlage der Schläfenregion?   129

3 Welche Leitungsbahnen gibt es in der Schläfenregion.   129

4 Beschreiben Sie Lage und Ausdehnung der Parotisloge.   129

5 Warum können Abszesse der Ohrspeicheldrüse in das Spatium lateropharyngeum durchbrechen?   129

6 In welchem Abschnitt ist der Ductus parotideus bei Schnittverletzungen des Gesichts besonders gefährdet?   130, 131

7 Welcher Nerv bildet den Plexus nervosus intraparotideus?   131

8 Beschreiben Sie Lage und Begrenzungen der tiefen Gesichtsregion.   132

9 Wohin können sich eitrige Entzündungen der tiefen Gesichtsregion ausbreiten?   132

10 Welche Nerven ziehen durch die Fossa infratemporalis?   133

11 Welches parasympathische Ganglion liegt in der Fossa infratemporalis?   133

12 In welche Abschnitte wird die A. maxillaris gegliedert und welches sind ihre Versorgungsgebiete?   133, 134

13 Durch welche Foramina ist der Plexus venosus pterygoideus mit Inneren des Schädels verbunden?   134

14 Wo liegt die Fossa pterygopalatina und worin besteht ihre klinische Bedeutung?   134, 135

15 Beschreiben Sie Lage und Ausbreitung des Spatium peripharyngeum.   135

16 Welche Leitungsbahnen liegen im hinteren Abschnitt des Spatium lateropharyngeum?   136

17 Beschreiben Sie Lage und Verteilungsmuster des N. glossopharyngeus.   137

18 Wo liegt der lymphatische Rachenring und von welchen Geweben wird er gebildet?   138

19 In welche Etagen gliedert man den Rachenraum?   138

20 Beschreiben Sie Lage und Begrenzungen der Choanen.   109, 138

21 Welche Folgeerscheinungen treten bei Wucherungen der Rachenmandeln auf?   139

22 In welcher Etage liegt das Ostium pharyngeum tubae auditivae?   112, 138, 139

23 Beschreiben Sie die Anordnung und Strukturierung der Schlundschnürer und Schlundheber.   139

24 Von welchen Nerven werden die Pharynxmuskeln innerviert?   139

25 Wo liegt das Rezeptorfeld für den Schluckmechanismus?   139

3 Hals, Cervix

3.1	Oberflächenanatomie des Halses	142		
3.2	Hautnerven und Hautvenen des Halses	143		
3.3	Halsmuskeln	144		
3.4	Halsfaszie, Fascia cervicalis	146		
3.5	Logen des Halses	147		
3.6	Vordere Halsregion, Regio cervicalis anterior	150		
3.6.1	Unterkieferdreieck, Trigonum submandibulare	150		
3.6.2	Kinndreieck, Trigonum submentale	150		
3.6.3	Karotisdreieck, Trigonum caroticum	151		
3.6.4	Muskeldreieck, Trigonum musculare	153		
Fragen		153		
3.6.5	Kehlkopf, Larynx	154		
	Innenraum des Kehlkopfs, Cavitas laryngis	154		
	Skelett, Bänder und Muskeln des Kehlkopfs	156		
	Nerven und Gefäße des Kehlkopfs	158		
3.6.6	Schilddrüse und Epithelkörperchen	159		
3.6.7	Halsteil der Luft- und Speiseröhre	160		
3.7	Regio sternocleidomastoidea	162		
3.7.1	Halssympathikus	163		
3.7.2	A. carotis communis und A. subclavia	164		
3.7.3	Venen und Lymphgefäße	165		
3.8	Seitliche Halsregion, Regio cervicalis lateralis	167		
3.8.1	Trigonum omoclaviculare	169		
Fragen		170		

Praxis *Fall*

Eine 56-jährige Kinokassiererin sucht wegen chronischer Heiserkeit ihren Hausarzt auf. Dieser stellt bei der stark übergewichtigen Patientin verschärfte pfeifende Atemgeräusche (chronisch-spastische Bronchitis) fest und empfiehlt ihr, das Rauchen von mehr als 35 Zigaretten pro Tag drastisch einzuschränken. Da nach einem halben Jahr die **Heiserkeit** der Patientin eher zu- als abgenommen hat und sie zusätzlich über **Halsschmerzen, Atemnot mit pfeifendem Atemgeräusch (Stridor)** und **Schluckbeschwerden (Dysphagie)** klagt, wird sie zu einer Hals-Nasen-Ohren-Fachärztin überwiesen. Diese stellt bei der Spiegeluntersuchung des Kehlkopfs (Laryngoskopie) einen vorwiegend blumenkohlartigen (exophytisch) wachsenden, teilweise zerfallenden Tumor mit Einblutungsherden an der rechten Stimmlippe fest, der sich zur vorderen Stimmlippenkommissur und in den Ventriculus laryngis (Morgagni) mit Befall beider Taschenfalten ausdehnt. Die Beweglichkeit der rechten Stimmlippe ist vollständig aufgehoben. Später wird eine Gewebeprobe (Probebiopsie) entnommen, bei der ein verhornendes Plattenepithel diagnostiziert wird. Die Biopsie bestätigt die Verdachtsdiagnose eines **Kehlkopfkarzinoms.** Da die Palpation des Halses der adipösen Patientin keine sicheren Hinweise auf vergrößerte Lymphknoten zulässt, wird ein Hals-CT durchgeführt. Dabei bestätigt sich die Ausbreitung und lässt zusätzlich noch

Hals, Cervix

eine Infiltration des Schildknorpels erkennen. Bei einer Ultraschalluntersuchung zeigen sich die parapharyngealen Lymphknoten deutlich vergrößert. Angesichts der Tumorausdehnung wird keine Operation vorgenommen und die Patientin diätetisch auf eine Tumortherapie (simultane Radio-Chemotherapie) vorbereitet, nach deren Durchführung es zu einer teilweisen Rückbildung der Schluckbeschwerden kommt. Bald treten aber wieder massive Schmerzen auf, die mit einer Schmerztherapie behandelt werden. Eine Ultraschalluntersuchung des Thorax deutet auf das Vorliegen mehrerer Lungenmetastasen hin. Danach werden endoskopisch bis in den Halsbereich reichende, teilweise zerfallende Tumormassen festgestellt. Die Patientin entwickelt einen extrem faulig-stinkenden Mundgeruch und verstirbt innerhalb weniger Tage an einer Tumormassenblutung.

Der Hals (Abb. 108) ist das Verbindungsstück zwischen Kopf und Brust; seine knöcherne Grundlage wird von der Halswirbelsäule gebildet.

Die Grenze zwischen Kopf und Hals verläuft am ventralen Rand der *Mandibula*, über den *Proc. mastoideus*, entlang der *Linea nuchalis suprema* zur *Protuberantia occipitalis externa*.

Die Grenzlinie zur Brust zieht über das *Manubrium sterni* und die *Clavicula* zum *Acromion* und weiter dorsal über die *Spina scapulae* zum 7. Halswirbel, dessen Dornfortsatz als *Vertebra prominens* deutlich tastbar ist.

Der eigentliche Hals, der die Luft- und Speisewege sowie die Leitungsbahnen zwischen Kopf und Brustraum enthält, liegt vor der Wirbelsäule. Der hintere Teil des Halses ist die Nackengegend, *Regio cervicalis posterior*, die als Region des Rückens abgehandelt wird.

3.1 Oberflächenanatomie des Halses
(Abb. 108)

Das äußere Relief des Halses wird vorn durch die *Prominentia laryngea* des Kehl-

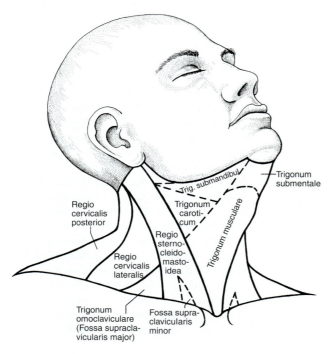

Abb. 108 Regionen des Halses.

3.2 Hautnerven und Hautvenen des Halses

kopfs geprägt, der beim Mann als „Adamsapfel" vorspringt. Der seitlich hervortretende *M. sternocleidomastoideus* gliedert den Hals in eine vordere und laterale Region. Am Innenrand des Unterkiefers palpiert man die weiche Gl. submandibularis und die submandibulären Lymphknoten; Letztere besonders dann, wenn sie vergrößert sind. Im Winkel zwischen Mundboden und vorderer Halsregion sind das Zungenbein und darunter der Kehlkopf zu tasten. Im *Trigonum caroticum* fühlt man den Puls der Halsschlagader. Über dem *Manubrium sterni* liegt die Drosselgrube, über dem Sternoklavikulargelenk zwischen den beiden Ursprungsköpfen des M. sternocleidomastoideus die *Fossa supraclavicularis minor* und seitlich über dem Schlüsselbein die *Fossa supraclavicularis major*.

Die Haut des Halses ist relativ dünn und auf ihrer Unterfläche leicht verschieblich. Durch ihre Verbindung mit dem *Platysma* klaffen quere Schnittränder stärker als vertikal verlaufende.

3.2 Hautnerven und Hautvenen des Halses
(Abb. 109, 110)

Hautnerven. Die Haut des Halses wird von den sensiblen Ästen des *Plexus cervicalis* innerviert, der aus den oberen 4 Halssegmenten hervorgeht (Abb. 109). Die Nerven treten am hinteren Rand des M. sternocleidomastoideus, dem „Punctum nervosum" (Erb-Punkt), an die Oberfläche und strahlen von hier fächerförmig über den Hals aus.

- Der *N. occipitalis minor* zieht am hinteren Rand des M. sternocleidomastoideus zur Hinterhauptgegend,

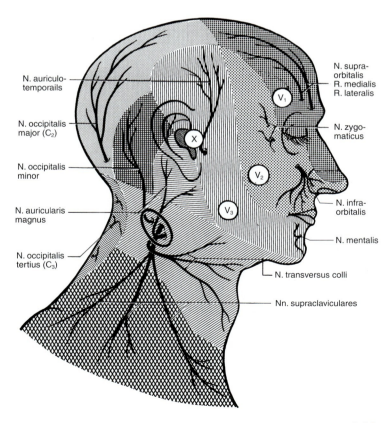

Abb. 109 Hautnerven des Kopfs und Halses.

Hals, Cervix

- der *N. auricularis magnus* kreuzt den M. sternocleidomastoideus und läuft zum äußeren Ohr,
- der *N. transversus colli* anastomosiert vorn mit dem R. colli des N. facialis,
- die *Nn. supraclaviculares* strahlen divergierend über das Schlüsselbein und die Schulter aus.

Mit einer **Blockade des Plexus cervicalis** können die Nervenwurzeln C_2 bis C_4 anästhetisiert werden. Die Einstichstellen liegen medial vom M. sternocleidomastoideus und seitlich vom Karotispuls in verschiedener Höhe; am oberen Zungenbeinrand für C_2, am unteren Zungenbeinrand für C_3 und in Höhe der Prominentia laryngea für C_4. Die Injektionsnadel wird bis zum Querfortsatz des entsprechenden Halswirbels geführt. Zur doppelten Sicherung infiltriert man auch den hinteren Rand des M. sternocleidomastoideus am „Punctum nervosum".

Die Hautvenen (Abb. 63, 110) sammeln sich in der *V. jugularis externa* und *V. jugularis anterior;* ihre Verläufe sind sehr variabel.

Beim starken **Pressen** (**Valsalva-Versuch**) oder bei **Stauungen** im venösen Rückflussgebiet treten die Venen deutlich hervor. Da sie mit dem oberflächlichen Blatt der Halsfaszie und dem Platysma verwachsen sind, wird ihr Lumen bei Bewegungen des Halses erweitert und damit die Blutzirkulation gefördert. Alle Halsvenen stehen unter dem Sog des Brustraums, sodass bei einer spontanen Eröffnung die Gefahr der Luftembolie besteht.

3.3 Halsmuskeln
(Abb. 110, 111, 121, 124, 129)

Topographisch lassen sich die Halsmuskeln unter Ausschluss der Kehlkopf- und Schlundmuskeln in 3 Schichten gliedern (Abb. 111).

Die oberflächliche Schicht der Halsmuskeln besteht aus
1. dem *Platysma,* das auf der oberflächlichen Halsfaszie liegt und wie alle mimischen Muskeln vom N. facialis innerviert wird, und

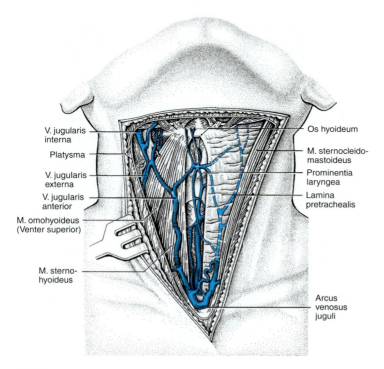

Abb. 110 Hautvenen des Halses und mittleres Blatt der Halsfaszie.

2. dem *M. sternocleidomastoideus.* Dieser zieht schräg vom Proc. mastoideus und von der Linea nuchae superior des Schädels zum Brust- und Schlüsselbein und wird vom N. accessorius innerviert.

Eine einseitig fixierte Schiefhaltung des Kopfs, die als **Schiefhals (Caput obstipum oder Torticollis)** bezeichnet wird, kann verschiedene Ursachen haben. In den meisten Fällen beruht sie auf einer Verkürzung des M. sternocleidomastoideus z. B. nach bindegewebig organisiertem Geburtstrauma, durch Narbenzug nach Verbrennungen, als Folge klonischer Krämpfe (Torticollis spasticus) oder durch okuläre Zwangshaltung des Kopfes zum Ausgleich von Doppelbildern (Torticollis ocularis) bei Paresen des N. trochlearis, der den M. obliquus superior innerviert.

Die mittlere Schicht besteht aus den unteren Zungenbeinmuskeln *Mm. infrahyoidei,* welche die Halseingeweide von vorn bedecken (Abb. 110).
1. Der *M. sternohyoideus* zieht vom Manubrium sterni zum Zungenbeinkörper,
2. der *M. sternothyroideus* liegt unter dem obigen und verläuft vom Manubrium sterni zur Linea obliqua des Schildknorpels,
3. der *M. thyrohyoideus* zieht vom Schildknorpel zum Zungenbeinkörper.
4. Der *M. omohyoideus* entspringt am oberen Rand des Schulterblatts und inseriert am Zungenbeinkörper. Dabei kreuzt er die großen Halsgefäße und spannt die mittlere Halsfaszie (Abb. 110). Er teilt die seitliche Halsregion in einen oberen und unteren Abschnitt (Abb. 123).

Alle unteren Zungenbeinmuskeln werden von der *Ansa cervicalis,* einer Nervenschlinge aus C_1 bis C_3, innerviert, die sich dem N. hypoglossus anlegt. Sie fixieren das Zungenbein und wirken zusammen mit den oberen Zungenbeinmuskeln als Mundöffner.

Die tiefe Schicht der Halsmuskeln wird ventral von den *prävertebralen Halsmuskeln* und seitlich von den *Skalenusmuskeln* gebildet (Abb. 124).

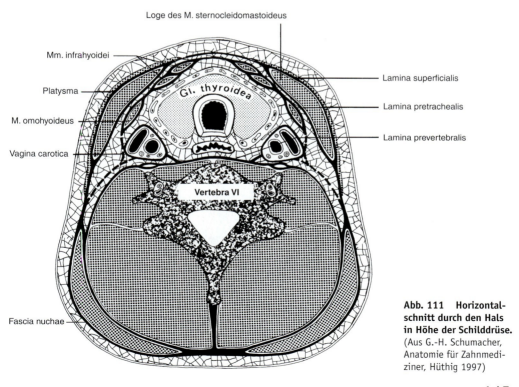

Abb. 111 Horizontalschnitt durch den Hals in Höhe der Schilddrüse. (Aus G.-H. Schumacher, Anatomie für Zahnmediziner, Hüthig 1997)

Prävertebrale Halsmuskeln sind
- der *M. longus colli, M. longus capitis* und *M. rectus capitis anterior.*

Zu den Muskeln der Skalenusgruppe gehören
- der *M. scalenus anterior, medius* und *posterior.* Sie bilden über der Pleurakuppel ein zeltartiges Dach. Sie entspringen von den Querfortsätzen der Halswirbelsäule und inserieren an den oberen beiden Rippen.

Die hintere Skalenuslücke ist ein Spalt zwischen M. scalenus anterior und M. scalenus medius. Sie dient dem Plexus brachialis und der A. subclavia zum Durchtritt. Zur Blockade des Plexus brachialis kann hier eine Leitungsanästhesie vorgenommen werden (Abb. 124, 291).

Die vordere Skalenuslücke ist ein Spalt zwischen M. scalenus anterior und M. sternocleidomastoideus, durch den die V. subclavia hindurchtritt.

Alle tiefen Halsmuskeln werden von *Rr. ventrales* der Spinalnerven C_1 bis C_8 innerviert.

3.4 Halsfaszie, Fascia cervicalis
(Abb. 110, 111, 112, 121)

Muskeln, Eingeweide und Leitungsbahnen werden von Blättern der Halsfaszie (Abb. 111) umhüllt. Sie dienen den Organen als Gleitspalten; sie können aber auch natürliche Wege für die Infektionsausbreitung (per continuitatem) darstellen (Abb. 113). Die *Fascia cervicalis* besteht aus 3 Blättern,
1. dem oberflächlichen Blatt, *Lamina superficialis,*
2. dem mittleren Blatt, *Lamina pretrachealis,* und
3. dem tiefen Blatt, *Lamina prevertebralis.*

Das oberflächliche Blatt der Halsfaszie liegt unter dem Platysma, schließt den M. sternocleidomastoideus und im Nackenbereich den M. trapezius ein. Hinten setzt es sich in die Nackenfaszie, *Fascia nuchae,* fort. Am Mundboden bedeckt dieses Faszienblatt die Gl. submandibularis (Submandibularloge); am Kieferwinkel geht sie in die *Fascia masseterica* und *Fascia parotidea* (Parotisloge) über (Abb. 112). Oben ist die Lamina super-

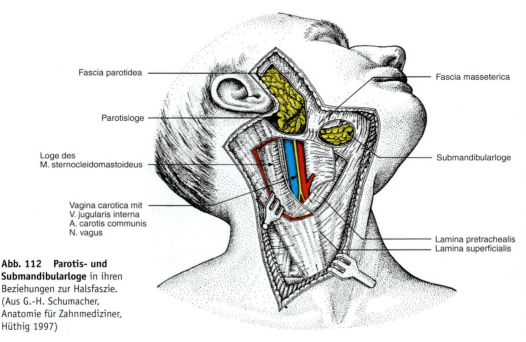

Abb. 112 Parotis- und Submandibularloge in ihren Beziehungen zur Halsfaszie. (Aus G.-H. Schumacher, Anatomie für Zahnmediziner, Hüthig 1997)

ficialis am ventralen Rand des Unterkiefers, in der Mitte am Zungenbein und unten am Schlüsselbein sowie am Manubrium sterni befestigt.

Das mittlere Blatt der Halsfaszie bekleidet den vorderen Umfang des Eingeweiderohrs und spannt sich zwischen Zungenbein, Sternum und Schlüsselbein sowie M. omohyoideus beider Seiten aus (Abb. 110). Die Lamina pretrachealis wird vom M. omohyoideus gespannt und ist mit der Gefäßscheide, *Vagina carotica,* (Abb. 112) verwachsen.

Das tiefe Blatt der Halsfaszie liegt hinter dem Eingeweiderohr und bedeckt die tiefen Halsmuskeln (Abb. 121). Es reicht von der Schädelbasis bis zum 3. Brustwirbel. Seitlich setzt es sich über die Mm. scaleni und den M. levator scapulae bis in das Nackenbindegewebe und unten bis zur Achselhöhle fort. In der *Lamina prevertebralis* liegen Grenzstrang und N. phrenicus.

3.5 Logen des Halses
(Abb. 112 bis 114)

Als Loge oder Spatium bezeichnet man in der Klinik einen von Faszien eingeschlossenen Raum oder einen zwischen Faszien ge-

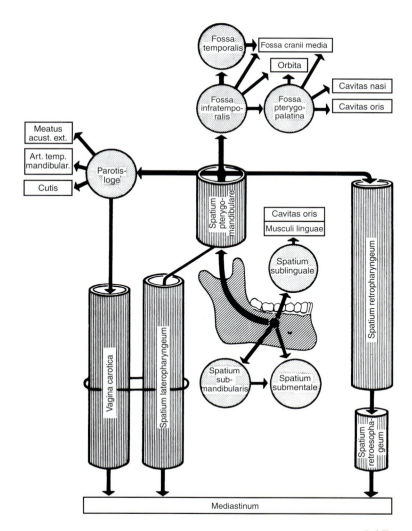

Abb. 113 Ausbreitungsmöglichkeiten dentogener Infektionen (per continuitatem) an Kopf und Hals.

legenen Spalt (Abb. 112). Die Logen sind bevorzugte Lagerstätten für Drüsen, Lymphknoten und Muskeln (Muskellogen), die Spatien sind Gleitfelder für die Verschieblichkeit und den Volumenausgleich zwischen den Halseingeweiden und Muskeln. Außerdem dienen die Spatien den Leitungsbahnen als Durchgangsstraßen zwischen Kopf und Hals.

Neben ihren funktionellen Aufgaben haben Logen und Spatien eine besondere Bedeutung für die Klinik, weil sich in ihnen Ergüsse und Eiter ansammeln und auf „natürlichen" Bahnen in andere Gebiete fortgeleitet werden können. Damit bestehen Möglichkeiten der Infektionsausbreitung vom Kiefer-Gesichts-Bereich bis ins Mediastinum (Abb. 113).

Die Submandibularloge (*Spatium submandibulare*) (Abb. 94, 112, 114) ist der Raum zwischen der medialen Fläche des Unterkiefers und der Unterfläche des M. mylohyoideus. Unten wird sie vom oberflächlichen Blatt der Halsfaszie abgeschlossen, hinten ist sie zur Sublingualloge hin offen. In ihr befinden sich die Gl. submandibularis, Lymphknoten, Nerven und Gefäße.

Die Submentalloge (*Spatium submentale*) liegt zwischen Unterkiefer und Zungenbein (Abb. 94). Seitlich wird sie vom rechten und linken vorderen Bauch des M. digastricus begrenzt und unten vom oberflächlichen Blatt der Halsfaszie abgeschlossen. Sie ist mit lockerem Bindegewebe ausgefüllt und enthält die Nll. submentales.

Die Loge des M. sternocleidomastoideus (*Spatium sternocleidomastoideum*) wird vom oberflächlichen Blatt der Halsfaszie gebildet (Abb. 112). Sie enthält den gleichnamigen Muskel.

Die Suprasternalloge (*Spatium suprasternale*) ist der Raum zwischen oberflächlichem und mittlerem Blatt der Halsfaszie über dem Brustbein (Abb. 122). Außer Bindegewebe und Fett enthält sie den Arcus venosus juguli, der die V. jugularis anterior beider Seiten miteinander verbindet.

Der prätracheale Spalt (*Spatium pretracheale*) liegt hinter dem mittleren Blatt der Halsfaszie (Abb. 121), in ihm verläuft die Luftröhre ins Mediastinum. Im prätrachealen Spalt befinden sich der Isthmus der Schilddrüse, Venengeflechte und der Truncus brachiocephalicus.

Die Vagina carotica (Abb. 112, 121) ist ein Faszienschlauch, der seitlich vom Eingeweiderohr ins Mediastinum zieht. In ihr liegen A. carotis communis, V. jugularis interna, N. vagus und Radix superior der Ansa cervicalis.

Der Parapharyngealraum, *Spatium lateropharyngeum,* (Abb. 98, 101, 113) erstreckt sich lateral vom Pharynx bis zur Gl. parotidea. Hinten reicht er bis zum tiefen Blatt der Halsfaszie, medial bis zum Spatium retropharyngeum, oben bis zur Fossa infratemporalis und unten bis zum Mediastinum.

Der retropharyngeale Spalt, *Spatium retropharyngeum,* liegt zwischen hinterer Pharynxwand und tiefem Blatt der Halsfaszie (Abb. 98, 113). Oben beginnt er an der Schädelbasis, und unten geht er in den retroösophagealen Spalt über. Vom seitlichen Pharyngealraum ist er nur durch einen dünnen Faszienstreifen getrennt. Außer lockerem Bindegewebe enthält er kleinere Äste der A. pharyngea ascendens sowie Vv. pharyngeae aus dem Plexus pharyngeus. Verletzungen dieser Gefäße können zu starken Blutungen führen. Fast regelmäßig liegen in Höhe des 2. Halswirbels 2 kleine Nll. retropharyngeales (Einzugsgebiet aus Tuba auditiva, Nase und Rachenwand). Bei Kindern sind sie meist stark ausgebildet.

Der retroösophageale Spalt (*Spatium retrooesophageum*) ist die Fortsetzung des obigen hinter dem Halsteil des Oesophagus in das Mediastinum.

Der prävertebrale Spalt (*Spatium prevertebrale*) liegt zwischen dem tiefen Blatt der Halsfaszie und der Wirbelsäule (Abb. 98, 121) und wird von den tiefen Halsmuskeln ausgefüllt.

3.5 Logen des Halses

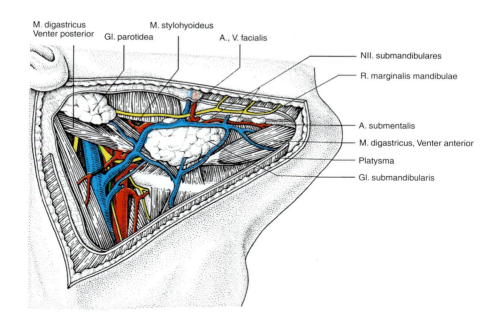

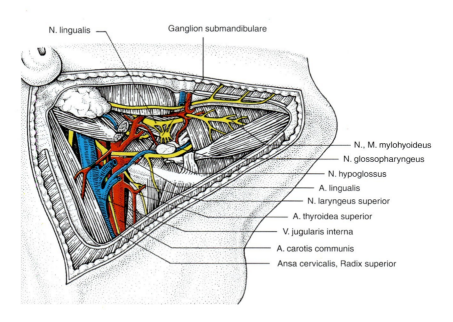

Abb. 114 Trigonum submandibulare mit Darstellung der Glandula submandibularis (oben) und nach Entfernen der Unterkieferspeicheldrüse (unten). (Aus G.-H. Schumacher, Anatomie für Zahnmediziner, Hüthig 1997)

3.6 Vordere Halsregion, Regio cervicalis anterior

(Abb. 108)

Sie wird oben vom ventralen Rand des Unterkiefers und zu beiden Seiten vom M. sternocleidomastoideus begrenzt. Ihre Spitze entspricht der Drosselgrube. Die vordere Halsregion gliedert sich in mehrere Felder (Abb. 108).

3.6.1 Unterkieferdreieck, Trigonum submandibulare

(Abb. 94, 108, 114)

Die Begrenzung des Trigonum submandibulare (Abb. 114) erfolgt
- seitlich vom Unterkieferrand,
- medial vom Venter anterior des M. digastricus,
- oben vom M. mylohyoideus und M. hyoglossus,
- hinten vom Venter posterior des M. digastricus und M. styloglossus und M. stylopharyngeus.

Im Unterkieferdreieck liegt die Submandibularloge mit der Gl. submandibularis. Die Drüse setzt sich dorsal bis zum Peripharyngealraum fort und biegt hier mit einem hakenförmigen Fortsatz um den hinteren Rand des M. mylohyoideus in die Sublingualloge um. In dieser läuft ihr Ausführungsgang nach vorn bis zur Mündungsstelle, der *Caruncula sublingualis,* (Abb. 92).

Nerven. Im Trigonum submandibulare findet man
- den *R. marginalis mandibulae* und *R. colli* des *N. facialis,*
- den *N. mylohyoideus,* eine Abzweigung des *N. alveolaris inferior* (N. V_3) an der Medialseite des Unterkiefers,
- den *N. hypoglossus,* der von unten hinten in das Trigonum zieht,
- den *N. lingualis* (N. V_3), der oberhalb der Gl. submandibularis zur Sublingualregion läuft (Abb. 92),
- das *Ganglion submandibulare* unterhalb des N. lingualis (Abb. 102, 114) und
- den *N. glossopharyngeus* im hinteren Abschnitt des Trigonum mit seinem Leitmuskel, dem M. stylopharyngeus.

Arterien. Das Trigonum submandibulare liegt im Verzweigungsgebiet der A. carotis externa (Abb. 114) und wird von *A. facialis* und *A. lingualis* durchzogen.

Die *A. facialis* tritt durch die Drüse zum vorderen Masseterrand. Im Trigonum entlässt sie die *A. palatina ascendens,* die zwischen M. styloglossus und M. stylopharyngeus zur Gaumenmandel aufsteigt, und weiter vorn die *A. submentalis,* die zusammen mit dem N. mylohyoideus zum Kinn zieht. Die *A. lingualis* entspringt unter der vorher Genannten und läuft unter dem M. hyoglossus nach vorn zur Zunge.

Venen. Die *V. facialis* verläuft in der oberflächlichen Halsfaszie und die *V. retromandibularis* etwas tiefer hinter dem Kieferwinkel. Die V. facialis mündet, nachdem sie das Blut der V. retromandibularis aufgenommen hat, in die V. jugularis interna und steht z. T. durch Anastomosen mit der V. jugularis externa in Verbindung (Abb. 63).

An der medialen Seite des Unterkiefers liegen (meist 3) **Lymphknoten,** die *Nll. submandibulares* (Abb. 94, 125, 126), die Zuflüsse von der Stirn, vom medialen Augenwinkel, von Nase, Nasennebenhöhlen, Lippen, Wangen, Gaumen, Zunge und Zähnen erhalten. Sie stehen mit den tiefen Halslymphknoten in Verbindung.

Die **submandibuläre Lymphknotengruppe** ist nicht nur eine regionäre Station für den Lymphfluss, sondern auf Grund ihrer Vernetzungen mit benachbarten Lymphknoten auch eine 2. Filterstation. Da auf dem Lymphweg nicht nur physiologische Substanzen sondern auch pathogene Stoffe wie Bakterien und Tumorzellen befördert und gefiltert werden, sind sie ein bevorzugter Ort für die Diagnostik und Therapie für Erkrankungen im Kiefer-Gesichtsbereich.

3.6.2 Kinndreieck, Trigonum submentale

Die Begrenzung des Trigonum submentale erfolgt oben durch das Kinn, unten durch das Zungenbein und seitlich durch den vorderen Bauch des M. digastricus. Das Kinn-

3.6 Vordere Halsregion, Regio cervicalis anterior

dreieck wird vom oberflächlichen Blatt der Halsfaszie bekleidet, die es zur *Submentalloge* schließt. In der Loge befinden sich *Nll. submentales*, welche die Lymphe von der Zungenspitze, den unteren Schneidezähnen, dem mittleren Teil der Unterlippe und dem Mundboden aufnehmen.

3.6.3 Karotisdreieck, Trigonum caroticum
(Abb. 108, 115)

Das *Trigonum caroticum* (Abb. 115) erscheint äußerlich als flache Grube. Hinten wird es vom vorderen Rand des M. sternocleidomastoideus, oben vom Venter posterior des M. digastricus, vorn vom Venter superior des M. omohyoideus, außen vom oberflächlichen Blatt der Halsfaszie und Platysma begrenzt. Es enthält die Vagina carotica mit dem Nerven-Gefäß-Strang.

Nerven. Das Karotisdreieck ist das Durchzugsgebiet zahlreicher Nerven.
- Der *R. colli n. facialis* anastomosiert hier mit dem N. transversus colli (aus dem Plexus cervicalis) unter dem Platysma.
- Der *N. hypoglossus* kommt zwischen der V. jugularis interna und den Karotiden hervor und verschwindet im Trigonum submandibulare.
- Die *Radix superior* der *Ansa cervicalis*, die den N. hypoglossus verlässt, nimmt im unteren Abschnitt des Karotisdreiecks
- die *Radix inferior* aus dem 1. bis 3. Zervikalsegment auf.
- Der *N. vagus* verläuft in der Vagina carotica und entlässt

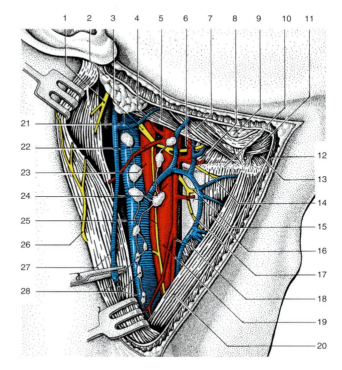

Abb. 115 Karotisdreieck, Trigonum caroticum.
1 N. accessorius und M. sternocleidomastoideus,
2 Gl. Parotidea,
3 N. hypoglossus,
4 A. occipitalis,
5 Venter posterior des M. digastricus,
6 A., V. facialis,
7 M. stylohyoideus,
8 A. lingualis,
9 Gl. submandibularis,
10 Os hyoideum,
11 Venter anterior des M. digastricus,
12 Platysma,
13 M. mylohyoideus,
14 R. thyrohyoideus der Ansa cervicalis,
15 N. laryngeus superior, A. laryngea superior,
16 M. thyrohyoideus,
17 R. externus des N. laryngeus superior,
18 A., V. thyroidea superior,
19 A. carotis communis,
20 Venter superior des M. omohyoideus,
21 V. jugularis interna,
22 R. sternocleidomastoideus,
23 A. carotis interna,
24 A. carotis externa,
25 Radix superior der Ansa cervicalis,
26 N. auricularis magnus am M. sternocleidomastoideus,
27 V. jugularis externa,
28 Nll. cervicales laterales profundi.

- den *N. laryngeus superior,* der medial zum Kehlkopf zieht, und
- der *N. cervicalis superior* für das Herz.
- Der *N. accessorius* durchläuft das Trigonum caroticum im oberen Winkel seitlich von der V. jugularis interna.
- Der *N. glossopharyngeus* erreicht das Karotisdreieck im Grenzgebiet zum Trigonum submandibulare.
- Der *Truncus sympathicus* verläuft im tiefen Blatt der Halsfaszie.
- Das *Ganglion cervicale* superius des Halsgrenzstrangs liegt vor dem Querfortsatz des 2. oder 3. Halswirbels (Abb. 124).

Arterien. Im Karotisdreieck liegt die Teilungsstelle der A. carotis communis etwa in Höhe des oberen Schildknorpelrandes (3. bis 4. Halswirbel), ihre Lage kann jedoch variieren.

An der Gabelung ist die A. carotis communis zum *Sinus caroticus* erweitert. Hier liegen, wie auch in der Wand des Aortenbogens, Pressorezeptoren zur Überwachung des Blutdrucks im arteriellen Gefäßsystem. Ihre Erregung erfolgt durch Dehnung der Gefäßwand, die Nervenimpulse gelangen über Afferenzen des *N. glossopharyngeus* (vom Aortenbogen über Afferenzen des *N. vagus*) zum Kreislaufzentrum in der Medulla oblongata.

Durch Druck oder Schlag auf die Karotis kann ein **Karotissinusreflex** ausgelöst werden (**knockout**), der durch Absinken von Herzfrequenz und Blutdruck augenblicklich zur Bewusstlosigkeit und eventuell zu lebensbedrohlichem Herzstillstand führt.

In der Karotisgabel liegt das etwa 3 mm große *Glomus caroticum.* Es enthält Zellansammlungen (Paraganglien), die als periphere Chemorezeptoren Blutgas- und pH-Werte des Bluts registrieren und somit der Atmungs- und Blutdruckregulation dienen. Die Übertragung der Nervenimpulse zur Medulla oblongata erfolgt über Afferenzen des *N. glossopharyngeus* und *N. vagus.*

Die **digitale Kompression** der A. carotis communis zur ersten Hilfe (bei Blutungen) erfolgt an der Innenseite des M. sternocleidomastoideus in Höhe des Kehlkopfs durch Druck gegen den Querfortsatz des 6. Halswirbels (Tuberculum caroticum), wo auch der Karotispuls zu fühlen ist.

Eine **doppelseitige Kompression** der A. carotis communis (z. B. beim Erhängen) führt in wenigen Sekunden zur Bewusstlosigkeit, eine längere Unterbrechung der O_2-Versorgung zu irreversiblen Zellschäden und schließlich zum Zelltod. Die ersten irreparablen Schäden treten in der Hirnrinde nach etwa 3 min, im Hirnstamm nach ca. 7 min ein, nach 10 min sind alle Ganglienzellen abgestorben.

Die *A. carotis externa* zieht unter dem hinteren Bauch des M. digastricus in die Parotisloge. Im Karotisdreieck entlässt sie
- die *A. thyroidea superior* unterhalb des Zungenbeins,
- die *A. lingualis* über dem großen Zungenbeinhorn und
- die *A. facialis* über der A. lingualis.
- Die *A. pharyngea ascendens* steigt an der Schlundwand auf, und
- die *A. occipitalis* zieht nach hinten zur Hinterhauptregion.

Die Lagebeziehungen der Karotiden zueinander entsprechen nicht ihren Bezeichnungen. Die *A. carotis interna* liegt lateral und hinten, die *A. carotis externa* vorn und medial. Das sicherste **Unterscheidungsmerkmal** bei Unterbindungen ist die Tatsache, dass die A. carotis interna außerhalb des Schädels keine (!) Äste abgibt. Ihre Unterbindung führt zur Mangeldurchblutung einer Hirnhälfte. Eine plötzliche Unterbrechung der O_2-Versorgung, die häufig zu lebensbedrohlichen Ausfallserscheinungen führt, wird als **Schlaganfall oder Hirnschlag (Apoplexie)** bezeichnet.

Venen. Im Karotisdreieck verlaufen die *V. jugularis externa* und *V. jugularis anterior* zwischen Platysma und Lamina superficialis fasciae cervicalis, sie münden meist in die V. subclavia. Unter dem oberflächlichen Blatt der Halsfaszie liegen die venösen Zuflüsse aus der tiefen Gesichtsregion, dem Mundboden, der Schilddrüse zur V. jugularis (Abb. 63).

Die *V. jugularis interna* liegt im Vergleich zu den Karotiden am weitesten lateral und dorsal. Sie mündet hinter dem Sternoklavikulargelenk in die V. subclavia. Die rechte Jugularvene ist meist etwas stärker als die linke, ähnlich wie der rechte Sinus sigmoideus.

Der Zusammenfluss von V. jugularis interna und V. subclavia bildet den seitlich offenen „Venenwinkel", wo auf der linken Seite der Brustmilchgang, Ductus thoracicus, und auf der rechten Seite der Ductus lymphaticus dexter in die Blutbahn mündet (Abb. 125, 198).

Lymphknoten. Unter dem M. digastricus liegt der *Nl. jugulodigastricus,* der die Lymphe vom Zungengrund, von den Tonsillen und vom Epipharynx aufnimmt. Er ist der oberste der tiefen Halslymphknoten (Abb. 125) und bei Entzündungen seiner Einzugsbereiche palpabel.

3.6.4 Muskeldreieck, Trigonum musculare

Das Muskeldreieck der vorderen Halsregion liegt zwischen der Medianlinie, dem vorderen Rand des M. sternocleidomastoideus und dem oberen Bauch des M. omohyoideus. Es wird vom oberflächlichen und mittleren Blatt der Halsfaszie bekleidet. In ihm liegen die unteren Zungenbeinmuskeln, der Kehlkopf, die Schilddrüse, Epithelkörperchen sowie der Halsteil der Luft- und Speiseröhre.

Fragen zum Selbststudium

1. Wo verlaufen die Grenzen zwischen Kopf, Hals und Brust? 142
2. Beschreiben Sie das äußere Relief des Halses. 142, 143
3. Wo liegt das Punctum nervosum und welche Nerven treten hier unter die Haut? 143
4. Warum ist die spontane Eröffnung einer Halsvene gefährlich? 144
5. Wie gliedert man die Halsmuskulatur topographisch? 144, 145
6. Welche Halsmuskeln gehören zur oberflächlichen und welche zur mittleren Schicht? 144, 145
7. Wo verläuft die Ansa cervicalis und aus welchen Segmenten kommen ihre Nervenfasern? 145
8. Wie werden die vordere und hintere Skalenuslücke begrenzt und was tritt durch sie hindurch? 146
9. Aus welchen Blättern besteht die Fascia cervicalis? 146
10. Wo liegt die Vagina carotica und was enthält sie? 147
11. Erklären Sie die klinische Bedeutung der Logen im Halsbereich. 147, 148
12. Beschreiben Sie die Ausbreitungswege pyogener Infektionen am Hals. 148
13. Welche Strukturen liegen im retropharyngealen Spalt und wo endet er? 148
14. Beschreiben Sie Begrenzung und Inhalt des Trigonum submandibulare. 149, 150
15. Wo liegt das Ganglion submandibulare und woher kommen seine parasympathischen Fasern? 150
16. Warum ist die submandibuläre Lymphknotengruppe eine bevorzugte Stelle für die Diagnostik? 150
17. Nennen Sie das Einzugsgebiet der submentalen Lymphknoten. 151
18. Wie wird das Trigonum caroticum begrenzt? 151
19. Wo liegt die Teilungsstelle der A. carotis communis? 152

Hals, Cervix

20 Welche Nerven ziehen durch das Karotisdreieck? 151

21 Beschreiben Sie Auslösung und Reaktion des Karotisreflexes. 152

22 Wie unterscheiden sich A. carotis externa und interna außerhalb des Schädels? 152

23 Wo liegt der „Venenwinkel" und was mündet in den linken Venenwinkel? 153

24 Beschreiben Sie die Lage der tiefen Halslymphknoten und ihre Verbindungen. 153

25 Nennen Sie Grenzen und Inhalt des Trigonum musculare. 153

3.6.5 Kehlkopf, Larynx
(Abb. 106, 107, 116 bis 120)

Der Kehlkopf (Abb. 116) liegt unter dem Zungenbein. Beim Erwachsenen projiziert sich der Kehldeckel auf den 3., der obere Kehlkopfrand auf den 4. und die Stimmritze auf den 5. Halswirbel (wichtig für Intubationen).

> Bei Frauen steht der Kehlkopf etwas höher als bei Männern; im Alter senkt er sich. **Säuglinge haben einen sehr hohen Kehlkopfstand**, sodass die Nahrung beiderseits am Kehldeckel vorbei in den Schlund gleiten kann (Säuglinge können zugleich atmen und schlucken). Hinter dem Kehlkopf befindet sich die Pars laryngea des Pharynx und der Halsteil des Oesophagus.

Der Kehlkopf ist nach allen Seiten beweglich. Durch seine Aufhängung am Zungenbein macht er alle Lageveränderungen desselben mit, was z. B. beim Schlucken oder Sprechen zu beobachten ist.

Innenraum des Kehlkopfs, Cavitas laryngis
(Abb. 117)

Der Kehlkopfeingang befindet sich hinter dem Zungengrund. Zwischen diesem und dem Kehldeckel spannen sich
- die *Plica glossoepiglottica mediana* und
- die *Plica glossoepiglottica lateralis* aus.

Diese Schleimhautfalten begrenzen auf jeder Seite ein kleines Grübchen, *Vallecula epiglottica*.

Der Innenraum des Kehlkopfs gliedert sich in 3 Etagen.
- Die obere Etage in das *Vestibulum laryngis,*
- die mittlere der *Ventriculus laryngis,*
- die untere Etage die *Cavitas infraglottica.*

Die obere Etage, *Vestibulum laryngis, (Supraglottis)* beginnt mit dem Kehlkopfeingang, *Aditus laryngis,* der vorn von der Epiglottis und zu beiden Seiten von der *Plica aryepiglottica* begrenzt wird. Nach unten verjüngt sich das Vestibulum trichterförmig bis zur Taschenfalte, *Plica vestibularis.*

Auf der Plica aryepiglottica erheben sich 2 kleine Höckerchen. Das vordere *Tuberculum cuneiforme* wird von einem Knorpelschüppchen (Wrisberg) und das hintere *Tuberculum corniculatum* (Santorini) von der *Cartilago corniculata* auf der Spitze des Stellknorpels gebildet (Abb. 118). Zwischen beiden Stellknorpelspitzen liegt die *Incisura interarytenoidea.* Seitlich von der Plica aryepiglottica und der Schildknorpelplatte findet man den *Recessus piriformis* (Abb. 117).

Die mittlere Etage, *Ventriculus laryngis (Morgagni),* ist die seitliche Ausbuchtung zwischen der Taschenfalte, *Plica vestibularis (Glottis),* und der Stimmlippe, *Plica vocalis.* Im Kehlkopfspiegelbild sieht man die Taschenfalten seitlich von den Stimmlippen. Zwischen beiden Taschenfalten liegt die *Rima vestibuli* (falsche Stimmritze) und zwischen beiden Stimmfalten die (echte) Stimmritze, *Rima glottidis.*

Als Glottis bezeichnet man den aus beiden Stimmlippen, *Plicae vocales,* gebildeten Teil des Kehlkopfs. Die Stimmlippe wird vom Stimmband, *Lig. vocale,* unterlagert und vom *M. vocalis* seitlich abgestützt. Man untergliedert sie in 2 Abschnitte. Der vordere, zwischen Schildknorpel und *Proc. vocalis* des Stellknorpels gelegene ist die *Pars intermembranacea* und der hintere, zwischen

3.6 Vordere Halsregion, Regio cervicalis anterior

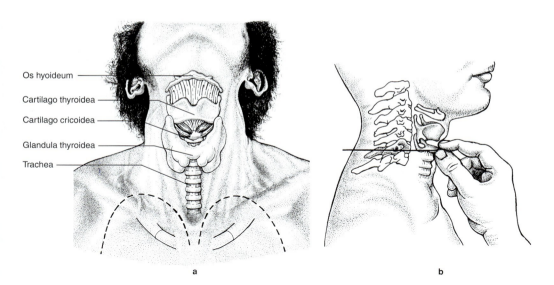

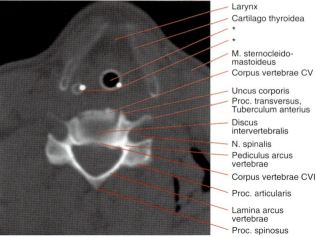

Abb. 116 Topographie des Kehlkopfs.
a Ansicht von vorn bei dorsal flektierter Halswirbelsäule. (Aus [1])
b Ansicht von der Seite mit Palpation des Ringknorpels. (Aus [1])
c Computertomographischer Querschnitt (CT) durch den Hals auf Höhe des 5./6. Halswirbels. (Aus [2])

c * Beatmungstubus und endoskopisches Instrument

beiden Steilknorpeln befindliche die *Pars intercartilaginea* (Abb. 119).

Die untere Etage, *Cavitas infraglottica, (Infraglottis)* ist das Anschlussstück des Kehlkopfs zur Luftröhre. Es wird vom Ringknorpel umgeben, von dessen oberem Rand sich die elastischen Fasern der Submukosa als *Conus elasticus* nach oben zum Stimmband fortsetzen.

Die Kehlkopfschleimhaut trägt respiratorisches Epithel, mit Ausnahme am Kehldeckel und an den Stimmbändern, wo man mehrschichtiges unverhorntes Plattenepithel findet.

Da das Respirationsepithel im Bereich des Larynx einem lockeren, gefäßreichen mit Drüsen durchsetztem Bindegewebe aufliegt, besteht bei entzündlich-allergischen Reaktionen, Insektenstichen oder Infektionskrankheiten (Diphtherie) durch die Entwicklung eines **Larynxödems** Erstickungsgefahr. Ein **Luftröhrenschnitt** (**Tracheotomie**, Abb. 122) kann in einem solchen Fall lebensrettend sein.

Hals, Cervix

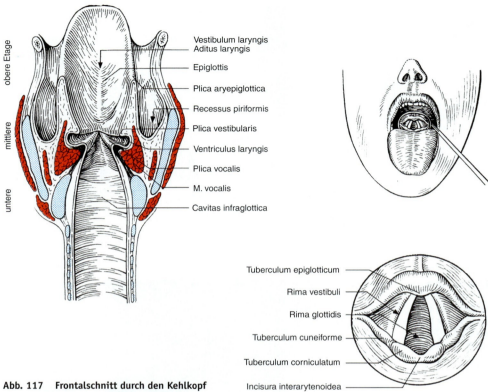

Abb. 117 Frontalschnitt durch den Kehlkopf (links) und Kehlkopfspiegelbild (rechts).
1 Epiglottis,
2 Plica aryepiglottica,
3 Os hyoideum,
4 Recessus piriformis,
5 Cartilago thyroidea,
6 Plica vestibularis,
7 Plica vocalis,
8 M. vocalis,
9 M. thyrohyoideus,
10 M. thyroarytenoideus,
11 M. cricothyroideus,
12 Cartilago cricoidea,
13 Gl. Thyroidea,
14 Cartilagines tracheales,
15 Plica glossoepiglottica mediana,
16 Vallecula epiglottica,
17 Tuberculum epiglotticum,
18 Incisura interarytenoidea,
19 Tuberculum cuneiforme,
20 Tuberculum corniculatum (Santorini).

Skelett, Bänder und Muskeln des Kehlkopfs
(Abb. 118, 119)

Das Kehlkopfskelett (Abb. 118) wird von 4 Knorpeln gebildet.
1. Der Schildknorpel, *Cartilago thyroidea*, umschließt den Kehlkopf von vorn mit 2 Platten. Durch seinen paarigen unteren Fortsatz, *Cornu inferius*, artikuliert er mit
2. dem Ringknorpel, *Cartilago cricoidea*. Die Ringknorpelplatte liegt hinten, der Ringknorpelbogen vorn. Auf dem oberen Rand der Ringknorpelplatte sitzt beiderseits
3. der Stellknorpel, *Cartilago arytenoidea*. An seinem nach vorn zeigenden *Proc. vocalis* ist das Stimmband, und an seinem lateralen *Proc. muscularis* sind Muskeln befestigt.

3.6 Vordere Halsregion, Regio cervicalis anterior

4. Der Kehldeckel, *Epiglottis*, hat die Form eines Fahrradsattels. Seine Spitze, *Petiolus epiglottidis* setzt unten an der Innenseite des Schildknorpels an.

Die Kehlkopfbänder dienen der Aufhängung des Kehlkopfs und der Verbindung der Knorpel untereinander. Die wichtigsten sind
- die *Membrana thyrohyoidea* zwischen Schildknorpel und Zungenbein,
- das *Lig. thyroepiglotticum* zwischen Petiolus und Schildknorpel,
- das *Lig. hyoepiglotticum* zwischen Kehldeckel und Zungenbein,
- das *Lig. cricothyroideum* zwischen Ring- und Schildknorpel,
- das *Lig. cricotracheale* zwischen Ringknorpel und Trachea,
- das *Lig. cricopharyngeum* zwischen Ringknorpelplatte und Rachenwand,
- das *Lig. cricoarytenoideum* zwischen Ringknorpelplatte und Stellknorpel,
- das *Lig. vocale* oder Stimmband zwischen Schildknorpel und Proc. vocalis des Stellknorpels,
- das *Lig. vestibulare* oder Taschenband über dem Stimmband und
- der *Conus elasticus*, ein Verstärkungszug der *Membrana fibroelastica laryngis*, zwischen Ringknorpel und Stimmbändern.

Zwischen Kehldeckel und Zungenbein liegt ein mit Fett und Bindegewebe gefüllter Raum, der bei der Pharyngotomia subhyoidea media (Noteingriff, Abb. 122) eröffnet wird.

Die Kehlkopfmuskeln, *Mm. Laryngis* (Abb. 119), gliedert man in äußere und innere Kehlkopfmuskeln. Der einzige äußere Kehlkopfmuskel ist der *M. cricothyroideus* („Externus" oder „Anticus"). Seine beiden Partien verbinden Schild- und Ringknorpel miteinander und kippen bei der Kontraktion den Schildknorpel leicht nach vorn. Innere Kehlkopfmuskeln sind
1. der *M. aryepiglotticus* zwischen Stellknorpelspitze und Epiglottis,
2. der *M. thyroepiglotticus* und *M. thyroarytenoideus*, die den Schildknorpel mit dem Kehldeckel bzw. Stellknorpel verbinden,
3. der *M. cricoarytenoideus posterior* („Posticus"), der von der Ringknorpelplatte zum Proc. muscularis des Stellknorpels zieht (einziger Öffner der Stimmritze!),

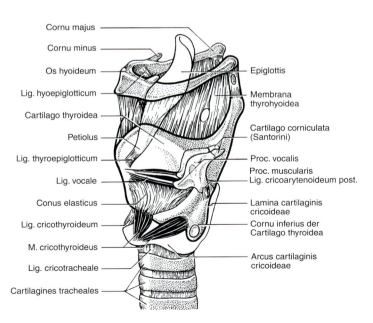

Abb. 118 Knorpel, Bänder und Muskeln des Kehlkopfs in transparenter Darstellung.

Hals, Cervix

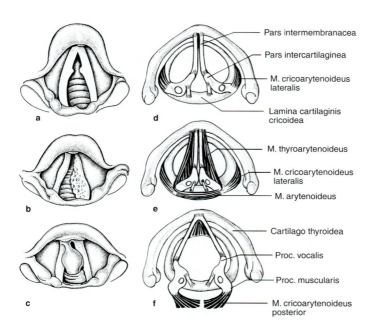

Abb. 119 Kehlkopfbefunde (links).
a Sängerknötchen,
b Stimmbandkarzinom,
c Polyp.
Verschiedene Formen der Stimmritze (rechts).
d Bänderschluss durch Kontraktion des M. cricoarytenoideus lateralis,
e vollkommener Verschluss der Stimmritze durch Kontraktion des M. thyroarytenoideus sowie des M. arytenoideus transversus und obliquus,
f weite Öffnung durch Kontraktion des M. cricoarytenoideus posterior.

4. der *M. cricoarytenoideus lateralis* („Lateralis") zwischen Ringknorpelbogen und Proc. muscularis des Stellknorpels,
5. der *M. arytenoideus obliquus* und *transversus* an der Hinterfläche zwischen beiden Stellknorpeln, die zusammen mit dem „Lateralis" die Stimmritze schließen, und
6. der *M. vocalis,* der als Stimmbandmuskel vom Schildknorpel zum Proc. vocalis des Stellknorpels zieht.

Nerven und Gefäße des Kehlkopfs
(Abb. 120, 121, 129)

Die Leitungsbahnen erreichen den Kehlkopf von kranial und kaudal, erstere versorgen die obere, letztere die untere Hälfte.

Nerven. Der Kehlkopf wird von Ästen des *N. vagus* innerviert (Abb. 120). Der *N. laryngeus superior* kommt vom Ganglion inferius des N. vagus, mit einem *R. externus* innerviert er den M. cricothyroideus und mit einem *R. internus* die obere Hälfte der Kehlkopfschleimhaut bis zur Stimmritze. Der R. internus tritt zusammen mit den gleichnamigen Gefäßen durch die Membrana thyrohyoidea in den Kehlkopf ein, wo sein Verlauf im Recessus piriformis an der *Plica nervi laryngei* erkennbar ist.

Eine **Lähmung des R. externus** verursacht durch Ausfall des M. cricothyroideus Heiserkeit, die mit Schluckstörungen (Dysphagie) verbunden sein können. Eine **Parese des R. internus** kann durch Sensibilitätsausfall der oberen Schleimhaut einen reflektorischen Kehlkopfverschluss auslösen.

Der *N. laryngeus recurrens* verlässt den Hauptstamm des N. vagus oberhalb der kranialen Brustkorböffnung. Nach Eintritt in das Mediastinum zieht er rechts um die A. subclavia und links um den Aortenbogen rückläufig in der Rinne zwischen Trachea und Oesophagus zum Kehlkopf. Hier inverviert er alle inneren Kehlkopfmuskeln und die untere Hälfte der Schleimhaut bis zur Stimmritze.

Rekurrensparesen führen zu Stimm- und Atemstörungen. Bei einseitiger Rekurrensparese kommt es zum Ausfall des M. cricoarytenoideus posterior (Postikus-Abduktorenlähmung) mit Paramedianstellung der Stimmlippe, Heiserkeit, Phonationsschwäche und pfeifendem Atemgeräusch (Stridor) bei der Inspiration. Eine **doppelseitige Rekurrensparese** kann durch den Ausfall sämtlicher inneren Kehlkopfmuskeln zum **Stimmverlust (Aphonie)** führen. Da der N. laryngeus recurrens an der Rückseite der Schilddrüse verläuft, ist er bei Schilddrüsenoperationen (Ligatur der A. thyroidea inferior) besonders gefährdet.

Arterien. Ihre Verläufe und Versorgungsbereiche entsprechen denen der Nerven. Die A. laryngea superior kommt aus der *A. thyroidea superior* (aus der A. carotis ext.) und versorgt den oberen Teil, die A. laryngea inferior aus der *A. thyroidea inferior* (aus dem Truncus thyrocervicalis) den unteren und hinteren Teil des Kehlkopfs.

Venen. Unter der Schleimhaut der Ringknorpelplatte liegt ein Venengeflecht, das mit den Venen am Ösophagusmund kommuniziert. Die *V. laryngea superior* fließt über die V. thyroidea superior in die V. jugularis interna und die *V. laryngea inferior* in den Plexus thyroideus impar, der über die V. thyroidea inferior in die V. brachiocephalica sinistra mündet.

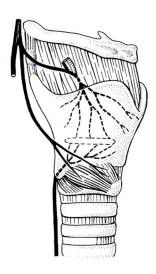

Abb. 120 Nerven des Kehlkopfes. (Aus G.-H. Schumacher, Anatomie für Zahnmediziner, Hüthig 1997)

Die Lymphgefäße bilden ein oberes und unteres Netz, das über regionäre Lymphknoten in die *Nll. cervicales laterales profundi* abgeleitet wird (Abb. 125).

3.6.6 Schilddrüse und Epithelkörperchen
(Abb. 121, 129)

Die Schilddrüse, *Gl. thyroidea,* erreicht mit ihren beiden Seitenlappen den Schildknorpel, und ihr Verbindungsstück, *Isthmus,* kreuzt die Trachea etwa in der Höhe des 2. bis 4. Trachealrings. Gelegentlich wird noch als entwicklungsgeschichtlicher Rest ein medialer Schilddrüsenstrang, *Lobus pyramidalis,* beobachtet.

Die Schilddrüse liegt hinter der mittleren Halsfaszie und den unteren Zungenbeinmuskeln (Abb. 121). Durch eine derbe, aus mehreren Lamellen bestehende *Capsula fibrosa,* ist sie von der Umgebung abgegrenzt und lässt sich aus dieser gut herauspräparieren.

Bei **Vergrößerung der Schilddrüse (Struma)** kann die Luftröhre zur „Säbelscheidentrachea" komprimiert oder der Gefäß-Nerven-Strang verschoben werden. Druck auf den N. laryngeus recurrens ruft Heiserkeit oder auf den Halssympathikus den Horner-Symptomenkomplex hervor. Beim Einwachsen des Kropfs in das Mediastinum (Struma retrosternalis) sind die mechanischen Auswirkungen einer Schilddrüsenvergrößerung am stärksten. Eine besondere Form ist der „Tauchkropf", der zwischen Hals und Mediastinum hin und her pendelt.

Die Epithelkörperchen, *Gll. parathyroidea superior* und *inferior,* haben etwa die Größe einer Linse und liegen in der hinteren Wand der Schilddrüsenkapsel (Abb. 121). In der Regel gibt es 2 obere und 2 untere; ihre Anzahl kann aber ebenso wie ihre Lage sehr variieren. Die unteren liegen meist an der Eintrittsstelle der A. thyroidea inferior.

Die Epithelkörperchen regeln mit ihrem Parathormon den Kalzium- und Phosphatstoffwechsel. Ihre Entfernung löst lebensbedrohliche Krämpfe (**parathyreoprive Tetanie**) aus, und Überschussproduktionen führen zur Demineralisation des Knochens.

Nerven. Schilddrüse und Epithelkörperchen sind von einem Nervenplexus umgeben, der Fasern vom N. laryngeus superior (aus N. X) und vom *Ganglion cervicothoracicum (stellatum)* erhält (Abb. 124).

Hals, Cervix

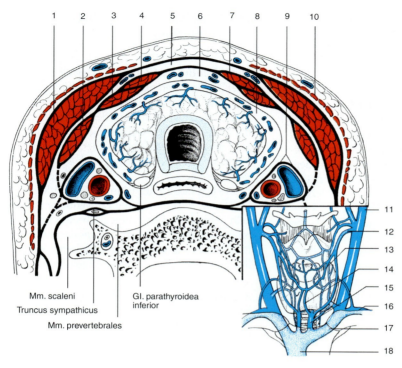

Abb. 121   Querschnitt durch den Hals in Höhe der Schilddrüse sowie Venengeflecht der Schilddrüse, Plexus thyroideus impar (unten rechts).
1 M. sternocleidomastoideus,
2 M. omohyoideus,
3 M. sternothyroideus,
4 M. sternohyoideus,
5 Lamina superficialis fasciae cervicalis,
6 Prätrachealer Spalt,
7 Lamina pretrachealis der Fascia cervicalis,
8 Capsula fibrosa mit Plexus venosus,
9 Vagina carotica mit A. carotis communis, V. jugularis interna und N. vagus,
10 Platysma,
11 V. jugularis interna,
12 V. thyroidea superior,
13 Vv. thyroideae mediae,
14 Plexus thyroideus impar,
15 V. thyroidea inferior,
16 V. subclavia,
17 V. brachiocephalica sinistra,
18 V. cava superior.

Arterien. Die Schilddrüse wird von 2 oberen und 2 unteren Arterien sowie in 10 der Fälle von einer unpaaren Arterie versorgt. Auf Grund zahlreicher Anastomosen können Schilddrüsenarterien ohne Risiko unterbunden werden.

- Die *A. thyroidea superior* kommt aus der A. carotis ext.,
- die *A. thyroidea inferior* ist ein Ast des Truncus thyrocervicalis (aus der A. subclavia), und
- die *A. thyroidea ima* entspringt aus der Aorta oder dem Truncus brachiocephalicus. Sie ist unpaar und kommt nur in 10% der Fälle vor.

Die Venen bilden am unteren Schilddrüsenpol den *Plexus thyroideus impar*. Er liegt zwischen beiden Kapselblättern (bei Eröffnung besteht Gefahr der Luftembolie). Der Abfluss erfolgt durch
- die *V. thyroidea superior* in die V. facialis oder V. jugularis interna,
- die *Vv. thyroidea mediae* in die V. jugularis interna und
- die *V. thyroidea inferior* in die V. brachiocephalica sinistra.

Die Lymphgefäße fließen über Nll. thyroidei, Nll. pre- und paratracheales zu den Nll. cervicales profundi (Abb. 125).

3.6.7 Halsteil der Luft- und Speiseröhre
(Abb. 121, 122, 129)

Die Luftröhre, *Trachea,* beginnt unter dem Ringknorpel in Höhe des 6. bis 7. Halswirbels und tritt hinter dem Manubrium sterni in das obere Mediastinum. Vor ihr liegt ein Bindegewebsspalt *(Spatium pretracheale),* in dem sich der Isthmus der Schilddrüse, der Plexus thyroideus impar, Truncus brachiocephalicus und, sofern vorhanden, die A. thyroidea ima befinden.

3.6 Vordere Halsregion, Regio cervicalis anterior

Der obere Trachealabschnitt wird von beiden Schilddrüsenlappen umgriffen (**Kompressionsgefahr beim Kropf**), dem unteren liegen beiderseits die Karotiden an.

Die Speiseröhre, *Oesophagus,* beginnt am Ösophagusmund in Höhe der Ringknorpelplatte vor dem 6. bis 7. Halswirbel. Ihr Halsteil verläuft in einer Länge von 4 bis 5 cm zwischen der Trachea und Wirbelsäule. Von der Wirbelsäule ist sie durch das Spatium retrooesophageum getrennt. Weiter unten verschiebt sie sich etwas nach links (bei operativen Eingriffen wird sie links von der Trachea aufgesucht).

Der Ösophagusmund ist durch Bindegewebe und Muskulatur mit dem Ringknorpel verbunden und nur beim Schlucken geöffnet. Er bildet die erste von **3 Ösophagusengen.** Da diese nur für Instrumente bis zu einem Durchmesser von 14 mm durchgängig sind, bleiben größere Fremdkörper häufig hängen. Auf der dorsalen Seite ist die Längsmuskulatur nur spärlich ausgebildet (muskelschwaches Dreieck) und somit eine bevorzugte Stelle für die Bildung von Ösophagusdivertikeln.

Nerven und Gefäße. Zwischen der Trachea und dem Oesophagus verläuft der N. laryngeus recurrens (vom N. X) hinten seitlich zum Kehlkopf. Die Gefäßversorgung erfolgt aus der *A. thyroidea inferior.* Entlang der Trachea findet man die *Nll. paratracheales.* Die Lymphe des Oesophagus fließt in die Nll. retropharyngeales und Nll. cervicales profundi.

Operative Zugangswege zu Kehlkopf und Luftröhre (Abb. 122). Bei drohender Erstickung durch Verlegung der oberen Luftwege kann die

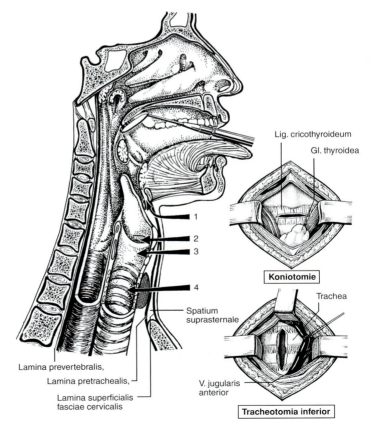

Abb. 122 Zugänge zum Kehlkopf, Rachen und zur Luftröhre in der Seitansicht (links) und Noteingriffe von vorne: Koniotomie (rechts oben) und Trachetotomia inferior (rechts unten).
1 Pharyngotomia subhyoidea media mit Durchtrennung der Membrana thyrohyoide,
2 Thyreotomie mit Spaltung des Schildknorpels,
3 Koniotomie mit Durchtrennung des Conus elasticus,
4 Tracheotomie mit Durchtrennung des Schilddrüsenisthmus sowie Spaltung des 3. und 4. Trachealknorpels.

Hals, Cervix

Eröffnung derselben lebensrettend sein. Empfehlenswerte Zugangswege zum Kehlkopf und zur Trachea sind
- die Durchtrennung der Membrana thyrohyoidea (**Pharyngotomia subhyoidea**),
- die Durchtrennung des Lig. cricothyroideum (**Koniotomie**),
- die Spaltung der Trachealknorpel, oberhalb oder unterhalb des Isthmus der Schilddrüse (**Tracheotomia superior, bzw. inferior**).

Beim Glottisödem wird die Koniotomie bevorzugt, weil die Schleimhautschwellung im Kehlkopf nicht auf die feste Unterlage der Stimmfalten übergeht. Bei horizontal angelegtem Schnitt durch das Lig. cricothyroideum kommt es durch den Längszug des Bands zu einer klaffenden Öffnung.

Als Noteingriff weniger empfehlenswert ist die mediane Spaltung des Schildknorpels (**Laryngotomie**) wegen der ungünstigeren Heilungstendenzen. Kleinere Eingriffe an den Stimmlippen sind unter Beobachtung durch ein Laryngoskop möglich.

3.7 Regio sternocleidomastoidea
(Abb. 123)

Die Lage und Ausbreitung dieser Region entspricht etwa der des *M. sternocleidomastoideus*. Hinten reicht sie bis zur Wirbelsäule, medial bis zur Trachea bzw. bis zum Oesophagus und unten bis zur Pleurakuppel. In ihr liegt die *Vagina carotica* mit dem Nerven-Gefäß-Strang (Abb. 123).

Nerven. Am Hinterrand des M. sternocleidomastoideus treten die Hautäste des Plexus cervicalis am „Punctum nervosum" (Erb-Punkt) an die Oberfläche (Abb. 123).
- Der *N. accessorius* zieht von medial zum M. sternocleidomastoideus und weiter zum M. trapezius, die er beide innerviert.
- Der *N. vagus* läuft in der Vagina carotica abwärts. Er entlässt hier die *Rr. cardiaci cervicales superiores* und *inferiores* für

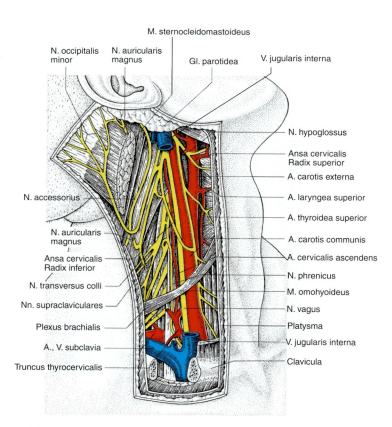

Abb. 123 Regio sternocleidomastoidea.
(Aus G.-H. Schumacher, Anatomie für Zahnmediziner, Hüthig 1997)

3.7 Regio sternocleidomastoidea

das Herz und zieht zwischen A. und V. subclavia in das Mediastinum.
- Der *Truncus sympathicus* liegt im tiefen Blatt der Halsfaszie.
- Die *Radix inferior* der *Ansa cervicalis* und der *N. phrenicus* treten zwischen den tiefen Halsmuskeln hervor.

Der N. phrenicus verläuft zusammen mit der A. cervicalis ascendens auf dem M. scalenus anterior. Er tritt zwischen A. und V. subclavia in den Brustraum zum Zwerchfell. In 20% der Fälle gibt es einen Nebenphrenikus (C_5 bis C_7).

3.7.1 Halssympathikus
(Abb. 124)

Der Halsteil des *Truncus sympathicus* (Abb. 124) liegt mit seinen 3 Ganglien im tiefen Blatt der Halsfaszie. Das *Ganglion cervicale superius* findet sich in Höhe des 2. oder 3. und das kleine *Ganglion cervicale medium* in Höhe des 6. Halswirbels. Das untere Halsganglion liegt vor dem 1. Rippenköpfchen und ist meist mit dem 1., manchmal auch noch mit dem 2. Brustganglion zum *Ganglion cervicothoracicum (stellatum)* verschmolzen.

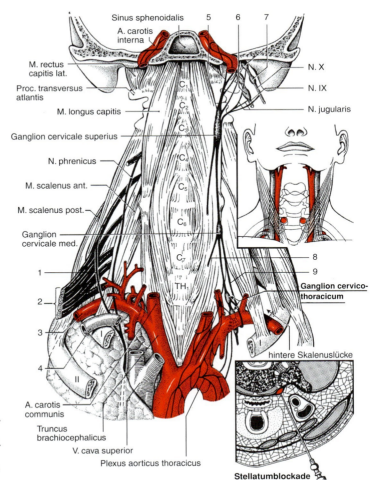

Abb. 124 Halssympathikus und Einstichstellen zur Stellatumblockade (rechts).
1 Nn. phrenici accessorii,
2 Plexus brachialis,
3 A. subclavia,
4 V. subclavia,
5 N. caroticus internus,
6 Ganglion superius et inferius n. IX,
7 Ganglion superius et inferius n. X,
8 N. cardiacus cervicalis superior,
9 Ansa subclavia.

1. **Das Ganglion cervicale superius** versorgt den Kopf und das obere Halsgebiet. Es entlässt
   - den *N. jugularis* zum Ganglion inferius des N. glossopharyngeus und zum Ganglion superius des N. vagus,
   - den *N. caroticus internus* zur Bildung des *Plexus caroticus internus,* aus dem der *N. petrosus profundus* und Zweige zum *Plexus tympanicus* abgehen,
   - die *Nn. carotici externi* zur Bildung des *Plexus caroticus externus* und *Plexus caroticus communis,* von dem ein Zweig zum Ganglion submandibulare führt,
   - die *Rr. laryngopharyngei* zum Plexus pharyngeus und
   - den *N. cardiacus cervicalis superior* zum Plexus cardiacus.
2. **Das Ganglion cervicale medium** entsendet
   - den *N. cardiacus cervicalis medius* zum tiefen Teil des Plexus cardiacus.
3. **Das Ganglion cervicothoracicum (stellatum)** versorgt Hals, Arm, Herz und Lungen mit sympathischen Fasern. Aus ihm entspringen
   - die *Ansa subclavia,* welche die A. subclavia umschlingt und den *Plexus subclavius* aufbaut, der sich auf alle von der A. subclavia entspringenden Arterien fortsetzt,
   - der *N. cardiacus cervicalis inferior,* der zum tiefen Teil des *Plexus cardiacus* zieht, und
   - der *N. vertebralis,* der den *Plexus vertebralis* auf der gleichnamigen Arterie bildet.

Zur Lösung arteriovenöser Spasmen wird der Grenzstrang durch Lokalanästhetika ausgeschaltet (**Stellatumblockade,** Abb. 124). Die Folge ist eine umfangreiche Vasodilatation im sympathischen Versorgungsbereich. Bei der Stellatumblockade sticht man etwa 2 Querfinger breit über dem Schlüsselbein am medialen Rand des M. sternocleidomastoideus in Richtung auf den 7. Halswirbel mit einer 8 bis 10 cm langen Injektionsnadel ein. Den Erfolg der Injektion erkennt man am **Horner-Symptomenkomplex** (Enophthalmus, Ptosis, Miosis).

3.7.2 A. carotis communis und A. subclavia
(Abb. 115, 124, 129)

In der Regio sternocleidomastoidea finden sich außer einem R. sternocleidomastoideus (aus der A. carotis ext.) 2 große Arterienstämme,
- die *A. carotis communis* und *A. subclavia.*

Die A. carotis communis verläuft in der Vagina carotica. Man kann sie gegen den stark vorspringenden ventralen Höcker des 6. Halswirbels, *Tuberculum caroticum,* abdrücken (Digitalkompression bei Verletzungen). Die rechte A. carotis communis liegt oberflächlicher als die linke, was sich daraus erklärt, dass die rechte weiter vorn aus dem Truncus brachiocephalicus und die linke weiter dorsal aus dem Aortenbogen entspringt (der Aortenbogen ist nahezu sagittal gestellt, Abb. 129, 138).

Die A. subclavia oder Schlüsselbeinarterie entspringt rechts hinter dem Sternoklavikulargelenk aus dem Truncus brachiocephalicus und links im oberen Mediastinum direkt aus dem Aortenbogen. Sie läuft über die Pleurakuppel durch die hintere Skalenuslücke und hinterlässt auf der 1. Rippe den *Sulcus a. subclaviae.* Man unterscheidet 3 Abschnitte, 1. vom Ursprung bis zur Skalenuslücke, 2. in der Skalenuslücke und 3. von der Skalenuslücke bis zum Übergang in die A. axillaris.

Zur **Gefäß-Unterbindung** wird die A. subclavia hinter dem Ansatz des M. sternocleidomastoideus aufgesucht; ihre **Punktion** erfolgt oberhalb des Schlüsselbeins (Abb. 291).

Die aus der A. subclavia entspringenden Arterien ziehen zum Kopf, zur Brustwand und zum Hals.
1. Die *A. vertebralis* zieht zwischen M. scalenus anterior und M. longus colli nach oben, tritt unterhalb des Tuberculum caroticum in das Foramen transversarii des 6. Halswirbels, läuft durch diese Foramina zur Schädelbasis und gelangt durch das große Hinterhauptloch in die Schädelhöhle (Abb. 25).

3.7 Regio sternocleidomastoidea

2. Die *A. thoracica interna* zieht an der Innenfläche der vorderen Brustwand abwärts zum Zwerchfell (Abb. 139).
3. Der *Truncus thyrocervicalis* entspringt kurz vor der hinteren Skalenuslücke und entlässt
   - die *A. thyroidea inferior* für Schilddrüse, Kehlkopf, Pharynx, Oesophagus und Trachea; sie entlässt auch die *A. cervicalis ascendens,* die auf dem M. scalenus anterior zur Schädelbasis aufsteigt und durch die Foramina intervertebralia Zweige an das Rückenmark abgibt.
   - Die *A. transversa colli* läuft vor dem M. scalenus anterior zur hinteren Halspartie und
   - die *A. suprascapularis* zieht über den M. scalenus anterior nach lateral und über das Lig. transversum scapulae (der N. suprascapularis aus dem Plexus brachialis unter dem Band) zur Dorsalseite des Schulterblatts.
4. Der *Truncus costocervicalis* entspringt kurz vor der hinteren Skalenuslücke und versorgt mit
   - der *A. cervicalis profunda* die Nackenmuskulatur und mit
   - der *A. intercostalis suprema* die oberen beiden hinteren Interkostalräume.

3.7.3 Venen und Lymphgefäße
(Abb. 125, 127)

Venen. Zwischen Platysma und oberflächlichem Blatt der Halsfaszie verläuft in variabler Weise die *V. jugularis externa* und in der Vagina carotica die *V. jugularis interna* (Abb. 127). Beide münden hinter dem Sternoklavikulargelenk in die V. subclavia (Venenwinkel), welche durch die vordere Skalenuslücke in das obere Mediastinum zieht. Durch

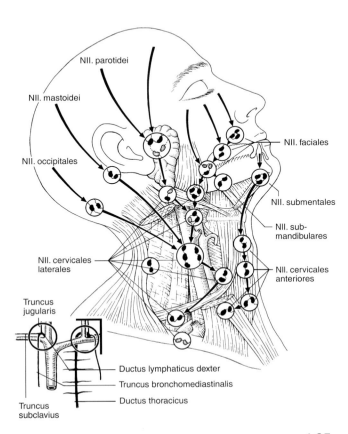

Abb. 125 Lymphknoten an Kopf und Hals.

die Fixierung ihrer hinteren Fläche am Schlüsselbein wird ihr Lumen offen gehalten.

Lymphgefäße (Abb. 125). Vor dem Venenwinkel sammelt sich die gesamte Körperlymphe, sie mündet rechts durch den kurzen *Ductus lymphaticus dexter* und links durch den *Ductus thoracicus* in die V. subclavia. Der *Ductus lymphaticus dexter* entsteht durch den Zusammenfluss
- des *Truncus jugularis,* der die Lymphe aus dem Kopf- und Halsgebiet über die tiefen Halslymphknoten ableitet,
- des *Truncus subclavius,* der mit der V. subclavia verläuft und die Lymphe des Arms und der vorderen Brustwand über die axillären Lymphknoten sammelt, und
- des *Truncus bronchomediastinalis,* der hinter der V. brachiocephalica aus dem Brustraum hervorkommt und die Lymphe aus der Lunge und dem Mediastinum enthält.

Der 2–3 mm weite *Ductus thoracicus* oder Brustlymphgang mündet in den linken Venenwinkel, nachdem er den *Truncus jugularis, subclavius* und *bronchomediastinalis* der linken Seite aufgenommen hat.

Bei einer **Verletzung des Ductus thoracicus** durch Trauma oder Tumor kann es zum Austritt von Chylus in die Bauchhöhle (Chyloperitoneum), in das Mediastinum (Chylomediastinum), in den Herzbeutel (Chyloperikard) oder in die Pleurahöhle (Chylothorax) kommen.

Die regionären Halslymphknoten (bis zu 700) liegen im vorderen und seitlichen Halsgebiet sowohl auf dem oberflächlichen Blatt der Halsfaszie (epifaszial) als auch darunter (subfaszial).
1. Die *Nll. cervicales anteriores* nehmen die Lymphe aus den oberen Luft- und Speisewegen auf (Abb. 125). Sie gliedern sich in *oberflächliche Lymphknoten*, die an der V. jugularis anterior die vordere *Jugulariskette* bilden, und *tiefe Lymphknoten*.
2. Die *Nll. cervicales laterales* werden ebenfalls in oberflächliche und tiefe Lymphknoten unterteilt. Die *Nll. cervicales superficiales* folgen der V. jugularis externa (Abb. 127). Ihr Einzugsgebiet ist der

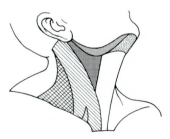

Topographische Regionen der Lymphknotenmetastasen

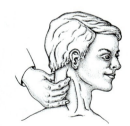

Oberflächliche Halslymphknoten

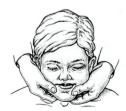

Submentale und submandibuläre Lymphknoten

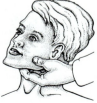

Submandibuläre Lymphknoten

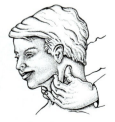

Tiefe Halslymphknoten

Abb. 126 Metastasenschema und Palpation der Halslymphknoten.
(Nach B. Spiessl 1982)

3.8 Seitliche Halsregion, Regio cervicalis lateralis

untere Teil der Ohrmuschel, der untere Parotisteil sowie die oberflächliche Schicht des Halses. Die *Nll. cervicales profundi* begleiten die V. jugularis interna (Abb. 115) als tiefe *Jugulariskette* und den N. accessorius als *Akzessoriuskette*. Oberflächliche und tiefe Halslymphknoten stehen miteinander in Verbindung.

Die Absiedlung durch Verschleppung von Tumorzellen (**Metastasierung**) erfolgt vor allem auf dem Lymphweg (lymphogen) oder auf dem Blutweg (hämatogen). Bei der **lymphogenen Metastasierung** werden die Tumorzellen in den regionären Lymphknoten festgehalten. Sofern sie sich dort vermehren, gelangen Tochterzellen in die nachfolgenden Lymphknoten (2. Filterstation) und über den Ductus thoracicus in das Stromgebiet der oberen Hohlvene. Mit dem Eintritt in das Blut kommt es zu einer Streuung in die Lungen und über das linke Herz in den großen Kreislauf. Hier folgen Absiedlungen in der Leber und in den Knochen. Die lymphogene Metastasierung am Hals entspricht etwa der Regionengliederung (Abb. 126).

3.8 Seitliche Halsregion, Regio cervicalis lateralis
(Abb. 108, 127, 128)

Die seitliche Halsregion (Abb. 127, 128) wird vorn vom M. sternocleidomastoideus, hinten vom M. trapezius und unten vom Schlüsselbein begrenzt. Den Boden bilden medial die 3 Mm. scaleni, hinten der M. levator scapulae, M. splenius capitis und das tiefe Blatt der Halsfaszie. Unten öffnet sich die seitliche Halsregion zwischen 1. Rippe, Schlüsselbein und Schulterblatt zur Achselhöhle. Durch den hinteren Bauch des M. omohyoideus wird sie in einen oberen, nicht näher bezeichneten und einen unteren Abschnitt, das *Trigonum omoclaviculare*, gegliedert. Letzteres entspricht der *Fossa supraclavicularis major* (Abb. 108), in der man den Puls der A. subclavia fühlen kann.

Nerven der seitlichen Halsregion sind
- die *Nn. supraclaviculares*. Sie ziehen zur Schulter und vorderen Brustwand.

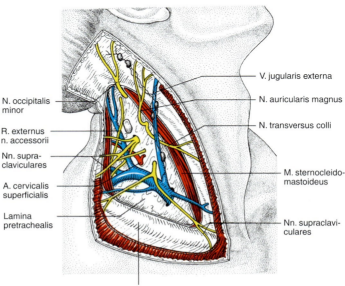

Abb. 127 Oberflächliche Schicht der seitlichen Halsregion.

Hals, Cervix

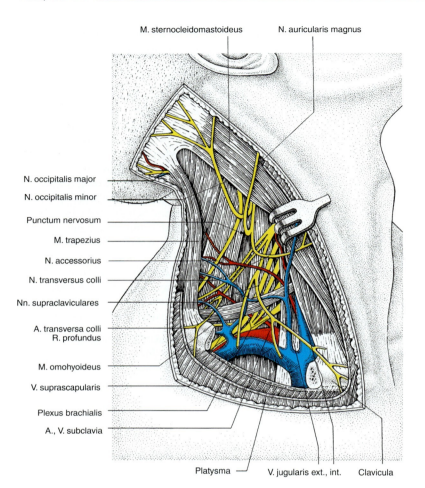

Abb. 128 **Tiefe Schicht der seitlichen Halsregion.** (Aus G.-H. Schumacher, Anatomie für Zahnmediziner, Hüthig 1997)

Degenerative Veränderungen der Halswirbelsäule, z.B. Randzackenbildungen der Wirbel, können durch Druck auf die Abgänge der Hautnerven des Plexus cervicalis beim Verlassen des Wirbelkanals erhebliche Schmerzen in der Schulter mit Schultersteife auslösen (Periarthritis humeroscapularis).

- Der *N. accessorius* läuft nach Verlassen des M. sternocleidomastoideus auf dem M. levator scapulae nach unten zum M. trapezius.
- Der *N. dorsalis scapulae* (vom Plexus brachialis) zieht unter dem M. levator scapulae zum M. rhomboideus major und minor.
- Der *N. suprascapularis* (vom Plexus brachialis) läuft nach lateral und durch die Incisura scapulae zu den dorsalen Schulterblattmuskeln (Abb. 287).
- Der *N. thoracicus longus* durchbohrt den M. scalenus medius und zieht auf dem M. serratus anterior an der Brustwand abwärts (Abb. 288).

Durch seinen hohen Ursprung und oberflächlichen Verlauf kann der N. thoracicus longus leicht verletzt werden, z.B. durch Druck in der vorderen Achselgegend (**Rucksacklähmung**) oder bei Radikaloperationen der Mamma mit **Ausräumung der Axilla.**

3.8 Seitliche Halsregion, Regio cervicalis lateralis

3.8.1 Trigonum omoclaviculare
(Abb. 108, 128)

Das *Trigonum omoclaviculare* ist der untere Teil des seitlichen Halsdreiecks, der durch die mittlere Halsfaszie in eine oberflächliche und eine tiefe Schicht gegliedert wird. Letztere grenzt in der Tiefe an die Mm. scaleni, die sich zu einem spitzen Dach über der Pleurakuppel erheben. Die tiefe Schicht enthält außer einem Fettkörper den Plexus cervicalis, Plexus brachialis, die A. und V. subclavia (Abb. 128).

Der Plexus brachialis tritt zusammen mit der A. subclavia durch die hintere Skalenuslücke.

Zur Blockade oder **Leitungsanästhesie des Plexus brachialis** wird über der Mitte des Schlüsselbeins in Richtung des 2. und 3. Brustwirbeldornfortsatzes eingestochen (Abb. 291). Hierbei kann die Pleurakuppel verletzt werden.

Lymphknoten. Über oder unter dem M. omohyoideus liegt hinter der mittleren Halsfaszie der *Nl. juguloomohyoideus* (links auch Virchow-Drüse genannt) (Abb. 125). Bei Vergrößerung fühlt man über dem Schlüsselbein die *Nll. supraclaviculares*. Am vorderen Rand des M. trapezius finden sich oberflächliche Halslymphknoten, *Nll. cervicales superficiales,* die mit den tiefen Halslymphknoten kommunizieren.

Die Pleurakuppeln überragen das Schlüsselbein um 2 bis 3 cm (Abb. 129, 143), sodass man sie vom Hals her auskultieren kann. Sie werden von den Mm. scaleni bedeckt und durch Bindegewebszüge verstärkt, die mit der 1. Rippe, Wirbelsäule, tiefen Halsfaszie, dem Oesophagus und der Trachea in Verbindung stehen. Gelegentlich wird ein M. scalenus minimus beobachtet, der vom 7. Halswirbel in die Pleurakuppel ausstrahlt.

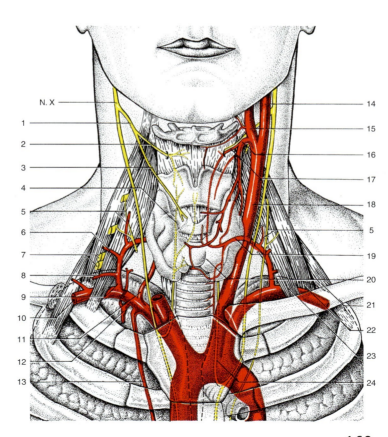

Abb. 129 Topographische Beziehungen zwischen Hals und Pleurakuppeln.
1 N. laryngeus superior,
2 R. internus,
3 R. externus,
4 N. laryngeus inferior,
5 N. phrenicus und A cervicalis ascendens,
6 A transversa colli,
7 Plexus brachialis,
8 A suprascapularis,
9 Truncus thyrocervicalis,
10 A. subclavia in der hinteren Skalenuslücke,
11 A. vertebralis,
12 runcus costocervicalis,
13 A. thoracica interna,
14 A carotis interna,
15 A carotis externa,
16 A thyroidea superior,
17 A. laryngea superior,
18 A. carotis communis,
19 A. thyroidea inferior,
20 Gl. thyroidea,
21 M. scalenus posterior,
22 M. scalenus medius,
23 M. scalenus anterior,
24 N. laryngeus recurrens.

Von medial zieht die A. subclavia über die Kuppel und hinterlässt auf der Lungenspitze eine tiefe Furche. Oben liegt der Plexus brachialis der Pleurakuppel auf, vorn wird sie vom N. phrenicus, von den Vasa thoracica Interna und der A. vertebralis gekreuzt. Die V. subclavia verläuft ventral von der Lungenspitze. Hinten links findet man den Ductus thoracicus, und in Höhe des 1. Rippenköpfchens liegt das Ganglion cervicothoracicum (stellatum) (Abb. 124).

Halsrippen können als Rudiment vom 5. bis zum 7. Halswirbel ausgehen und in sehr verschiedenen Graden ausgebildet sein. Im Röntgenbild sind sie immer nachzuweisen. Da sie in engen räumlichen Beziehungen zum Plexus cervicalis und Plexus brachialis sowie zur A. und V. subclavia stehen, können sie motorische, sensible und vasomotorische Reizerscheinungen an der oberen Extremität hervorrufen (**Skalenussyndrom** durch Einengung der Skalenuslücke).

Fragen zum Selbststudium

1 Beschreiben Sie die Skeletotopie des Kehlkopfs beim Erwachsenen. 154
2 In welche Etagen wird der Innenraum des Kehlkopfs gegliedert? 154, 155
3 Welche Falten begrenzen den Ventriculus laryngis? 154
4 In welche Abschnitte gliedert man die Stimmlippe? 154
5 Erklären Sie die Entstehung eines Larynxödems. 155
6 Welche Knorpel und Bänder bilden das Stützgerüst des Kehlkopfs? 156, 157
7 Erklären Sie Lage und Funktionen der Kehlkopfmuskeln. 156, 157
8 Welches ist der einzige Öffner der Stimmritze? 157
9 Nennen Sie Nerven und Arterien für die Versorgung des Kehlkopfs. 158, 159
10 Wo liegt die Grenze zwischen dem oberen und unteren Versorgungsbereichs des Kehlkopfs? 158
11 Beschreiben Sie die Symptome einer Rekurrensparese. 158, 159
12 Wo liegen Schilddrüse und Epithelkörperchen? 159
13 Welche Arterien versorgen die Schilddrüse? 160
14 In Höhe welcher Wirbel beginnt die Luftröhre? 160
15 Nennen Sie operative Zugangswege zur Luftröhre. 161
16 Welche Muskeln werden vom N. accessorius innerviert? 162
17 Nennen Sie die Leitungsbahnen in der Regio sternocleidomastoidea. 162, 163
18 Wo liegt der Halssympathikus mit seinen Ganglien? 163, 164
19 An welcher Stelle erfolgt die Stellatumblockade und woran erkennt man den Erfolg einer Injektion? 164
20 Wo liegt das Tuberculum caroticum? 164
21 Wo wird die A. subclavia zur Unterbindung aufgesucht? 164
22 An welchen Stellen werden die Halslymphknoten palpiert? 166
23 Beschreiben Sie Begrenzungen und den Inhalt der seitlichen Halsregion. 167
24 Wo liegt das Trigonum omoclaviculare und welche Halslymphknoten befinden sich hier? 169
25 Wo liegen die Grenzen der Pleurakuppeln? 169
26 Was ist eine Halsrippe und wo können sie vorkommen? 170

4 Brust, Thorax

4.1 Wände und Regionen der Brust 173
4.1.1 Oberflächenanatomie und Schichten der Brustwand 173
4.1.2 Oberflächliche Schicht 173
  Brustdrüse, Mamma 175
  Lymphabflüsse der Brustdrüse ... 176
4.1.3 Mittlere Schicht der Brustwand . 178
4.1.4 Tiefe Schicht der Brustwand .. 180
  Zwischenrippenräume, Spatia intercostalia 181
4.1.5 Zwerchfell, Diaphragma 183
Fragen 185

4.2 Brusthöhle, Cavitas thoracis .. 186
4.2.1 Pleura und Pleurahöhlen 186
4.2.2 Pleura- und Lungengrenzen ... 188
4.2.3 Lunge, Pulmo 190
  Bronchien und Lungensegmente . 190
  Nerven und Gefäße der Lunge ... 192

4.3 Mittelfell, Mediastinum 194
4.3.1 Oberes Mediastinum, Mediastinum superius 195
  Leitungsbahnen im oberen Mediastinum 195
4.3.2 Vorderes Mediastinum, Mediastinum anterius 197
Fragen 198
4.3.3 Mittleres Mediastinum, Mediastinum medium 199
4.3.4 Herzbeutel, Pericardium 199
4.3.5 Herz, Cor 200
  Perkussion und Auskultation des Herzens 203
  Röntgenbild, Herzgröße und Herzgewicht 205
  Erregungsleitungssystem und Herznerven 207
  Herzkranzgefäße 209
Fragen 210
4.3.6 Hinteres Mediastinum, Mediastinum posterius 211
  Leitungsbahnen im hinteren Mediastinum 213
4.3.7 Interkavale Anastomosen 216
Fragen 217

Praxis Fall

Ein 47-jähriger Immobilienmakler, verheiratet, vier Kinder, klagt beim Hausarzt über Atemnot beim Treppensteigen, Hustenanfälle mit reichlich Auswurf und gelegentlich stechenden Schmerzen hinter dem Brustbein. Er sei starker Raucher (35–40 Zigaretten täglich seit etwa 25 Jahren), der Alkoholkonsum liege bei etwa einer Flasche Rotwein pro Tag. Er habe gerade geschäftlich Probleme und trinke deshalb etwas mehr als sonst. Die körperliche Untersuchung ergibt ein erhebliches Übergewicht (Adipositas, 109 kg bei 1,80 m Körpergröße) und einen erhöhten Blutdruck (165/95 mm Hg). Die Blutuntersuchung zeigt ungünstige Cholesterin- und erhöhte Leberenzymwerte. Der Patient wird zur Herzkatheter-Untersuchung und zur Blutdruck-Dauermessung an eine Klinik überwiesen. Außerdem erhält er Hinweise zur Verminderung des Nikotin- und Alkoholkonsums, ein Medikament zur Hemmung der Blutgerinnung (Thrombozyten-Aggregationshemmer), zur Blutdrucksenkung (β-Blocker) sowie ein weiteres Medikament zur Senkung des Cholesterinspiegels.

Bereits 3 Stunden später wird der Patient notfallmäßig in die Klinik eingeliefert. Nach einer Auseinandersetzung mit einem Kunden habe er plötzlich rasende, wie vernichtende Schmerzen in der Brust bekommen, die bis in den linken Arm und Unterkiefer ausgestrahlt seien, dazu habe sich massive

Brust, Thorax

Atemnot eingestellt und der kalte Schweiß sei ihm ausgebrochen. Klinisch zeigt der Patient Anzeichen eines Schocks. Wegen des Verdachts auf **Herzinfarkt** wird Blut entnommen zur Bestimmung der **Gesamt-Kreatinkinase (CK)** und des Isoenzyms CK-MB und einer spezifischen Enzymform von Troponin (**Troponin-Schnelltest**). Das Elektrokardiogramm (**EKG**) weist eindeutige Infarktzeichen auf. Aufgrund dieses Befundes folgt eine Herzkatheter-Untersuchung, die den Verschluss eines distalen Astes des Ramus interventricularis anterior der A. coronaria sinistra erkennen lässt, und es wird eine Auflösungsbehandlung des Gerinnsels (Lyse-Behandlung) eingeleitet. Mittels perkutaner transluminaler coronarer Angioplastie (PTCA) wird bei der Koronarangiographie ein Gefäßerweiterungsgitter (Stent) in das Gefäß eingelegt. Der Patient wird 1 Woche stationär aufgenommen und medikamentös hinsichtlich aller kardiovaskulären Risiken behandelt.

Die Brust ist der obere Teil des Rumpfs; ihre knöcherne Grundlage ist der Brustkorb. Die obere Grenze verläuft über dem *Manubrium sterni* und den beiden Schlüsselbeinen zum *Acromion* und hinten oberhalb der *Spina scapulae* zum Dornfortsatz des 7. Halswirbels. Unten wird die Brust von einer Linie begrenzt, die vom Schwertfortsatz des Brustbeins, *Proc. xiphoideus,* über den Rippenbögen und den Enden der untersten Rippen zum Dornfortsatz des 12. Brustwirbels verläuft (Abb. 130).

Der Brustraum ist von der Bauchhöhle durch das Zwerchfell getrennt. Oberhalb des Zwerchfells liegen die Brustorgane und

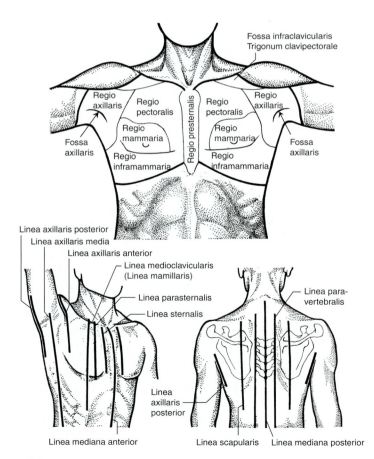

Abb. 130 Regionen und Orientierungslinien am Oberkörper.

unterhalb desselben, noch vom Brustkorb umschlossen, die Organe des Oberbauchs.

Brustkorbquetschungen (Contusio thoracis), die häufig mit Frakturen von Rippen und Sternum verbunden sind, betreffen nicht nur intrathorakale Organe, z.B. in Form von Pleurarissen oder Lungenrupturen, sondern sind meist auch mit intraabdominalen Läsionen verbunden.

Die Brust ist ventrodorsal abgeflacht und zusammen mit dem Schultergürtel oben breiter als unten. Der knöcherne Brustkorb hat eine umgekehrte Form (Abb. 141, 143). Den Brustumfang misst man bei Männern in Höhe der Brustwarzen, bei Frauen über denselben; er beträgt je nach Konstitutionstyp 70 bis 120 cm.

Bei Neugeborenen stehen die Rippen noch annähernd horizontal, und der sagittale Durchmesser ist verhältnismäßig groß. Mit zunehmendem Alter senken sich die Rippen, das Brustbein nähert sich der Wirbelsäule, und der Brustkorb wird flacher. Bei Frauen ist die Brust kürzer und flacher als bei Männern.

Eine pathologische Form ist die **Trichterbrust (Pectus excavatum).** Das ist eine Eindellung des Sternum und der angrenzenden Rippenknorpel, die angeboren oder erworben sein kann. Bei stärkerer Ausprägung ist sie meist mit einer Verlagerung des Herzens und einer Beeinträchtigung der Herz-Kreislauf-Funktionen verbunden.

4.1 Wände und Regionen der Brust

Die vordere und seitliche Brustwand werden vom Brustbein und von den Rippen gebildet; hinten liegt die Brustwirbelsäule (Abb. 136, 141). Durch die obere Thoraxapertur besteht eine breite Verbindung zum Hals; der untere Abschluss erfolgt durch das Zwerchfell.

Einengungen der oberen Thoraxapertur, z. B. durch Halsrippen oder Tumoren können Kompressionssyndrome mit sensiblen, motorischen und vegetativ-trophischen Störungen im Bereich des Halses, Schultergürtels und des Arms auslösen (thoracis outlet syndrome).

Topographisch sehr wichtige Stellen sind der *Angulus sterni* (Ludovicus, Abb. 136) (= Ansatz des 2. Rippenknorpels am Brustbein) und der Dornfortsatz des 7. Halswirbels, *Vertebra prominens*. Des Weiteren benutzt man Hilfslinien, die über die Brustwand gezogen werden (Abb. 130).

4.1.1 Oberflächenanatomie und Schichten der Brustwand

In der vorderen Medianfurche palpiert man das Brustbein. Zu beiden Seiten der Mittellinie liegt der *M. pectoralis major* und auf diesem die *Brustdrüse*. Unterhalb der großen Brustmuskeln ziehen die geraden Bauchmuskeln über dem Rippenbogen abwärts. Seitlich fühlt man die Rippen und Ansatzzacken des *M. serratus anterior,* in deren Lücken die Ursprünge des äußeren schrägen Bauchmuskels liegen (Gerdy-Linie).

Die 1. Rippe ist meist nicht zu tasten, weil sie vom Schlüsselbein bedeckt wird. Dieses tritt am oberen Rand der Brust meist deutlich hervor oder lässt sich auch bei fettleibigen Personen gut palpieren. Am medialen Ende findet sich das Sternoklavikulargelenk und lateral des Akromioklavikulargelenk. Vom Schwertfortsatz des Brustbeins setzt sich beiderseits der Rippenbogen fort.

Die vordere und seitliche Brustwand gliedern sich in 3 Schichten.
- Die *oberflächliche Schicht* besteht aus Haut, Brustdrüse, subkutanem Binde- und Fettgewebe,
- die *mittlere Schicht* aus Faszien und Gliedmassenmuskeln der Brust sowie aus Muskeln des Bauchs und
- die *tiefe Schicht* aus der knöchernen Grundlage des Thorax, Zwischenrippenmuskeln, Fascia endothoracica und Pleura parietalis.

4.1.2 Oberflächliche Schicht
(Abb. 131, 132)

Die Haut der Brust ist relativ dünn und auf ihrer Unterlage gut verschieblich. Bei Män-

Brust, Thorax

nern findet sich in der Medianfurche eine mehr oder weniger stark ausgebildete Terminalbehaarung, die sich nach unten auf die vordere Bauchwand fortsetzt. Das Unterhautbindegewebe, das besonders bei Frauen ein dickeres Fettpolster bilden kann, ist durch die *Membrana sterni* mit dem Brustbein verwachsen.

Hautnerven (Abb. 131). Oben wird die Brustwand noch von den *Nn. supraclaviculares* aus dem Plexus cervicalis versorgt. Die anderen Hautäste entstammen den segmental gegliederten Thorakalnerven, *Nn. thoracici*. Ihre *Rr. ventrales* entsenden einen *R. cutaneus lateralis pectoralis,* der in der Axillarlinie zwischen den Ursprungszacken des M. serratus anterior hervortritt, und die *Rr. cutanei anteriores pectorales,* die neben dem Brustbein in die Haut eindringen. Die Rr. cutanei laterales pectorales des 2. und 3. Thorakalnerven stehen als *Nn. intercostobrachiales* mit den Hautnerven des Oberarms in Verbindung (Abb. 290). Die oberen 6 Thorakalnerven innervieren die Haut der Brust- und die unteren 6 die der Bauchwand.

Die Arterien der oberflächlichen Schicht (Abb. 133) sind
- die *A. thoracica superior* (variabler Ast aus der A. axillaris),
- die *A. thoracica lateralis* (aus der A. axillaris), die am Seitenrand des M. pectoralis minor abwärts zieht,
- die *A. thoracodorsalis* (aus der A. axillaris), die unter der hinteren Achselfalte nach unten läuft, sowie
- die *Rr. perforantes* (aus der A. thoracica int.), die durch den 1. bis 6. Interkostalraum in die Haut eindringen.

Die Hautvenen münden in die V. axillaris; es gibt aber auch Abflüsse in die V. jugularis externa (wichtig bei Stauungen). Die *Vv. thoracoepigastricae* und die *V. thoracica lateralis* ziehen an der seitlichen Brustwand nach oben. Sie nehmen das Blut aus dem oberen Teil der Bauch- und Brustwand auf.

Durch Anastomosen mit der V. epigastrica superficialis, die in die V. femoralis fließt, bilden sie einen Kollateralkreislauf zwischen der oberen und unteren Hohlvene (**interkavale Anastomosen,** Abb. 162, 163) und durch ihre Verbindun-

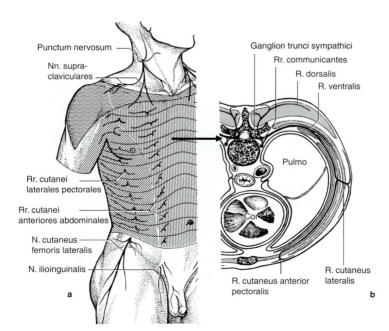

Abb. 131 Nerven der Brust- und Bauchwand.
a Hautnerven.
b Schema eines Thorakalnerven.

4.1 Wände und Regionen der Brust

gen mit den Vv. paraumbilicales auch mit dem Pfortaderkreislauf (portokavale Anastomosen, Abb. 188). Bei Stauungen der Pfortader (Leberzirrhose) erweitern sich die Venen in der Umgebung des Nabels und bilden das „**Medusenhaupt**".

Die Lymphgefäße (Abb. 134, 135, 293) ziehen über die *Nll. paramammarii* zu den axillären Lymphknoten. Es bestehen außerdem Verbindungen zu den Nll. cervicales superficiales, Nll. parasternales, Nll. mediastinales anteriores und Nll. intercostales.

Brustdrüse, Mamma

Die Brustdrüse (Glandula mammaria, Abb. 132 bis 135) ist die größte Hautdrüse des Menschen. Bei der Frau liegt sie zu 2 Dritteln auf dem M. pectoralis major und zu einem Drittel auf dem M. serratus anterior. Der Drüsenkörper breitet sich in der Subcutis mit einem *Proc. axillaris* in Höhe der 3. bis 6. Rippe von der Parasternal- bis zur vorderen Axillarlinie aus. Drüsen- und Fettkörper werden von Bindegewebssepten, *Ligg. suspensoria mammaria* (Cooper), durchzogen, die mit der Faszie des M. pectoralis major verwachsen sind und diese mit der äußeren Haut verbinden.

Lockeres Bindegewebe auf der Unterseite (retromammärer Raum) ermöglicht eine gute Verschieblichkeit der gesunden Brustdrüse auf der Pektoralisfaszie. Bei **Entzündungen** oder **Mammakarzinomen**, die auf die Unterlage übergreifen, ist die Verschieblichkeit aufgehoben.

Die Brustwarze, *Papilla mammaria*, (des Mannes) projiziert sich auf den 4. Interkostalraum. Sie ist von einem pigmentierten Warzenhof umgeben, in den kleine Knäueldrüsen (Montgomery-Drüsen) münden. Auf der zerklüfteten Brustwarzenspitze münden 15 bis 20 Milchgänge.

Die Brustwarze ist reichlich innerviert, sie enthält ein Geflecht von glatten Muskelfasern und elastischen Fasern, die sie bei Berührungsreizen mit einer Gefäßfüllung zur Erektion bringen. Stark abgeflachte oder eingezogene Brustwarzen der Frau (**Dysthelie**) können zum Stillhindernis werden.

Die Fülle und Größe der Brust wird vom Fettkörper, ihre Straffheit vom Bindegewebsapparat bestimmt. Nach der Geburt des 1. Kindes sowie mit zunehmendem Alter wird sie schlaffer und senkt sich.

Eine feminine Ausbildung des Drüsenkörpers gibt es auch beim Mann (**Gynäkomastie**).

Als Folge von Entwicklungsstörungen können beim Mann und bei der Frau Brustdrüse und

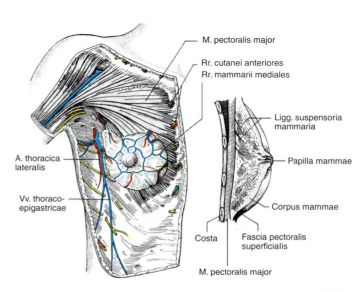

Abb. 132 Brustdrüse. Topographie (links) und Brustdrüse im Sagittalschnitt (rechts).

Brustwarze fehlen (**Amastie oder Athelie**) oder vermehrt auftreten (**Polymastie oder Polythelie**).

Nerven. Die Brustdrüse wird von den oberen *Nn. intercostales* mit *Rr. mammarii mediales* und *Rr. mammarii laterales* innerviert.

Die Arterien strahlen von medial und lateral in die Brustdrüse ein (Abb. 133).
- Die *A. thoracica interna* entlässt *Rr. mammarii mediales,*
- die *A. thoracica lateralis* (aus der A. axillaris) sowie
- die *Aa. intercostales posteriores* (meist 2. u. 3.) geben *Rr. mammarii laterales* ab.

Die Venen bilden ein oberflächliches und tiefes Netz. Die oberflächlichen Venen leiten das Blut in die *V. thoracica lateralis* und vom *Plexus venosus areolaris* aus der Umgebung der Brustwarze in die *Vv. thoracoepigastricae.* Beide Venen münden in die V. axillaris. Es bestehen auch Verbindungen zur V. jugularis externa.

Kaudal anastomosieren die Venen mit den oberflächlichen Bauchwandvenen. Während der **Schwangerschaft** oder der **Laktation** können sie stark anschwellen und unter der Haut sichtbar werden. Die tiefen Venen kommunizieren mit den Vv. intercostales posteriores.

Lymphabflüsse der Brustdrüse
(Abb. 134, 135)

Die weibliche Brustdrüse besitzt ein dichtes Lymphgefäßnetzwerk, das in 4 regionäre Lymphknotengebiete abfließt (Abb. 134, 135). Man unterscheidet einen oberflächlichen Plexus, der die Lymphe aus der Umgebung der Ductus lactiferi und dem interlobären Bindegewebe aufnimmt und einen tiefen, auf der Pektoralisfaszie gelegenen Plexus. Beide Netzwerke sind miteinander verbunden. Der periphere Lymphabfluss erfolgt über
- **eine axilläre Abflussbahn,** die am Seitenrand der Brustdrüse über die *Nll. para-*

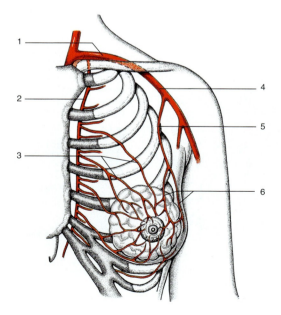

Abb. 133 Arterielle Versorgung der Brustdrüse. (Aus [1])
1 A. subclavia,
2 A. thoracica interna,
3 Rr. mammarii mediales,
4 A. axillaris,
5 A. thoracica lateralis,
6 Rr. mammarii laterales.

4.1 Wände und Regionen der Brust

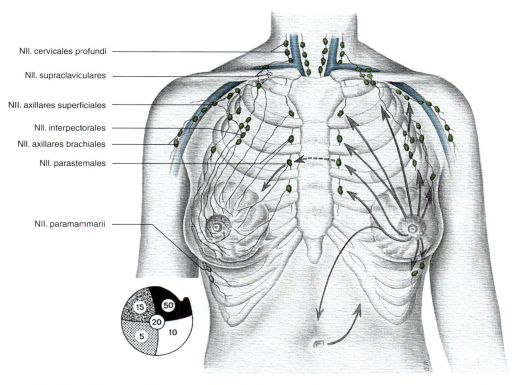

Abb. 134 **Regionale Lymphknoten der weiblichen Brustdrüse** mit Abflussbahnen der Lymphe (Aus [1], nach R. Bässler 1978) und Häufigkeit von Mammakarzinomen in verschiedenen Bereichen der weiblichen Brustdrüse (links unten).

mammarii in die Achselhöhle zu den *Nll. axillares* führt,
- **eine intermuskuläre Abflussbahn,** die durch den M. pectoralis major entweder nach lateral zu den *Nll. axillares* oder kranial über die *Nll. interpectorales* zu den *Nll. infraclaviculares* zieht,
- **eine parasternale Abflussbahn,** die in Begleitung der Vasa thoracica interna über die *Nll. parasternales* zu den *Nll. supraclaviculares* verläuft oder direkt in die großen Lymphstämme am Venenwinkel mündet (Abb. 134), sowie
- **eine kutane Abflussbahn,** die mit den *Nll. paramammarii* kommuniziert.

Über *Nll. paramammarii* bestehen Verbindungen mit den Lymphbahnen des hinteren Mediastinum und über die *Nll. parasternales* mit denen des vorderen Mediastinum. Kommunikationen der *Nll. parasternales* beider Seiten ermöglichen eine Übertragung von Entzündungen und Metastasen auf die Gegenseite (paradoxe Metastasen). Die interkostalen Bahnen ermöglichen auch die Metastasierung von Mammakarzinomen in Lymphknoten der Pleura und des Oberbauchs.

Häufig findet man am lateralen Rand der Brustdrüse einen größeren Lymphknoten oder eine Lymphknotengruppe (**Sorgius-Lymphknoten**), der beim Brustkrebs meist mitbeteiligt ist. Seine Nähe zu den Nn. intercostobrachiales erklärt beim Vorhandensein einer Metastase die ausstrahlenden Schmerzen in den Arm.

Das **Mammakarzinom** ist der häufigste bösartige Tumor bei Frauen. Klinisch wird die Mamma in Quadranten (Vertikale und Horizontale schneiden sich in der Brustwarze) eingeteilt. Der obere äußere Quadrant hat zusätzlich einen Proc. axillaris, der bevorzugt (in 55% der Fälle) vom Mammakarzinom betroffen ist (Abb. 134).

Brust, Thorax

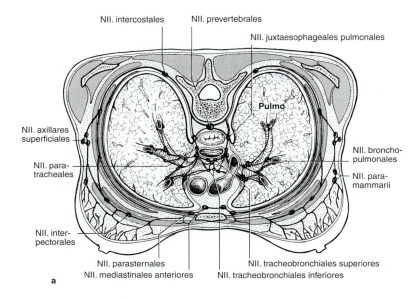

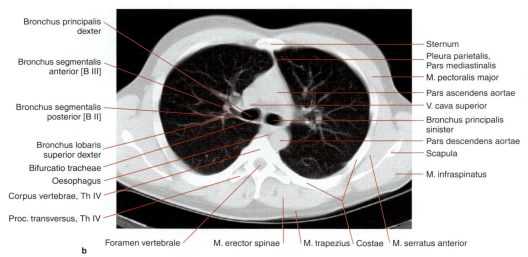

Abb. 135 Thorax im Horizontalschnitt.
a Schematische Darstellung der Lymphbahnen und Brustwandschichten.
b Computertomographischer Querschnitt (CT) auf Höhe der Bifurkation der Trachea. (Aus [2])

4.1.3 Mittlere Schicht der Brustwand
(Abb. 135a)

Von der oberflächlichen Schicht ist sie durch die *Fascia pectoralis* getrennt. Diese setzt sich oben in die Lamina superficialis der Fascia cervicalis, seitlich in die Fascia axillaris, unten in die oberflächliche Faszie des äußeren schrägen Bauchmuskels fort und reicht medial bis zum Brustbein. Während sie dem M. pectoralis major fest anhaftet, ist sie mit dem Unterhautfettgewebe und der Brustdrüse nur locker verbunden.

1. Der *M. pectoralis major* breitet sich mit seinem Ursprung zwischen Schlüsselbein, Brustbein und den Rippenknorpeln auf der vorderen Brustwand aus und inseriert V-förmig an der Crista tuberculi majoris humeri. Unter ihm liegt die *Fascia clavipectoralis*, die den M. pectoralis minor und den M. subclavius bedeckt (Abb. 280).

4.1 Wände und Regionen der Brust

Subpektoralphlegmonen werden durch Inzision am Unterrand des M. pectoralis major und Gegeninzision unterhalb des Schlüsselbeins entlastet.

2. Der *M. pectoralis minor* zieht von den Rippen 3 bis 5 zum Proc. coracoideus scapulae und der M. subclavius vom 1. Rippenknorpel zur Unterfläche des Schlüsselbeins.

3. Der *M. serratus anterior* bedeckt die Seitenwand der Brust. Er zieht von den oberen 9 Rippen zum medialen Rand des Schulterblatts.

Nerven (Abb. 288, 290). Der M. pectoralis major und minor sowie der M. serratus anterior werden von Ästen des Plexus brachialis innerviert.
- Der *N. pectoralis medialis* und *N. pectoralis lateralis* ziehen zu den Pektoralismuskeln und
- der *N. thoracicus longus* zum M. serratus anterior.

Arterien (Abb. 297). Die mittlere Schicht der Brustwand wird arteriell von Ästen der A. axillaris und Aa. intercostales versorgt.
- Die *A. thoracica superior* läuft in die oberen Interkostalräume und zum M. serratus anterior,
- die *A. thoracoacromialis* teilt sich zwischen M. pectoralis major und M. deltoideus (in der Mohrenheim-Grube) in ihre Äste und zieht mit *Rr. pectorales* zu den Muskeln,
- die *A. thoracica lateralis* läuft am Seitenrand des M. pectoralis minor abwärts (Abb. 132, 133) und
- die *A. subscapularis* entlässt die *A. thoracodorsalis*. Diese zieht in der hinteren Achselfalte nach unten und anastomosiert mit den Aa. intercostales posteriores.

Die Venen begleiten die Arterien und münden in die V. axillaris.

Die Lymphgefäße ziehen zu den regionären Lymphknoten, *Nll. interpectorales* (Abb. 135). Sie kommunizieren mit den Nll. para-

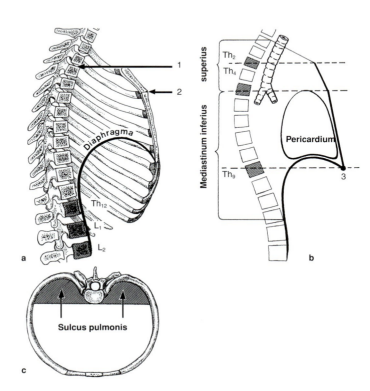

Abb. 136 Brustkorb.
a Knöcherner Brustkorb im Sagittalschnitt.
b Einteilung des Mediastinum.
c Brustkorb horizontal mit Lungenrinne (unten).

1 Horizontale über dem Manubrium sterni,
2 Angulus sterni (Ludovicus),
3 Proc. xiphoideus.

Brust, Thorax

sternales, den Nll. intercostales und den Lymphgefäßen der oberflächlichen Schicht.

4.1.4 Tiefe Schicht der Brustwand
(Abb. 135, 136, 138)

Der Brustkorb, *Thorax,* bildet die Grundlage der tiefen Schicht (Abb. 136). Er setzt sich aus der Brustwirbelsäule, den Rippen und dem Brustbein zusammen. Seine obere Öffnung, *Apertura thoracis superior,* wird von der 1. Rippe, dem 1. Brustwirbel und dem *Manubrium sterni* eingefasst. Da die Rippen nach vorn abfallen, trifft eine über dem Brustbein nach hinten gelegte Horizontale den unteren Rand des 2. Brustwirbels (Abb. 136). Das erklärt auch, dass die Pleurakuppeln den Brustkorb überragen (Abb. 143).

Die wesentlich weitere untere Brustkorböffnung, *Apertura thoracis inferior,* wird von der Wirbelsäule, den freien Rippen und dem Schwertfortsatz des Brustbeins, *Proc. xiphoideus,* umrahmt. Letzterer befindet sich etwa in Höhe des 9. Brustwirbels. Die Rippenbögen beider Seiten bilden einen nach unten offenen Winkel, *Angulus infrasternalis.*

Eine wichtige Orientierungsstelle ist die Horizontale, die durch den *Angulus sterni* (Ludovicus) geht. Sie trifft auf den 4. Brustwirbelkörper und bildet die Grenze zwischen oberem und unterem Mediastinum. In ihrer Höhe liegen die Bifurcatio tracheae und der konkave Rand des Arcus aortae (Abb. 136); außerdem treffen hier die vorderen Pleuragrenzen beider Seiten dicht aufeinander (Abb. 143).

Die Rippen (Abb. 137) bilden 12 Brustrippenpaare, von denen 7 in direkter Verbindung mit dem Brustbein stehen. Die 3 folgenden Rippen erreichen das Brustbein, indem sich ihr Knorpelende an die nächsthöher gelegene Rippe anlegt und so den Rippenbogen, *Arcus costalis,* bildet. Die beiden letzten Rippen enden frei in der Bauchwand.

Das Rippenköpfchen, *Caput costae,* artikuliert mit 2 Wirbelkörpern und der Rippenhöcker, *Tuberculum costae,* mit dem Querfortsatz des Wirbels, sodass die Bewegungsachse der Rippen in der Längsrichtung des Rippenhalses, *Collum costae,* liegt. Der von den Rippenkörpern gebildete Winkel, *Angulus costae,* vertieft den Brustkorb beiderseits von der Wirbelsäule zur Lungenrinne, *Sulcus pulmonis,* die von der Lunge ausgefüllt wird (Abb. 136). Am unteren Rippenrand verläuft der *Sulcus costae,* der die Interkostalnerven und -gefäße aufnimmt.

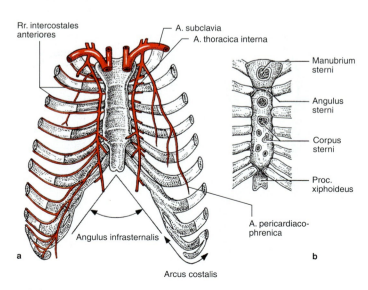

Abb. 137 Sternun.
a Brustbein und Rippen von innen mit Arterien.
b Sternum mit Knochenkernen eines einjährigen Kindes.

4.1 Wände und Regionen der Brust

Die Knochen und Weichteile der Thoraxwand bilden ein System der Festigkeit und Elastizität. **Rippenfrakturen** betreffen meist die mittleren Rippen, da die oberen durch den Schultergürtel geschützt und die unteren biegsamer sind. Im Kindesalter sind Rippenfrakturen wegen der hohen Elastizität der Rippen selten, nach dem 3. Lebensjahrzehnt nimmt die Knochenmasse ab, womit sich die Neigung zu Frakturen bis ins Senium verstärkt. Die Behandlung einfacher Frakturen erfolgt meist durch Ruhigstellung mittels Heftpflasterverband. **Serienfrakturen der Rippen** können zu lebensbedrohlichen thorakalen Komplikationen führen, z. B. Atembeschwerden oder Pneumothorax.

Das Brustbein, *Sternum,* entwickelt sich aus einer paarig angelegten Sternalleiste.

Sofern die Vereinigung der embryonalen paarigen Sternalleiste ausbleibt, resultiert daraus eine angeborene Spaltbildung des Brustbeins (Fissura sterni congenita).

Die Verknöcherung beginnt im 4. Embryonalmonat mit mehreren Knochenkernen (Abb. 137). Bei Kindern bis zum 12. Lebensjahr ist das Brustbein im Bereich der Rippenansätze immer noch knorpelig, was bei Sternalpunktionen von praktischer Bedeutung ist.

Das Sternum des Erwachsenen hat eine dünne Kompakta und eine gut entwickelte Spongiosa mit rotem Blut bildenden Knochenmark und weiten Sinusoiden. Wegen seiner oberflächlichen Lage ist es für Knochenmarkpunktionen besonders gut zugänglich. Brustbeinfrakturen sind selten und werden bei Jugendlichen so gut wie gar nicht beobachtet.

Zwischenrippenräume, Spatia intercostalia
(Abb. 136 bis 138)

Die Interkostalräume (ICR) werden von Muskeln ausgefüllt (Abb. 138).
1. *Die Mm. intercostales externi* liegen außen und erstrecken sich von der Wirbelsäule bis zur Knorpelknochengrenze. Über den knorpligen Abschnitt setzen sie sich zum Brustbein als *Membrana intercostalis externa* fort.
2. Die *Mm. intercostales interni* befinden sich innen und reichen vom Brustbein bis zum Rippenwinkel (Abb. 138). Das letzte Ende bis zur Wirbelsäule wird von der *Membrana intercostalis interna* überspannt.
3. Die *Mm. intercostales intimi* sind eine Abspaltung der Mm. intercostales interni.
4. Die *Mm. subcostales* sind nur im unteren Teil des Brustkorbs vorhanden und überspringen hier 1 bis 2 Rippen.
5. Der *M. transversus thoracis* zieht auf der Innenseite des Brustkorbs vom Sternum zu den Rippenknochen 2 bis 6.

Die Fascia endothoracica ist eine lockere Bindegewebsschicht an der Innenseite der Brustwand. Sie liegt unter der Pleura parietalis und ist unter den Pleurakuppeln besonders verstärkt. Oben steht sie mit dem tiefen Blatt der Halsfaszie in Verbindung. In ihrem hinteren Abschnitt verlaufen die interkostalen Leitungsbahnen bis zum Rippenwinkel und vorn die Vasa thoracica interna (Abb. 137, 139).

Die Leitungsbahnen (Abb. 131, 138, 139) verlaufen im hinteren Abschnitt bis zum Rippenwinkel subpleural. Bei Rippenfellentzündungen können sie schmerzhaft reagieren. Weiter lateral ziehen sie zwischen den Interkostalmuskeln am unteren Rand der Rippen im Sulcus costae nach vorn. Die Vene liegt oben (im Sulcus costae), die Arterie in der Mitte (am unteren Rippenrand) und der Nerv unten (ungeschützt im Interkostalraum) (Abb. 138).

Nerven (Abb. 131). Die *Nn. thoracici* verlassen mit 12 Nervenpaaren den Wirbelkanal durch je ein Foramen intervertebrale. Die oberen 6 Interkostalnerven ziehen mit ihren *Rr. ventrales* bis zum Sternum und die unteren 6 über den Rippenbogen zwischen den Ursprungszacken des Zwerchfells hindurch zur Bauchwand.

Die Arterien (Abb. 138, 139, 148, 160) bilden in den Interkostalräumen Ringe, die ihren Zufluss von
- den *Aa. intercostales posteriores* aus der Pars thoracica aortae und

Brust, Thorax

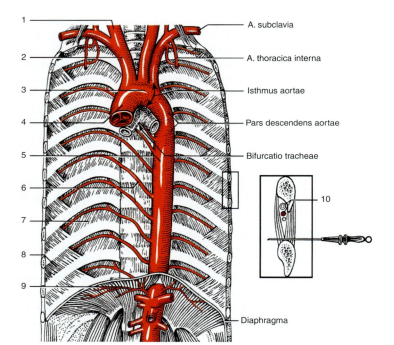

Abb. 138 **Dorsale Brustwand** mit Aorta und Interkostalarterien und Lage der Punktionsnadel im Interkostalraum (rechts).
1 A. carotis communis,
2 Truncus brachiocephalicus,
3 Arcus aortae,
4 Pars ascendens aortae,
5 Pars thoracica aortae,
6 Aa. intercostales posteriores,
7 Mm. intercostales externi,
8 Mm. intercostales interni,
9 Aa. phrenica inferior,
10 Nerven und Gefäße im Sulcus costae.

- den *Rr. intercostales anteriores* aus der A. thoracica interna erhalten.

Diese Arterienringe stellen wichtige Kollateralkreisläufe bei der **Aortenisthmusstenose** dar: Pars ascendens aortae → A. subclavia → A. thoracica int. → Rr. intercostales anteriores → Aa. intercostales posteriores → Pars thoracica aortae (Abb. 139).

Die *Aa. intercostales posteriores* der beiden oberen Interkostalräume entspringen aus der *A. intercostalis suprema* (ein Ast des Truncus costocervicalis aus der A. subclavia), die restlichen (3 bis 11) aus der Pars thoracica aortae. Letztgenannte ziehen seitwärts über die Rippenhälse (die rechten überkreuzen die Wirbelkörper), wo sie einen *R. spinalis* für das Rückenmark und einen *R. dorsalis* zur Rückenmuskulatur abgeben. In der Nähe des Rippenwinkels entlassen sie den *R. collateralis*, der am oberen Rand der Rippe nach vorn zieht.

Zur **Pleurapunktion** (Abb. 138) durchsticht man den Interkostalraum hinter der dorsalen Axillarlinie am oberen Rand einer Rippe. Im dorsalen Abschnitt des Interkostalraums verlaufen die Leitungsbahnen hinter dem unteren Rippenrand, sodass sie durch die Punktionsnadel nicht verletzt werden können. Perthorakale Punktionen der Pleurahöhle werden zu diagnostischen Zwecken für chemisch-serologische, bakterielle oder zytologische Auswertungen oder therapeutisch zur Entlastung bei Ergüssen oder für Ausspülungen (Thoraxdrainage) vorgenommen.

Die *Rr. intercostales anteriores* der A. thoracica interna laufen meist am oberen und unteren Rand der Rippen zwischen den Interkostalmuskeln nach lateral und vereinigen sich mit den hinteren Interkostalarterien zum Arterienring.

Die *A. thoracica interna* zieht von der A. subclavia hinter den Rippenknorpeln nach unten zum Zwerchfell (Abb. 137). In Höhe des 7. Rippenknorpels teilt sie sich in
- die *A. musculophrenica* und *A. epigastrica superior*.

Erstere verzweigt sich im Ursprungsgebiet des Zwerchfells, Letztere tritt an der Rückseite des M. rectus abdominis in die Rektus-

4.1 Wände und Regionen der Brust

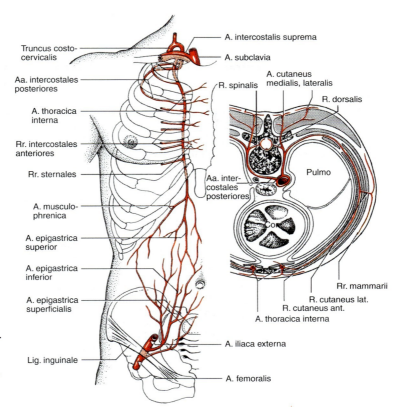

Abb. 139 Arterienanastomose in der vorderen Rumpfwand und Schema eines interkostalen Arterienrings im Horizontalschnitt (rechts).

scheide ein und anastomosiert mit der *A. epigastrica inferior* aus der A. iliaca externa (Abb. 139).

Die Venen bilden ähnlich wie die Arterien Gefäßringe.
- Die *Vv. intercostales posteriores* der rechten Seite münden in die V. azygos und die der linken in die V. hemiazygos.
- Die *Vv. intercostales anteriores* fließen in die Vv. thoracicae internae, die in die V. brachiocephalica einmünden.

Die *Vv. thoracicae internae* anastomosieren über die Vv. epigastricae superiores mit der V. epigastrica inferior aus der V. iliaca externa und den Hautvenen der oberflächlichen Schicht (Abb. 162, 163).

Die Lymphgefäße begleiten die Blutgefäße. Vorn münden sie in die *Nll. parasternales* (Abb. 135a), die mit den Nll. mediastinales anteriores und unteren tiefen Halslymphknoten vernetzt sind. Am dorsalen Ende der Interkostalräume liegen die *Nll. intercostales,* die über die Nll. mediastinales posteriores mit dem Ductus thoracicus in Verbindung stehen.

4.1.5 Zwerchfell, Diaphragma
(Abb. 136, 140)

Das Zwerchfell bildet die Grenze zwischen Brust- und Bauchraum. In der Ruhelage steht die rechte Zwerchfellkuppel in Höhe des 4. und die linke in Höhe des 5. Interkostalraums (Abb. 152).
- Die *Pars lumbalis* entspringt von der Lendenwirbelsäule,
- die *Pars costalis* von den Rippen und
- die *Pars sternalis* vom Brustbein.

Alle Muskelfasern inserieren am *Centrum tendineum.*

Brust, Thorax

Die Pars lumbalis bildet 2 Schenkel, *Crus dextrum* und *Crus sinistrum*. Außerdem gibt es 3 Sehnenbögen. Das *Lig. arcuatum mediale* (Psoasarkade) spannt sich zwischen Körper und Querfortsatz des 1. Lendenwirbels über dem M. psoas major aus, das *Lig. arcuatum laterale* (Quadratusarkade) verbindet vor dem M. quadratus lumborum den Querfortsatz des 1. Lendenwirbels mit der 12. Rippe; und das *Lig. arcuatum medianum* spannt sich vor dem Hiatus aorticus aus.

Muskelfreie Stellen, d. h. nur bindegewebig verschlossene Bezirke sind
- die *Larrey-Spalte* zwischen Pars sternalis und Pars costalis sowie
- die *Bochdalek-Lücke* zwischen Pars costalis und Pars lumbalis.

Diese muskelfreien Stellen sind bevorzugte Orte für den Durchbruch von **Abszessen** sowie für die Entstehung von **Zwerchfellhernien,** die nach ihren Beschreibern auch „Larrey-Hernie" und „Bochdalek-Hernie" genannt werden.

Die großen Zwerchfellöffnungen (Abb. 140) sind
- der *Hiatus aorticus* zwischen beiden Schenkeln der Pars lumbalis,
- der *Hiatus oesophageus* vor dem Aortenschlitz und
- das *Foramen venae cavae* im Centrum tendineum.

Der *Hiatus aorticus* weicht etwas nach links von der Medianlinie ab und reicht vom 1. Lendenwirbel bis zum 11. Brustwirbel. Durch ihn treten die Aorta mit dem Plexus aorticus thoracicus und der Ductus thoracicus.

Der *Hiatus oesophageus* liegt in Höhe des 10. Brustwirbels. Er dient dem Durchtritt der Speiseröhre, des Truncus vagalis anterior und posterior sowie des R. phrenicoabdominalis des linken N. phrenicus.

Da die Speiseröhre mit dem Zwerchfell durch Bindegewebe verschieblich verbunden ist, lässt sie sich bei Operationen von diesem leicht lösen.

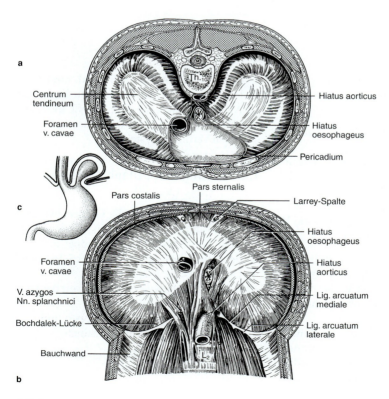

Abb. 140 Zwerchfell
a Ansicht von oben.
b Ansicht von unten.
c Paraösophagealhernie.

4.1 Wände und Regionen der Brust

Das paraösophageale Bindegewebe ist auch der Entstehungsort für **Hernien** (Hernia paraoesophagica oder Hiatushernie), die sich taschenartig in den Brustraum vorschieben. Im Bruchsack können sich auch Magen, Dick- und Dünndarm sowie Netzteile oder die Milz befinden.

Das *Foramen venae cavae* liegt rechts von der Medianlinie in Höhe des 9. Brustwirbels. Außer der unteren Hohlvene dient es dem Durchtritt des R. phrenicoabdominalis vom rechten N. phrenicus.

Kleinere Zwerchfellöffnungen findet man noch in der Pars lumbalis für den Durchtritt von Truncus sympathicus, V. azygos und V. hemiazygos sowie N. splanchnicus major und N. splanchnicus minor.

Durch die Larrey-Spalte zieht die A. epigastrica superior (Endast der A. thoracica int.) hindurch.

Nerven. Das Zwerchfell wird vom *N. phrenicus* innerviert. Dieser Nerv geht aus den Zervikalsegmenten C_{3-5} hervor, tritt zwischen A. und V. subclavia in das obere Mediastinum ein und zieht zwischen Pleura und Perikard abwärts. Der rechte N. phrenicus gelangt durch das Foramen venae cavae, der linke weiter vorn am linken Herzrand durch das Zwerchfell. Äste des N. phrenicus sind

- der *R. pericardiacus*, der auf der Vorderseite des Herzbeutels verläuft, und
- die *Rr. phrenicoabdominales*, die zur unteren Seite des Zwerchfells und im Peritoneum bis zur Gallenblase und zum Pankreas ziehen.

Bei einer **Pleuritis** oder **Perikarditis** kann es durch Reizung des N. phrenicus zum Schluckauf (Singultus), bei einer **Gallenblasenentzündung** zu ausstrahlenden Schmerzen in die rechte und bei einer **Entzündung des Pankreasschwanzes** in die linke Schulter kommen.

Die Arterien des Zwerchfells sind
- die *A. pericardiacophrenica* (aus der A. thoracica int.), die den N. phrenicus begleitet,
- die *A. musculophrenica* (lateraler Endast der A. thoracica int.), die hinter dem Rippenbogen zum Zwerchfell zieht, sowie
- die *Aa phrenicae superiores* aus der Brustaorta und
- die *Aa. phrenicae inferiores* aus der Bauchaorta für die obere bzw. untere Fläche des Zwerchfells (Abb. 138).

Die Venen münden in die V. azygos und V. hemiazygos sowie in die Vv. thoracicae internae.

Die Lymphknoten liegen auf der Ober- und Unterfläche des Zwerchfells, *Nll. phrenici superiores und inferiores*. Ihre Einzugsgebiete sind Zwerchfell und Leber.

Fragen zum Selbststudium

1 Wie groß ist der Brustumfang und wo wird er gemessen? 173

2 Beschreiben Sie die Stellung der Rippen beim Erwachsenen und Neugeborenen. 173

3 Welche Orientierungshilfen gibt der Angulus sterni? 173

4 Nennen sie die Hilfslinien auf der Brustwand. 172

5 In welche Schichten gliedert man die vordere, seitliche Brustwand? 173

6 Nennen Sie die Hautnerven der Brustwand und ihre Herkunft. 174

7 Welche Arterien versorgen die oberflächliche Schicht der Brustwand? 174

8 Wo münden die Hautvenen der Brustwand und mit welchen Venen anastomosieren sie? 174

9 In welcher Schicht liegt die weibliche Brustdrüse und wie ist sie auf der Brustwand befestigt? 175

10 Welche Faktoren bestimmen Größe und Form der weiblichen Brust? 175

4 Brust, Thorax

11 Beschreiben Sie die Skeletotopie der Brustwarze. 175

12 Von welchen Arterien wird die Brustdrüse versorgt? 176

13 Nennen Sie die Abflussbahnen der Lymphe von der Brustdrüse. 176, 177

14 Wie erklären sich paradoxe Metastasen bei einseitiger Erkrankung der Brustdrüse? 177

15 Welche Muskeln gehören zur mittleren Schicht der Brustwand und von welchen Nerven werden sie innerviert? 178, 179

16 Welches sind die formbestimmenden Faktoren für die weibliche Brust? 175

17 Beschreiben Sie die gelenkigen Verbindungen zwischen Rippen und Wirbeln. 180

18 Wann verknöchert das Brustbein? 181

19 Von welchen Muskeln werden die Interkostalräume ausgefüllt? 181

20 Welche Leitungsbahnen liegen in einem Interkostalraum? 181

21 Beschreiben Sie Lage und Ausbreitung der Fascia endothoracica. 181

22 Aus welchen Arterien erhalten die Interkostalarterien ihre Zuflüsse? 181, 182

23 In welchem Bereich des Brustkorbs werden Pleurapunktionen durchgeführt? 182

24 Wo münden die Interkostalvenen? 183

25 Nennen Sie die tiefen Lymphverbindungen der Brustwand. 183

26 Aus welchen Abschnitten besteht das Zwerchfell? 183

27 Welches sind die muskelfreien Stellen des Zwerchfells? 184

28 Nennen Sie die Öffnungen des Zwerchfells und ihren Inhalt. 184

29 Wo liegt der Hiatus oesophageus? 184

30 Welcher Nerv innerviert das Zwerchfell und was versteht man unter einem „Nebenphrenikus"? 185

31 Warum können Schmerzen bei Gallenblasen- oder Pankreasentzündungen in die linke Schulter ausstrahlen? 185

32 Welche Arterien versorgen das Zwerchfell? 185

33 Nennen Sie die Einzugsgebiete der Lymphknoten am Zwerchfell. 185

4.2 Brusthöhle, Cavitas thoracis
(Abb. 141)

Der Brustraum wird durch eine sagittale Scheidewand, *Mediastinum,* in 2 ungleich große Höhlen unterteilt (Abb.141). Diese werden von der Pleura parietalis ausgekleidet und von den Lungen ausgefüllt. Im Mittelraum befindet sich als 3. Höhle die Herzbeutelhöhle, die das Herz einschließt.

4.2.1 Pleura und Pleurahöhlen
(Abb. 141 bis 143)

Die Pleura ist eine seröse Haut. Ihr parietales Blatt bekleidet die Brustwand von innen (Brustfell), ihr viszerales Blatt die Lungen (Lungenfell). Beide Pleurablätter sind durch einen kapillären Spalt, *Cavitas pleuralis* voneinander getrennt.

Die Oberfläche der Pleura trägt Mesothelzellen. Sie ist glatt und durch die Absonderung einer geringen Flüssigkeitsmenge schlüpfrig, sodass die Lungen den Atmungsbewegungen des Brustkorbs im Pleuraspalt leicht folgen können. Bei einer trockenen Entzündung der Pleura (**Pleuritis sicca**) entstehen Reibegeräusche, die man durch Auskultation wahrnehmen kann. Eine Verklebung der Pleurablätter als Folge einer Entzündung behindert die Gleitfähigkeit der Lunge oder hebt sie regional auf, z. T. verbunden mit stechenden Schmerzen bei tiefer Inspiration.

Dringt bei Verletzungen Luft zwischen beide Pleurablätter ein, dann kollabiert die Lunge, und es entsteht ein Pneumothorax. Der **offene Pneumothorax** kann als Folge einer Perforation der Brustwand und der geschlossene bei Lungenver-

4.2 Brusthöhle, Cavitas thoracis

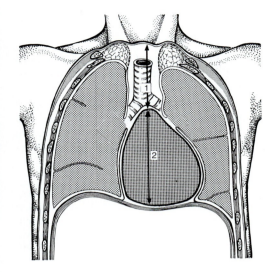

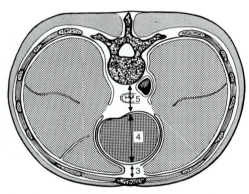

Abb. 141 Brusthöhle und Mediastinum, Frontalschnitt (oben) und Sagittalschnitt (unten).
1 Mediastinum superius,
2 Mediastinum inferius,
3 Mediastinum anterius,
4 Mediastinum medium,
5 Mediastinum posterius.

letzungen auftreten. Erfolgt mit der Atmung eine ständige Luftzufuhr in den Pleuraspalt (Ventilpneumothorax), dann wird das Mediastinum zur gesunden Seite verdrängt (Spannungspneumothorax), was zum Herzstillstand führen kann. Der **Spannungspneumothorax** kann durch eine Pneumothoraxdrainage entlastet werden. Hierzu wählt man 2 Wege. Man durchsticht in der Medioklavikularlinie den 2. oder 3. Interkostalraum oder in der mittleren Axillarlinie den 5. oder 6. Interkostalraum mit einer weitlumigen Kanüle. Die im Pleuraraum aufgestaute Luft kann so durch die Kanüle entweichen (Abb. 142).

Die Pleura parietalis liegt auf der Fascia endothoracica, von der sie sich stumpf ablösen lässt. Topographisch unterscheidet man
- die *Pars costalis* im Gebiet der Rippen, der Interkostalräume, des Brustbeins und der Seitenflächen der Wirbelsäule,
- die *Pars mediastinalis* am Mediastinum und Perikard,
- die *Pars diaphragmatica* auf der oberen Fläche des Zwerchfells und
- die *Cupula pleurae* oder Pleurakuppel, die mit der 1. Rippe verwachsen ist und sich bis in das Halsgebiet erhebt (Abb. 129, 143).

Die Pleura visceralis geht am Lungenstiel in die Pleura mediastinalis über; sie bildet unterhalb vom Lungenhilum das zum Zwerchfell auslaufende *Lig. pulmonale*.

Während oben und hinten die kostale und mediastinale Pleura fließend ineinander übergehen, bilden sich vorn und unten **die Recessus pleurales.** Diese sind Reserveräume, in welche die Lungen bei der Inspiration gleiten, ohne sie jedoch ganz auszufüllen (Abb. 143).

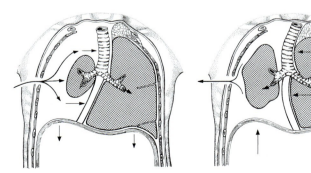

Abb. 142 Offener Pneumothorax. Inspirium (links) und Exspirium (rechts).

- Der *Recessus costomediastinalis* liegt hinter dem Brustbein,
- der *Recessus costodiaphragmaticus* zwischen dem abfallenden peripheren Teil des Zwerchfells und der seitlichen Brustwand. In der vorderen Axillarlinie ist er 6 bis 8 cm hoch; vorn und hinten wird er niedriger (2 bis 3 cm) und
- der *Recessus phrenicomediastinalis* dorsal zwischen Zwerchfell und Mediastinum.

Sammeln sich im Recessus costodiaphragmaticus Flüssigkeiten (Exsudate) oder Blut, dann werden die Lungen nach oben oder das Zwerchfell nach unten verdrängt.

Nerven (Abb. 148, 160). Die Pleura parietalis wird sensibel von verschieden Nerven innerviert,
- die Pars costalis von *Nn. intercostales,*
- die Pars mediastinalis und Pars diaphragmatica vom *N. phrenicus* und *N. vagus.*
- Die Pleura visceralis erhält Zweige vom *Plexus nervosus pulmonalis.*

Die Pleura parietalis ist im Gegensatz zur Pleura visceralis sehr schmerzempfindlich. Umschriebene oder diffuse **Rippenfellentzündungen** lösen atemabhängige Schmerzen aus, die über die Nn. intercostobrachiales in den Arm ausstrahlen können.

Die Arterien und Venen der Pleura parietalis entstammen den Brustwandgefäßen (Abb. 138, 148, 160). Die Pleura visceralis wird von Vasa privata der Lunge versorgt.

Die Lymphgefäße der Pleura parietalis führen zu den *Nll. parasternales, Nll. intercostales, Nll. mediastinales anteriores* und *posteriores* (Abb. 161). Außerdem gibt es Verbindungen mit den *Nll. axillares interpectorales* (Abb. 135a), die bei Pleuritiden am Rand des M. pectoralis major tastbar sind.

Aus der Pleura mediastinalis führt die Lymphe in die vorderen und hinteren mediastinale Lymphknoten (Abb. 161).

Das Lymphgefäßnetz der Pleura diaphragmatica steht mit den *Nll. parasternales*, den *Nll. mediastinales anteriores* und *posteriores* und durch das Zwerchfell mit den Lymphgefäßen des Bauchfells in Verbindung.

4.2.2 Pleura- und Lungengrenzen
(Abb. 143)

Die Pleuragrenzen (Abb. 143) beziehen sich auf die Pleurakuppel, den vorderen und unteren Rand der Pleura.

Die *Pleurakuppel* überragt die 1. Rippe vorn und das Schlüsselbein um 2 bis 3 cm. Sie wird von der *Membrana suprapleuralis* (Fortsetzung der Fascia endothoracica) verstärkt.

Unter der Pleurakuppel liegt die Lungenspitze, *Apex pulmonis,* ihr höchster Punkt projiziert sich etwa auf den 1. Brustwirbel. Die Lungenspitze kann in der Fossa supraclavicularis auskultiert und bei **Stich- oder Schussverletzungen oberhalb des Schlüsselbeins** leicht verletzt werden.

Die *vordere Pleuragrenze* verläuft hinter dem Sternoklavikulargelenk nach unten. Sie konvergiert bis zum Angulus sterni (Ludovicus), wo sich die Pleurasäcke beider Seiten fast berühren. Von hier zieht sie parallel zur Mittellinie bis zum Ansatz der 4. Rippe (links) bzw. 6. Rippe (rechts). Dann weichen die vorderen Pleuraränder auseinander, links stärker als rechts, und gehen in die untere Pleuragrenze über. Oberhalb des Angulus sterni liegt das *Thymusdreieck,* das bei Kindern größer ist als bei Erwachsenen, und im unteren Drittel des Brustbeins das *Herzbeuteldreieck.*

Im Herzbeuteldreieck liegt der Herzbeutel der vorderen Brustwand an, sodass er hier leicht **punktiert** werden kann, ohne die Pleura zu verletzen.

Die *untere Pleuragrenze* folgt dem Rippenbogen, biegt nach innen um und unterkreuzt die unteren Rippen in Höhe des Dornfortsatzes des 12. Brustwirbels.

Aufgrund der Zwerchfellwölbungen hat die untere Pleuragrenze auch **enge räumliche Beziehungen** zu den Oberbauchorganen sowie zu den Nieren und Nebennieren, sodass Abszesse von diesen auf die Pleura übergreifen und umgekehrt Verletzungen der Pleura auch die unter ihr liegenden Organe betreffen können.

4.2 Brusthöhle, Cavitas thoracis

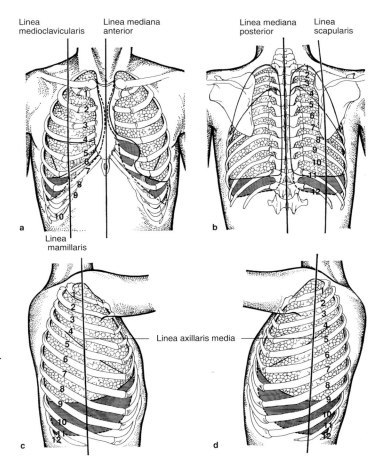

Abb. 143 Pleura- und Lungengrenzen. Die Recessus pleurales sind schraffiert.
a Ansicht von vorn mit Thymus- und Herzdreieck.
b Ansicht von hinten.
c Ansicht von der linken Seite.
d Ansicht von der linken Seite.

Die untere Pleuragrenze schneidet die Mamillarlinie in Höhe des 7. Rippenknorpels, die mittlere Axillarlinie in Höhe der 10. Rippe (rechts) bzw. 11. Rippe (links), die Skapularlinie in Höhe der 12. Rippe.
Die untere Lungengrenze schneidet die Mamillarlinie in Höhe des 6. Rippenknorpels, die mittlere Axillarlinie in Höhe der 8. Rippe, die Skapularlinie in Höhe der 11. Rippe.
Die Fissura obliqua pulmonis beginnt hinten in Höhe des 3. Brustwirbels (Höhe der Spina scapulae) und verläuft nach vorn unten zur Knorpel-Knochen-Grenze der 6. Rippe.
Die Fissura horizontalis pulmonis erreicht die 4. Rippe in der Mamillarlinie.

Die Lungengrenzen (Abb. 143) folgen nicht überall den Pleuragrenzen, besonders unten und vorn. Bei der Atmung kommt es zu Verschiebungen, die regional verschieden groß sind.

Die *Lungenspitzen* liegen, wie bereits gesagt, in den Pleurakuppeln, wo der Raum für Verschiebungen sehr klein ist.

- Die *vorderen Lungengrenzen* verlaufen parallel zu den vorderen Pleuragrenzen. Links am Ansatz der 4. Rippe weichen sie durch die *Incisura cardiaca* dem Sternalrand stärker aus. Die *Lingula pulmonis sinistri* springt in Höhe der 5. und 6. Rippe gegen die vordere Pleuragrenze vor und bildet den Übergang zur unteren Lungengrenze.

- Die *unteren Lungengrenzen* liegen über dem Recessus costodiaphragmaticus. Sie verschieben sich bei der Atmung um 2 bis 3 Querfingerbreiten (3 bis 6 cm). Bei Neugeborenen steht der untere Lungenrand 1 bis 2 Interkostalräume höher als bei Erwachsenen.

> **Pleuraergüsse** sammeln sich zunächst in den hinteren und seitlichen Partien der Pleurahöhle, je nach Größe verursachen sie z. B. Atemnot, Druckgefühl auf der Brust, Schmerzen in der Schulter auf der kranken Seite, besonders bei Seitenlage (Phrenikusreiz), venöse Stauungen im Bereich der Halsvenen. Die Lokalisation des Ergusses erfolgt durch Perkussion, Röntgen, Ultraschall oder Computertomographie, eine Probepunktion gibt Aufschluss über die Art des Ergusses.

- Die *hinteren Lungengrenzen* verlaufen parallel zur Wirbelsäule. Ihre Verschieblichkeit ist wie die der Lungenspitzen gering.
- Das *Lungenhilum* projiziert sich vorn am Sternalrand auf den 3. Interkostalraum und hinten etwa auf den 5. Brustwirbel.
- Die *Bifurcatio tracheae* liegt etwa in Höhe des 4. Brustwirbels; bei der Einatmung verschiebt sie sich um ca. eine Brustwirbelbreite nach unten.

Die oberen Lungenlappen beider Seiten sowie der rechte Mittellappen liegen der vorderen, die beiden Unterlappen der hinteren Brustwand an. Die Lungenbasis ruht auf der Zwerchfellkuppel.

4.2.3 Lunge, Pulmo
(Abb. 143, 144, 146)

Auf Grund ihrer Elastizität passt sich die Lunge der Form der Pleurahöhlen an. Die formalingehärtete Lunge zeigt daher Abdrücke der benachbarten Organe.

Beide Lungen werden durch tiefe, fast bis zum Hilum einschneidende Interlobärspalten in Lappen gegliedert.

- Die *Fissura obliqua* trennt den Ober- und Unterlappen, *Lobus superior* und *inferior*. Sie beginnt in Höhe des 3. bis 4. Brustwirbels (Abb. 143, 230) und endet im Bereich der Knorpel-Knochengrenze in der Medioklavikularlinie.
- Die *Fissura horizontalis pulmonis dextri* trennt den Mittellappen, *Lobus medius pulmonis dextri*, vom Oberlappen. Sie verläuft entlang der 4. Rippe.

> Nahezu 50 % aller Lungen zeigen weitere, sehr unterschiedlich ausgebildete Spalten und **zusätzlichen Lappenbildungen (Herz-, Azygoslappen)**, die bei der Beurteilung von Röntgenbildern zu Fehldeutungen führen können.

Die Facies costalis liegt der Brustwand an und erreicht dorsal die Wirbelsäule, *Pars vertebralis*. Sie zeigt die Impressionen der Interkostalräume, die vermutlich postmortal durch die Wirkung des äußeren Luftdrucks entstehen.

Auf der Facies mediastinalis befindet sich das Lungenhilum mit der Lungenwurzel, *Radix pulmonis*, und bei beiden Lungen der Abdruck des Herzens, *Impressio cardiaca*, sowie Abdrücke der A. subclavia an den Lungenspitzen.

Die rechte Lunge lässt vor der Lungenwurzel die Impression der V. cava superior und dahinter die des Oesophagus erkennen.

Die linke Lunge zeigt an ihrem vorderen Rand einen Einschnitt, *Incisura cardiaca pulmonis sinistri*. Unterhalb dieser Einkerbung springt der untere Rand in Form der *Lingula pulmonis sinistri* gegen das Zwerchfell vor. Außer der Impressio cardiaca erkennt man an der mit Formalin gehärteten Lunge den Abdruck des Aortenbogens.

Die Facies diaphragmatica hat eine konkave, den Zwerchfellkuppeln angepasste Form.

Bronchien und Lungensegmente
(Abb. 144, 146)

Die Bronchien beginnen mit der Aufteilung der Luftröhre an der *Bifurcatio tracheae* in die beiden Hauptbronchien, *Bronchus principalis (dexter et sinister)*. Am Lungenhilum, *Hilum pulmonis*, treten sie zusammen mit der *A. pulmonalis*, den *Vv. pulmonales*, den *Rr.* und *Vv. bronchiales*, Lymphgefäßen sowie

4.2 Brusthöhle, Cavitas thoracis

mit Zweigen des *N. vagus* und *Truncus sympathicus* in die Lunge ein.

Die Lagebeziehungen der Bronchien und Gefäße sind am Lungenhilum auf beiden Seiten etwas verschieden. Im Prinzip ergibt sich von oben nach unten folgende Anordnung:

Rechtes Hilum	Linkes Hilum
Bronchus principalis dexter	A. pulmonalis
A. pulmonalis	Bronchus principalis sinister
Vv. pulmonales	Vv. pulmonales

Im Inneren der Lunge wird die Lage der Bronchien und Gefäße unregelmäßiger, und das Bild verwischt sich.

> Der rechte Hauptbronchus ist kürzer, weiter und verläuft steiler als der linke, sodass er praktisch in Verlängerung der Luftröhre liegt. Daraus erklärt sich auch, dass **Aspirationspneumonien** im rechten Unterlappen häufiger auftreten als im linken.

Vom rechten Hauptbronchus gehen 3 und vom linken 2 Lappenbronchien, *Bronchi lobares,* ab. Der Bronchus lobaris superior

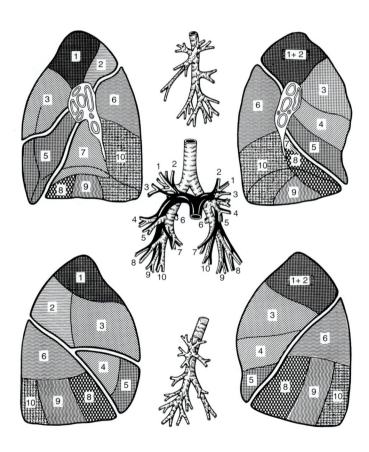

Abb. 144 Segmenta bronchopulminalia. Bronchialbaum und Lungensegmente (internationale Terminologia Anatomica von 1998), danach werden das 1. und 2. Segment des Oberlappens der linken Lunge auch als Segmentum apicoposterius zusammengefasst.

Rechte Lunge
Oberlappen
1 Segmentum apicale,
2 Segmentum posterius,
3 Segmentum anterius.
Mittel
4 Segmentum laterale,
5 Segmentum mediale.
Unterlappen
6 Segmentum superius,
7 Segmentum basale mediale (cardiacum),
8 Segmentum basale anterius,
9 Segmentum basale laterale,
10 Segmentum basale posterius.

Linke Lunge
Oberlappen
1 u. 2 Segmentum apicoposterius,
3 Segmentum anterius,
4 Segmentum lingulare superius,
5 Segmentum lingulare inferius.
Lingula
Unterlappen
6 Segmentum superius,
7 Segmentum basale mediale (cardiacum),
8 Segmentum basale anterius,
9 Segmentum basale laterale,
10 Segmentum basale posterius.

dexter liegt über der Lungenarterie (eparteriell), und der *Bronchus lobaris superior sinister* unter der Lungenarterie (hyparteriell).

Aus den Lappenbronchien gehen Segmentbronchien, *Bronchi segmentales,* hervor, die sich weiter in Subsegmentbronchien aufzweigen (Abb.144).

Die Lungensegmente, *Segmenta bronchopulmonalia,* (Abb. 144) sind an der Lungenoberfläche nicht abzugrenzen. Ihre Gliederung geht von den Segmentbronchien aus, die mit ihren zugeordneten Arterien eine broncho-arterielle Einheit bilden; die Venen verlaufen intersegmental. Die Form eines Segments ist keil- oder pyramidenförmig und mit der Spitze hilumwärts gerichtet. Die nächst kleineren Einheiten sind die Subsegmente.

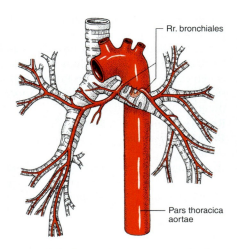

Abb. 145 Bronchialarterien aus der Brustaorta.

> Die **Segmentanatomie** ist für die Bronchoskopie, Röntgenologie und Thoraxchirurgie von Bedeutung, weil sich bestimmte Erkrankungen wie Bronchial-Ca oder Lungeninfarkt häufig auf einzelne Segmente beschränken. Segmente können ohne größere Blutungsgefahr reseziert werden.

Jede Lunge wird in 10 Segmente unterteilt, wobei das 1. und 2. Segment der linken Lunge zusammengefasst werden. Die rechte Lunge besitzt 3 Segmente im Oberlappen, 2 im Mittellappen und 5 im Unterlappen. Die linke Lunge enthält je 5 Segmente im Ober- und Unterlappen (Abb. 144).

Nerven und Gefäße der Lunge
(Abb. 145, 146)

Nerven. Die Bronchien und Arterien der Lunge werden von einem Nervengeflecht, *Plexus nervosus pulmonalis,* umsponnen, das sich aus Ästen
- des *N. vagus, Truncus sympathicus* und wahrscheinlich auch des *N. phrenicus* zusammensetzt. Der Plexus enthält *Ganglienzellen.*

Die sympathischen Fasern kommen aus den oberen Brustganglien des Truncus sympathicus. Die Bahnen für die Schmerzleitung von der Pleura und den Bronchien sowie für Volumenrezeptionen verlaufen im N. vagus. In ihm ziehen auch efferente Fasern zur glatten Muskulatur. Sekretorische Fasern sind wahrscheinlich sowohl im Vagus als auch im Sympathikus enthalten.

Arterien (Abb. 145, 146). Man unterscheidet „Vasa publica", die das venöse Blut vom Herzen in die Lungen und nach der Arterialisierung wieder zurück zum Herzen führen, und „Vasa privata", die der Eigenernährung der Lunge dienen. Kurzschlüsse zwischen beiden Stromgebieten bilden einen „intrapulmonalen Shunt", der die Sauerstoffsättigung der Vasa publica vermindern kann.
- Die *A. pulmonalis dextra* und *sinistra* (Vasa publica) entspringen aus dem Truncus pulmonalis. Sie teilen sich in Lappenarterien, von denen die Segmentarterien abzweigen. Im Alveolarseptum bilden sie ein Kapillarnetz, wo das Blut arterialisiert wird.

> Die Lungenarterien sind **„funktionelle Endarterien"**, bei deren Verschluss es trotz vorhandener Anastomosen in ihrer Endstrombahn zum Untergang des nachgeschalteten Gewebes kommt.

- Die *Rr. bronchiales* (Vasa privata) verzweigen sich mit dem Bronchialbaum

4.2 Brusthöhle, Cavitas thoracis

und unter der Pleura. Sie entspringen aus der Brustaorta oft in Höhe der Bifurcatio tracheae, aus der A. thoracica interna sowie aus der 3. bzw. 4. Interkostalarterie.

Venen. Die *Vv. pulmonales* verlaufen peripher intersegmental und zentral zusammen mit den Bronchien und Arterien. Sie münden in den linken Vorhof des Herzens. Die *Vv. bronchiales* sammeln das Blut aus den *peribronchialen Plexus,* die auch als Blutspeicher der Lunge bezeichnet werden. Sie münden in die Lungenvenen oder in die V. azygos und V. hemiazygos.

Die **Blutzirkulation der Lunge** wird maßgeblich durch die Atemmechanik gefördert. Außerdem gibt es zahlreiche arterielle und arteriovenöse Anastomosen, die unter Umgehung des Kapillarsystems für eine zweckmäßige Blutverteilung sorgen (Abb. 146). In der Ruhe sind diese Anastomosen zur Entlastung der übrigen Gefäße geöffnet. Bei körperlicher Anstrengung schließen sie sich, um die kardiopulmonale Blutreserve zur Arterialisierung in die erweiterten Kapillaren strömen zu lassen. Bei Abflussbehinderungen (z. B. Mitralstenose) kommt es zur Stauung im Lungenkreislauf (Stauungsbronchitis).

Lymphgefäße (Abb. 146). Die Lungen besitzen ein gut entwickeltes Lymphgefäßnetz, das sich unter der Pleura in den interlobulären Septen, im perivaskulären und peribronchialen Bindegewebe sowie in der Wand der Bronchien ausbreitet.

Die Lymphbahnen verlaufen peribronchial über die regionären Lymphknoten der Lunge zum Truncus bronchomediastinalis, der rechts in den Ductus lymphaticus dexter und links in den Venenwinkel mündet (Abb. 125, 161). Außerdem bestehen Verbindungen zu den Nll. parasternales, den Nll. mediastinales anteriores und posteriores sowie über das Lig. pulmonale zu den Nll. phrenici inferiores.

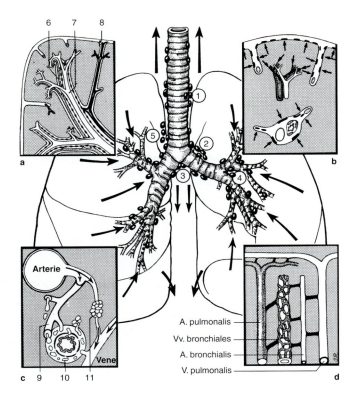

Abb. 146 Lymphbahnen und Gefäßanastomosen der Lunge.
a Schema eines Lungensegments,
b Lymphabfluss, subpleural und peribronchial (Pfeile),
c Haupt- und Nebenschluss des Blutkreislaufs,
d Schema der möglichen Gefäßanastomosen (schwarz).

1 Nll. paratracheales,
2 Nll. tracheobronchiales superiores,
3 Nll. tracheobronchiales inferiores,
4 Nll. juxtaoesophageales pulmonales,
5 Nll. bronchopulmonales,
6 Lungenarterie,
7 Bronchus,
8 Lungenvene,
9 Sperrarterie und arteriovenöse Anastomose,
10 Vv. bronchiales,
11 Lungenkapillaren.

4 Brust, Thorax

Regelmäßig vorkommende Lymphknoten der Lunge und Trachea sind
- die *Nll. bronchopulmonales* (Hilumlymphknoten) im Hilumgebiet,
- die *Nll. tracheobronchiales superiores* über den Hauptbronchien,
- die *Nll. tracheobronchiales inferiores* unter der Bifurkation,
- die *Nll. paratracheales* entlang der Trachea,
- die *Nll. juxta-oesophageales* neben der Speiseröhre.

4.3 Mittelfell, Mediastinum
(Abb. 141)

Das Mediastinum ist ein Bindegewebsraum zwischen den beiden Pleurahöhlen (*quod in medio stat* = was in der Mitte steht), der von der Wirbelsäule bis zum Brustbein und unten bis zum Zwerchfell reicht. Oben setzt er sich in das Halsbindegewebe fort. In ihm liegen Herz, Thymus, Lymphknoten, Fett sowie Leitungsbahn zwischen Hals und Bauchraum. Durch seine Verbindungen mit

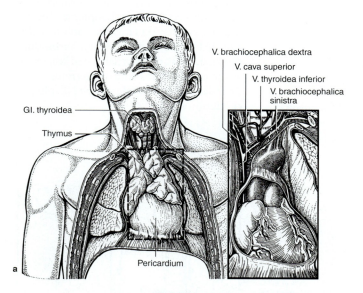

Abb. 147 Mediastinum.
a Schematische Darstellung von vorn mit Thymus eines Kindes (links) und Herz mit geöffnetem Herzbeutel (rechts).
b Magnetresonanztomographischer Frontalschnitt (MRT) in Höhe der V. cava superior. (Aus [2])

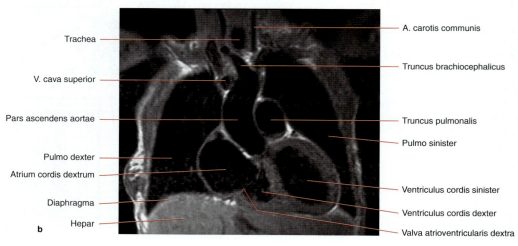

den Bindegewebsspalten des Halses können Entzündungen von oben auf das Mediastinum übergreifen.

Topographisch untergliedert man das Mediastinum in
1. **oberes Mediastinum,** *Mediastinum superius,* das oberhalb der Bifurcatio tracheae in Höhe des 4. Brustwirbelkörpers liegt, und
2. **unteres Mediastinum,** *Mediastinum inferius,* das von der Bifurcatio tracheae bis zum Zwerchfell reicht. Letzteres wird weiter unterteilt in
   - das vordere Mediastinum, *Mediastinum anterius,* zwischen Herzbeutel und Brustbein,
   - das mittlere Mediastinum, *Mediastinum medium,* welches das Herz und den Herzbeutel enthält, und
   - das hintere Mediastinum, *Mediastinum posterius,* zwischen Herzbeutel und Wirbelsäule.

4.3.1 Oberes Mediastinum, Mediastinum superius
(Abb. 141, 147)

Im oberen Mediastinum befinden sich:
Thymus – V. brachiocephalica dextra et sinistra – V. cava superior – Truncus pulmonalis – Arcus aortae mit Abgängen – Nn. vagi – Trachea – Brustlymphknoten – Oesophagus – Ductus thoracicus – Truncus Sympathicus.

Bei Verletzungen von Trachea, Bronchien oder Oesophagus (auch bei Endoskopien) kann Luft in das interstitielle Bindegewebe des Mediastinum eindringen (**Mediastinalemphysem**) und durch Druck auf die obere Hohlvene eine obere Einflussstauung verursachen mit Symptomen wie Schmerzen hinter dem Brustbein, in der Herzgegend, Auftreibung von Halsregion und Gesicht (Froschgesicht).

Der Bries, *Thymus,* (Abb. 147) liegt hinter dem Sternum. Er bedeckt die Luftröhre und großen Gefäße, sodass er bei starker Vergrößerung Atembeschwerden oder venöse Einflussstauungen verursachen kann. Unten erreichen beide Lappen den Herzbeutel, und oben setzt er sich über den Rand des Brustbeins manchmal bis zur Schilddrüse fort. Zu beiden Seiten wird er von der Pleura mediastinalis begrenzt, deren vordere Ränder hier auseinander weichen und auf der Brustwand das Thymusdreieck frei lassen (Abb. 143).

Seine relativ größte Entfaltung erreicht der Thymus beim **Neugeborenen** mit ca. 12 g. Beim Dreijährigen wiegt er etwa 40 g und nach der Pubertät bildet er sich zu einem retrosternalen Fettkörper zurück.

Nerven. Er wird von *N. vagus* und *Truncus sympathicus* innerviert.
Gefäße. Die arterielle Versorgung erfolgt durch die *Rr. thymici* aus der *A. thoracica interna* und der *A. thyroidea inferior.* Die *Vv. thymici* münden hauptsächlich in die *Vv. brachiocephalicae* und die Lymphgefäße in die *Nll. mediastinales anteriores.*

Leitungsbahnen im oberen Mediastinum
(Abb. 147, 148, 160)

Die obere Hohlvene, *V. cava superior,* (Abb. 147, 154, 162) entsteht durch den Zusammenfluss der *Vv. brachiocephalicae (dextra et sinistra)* hinter dem sternalen Ansatz der 1. rechten Rippe. In sie mündet die V. azygos ein.

Die Brachiozephalvenen gehen aus der Vereinigung von V. jugularis interna und V. subclavia hervor; die Vereinigungsstelle bildet den Venenwinkel (Abb. 125), an dem der Ductus thoracicus (links) und der Ductus lymphaticus dexter münden. Die rechte V. brachiocephalica ist ca. 3 cm lang und zieht fast vertikal abwärts, die linke hat etwa die doppelte Länge und verläuft schräg.

Die *obere Hohlvene* zieht in 5 bis 6 cm Länge hinter dem rechten Sternalrand, den sie um eine Querfingerbreite überragt, abwärts. Ihr unteres Ende wird vom Herzbeutel eingeschlossen und mündet in Höhe des 4. Interkostalraums in den rechten Vorhof des Herzens. Die rechte Seite der V. cava superior wird von der Pleura mediastinalis bekleidet. Zwischen V. cava superior und

Pleura mediastinalis liegen der rechte N. phrenicus und die Vasa pericardiacophrenicae. Links von ihr liegt die Aorta ascendens und hinter ihr der rechte Hauptbronchus.

Der Stamm der Lungenschlagader, *Truncus pulmonalis,* (Abb. 153, 154, 157) liegt von allen Gefäßstämmen am weitesten vorn. Er entspringt aus der rechten Herzkammer in Höhe des Sternalansatzes der linken 3. Rippe und gabelt sich unter dem Aortenbogen in die *A. pulmonalis dextra* und *sinistra.* Während sich die linke Pulmonalarterie in der Richtung des Truncus fortsetzt, biegt die rechte fast rechtwinklig ab. Von der Teilungsstelle des Truncus pulmonalis oder der linken Lungenarterie zieht das *Lig. arteriosum* zum Aortenbogen (Abb. 157).

Das Lig. arteriosum ist der entwicklungsgeschichtliche Rest des *Ductus arteriosus* (Botallo), der im embryonalen Kreislauf Aorta und Truncus pulmonalis miteinander verbindet. Nach der Geburt obliteriert er mit der Umstellung des Kreislaufs auf die Lungenatmung zu einem bindegewebigen Strang, dem *Lig. arteriosum.* Schließt sich der Ductus nach der Geburt nicht (**Ductus arteriosus persistens**), kommt es durch den Kurzschluss zwischen Aorta und Truncus pulmonalis (Shunt) zur Überbelastung beider Ventrikel. Er kann operativ verschlossen werden.

Die Körperschlagader, *Aorta,* (Abb. 138, 148, 153, 155) gliedert sich im Brustbereich in *Pars ascendens aortae, Arcus aortae* und *Pars thoracica aortae.*

Der aufsteigende Teil, *Pars ascendens aortae* ist der Abschnitt innerhalb des Herzbeutels. Er entspringt aus der linken Herzkammer und verlässt den Herzbeutel zwischen V. cava superior und Truncus pulmonalis.

Der Aortenbogen, *Arcus aortae,* überkreuzt in annähernd sagittaler Richtung die linke Lungenwurzel und hinterlässt auf der linken Lunge eine Furche. Er gelangt dann in engem Kontakt mit dem Oesophagus in Höhe des 4. Brustwirbels an der linken Seite der Wirbelsäule in das hintere Mediastinum. An der Befestigungsstelle des Lig. arteriosum verengt sich die Aorta zum *Isthmus aortae.*

Die Brustaorta, *Pars thoracica aortae,* beginnt am Isthmus aortae und setzt sich am Durchtritt durch das Zwerchfell, *Hiatus aortae,* in die Pars abdominalis aortae fort.

Erweiterungen des Arcus aortae (**Aortenaneurysma**) können **Druckusuren** an der Brustwirbelsäule und linksseitige Rekurrensparesen verursachen. Angeborene Aneurysmen sind häufig mit Verengungen des Isthmus (**Aortenisthmusstenose**) verbunden.

Von der Konvexseite des Aortenbogens entspringen die großen Schlagadern für den Kopf und Arm. Rechts am oberflächlichsten liegt der *Truncus brachiocephalicus,* dessen Abgang sich auf den sternalen Ansatz der rechten 2. Rippe projiziert. Er wird von der V. brachiocephalica sinistra überkreuzt. Links vom Truncus verlassen die *A. carotis communis sinistra* und die *A. subclavia sinistra* den Aortenbogen. Die linke A. subclavia liegt am weitesten dorsal. Aus der Konkavität des Aortenbogens zieht das *Lig. arteriosum* zum Truncus pulmonalis (Abb. 157).

Der N. vagus (N. X) (Abb. 148, 159, 160) tritt jederseits zwischen A. carotis communis und V. jugularis interna in das obere Mediastinum ein.

Nachdem der linke N. vagus den Aortenbogen und der rechte die A. subclavia überkreuzt haben, entlassen beide je einen rückläufigen *N. laryngeus recurrens* für die Muskeln des Kehlkopfs (Abb. 129). Ventral gibt er die *Rr. cardiaci cervicales inferiores* n. vagi zum Herzen ab. Der rechte N. vagus kreuzt die Seitenfläche der Trachea und überkreuzt die V. azygos. Der N. vagus wird beiderseits vom N. phrenicus, links bis zum Aortenbogen und rechts bis zur A. subclavia, begleitet.

Aufgrund ihrer räumlichen Beziehungen kann eine Erweiterung des Aortenbogens (Aortenaneurysma) durch Druck auf die V. brachiocephalica sinistra, die Trachea und den N. laryngeus recurrens Symptome wie venöse Stauung, Atembeschwerden und Heiserkeit auslösen.

Die Luftröhre, *Trachea,* (Abb. 141, 146, 148, 159) beginnt in Höhe des 6. Halswirbels und zieht in einer Länge von 10 bis 12 cm

4.3 Mittelfell, Mediastinum

vor dem Oesophagus bis zum 4. oder 5. Brustwirbel nach unten (bei Neugeborenen bis zum 2., bei Greisen bis zum 7.). An der *Bifurcatio tracheae*, die sich vorn auf das Brustbein etwa in Höhe der 3. Rippe projiziert, teilt sie sich in die Stammbronchien.

Der Bifurkationswinkel beträgt beim Erwachsenen 55° bis 65°, bei Kindern 70° bis 80°. Bei tiefer Einatmung verlängert sich die Luftröhre um 1 bis 2 cm, und der Teilungswinkel wird etwas größer. Im Bronchoskop sieht man an der Teilungsstelle einen Knorpelsporn, *Carina tracheae*. Vor der Trachea und seitlich von ihr liegen die großen Gefäße; rechts grenzt sie an die Pleura mediastinalis. Die Bifurkation und der linke Hauptbronchus werden vom Aortenbogen überlagert.

Lymphknoten finden sich entlang der Luftröhre als *Nll. paratracheales* sowie im Gebiet der Bifurkation als *Nll. bronchopulmonales* und *Nll. tracheobronchiales superiores* (Abb. 146).

4.3.2 Vorderes Mediastinum, Mediastinum anterius
(Abb. 141, 161)

Im Spalt zwischen Perikard und Brustbein befinden sich außer Bindegewebe und Fett die *Nll. mediastinales anteriores* und die *Nll. parasternales* (Abb. 161). Die *Ligg. sternopericardiaca* verbinden den Herzbeutel mit dem Brustbein, und unter der Pleura verlaufen die *Vasa thoracica interna* (Abb. 137, 139).

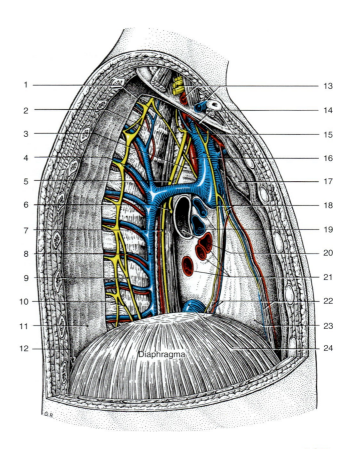

Abb. 148 Mediastinum von rechts, die Pleura parietalis ist z. T. entfernt.
1 N. cardiacus cervicalis inferior,
2 Truncus sympathicus,
3 Trachea,
4 A., V. intercostalis posterior,
5 N. vagus,
6 Rr. cardiaci cervicales inferiores n. vagi,
7 Truncus vagalis posterior,
8 V. azygos,
9 N. splanchnicus major,
10 N. splanchnicus minor,
11 Pleura parietalis,
12 Recessus costodiaphragmaticus,
13 Plexus brachialis, A., V. subclavia,
14 A. thoracica interna,
15 N. laryngeus recurrens,
16 Truncus brachiocephalicus und V. brachiocephalica,
17 Thymus,
18 N. phrenicus, R. pericardiacus,
19 A. pulmonalis dextra,
20 Bronchus principalis dexter,
21 Vv. pulmonales dextrae,
22 Vasa pericardiacophrenica,
23 Pericardium,
24 V. cava inferior.

Brust, Thorax

Fragen zum Selbststudium

1. Welche Höhlen befinden sich im Brustraum? 186
2. Wo liegt das Mediastinum und wie wird es unterteilt? 179, 187
3. Beschreiben Sie die Eigenschaften und Funktionen der Pleurablätter. 186
4. Wie entsteht ein Pneumothorax? 186, 187
5. In welche Abschnitte gliedert man die Pleura parietalis? 187
6. Wo liegen Reserveräume der Pleurahöhlen? 187, 188
7. Von welchen Nerven wird die Pleura innerviert? 188
8. Wo liegen die regionalen Lymphknoten der Pleura? 188
9. Beschreiben Sie die Pleura- und Lungengrenzen. 188, 189
10. Wo liegen Thymus- und Herzbeuteldreieck? 188, 189
11. Wo liegen die Projektionsstellen des Lungenhilums und der Bifurcatio tracheae? 190
12. Beschreiben Sie den Verlauf der Interlobärspalten. 190
13. Welche Impressionen befinden sich auf der Facies medialis der rechten bzw. linken Lunge? 190
14. Beschreiben Sie die Anordnung von Hauptbronchus, Lungenarterie und Lungenven am rechten und linken Lungenhilum. 190, 191
15. Welcher Hauptbronchus ist bei Fremdkörperaspirationen bevorzugt betroffen? 191
16. Nach welchem Prinzip erfolgt die Segmentgliederung der Lungen? 191, 192
17. Welche klinische Bedeutung hat die Segmentanatomie? 192
18. Von welchen Nerven wird die Lunge innerviert? 192
19. Wo entspringen die Bronchialarterien (Vasa privata)? 192, 193
20. Beschreiben Sie Lymphbahnen und Gefäßanastomosen der Lunge. 193, 194
21. Welchen Raum umfasst das obere Mediastinum und was liegt darin? 195
22. Welche Arterien versorgen den Thymus? 195
23. Beschreiben Sie die Lage des Truncus pulmonalis. 196
24. Wo liegt das Lig. arteriosum und welche klinische Bedeutung hat es? 196
25. Warum können Erweiterungen des Arcus aortae Druck-Usuren an den Brustwirbeln verursachen? 196
26. An welcher Stelle tritt der N. vagus in das Mediastinum ein und welche Nerven entspringen aus seinem Brustteil? 196
27. Warum können Erweiterungen des Aortenbogens Atemnot und Heiserkeit auslösen? 196
28. Beschreiben Sie Länge und Skeletotopie der Luftröhre. 196, 197
29. Wie groß ist der Bifurkationswinkel beim Erwachsenen und bei Kindern? 197

4.3 Mittelfell, Mediastinum

4.3.3 Mittleres Mediastinum, Mediastinum medium
(Abb. 141)

Das mittlere Mediastinum bildet das Zentrum des unteren Mediastinum. Außer Herz mit Herzbeutel liegen hier der *N. phrenicus* und die *Vasa pericardiacophrenica*.

4.3.4 Herzbeutel, Pericardium
(Abb. 147 bis 150, 160)

Der Herzbeutel (Abb. 149) liegt dem Herzen als seröser Sack faltenlos an. Er besteht aus einem fibrösen und serösen Anteil, *Pericardium fibrosum* und *serosum*. Ersterer ist der äußere feste Bindegewebsteil des Herzbeutels. Das Pericardium serosum bekleidet die Innenfläche des Herzbeutels als parietales Blatt, *Lamina parietalis*, und die Oberfläche des Herzens als viszerales Blatt, *Lamina visceralis*, mit einschichtigem Epithel. Das viszerale Blatt wird auch *Epicardium* genannt.

Beide Blätter gehen am Abgang der großen Gefäße ineinander über und schließen die *Cavitas pericardialis* als Spaltraum zwischen sich ein. Eine geringe Flüssigkeitsmenge ermöglicht dem Herzen eine gute Gleitfunktion.

Bei Entzündungen kann die Flüssigkeit im Herzbeutel vermehrt sein (**Pericarditis exsudativa**) und Störungen des venösen Rückflusses zum Herzen verursachen. Verklebungen beider Perikardblätter können zur partiellen oder generellen Ummauerung des Herzens führen, und mit Einlagerung von Kalksalzen (**Panzerherz**) die Herzaktionen erheblich behindern. Kalkinkrustierte Herzbeutelblätter sind röntgenologisch leicht nachweisbar.

Die äußere fibröse Schicht verhindert eine Überdehnung des Herzbeutels und stellt die Verbindung mit der Umgebung her. Vorn ist das Perikard durch die *Ligg. sternopericardiaca* mit dem Brustbein verbunden und unten fest mit dem *Centrum tendineum* des

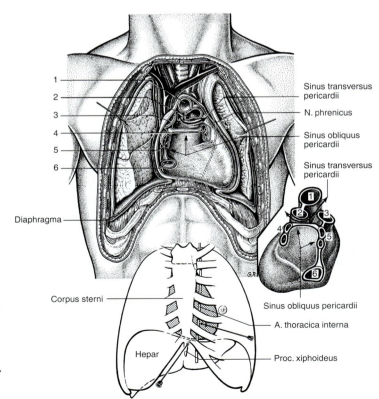

Abb. 149 Eröffneter Herzbeutel in situ und Umschlaglinien des Perikards von dorsal (rechts). Vordere thorakale Herzbeutelpunktionen (unten).
1 Aorta,
2 Truncus pulmonalis,
3 V. cava superior,
4 Vv. pulmonales sinistrae,
5 Vv. pulmonales dextrae,
6 V. cava inferior.

Zwerchfells verwachsen. Seine Seitenflächen werden von der Pleura mediastinalis überzogen und sind weitgehend verschieblich, sodass Ergüsse den Herzbeutel nach beiden Seiten hin ausweiten können. Seine hintere, der Wirbelsäule zugekehrte Fläche erreicht den Oesophagus.

Die Aorta und der Truncus pulmonalis verlassen den Herzbeutel durch die „arterielle Pforte"; die Vv. cavae und Vv. pulmonales treten durch die „venöse Pforte" in ihn ein. Diese Verhältnisse erklären sich aus der Entwicklungsgeschichte. Der Herzschlauch hat ursprünglich eine venöse Einstrombahn und eine arterielle Ausstrombahn. Mit der Schleifenbildung werden die entgegengesetzt gelegene Ein- und Ausstrombahn einander genähert, sodass beim Erwachsenen nur noch ein spaltförmiger Zwischenraum, der *Sinus transversus pericardii*, (Abb. 157) verbleibt.

Die Umschlaglinie zwischen Perikard und Epikard (Abb. 149, 157) kreuzt die Aorta kurz vor dem Abgang des Truncus brachiocephalicus und vor der Aufzweigung des Truncus pulmonalis, sodass der Ductus arteriosus (Botallo) außerhalb des Herzbeutels liegt.

Bei einer Ruptur der Pars ascendens aortae kann das ausströmende Blut die Herzvorhöfe komprimieren (**Herzbeuteltamponade**).

An der venösen Pforte ist der Verlauf der Umschlaglinie etwas komplizierter, im Prinzip kreuzförmig. Der vertikale Schenkel läuft von der oberen zur unteren Hohlvene über die rechten Lungenvenen und der horizontale Schenkel von den rechten zu den linken Lungenvenen. Durch die intraperikardiale Lage der Venen können diese bei Ergüssen im Herzbeutel gestaut werden.

In Buchten und Nischen des Herzbeutelraums können sich Perikardergüsse ansammeln. Der *Sinus obliquus pericardii* liegt zwischen den rechten und linken Lungenvenen und der V. cava inferior (Abb. 149). Weitere Ausbuchtungen finden sich am Übergang von der unteren in die hintere Wand gegen die Speiseröhre und vorn am Übergang von der unteren in die vordere Wand.

Herzbeutelpunktionen werden im Winkel zwischen Rippenbogen und Schwertfortsatz auf der linken Seite vorgenommen (Abb. 149). Man erreicht den Herzbeutel operativ durch Eröffnung des linken 4. Interkostalraums und inzidiert ihn parallel zum N. phrenicus.

Nerven. Der Herzbeutel wird von *N. vagus*, *Truncus sympathicus* und *N. phrenicus* innerviert (Abb. 156). Er enthält zahlreiche sensible Endapparate.

Der *N. phrenicus* zieht auf beiden Seiten zwischen Perikard und Pleura mediastinalis zusammen mit den Vasa pericardiacophrenica vor der Lungenwurzel nach unten (Abb. 148, 160). Rechts verläuft er an der lateralen Seite der V. cava superior und über das Perikard zur V. cava inferior, links zieht er etwas weiter vorn über das Perikard.

4.3.5 Herz, Cor
(Abb. 150 bis 158)

Die Lagebeziehungen des Herzens (Abb. 150) sind aus der Entwicklungsgeschichte ableitbar, in der es einen Deszensus und Drehungen durchmacht.

Das Herz liegt, bezogen auf die Medianlinie, zu 2 Dritteln in der linken und einem Drittel in der rechten Körperhälfte (Abb. 150, 155, 157). Die Herzbasis, *Basis cordis,* ist dem hinteren Mediastinum zugekehrt; die Herzspitze, *Apex cordis,* erreicht die vordere Brustwand.

Unter Herzbasis versteht man das Gebiet der Vorhöfe und der großen Gefäßstämme, deren Anfangsstücke noch im Herzbeutel liegen. Vorhöfe und Herzkammern werden äußerlich durch die Kranzfurche, *Sulcus coronarius,* und die beiden Kammern durch 2 Interventrikularfurchen, *Sulcus interventricularis anterior* und *posterior,* abgegrenzt.

Die Längsachse des Herzens verläuft in schräger Richtung zur Frontal- und Sagittalebene des Körpers von rechts hinten oben nach links vorn unten. Da das Herz etwas um seine Längsachse gedreht ist, liegen der rechte Vorhof und die rechte Kammer nicht rechts, sondern vorn rechts und der linke Vorhof und die linke Kammer nicht links, sondern links hinten (Abb. 154).

4.3 Mittelfell, Mediastinum

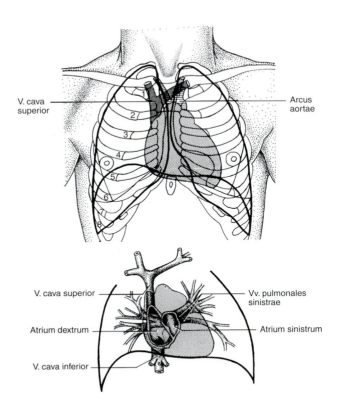

Abb. 150 Projektion des Herzens auf die vordere Brustwand von vorn (oben) und Venenkreuz (unten).

Der linke Vorhof reicht am weitesten nach dorsal bis zur Bifurcatio tracheae und zum Oesophagus. Bei **Einflussstauungen**, z.B. bei Mitralstenosen, kann es zur Verlagerung der Speiseröhre und zu Schluckbeschwerden kommen.

Durch das Andrängen der Herzspitze an die Brustwand entstehen pulssynchrone Vorwölbungen, die als Herzspitzenstoß wahrgenommen werden. Man sieht oder fühlt den *Herzspitzenstoß* im linken 5. Interkostalraum lateral der Medioklavikularlinie.

Beim Kreislaufstillstand kann die Herzaktion durch „Herzmassagen" wieder in Gang gebracht werden. Bei der **äußeren Herzmassage** wird das Brustbein rhythmisch gegen die Wirbelsäule gedrückt. Zur intrathorakalen Herzmassage wird die Brustwand im linken 5. Interkostalraum seitlich von der A. thoracica interna bis zur Axillarlinie eröffnet. Das Herz wird dann zwischen beiden Händen rhythmisch komprimiert (Abb. 151a).

Beide Vorhöfe können von dorsal her punktiert werden. Man erreicht sie mit der Punktionsnadel, wenn man etwa handbreit rechts von der hinteren Medianlinie über der 8. Rippe einsticht (Abb. 151 b).

Die Fixierung des Herzens erfolgt durch die großen Gefäße, besonders am *Venenkreuz* (Abb. 150), wodurch die Herzbasis weniger beweglich ist als der Kammerteil. Der vertikale Schenkel des Venenkreuzes wird von der oberen und unteren Hohlvene und der horizontale Schenkel von den Lungenvenen gebildet.

Man unterscheidet am Herzen 3 Flächen (Abb. 152, 154, 157).
- Die *Facies diaphragmatica* ist dem Zwerchfell,
- die *Facies sternocostalis* der Brustwand und
- die *Facies pulmonalis dextra et sinistra* den Lungen zugekehrt.

Brust, Thorax

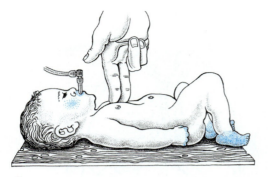

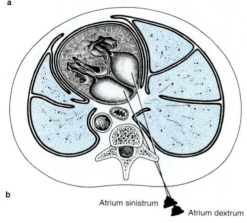

◀ **Abb. 151 Herzmassage und Herzpunktion.**
a Äußere Herzmassage beim Kind.
b Punktion der Vorhöfe des Herzens (Blick von oben auf Horizontalschnitt).

Abb. 152 Absolute und relative Herzdämpfung von vorn (oben) und horizontal (unten).

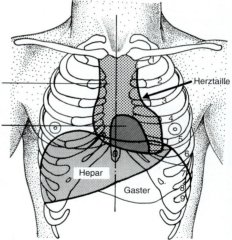

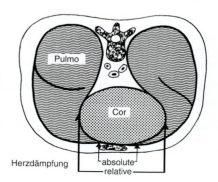

Die Facies diaphragmatica liegt auf dem Centrum tendineum des Zwerchfells (Abb. 140). Sie wird in der Hauptsache vom linken Ventrikel, von einem schmalen Streifen des rechten Ventrikels und am Einmündungsgebiet der unteren Hohlvene vom rechten Vorhof gebildet (Abb. 154).

Unter dem Centrum tendineum befinden sich die Leber und herzspitzenwärts der Magen (Abb. 152). Bei starker Magenfüllung kann das Herz nach oben gedrängt und die Herztätigkeit beeinflusst werden (**Roemheld-Symptomenkomplex**).

Die Facies sternocostalis (Abb. 154, 157) wird hauptsächlich vom rechten Ventrikel und zum geringeren Teil vom rechten Vorhof gebildet.

4.3 Mittelfell, Mediastinum

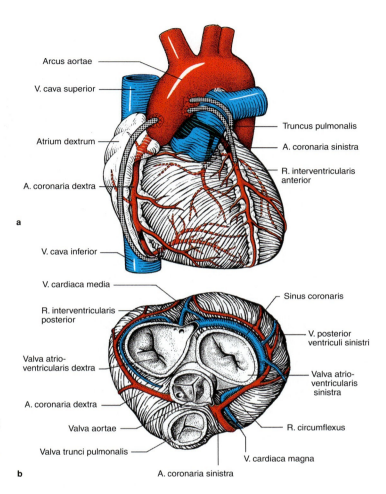

Abb. 153 Herzbypass und Ventilebene.
a Herz von vorn mit Bypass.
b Ventilebene des Herzens und Koronargefäße.

Stich-, Schuss- oder Splitterverletzungen der vorderen Brustwand treffen, sofern sie das Herz erreichen, hauptsächlich den rechten Ventrikel.

Die Facies pulmonalis endet an der Facies diaphragmatica mit einem scharfkantigen Rand, *Margo dexter*. Nur ein kleiner Bereich des rechten Ventrikels (im pleurafreien Dreieck, Abb. 151, 152) liegt dem Sternum und den Rippenbogenknorpeln 4 bis 7 an. Die übrigen Abschnitte werden von den vorderen Lungenrändern und den Recessus costomediastinales überlagert.

Perkussion und Auskultation des Herzens
(Abb. 152, 154)

Durch unterschiedliche Qualitäten des Klopfschalls kann man mittels Perkussion das den Schall dämpfende Herz gegenüber den lufthaltigen Lungen abgrenzen (Abb. 152). Damit ist es möglich Vorstellungen über Form, Lage und Größe des Herzens zu gewinnen. In Bereichen, wo das Herz von einer dünnen Schicht Lungengewebe überlagert wird, spricht man von einer *relativen* und da wo es der vorderen Brustwand direkt anliegt von einer *absoluten Herzdämpfung*.

- Die *relative Herzdämpfung* entspricht etwa der realen Größe und Form des Herzens. Sie setzt sich mit den großen Gefäßen nach oben in einem breiten Streifen fort.
- Die *absolute Herzdämpfung* ist der Bezirk des Herzens, welcher der Brustwand anliegt.

Die rechte Grenze der *relativen Herzdämpfung* verläuft in der rechten Parasternallinie. Die linke Dämpfungsgrenze folgt der linken Parasternallinie bis zum Ansatz der 3. Rippe und zieht dann mit einem konvexen, etwa 8 bis 10 cm von der Medianlinie ausladenden Bogen bis zum 5. Interkostalraum. Die Konkavität in der Höhe des 3. Interkostalraumes wird „Herztaille" genannt.

Die rechte Grenze der *absoluten Herzdämpfung* läuft etwa in der Medianlinie, die linke mit stark konvexem Bogen vom unteren Rand des 4. bis zum 6. Rippenknorpel. Unten ist die Abgrenzung gegen die Leberdämpfung nicht eindeutig.

Bei Perikardergüssen, stärkerer Vergrößerung des Herzens, Schrumpfung der Lungen u. a. m. ist die absolute Herzdämpfung vergrößert.

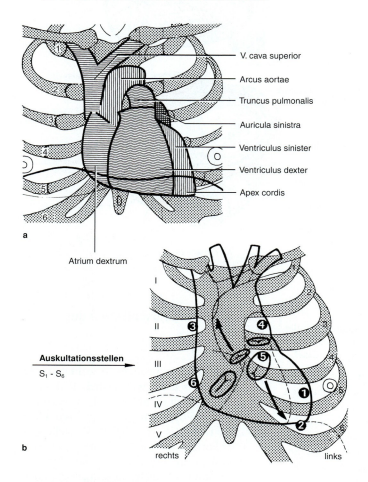

Abb. 154 Herzprojektion.
a Topographie der Herzteile in frontaler Projektion.
b Auskultationsstellen der Herzostien.

Durch Auskultation ist es möglich, die Herztöne, deren Frequenz und Rhythmik zu beurteilen. Die Herzklappen befinden sich in einer *Ventilebene*, die senkrecht zur Längsachse des Herzens steht und äußerlich etwa der Koronarfurche entspricht. Sie sind

4.3 Mittelfell, Mediastinum

so angeordnet, dass die arteriellen Ostien hintereinander und die AV-Klappen nebeneinander liegen (Abb. 153). Am weitesten vorn findet man die Pulmonalklappe, *Valva trunci pulmonalis,* dahinter die Aortenklappe, *Valva aortae,* und am weitesten dorsal nebeneinander die *Valva atrioventricularis (dextra* und *sinistra).*

Da sich die Herzklappen auf die vordere Brustwand zu dicht nebeneinander projizieren und sich an den topographischen Projektionsstellen die Schallphänomene mischen, wählt man für die Auskultation Stellen, zu denen der Schall fortgeleitet wird (Abb. 154).

Schall	Herzklappen	Auskultation[1]	Projektion
S_1	**Mitralis (direkt)**	4 L 5	linker Sternalrand in Höhe der 4. Rippe
S_2	**Mitralis (indirekt) (Herzspitze)**	5 L 4 (5)	
S_3	**Aortenklappe**	2 R 2	Sternum in Höhe ICR 3
S_4	**Pulmonalklappe**	2 L 2	sternaler Ansatz der linken 3. Rippe
S_5	**Aortenklappe (Erb-Punkt)**	3 L 2	
S_6	**Trikuspidalis**	4 R 2	Sternum in Höhe der 5. Rippe rechts

[1] Die Symbole der Auskultationsstellen sind wie folgt zu lesen: Die 1. Zahl kennzeichnet den Interkostalraum (ICR), der Buchstabe die Seite und die nachfolgende Zahl den Abstand vom Sternum in Querfingerbreiten.

Röntgenbild, Herzgröße und Herzgewicht
(Abb. 155)

Im Röntgenbild projiziert sich das Herz mit den Abgängen der großen Gefäße als Schatten, der im posterior-anterioren Strahlengang eine typische Form besitzt.

Der rechte Rand des Herzschattens zeigt 2 Bögen,
1. oben den *Kavabogen,* der von der V. cava superior gebildet wird, und
2. unten den *Vorhofbogen,* der dem rechten Herzvorhof entspricht.
   - Im Winkel zwischen Vorhofbogen und Leberschatten liegt die V. cava inferior.

Der linke Rand des Herzschattens besitzt 4 Bögen,
1. oben den *Aortenkopf,* der den Aortenbogen markiert,
2. darunter den *Pulmonalkopf,* der dem Truncus pulmonalis entspricht,
3. darunter den *Herzohrbogen,* der vom linken Herzohr gebildet wird, und
4. unten den *Kammerbogen,* der den Rand des linken Ventrikels kennzeichnet.
   - Unten rechts geht der Herzschatten in den Leberschatten über.

Die Form und Lage des Herzens ändern sich mit der Atmung; sie sind außerdem abhängig vom Alter, vom Geschlecht, von der Konstitution und der Arbeitsleistung eines Menschen. Beträgt der Neigungswinkel des Herzens zur Horizontalen 45°, dann spricht man von einem **„Schrägherzen"**. Bei der Einatmung senkt sich das Zwerchfell, das Herz wird schmaler, der Winkel größer, und es entsteht das **„Steilherz"**. Hebt sich das Zwerchfell bei der Ausatmung, dann wird das Herz breiter, der Winkel verkleinert sich, und man spricht vom **„Querherzen"**. Letzteres wird z.B. bei der Fettsucht und in der Schwangerschaft beobachtet.

Die Herzgröße kann durch Fernröntgenaufnahmen (Abstand 2 m) bestimmt werden. Die funktionelle Herzgröße wird durch die physikalische Kreislaufanalyse (Schlagvolumen, Herzminutenvolumen, Elastizitätsmodul) ermittelt. Das Neugeborenenherz ist verhältnismäßig rund mit Betonung der rechten Herzhälfte und im Vergleich zu

Brust, Thorax

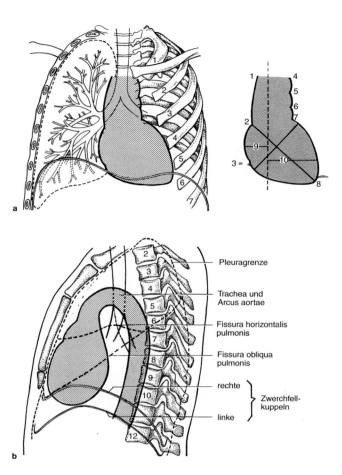

Abb. 155 Herzsilhouette auf dem Röntgenbild.

a+b Schematische Darstellung.
a Sagittaler Strahlengang.
b Transversaler Strahlengang. Zwischen Herz und Wirbelsäule liegt das Retrokardialfeld (Holzknecht-Raum).
1-2 Kavabogen (V. cava superior),
2-3 Vorhofbogen (Atrium dextrum),
3 V. cava inferior,
4-5 Aortenknopf (Arcus aortae),
5-6 Pulmonalisbogen (Truncus pulmonalis),
6-7 Herzohrbogen (Auricula sinistra),
7-8 Kammerbogen (Ventriculus sinister).

Herzmaße:
2-8 Längsdurchmesser (14 bis 16 cm),
9-10 Herzbreite (12 bis 15 cm),
9 rechter Medianabstand (etwa 4 cm),
10 linker Medianabstand (etwa 9 cm).

c Frontalaufnahme des Thorax im Stehen bei tiefer Inspiration. (Original: Prof. Dr. med. K. Hauenstein, Rostock)

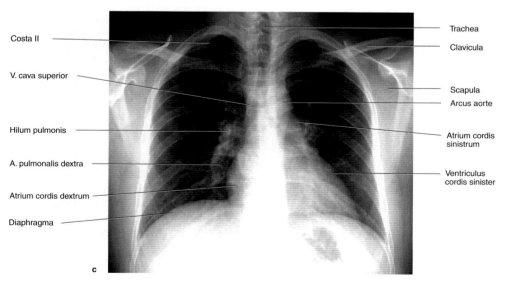

den Brustkorbdimensionen noch sehr groß. Diese Herzform ist auch z. T. durch den hohen Zwerchfellstand bedingt. Mit zunehmendem Wachstum verändern sich die Relationen zwischen dem Brustkorb und Herzen (Groedel-Index) sowie die Form und Lage des Herzens. Beim Tiefertreten des Zwerchfells und der Ausweitung des Thorax dreht sich das Herz aus der Querlage der Säuglingszeit nach rechts in die Schräg- oder eventuell Steillage der späteren Kindheit oder Pubertät. Durch diese Rechtsrotation wird die Herzsilhouette im Röntgenbild (Abb. 155) schmaler.

Das Herzgewicht spiegelt die Anpassung an die Kreislaufverhältnisse wider. Im Verlauf des Lebens vergrößert sich das absolute Herzgewicht von 17 bis 20 g beim Neugeborenen auf etwa 200 g beim Erwachsenen. Das relative Herzgewicht (absolutes Gewicht × 1000/Körpergewicht) beträgt beim Neugeborenen 8,3. Im 4. Monat sinkt es auf 5,6, steigt bis zum 7. Monat geringfügig an, um danach wieder abzunehmen. Im Lauf des Wachstums ändern sich auch die Herzkammerrelationen. Während das Neugeborenenherz nahezu gleich starke Ventrikel besitzt, erfolgt bis zum 6. Säuglingsmonat eine Massenzunahme der linken Herzkammer. Die erreichte Relation ändert sich im Lauf des Lebens nicht mehr wesentlich.

Erregungsleitungssystem und Herznerven

(Abb. 156)

Zur Koordination der Muskelautonomie verfügt das Herz über ein eigenes Erregungsbildungs- und Erregungsleitungssystem. Dieses besteht aus spezifischem Herzmuskelgewebe, das dem Herzen die Fähigkeit zur automatischen rhythmischen Kontraktion verleiht.

Zum Erregungsbildungssystem gehören 2 Zentren,
- der Sinusknoten, *Nodus sinuatrialis* (Keith-Flack), und
- der Atrioventrikularknoten, *Nodus atrioventricularis* (Aschoff-Tawara).

Der Sinusknoten (ca. 25 mm lang, 0,2 mm breit) ist der Schrittmacher des Herzrhythmus (pacemaker). Er liegt im Sulcus terminalis oberhalb des rechten Herzohrs unter dem Epikard und umgreift die Mündung der oberen Hohlvene.

Der Atrioventrikularknoten (ca. 7 mm lang, 3 mm breit) befindet sich am Boden des rechten Vorhofs in der Nähe der Vorhofscheidewand vor der Mündung des Sinus coronarius.

Beide Zentren sind nicht miteinander verbunden, die Erregungsübertragung vom Sinusknoten auf den Atrioventrikularknoten erfolgt nach einer Latenzzeit *myogen*, d. h. durch die Arbeitsmuskulatur. Vom Atrioventrikularknoten geht die Erregung durch **den Fasciculus atrioventricularis** zu den Papillarmuskeln. Zunächst zieht dieser Fasciculus (aus spezifischem Herzmuskelgewebe) weiter (His-Bündel) durch das Trigonum fibrosum dextrum. Am hinteren Rand der Pars membranacea des Kammerseptums spaltet er sich in 2 Schenkel, *Crus dextrum* und *sinistrum*. Diese laufen unter dem Endocard der Kammerscheidewand abwärts und verzweigen sich als *Purkinjefasern* in den Papillarmuskeln. Das Crus dextrum ist einfach, das Crus sinistrum meist in einen vorderen und hinteren Faszikel unterteilt.

Die Herznerven bilden ein Geflecht, *Plexus nervosus cardiacus*, das sich besonders um den Aortenbogen und an der Herzbasis ausbreitet und zahlreiche Ganglienzellen enthält. Der N. vagus liefert *Rr. cardiaci cervicales superiores* und *inferiores* (Hemmungsfasern). Die sympathischen Erregungsfasern kommen als *N. cardiacus cervicalis superior, medius* und *inferior* von den 3 Halsganglien des *Truncus sympathicus*.

Afferente Bahnen dienen der **Schmerzleitung** (z. B. bei Angina pectoris). Wird das Nervengeflecht bei Verletzungen der Mediastinalregion gereizt (Commotio cordis), kann es zu Rhythmus- und Durchblutungsstörungen des Herzens kommen.

Brust, Thorax

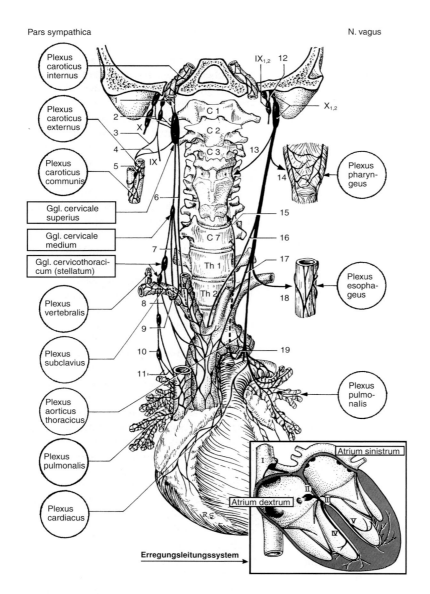

Abb. 156 Kopf- und Halsteil des autonomen Nervensystems sowie Erregungsleitungssystem des Herzens (unten rechts).

- IX N. glossopharyngeus
- $IX_{1,2}$ Ganglion superius und inferius,
- X N. vagus,
- $X_{1,2}$ Ganglion superius und inferius,
- 1 N. caroticus internus,
- 2 N. jugularis,
- 3 R. sinus carotici n. IX,
- 4 Nn. carotici externi,
- 5 Glomus caroticum,
- 6 N. cardiacus cervicalis superior,
- 7 N. cardiacus cervicalis medius,
- 8 N. cardiacus cervicalis inferior,
- 9 Ansa subclavia,
- 10 Ganglion thoracium,
- 11 Rr. Pulmonales,
- 12 R. communicans,
- 13 N. laryngeus superior,
- 14 Rr. Pharyngei,
- 15 N. laryngeus inferior,
- 16 Rr. cardiaci cervicales superiores,
- 17 Rr. cardiaci cervicales inferiores,
- 18 Rr. Oesophagei,
- 19 N. laryngeus recurrens.

Erregungsleitungssystem:
- I Nodus sinuatrialis (Keith-Flack),
- II Nodus atrioventricularis (Aschoff-Tawara),
- III Fasciculus atrioventricularis (His),
- IV Crus dextrum,
- V Crus sinistrum.

Herzkranzgefäße
(Abb. 153, 157, 158)

Die Herzkranzarterien entspringen aus dem Sinus aortae (Valsalva) und verlaufen mit ihren Hauptstämmen in den Furchen des Herzens (Abb. 157). Es gibt 2 Herzkranzarterien,

- die *A. coronaria dextra* und die *A. coronaria sinistra*.

Die *A. coronaria dextra* verlässt den Sinus gegenüber der rechten Taschenklappe und verläuft im rechten Sulcus coronarius vom rechten Herzohr verdeckt zur hinteren Längsfurche, wo sie als *R. interventricularis posterior* zur Herzspitze absteigt. Sie versorgt den größten Teil des rechten Herzens, den hinteren Teil des Kammerseptums wie Teile der Facies diaphragmatica des linken Ventrikels.

Die *A. coronaria sinistra* ist kürzer, aber stärker als die rechte. Sie entspringt gegenüber der linken Taschenklappe und tritt zwischen Truncus pulmonalis und linkem Herzohr hervor. Hier teilt sie sich in den *R. interventricularis anterior*, der in der vorderen Längsfurche zur Herzspitze zieht, und in den *R. circumflexus*, der in der Kranzfurche zur Facies diaphragmatica gelangt. Sie versorgt den größten Teil des linken Herzens, die Vorderwand des rechten Ventrikels und den vorderen Teil des Kammerseptums.

Die **Versorgungsgebiete beider Herzkranzarterien** können stark variieren (Abb. 158) und stehen in mehr als 70% der Fälle durch Anastomosen untereinander in Verbindung. Funktionell sind es Endarterien, deren Verlegung zum Herzinfarkt führt. Die meisten Infarkte werden in der Muskulatur des linken Ventrikels und im Kammerseptum beobachtet; in der rechten Kammerwand sowie in den Wänden der Vorhöfe sind sie selten. Bei einem Missverhältnis zwischen Sauerstoffbedarf und Blutangebot im Herzmuskel kommt es zur Angina pectoris.

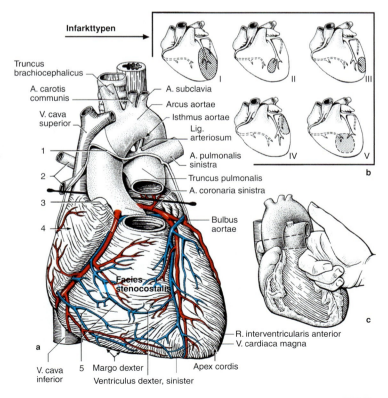

Abb. 157 Herzkranzgefäße.
a Herz mit den Abgängen der großen Gefäße und Koronargefäße von vorn, im Sinus transversus pericardii liegt eine Sonde.
1 Perikardschnittrand
2 Vv. pulmonales dextrae
3 A. coronaria dextra, V. cardiaca parva
4 Atrium dextrum
5 Vv. cardiacae anteriores.

b Infarkttypen beim Verschluss in verschiedenen Bereichen der Koronararterien (nach R. Heinecker 1958 aus A. Sundermann 1965).
I Vorderwand-Spitzeninfarkt,
II supraapikaler Vorderwandinfarkt,
III vorderer Lateralinfarkt,
IV hinterer Lateralinfarkt,
V Hinterwandinfarkt.

c Darstellung des Sinus transversus pericardii.

Brust, Thorax

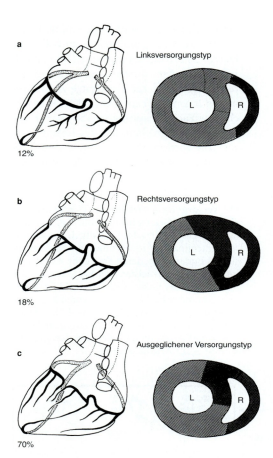

Abb. 158 Versorgungsgebiete der Koronararterien. Herzen von dorsal (links) und im Querschnitt (rechts). (Prozente gerundet nach S. H. Ahmed u. Mitarb. 1972)
a Linksversorgungstyp.
b Rechtsversorgungstyp
c Ausgeglichener Versorgungstyp

Die Herzvenen, *Vv. cordis,* (Abb. 153, 157) fließen größtenteils in den *Sinus coronarius.* Dieser liegt an der Rückwand des Herzens und mündet in den rechten Vorhof.
- Die *V. cardiaca magna* läuft im Sulcus interventricularis anterior,
- die *V. posterior ventriculi sinistri* posterior linken Herzrand,
- die *V. cardiaca media* im Sulcus interventricularis posterior,
- die *V. cardiaca parva* im rechten Sulcus coronarius,
- die *V. obliqua atrii sinistri* (Marshall) (entwicklungsgeschichtlicher Rest des linken Sinushorns) am linken Vorhof und
- die *Vv. cardiacae anteriores* an der rechten Vorderwand.
- Die *Vv. cardiacae minimae* (Thebesius) münden in alle Hohlräume des Herzens, besonders in den rechten Vorhof.

Die Lymphgefäße bilden ein subepikardiales, myokardiales und subendokardiales Netz, die alle untereinander in Verbindung stehen. Die Lymphgefäße folgen den Herzvenen zu den regionären Lymphknoten am Truncus pulmonalis und an der Bifurcatio tracheae.

Die **Herzchirurgie** befasst sich mit der Behebung operabler angeborener Herzfehler sowie mit der Behebung von Verletzungen und Erkrankungen des Perikards und des Herzens. Eine besondere Bedeutung hat die Koronarchirurgie, z.B. Anlegen eines Bypass (Abb.153 oben) mittels autologer V. saphena magna bei Koronarobstruktion.

Fragen zum Selbststudium

1 Nennen Sie den Inhalt des vorderen und mittleren Mediastinum. 197, 199

2 Was versteht man unter Pericardium, Epicardium und Cavitas pericardialis? 199

3 Wo ist der Herzbeutel befestigt? 199, 200

4 Was versteht man unter arterieller und venöser Pforte am Herzbeutel? 200

5 Beschreiben Sie den Verlauf der Umschlaglinie von Epi- und Perikard. 200

6 Nennen Sie Buchten und Nischen des Herzbeutelraums. 200

7 Wo liegt der Sinus transversus pericardii? 200

8	Von wo aus wird der Herzbeutel punktiert?		200
9	Wo verläuft der N. phrenicus im Mediastinum?		200
10	Beschreiben Sie die Lage der Längsachse des Herzens.		200
11	Welcher Teil des Herzens liegt am weitesten dorsal?		201
12	An welcher Stelle kann man den Herzspitzenstoß fühlen?		201
13	Was versteht man unter dem Begriff „Venenkreuz"?		201
14	Welche Flächen unterscheidet man am Herzen?		201–203
15	Wie verlaufen die Grenzen der relativen und absoluten Herzdämpfung?		203, 204
16	Was versteht man unter Ventilebene des Herzens?		204, 205
17	Nennen Sie die Auskultationspunkte des Herzens.		205
18	Welche Teile des Herzens sind in einem Röntgenbild mit sagittalem Strahlengang randbildend?		205, 206
19	Was versteht man unter einem Schräg- oder Steilherzen?		205
20	Wie verändern sich Form und Lage des Herzens mit der Atmung, dem Alter, Geschlecht und der Konstitution?		207
21	Wie verändern sich absolutes und relatives Herzgewicht nach der Geburt?		207
22	Wo liegt der Holzknecht-Raum?		207
23	Beschreiben Sie das Erregungsleitungssystem des Herzens.		207
24	Wo liegen der Keith-Flack- und der Aschoff-Tawara-Knoten?		207
25	Welche Nerven bilden den Plexus cardiacus?		207, 208
26	Wo entspringen die Herzkranzarterien und wo verlaufen ihre Hauptstämme?		209
27	Nennen Sie die Versorgungsbereiche der Herzkranzarterien.		209
28	Welche Herzvenen gibt es und wo münden sie?		210
29	Beschreiben Sie den Lymphabfluss des Herzens.		210

4.3.6 Hinteres Mediastinum, Mediastinum posterius

(Abb. 141, 159, 160)

Im hinteren Mediastinum findet man den Oesophagus sowie zahlreiche Leitungsbahnen.

Die Speiseröhre, *Oesophagus* (Abb. 159), beginnt am unteren Rand des Ringknorpels in Höhe des 6. Halswirbels mit dem Ösophagusmund und endet an der Pars cardiaca des Magens (Abb. 180) in Höhe des 10. bis 11. Brustwirbels.

> Die Länge der Speiseröhre beträgt 23 bis 26 cm und die Entfernung von den Schneidezähnen bis zum Ösophagusmund ca. 15 cm. Eine **Magensonde** hat daher bis zum Mageneingang etwa 40 cm zurückzulegen.

Der Oesophagus wird topographisch in 3 Abschnitte gegliedert:
- *Pars cervicalis, Pars thoracica* und *Pars abdominalis.*

Die Pars cervicalis wurde bereits besprochen (Kap. 3.6.7, Abb. 121, 122).

Die Pars thoracica liegt im oberen Mediastinum direkt vor den Brustwirbeln, weicht aber weiter unten nach links und vorn ab, sodass sich die Pars thoracica der Aorta zwischen Speiseröhre und Brustwirbelsäule einschieben kann. Der Oesophagus verläuft leicht spiralförmig im Vergleich zur Brustaorta (Abb. 159). Er zieht hinter dem linken Hauptbronchus und dem Herzbeutel abwärts.

Auf der rechten Seite liegt die Speiseröhre dicht unter der Pleura medistinalis, und

Brust, Thorax

hinter ihr verlaufen der Ductus thoracicus und die V. azygos.

Infolge der **engen topographischen Beziehungen zwischen Oesophagus und Pericard** können Perikardergüsse Schluckbeschwerden auslösen und Karzinome auf den Herzbeutel übergreifen.

Im Schutz des Brustkorbs sind Verletzungen der Speiseröhre von außen selten, jedoch ist sie verschiedenen Schädigungen von innen ausgesetzt, z. B. **Verätzungen** durch Säuren, Laugen, Phenole oder Reinigungsmittel, die versehentlich oder aus suizidaler Absicht getrunken werden. **Verschluckte Fremdkörper** (spitze Knochen, Zahnprothesen) oder **instrumentelle Manipulationen** können zu Verletzungen der Schleimhaut führen mit der Folge lebensgefährlicher Blutungen beim Vorhandensein von Ösophagusvarizen. Bei **Perforationen** besteht die Gefahr einer Infektion des Mediastinum (Mediastinitis) oder durch Eindringen von Luft eines Mediastinalemphysems.

Die Pars abdominalis ist der unterhalb des Zwerchfells gelegene Abschnitt der Speiseröhre; seine Länge beträgt nur 3 bis 4 cm.

Da der Oesophagus nur locker mit dem Zwerchfell verbunden ist, lässt er sich bei Operationen leicht in den Bauchraum ziehen.

Ösophagusengen (Abb. 159). Die Speiseröhre besitzt 3 Engen.
- Die *obere Enge* liegt am Ösophagusmund, in der Ruhe ist er geschlossen, beim Schlucken erschlafft der Sphinkter.
- die *mittlere Enge* (Aortenenge) liegt zwischen der Aorta descendens (hinten links) und dem linken Hauptbronchus (vorn), und
- die *untere Enge* (Zwerchfellenge) liegt oberhalb des Zwerchfells, wo sich in der Ösophaguswand gegenläufige spiralförmig angeordnete Muskelzüge befinden.

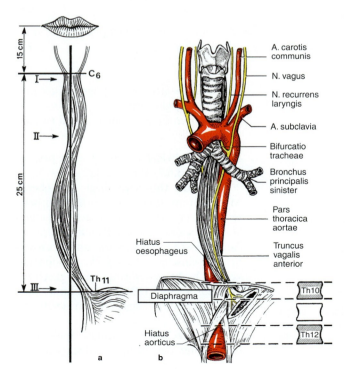

Abb. 159 Oesophagus.
a Lage zur Medianlinie (nach H. K. Corning 1949); die Pfeile I bis III zeigen auf die Ösophagusengen.
b Lagebeziehungen zur Trachea und Aorta.

4.3 Mittelfell, Mediastinum

Über der oberen Enge werden gelegentlich **Pulsionsdivertikel** beobachtet, die durch Druck von innen oder durch Wandschwäche im Muskelgefüge entstehen.

An der *mittleren Enge* können **Traktionsdivertikel** auftreten, wenn durch Zug vernarbender Hilumlymphknoten die Ösophaguswand ausgesackt wird. Beim Vorkommen einer A. lusoria (Abgang der A. subclavia dextra von der absteigenden Aorta) hinter der Speiseröhre können Schluckbeschwerden auftreten (Dysphagia lusoria).

Nerven. Die Speiseröhre ist vom *Plexus oesophageus* umgeben, der seine Zuflüsse von *N. vagus* und *Truncus sympathicus* aus dem *Ganglion cervicothoracicum (stellatum)* erhält. Zwischen der Längs- und Ringmuskelschicht finden sich außerdem Ganglienzellen des *Plexus myentericus* (Auerbach) und unter der Schleimhaut der *Plexus submucosus* (Meissner).

Die Schmerzempfindlichkeit der Speiseröhre ist gering; sodass Probeexisionen ohne Anästhesie vertragen werden.

Ein Untergang von Ganglienzellen im Plexus myentericus des unteren ösophagealen Verschlusssegments führt zu Funktionsausfällen im unteren Speiseröhrenabschnitt mit Beeinträchtigung der Peristaltik, Öffnungsstörungen des Kardiamechanismus und Behinderung der Nahrungspassage (**Kardiaachalasie**).

Arterien. Die Pars cervicalis erhält Äste aus der *A. thyroidea inferior*, die Pars thoracica *Rr. oesophageales* aus der *Pars thoracica aortae* und die Pars abdominalis Zweige von den *Zwerchfellarterien* (Abb. 138) und der *A. gastrica sinistra* (Abb. 180).

Venen. Die Vv. oesophageales bilden einen Venenplexus, aus dem das Blut in die V. azygos und die V. hemiazygos sowie die V. thyroidea inferior abfließt.

Die Ösophagusvenen kommunizieren unten mit der V. gastrica sinistra. Da Letztere zum Stromgebiet der Pfortader gehört, besteht durch diese Verbindung ein wichtiger Kollateralkreislauf zur oberen Hohlvene (portokavale Anastomosen, Abb. 188).

Bei Stauungen in der Pfortader (Leberzirrhose) können sich die Venen der Speiseröhre zu „**Ösophagusvarizen**" erweitern.

Die Lymphgefäße haben zahlreiche Filterstationen im Mediastinum (Abb. 161). Kranial sind sie mit den Nll. cervicales profundi, in der Mitte mit den Nll. paratracheales, Nll. juxtaoesophaheales pulmonales, Nll. tracheobronchiales superiores und inferiores, den Nll. mediastinales posteriores sowie kaudal mit den Nll. gastrici verbunden.

Leitungsbahnen im hinteren Mediastinum

Truncus vagalis (Abb. 148, 159, 160). Nachdem der *N. vagus* den *N. laryngeus recurrens* abgegeben hat (Abb. 129), zieht er nach dorsal zum Oesophagus, den er etwa in Höhe des 7. Brustwirbels erreicht. Die Nerven beider Seiten verflechten sich mit ihren Fasern zum *Plexus oesophageus,* aus dem dann 2 Vagusstämme, *Trunci vagales* hervorgehen.

Auf Grund der embryonalen Magendrehung verläuft der rechte Vagus als *Truncus vagalis posterior* hinter der Speiseröhre und der linke als *Truncus vagalis anterior* vor ihr. Ersterer zieht zur Rückfläche des Magens und zum Plexus coeliacus, Letzterer mit den *Rr. gastrici anteriores* zur Vorderfläche des Magens (Abb. 180) und mit den *Rr. hepatici* zur Leber. An der Lungenwurzel entlässt der N. vagus die *Rr. bronchiales* für den Plexus pulmonalis.

Die Brustaorta, *Pars thoracica aortae,* (Abb. 138, 160) beginnt in Höhe des 4. bis 5. Brustwirbels als Fortsetzung des Aortenbogens und geht unten in die Pars abdominalis aortae über. Beide Abschnitte bilden die *Pars descendens aortae*. Weiter kaudal gelangt die Brustaorta hinter die Speiseröhre und verlässt den Brustraum durch den Hiatus aorticus des Zwerchfells (Abb. 140, 159). Ihre Abgänge sind

- die *Aa. intercostales posteriores* für die Interkostalräume,
- die *Rr. bronchiales,* die als Vasa privata die Lungen versorgen,

Brust, Thorax

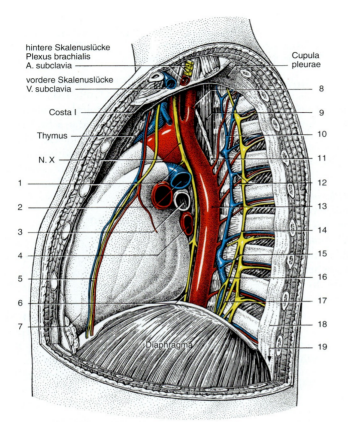

Abb. 160 Mediastinum von links.
1 N. laryngeus recurrens,
2 A. pulmonalis sinister,
3 Bronchus principalis sinister,
4 Vv. pulmonales sinstrae,
5 N. phrenicus, Vasa pericardiacophrenica,
6 Truncus vagalis anterior,
7 Pericardium,
8 A. subclavia,
9 Oesophagus,
10 V. hemiazygos accessoria,
11 Ductus thoracicus,
12 Aa., Vv. intercostales posteriores,
13 Pars thoracica aortae,
14 Truncus sympathicus,
15 V. hemiazygos,
16 N. splanchnicus major,
17 N. splanchnicus minor,
18 Pleura costalis,
19 Recessus costodiaphragmaticus.

- die *Rr. oesophageales*, die zur Speiseröhre ziehen,
- die *Rr. mediastinales* für das hintere Mediastinum,
- die *Rr. pericardiaci*, die sich am Herzbeutel verzweigen, und
- die *Aa. phrenicae superiores* für die obere Fläche des Zwerchfells.

Der Brustlymphgang, *Ductus thoracicus,* (Abb. 125, 160, 198) beginnt als Hauptlymphstamm (Abb. 161) des Körpers unterhalb des Zwerchfells. Hier liegt in Höhe des 1. Lendenwirbels (Th_{11} bis L_2) die inkonstant *Cisterna chyli,* in die beide *Trunci lumbales* und *Trunci intestinales* zusammen fließen.

Der Ductus thoracicus tritt durch den Hiatus aorticus des Zwerchfells in das hintere Mediastinum ein und gelangt vor der Wirbelsäule zwischen Pars thoracica aortae und V. azygos bis zum 4. Brustwirbel. Hier zieht er hinter dem Aortenbogen und der Speiseröhre in konvexem Bogen nach links, überquert die linke Pleurakuppel und mündet in den linken Venenwinkel. Seinem Verlauf entsprechend unterscheidet man den Bauch-, Brust- und Halsteil. In seinem Einmündungsgebiet befindet sich die supraklavikuläre Lymphknotengruppe (Virchow-Drüse), die gelegentlich beim metastasierenden Magenkarzinom befallen ist.

Durch die bilaterale Anlage des Lymphsystems und seine plexusartigen Verbindungen gibt es zahlreiche **Varietäten des Ductus thoracicus,** z. B. das Fehlen einer Cisterna chyli, die Verdoppelung des Ductus im unteren Abschnitt, eine Mündung in. die linke V. subclavia oder V. jugularis interna. Nicht selten sind diese Varietäten mit **angeborenen Fehlbildungen der Wirbel und Rippen** verbunden.

4.3 Mittelfell, Mediastinum

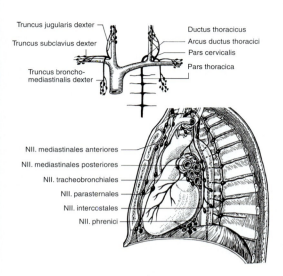

Abb. 161 **Mediastinale Lymphknoten (unten) und Schema der großen Lymphstämme (oben).**

Die V. azygos und V. hemiazygos (Abb. 148, 160, 162, 163) entspringen auf jeder Seite aus der V. lumbalis ascendens. Sie gelangen durch die Pars lumbalis des Zwerchfells vom Retroperitonealraum in das hintere Mediastinum und laufen zu beiden Seiten der Wirbelsäule nach oben. Zuflüsse erhalten sie von Interkostalvenen, Plexus venosi vertebrales externi und interni sowie Venen aus dem hinteren Mediastinum (Ösophagusvenen).

Die *V. azygos* zieht rechts bis zum 4. Brustwirbel, biegt an der rechten Lungenwurzel um und mündet in die obere Hohlvene oberhalb des Herzbeutels.

Die *V. hemiazygos* zieht links von der Wirbelsäule aufwärts, überquert diese etwa in Höhe des 7. bis 8. Brustwirbels und mündet in die V. azygos. Bevor sie die Wirbelsäule kreuzt, nimmt sie noch die *V. hemiazygos accessoria* auf, die das Blut aus den oberen

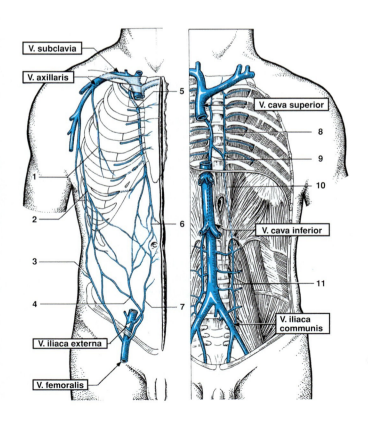

Abb. 162 **Interkavale Anastomosen** in der vorderen Rumpfwand (links) und der hinteren Rumpfwand (rechts).
1 V. thoracica lateralis,
2 Vv. thoracoepigastricae,
3 V. circumflexa ilium superficialis,
4 V. epigastrica superficialis,
5 Vv. thoracicae internae,
6 Vv. epigastricae superiores,
7 V. epigastrica inferior,
8 V. hemiazygos accessoria,
9 V. azygos,
10 V. hemiazygos,
11 V. lumbalis ascendens.

Interkostalvenen sammelt und oben mit der V. brachiocephalica sinistra kommuniziert.

Die V. azygos und V. hemiazygos sind wichtige Verbindungen zwischen dem Stromgebiet der oberen und unten Hohlvene (interkavale Anastomosen) an der hinteren Rumpfwand (Abb. 148, 160, 163).

Brustsympathikus (Abb. 148, 156, 160). Der *Truncus sympathicus* bildet im Brustbereich an beiden Seiten der Wirbelsäule 10 bis 12 Ganglien, die untereinander durch *Rr. interganglionares* in Verbindung stehen. Jedes Ganglion ist durch *Rr. communicantes* mit den entsprechenden Spinalnerven verbunden.

Der Brustsympathikus liegt auf den Rippenköpfchen und wird von der Fascia endothoracica und der Pleura costalis bedeckt. Nach medial gibt er feinere Äste an Gefäße und Eingeweide des Mediastinum ab.

Das 1. Brustganglion liegt auf dem Köpfchen der 1. Rippe und ist in der Regel mit dem unteren Halsganglion zum *Ganglion cervicothoracicum (stellatum)* vereinigt (Abb. 124).

Aus den Brustganglien 2 bis 4 entspringen die *Nn. cardiaci thoracici* für das Herz und die *Rr. pulmonales thoracici* für die Lunge. Aus den Ganglien 5 bis 9 bzw. 9 bis 11 ziehen 2 größere Eingeweidenerven, der *N. splanchnicus major* und *minor*, durch die Pars lumbalis des Zwerchfells zu den prävertebralen Ganglien des Bauchraums (Abb. 148, 160).

4.3.7 Interkavale Anastomosen
(Abb. 162, 163)

Zwischen dem Stromgebiet der oberen und unteren Hohlvene findet man in der vorderen und hinteren Rumpfwand Venenverbindungen.

In der vorderen Rumpfwand anastomosieren Hautvenen und Venen der Rektusscheide. Außerdem kommunizieren die oberflächlichen und tiefen Venen miteinander (Abb. 162, 163).
- Die *Vv. thoracoepigastricae* und *V. thoracica lateralis* (Hautvenen) münden in die V.

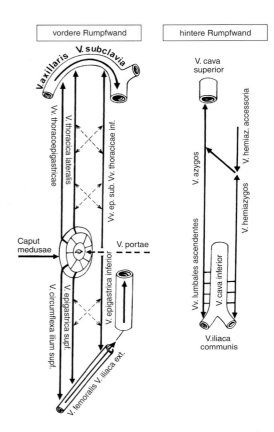

Abb. 163 Schema der interkavalen Anastomosen.

axillaris (Stromgebiet der oberen Hohlvene) und kommunizieren mit
- der *V. epigastrica superficialis* und *V. circumflexa ilium superficialis* (Hautvenen), die beide in die V. femoralis münden (Stromgebiet der V. cava inferior).

Besonders zahlreich sind die Kommunikationen in der Umgebung des Bauchnabels. Durch die *Vv. paraumbilicales* bestehen auch Verbindungen zur Pfortader (portokavale Anastomosen, Abb. 188), die bei Stauungen im Pfortaderkreislauf an der vorderen Bauchwand das Bild des „Medusenhaupts" zeichnen.

Die tiefen Anastomosen liegen an der hinteren Fläche des M. rectus abdominis.
- Die *Vv. epigastricae superiores* fließen über die *Vv. thoracicae internae* in die V.

4.3 Mittelfell, Mediastinum

subclavia (Stromgebiet der oberen Hohlvene) und kommunizieren mit
- der *V. epigastrica inferior,* häufig auch mit der *V. circumflexa ilium profunda,* die beide in die V. iliaca externa münden (Stromgebiet der unteren Hohlvene).

In der hinteren Rumpfwand (Abb. 162, 163) laufen
- die *V. azygos* und *V. hemiazygos* nach oben und münden in die V. cava superior. Beide Venen nehmen die Vv. intercostales posteriores auf und stehen durch den interkostalen Venenring mit den Vv. thoracicae internae in Verbindung. Sie kommunizieren mit
- der *V. lumbalis ascendens (dextra und sinistra),* die unten in die V. iliaca communis oder über die *Vv. lumbales* in die V. cava inferior fließen.
- Die *Plexus venosi vertebrales externi* und *interni* bilden entlang der Wirbelsäule eine Anastomosenkette zwischen oberer und unterer Hohlvene.

Bei Thrombosierungen der unteren Hohlvene können die interkostalen Anastomosen als **Kollateralkreislauf** dienen.

Fragen zum Selbststudium

1. Welche Organe liegen im hinteren Mediastinum? 211, 212
2. Erklären Sie die Lagebeziehungen der Speiseröhre zur Brustwirbelsäule. 211, 212
3. Wie lang ist die Speiseröhre? 211
4. Weshalb können Perikardergüsse Schluckbeschwerden auslösen? 212
5. Wo liegen die Ösophagusengen? 212
6. An welcher Enge können Traktionsdivertikel auftreten? 213
7. Welche Nerven bilden den Plexus oesophageus? 213
8. Welchen wichtigen Parallelkreislauf können die Ösophagusvenen bei Stauungen im Pfortaderkreislauf bilden? 213
9. Beschreiben Sie die Lage der mediastinalen Lymphknoten. 214
10. Erklären Sie die unterschiedlichen Verläufe des rechten und linken Truncus vagalis. 213
11. Wo liegt der Hiatus aorticus des Zwerchfells? 184, 212
12. Wo beginnt und wo mündet der Ductus thoracicus? 214
13. Nennen Sie Ursprünge und Zuflüsse der V. azygos und V. hemiazygos. 215
14. Wo liegen die Ganglien des Brustsympathikus und welches sind ihre Versorgungsbereiche? 216
15. Beschreiben Sie die interkavalen Anastomosen in der vorderen und hinteren Rumpfwand. 215, 216

5 Bauch, Abdomen

5.1	**Bauchwände und Bauchregionen**	220		
5.1.1	Vordere Bauchwand	222		
	Oberflächliche Schicht der vorderen Bauchwand	222		
	Mittlere Schicht, Bauchdecken	222		
	Tiefe Schicht der vorderen Bauchwand	224		
	Leitungsbahnen der vorderen Bauchwand	225		
5.1.2	Hintere, obere und untere Bauchwand	226		
5.1.3	Leistenregion, Regio inguinalis	227		
	Lacuna musculorum und vasorum	229		
	Hüllen des Samenstrangs und des Hodens, Tunicae funiculi spermatici et testis	230		
5.1.4	Bruchpforten	231		
Fragen		232		

5.2 Bauchhöhle, Cavitas abdominalis ... 233
- 5.2.1 Bauchfell, Peritoneum ... 233
  - Bauchfellduplikaturen im Oberbauch ... 234
  - Netzbeutel, Bursa omentalis ... 235
  - Aufhängebänder, Bauchfellfalten und Bauchfelltaschen ... 236
- **Fragen** ... 239

5.3 Organe des Oberbauchs ... 240
- 5.3.1 Magen, Gaster ... 241
- 5.3.2 Zwölffingerdarm, Duodenum ... 244
- 5.3.3 Bauchspeicheldrüse, Pancreas ... 245
- 5.3.4 Milz, Splen ... 246
- 5.3.5 Leber, Hepar ... 247
- 5.3.6 Gallenblase und extrahepatische Gallenwege ... 251
- 5.3.7 Nervengeflecht des Oberbauchs, Plexus coeliacus ... 252
- 5.3.8 Arterien des Oberbauchs, Truncus coeliacus ... 253
- 5.3.9 Pfortader und portokavale Anastomosen ... 254
- **Fragen** ... 255

5.4 Organe des Unterbauchs ... 256
- 5.4.1 Jejunum und Ileum ... 257
- 5.4.2 Dickdarm, Intestinum crassum ... 258
  - Blinddarm und Wurmfortsatz ... 258
  - Kolonabschnitte ... 259
- 5.4.3 Nervengeflechte des Unterbauchs ... 260
- 5.4.4 Mesenterialgefäße ... 260
- **Fragen** ... 262

5.5 Retroperitonealraum, Spatium retroperitoneale ... 263
- 5.5.1 Niere, Ren ... 263
- 5.5.2 Harnleiter, Ureter ... 267
- 5.5.3 Nebenniere, Gl. suprarenalis ... 268
- 5.5.4 Bauchteil des autonomen Nervensystems ... 269
- 5.5.5 Bauchaorta, Pars abdominalis aortae ... 270
- 5.5.6 Untere Hohlvene, V. cava inferior ... 270
- 5.5.7 Lymphbahnen des Retroperitonealraums ... 272
- **Fragen** ... 272

Praxis Fall   *Praxis Fall*

Ein 62-jähriger Informatiker, der seit zwei Jahren an einer gutartigen Prostatavergrößerung (Prostata-Hyperplasie) mit Beeinträchtigung der Miktion leidet, bemerkt, nachdem er nachmittags ein größeres Gartenstück umgegraben hat, dass sich oberhalb der rechten Skrotalhälfte bei der Miktion die Haut etwas vorwölbt. Er hat ein unangenehmes **Druckgefühl an der rechten Leiste** und verspürt dort beim Gehen und besonders beim Treppensteigen und Husten ziehende Schmerzen. Bei der klinischen Untersuchung stellt der Arzt keine wesentlichen krankhaften Befunde fest; auch das

Scrotum ist beim liegenden Patienten unauffällig. Er bittet daher den Patienten sich hinzustellen, tastet selber sitzend das Scrotum aus und versucht dem Samenstrang nach proximal zu palpieren. Er bittet den Patienten zu pressen und tastet kranial-medial vom Samenstrang kommend eine taubeneigroße rundliche, teigig-weiche Vorwölbung, die verschieblich ist, die für eine **direkte Leistenhernie** spricht. Er empfiehlt eine minimal-invasive endoskopische Leistenhernien-Operation, für die am örtlichen Krankenhaus ein Spezialist tätig ist.

Die Operation wird durchgeführt, und der Patient wird bereits einen Tag später frühmobilisiert. Am Abend des folgenden Tages bekommt er jedoch massive Bauchschmerzen, der Bauch ist gebläht, die Bauchdecken zeigen eine extreme Abwehrspannung, es kommen Zeichen der Darmlähmung und hohes Fieber mit Erbrechen hinzu und der Patient gerät in einen Schockzustand. Er wird in die nahe gelegene Universitätsklinik gebracht, wo sich bei einer Nachoperation herausstellt, dass bei dem minimal-invasiven Eingriff eine Darmschlinge verletzt wurde, die zu einer allgemeinen **diffusen Bauchfellentzündung** (**Peritonitis**) geführt hat. Es erfolgt eine Resektion des betroffenen Darmabschnitts mit Anlage einer Dünndarm-Anastomose sowie Spülung der Bauchhöhle. Trotz intensivmedizinischer und massiver systemischer und lokaler Antibiotika-Behandlung wird der Patient komatös und verstirbt sieben Wochen später im Koma an einem Multiorganversagen.

Der Bauch liegt zwischen Brustkorb und Becken; seine knöcherne Grundlage ist die Lendenwirbelsäule. Die äußere Begrenzung fällt oben mit der unteren Brustgrenze zusammen; dorsal erfolgt sie durch die verlängerte Skapularlinie zum Rücken und unten durch den Darmbeinkamm, die Leistenfurche und den oberen Rand der Symphyse zur unteren Extremität. Diese Grenzen decken sich jedoch nicht mit der Ausdehnung der Bauchhöhle. Letztere reicht oben bis zum Zwerchfell, das sich in den Brustkorb erhebt (Abb. 136, 141, 149), und unten bis an die Grenze des kleinen Beckens.

Die Form des Bauchs ist abhängig vom Geschlecht, vom Alter, von der Konstitution, vom Ernährungszustand u. a. m. Während die männliche Bauchform mit einer Walze verglichen werden kann, verbreitert sich der Bauch der Frau unten durch das stärker ausladende Becken und wölbt sich bei Kleinkindern durch die relativ große Leber über das Becken vor.

5.1 Bauchwände und Bauchregionen
(Abb. 164)

Die Bauchhöhle wird von einer vorderen und hinteren sowie einer oberen und unteren Wand eingeschlossen. Topographisch unterteilt man die vordere Bauchwand in 9 Felder. Die Aufteilung erfolgt durch 2 horizontale Linien, die durch den unteren Rand der Rippenbögen und die beiden Darmbeinkämme gelegt werden, sowie durch 2 vertikale Linien, die dem seitlichen Rektusrand folgen (Abb. 164).

Weitere Orientierungshilfen sind 5 Querebenen,
- das *Planum transpyloricum* durch den Halbierungspunkt der Strecke zwischen Symphysenoberkante und oberem Rand des Manubrium sterni,
- das *Planum subcostale* durch die Unterkante des 10. Rippenknorpels,
- das *Planum supracristale* durch den höchsten Punkt der Crista iliaca, etwa in Höhe des 4. Lendenwirbeldornfortsatzes,
- das *Planum intertuberculare* durch die Tubercula iliaca und
- das *Planum interspinale* durch die Spinae iliacae anteriores superiores.

Bei mageren Personen erkennt man oben die Rippenbögen und darunter die Magengrube. Unten fühlt man den Darmbeinkamm, *Crista iliaca*, der ventral mit der *Spina iliaca anterior superior* endet. In der Leistenfurche liegt das Leistenband und medial der obere Rand des Schambeins.

5.1 Bauchwände und Bauchregionen

In der Mitte der Bauchwand befindet sich der Bauchnabel, *Umbilicus,* dessen Lage jedoch sehr variieren kann. Normalerweise projiziert er sich auf den 3. oder 4. Lendenwirbel. Da dem Nabel die Subcutis fehlt, ist die Haut in seiner Umgebung zur Nabelgrube eingezogen. Zu beiden Seiten der Medianfurche erhebt sich der Wulst des geraden Bauchmuskels, an dem man bei muskelstarken Männern Querfurchen erkennen kann, die den Zwischensehnen, *Intersectiones tendineae,* entsprechen.

Die ineinander greifenden Ursprungszacken des *M. serratus anterior* und *M. obliquus externus abdominis* liegen auf jeder Seite in einer schrägen Linie (Gerdy-Linie).

Über der Symphyse erhebt sich der Schamberg, *Mons pubis,* dessen Behaarung als sekundäres Geschlechtsmerkmal gilt.

Beim Mann ist die Behaarung zum Nabel spitz ausgezogen, bei der Frau bedeckt sie nur den Schamberg und endet oben in einer horizontalen Linie.

Durch Überdehnungen der Haut bei Fettleibigkeit, Geschwülsten, Schwangerschaften u. a. m. können besonders im unteren Teil der Bauchhaut weiße oder rote Streifen auftreten (**Striae cutis distensae**).

Eine klinisch häufig angewendete Einteilung der abdominalen Oberfläche wird durch ein Fadenkreuz mit dem Kreuzungspunkt im Bauchnabel vorgenommen. Danach gibt es 4 Quadranten, oben, unten rechts und links. Im unteren rechten Quadranten liegen 2 traditionelle Projektionspunkte, der *McBurney-Punkt* und der *Lanz-Punkt* (Abb.165).

Der McBurney-Punkt liegt etwa in der Mitte einer Verbindungslinie zwischen Nabel und der rechten Spina iliaca anterior superior. Er kennzeichnet die Stelle, an welcher der Dünndarm in den Dickdarm mündet, *Valva ileocaecalis,* und dicht darunter den Abgang des Wurmfortsatzes, *Proc. vermiformis,* vom Dickdarm.

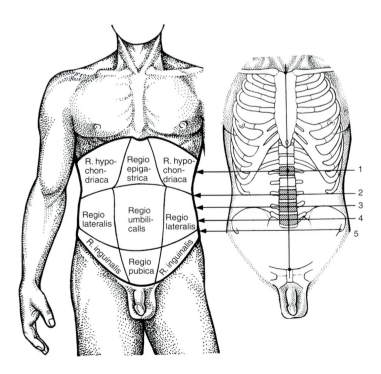

Abb. 164 Regionen der Bauchwand (links) und Orientierungsebenen am Rumpf (rechts).
1 Planum subcostale,
2 Planum transpyloricum,
3 Planum supracristale,
4 Planum intertuberculare,
5 Planum interspinale.

Bauch, Abdomen

Der Lanz-Punkt liegt im rechten Drittelpunkt einer Verbindungslinie zwischen den Spinae iliacae anteriores superiores, er orientiert über das Ende des *Proc. vermiformis,* wenn sich dieser nach unten fortsetzt.

Angesichts zahlreicher Variationsmöglichkeiten haben beide Projektionspunkte nur begrenzten Wert (Abb. 189, 192).

5.1.1 Vordere Bauchwand

Vordere und seitliche Bauchwand gliedern sich in 3 Schichten.
- Die *oberflächliche Schicht* besteht aus der Haut und Subcutis,
- die *mittlere Schicht* aus den Bauchmuskeln und ihren Aponeurosen,
- die *tiefe Schicht* aus der Fascia transversalis, dem subperitonealen Bindegewebe und dem Bauchfell.

Oberflächliche Schicht der vorderen Bauchwand
(Abb. 131, 132)

Die Haut ist weich und mit Ausnahme des Nabels auf ihrer Unterlage leicht verschieblich. Unter der Haut liegt meist ein dicker Fettmantel, *Panniculus adiposus,* besonders im kaudalen Teil der Bauchwand. Der Fettmantel ist durch bindegewebige Septen unterteilt, die mit der oberflächlichen Muskelfaszie in Verbindung stehen. Unterhalb des Nabels ziehen Bindegewebszüge von der Linea alba als *Lig. fundiforme penis* zur Peniswurzel, die sie schlingenartig umfassen (Abb. 166).

Mittlere Schicht, Bauchdecken
(Abb. 166, 167, 171)

Die Bauchdecken füllen den Knochenrahmen zwischen Brustkorb und Symphyse aus. Sie werden von einer oberflächlichen Faszie bekleidet, die sich oben in die Fascia pectoralis fortsetzt.

Das Muskelgefüge wird von schrägen, queren und vertikalen Faserzügen gebildet, die sich in einem zentralen Sehnenfeld verflechten (Abb.166).

Die Muskeln beugen und drehen den Rumpf. Bei gleichzeitiger Anspannung der Muskeln des Beckenbodens und des Zwerchfells erhöhen die Bauchdeckenmuskeln den intraabdominellen Druck auf die Baucheingeweide (**Bauchpresse**), am wirksamsten nach Einatmung und unter Stimmritzenschluss. Die Bauchpresse ist wirksam bei Stuhl- und Harnentleerungen, beim Tragen schwerer Lasten sowie unter der Geburt während der Austreibungsperiode (Presswehen).

Die Aponeurosen der Bauchmuskeln bilden die Rektusscheide und verbinden sich in der Medianlinie zur *Linea alba,* die vom Schwertfortsatz bis zur Symphyse verläuft. In die Linea alba ist der Nabel mittels eines scharfrandigen Faserrings, *Anulus umbilicalis,* eingelassen.

Die Bauchdecken bestehen aus 4 Muskeln,
- dem äußeren schrägen *M. obliquus externus abdominis,* „Externus"
- dem inneren schrägen *M. obliquus internus abdominis,* „Internus"
- dem queren *M. transversus abdominis,* „Transversus"
- dem geraden Bauchmuskel, *M. rectus abdominis,* „Rectus".

1. Der *M. obliquus externus abdominis* entspringt von den Rippen 5 bis 12 und zieht nach unten vorn (in der Richtung, wie

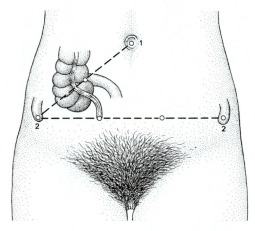

Abb. 165 **Druckpunkte zur Lagebestimmung der Appendix vermiformis** auf der vorderen Bauchseite (Erklärung im Text).

5.1 Bauchwände und Bauchregionen

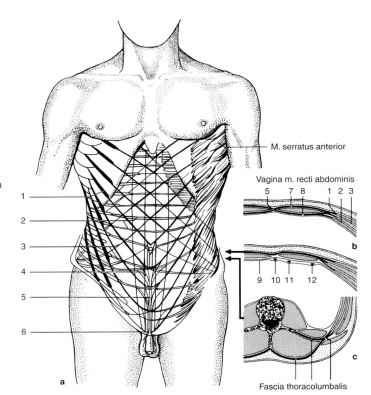

Abb. 166 Bauchwand.
a Verspannungsgefüge der Bauchwand.
b Horizontalschnitt durch die Rektusscheide oberhalb und unterhalb des Nabels.
c Horizontalschnitt durch die Fascia thoracolumbalis.

1 M. obliquus externus abdominis,
2 M. transversus abdominis,
3 M. obliquus internus abdominis,
4 M. rectus abdominis,
5 Linea alba,
6 Lig. fundiforme penis,
7 Lamina anterior,
8 Lamina posterior,
9 Fascia transversalis,
10 Plica umbilicalis mediana,
11 Plica umbilicalis medialis,
12 Plica umhibicalis lateralis.

man die Hand in die Hosentasche steckt) zum Darmbeinkamm. Seitlich von der Rektusscheide geht er in eine breite Aponeurose über.

2. Der *M. obliquus internus abdominis* liegt unter dem obigen und zieht vom Darmbeinkamm, Leistenband und von der Fascia thoracolumbalis zum Rippenbogen. Medial setzt er sich in einer breiten Aponeurose fort. Von seinen unteren Fasern spaltet sich der *M. cremaster* ab, der den Samenstrang in den Hodensack begleitet (Abb. 171, 172).

3. Der *M. transversus abdominis* liegt am tiefsten. Er entspringt von der Innenfläche des Rippenbogens, der Fascia thoracolumbalis, vom Darmbeinkamm und Leistenband und inseriert an der Rektusscheide.

4. Der *M. rectus abdominis* zieht vom Brustbein und von den Rippenknorpeln 5 bis 7 in der Rektusscheide zum Schambein und zur Symphyse. Durch 3 bis 4 Zwischensehnen, *Intersectiones tendineae*, wird er unterteilt (Abb. 167). Die Zwischensehnen, von denen eine in Höhe des Nabels und die anderen darüber liegen, sind mit dem vorderen Blatt der Rektusscheide verwachsen, mit dem hinteren dagegen nicht. Abszesse oder Hämatome können sich daher hinter dem Rektus ungehindert ausbreiten.

5. Der *M. pyramidalis* liegt als kleiner Muskel über der Symphyse hinter dem vorderen Blatt der Rektusscheide.

Die Rektusscheide, *Vagina m. recti abdominis,* (Abb. 166, 167) liegt im zentralen Sehnenfeld der Bauchwand. Sie gibt dem M. rectus abdominis eine Führung und besteht aus einem vorderen und hinteren Blatt.

■ Oberhalb der Linea arcuata wird ihr vorderes Blatt von der Aponeurose des „Externus" und zur Hälfte von der des „Internus" gebildet. Das hintere Blatt der

Bauch, Abdomen

Rektusscheide besteht aus der Aponeurose des „Transversus" und der anderen Hälfte der Internusaponeurose.
- Unterhalb des Nabels endet das hintere Blatt der Rektusscheide an der *Linea arcuata* (Douglas). Von hier an erfolgt die hintere Einscheidung des M. rectus abdominis durch die *Fascia transversalis* und das *Peritoneum*. Im vorderen Blatt vereinigen sich die Aponeurosen aller 3 Bauchmuskeln miteinander.

Außer dem M. rectus abdominis befinden sich in der Rektusscheide der M. pyramidalis, die Vasa epigastrica superiora und inferiora sowie die Interkostalnerven 5 bis 11 und der N. subcostalis mit den entsprechenden Gefäßen.

Akute Erkrankungen der Bauchorgane oder Bauchfellentzündungen (**Peritonitis**) gehen häufig mit reflektorisch auftretenden bretthartn Spannungen der Bauchdecke einher oder sind durch Einziehung derselben gekennzeichnet (**Kahnbauch**).

Tiefe Schicht der vorderen Bauchwand
(Abb. 167, 168)

Zwischen den Bauchmuskeln und dem Bauchfell liegt als Bindegewebsschicht die *Fascia transversalis*. In der Mittellinie ist sie mit der Linea alba und unten mit dem Leistenband verwachsen. Im Bereich des Leistenkanals bildet sie einen Faserring, den *Anulus inguinalis profundus*.

Das Innenrelief der vorderen Bauchwand wird unterhalb des Nabels von 5 Peritonealfalten geprägt (Abb. 168).
- Die *Plica umbilicalis mediana* verbindet die Harnblase mit dem Nabel; in ihr liegt der obliterierte Urachus.
- Die *Plica umbilicalis medialis* flankiert beiderseits die obige; sie zieht ebenfalls

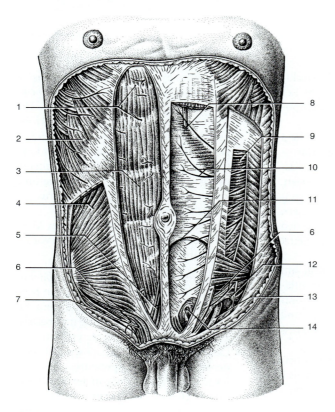

Abb. 167 Muskeln (z. T. gefenstert) und Nerven der vorderen Bauchwand.
 1 Intersectiones tendineae,
 2 M. obliquus externus abdominis,
 3 M. rectus abdominis,
 4 M. obliquus internus abdominis,
 5 M. pyramidalis,
 6 N. iliohypogastricus und
   N. ilioinguinalis,
 7 M. cremaster,
 8 A. epigastrica superior,
 9 M. transversus abdominis,
10 Nn. Intercostales,
11 Linea arcuata,
12 Anulus inguinalis profundus,
13 Funiculus spermaticus,
14 A. epigastrica inferior.

5.1 Bauchwände und Bauchregionen

zum Nabel und enthält die rückgebildete Nabelarterie.
- Die *Plica umbilicalis lateralis* verläuft auf jeder Seite weiter lateral und führt die A. und V. epigastrica inferior.

Sofern die Rückbildung (Obliteration) der embryonalen Verbindung zwischen Harnblase und Bauchnabel durch den Urachus ausbleibt, entsteht eine Harnblasen-Nabel-Fistel (**Urachusfistel**).

Die Vasa epigastrica inferiora sind eine wichtige topographische **Orientierungsmarke für die Einteilung der Inguinalhernien**, bei direkten Leistenbrüchen liegen die Gefäße lateral, bei indirekten medial vom Bruchsack.

Punktionen der Bauchhöhle (bei Aszites) werden etwa 5 cm seitlich von der Mittellinie in Höhe der linken Spina iliaca anterior superior oder in der Mittellinie unterhalb des Nabels vorgenommen.

Vertiefungen zwischen den Bauchfellfalten sind
- die *Fossa supravesicalis* über der Harnblase,
- die *Fossa inguinalis medialis* zwischen Plica umbilicalis medialis und lateralis gegenüber dem äußeren Leistenring und
- die *Fossa inguinalis lateralis* seitlich von der Plica umbilicalis lateralis. Letztere entspricht der Lage des inneren Leistenrings.

Leitungsbahnen der vorderen Bauchwand
(Abb. 131, 139, 167)

Nerven. Der größte Teil der Bauchwand wird von den 6 unteren *Nn. intercostales* (*Nn. thoracici, Rr. anteriores*) innerviert, wobei der letzte der N. subcostalis ist. Die Nerven ziehen unter den Rippenbögen zur Bauchwand, versorgen den M. obliquus externus und den M. rectus abdominis. Sie treten in einer lateralen und medialen Reihe unter die Haut. Der *N. iliohypogastricus* und *N. ilioinguinalis* (aus dem Plexus lumbalis, Abb. 169) schließen sich den Interkostalnerven an. Sie verlaufen zwischen M. obliquus internus und M. transversus abdominis, die sie auch innervieren und entsenden sensible Äste zur unteren Bauchhaut.

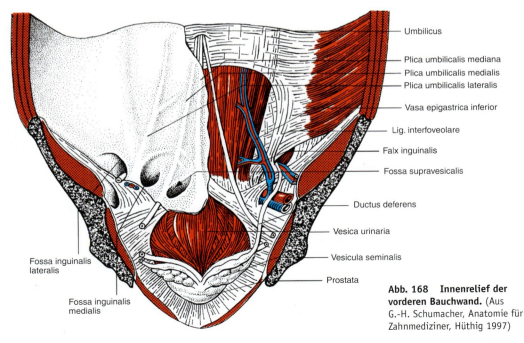

Abb. 168 Innenrelief der vorderen Bauchwand. (Aus G.-H. Schumacher, Anatomie für Zahnmediziner, Hüthig 1997)

Da der N. ilioinguinalis verschiedene Muskelschichten durchsetzt, ist er für mechanische Überbeanspruchung anfällig, z. B. Leistenzerrungen (**Ilioinguinalis-Syndrom**).

Die Arterien der oberflächlichen und mittleren Schicht sind
- die *Aa. intercostales posteriores* (6 bis 11) und die *A. subcostalis* (12. Interkostalarterie) aus der Brustaorta sowie
- die *A. epigastrica superficialis,*
- die *A. circumflexa ilium superficialis,*
- die *Aa. pudendae externae* (alle aus der A. femoralis).

Die tiefe Schicht erhält Zuflüsse von
- den 4 *Aa. lumbales* aus der Bauchaorta,
- der *A. epigastrica superior* (Endast der A. thoracica int.),
- der *A. epigastrica inferior* aus der A. iliaca externa,
- der *A. circumflexa ilium profunda* aus der A. iliaca externa und
- der *A. iliolumbalis* aus der A. iliaca interna versorgt.

Die A. epigastrica superior anastomosiert mit der A. epigastrica inferior an der Dorsalseite des M. rectus abdominis. Diese Anastomose bildet einen wichtigen Kollateralkreislauf zur Aorta, der bei angeborener Verengung oder Atresie des Isthmus aortae (Aortenisthmusstenose) lebensnotwendig ist.

Die Venen (Abb. 162) leiten ihr Blut in die obere und untere Hohlvene (interkavale Anastomosen, Abb. 162, 163).

Die Lymphgefäße bilden ein oberflächliches und tiefes Netz. Oberhalb des Nabels ziehen sie zu den Nll. axillares und Nll. parasternales, unten zu den Nll. inguinales superficiales und Nll. iliaci. Aus der seitlichen Bauchwand wird die Lymphe in die Nll. lumbales abgeleitet (Abb. 198).

5.1.2 Hintere, obere und untere Bauchwand
(Abb. 169)

Die hintere Bauchwand (Abb. 169) wird in der Mitte von der Lendenwirbelsäule gebildet. Von ihr entspringt die Pars lumbalis des Zwerchfells und der *M. psoas major* (*M. psoas minor* in 30%), weiter seitlich liegt der *M. quadratus lumborum*.

1. Der *M. psoas major* zieht von der unteren Brust- und Lendenwirbelsäule abwärts und vereinigt sich im großen Becken mit dem *M. iliacus*, der von der Darmbeinschaufel entspringt, zum *M. iliopsoas* (vorderer Hüftmuskel). Dieser tritt durch die Lacuna musculorum und inseriert am Trochanter minor des Femur.
2. Der *M. quadratus lumborum* verspannt den Raum zwischen der letzten Rippe und dem Darmbeinkamm.

Psoasabszesse, die z. B. von intraabdominellen Infektionen oder von der Wirbelsäule (meist tuberkulöse Senkungsabszesse) ausgehen, können in der Psoasloge abwärts gleiten, unterhalb des Leistenbandes in die Adduktorenloge des Oberschenkels gelangen, und bis zum Knie absinken. Im Röntgenbild erscheint der Psoas als verbreiterter unscharfer Schatten, genauere Diagnostik ist mittels Computertomographie möglich.

Hinweiszeichen auf eine Appendizitis, besonders bei retrozäkaler Lage des Wurmfortsatzes gibt der „**Psoastest**". Hochheben des rechten gestreckten Beins bereitet Schmerzen, die durch gleichzeitigen Druck der flachen Hand auf den linken Unterbauch gesteigert werden.

Der Plexus lumbalis (aus L_1 bis L_4) (Abb. 169, 255) liegt zwischen dem oberflächlichen und tiefen Teil des M. psoas major. Mit kurzen Zweigen innerviert er den M. psoas major, M. psoas minor und den M. quadratus lumborum. Außerdem entlässt er 6 lange Nerven.
1. Der *N. iliohypogastricus* (Th_{12}, L_1) zieht hinter den Nieren zwischen M. obliquus internus abdominis und M. transversus abdominis nach vorn unten.
2. Der *N. ilioinguinalis* (L_1) läuft unterhalb und parallel zum vorher genannten und tritt mit seinem Endast durch den äußeren Leistenring.
3. Der *N. genitofemoralis* (L_1, L_2) durchbricht den M. psoas major und zieht an dessen Vorderfläche abwärts. Sein *R. genitalis* zieht durch den Leistenkanal und sein *R. femoralis* durch die Lacuna vasorum.

5.1 Bauchwände und Bauchregionen

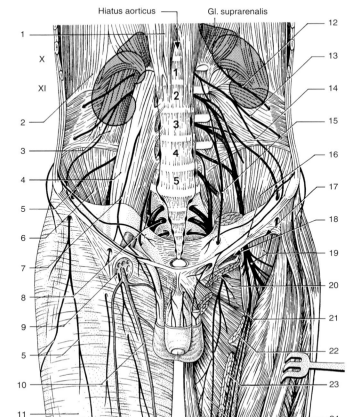

Abb. 169 Hintere Bauchwand mit Plexus lumbalis.
1 Diaphragma, Pars lumbalis,
2 Pars costalis,
3 M. quadratus lumborum,
4 M. psoas major,
5 N. cutaneus femoris lateralis,
6 M. iliacus,
7 N. genitofemoralis,
8 Plexus sacralis,
9 Hiatus saphenuss,
10 V. saphena magna,
11 Fascia lata,
12 N. subcostalis,
13 N. iliohypogastricus,
14 N. ilioinguinalis,
15 N. obturatorius,
16 Lig. Inguinale,
17 Lacuna musculorum,
18 Lacuna vasorum,
19 M. iliopsoas, N. femoralis,
20 M. pectineus,
21 M. obturatorius externus,
22 M. adductor brevis,
23 M. adductor longus,
24 M. adductor magnus.

4. Der *N. cutaneus femoris lateralis* (L_2, L_3) läuft am seitlichen Rand des M. psoas major zur Spina iliaca anterior superior und tritt durch die Lacuna musculorum zum Oberschenkel.

5. Der *N. femoralis* (L_1 bis L_2) zieht zwischen M. psoas major und M. ilicus zur Lacuna musculorum und durch diese zum Oberschenkel.

6. Der *N. obturatorius* (L_1 bis L_4) läuft an der medialen Seite des M. psoas major und seitlich vom Ureter abwärts und durch den Canalis obturatorius zu medialen Seite des Oberschenkels.

Die obere Bauchwand wird vom Zwerchfell gebildet, **die untere Bauchwand** entspricht dem Beckenboden.

Da das Becken mit seinen Organen im Kapitel 6 abgehandelt wird, soll in diesem Kapitel als untere Grenze des Bauchraums die Beckeneingangsebene angenommen werden (Abb. 211).

5.1.3 Leistenregion, Regio inguinalis
(Abb. 168, 170 bis 172)

Die Leistenregion liegt im Winkel zwischen Leistenband und M. rectus abdominis. Sie enthält den Leistenkanal, *Canalis inguinalis*, durch den der Hoden im 7. Fetalmonat vom Bauchraum in den Hodensack gleitet (Descensus testis).

Bauch, Abdomen

Die Samenzellbildung (Spermatogenese) erfolgt nur bei ca. 37 °C, d. h. etwas unter der Körpertemperatur. Eine Hodenretention in der Bauchhöhle (**Kryptorchismus**) oder im Leistenkanal (**Pseudokryptorchismus**) hat temperaturbedingt zur Folge, dass die Samenzellbildung nach der Pubertät unterbleibt. Das Vorhandensein des Hodens im Scrotum bei Neugeborenen gilt als ein Reifezeichen.

Der Eierstock unterliegt ebenfalls einem Abstieg (Descensus ovarii), jedoch bleibt das Ovar im Becken liegen, obgleich der Leistenkanal angelegt ist.

Durch den Leistenkanal zieht beim Mann der Samenstrang, *Funiculus spermaticus,* und bei der Frau das runde Mutterband, *Lig. teres uteri.* Letzteres verbindet die Gebärmutter mit den großen Schamlippen und enthält Gefäße (Abb. 227). Die Lymphgefäße können als Metastasenwege für Entzündungen und Tumoren dienen.

Der Leistenkanal (Abb. 170 bis 172) tritt in schräger Richtung von oben hinten nach unten vorn in einer Länge von 4 bis 6 cm durch die Bauchwand. Er beginnt in der Fossa inguinalis lateralis mit dem inneren Leistenring, *Anulus inguinalis profundus,* der etwa über der Mitte des Leistenbands liegt, und endet am äußeren Leistenring, *Anulus inguinalis superficialis,* oberhalb des Tuber-

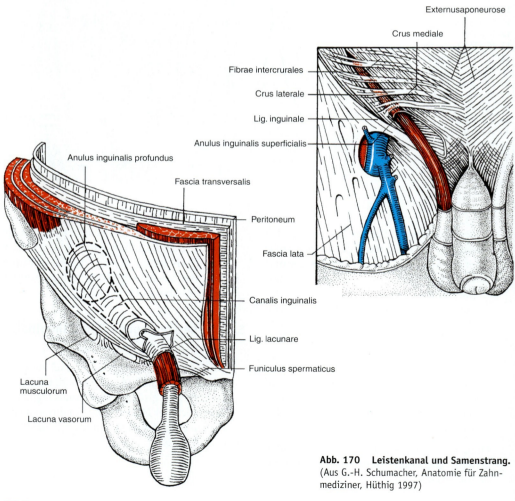

Abb. 170 Leistenkanal und Samenstrang. (Aus G.-H. Schumacher, Anatomie für Zahnmediziner, Hüthig 1997)

5.1 Bauchwände und Bauchregionen

culum pubicum. Die schräge Verlaufsrichtung des Leistenkanals erschwert das Entstehen von Leistenbrüchen.

Der Leistenkanal besitzt 4 Wände (Abb. 170, 171):

Die obere Wand wird vom unteren Rand des *M. obliquus internus abdominis* und *M. transversus abdominis* gebildet. Beide Muskeln dienen zur Deckung von Defekten bei Leistenbruchoperationen.

Die vordere Wand ist die *Aponeurose des M. obliquus externus abdominis*. Am äußeren Leistenring spaltet sie sich in ein *Crus mediale* und *Crus laterale*. Beide Schenkel werden oben durch die *Fibrae intercrurales* und unten durch das *Lig. reflexum* (Colles) verbunden.

Die hintere Wand besteht aus der *Fascia transversalis* und dem *Peritoneum parietale*. Sie wird medial durch Fasern der Transversusaponeurose, *Falx inguinalis*, verstärkt, die bogenförmig in das Lig. pectinale am Pecten ossis pubis einstrahlen, und hinter dem Leistenkanal durch einen Streifen der Fascia transversalis, *Lig. interfoveolare* (Hesselbach).

Die untere Wand wird vom Leistenband, *Lig. inguinale* (Poupart), gebildet, das von der Spina iliaca anterior superior zum Tuberculum pubicum zieht. Das Leistenband entsteht aus der Verflechtung des unteren Rands der Externusaponeurose, der Fascia lata und der Fascia transversalis.

Lacuna musculorum und vasorum
(Abb. 170, 171, 257)

Unterhalb des Leistenbands liegen 2 Fächer, die *Lacuna vasorum* und *Lacuna musculorum*. Sie werden unten vom Beckenknochen begrenzt und durch den *Arcus iliopectineus*, einen Verstärkungszug der *Fascia iliaca*, separiert.

Die Lacuna vasorum liegt medial. Zum Tuberculum pubicum bildet sie einen spitzen Winkel, der durch das *Lig. lacunare* (Gimbernat) abgerundet wird. Sie dient A., V. femoralis, Lymphgefäße und R. femoralis des N. genitofemoralis zum Durchtritt. Die Abdichtung erfolgt durch ein *Septum femorale* (Cloquet).

Abb. 171 Wände des Leistenkanals und Topographie der Lacunae.
1 Linea alba,
2 Aponeurose des M. obliquus externus abdominis,
3 Crus mediale,
4 Crus laterale,
5 Fibrae intercrurales,
6 Lacuna musculorum,
7 Arcus iliopectineus,
8 Lig. inguinale,
9 Lacuna vasorum,
10 Pecten ossis pubis,
11 Lig. lacunare,
12 Lig. reflexum,
13 Lig. fundiforme penis,
14 Funiculus spermaticus,
15 Faszie am Boden des Trigonum femorale,
16 M. obliquus externus abdominis,
17 M. obliquus internus abdominis,
18 M. transversus abdominis,
19 Fascia transversalis,
20 M. cremaster,
21 A., V. femoralis,
22 N. femoralis,
23 Anulus inguinalis superficialis,
24 Fascia lata.

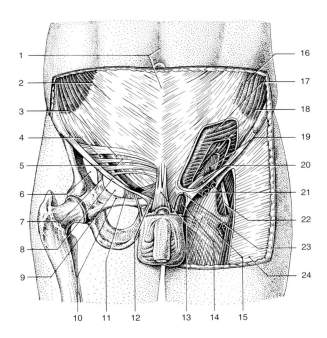

Bauch, Abdomen

Die **Lacuna musculorum** liegt lateral. Durch sie treten der M. iliopsoas, N. femoralis und N. cutaneus femoris lateralis.

Hüllen des Samenstrangs und des Hodens, Tunicae funiculi spermatici et testis
(Abb. 172)

Bei der Hodenwanderung werden die Schichten der Bauchwand nach Art eines Gleitbruchs mitgenommen und vorgestülpt. Daher findet man am Samenstrang und Hoden alle Teile der Bauchwand.
- Die *Tunica vaginalis testis* ist ein Rest des Bauchfells, das sich als *Proc. vaginalis peritonei* mit dem Hoden ausstülpt.
- Die *Fascia spermatica interna* ist eine Ausbuchtung der Fascia transversalis. Sie scheidet Hoden und Nebenhoden sowie den Ductus deferens mit den ihn begleitenden Nerven und Gefäßen ein.
- Der *M. cremaster* ist eine Abspaltung von M. transversus abdominis und M. obliquus internus abdominis und
- die *Fascia spermatica externa* ist die Fortsetzung der Aponeurose des M, obliquus externus abdominis bzw. der Fibrae intercrurales.
- Die *Tunica dartos* entspricht der Subcutis der Bauchwand.

Der Proc. vaginalis peritonei obliteriert bei der Frau ganz und beim Mann im Bereich des Leistenkanals. Unterbleibt die Rückbildung, dann entsteht der „natürliche" Weg für **angeborene Leistenhernien** bei der Frau durch ein *Diverticulum* (Nuck). Beim Mann kann es zur Flüssigkeitsansammlung am Samenstrang (Hydrocele funiculi) oder in der Tunica vaginalis testis (Wasserbruch oder Hydrocele testis) kommen.

Der Samenstrang, *Funiculus spermaticus* (Abb. 172), enthält

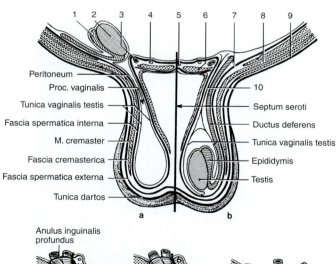

Abb. 172 Leistenregion.
a, b **Samenstrang und Hodenhüllen.**
a Vor dem Descensus testis,
b Nach dem Descensus testis.

c–e **Verschiedene Möglichkeiten von Leistenbrüchen.**
c Indirekte oder laterale angeborene Hernie bei offenem Proc. vaginalis,
d indirekte oder laterale erworbene Hernie bei verschlossenem Proc. vaginalis,
e direkte oder mediale erworbene Hernie.

1 Epididymis,
2 Testis,
3 Plica umbilicalis lateralis,
4 Plica umbilicalis medialis,
5 Plica umbilicalis mediana,
6 M. rectus abdominis,
7 Fascia transversalis,
8 M. transversus und M. obliquus internus abdominis,
9 Aponeurose des M. obliquus externus abdominis,
10 Proc. vaginalis geschlossen.

5.1 Bauchwände und Bauchregionen

- den Samenleiter, *Ductus deferens,* (er sieht weiß aus und fühlt sich auf Grund seiner dicken Muskelschicht hart an),
- den *R. genitalis* des *N. genitofemoralis* (aus dem Plexus lumbalis),
- den *Plexus testicularis* (sympathisches Nervengeflecht),
- die *A. testicularis* (aus der Bauchaorta),
- die *A. ductus deferentis* (aus der A. umbilicalis),
- die *A. cremasterica* (aus der A. epigastrica inferior),
- den *Plexus venosus pampiniformis,* ein Venengeflecht, sowie
- die *Lymphgefäße,* die mit den Vv. testiculares verlaufen und zu den Nll. lumbales ziehen.

Da die Hoden sehr reichlich innerviert werden, sind **Hodenkontusionen** außerordentlich schmerzhaft und führen häufig zu einer Schocksymptomatik. Bei Hodentorsionen kommt es zur Unterbrechung der Blutzirkulation, was eine Infarzierung des Hodengewebes und eine Gangrän nach sich ziehen kann. Blutstauungen im Plexus pampiniformis führen zu varizenartigen Erweiterungen der Venen im Samenstrang und Hoden (**Varikozele**).

5.1.4 Bruchpforten
(Abb. 140, 167 bis 172)

Als **Hernie** bezeichnet man den „Durchbruch" von Eingeweiden und Organteilen mit Ausstülpung des parietalen Bauchfells in einer angeborenen oder erworbenen Bauchwandlücke. Der Inhalt des Bruchsacks sowie die Lage, Größe und Beschaffenheit der Bruchpforte lassen sich zur Einleitung geeigneter Maßnahmen unter der Haut palpieren. Die Behandlung erfolgt entweder konservativ durch Rückverlagerung (Reposition) oder operativ (Herniotomie). Bei Einklemmungen des Bruchsacks in der Bruchpforte (**Hernia incarcerata**) kann es zu Stauungsödemen, Darmverschluss (Ileus), Darmwandnekrosen und Peritonitis kommen.

Prädilektionsstellen für Brüche sind Leisten- und Schenkelkanal, Nabelring, die Linea alba und das Trigonum lumbale. In der Häufigkeitsskala stehen die Leistenhernien mit 80% an 1. Stelle, Schenkelhernien werden in 10% und Nabelhernien in 5% der Fälle beobachtet.

Leistenhernien treten immer durch den äußeren Leistenring unter die Bauchhaut. Sie kommen in 2 Hauptformen vor, direkten (seltener) und indirekten Brüchen (Abb. 172).
- Direkte oder *mediale Leistenhernien* brechen an der schwächsten Stelle der Bauchwand medial von der Plica umbilicalis lateralis durch.
- Indirekte oder *laterale Leistenhernien* treten durch den Leistenkanal, der seitlich von der Plica umbilicalis lateralis beginnt. In den meisten Fällen sind sie angeboren.

Bleibt der Proc. vaginalis peritonei offen, dann können Darmschlingen oder Teile des Netzes beim Mann bis in den Hodensack und bei der Frau durch den Proc. vaginalis (Diverticulum Nuck) bis in die großen Schamlippen gleiten (**Labialhernien**).

Schenkelhernien nehmen ihren Weg durch die Lacuna vasorum und liegen im Gegensatz zu den Leistenbrüchen immer unterhalb des Leistenbands und lateral vom Tuberculum pubicum.

Nabelhernien werden bei geschwächtem Ringfasersystem um den Nabel, z.B. während der Schwangerschaft, beobachtet.

Nabelschnurhernien (Omphalozelen) entstehen, wenn sich die Darmschlingen, die während ihrer Entwicklung vorübergehend in die Nabelschnur vordringen (physiologischer Nabelbruch), nicht mehr zurückziehen.

Epigastrische Hernien treten durch Lücken der Linea alba oberhalb des Nabels hervor.

Rektusdiastase ist das Auseinanderweichen des M. rectus abdominis beider Seiten. Sie wird meist unterhalb des Nabels beobachtet.

Lumbalhernien treten durch das Trigonum lumbale (Petit) (Abb. 231), ein 2 bis 3 cm großes Dreieck, das über dem Darmbeinkamm zwischen M. obliquus externus abdominis und M. latissimus dorsi liegt.

5 Bauch, Abdomen

Beckenbodenhernien bei der Frau (vaginale Douglas-Enterozelen) sind wie Lumbal-, Obturatorius- und Glutäalhernien selten.

Zwerchfellhernien können angeboren oder erworben sein. Im Säuglingsalter aufgedeckte Zwerchfellbrüche sind meist auf angeborene Defektbildungen zurückzuführen. Erworbene Zwerchfellhernien sind entweder die Folge von Verletzungen oder sie treten durch Zwerchfellöffnungen (Abb. 140) auf, z. B. paraösophageale Hernie.

Narbenhernien entstehen durch Diastase von Geweben meist nach defekter Wundheilung. Sie können überall und in verschiedenen Größen auftreten.

Fragen zum Selbststudium

1. Beschreiben Sie die Regionen der vorderen Bauchwand. 221
2. Welche Orientierungshilfen bieten die 5 Querebenen des Bauchs? 220
3. Wo verläuft die Gerdy-Linie? 221
4. Wie unterscheidet sich die Schambehaarung beim Mann und bei der Frau? 221
5. Wo liegen der McBurney-Punkt und Lanz-Punkt und was kennzeichnen sie? 221
6. In welche Schichten gliedert man die vordere Bauchwand? 222
7. Welche Muskeln bilden die Bauchdecken? 222
8. Erklären Sie das Verspannungsgefüge der Bauchwand. 222, 223
9. Von welchen Muskeln spaltet sich der M. cremaster ab? 223
10. Wo liegt die Rektusscheide und von welchen Aponeurosen wird sie gebildet? 223, 224
11. Wo liegt die Linea arcuata und was kennzeichnet sie? 224
12. Warum können sich absteigende Abszesse oder Hämatome ungehindert hinter dem M. rectus abdominis ausbreiten? 223
13. Welche Leitungsbahnen verlaufen in der Rektusscheide? 224
14. Welche Peritonealfalten bestimmen das Innenrelief der vorderen Bauchwand? 225
15. Wo liegen bevorzugte Stellen für Punktionen der Bauchhöhle? 225
16. Was projiziert sich auf die Fossa inguinalis medialis und lateralis? 225
17. Welche Nerven innervieren die Bauchdecken? 225
18. Welche Arterien anastomosieren in der Rektusscheide? 226
19. Wo liegen die regionalen Lymphknoten der vorderen Bauchwand? 226
20. Beschreiben Sie den möglichen Ausbreitungsweg eines Psoasabszesses. 226
21. Zwischen welchen Muskeln liegt der Plexus lumbalis und welche Nerven entlässt er? 226
22. Wo verlassen der N. femoralis und N. obturatorius das Becken? 227
23. Welche Folgen resultieren aus einer Hodenretention? 228
24. Beschreiben Sie Lage und Länge des Leistenkanals. 228
25. Von welchen Wänden wird der Leistenkanal begrenzt? 228
26. Wo liegt das Lig. interfoveolare (Hesselbach)? 229
27. Was tritt durch die Lacuna vasorum und musculorum? 229, 230

5.2 Bauchhöhle, Cavitas abdominalis

28	Nennen Sie die Hüllen des Samenstrangs und des Hodens.	229, 230
29	Welche physiologische und klinische Bedeutung hat der Proc. vaginalis peritonei?	231
30	Wie unterscheidet man angeborene und erworbene Leistenhernien?	231
31	Nennen Sie die Bruchpforten der Bauchwände.	231
32	Wo liegt das Trigonum lumbale?	231

5.2 Bauchhöhle, Cavitas abdominalis
(Abb. 174, 176)

Der von den Bauchwänden umschlossene Raum gliedert sich in
- die Bauchhöhle, *Cavitas peritonealis,* die vom wandständigen Blatt des Bauchfells, *Peritoneum parietale,* eingeschlossen wird, und
- den Retroperitonealraum, *Spatium retroperitoneale,* der zwischen den Bauchwänden und dem Bauchfell liegt.

Nach Einblasen von Luft in die Bauchhöhle (**Pneumoperitoneum**) können die Organe mittels eines Endoskops direkt inspiziert werden. Eine Füllung des Retroperitonealraumes mit Luft (**Retropneumoperitoneum**) ermöglicht es, die hier gelegenen Organe im Röntgenbild zu differenzieren.

Die topographischen Beziehungen der Baucheingeweide ergeben sich im Wesentlichen aus ihren entwicklungsgeschichtlich bedingten Lageveränderungen (Abb. 173). Der primitive Magen-Darm-Kanal liegt ursprünglich in der Mitte der Leibeshöhle und bildet mit seinen Aufhängebändern, *Mesenterien,* eine mediane Scheidewand.

In das ventrale Mesenterium, das nur im oberen Abschnitt der Darmanlage vorkommt, wächst die Leberanlage hinein. Der zwischen vorderer Leibeswand und Leber verbleibende Abschnitt wird zum *Lig. falciforme hepatis* und der zwischen Leber und Magen gelegene Teil zum kleinen Netz, *Omentum minus.*

Im *Mesenterium dorsale commune* entstehen die Pankreas- und Milzanlage, wodurch dieses in ein *Lig. gastrosplenium* und ein *Lig. splenorenale* untergliedert wird.

Durch eine Drehung des Magens um die eigene Achse (1. Magendrehung) wird das dorsale *Mesogastrium* zum Netzbeutel, *Bursa omentalis,* entfaltet. Im unteren Abschnitt verkleben vordere und hintere Platte des *Mesogastrium* nach der Geburt miteinander und bilden das große Netz, *Omentum majus.*

Unterhalb des späteren Duodenums bildet sich die Nabelschleife aus, von deren Scheitel der Dottergang zum Dottersack zieht. Normalerweise obliteriert dieser. Geschieht das aber nicht, dann kann es am Dünndarm oberhalb der Iliozäkalklappe (in 0,2 bis 2% der Fälle) zu einer Aussackung (**Meckel-Divertikel**) kommen. Mit Bildung des Jejunum und Ileum dringen die sich verlängernden Darmschlingen, die in der relativ kleinen Leibeshöhle noch keinen Platz finden, vorübergehend in das Nabelschnurzölom ein (**physiologischer Nabelbruch**).

5.2.1 Bauchfell, Peritoneum

Die Bauchhöhle, *Cavitas peritonealis,* wird vom *Peritoneum parietale* ausgekleidet und die in ihm befindlichen Organe vom *Peritoneum viscerale* überzogen. In dem zwischen den Baucheingeweiden verbleibenden Spalt verschieben sich die Organe wie in einer Gelenkhöhle mit den Atembewegungen und der Peristaltik des Magen-Darm-Kanals.

Ist die **Gleitfunktion** der *Tunica serosa* durch Entzündungen (Peritonitis) oder Verwachsungen (Adhäsionen) aufgehoben, dann kommt es zu schmerzhaften Reizungen. Die Schmerzempfindlichkeit mit genauer Lokalisation betrifft das parietale Blatt, das viszerale ist dagegen kaum schmerzhaft. Verklebungen können aber auch sehr nützlich sein, wenn sie einen Ausgangsherd bei Bauchfellentzündungen abriegeln (**gedeckte Perforation**) und dadurch eine diffuse Peritonitis verhindern, die bei einer Bauchfellfläche von ca. 2 m² sehr gefährlich ist.

Bauch, Abdomen

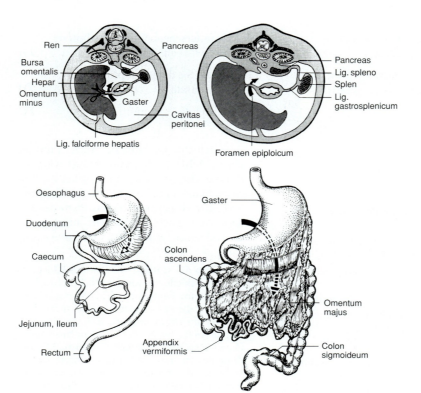

Abb. 173 **Entstehung des Netzbeutels in Horizontalschnitten** (oben) und von vorn (unten).

Bauchfellduplikaturen im Oberbauch
(Abb. 174 bis 178, 183)

Leber, Querkolon, Magen und Milz sind durch Bauchfellduplikaturen untereinander und mit den Bauchwänden verbunden.

Das Omentum majus bedeckt die unteren Baucheingeweide als großes Netz wie eine Schürze (Abb. 174, 176). Seine vordere Platte ist an der großen Kurvatur des Magens, seine hintere am Colon transversum bzw. an dessen Aufhängeband befestigt. Der zwischen Magen und Querkolon gelegene Abschnitt ist das *Lig. gastrocolicum.*

Auf Grund seiner Gleit- und Verschiebefunktion können bei Hernien Netzteile in den Bruchsack gelangen und eingeklemmt werden (Inkarzeration), was zu Stauungen oder Nekrosen führen kann. Seltener kommt es zu Netztorsionen nach kräftigem Husten oder Niesen.

Das Omentum minus spannt sich als kleines Netz zwischen der Leber und der kleinen Kurvatur des Magens sowie der Pars superior des Duodenum aus (Abb. 175, 176). Es besteht aus 2 Abschnitten,

- dem *Lig. hepatogastricum* und
- dem *Lig. hepatoduodenale,* das die Leitungsbahnen zur Leber enthält. An seinem freien Rand verläuft der Ductus choledochus, links daneben liegen die V. portae, A. hepatica propria sowie Nerven und Lymphgefäße.

Das Lig. coronarium hepatis ist die Umschlagstelle des Peritoneum parietale am Zwerchfell in das Peritoneum viscerale der Leber. Letztere ist mit ihrer *Area nuda* am Zwerchfell befestigt. Die Umschlagfalte setzt sich als *Lig. triangulare dextrum* bzw. *sinistrum* auf den rechten bzw. linken Leberlappen fort; links endet sie mit der *Appendix fibrosa hepatis* (Abb. 175, 183). Von der Rückfläche der Leber läuft die Umschlagfalte als *Lig. hepatorenale* über die rechte Niere. Mit der vorderen Bauchwand ist die Leber durch das *Lig. falciforme (hepatis)* (Abb. 174, 175, 183) verbunden.

Das Lig. gastrosplenicum verbindet die Milz mit der großen Kurvatur des Magens und das *Lig. splenorenale* mit der hinteren Bauchwand.

Das Lig. gastrophrenicum zieht vom Magen zum Zwerchfell. Der vordere Milzpol liegt in der „Milznische" auf dem *Lig. phrenicocolicum*, welches das Colon descendens mit dem Zwerchfell verbindet.

Netzbeutel, Bursa omentalis
(Abb. 173, 175, 176)

Hinter dem Magen und dem kleinen Netz breitet sich der Netzbeutel, *Bursa omentalis* aus, dessen Eingang das ca. 2 bis 3 cm große *Foramen omentale (epiploicum*, Winslow) ist.

Das Foramen epiploicum (omentale, Abb. 175) liegt in Höhe des 1. Lendenwirbels. Seine Begrenzungen sind
- oben der *Lobus caudatus* der Leber,
- unten die *Pars superior* des Duodenum,
- hinten die *V. cava inferior* und die rechte Nebenniere und
- vorn das *Lig. hepatoduodenale* des Omentum minus.

Die Ausdehnung der Bursa omentalis beginnt mit
- dem *Vestibulum bursae omentalis*, das sich nach links bis zu den *Plicae gastropancreaticae* (A. gastrica sinistra und A. hepatica communis) erstreckt.
- Ihr *Recessus superior omentalis* reicht kranial bis zum Zwerchfell,
- der *Recessus splenicus* links bis zur Milz und
- der *Recessus inferior omentalis* zwischen beiden Blättern des großen Netzes nach unten. Dieser Recessus überschreitet die große Kurvatur des Magens beim Erwachsenen um 1 bis 2 cm.

Die Begrenzungen der Bursa omentalis (Abb. 176) sind
- oben die *Leber* und das *Zwerchfell*,
- unten das *Colon transversum*,

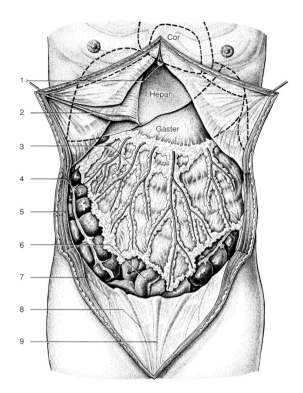

Abb. 174   Bauchhöhle von vorn.
1 Proc. xiphoideus,
2 Lig. falciforme hepatis,
3 Omentum majus,
4 Colon ascendens,
5 Bauchdecken,
6 Ileum,
7 Plica umbilicalis lateralis,
8 Plica umbilicalis medialis,
9 Plica umbilicalis mediana.

- vorn das *Omentum minus*, der Magen und das *Lig. gastrocolicum* und
- hinten die *dorsale Bauchwand*.

An der Hinterwand des Netzbeutels liegen das Pankreas, das mit seinem Tuber omentale in das Vestibulum vorspringt, die linke Nebenniere, der obere Pol der linken Niere, die Vasa gastrica sinistra und die A. hepatica communis.

Bauch, Abdomen

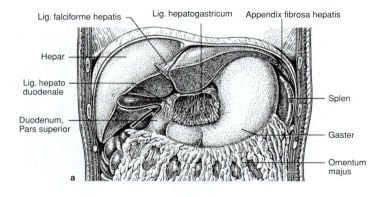

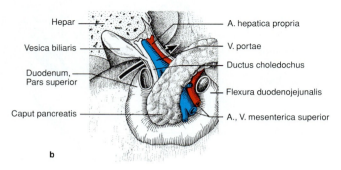

Abb. 175 **Oberbauch.**
a Oberbauchorgane.
b Foramen omentale (epiploicum, Pfeil).

Zugangswege für operative Eingriffe am Pankreas führen durch die Bursa omentalis. Die Eröffnung des Netzbeutels kann
1. von oben durch das *Omentum minus (Lig. hepatogastricum)*,
2. von vorn durch das *Lig. gastrocolicum* und
3. von unten durch das *Mesocolon transversum* erfolgen.

Aufhängebänder, Bauchfellfalten und Bauchfelltaschen
(Abb. 176, 177, 190, 207, 213, 222)

Die Aufhängebänder und Darmgekröse sind nerven- und gefäßführende Bauchfellfalten, welche die Darmabschnitte beweglich mit der hinteren Bauchwand verbinden. Jejunum, Ileum, Wurmfortsatz, Querkolon, Colon sigmoideum und der obere Teil des Rectum besitzen eigene Aufhängebänder. Auf- und absteigender Dickdarm sowie das Caecum liegen halbretroperitoneal und das Duodenum retroperitoneal.

Bauchfelltaschen findet man in der Regel an den Anfangs- und Endstellen des Mesenterialansatzes (Abb. 177). Klinisch sind sie insofern bedeutungsvoll, weil sich in ihnen Darmschlingen einstülpen können (**Treitz-Hernien**). In extremen Fällen nehmen sie fast den ganzen mobilen Teil des Dünndarms auf.

Das Mesocolon transversum befestigt das Querkolon. Es liegt unter der Leber und dem Magen. Seine Befestigungslinie (Abb. 177) überkreuzt die rechte Niere, die Pars descendens des Duodenum, die Vasa mesenterica superiora, das Pankreas und endet vor der linken Niere.

Das Mesenterium oder Dünndarmgekröse beginnt an der Flexura duodenojejunalis. Man findet die Flexur, wenn man das Mesocolon transversum nach oben schlägt. Die Gekrösewurzel, *Radix mesenterii,* zieht in einer Länge von etwa 20 cm links vom 2. Lendenwirbel schräg nach unten in die rechte Darmbeingrube (Abb. 177). Sie

5.2 Bauchhöhle, Cavitas abdominalis

kreuzt die Pars ascendens duodeni, Aorta, V. cava inferior, den rechten Harnleiter und die A., V. testicularis bzw. ovarica dextra.

Das Mesocolon sigmoideum ist das Aufhängeband des Sigmoids. Seine Ursprungslinie erstreckt sich von der Fossa iliaca sinistra bis zum 2. Sakralwirbel, sie kreuzt den M. iliopsoas, die Vasa iliaca, den linken Harnleiter und das Promontorium.

Die Mesoappendix, Aufhängeband des Wurmfortsatzes, liegt in der rechten Darmbeingrube und ist sehr variabel ausgebildet.

Am Darm gelegene Bauchfellfalten und Bauchfelltaschen sind

- die *Plica duodenalis superior,* die links von der Flexura duodenojejunalis vor
- dem *Recessus duodenalis superior* verläuft,
- die *Plica duodenalis inferior,* die unter der Flexura duodenojejunalis liegt und
- den *Recessus duodenalis inferior* von vorn bedeckt,
- der *Recessus ileocaecalis superior* und *inferior* über bzw. unter der Einmündung des Ileum in den Blinddarm,
- der *Recessus retrocaecalis* hinter dem Caecum,
- die *Plica caecalis vascularis,* die einen Ast der A. ileocolica an den Blinddarm führt,
- die *Plica ileocaecalis,* die bis zur Appendix herunterreicht,
- die *Plicae caecales* an der Außenseite des Caecum,
- der *Recessus intersigmoideus* an der Kreuzungsstelle des linken Harnleiters mit dem Mesocolon sigmoideum und
- die *Sulci paracolici,* die das Colon descendens als unregelmäßige Vertiefungen begleiten.

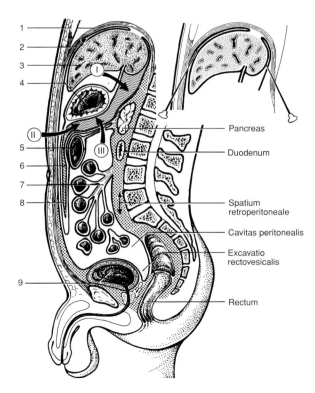

Abb. 176 Zugangswege zur Bursa omentalis. Medianer Sagittalschnitt durch den Rumpf (links) und Punktionsnadel in den Recessus subphrenici (rechts).
 I von oben durch das Omentum minus,
 II von vorn durch das Lig. gastrolicum,
 III von unten durch das Mesocolon transversum.
1 Diaphragma,
2 Recessus subphrenicus,
3 Hepar,
4 Gaster,
5 Colon transversum,
6 Recessus inferior der Bursa omentalis,
7 Mesenterium,
8 Omentum majus.
9 Vesica urinaria.

Bauch, Abdomen

Im Oberbauch gelegene Bauchfelltaschen sind

- die *Recessus subphrenici* (Abb. 176) zwischen Zwerchfell und rechtem Leberlappen (Lokalisation subphrenischer Abszesse),
- die *Recessus subhepatici* zwischen Leber und Querkolon und
- der *Recessus hepatorenalis*, der als Ausläufer des letztgenannten von Niere und Nebenniere begrenzt wird.

Im Becken gelegene Bauchfellfalten und -taschen sind

- die *Plica vesicalis transversa*, die quer über die mäßig gefüllte Harnblase verläuft,
- die *Excavatio rectovesicalis* (nur beim Mann) zwischen Rectum und Harnblase (Abb. 176, 177, 213),
- die *Excavatio rectouterina* (Douglas-Raum) zwischen Mastdarm und Uterus (Abb. 222) sowie
- die *Excavatio vesicouterina* zwischen Harnblase und Uterus (Abb. 178, 207).

Der **Douglas-Raum** reicht über das hintere Scheidengewölbe und ist der digitalen Untersuchung per vaginam und per rectum zugänglich. Er bildet die tiefste Stelle der Bauchhöhle, an der sich Ergüsse sammeln und punktiert werden können (Douglaspunktion, Abb. 178).

Durch die abdominale Tubenöffnung steht die Bauchhöhle der Frau mit dem äußeren Genitale in Verbindung, sodass Wundinfektionen von der Vulva über die Vagina, den Uterus und die Tube in die Cavitas peritonealis gelangen können.

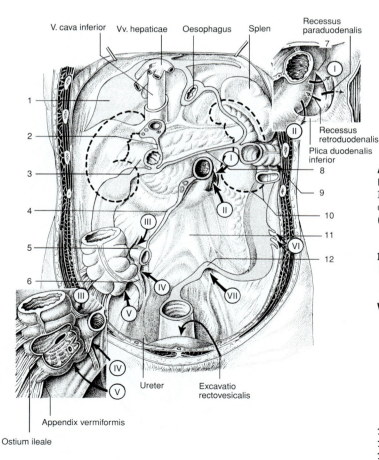

Abb. 177 Bauchfelltaschen. Bauchfellverhältnisse an der Ileozäkalklappe (unten) und an der Flexura duodenojejunalis (oben).

- **I** Recessus duodenalis superior,
- **II** Recessus duodenalis inferior,
- **III** Recessus ileocaecalis superior,
- **IV** Recessus ileocaecalis inferior,
- **V** Recessus retrocaecalis,
- **VI** Recessus paracolici,
- **VII** Recessus intersigmoideus.
- **1** Area nuda hepatis,
- **2** Lig. hepatoduodenale,
- **3** Pars superior duodeni,
- **4** Radix mesenterii,
- **5** Ileum,
- **6** Mesenteriolum,
- **7** Plica duodenalis superior,
- **8** Mesocolon transversum,
- **9** Flexura coli sinistra,
- **10** Ren,
- **11** Pars abdominalis aortae,
- **12** Mesocolon sigmoideum.

5.2 Bauchhöhle, Cavitas abdominalis

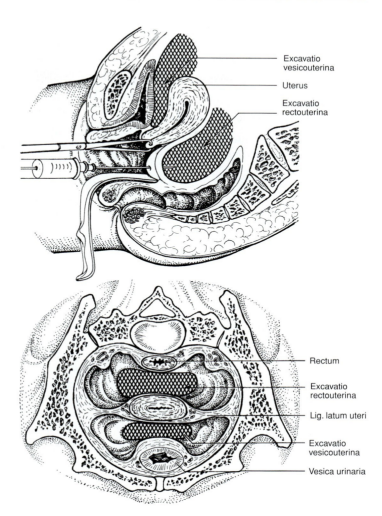

Abb. 178 Douglas-Punktion (oben) und Einsicht in das Becken von oben (unten). Die Exkavationen sind mit Exsudat gefüllt (Kreuzschraffur).

Fragen zum Selbststudium

1 Erklären Sie die Bezeichnungen „Cavitas abdominalis", „Cavitas peritonealis" und „Spatium retroperitoneale".   233

2 Beschreiben Sie die entwicklungsgeschichtlich bedingten Lageveränderungen der Baucheingeweide.   233

3 Wie entwickelt sich die Bursa omentalis?   233, 234

4 Wie entsteht der physiologische Nabelbruch?   233

5 Wo wird das Meckel-Divertikel angelegt?   233

6 Welche Eigenschaften hat das Bauchfell und wie groß ist seine Fläche?   233

7 Nennen Sie die Bauchfellduplikaturen im Oberbauch.   234

8 Wo ist das Omentum majus befestigt?   234

9 Welche Leitungsbahnen verlaufen im Lig. hepatoduodenale?   234

239

Bauch, Abdomen

10 Beschreiben Sie die Bauchfellverhältnisse an der Leber. 234

11 Wo liegt das Lig. gastrophrenicum? 235

12 Wo findet man das Foramen epiploicum (omentale) und wie wird es begrenzt? 235

13 Beschreiben Sie Ausdehnungen und Begrenzungen der Bursa omentalis. 235

14 Welche Organe liegen an der dorsalen Wand der Bursa omentalis? 235

15 Welche Darmabschnitte sind durch Aufhängebänder an der hinteren Bauchwand befestigt? 236

16 Wo verläuft die Radix mesenterii und wie lang ist sie? 236, 237

17 Wo findet man in der Regel Bauchfelltaschen und welche klinische Bedeutung haben sie? 237

18 Welche Bauchfelltaschen gibt es im Oberbauch? 238

19 Beschreiben Sie die topographischen Beziehungen der Exkavationen im Becken. 238

20 Wo liegt die tiefste Stelle der Bauchhöhle und wie erreicht man sie zur digitalen Untersuchung und Punktion? 238

21 Auf welchem natürlichen Weg können Infektionserreger in die Bauchhöhle der Frau gelangen? 238

5.3 Organe des Oberbauchs

Praxisfall

Eine 63-jährige fettleibige (adipöse), seit 5 Jahren verwitwete Gastwirtin klagt nach einer Geburtstagsfeier am Vortag über rechtsseitige kolikartige Oberbauchschmerzen, die in den Rücken und die Schulter ausstrahlen. Sie habe vielleicht auf der Feier zu viel Buttercremetorte gegessen, denn morgens sei ihr auch übel gewesen und sie habe sich einmal erbrochen. Das sei ihr in letzter Zeit häufiger nach reichlichen Mahlzeiten passiert. Bei der klinischen Untersuchung ist die vergrößerte Leber im Sinne einer Fettleber tastbar, die Lederhaut ihrer Augen zeigt eine gelbliche Verfärbung (**Sklerenikterus**). Stuhl und Urin sind normal gefärbt. Von den **Serum-Leberwerten** ist die alkalische Phosphatase und die γ-Glutamyltransferase sowie das Gesamt-Bilirubin deutlich erhöht.

Bei der Ultraschalluntersuchung des Bauches stellen sich in der Gallenblase mehrere Verdrängungserscheinungen („Raumforderungen") mit dorsalem Schallschatten dar. Die Gallenblasenwand ist nicht verdickt. Das distale Ende des Ductus choledochus und die Pankreasloge sind wegen Luftüberlagerung nur schwer beurteilbar. Aufgrund der klinischen Befunde und der Laborwerte besteht der Verdacht auf **Gallensteine**. Es wird endoskopisch eine Kontrastmitteldarstellung der Gallenwege (endoskopische retrograde Cholangiographie, ERC) durchgeführt. Auch hier lassen sich die Raumforderungen in der Gallenblase und zusätzlich zwei kleinere Gebilde im Ductus choledochus sowie ein weiteres in der Ampulla hepatopancreatica nachweisen. Nach Darstellung dieses Befundes wird in der gleichen ERC-Sitzung eine Spaltung der Papilla duodeni major (Papillotomie) und Steinextraktion vorgenommen, später erfolgt dann eine laparoskopische Entfernung der Gallenblase (Cholezystektomie). Noch am Operationstag erfolgt die Mobilisation der Patientin und am 1. postoperativen Tag wird mit dem schrittweisen Nahrungsaufbau begonnen. Bereits nach einer Woche kann die Patientin mit ausführlichen diätetischen Vorgaben wieder nach Hause entlassen werden.

Das Mesocolon transversum teilt die Bauchhöhle in den Ober- oder „Drüsenbauch" sowie in den Unter- oder „Darmbauch". Zu den Oberbauchorganen gehören Magen, obere Hälfte des Duodenum, Leber, Milz und Pankreas.

5.3 Organe des Oberbauchs

5.3.1 Magen, Gaster

(Abb. 173 bis 176, 179, 180)

Der Magen (Abb. 179) liegt zu 3 Vierteln in der linken *Regio hypochondriaca* hinter dem Rippenbogen und zu einem Viertel in der *Regio epigastrica*. Die 2 bis 3 cm lange Pars abdominalis des Oesophagus mündet an der kleinen Magenkurvatur, *Curvatura minor*. Da sie nur locker mit dem Hiatus oesophageus des Zwerchfells (Abb. 140) verbunden ist, lässt sich die Speiseröhre bei Operationen in den Bauchraum ziehen, ohne den Brustkorb zu eröffnen.

Die *Pars cardiaca* des Magens liegt in Höhe des 10. Brustwirbels, links vom Hiatus oesophageus. Vorn projiziert sie sich auf den Knorpel der 7. Rippe (Abb. 245). Der *Pylorus* befindet sich bei der Rückenlage in Höhe des 1. Lendenwirbels (Planum transpyloricum, Abb. 164) rechts und senkt sich im Stand bis zum 4. Lendenwirbel.

Bei Frauen ist der Magen meist etwas steiler gestellt und steht auch etwas tiefer als bei Männern. Ebenso sind bei Frauen Lageveränderungen des Magens (z. B. Gastroptose) im Gegensatz zu Anomalien desselben häufiger.

Der Fundus gastricus liegt unter der linken Zwerchfellkuppel (Abb. 179). Da der Oesophagus nicht an der höchsten Stelle in den Magen einmündet, sammelt sich im Magenfundus verschluckte Luft, die im Röntgenbild als „Magenblase" erscheint. Links am Fundus liegt die Milz. Bei starker Magenfüllung wird das über dem Zwerchfell gelegene Herz gehoben. Die Lage des Magens kann durch die Füllung des Colon transversum beeinflusst werden, das an seiner großen Kurvatur entlang läuft.

Die Vorderfläche des Magens, *Paries anterior,* wird entlang der kleinen Kurvatur vom linken Leberlappen überlagert. Mit der Le-

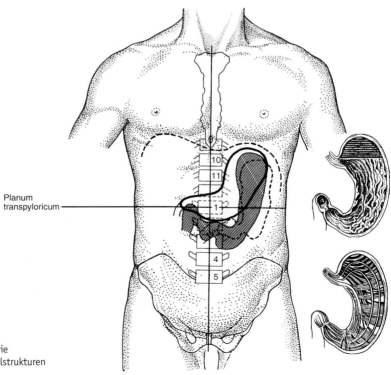

Abb. 179 Magen.
Magenpositionen (links) sowie Schleimhautrelief und Muskelstrukturen des Magens (rechts).

Bauch, Abdomen

ber ist er durch das Omentum minus, mit dem Querkolon durch das Lig. gastrocolicum, mit der Milz durch das Lig. gastrosplenicum und mit dem Zwerchfell durch das Lig. gastrophrenicum verbunden.

Zwischen unterem Leberrand, Rippenbogen und Querkolon liegt der Magen der vorderen Körperwand (Traube-Raum) und vorderen Bauchwand im „Magenfeld" an (Abb. 182).

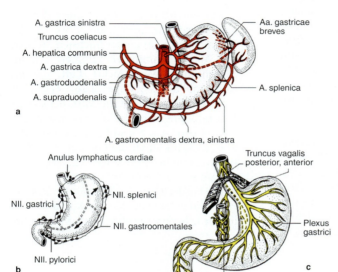

Abb. 180 Arterien des Magens.
a–c Schematische Darstellung der Arterien, Nerven und Lymphknoten des Magens.
d Röntgenbild (anterior-posteriorer Strahlengang) nach selektiver Injektion von Kontrastmittel in den Truncus coeliacus (Zöliakographie) mit Darstellung der Arterien von Magen und Milz. Gleichzeitige Darstellung der Nierenbecken nach i.v. Injektion. (Aus [2])

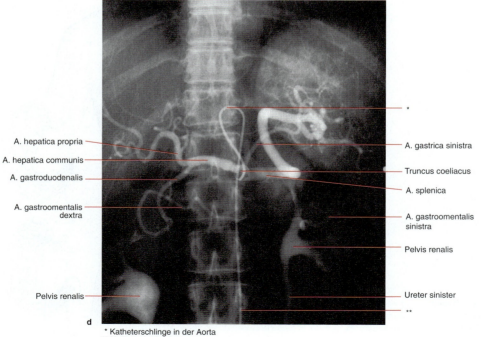

* Katheterschlinge in der Aorta
** Katheter in der Aorta

242

5.3 Organe des Oberbauchs

Die Muskulatur des Magens besteht aus 3 Schichten (Abb. 179). Außen, hauptsächlich an der großen und kleinen Kurvatur, findet man eine Längsmuskelschicht, in der Mitte eine zirkuläre und innen eine Schrägfaserschicht, die im Gebiet der Pars pylorica fehlt.

Am Pylorus verstärkt sich die Ringmuskulatur zum *M. sphincter pyloricus*. Bei Neugeborenen kann die Muskulatur gelegentlich hypertrophiert sein und durch krampfartige Kontraktionen (**Pylorusspasmus**) die Passage von Speisen verhindern.

Eine angeborene Pylorushypertrophie mit Einengung des Magenausgangs (**Pylorusstenose**) kann operativ durch Längsinzision des M. sphincter pylori (extramuköse Myotomie) behoben werden.

Die Magenschleimhaut wird durch ein Makro- und Mikrorelief geprägt. Ersteres besteht hauptsächlich aus längs verlaufenden Schleimhautfalten, *Plicae gastricae*, die an der kleinen Kurvatur die „Magenstraße" bilden, sowie aus 2 bis 5 mm großen Feldern, *Areae gastricae*. Das Mikrorelief wird von den Drüsenmündungen, *Foveolae gastricae*, gebildet und ist nur unter der Lupe erkennbar.

Ein **Magen(wand)geschwüre (Ulcus ventriculi)** tritt meist an der Magenstraße und im Pylorusbereich auf. Das akute Ulcus ventriculi ist zunächst rund, scharf begrenzt und auf die Mucosa beschränkt, bei längerem Bestehen kann es in die Submucosa vordringen und die benachbarten Organe miterfassen oder in die freie Bauchhöhle durchbrechen (**Ulcus perforans**). Typische Ulkussymptome äußern sich als Oberbauchschmerzen (Regio epigastrica), Druckschmerz oberhalb und links vom Nabel sowie Völlegefühl besonders nach dem Essen. Komplikationen sind Blutungen, Magenperforation und Entwicklung eines Ulkuskarzinoms.

Nerven. Parasympathikus und Sympathikus bilden in der Magenwand Geflechte, *Plexus gastrici*, (Abb. 180 c), in welche vegetative Nervenzellen eingelagert sind.

Der *Truncus vagalis anterior* sendet *Rr. gastrici anteriores* zur Vorderfläche des Magens und der hintere Vagusstamm die *Rr. gastrici posteriores* zu dessen Hinterfläche. Sympathikusfasern kommen mit der A. gastrica sinistra aus dem Plexus coeliacus.

Die Arterien bilden an beiden Magenkurvaturen Arterienkränze.

An der Curvatura minor kommuniziert
- die *A. gastrica sinistra* aus dem Truncus coeliacus (Haller) mit
- der *A. gastrica dextra* aus der A. hepatica communis.

An der Curvatura major verbindet sich
- die *A. gastroomentalis dextra* aus der A. splenica mit
- der *A. gastroomentalis sinistra* aus der A. gastroduodenalis.

Der Magenfundus erhält außerdem noch Zuflüsse von den *Aa. gastricae breves* aus der A. splenica.

Eine der häufigsten **Ursachen für große Magenblutungen** sind Magengeschwüre, besonders, wenn sie ihren Sitz an der kleinen Kurvatur oder an der Hinterwand des Magens haben.

Die Venen bilden an beiden Magenkurvaturen Venenkränze. Der Venenbogen der kleinen Kurvatur fließt hauptsächlich in die Pfortader, anastomosiert aber auch mit der V. splenica. Der Venenkranz der großen Kurvatur mündet links in die V. splenica und rechts in die V. mesenterica superior. Außer den genannten Abflusswegen gibt es noch Verbindungen über die Ösophagusvenen zur V. azygos (portokavale Anastomosen, Abb. 188).

Die Lymphgefäße bilden 4 Abflussbahnen (Abb. 180 b). Die beiden oberen ziehen an der kleinen Kurvatur zu den *Nll. gastrici sinistri* und *Nll. gastrici dextri*, die beiden unteren an der großen Kurvatur über die *Nll. gastroomentales sinistri* und *dextri* sowie über die *Nll. pylorici* zu den *Nll. coeliaci*. Letztere sind auch die Filterstationen für die anderen Oberbauchorgane.

Die engen Beziehungen zu den Nll. pancreatici, die entlang der V. splenica im Pankreas liegen und zum Einzugsgebiet des Magenfundus gehören, begünstigen die **Metastasierung von Ma-**

Bauch, Abdomen

genkarzinomen in die Bauchspeicheldrüse. Magenkarzinome metastasieren auch über die mediastinalen Lymphbahnen in die unteren Halslymphknoten (Virchow-Drüse in der linken Supraklavikulargrube).

5.3.2 Zwölffingerdarm, Duodenum
(Abb. 181, 185, 187)

Das Duodenum (Abb. 181) projiziert sich auf die vordere Bauchwand dicht oberhalb des Nabels. Es umkreist den 2. Lendenwirbel in der Form eines C und hat eine Länge von 25 bis 30 cm.

Seine *Pars superior* schließt sich in Höhe des 1. Lendenwirbels dem Pylorus an und liegt wie dieser noch intraperitoneal, wodurch sie eine gewisse Beweglichkeit besitzt. Alle anderen Duodenalabschnitte sind entwicklungsgeschichtlich sekundär retroperitoneal an der hinteren Bauchwand befestigt.

Die *Pars descendens* zieht von der *Flexura duodeni superior* unter dem Mesocolon transversum in den Unterbauch. Sie verläuft rechts neben der Wirbelsäule und kreuzt das rechte Nierenhilum.

An der *Flexura duodeni inferior* beginnt die *Pars horizontalis,* welche den 3. Lendenwirbel, die Bauchaorta und die untere Hohlvene überkreuzt (Abb. 181). Von ihr setzt sich die *Pars ascendens* fort, die links neben dem 2. Lendenwirbel an der *Flexura duodenojejunalis* endet. Diese ist durch glatte Muskelfasern, *M. suspensorius duodeni,* am Zwerchfell befestigt. Der untere quere Duodenalabschnitt wird von den Vasa mesenterica superiora überkreuzt.

Die Pars superior des Duodenum steht durch das Lig. hepatoduodenale mit der Leber in Verbindung und wird vom rechten Leberlappen und vom Hals der Gallenblase überlagert.

Die Pars descendens grenzt an die rechte Kolonflexur. Bei **Gallenblasenentzündungen** kann es daher leicht zu Verklebungen mit dem Duodenum oder Colon und zum Durchbruch von Gallensteinen in den Darm kommen.

Die konkave Rundung des Zwölffingerdarms wird vom Kopf der Bauchspeicheldrüse ausgefüllt.

Bei schweren Verletzungen durch direkte oder stumpfe Gewalt werden **Abrisse** an den Fixationsstellen des Magens und des Duodenum beobachtet, wobei besonders die Cardia und die untere Duodenalflexur bevorzugt sind.

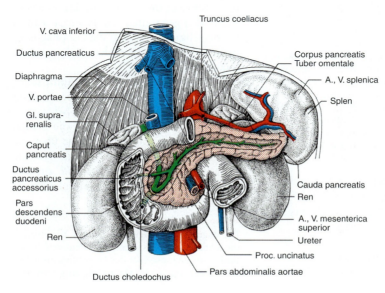

Abb. 181 Duodenum und Pankreas in ihren Nachbarschaftsbeziehungen zu Milz und Nieren.

In der Pars descendens findet sich an der Rückwand eine Schleimhautlängsfalte, *Plica longitudinalis duodeni,* mit der *Papilla duodeni major* (Vater). Hier münden der Ductus choledochus und der Ductus pancreaticus major (Abb. 181, 185). Meist liegt darüber noch eine *Papilla duodeni minor,* die Mündungsstelle des Ductus pancreaticus accessorius (Santorini).

Nerven. Das Duodenum wird aus dem vegetativen Geflecht des Plexus coeliacus und des Plexus mesentericus superior versorgt (Abb. 186). In das Nervengeflecht sind zahlreiche Ganglien eingeschaltet.

Arterien (Abb. 180 a, 187). Die *A. gastroduodenalis* aus der A. hepatica communis entlässt die *A. supraduodenalis* und *Aa. retroduodenales.* Beide anastomosieren an der Vorder- und Rückfläche des Duodenum vor und hinter dem Pankreaskopf mit den *Aa. pancreaticoduodenales inferiores* aus der A. mesenterica superior.

Die Venen gehören zum Einzugsgebiet der Pfortader. Sie bilden wie die Arterien Gefäßbögen. Ein penetrierendes Duodenalulkus kann zu lebensbedrohlichen Blutungen führen.

Die Lymphgefäße stehen mit den *Nll. pancreaticoduodenales* und den *Nll. hepatici* in engem Zusammenhang, sodass sich Entzündungen wechselseitig ausbreiten können. Pankreaskopfkarzinome können leicht auf die Duodenalwand übergreifen.

5.3.3 Bauchspeicheldrüse, Pancreas
(Abb. 181, 185)

Das etwa 70 bis 90 g schwere Pankreas entsteht aus einer dorsalen und ventralen Anlage. Bei der Magendrehung verwachsen beide miteinander und werden an die dorsale Bauchwand verlagert (Abb. 173).

Fehlerhafte Verschmelzungen beider Pankreasanlagen können zur Verdoppelung des Pankreas, oder zu einer Ringbildung der Bauchspeicheldrüse um das Duodenum und die Pfortader führen (**Pancreas anulare**). Versprengtes Pankreasgewebe kann in vielen Bereichen vorkommen, z. B. am unteren Ende des Oesophagus, in der Magenschleimhaut oder in der Wand des Duodenum.

Der Kopf der Bauchspeicheldrüse, *Caput pancreatis,* liegt in der Duodenalschleife rechts neben der Wirbelsäule in Höhe des 1. bis 3. Lendenwirbels (Abb. 181). Der von ihm nach unten abgehende *Proc. uncinatus* überlagert die Pars inferior des Duodenum. Aus der *Incisura pancreatis* treten die Vasa mesenterica superiora und die Lymphstämme, Trunci intestinales, hervor.

Der Pankreaskörper, *Corpus pancreatis,* läuft etwa in Höhe des Planum transpyloricum quer über die hintere Wand der Bursa omentalis zum Milzhilum. Durch die Überkreuzung von Wirbelsäule, Bauchaorta und unterer Hohlvene wölbt er sich als *Tuber omentale* vor.

Der Pankreasschwanz, *Cauda pancreatis,* überlagert das Hilum der linken Niere, erreicht die Nebenniere und endet an der Milz im *Lig. splenorenale* des dorsalen Magengekröses. Er enthält den größten Teil der Langerhans-Inseln.

Hinter dem Pankreas liegen die großen Gefäßstämme des Oberbauchs. Oberhalb des Tuber omentale entspringt der Truncus coeliacus (Haller) aus der Bauchaorta. Die von ihm abgehende A. hepatica communis zieht am oberen Pankreasrand nach rechts und mit dem Lig. hepatoduodenale zur Leber. Die vom Truncus entspringende A. splenica folgt dem oberen Pankreasrand nach links und erreicht durch das Lig. splenorenale die Milz.

Parallel zur A. splenica verläuft die V. splenica an der hinteren Fläche der Bauchspeicheldrüse. Sie mündet zusammen mit der V. mesenterica superior hinter dem Pankreaskopf in die hier beginnende Pfortader.

Bei **Pankreaskopfkarzinomen** kann es zu Stauungen im Pfortaderkreislauf kommen.

Gefäße. Der Pankreaskopf wird arteriell ähnlich wie das Duodenum versorgt; Körper und Schwanz erhalten *Rr. pancreatici* von der *A. splenica.* Die Venen ziehen zur Pfortader.

Die Lymphgefäße sammeln sich in den *Nll. pancreatici* und *Nll. splenici*. Sie kommunizieren mit vielen Lymphknoten im Oberbauch.

Der etwa 2 bis 3 mm starke *Ductus pancreaticus* (Wirsung) mündet zusammen mit dem Ductus choledochus, seltener getrennt von diesem, in die Pars descendens duodeni (Abb. 181, 185). Im Kopfbereich entlässt er den *Ductus pancreaticus accessorius* (Santorini), der entweder auf der Papilla duodeni minor oder blind endet.

Bei **Verlegungen des Ausführungsgangs** (z. B. bei Papillenstenosen, Pankreassteinen) kann es durch Rückstauung zur Pankreatitis mit fermentativer Selbstverdauung kommen (**akute Pankreasnekrose** oder **Autodigestion**). Durch Freisetzung proteolytischer Proteinsysteme (Bradykinin, Kallikrein) kommt es zu Fibrinolyseblutungen, die meist letal enden. Bei Pankreatitiden treten Schmerzen auf, die gürtelförmig nach links ausstrahlen (Head-Zone). Die operativen Zugangswege zum Pankreas entsprechen denen zur Bursa omentalis (Abb. 176).

5.3.4 Milz, Splen

(Abb. 173, 175, 177, 180, 181)

Die Milz (Abb. 182) liegt in der linken Regio hypochondriaca. Sie hat die Form einer Kaffeebohne, ist etwa 4 cm dick, 7 cm breit, und 11 cm lang (merke 4711); ihr Gewicht beträgt je nach Blutgehalt 150 g. Bei normaler Größe ist sie nicht zu tasten, da sie vom linken Rippenbogen verdeckt wird.

Ihre Längsachse verläuft parallel zur 10. Rippe; ihr hinteres Ende, *Extremitas posterior,* reicht oben bis zur 9. und ihr vorderes Ende, *Extremitas anterior,* unten bis zur 11. Rippe. Mit der Atmung verschiebt sie sich. Der vordere Rand, *Margo superior,* ist scharf und eingekerbt, weshalb man ihn früher auch Margo crenatus nannte.

Die Perkussion der Milz ergibt eine Dämpfungsfigur, die einer halben Ellipse ähnelt. Das vordere Ende liegt etwa dort, wo die mittlere Axillarlinie die 10. bis 11. Rippe schneidet. Milzpunktionen werden im 9. oder 10. Interkostalraum ausgeführt. Ihre obere Grenze ist durch die Überlagerung der Pleura und des unteren Lungenrands nicht bestimmbar (Abb. 182).

Mit ihrer *Facies diaphragmatica* legt sich die Milz der linken Zwerchfellkuppel an. Die *Facies visceralis* steht in Berührung mit einigen Baucheingeweiden, die *Facies gastrica* mit dem Magenfundus, die *Facies renalis* mit der linken Niere und die *Facies colica* mit der linken Kolonflexur. Außerdem wird sie vom Schwanz des Pankreas erreicht und liegt vor der linken Nebenniere.

Das *Lig. gastrosplenicum* verbindet das Milzhilum mit der großen Kurvatur des Magens und das *Lig. splenorenale* mit der hinteren Bauchwand. Beide Bänder begrenzen den *Recessus splenicus* der Bursa omentalis. Der vordere Milzpol liegt auf der linken Kolonflexur in der Milznische, deren Boden vom *Lig. phrenicocolicum* gebildet wird.

Durch das Lig. gastrosplenicum ziehen die *Aa. gastricae breves* und die *A. gastroomentalis sinistra* zum Magen und durch das Lig. splenorenale die *A., V. splenica* zur Milz.

Beim Erschlaffen der Haltebänder kann die Milz ihre Lage in variabler Weise ändern (**Wandermilz**). Abwärtsverlagerungen treten z.B. bei Milzschwellung (Splenomegalie), Bauchwassersucht (Aszites), nach Abmagerung oder Entbindung auf, damit verbundene Komplikationen sind Stieldrehung, Thrombose und Nekrose der Milz.

Gefäße. Die *A. splenica* (aus dem Truncus coeliacus) verläuft am oberen Pankreasrand und durch das Lig. splenorenale zum Milzhilum. Vor ihrem Eintritt in die Milz teilt sie sich in mehrere Äste, deren Versorgungsgebiete einer strukturellen und funktionellen Segment- und Subsegmentgliederung entsprechen.

Die *V. splenica* verläuft unterhalb der Arterie durch das Pankreas und mündet in die Pfortader.

Die Lymphgefäße sammeln sich am Milzhilum in den *Nll. splenici* und am oberen Pankreasrand in den *Nll. pancreatici superiores*.

Die Nerven entstammen dem Plexus coeliacus, sie begleiten die A. splenica. Die

5.3 Organe des Oberbauchs

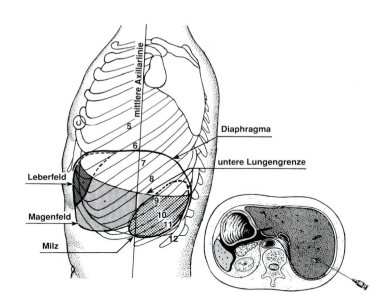

Abb. 182 Perkussionsgrenzen von Milz, Magen und Leber (oben) und Transversalschnitt durch den Rumpf in Höhe des 10. Brustwirbels (rechts).

marklosen Nervenfasern bilden den *Plexus splenicus*.

Die Milz ist ein in den Pfortaderkreislauf eingeschaltetes Immunorgan, das der Bildung von Antikörpern, B- und T-Lymphozyten, der immunologischen Überwachung des Blutes sowie dem Abbau überalteter und abartiger Erythrozyten und Thrombozyten dient (Blutmauserung). In der Fetalzeit werden in der Milz rote und weiße Blutzellen gebildet (hepatolienale Periode), nach der Geburt beschränkt sich die Produktion von Blutzellen auf Lymphozyten.

Eine **operative Entfernung der Milz (Splenektomie)**, z. B. bei Milzruptur oder bestimmten Blut- und Stoffwechselkrankheiten, erhöht bei Kindern das Sepsisrisiko, sodass eine permanente Antibiotikaprophylaxe erforderlich ist. Aber auch bei Erwachsenen ist die Sepsisgefahr nicht vermindert.

5.3.5 Leber, Hepar
(Abb. 173 bis 176, 182, 183, 184)

Der rechte Leberlappen liegt in der rechten Regio hypochondriaca, der linke Lappen in der Regio epigastrica und linken Regio hypochondriaca. Der untere Leberrand verläuft bis zur Medioklavikularlinie hinter dem Rippenbogen und ist hier nicht zu palpieren. An der Vereinigungsstelle des 9./10. Rippenknorpels erreicht er die Regio epigastrica und verlässt diese links in Höhe des 7./8. Rippenknorpels.

Zwischen beiden Rippenbögen liegt der linke Leberlappen der vorderen Bauchwand in einem dreieckigen „Leberfeld" oberhalb des „Magenfelds" an (Abb. 174, 182).

Mit der **Atmung** verschiebt sich die Leber, was palpatorisch und perkutorisch nachzuweisen ist. Vom Brustraum ist die Leber nur durch das Diaphragma getrennt, sodass **Leberabszesse** in die Pleurahöhlen durchbrechen können.

Da das Zwerchfell die konvexe *Facies diaphragmatica* kuppelartig überdacht, wird sie im oberen Bereich seitlich vom Recessus costodiaphragmaticus der Pleura und von den unteren Lungenrändern überlagert. Die rechte Zwerchfellkuppel steht höher als die linke!

Die Lagefixierung der etwa 1500 g schweren Leber erfolgt durch den thorakalen Sog, die Bauchpresse, lufthaltigen Därme und nur in geringerem Maß durch Bänder.

Bauch, Abdomen

Im Alter oder beim Eindringen von Luft in den Bauchraum, z. B. bei Magenperforationen (Luftsicheln), kommt es zum Absinken der Leber.

Der untere scharfe Leberrand, *Margo inferior*, wird vom Fundus der Gallenblase überragt (Abb. 183). Links davon befindet sich die *Incisura lig. teretis*, aus der das gleichnamige Band mit dem *Lig. falciforme (hepatis)* zur vorderen Bauchwand zieht. Dieses Band gliedert die Facies diaphragmatica in den rechten und den linken Leberlappen.

Die Unterfläche, *Facies visceralis*, ruht auf den Baucheingeweiden und wird durch einen H-förmigen Einschnitt in 4 Lappen untergliedert. Der Querbalken des H entspricht der Leberpforte, *Porta hepatis*.

In der Leberpforte liegen dorsal die *V. portae*, davor die *A. hepatica propria* und die *Ductus hepatici*. Die Gefäße werden von Nerven und Lymphbahnen begleitet. In ihrer Umgebung finden sich die *Nll. hepatici*.

Dorsal von der Leberpforte liegt der *Lobus caudatus*, der in die Bursa omentalis

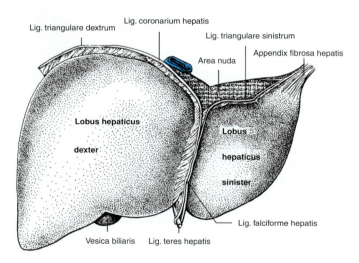

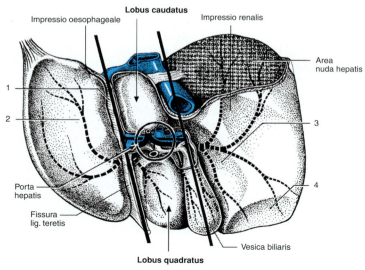

Abb. 183 Vorderfläche der Leber (oben) und Eingeweidefläche mit eingezeichneten Leberarterien (unten).
1 Fissura lig. venosi,
2 Impressio gastrica,
3 Impressio duodenalis,
4 Impressio colica.

5.3 Organe des Oberbauchs

hineinragt, und ventral von ihr der *Lobus quadratus*.

Die vertikalen Schenkel des H entstehen durch 2 sagittale Fissuren zwischen rechtem und linkem Leberlappen.
- Die rechte Längsfurche wird hinten vom *Sulcus venae cavae* und vorn von der *Fossa vesicae biliaris* gebildet. Beide Vertiefungen sind durch eine Parenchymbrücke zwischen Lobus caudatus und Lobus dexter unterbrochen.
- Die linke Längsfurche besteht hinten aus der *Fissura lig. venosi* und vorn aus der *Fissura lig. teretis*. In der erstgenannten verläuft während der Embryonalzeit der Ductus venosus (Arantius), der das Nabelblut aus der Placenta unter Umgehung der Leber in die untere Hohlvene des Fetus führt.

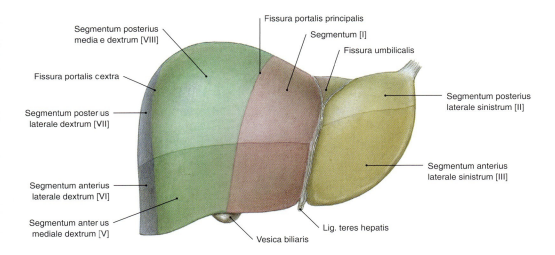

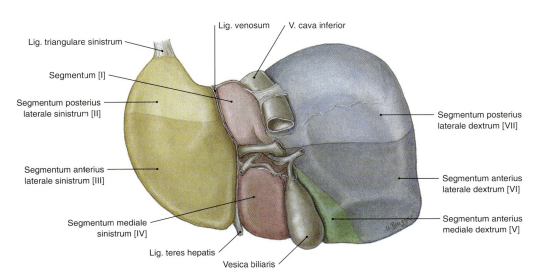

Abb. 184 **Portalsegmente der Leber** von ventral (oben) und von dorsal (unten). (Aus [2])

Bauch, Abdomen

Die traditionelle **Lappengliederung der Leber** in Lobus dexter und sinister sowie Lobus caudatus und quadratus wird durch eine weitere **Unterteilung in Segmente** ergänzt. Das Prinzip der Segmentgliederung, das den intrahepatischen Verzweigungen der A. hepatis, V. portae und Ductus hepaticus folgt, entspricht praktischen klinischen Gesichtspunkten z. B. Teilresektionen (Abb. 184).

Als zentrales Stoffwechselorgan erhält die Leber venöses Blut durch die **V. portae hepatis** mit Stoffwechselintermediaten aus den unpaaren Baucheingeweiden (Vas publicum), und arterielles Blut durch die **A. hepatica propria** zur Eigenversorgung (Vas privatum). Aus dem Verzweigungsmuster der größeren Gefäßäste entstehen Versorgungsareale, die nach der neuen Nomenklatur als 8 Lebersegmente gegliedert werden (Abb. 184).

Die Impressionen an der Facies visceralis kennzeichnen die Nachbarschaftsbeziehungen der Leber. (Abb. 183). Der linke Leberlappen zeigt dorsal die *Impressio oesophagealis*, davor die *Impressio gastrica* und medial das *Tuber omentale hepatis*. Die Unterfläche des rechten Leberlappens trägt rechts neben der Gallenblase die *Impressio duodenalis*, dorsal die *Impressio suprarenalis*, davor die *Impressio renalis* und ventral neben der Gallenblase die *Impressio colica*, die vom Querkolon herrührt.

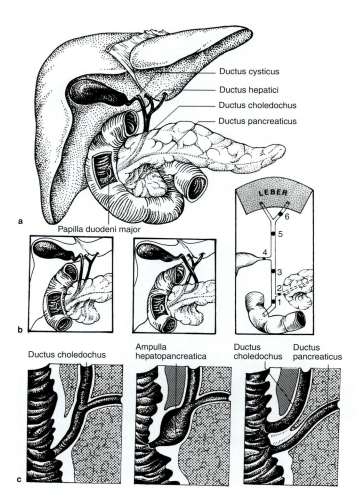

Abb. 185 Gallenwege.
a Extrahepatische Gallenwege.
b Variationen extrahepatischer Gallenwege und Prädilektionsstellen (1–6) für Steinverschlüsse.
c Verschiedene Mündungsformen des Ductus choledochus.

5.3.6 Gallenblase und extrahepatische Gallenwege

Die Gallenblase (Abb. 175, 183, 185) liegt in der *Fossa vesicae biliaris* der Leber. Ihr Fundus überragt den unteren Leberrand und berührt die vordere Bauchwand etwa dort, wo dieser den rechten Rippenbogen schneidet. Mit Ausnahme ihrer Verwachsungsfläche mit der Leber ist sie vom Bauchfell überzogen. Unten erreicht sie die Pars superior des Duodenum und das Querkolon.

Die Gallenblase ist häufiger Sitz von Entzündungen, die auf benachbarte Darmabschnitte übertragen oder in diese durchbrechen können (**Gallenblasenempyeme**).

Die extrahepatischen Gallenwege (Abb. 185) leiten die Galle aus der Leber mit einem *Ductus hepaticus dexter* und sinister zur Leberpforte, wo sie sich zum *Ductus hepaticus communis* vereinigen. Dieser fließt mit dem *Ductus cysticus* zum *Ductus choledochus* zusammen. Der Zusammenfluss beider kann sehr variieren. Der Ductus cysticus geht aus dem Hals der Gallenblase hervor und ist gegenüber diesem spitzwinklig abgeknickt. Eine Schleimhautfalte, *Plica spiralis* (Heister), wirkt regulierend auf den Gallenfluss.

Der etwa 7 cm lange Ductus choledochus zieht am freien Rand des Lig. hepatoduodenale nach unten hinter das Duodenum. Hier durchsetzt er den Kopf des Pankreas und nimmt kurz vor seiner Einmündung in die Pars descendens des Zwölffingerdarms den Ductus pancreaticus (Wirsung) auf. Die Einmündung auf der *Papilla duodeni major* (Vater) wird vorn *M. sphincter ampullae hepatopancreatica* (Oddi) verschlossen. Sie kann sehr variabel gestaltet sein (Abb. 185). Meist ist das Endstück zur *Ampulla hepatopancreatica* erweitert.

Durch Kontrastmittelinfusionen sind Gallenwege und Gallenblase röntgenologisch darstellbar. Im Rahmen der endoskopischen retrograden Cholangio-Pankreatoskopie (ERCP) können mit Hilfe eines kleinkalibrigen Endoskops (Seitenblickoptik) nach Sondierung der Papilla duodeni major (Vater) **Abflusshindernisse** betrachtet und entfernt werden.

Behinderungen des Galleflusses führen zum **Rückstau der Galle** (**Cholestase**) mit nachfolgender **Gelbsucht** (**Stauungsikterus**) und Leberschädigung. Ein Gallestau kann durch Verlegung des Lumens oder durch Kompression von außen auf die abführenden Gallenwege verursacht sein. Bei Neugeborenen gibt es Verstopfungen, die auf embryonalen Epithelverschlüssen beruhen (Gallengangsatresien). Im 2. oder 3. Monat kommt es in den Gallengängen zu Epithelwucherungen, die normalerweise später wieder aufgelöst werden. Ähnliche Entwicklungsstörungen gibt es auch bei anderen Organen wie Speiseröhre, Dünndarm oder Rectum. Kompressionen von außen, z. B. durch Aneurysma der A. hepatica propria oder Pankreaszysten, die zur Okklusion extrahepatischer Gallengänge führen, sind seltener.

Nerven. Leber und Gallenblase erhalten ihre autonomen Nerven vom Plexus coeliacus (Abb. 186). In der Gallenblasenwand findet sich ein Nervennetz mit Ganglienzellen, das u. a. auch den Verschlussmechanismus des Ductus choledochus betätigt.

Die Serosa von Leber und Gallenblase wird außerdem noch vom rechten *N. phrenicus* innerviert.

Daraus erklären sich die bei der Gallenblasenentzündung (Cholezystitis) ausstrahlenden Schmerzen in die rechte Schulter. Bei Gallenkoliken wird auch eine Überempfindlichkeit der Haut im 6. und 9. Dorsalsegment beobachtet, die halbgürtelförmig nach rechts zwischen Sternum und Wirbelsäule ausstrahlt (Head-Zone).

Gefäße. Die *V. portae* ist das funktionelle, die *A. hepatica propria* das nutritive Gefäß der Leber. Unterbindungen der Leberarterie führen zu Nekrosen.

Die A. hepatica propria teilt sich in der Leberpforte in einen rechten und linken Zweig. Vom *Ramus dexter* entspringt die *A. cystica* für die Versorgung der Gallenblase und der Gallengänge. Außerdem gibt es akzessorische Leberarterien aus der A. gastrica sinistra, der A. mesenterica superior und der A. gastroduodenalis.

Venen. Das venöse Blut wird von 2 bis 3 Stämmen, *Vv. hepaticae,* unterhalb des Zwerchfells in die V. cava inferior geleitet. Die Venen der Gallenblase münden direkt in die Pfortader.

Bauch, Abdomen

Die Lymphgefäße sammeln sich an der Leberpforte in den *Nll. hepatici*. Durch das kleine Netz stehen sie mit den Nll. coeliaci in Verbindung. Ein größerer Lymphknoten befindet sich am Gallenblasenhals, der *Nl. cysticus*, und am Foramen omentale (epiploicum), der *Nl. foraminalis*. Schwellungen der hepatischen Lymphknoten können Stauungen der Gallengänge verursachen.

Weitere Lymphabflüsse führen ins Mediastinum. Sie begleiten entweder die Vv. hepaticae und die V. cava inferior oder ziehen zusammen mit den Lymphgefäßen des Zwerchfells durch das Lig. triangulare dextrum und sinistrum ins Mediastinum.

5.3.7 Nervengeflecht des Oberbauchs, Plexus coeliacus
(Abb. 186)

Die Innervation der Bauchorgane erfolgt durch Geflechte des autonomen Nervensystems (Abb. 186). Das autonome „Nervenzentrum" der Oberbauchorgane ist der *Plexus coeliacus* in der Umgebung des Truncus coeliacus (Haller). Hier erfolgt die Umschaltung der efferenten Nervenfasern, die dann als postganglionäre Fasern mit den Gefäßen in die Organe eindringen.

Bei Oberbauchoperationen kann der Plexus coeliacus nach Eröffnung der Bauchdecken anästhesiert werden.

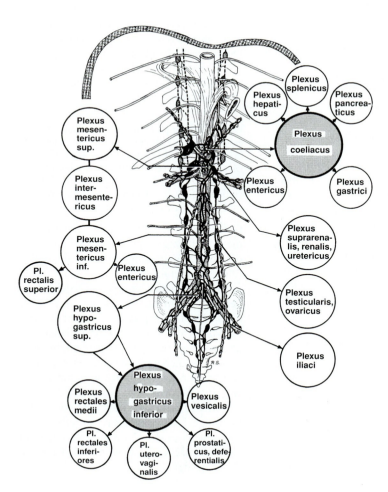

Abb. 186 Bauchteil des autonomen Nervensystems.

5.3 Organe des Oberbauchs

Die Sympathikusfasern des Plexus coeliacus kommen ohne Umschaltung vom *N. splanchnicus major* und *minor* (Abb. 148, 160). Diese Nerven gehen aus den Brustganglien 5 bis 11 hervor und ziehen durch das Zwerchfell in den Bauchraum.

Die parasympathischen Fasern entstammen dem *N. vagus*, der mit einem *Truncus vagalis anterior* und *posterior* aus dem Plexus oesophageus hervorgeht und durch das Zwerchfell zur kleinen Kurvatur des Magens zieht. Der hintere Vagusstamm läuft weiter zum Plexus coeliacus. Seine postganglionären Fasern innervieren alle Organe des Oberbauchs und den Intestinaltrakt bis zur linken Kolonflexur.

Die sich daran anschließenden Dickdarmabschnitte und das Rectum erhalten ihre parasympathischen Fasern ebenso wie die Becken- und Genitalorgane aus den Sakralsegmenten 2 bis 4 des Rückenmarks.

5.3.8 Arterien des Oberbauchs, Truncus coeliacus
(Abb. 180 a, 187, 191)

Die Oberbauchorgane erhalten ihr Blut aus dem *Truncus coeliacus* (Haller), die Unterbauchorgane von der A. mesenterica superior und A. mesenterica inferior. Die großen Darmarterien sind funktionelle Endarterien.

Der Truncus coeliacus entspringt in Höhe des 12. Brustwirbels aus der Pars abdominalis aortae. Er teilt sich am oberen Pankreasrand in 3 Arterien für Magen, Duodenum, Pankreas, Leber und Milz die **den perigastrischen Vaskularisationskreis** bilden (Abb. 187):

1. Die *A. hepatica communis* zieht nach rechts zur Leber. Sie entlässt die A. gastrica dextra zur kleinen Magenkurvatur, die A. hepatica propria zur Leberpforte und

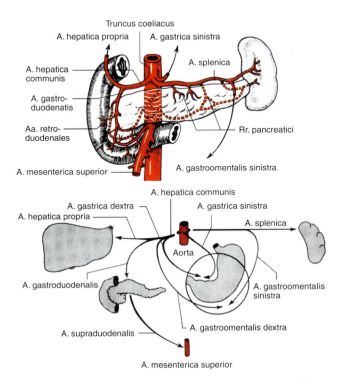

Abb. 187 Oberbaucharterien (oben) und perigastrischer Vaskularisationskreis (unten).

Bauch, Abdomen

die A. gastroduodenalis, aus der die A. gastroepiploica dextra für die große Magenkurvatur entspringt.

2. Die *A. splenica* läuft im oberen Pankreasrand zur Milz und versorgt mit ihren Rr. pancreatici die Bauchspeicheldrüse. Sie enthält außerdem die A. gastroomentalis sinistra für die große Kurvatur des Magens und die Aa. gastricae breves für den Magenfundus.

3. Die *A. gastrica sinistra* zieht als schwächster Ast in den Plicae gastropancreaticae zur Cardia und zur kleinen Magenkurvatur. Hier kommuniziert sie mit der A. gastrica dextra.

5.3.9 Pfortader und portokavale Anastomosen
(Abb. 188)

Im Bauchraum gibt es 2 venöse Stromgebiete, das der Pfortader und das der unteren Hohlvene.

Die Pfortader, *V. portae,* sammelt das venöse Blut aus den Baucheingeweiden, mit Ausnahme der Harn- und Geschlechtsorgane, und leitet es zur Leber. Sie entsteht durch Zusammenflüsse der *V. splenica, V. mesenterica superior* und *inferior* hinter dem Pankreaskopf und läuft im Lig. hepatoduodenale zur Leberpforte.

Die untere Hohlvene, *V. cava inferior,* nimmt das Blut der unteren Extremitäten, des Beckens und der Rumpfwand auf und führt das Blut in den rechten Vorhof des Herzens. Zwischen der oberen und unteren Hohlvene gibt es interkavale Anastomosen (Abb. 162, 163).

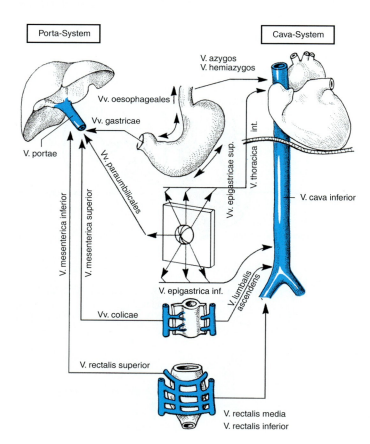

Abb. 188 Portokavale Anastomosen.

5.3 Organe des Oberbauchs

Portokavale Anastomosen (Abb.188) sind Verbindungen zwischen dem Stromgebiet der Pfortader und dem der Hohlvenen.

1. Die *Vv. oesophageales* verbinden die Venen der kleinen Magenkurvatur, die normalerweise in die Pfortader abfließen, über die V. azygos und die V. hemiazygos mit der oberen Hohlvene (Abb. 162, 163). Bei Pfortaderstauungen erweitern sie sich zu „Ösophagusvarizen".
2. Die *Vv. paraumbilicales* begleiten das Lig. teres hepatis zur Pfortader. Durch die Bauchdeckenvenen kommunizieren sie oben über die V. axillaris oder V. subclavia mit der oberen Hohlvene und unten über die V. femoralis oder V. iliaca externa mit der unteren Hohlvene (Abb. 162, 163). Bei Pfortaderstauungen erweitern sich die Paraumbilikalvenen, und es entsteht das Bild des „Medusenhaupts".
3. Der *Plexus venosus rectalis* steht durch die V. rectalis superior mit der Pfortader und durch die Vv. rectales mediae und inferiores über die V. iliaca interna mit der unteren Hohlvene in Verbindung (Abb. 215). Bei Pfortaderstauungen erweitern sich die Rektalvenen zu „Hämorrhoiden".
4. Die *retroperitonealen Venen* der sekundär mit der hinteren Bauchwand verwachsenen Darmabschnitte kommunizieren mit den Pfortaderästen durch die Vv. lumbales ascendentes mit der unteren Hohlvene.

Portokavale Anastomosen werden vom Körper genutzt, wenn der Strömungswiderstand in der Pfortader eine bestimmte Höhe übersteigt, z.B. durch partielle Verschlüsse der V. portae (Thrombose) oder Verengung des intrahepatischen Stromgebiets (Alkoholleber, Tumoren). Zur Entlastung können auch **Gefäßprothesen** angelegt werden, z.B. zwischen V. mesenterica superior und V. cava inferior (mesenterikokavaler H-Shunt).
Bei **Stauungen im Pfortaderkreislauf (portale Hypertension)** kommt es zum Flüssigkeitsaustritt in die Bauchhöhle (Aszites) und bei solchen der V. cava inferior zu Ödembildungen in den Beinen.

Fragen zum Selbststudium

1 Welche Organe gehören zum Oberbauch? 240

2 Beschreiben Sie die Position des Magens und die Skeletotopie von Cardia, Fundus, Pylorus und Magenblase. 241

3 Aus welchen Schichten besteht die Muskulatur des Magens? 243

4 Was ist eine Pylorusstenose? 243

5 Beschreiben Sie das Makrorelief der Magenschleimhaut und die Bildung der Magenstraße. 243

6 Welche Nerven innervieren den Magen? 243

7 Beschreiben Sie die Arterienkränze des Magens. 243

8 Zu welchem Stromgebiet gehören die Venen des Magens? 243

9 Beschreiben Sie die Abflussbahnen der Lymphgefäße des Magens. 243

10 Warum metastasieren Magenkarzinome bevorzugt in die Bauchspeicheldrüse? 243, 244

11 Beschreiben Sie die Lagebeziehungen des Duodenum zur vorderen Bauchwand und zur Wirbelsäule. 244

12 Welche Teile des Duodenum liegen intra- und welche (sekundär) retroperitoneal? 244

13 Wo liegt die Mündungsstelle des Ductus choledochus und Ductus pancreaticus major? 245

14 Wo liegt die Bauchspeicheldrüse, Pankreaskopf, -körper und -schwanz? 245

15 Welche Blutgefäße verlaufen im Pancreas und welche großen Gefäßstämme hinter der Bauchspeicheldrüse? 245

16 Nennen Sie die operativen Zugangswege zum Pancreas. 246

17 Wo liegt die Milz und warum ist sie bei normaler Größe nicht zu palpieren? 246

18 Beschreiben Sie die Perkussionsgrenzen von Milz, Magen und Leber. 246, 247

19 Durch welche Bänder ist die Milz mit Magen, hinterer Bauchwand und Colon verbunden? 246

20 In welchen Kreislauf ist die Milz als Immunorgan eingeschaltet? 247

21 Wo kreuzt der vordere untere Leberrand die Rippenbögen? 247

22 Wo liegt die Leberpforte und welche Leitungsbahnen befinden sich hier? 248

23 Auf welchen Prinzipien beruht die Einteilung der Lebersegmente? 249, 250

24 Welche Impressionen an der Facies visceralis kennzeichnen die Nachbarschaftsbeziehungen der Leber? 249, 250

25 Beschreiben Sie die Lage der Gallenblase und den Verlauf des Ductus choledochus zum Duodenum. 251

26 Wo liegen Prädilektionsstellen für Steinverschlüsse der extrahepatischen Gallengänge? 251

27 Von welchen Nerven wird die Gallenblase innerviert? 251

28 Beschreiben Sie die Verteilung der hepatischen Lymphknoten und ihre Verbindungen. 252

29 Wo liegt das Nervenzentrum der Oberbauchorgane und woher kommen die sympathischen und parasympathischen Fasern? 252, 253

30 Wo liegt der Truncus coeliacus (Haller) und in welche 3 Arterien teilt er sich? 253

31 Welche Arterien bilden den perigastrischen Vaskularisationskreis? 253, 254

32 Welche Venen gehören zum Pfortaderkreislauf? 254

33 Woher bezieht die untere Hohlvene ihr Blut? 254

34 Nennen Sie die wichtigsten portokavalen Anastomosen. 215, 216, 255

5.4 Organe des Unterbauchs

Praxis Fall *Praxis Fall*

Eine 32-jährige unverheiratete Grundschullehrerin stellt sich in der Notfallambulanz mit starken rechtsseitigen Unterbauchbeschwerden vor. Sie habe seit kurzem immer wieder krampfartige Bauchschmerzen. In den letzten Tagen seien diese Schmerzen nahezu unerträglich geworden. Nach besonders schweren Krämpfen bekomme sie explosionsartige Durchfälle, mit denen dann auch die Schmerzen geringer würden. Weil ihr Hausarzt im Urlaub sei, habe sie die Vertretung in die Notfallambulanz überwiesen. Die Patientin hat am rechten Unterbauch eine relativ große, aber reizlose Narbe (Appendektomie-Narbe). Auf der rechten Seite ist trotz leichter Abwehrspannung keine Resistenz zu tasten. Im rechten und linken Oberbauch deutet der Klopfschall bei der Perkussion auf vermehrte Luftfüllung des Darms hin. Auskultatorisch finden sich hochgestellte Darmgeräusche. Auf Befragen gibt die Patientin an, dass die Blinddarmoperation vor 3 Jahren erfolgt sei und die Operation länger als gewöhnlich gedauert habe, weil die Diagnose ziemlich spät gestellt und der Wurmfortsatz sehr verwachsen gewesen sei sowie eine ungewöhnliche Lage gehabt habe. Da nicht klar ist, ob eine entzündliche Darmerkrankung (Morbus Crohn) vorliegt, wird zunächst eine Sonographie und anschließend eine Röntgenübersichtsaufnahme des Abdomens a. p. und in Seitenlage veranlasst. Die Sonographie ist wegen der Darmgasüberlagerungen wenig ergiebig. In der Nativaufnahme des Abdomens zeigen sich Dünndarm-, aber keine Dickdarmspiegel. Nach Abklingen der akuten Symptomatik und Nahrungskarenz wird eine Kontrastmitteldarstellung des Dünndarms durchgeführt, bei der sich eine umschriebene Engstelle (Stenose) mit davor gelegener Erweiterung (prästenotische Dilatation) einer Schlinge findet. Die Verdachtsdiagnose eines **Darmverschlusses durch Gewebebrücken (Bridenileus)** wird operativ bestätigt. Die operative Durchtrennung der Gewebebrücken (Bridenlösung) verläuft komplikationslos und die Patientin wird nach 10 Tagen geheilt entlassen.

Der Unter- oder „Darmbauch" liegt unterhalb vom Mesocolon transversum und enthält das Jejunum und Ileum (Abb. 189), die vom Dickdarm eingerahmt und vorn vom großen Netz bedeckt werden.

5.4.1 Jejunum und Ileum
(Abb. 189, 190)

Der Dünndarm, *Intestinum tenue* (Abb.189), besteht aus dem Duodenum, Jejunum und Ileum. Der bewegliche Teil des Dünndarms beginnt an der *Flexura duodenojejunalis*, links neben dem 2. Lendenwirbel (Abb. 190). Darauf folgt das Jejunum, dessen Schlingen sich hauptsächlich links oben im Darmbauch ausbreiten. Das Ileum liegt im rechten Unterbauch und mündet in das Caecum. Die Gesamtlänge des Dünndarms beträgt 4 bis 5 m, wobei etwa 2 Fünftel auf das Jejunum und 3 Fünftel auf das Ileum entfallen. Das Dünndarmlumen verengt sich distal etwas; desgleichen verkleinern sich die *Plicae circulares* (Kerckring) und die Zotten, wohingegen der Follikelapparat mit der vermehrten Bakterienflora zunimmt. Im Ileum finden sich gegenüber dem Mesenterialansatz die *Folliculi lymphatici aggregati* (Peyer).

Ein **Darmverschluss (Ileus)** mit kompletter Unterbrechung der Darmpassage ist eine lebensbedrohliche Erkrankung. Man unterscheidet zwischen mechanischem und funktionellem Ileus. Der **mechanische Ileus** kann z. B. durch äußeren Druck (Kompressionsileus), Verwachsungen in der Bauchhöhle (Bridenileus), Abschnürungen mit Unterbrechung der Blutzufuhr (Strangulationsileus) oder durch Hindernisse im Darmlumen (Obturationsileus) entstehen. Der **Funktionsileus** beruht auf einer Lähmung der

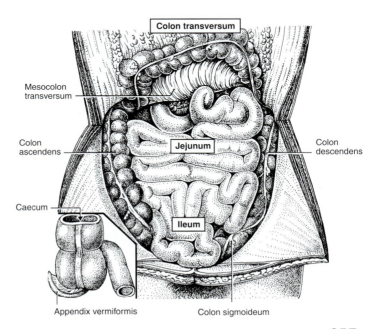

Abb. 189 Dünndarmschlingen in situ. Das große Netz mit dem Querkolon ist hochgeschlagen.

Bauch, Abdomen

Darmmotilität (paralytischer oder spastischer Ileus). Als lebensrettend bei einem kompletten Passagestopp empfiehlt sich die rasche operative Beseitigung des Hindernisses, z. B. pro- oder retrograde Absaugung, Umleitung des Dünndarms auf die Körperoberfläche zur Ableitung des Darminhalts, künstliche Ernährung, Medikation.

5.4.2 Dickdarm, Intestinum crassum
(Abb. 174, 189 bis 192, 194)

Der Dickdarm hat eine Länge von etwa 1,5 m. Vom Dünndarm unterscheidet er sich weniger durch seine Dicke, sondern in der Hauptsache durch seine Tänien, Haustren und Fettanhänge, *Appendices omentales.*

An den Einschnitten zwischen den Haustren findet man innen die *Plicae semilunares coli;* Zotten fehlen.

Die Längsmuskulatur ist in den 3 bandförmigen, ca. 1 cm breiten Tänien zusammengefasst. An den retroperitonealen Abschnitten des Dickdarms ist vorn nur eine *Taenia libera* sichtbar; die beiden anderen sind verdeckt. Am Querkolon dient die *Taenia mesocolica* der Anheftung des Mesocolon transversum und die *Taenia omentalis* der Befestigung des Omentum majus. Der Dickdarm gliedert sich in 3 Abschnitte,
1. den Blinddarm, *Caecum,* mit dem Wurmfortsatz,
2. den Grimmdarm, *Colon,* der sich wieder in 4 Abschnitte unterteilt, und
3. den Mastdarm, *Rectum,* der im Becken liegt (Abb. 213 bis 215, 220 bis 222).

Blinddarm und Wurmfortsatz
(Abb. 189 bis 192)

Der Blinddarm, *Caecum,* ist ein etwa 7 cm langer Blindsack unterhalb der Einmündungsstelle des Ileum in den Dickdarm (Abb. 189). Er liegt in der Fossa iliaca dextra. An der Mündungsstelle des Dünndarms befindet sich das Ostium ileale (Bauhin). Das Ostium ileale ist ein horizontaler Schlitz an der medialen Wand des Caecum, der von 2 Lippen ventilartig verschlossen wird, um den Rückfluss des Darminhalts zu verhin-

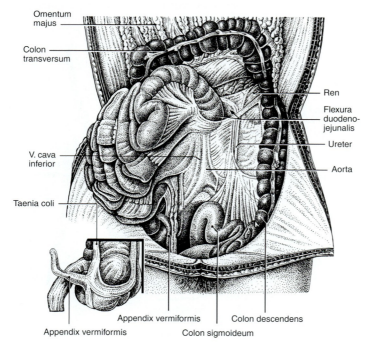

Abb. 190 Einblick in die Bauchhöhle, das Querkolon ist nach oben und die Dünndarmschlingen sind nach rechts verlagert. Blinddarm mit Wurmfortsatz am Ende der zusammenlaufenden Tänien von hinten (unten links).

dern. Trotz des Ventilmechanismus können aber Einläufe in das Ileum gelangen.

Das Caecum besitzt kein eigenes Gekröse, kann aber sehr beweglich sein (Caecum mobile), sodass Verlagerungen (z. B. in der Schwangerschaft) bis unter die Leber beobachtet werden.

Der Wurmfortsatz, *Appendix vermiformis* (Abb. 190), befindet sich am unteren Pol des Caecum und ist an einer *Mesoappendix* aufgehängt. Seine Länge und Lage variieren sehr.

Normalerweise ist der Wurmfortsatz 7 bis 8 cm lang (Extremwerte sind 1 und 30 cm) und bleistiftdick. Der Abgang der Appendix vermiformis vom Caecum projiziert sich laut Schema (Abb. 165) auf den *McBurney-Punkt* und das Ende auf den *Lanz-Punkt*.

Bei Zäkumhochstand kann die Appendix bis zum Duodenum reichen und beim Tiefstand tief ins kleine Becken eintauchen. Im weiblichen Becken bestehen oft enge Lagebeziehungen zum Eierstock. Auf Grund ihrer Lagevariationen (präzäkal, retrozäkal, parazäkal) erfordert das Aufsuchen der Appendix viel Umsicht. Eine gute Orientierungsmöglichkeit bieten die Tänien am Caecum, die sich vor dem Abgang des Wurmfortsatzes vereinigen und in einer gemeinsamen Längsmuskelschicht auf der Appendix auslaufen.

Der Wurmfortsatz ist beim Menschen Teil des Immunsystems und wird auf Grund der Vielzahl seiner Lymphfollikel auch als **„Darmtonsille"** bezeichnet. Die akute **Blinddarmentzündung** (**Appendizitis**) ist die häufigste Abdominalerkrankung für den Chirurgen, die hauptsächlich im Kindesalter bis zum mittleren Lebensalter auftritt. Neben familiärer Disposition wird sie vor allem durch bakterielle Infektionen oder allergische und generalisierte lymphatische Reaktionen ausgelöst. Uncharakteristische Beschwerden sind diffuse Leibschmerzen, Übelkeit, Appetitverlust und Erbrechen, typische Symptome sind Unterbauchschmerzen mit Verstärkung an den Appendix-Projektionspunkten, Abwehrspannungen der Bauchmuskeln, Temperaturanstieg und Leukozytose. Da eine Blinddarmentzündung zum Fortschreiten und zur Perforation neigt (Gefahr der Peritonitis), ist eine frühzeitige Operation angezeigt.

Kolonabschnitte
(Abb. 189 bis 192)

Das Colon ascendens steigt in einer Länge von etwa 25 cm an der hinteren rechten Bauchwand bis unter den rechten Leberlappen auf. Hinter ihm liegt der M. psoas major und der M. quadratus lumborum. An der rechten Niere biegt es mit der *Flexura coli dextra* in Höhe des 12. Brust- bis 3. Lendenwirbels in das Querkolon um.

Das Colon transversum läuft entlang der Facies visceralis des rechten Leberlappens und der großen Kurvatur des Magens quer durch die Bauchhöhle zur Milz. Sein Aufhängeband, das *Mesocolon transversum*, ermöglicht ihm eine relativ große Beweglichkeit.

Die Länge des Querkolons beträgt etwa 50 cm; sie kann aber ebenso wie die Lage sehr variieren. In extremen Fällen hängt das Querkolon bis ins Becken herunter. Der Anfangsteil steht meist in engen räumlichen Beziehungen zur Gallenblase, zum Duodenum und Pankreaskopf.

Das Colon descendens beginnt an der *Flexura coli sinistra*. Die linke Kolonflexur steht etwas höher als die rechte und ist spitzwinklig. Sie überlagert die linke Niere in Höhe des 11. Brust- bis 2. Lendenwirbels. Durch das *Lig. phrenicocolicum*, das auf dem Colon die Milznische bildet, ist die Flexur am Zwerchfell befestigt.

Die linke Kolonflexur ist grob gesehen auch die Versorgungsgrenze (Cannon-Böhm-Punkt) zwischen dem N. vagus und dem sakralen Teil des Parasympathikus sowie zwischen der oberen und unteren Mesenterialarterie (Abb. 191).

Das etwa 25 cm lange *Colon descendens* läuft in vertikaler Richtung an der hinteren linken Bauchwand am lateralen Rand der Niere vorbei nach unten bis in die Höhe des linken Darmbeinkamms, wo es in das *Colon sigmoideum* übergeht. Gelegentlich findet man an der lateralen Seite des Colon descendens Nischen, *Sulci paracolici*, (Abb. 177).

Das Colon sigmoideum besitzt ein eigenes Aufhängeband, *Mesocolon sigmoideum*, das ihm eine relativ gute Beweglichkeit verleiht. Bei chirurgischen Eingriffen kann es daher vorverlagert und außerhalb des Bauchraums eröffnet werden (Kolostomie). Seine Länge ist sehr unterschiedlich; im Durchschnitt beträgt sie 45 cm. Bei starker Verlängerung kann es als Doppelschlinge bis zur Milz oder Leber reichen.

Eine angeborene abnorme Erweiterung des unteren Dickdarms, meist des Colon sigmoideum und des Rectum mit schweren Passagestörungen ist die überwiegend bei Knaben vorkommende **Hirschsprung-Galant-Krankheit (Megacolon congenitum).** Sie wird durch Fehlentwicklung des Plexus entericus in einem bestimmten Darmabschnitt (aganglionäres Segment) verursacht, wodurch die Weiterbeförderung von Darminhalt behindert wird. Der Kotverhalt führt zur Erweiterung des vorgeschalteten Kolonabschnitts, Auftreibung des Bauchs mit sichtbarer Peristaltik und zum Koterbrechen. Meist ist eine operative Therapie mit Ausschaltung des aganglionären Abschnitts erforderlich.

5.4.3 Nervengeflechte des Unterbauchs
(Abb. 186)

Das „Nervenzentrum" der Unterbauchorgane ist der *Plexus mesentericus inferior,* der nicht umgeschaltete Sympathikusfasern von den Ganglia lumbalia und parasympathische Fasern aus den sakralen Segmenten des Rückenmarks erhält. Diese kontrollieren zusammen mit den Ganglienzellen der Darmwand, dem *Plexus entericus,* alle Funktionsabläufe, wobei der *Parasympathicus* einen fördernden und der *Sympathicus* einen hemmenden Einfluss ausübt (enterisches Nervensystem).

Der Plexus entericus wird gegliedert in den
- *Plexus subserosus* unter dem Bauchfell,
- *Plexus myentericus* (Auerbach) zwischen Längs- und Ringmuskulatur (Zentrum von Darmtonus und Darmbewegung) und
- *Plexus submucosus* (Meissner) unter der Schleimhaut für die Schleimhautmotorik.

Dünn- und Dickdarm bis zur linken Kolonflexur werden aus dem *Plexus coeliacus* und *Plexus mesentericus superior* versorgt. Die restlichen Kolonabschnitte erhalten ihre postganglionären Fasern vom *Plexus mesentericus inferior,* der seine parasympathischen Anteile aus dem Sakralmark bezieht.

Lähmungen des Plexus entericus, z. B. bei Darmentzündungen (Enteritiden) oder bei Entzündungen der umgebenden Organe (Pankreatitis, Appendizitis, Peritonitis) können zu reflektorischen Dauerkontraktionen einzelner Darmabschnitte führen und einen funktionellen Ileus auslösen.

5.4.4 Mesenterialgefäße
(Abb. 191)

Die distal von der Flexura duodenojejunalis gelegenen Darmabschnitte werden von den unpaaren Mesenterialarterien, *A. mesenterica superior* und *inferior* versorgt (Abb. 191). Sie kommunizieren mit den Ästen des Truncus coeliacus (Haller) und bilden in den Mesenterien entlang des Darms Anastomosenketten in Form von *Arkaden.* Von diesen Arkaden ziehen Äste rechtwinklig zur Darmwand. In dieser Anordnung werden Stauchungen der Gefäße bei Darmbewegungen (Verlängerungen und Verkürzungen) vermieden.

Die A. mesenterica superior entspringt unter dem Truncus coeliacus in Höhe des 1. Lendenwirbels aus der Bauchaorta. Sie tritt an der Incisura pancreatis über die Pars horizontalis duodeni in das Mesenterium ein und verläuft in diesem bogenförmig bis zum Caecum. Ihre Versorgungsgebiete sind der untere Teil des Duodenum, der Dünn- und Dickdarm bis zur linken Kolonflexur. (Abb. 191).

Die A. mesenterica superior entlässt die
- *A. pancreaticoduodenalis inferior,* die mit der A. supraduodenalis superior aus der A. gastroduodenalis (ein Ast der A. hepatica communis) anastomosiert,
- *Aa. jejunales* und *Aa. ileales* (etwa 15 Äste) für den Dünndarm,
- *A. ileocolica,* die in der Radix mesenterii zum terminalen Ileum und Caecum so-

5.4 Organe des Unterbauchs

wie mit der A. appendicularis zum Wurmfortsatz läuft,
- *A. colica dextra*, die an der hinteren Bauchwand zum Colon ascendens zieht, und
- *A. colica media*, die im Mesocolon transversum zum Querkolon gelangt.

Die A. mesenterica inferior versorgt den restlichen Dickdarm und den oberen Teil des Rectum. Sie entspringt etwa in Höhe des 3. Lendenwirbels aus der Bauchaorta und teilt sich in
- die *A. colica sinistra*, die das Colon descendens versorgt,
- die *Aa. sigmoideae* (2 bis 4 Äste), die zum Sigmoid ziehen, und
- die *A. rectalis superior*, die den Mastdarm erreicht. Letztere anastomosiert mit der A. rectalis media (ein Ast der A. iliaca int.) und der A. rectalis inferior aus der A. pudenda interna.

Die Venen gehören zum Stromgebiet der Pfortader (Abb. 188).

Ein akut lebensbedrohliches Krankheitsbild entsteht beim plötzlichen Verschluss einer oder mehrerer großer arterieller oder venöser Mesenterialgefäße durch Thrombose, Embolie, Arteriosklerose, Kompression oder Traumen (**Mesenterialinfarkt**). Eine Verlegung des Truncus coeliacus führt fast immer zum Tod, ein Verschluss der A. mesenterica superior erlaubt bei rechtzeitigem operativen Vorgehen das Überleben. Bei länger anhaltendem Verschluss (12 Stunden) kommt es zur irreparablen Nekrose der Darmwand mit paralytischem Ileus, Durchwanderungsperitonitis und schwerer Allgemeinintoxikation. Therapeutisch erfolgt im Stadium der Nekrose die Darmresektion.

Diagnostisch wichtige Symptom-Trias:
1. Plötzlich auftretender Abdominalschmerz, Übelkeit, Erbrechen, Blässe, Schwitzen, Schock, Durchfall,
2. weicher Bauch,
3. Leukozytose von 20 000 und mehr.

Lymphgefäße (Abb. 180 b, 192, 198). Die Eingeweidelymphknoten werden unter dem Begriff *Nll. viscerales* zusammengefasst. Der Lymphabfluss erfolgt über

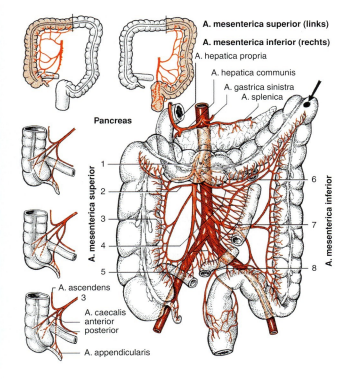

Abb. 191 Mesenterialarterien und Aufzweigungsmuster der A. ileocolica am Blinddarm und Wurmfortsatz. Am Cannon-Böhm-Punkt (Pfeil) liegt die Versorgungsgrenze zwischen A. mesenterica superior und inferior.
1 A. colica media,
2 A. colica dextra,
3 A. ileocolica,
4 Aa. jejunales,
5 Aa. ileales,
6 A. colica sinistra,
7 Aa. sigmoidei,
8 A. rectalis superior.

Bauch, Abdomen

- die *Nll. coeliaci* in die Trunci intestinales oder direkt in die Cysterna chyli. Die Nll. coeliaci liegen in der Umgebung des Truncus coeliacus, sie bilden die 2. Filterstation für die Organe des Oberbauchs, Magen, Duodenum, Leber, Gallenblase, Pankreas, und Milz.
- die *Nll. mesenterici* (100 bis 150) liegen im Versorgungsgebiet der A. mesenterica superior und inferior.

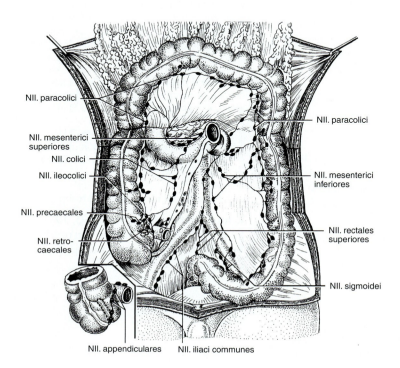

Abb. 192 **Lymphknoten und Lymphbahnen des Darms.** Retrozäkale Lage des Wurmfortsatzes (unten links)

Fragen zum Selbststudium

1. Was versteht man unter „Darmbauch"? 257
2. Wo beginnt der bewegliche Teil des Dünndarms? 257
3. Wie unterscheidet man das Jejunum vom Ileum? 257
4. Welches sind Kennzeichen des Dickdarms? 258
5. Wo findet man den Wurmfortsatz und welche Orientierungsmöglichkeit ist dabei hilfreich? 259
6. Warum wird die Appendix auch Darmtonsille genannt? 259
7. Welches Organ liegt hinter der Flexura coli dextra? 259
8. Worauf beruht die relativ große Beweglichkeit des Colon transversum? 259
9. Beschreiben Sie Lage und Befestigung der linken Kolonflexur. 259
10. Wo liegt der Cannon-Böhm-Punkt und welche funktionelle Bedeutung hat er? 259
11. Wo liegt das „Nervenzentrum" der Unterbauchorgane und woher kommen seine sympathischen und parasympathischen Anteile? 260

5.5 Retroperitonealraum, Spatium retroperitoneale

12 Welche Geflechte gehören zum
    Plexus entericus? 260
13 Beschreiben Sie die Versorgungs-
    gebiete der A. mesenterica superior
    und inferior. 260, 261
14 Zu welchem Stromgebiet gehören
    die Mesenterialvenen? 261
15 Beschreiben Sie die Lokalisationen der
    Eingeweidelymphknoten. 261, 262
16 Wo liegt die 2. Filterstation der Lymphe
    für die Oberbauchorgane? 262

5.5 Retroperitonealraum, Spatium retroperitoneale
(Abb. 176)

Praxisfall

An einem heißen Julitag wird ein 46-jähriger Bahnarbeiter in die Notfallambulanz eingeliefert, der über unerträgliche krampfartige Schmerzen auf der rechten Bauchseite klagt, die in den Rücken, später in die rechte Leiste ausstrahlen. Der Notarzt habe eine „Schmerzspritze" verabreicht, die aber kaum wirke. Der Patient hatte nach Gleisverlegungsarbeiten auf einer Eisenbahnbrücke in der Sonne bei 40 °C abends zu Hause 4 Flaschen Mineralwasser getrunken. Nachts bekam er plötzlich massive Schmerzanfälle in der rechten Flanke, vermehrten Harndrang und musste sich heftig übergeben. Nachdem sich die Schmerzattacken bis zum Morgen trotz eines schmerzstillenden Zäpfchens 3-mal wiederholten, immer stärker wurden und er einen erheblichen Blähbauch (Meteorismus) entwickelte, wurde der Notarzt herbeigerufen. Dieser stellte die Diagnose **Nierenkolik**, verabreichte eine Schmerzspritze und veranlasste die Einweisung in eine Urologische Abteilung. Zur Abklärung der Frage nach einem Steinabgang aus der rechten Niere, der Lokalisation und dem Nachweis des Steins sowie dem Ausmaß einer möglichen Harnstauung wurde zunächst eine Ultraschall-Untersuchung vorgenommen. Im Bereich des Nierenbeckens wurden einige harte, kantig begrenzte Reflexe mit Schallschatten nachgewiesen. Die mögliche Lokalisation eines nicht schattengebenden Steins im distalen Abschnitt des Ureters konnte nicht sicher nachgewiesen werden. Der Patient erhielt daher eine Infusionsbehandlung mit einem krampf- und schmerzlösenden Mittel, im schmerzfreien Intervall wurde ein Ausscheidungsurogramm durchgeführt. Dieses zeigte nach i. V. Kontrastmittelinfusion einen erweiterten rechten Ureter. Die Kontrastmittelfüllung brach unmittelbar vor der Harnblase ab. Daraus wurde indirekt auf das Vorliegen eines prävesikalen Steins geschlossen. Nach der Stosswellen-(ESWL-)Behandlung des Patienten und der Aufforderung, täglich mindestens 2 Liter Flüssigkeit zu sich zu nehmen, traten keine weiteren Koliken mehr auf.

Der Retroperitonealraum liegt zwischen Peritoneum parietale und hinterer Bauchwand; er erstreckt sich vom Zwerchfell bis zum Becken. In seinem lockeren Bindegewebe sind die Nebennieren, Nieren, Harnleiter, autonomen Nervengeflechte, großen Gefäße, abdominalen Lymphstämme und regionalen Lymphknoten eingebettet.

5.5.1 Niere, Ren
(Abb. 169, 177, 181, 193 bis 196)

Die Nieren liegen beiderseits der Lendenwirbelsäule zwischen 12. Brust- und 3. Lendenwirbel, das Nierenhilum befindet sich in Höhe des 2. Lendenwirbels. Da der untere Nierenpol nahe am Trigonum lumbale liegt, kann sich dieses bei paranephritischen Abszessen vorwölben. Die rechte Niere steht wegen der stark entfalteten Leber einen halben Wirbel tiefer als die linke. Geringe Lage-

Bauch, Abdomen

verschiebungen werden bei der Atmung und bei veränderten Körperstellungen, z. B. im Liegen oder Stehen, beobachtet.

Beide Nieren werden dorsal zwischen oberem und mittlerem Drittel von der 12. Rippe gekreuzt; die linke Niere liegt z. T. noch vor der 11. Rippe (Abb. 193).

Die Nieren sind somit vor Gewalteinwirkungen geschützt, die höher stehende linke Niere mehr als die rechte. Bei **Rippenfrakturen** können sie jedoch mitverletzt werden. Neugeborene besitzen noch relativ große Nieren; sie stehen auch tiefer, sodass sie mit ihrem unteren Pol bis nahe an den oberen Beckenrand reichen.

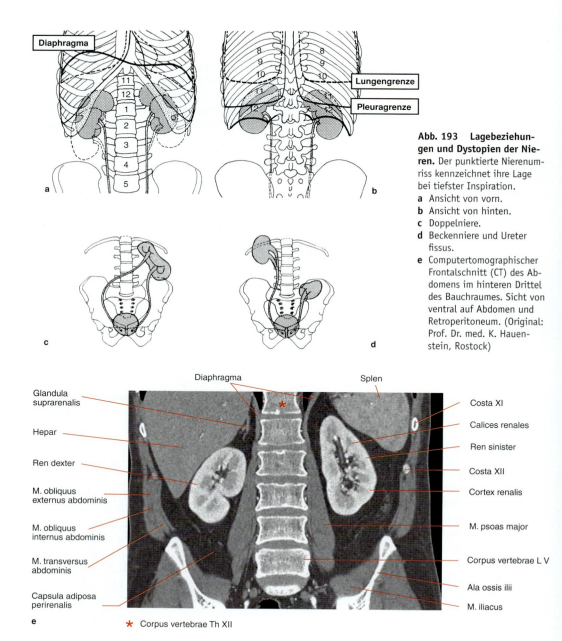

Abb. 193 Lagebeziehungen und Dystopien der Nieren. Der punktierte Nierenumriss kennzeichnet ihre Lage bei tiefster Inspiration.
a Ansicht von vorn.
b Ansicht von hinten.
c Doppelniere.
d Beckenniere und Ureter fissus.
e Computertomographischer Frontalschnitt (CT) des Abdomens im hinteren Drittel des Bauchraumes. Sicht von ventral auf Abdomen und Retroperitoneum. (Original: Prof. Dr. med. K. Hauenstein, Rostock)

★ Corpus vertebrae Th XII

5.5 Retroperitonealraum, Spatium retroperitoneale

Die Nieren liegen vor dem M. quadratus lumborum und der Pars lumbalis des Zwerchfells; das Nierenhilum grenzt an den M. psoas major. Da der Muskel schräg nach unten läuft, liegen die kaudalen Nierenpole weiter auseinander als die kranialen (Abb. 169).

Bei fortgeschrittenen Nierenentzündungen (z.B. paranephritischer Abszess) beugt der Kranke durch **Kontraktion des Psoasmuskels** das Bein im Hüftgelenk (Schonhaltung).

Lateral liegen die Nieren vor dem sehnigen Ursprung des M. transversus abdominis an der Fascia thoracolumbalis (Abb. 194).

Hinter der Niere verlaufen die Interkostalnerven 11 und 12 sowie der N. iliohypogastricus und N. ilioinguinalis und N. iliohypogastricus.

Aus diesem Nervenverlauf erklären sich bei Nierenerkrankungen ausstrahlende Schmerzen in die Leisten- und Genitalregion.

Die Beziehungen der Nieren zur Pleura sind derart, dass sich die rechte Niere mit ihrem oberen Drittel und die linke mit ihrer oberen Hälfte auf den Recessus costodiaphragmaticus projizieren (Abb. 193). Am muskelfreien Dreieck des Zwerchfells zwischen Pars lumbalis und Pars costalis (Bochdalek-Lücke) sind die Nieren von der Pleura nur durch die Zwerchfellfaszien getrennt.

An dieser Stelle können **paranephritische Abszesse** leicht in die Pleurahöhlen durchbrechen.

Wird bei operativen Eingriffen an der Niere zur Erweiterung des Operationsfelds die 12. Rippe reseziert, dann kann die Pleura leicht verletzt werden.

Die Ventralfläche der rechten Niere liegt dem rechten Leberlappen an der Impressio renalis an. Ihr Hilum wird vom absteigenden Teil des Duodenum und ihr unterer Pol von der rechten Kolonflexur gekreuzt. Die Ventralfläche der linken Niere hat oben ein Berührungsfeld mit dem Magen und seitlich davon mit der Milz. Sie wird vom Pankreasschwanz gekreuzt (Abb. 181) und von der linken Kolonflexur überlagert. Auf dem oberen Nierenpol sitzen die Nebennieren.

Das Nierenlager wird von einer Fettkapsel, *Capsula adiposa*, gebildet, die sich erst nach der Geburt voll entwickelt. Hinten ist

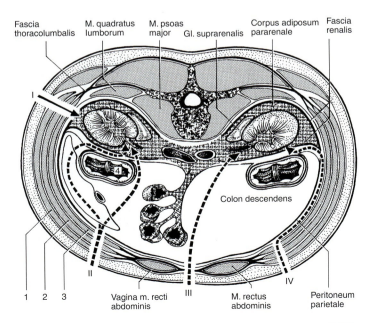

Abb. 194 Lage der Nieren im Horizontalschnitt und Schnittführungen zur Nierenfreilegung.
I Lumbalschnitt,
II transperitonealer, extrakolischer Zugang,
III transperitonealer Medianschnitt,
IV paraperitonealer Schnitt.
1 M. obliquus externus abdominis,
2 M. obliquus internus abdominis,
3 M. transversus abdominis,
4 Colon ascendens.

sie stärker als vorn. Fettkörper, Nieren und Nebennieren werden von einem Fasziensack umhüllt, der aus einem vorderen und einem hinteren Blatt besteht (Abb. 194). Oben ist der Fasziensack mit dem Zwerchfell verwachsen, medial für den Durchtritt des Gefäßnervenstiels und unten für den Harnleiter offen.

Mit dem Schwund des Fettpolsters oder bei allgemeiner Schwäche des Bindegewebsapparats kann es zur abnormen Beweglichkeit der Niere, zur **„Wanderniere" (Ren mobilis,** fast ausschließlich bei Frauen), kommen. Verlagerungen können mit Zerrungen des Gefäßnervenstiels oder Abknickung des Ureters verbunden sein.

Die Nieren zeigen wie kaum ein anderes Organ zahlreiche **Anomalien** (Renkulifurchungen, Zystennieren, Hufeisennieren, Dysplasien, Hyperplasien, Dystopien, Abb. 193 c, d).

Eine fibröse Organkapsel, *Capsula fibrosa,* umgibt die Nieren. Da sie nur in geringem Grad dehnbar ist, wurde sie früher zur Behebung von Spannungsdruck und zur besseren Durchblutung operativ durchtrennt (Dekapsulation der Nieren).

Im Nierenhilum liegen ventral die Vv. renales, dahinter die A. renalis und am weitesten dorsal das Nierenbecken mit dem Abgang des Ureters (Abb. 195). Daher wird eine operative Eröffnung des Nierenbeckens (Entfernen von Nierensteinen) am günstigsten von hinten vorgenommen, Nephrektomien erfolgen aber besser von vorn.

Nerven. Die Innervation erfolgt durch postganglionäre Fasern des Plexus renalis (Abb. 186).

Arterien (Abb. 195). Die A. renalis entspringt beiderseits in Höhe des 1. und 2. Lendenwirbels aus der Bauchaorta. Vor Erreichen des Nierenhilums entlässt sie die *A. suprarenalis inferior* zur Nebenniere sowie *Rr. ureterici* zum Anfangsstück des Harnleiters. Diese Arterien geben ähnlich wie die *A. testicularis* bzw. *A. ovarica* und die *A. suprarenalis media* Zweige für die Nierenkapsel ab.

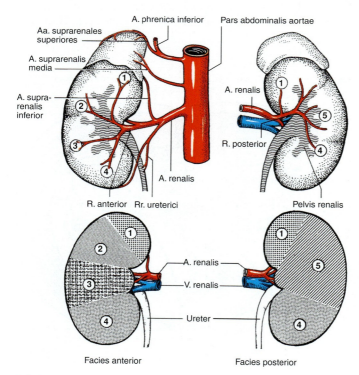

Abb. 195 Nieren- und Nebennierenarterien (oben) und Nierensegmente (unten).
1 Segmentum superius,
2 Segmentum anterius superius,
3 Segmentum anterius inferius,
4 Segmentum inferius,
5 Segmentum posterius.

5.5 Retroperitonealraum, Spatium retroperitoneale

Am Nierenhilum teilt sich die A. renalis in einen vorderen und hinteren Ast, *R. anterior* und *R. posterior,* aus denen 5 Segmentarterien hervorgehen. Letztere bilden die Grundlage für die Nierensegmente, *Segmenta renalia.*

Die Segmentarterien teilen das Nierenparenchym in Versorgungsbezirke, *Nierensegmente,* die jedoch nicht der Lappengliederung des Parenchyms entsprechen.

Nierenarterien sind funktionelle Endarterien. Beim Verschluss einer Arterie und ihrer Äste kommt es zum **Untergang eines keilförmigen Parenchymbezirks (Niereninfarkt),** mit kolikartigen heftigen Schmerzen im Oberbauch. Gewebschädigungen kleineren Ausmaßes vernarben, extrem große Defekte führen zur Nekrose. Häufige Infarktursachen sind Thromben aus dem linken Vorhof des Herzens sowie auch Arteriosklerose.

Die Nierenvenen, *Vv. renales,* (Abb. 195) liegen vor der Arterie und münden in die V. cava inferior. Die linke überkreuzt die Aorta und nimmt die V. testicularis sinistra bzw. die V. ovarica und die V. suprarenalis sinistra auf. Sie ist 6 bis 7 cm länger als die rechte, was bei der Entfernung besonders großer Tumoren zu beachten ist, um die untere Hohlvene nicht zu verletzen. Das venöse Blut sammelt sich in einem oberen und einem unteren Hauptast auf der Vorderfläche des Nierenbeckens.

In der Niere bilden die Venen ein zusammenhängendes Netz (im Gegensatz zu den Arterien), sodass Umstechungen keine Durchblutungsstörungen nach sich ziehen.

Die Lymphgefäße kommen auf getrennten Wegen aus der Nierenkapsel und dem Nierenparenchym. Sie sammeln sich in den *Nll. lumbales* an der Aorta und der unteren Hohlvene (Abb. 198).

5.5.2 Harnleiter, Ureter
(Abb. 195, 196, 219)

Der Harnleiter geht in Höhe des 2. bis 3. Lendenwirbels aus dem Nierenbecken hervor. Er ist 25 bis 30 cm lang und zieht mit
- der *Pars abdominalis* durch den Retroperitonealraum und mit
- der *Pars pelvina* zum Blasengrund.

Die Pars abdominalis tritt durch den unteren Teil der Nierenkapsel und läuft am lateralen Rand des M. psoas major über das Sakroiliakalgelenk bis zur Linea terminalis. Sie unterkreuzt die Vasa testicularia bzw. ovarica und überkreuzt die Vasa iliaca externa.

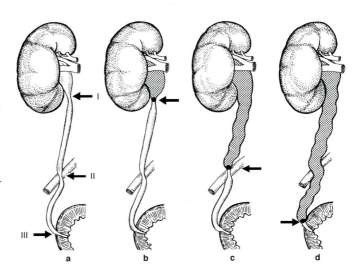

Abb. 196 Harnleiter und wandernde Uretersteine in typischen Positionen (nach K. H. Herzog 1973).
a Physiologische Harnleiterengen.
  I   Harnleiterenge am Abgang von Nierenbecken,
  II Harnleiterenge an der Gefäßkreuzung,
  III Harnleiterenge am Blasendurchtritt.
b Infundibulumstein.
c Stein an der mittleren Enge.
d Prävesikaler Ureterstein.

An der Kreuzungsstelle der Iliakalgefäße macht der Ureter eine Biegung nach vorn (Abb. 196), wo er bei operativen Eingriffen leicht aufzufinden ist.

Rechts wird die Pars abdominalis vom absteigenden Teil des Duodenum und der Radix mesenterii, links vom Mesocolon sigmoideum überlagert.

Die Pars pelvina läuft im subserösen Bindegewebe dicht unter dem Peritoneum an der Seitenwand des kleinen Beckens nach unten. Über dem Beckenboden biegt sie nach medial und vorn um und durchsetzt am Blasengrund die Wand der Harnblase in einer Länge von 2 bis 3 cm. An der seitlichen Beckenwand überkreuzt sie die Vasa obturatoria. Beim Mann überkreuzt der Ductus deferens die Pars pelvina des Ureters. Bei der Frau gelangt der Ureter in das Parametrium. Hier wird er von der A. uterina überkreuzt und zieht seitlich neben der Cervix uteri und der Vagina zum vorderen Scheidengewölbe.

Ureterengen (Abb. 196). Der Harnleiter besitzt 3 Engen, an denen sich Nierensteine festsetzen können.
1. Die *obere Enge* liegt am Abgang des Ureter aus dem Nierenbecken,
2. die *mittlere Enge* an der Kreuzungsstelle der iliakalen Gefäße und
3. die *untere Enge* an der Einmündungsstelle in die Blase.

Aus dem Nierenbecken abgehende Steine werden durch peristaltische Bewegungen der Harnleitermuskulatur durch den Ureter befördert. Bleibt ein Stein an einer Ureterenge stecken, setzen krampfartige Kontraktionen zur Überwindung des Hindernisses ein, die heftige kolikartige Schmerzen (**Nierenkolik**) auslösen und häufig mit vegetativer Begleitsymptomatik (Schweißausbruch, Übelkeit, Erbrechen) verbunden sind. Ein anhaltender Harnstau kann zu aufsteigenden Infektionen und zur **Harnstauungsniere** (**Hydronephrose**) führen.

Nerven. Der Harnleiter besitzt ein eigenes Nervengeflecht, *Plexus uretericus*, das mit dem *Plexus renalis* und *testicularis* bzw. *ovaricus* in Verbindung steht (Abb. 186). Tief sitzende Uretersteine können über den N. genitofemoralis ausstrahlende Schmerzen in das Genitale und in den Oberschenkel verursachen.

Arterien. Alle großen Arterien, die der Ureter kreuzt, geben Zweige an ihn ab; das sind die *A. renalis, A. testicularis* bzw. *A. ovarica, A. iliaca communis, A. ductus deferentis* bzw. *A. uterina* und *Aa. vesicales*. Sie bilden ein weitmaschiges Netz in der Adventitia des Harnleiters, das bei Operationen berücksichtigt werden muss. Bei größeren Beschädigungen ist mit Nekrosen und Fistelbildungen zu rechnen.

Venen. Der venöse Abfluss folgt den Arterienverläufen.

Die Lymphgefäße ziehen zu den Nll. lumbales (Abb. 198).

5.5.3 Nebenniere, Gl. suprarenalis
(Abb. 169, 181, 195)

Die Nebenniere liegt am oberen Nierenpol im Fasziensack der Niere der Pars lumbalis des Zwerchfells an. Ihr Gewicht (pro Nebenniere) beträgt 7 bis 11 g. Die rechte dreieckige Nebenniere wird vorn von der Leber überlappt, auf der sie eine flache Impression hinterlässt, medial erreicht sie die V. cava inferior und unten das Duodenum. Die linke halbmondförmige Nebenniere liegt an der hinteren Wand der Bursa omentalis und ist vorn vom Bauchfell überzogen. Ihr unterer Pol grenzt an die Milzgefäße und das Pankreas.

Die Nerven bilden den *Plexus suprarenalis* (Abb. 186), dessen Parasympathikusfasern vom hinteren Truncus vagalis und dessen Sympathikusfasern von den Nn. splanchnici kommen.

Die 3 Arterien der Nebenniere (Abb. 195) sind
1. die *Aa. suprarenales superiores* aus den Aa. phrenicae inferiores,
2. die *A. suprarenalis media* aus der Bauchaorta und
3. die *A. suprarenalis inferior* aus der A. renalis.

5.5 Retroperitonealraum, Spatium retroperitoneale

Die Venen sammeln sich in der *V. suprarenalis*, die rechts in die V. cava inferior und links in die V. renalis mündet.

Die Lymphgefäße ziehen zu den *Nll. lumbales* (Abb. 198).

5.5.4 Bauchteil des autonomen Nervensystems
(Abb. 186)

Im Retroperitonealraum findet man die Nerven des Plexus lumbalis (Abb. 169) sowie alle großen Leitungsbahnen, die zu den Baucheingeweiden ziehen. Unterhalb des Zwerchfells gibt es ausgedehnte vegetative Nervengeflechte.

Der Bauchteil des Truncus sympathicus zieht nach seinem Durchtritt durch das Zwerchfell links und rechts vor der Lendenwirbelsäule abwärts. Er besitzt meist 4 Ganglien, die durch Rr. communicantes mit den Spinalnerven in Verbindung stehen. Beide Stämme entsenden die *Nn. splanchnici lumbales* (meist 4), die vor dem 5. Lendenwirbel ein Geflecht bilden. Sie versorgen die Bauchwand sowie Teile des Beins.

Bei Durchblutungsstörungen, trophischen Störungen oder sympathisch geleiteten Schmerzzuständen der unteren Körperhälfte wird der Sympathikus ausgeschaltet (**Lendengrenzstrangblockade** oder **Grenzstrangresektion**).

Die Eingeweideäste des Sympathikus bilden zusammen mit den parasympathischen Fasern, die aus dem *Truncus vagalis posterior* und Sakralmark stammen, entlang der

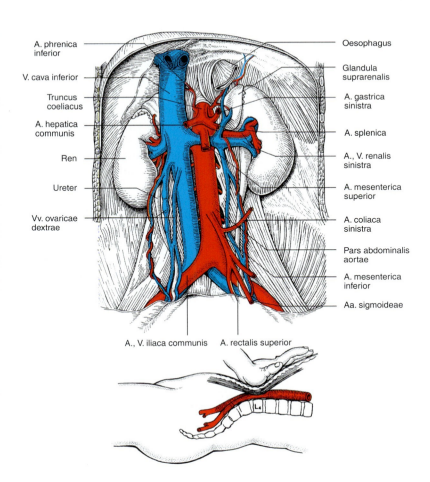

Abb. 197 Lagebeziehungen von Bauchaorta und unterer Hohlvene an der hinteren Bauchwand (oben) und Kompression der Aorta zur Blutstillung durch Druck auf die Bauchdecken unterhalb des Bauchnabels gegen die Lendenwirbelsäule (unten).

Bauchaorta den *Plexus aorticus abdominalis*. Seine Fasern begleiten alle von der Aorta abgehenden Arterien bis in die Organe (Abb. 186). Oben steht der Sympathicus mit dem Geflecht der Brustaorta im Zusammenhang, unten gelangen die Nervenfasern über die *Plexus iliaci* in das kleine Becken und zur unteren Extremität sowie über den *Plexus hypogastricus superior* und *inferior* zu den Beckenorganen. In allen Plexus liegen sympathische Ganglienzellanhäufungen.

5.5.5 Bauchaorta, Pars abdominalis aortae
(Abb. 197, 198)

Die *Pars abdominalis aortae* zieht nach ihrem Durchtritt durch das Zwerchfell (Abb. 140) in Höhe des 1. Lendenwirbels etwas links von der Medianlinie abwärts. Man gliedert sie in 3 Abschnitte, 1. Abschnitt vom Hiatus aorticus bis zum oberen Pankreasrand, 2. Abschnitt hinter dem Pankreas und Duodenum, 3. Abschnitt unterhalb des Duodenum. Vor dem 4. Lendenwirbel teilt sie sich in die *Aa. iliacae communes*. Die dünne mediane Fortsetzung der Aorta ist die *A. sacralis mediana*, die mit dem *Corpus coccygeum*, einem Konvolut arteriovenöser Anastomosen, vor der Steißbeinspitze endet.

Die Bauchaorta (Abb. 197) wird von folgenden Gebilden überlagert; Milzgefäße, linke Nierenvene, Radix des Mesocolon transversum, Pars ascendens des Duodenum und Radix mesenterii. Rechts neben ihr liegt die V. cava inferior, und rechts hinter ihr beginnt der Ductus thoracicus.

Die unpaaren Äste der Bauchaorta sind
- der *Truncus coeliacus* (Haller) unter dem Hiatus aorticus des Zwerchfells, der sich in Höhe des 1. Lendenwirbels in seine 3 Äste, *A. gastrica sinistra, A. hepatica communis* und *A. splenica,* aufzweigt (Abb. 180, 187),
- die *A. mesenterica superior* dicht unterhalb des Truncus und
- die *A. mesenterica inferior,* die in Höhe des 3. Lumbalwirbels entspringt (Abb. 191).

Die paarigen Äste der Bauchaorta sind
- die *Aa. phrenicae inferiores* oberhalb des Truncus coeliacus,
- die *A. suprarenalis media* (Abb. 195),
- die *A. renalis,* die in Höhe des 1. und 2. Lendenwirbels entspringt,
- die *A. testicularis* bzw. *A. ovarica* dicht darunter sowie
- die *Aa. lumbales* (4), die wie Interkostalarterien zur Rumpfwand ziehen.

Mittels Aortographie lassen sich alle großen Äste der Bauchaorta darstellen. Nach der Methode von Seldinger führt man von der A. femoralis her einen Katheter unter Durchleuchtungskontrolle in die Aorta ein und kann auch selektiv einzelne Aortenäste darstellen (**Renovasographie, Splanchnikographie**).

5.5.6 Untere Hohlvene, V. cava inferior
(Abb. 162, 188)

Die untere Hohlvene entsteht aus der Vereinigung der V. iliaca communis beider Seiten. Ihr Zusammenfluss liegt hinter der rechten A. iliaca communis; die linke Vene ist etwas länger als die rechte. Die *V. cava inferior* verläuft rechts neben der Aorta vor der Wirbelsäule. Nach Aufnahme der Nierenvenen entfernt sie sich von der Aorta nach rechts und vorn, um durch das Foramen venae cavae des Zwerchfells hindurchzutreten (Abb. 140). Über dem Zwerchfell mündet sie nach etwa 1 bis 2 cm in den rechten Vorhof des Herzens. Ihr Durchmesser von etwa 3 cm macht sie zum weitesten Gefäß des Körpers. Zwischen oberer und unterer Hohlvene gibt es zahlreiche interkavale Anastomosen (Abb. 162, 163).

Unter dem Zwerchfell ist die untere Hohlvene in die Leber eingebettet (Abb. 183) und nimmt hier die Vv. hepaticae auf. Ihre Vorderfläche ist unten vom Peritoneum bedeckt, weiter oben wird sie von der Radix mesenterii der rechten A. testicularis, der Pars horizontalis des Duodenum und dem Pankreaskopf überlagert. Am Eingang der Bursa omentalis liegt sie an der hinteren Wand des Foramen omentale (Abb. 175).

5.5 Retroperitonealraum, Spatium retroperitoneale

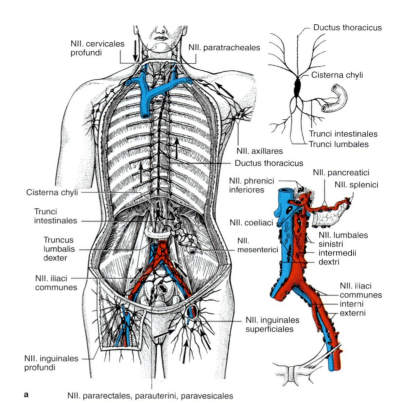

Abb. 198 Lymphbahnen und Lymphknoten der hinteren Rumpfwand.
a Schematische Darstellung in der Übersicht (links). Hervorhebung des Areals um die Cisterna chyli (rechts oben) und die Aortengabel (rechts unten).
b Röntgenbild des Abdomens (anterior-posteriorer Strahlengang) nach Injektion eines Kontrastmittels in die Fußlymphgefäße (Lymphographie). Die perschnurartigen Auftreibungen im Verlauf der Lymphgefäße sind Klappensegmente. Die Speicherung des Kontrastmittels beginnt in den inguinalen Lymphknoten. (Aus [2])

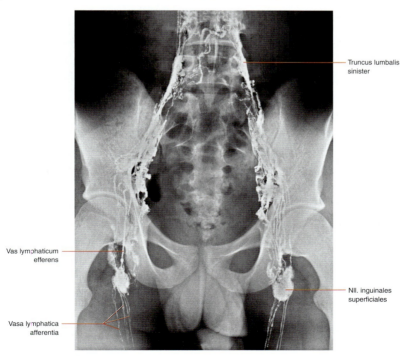

Bauch, Abdomen

Die Zuflüsse zur V. cava inferior verhalten sich im Prinzip wie die Arterienverläufe. Den unpaaren Baucharterien entspricht jedoch das Stromgebiet der Pfortader (Abb. 188).

Durch **Kavographien** über die V. femoralis kann die untere Hohlvene röntgenologisch dargestellt werden.

5.5.7 Lymphbahnen des Retroperitonealraums
(Abb. 198)

Im Retroperitonealraum wird die Lymphe der Beine, des Beckens, der Bauchhöhle und Bauchwand gesammelt und durch den Ductus thoracicus abgeleitet. Dieser beginnt in Höhe des 1. Lendenwirbels mit der *Cisterna chyli* und tritt hinter der Aorta durch den Hiatus aorticus in das Mediastinum ein. In die Zisterne münden die *Trunci intestinales* mit der Lymphe aus den Bauchorganen und die beiden *Trunci lumbales* mit der Lymphe aus den Beinen, dem Becken und Urogenitalsystem. Der rechte Truncus lumbalis liegt neben der unteren Hohlvene, der linke neben der Aorta.

Die retroperitonealen Lymphknoten (Abb. 198) werden unter dem Begriff *Nll. parietales* zusammengefasst. Sie liegen an der Aorta abdominalis und bilden die 2. Filterstation für weiter unten gelegene Lymphknotengruppen sowie die 1. Filterstation für Nebennieren, Nieren, Ureter, Hoden/Ovar, Eileiter, Fundus uteri und Bauchwand. Der Lymphabfluss erfolgt hauptsächlich in die Trunci lumbales. Zwischen den Nll. parietales und den Nll. mesenteriales sowie den Nll. coeliaci bestehen zahlreiche Verbindungen.

Die Lymphgefäße und Lymphknoten des Retroperitonealraums können mittels **Lymphographie** dargestellt werden, indem man ein Kontrastmittel in den Fußrücken injiziert, dessen Ausbreitung dann röntgenologisch verfolgt wird.

Fragen zum Selbststudium

1. Welche Ausdehnung hat das Spatium retroperitoneale? 263
2. Beschreiben Sie die Lage der Nieren. 263, 264
3. Warum können Rippenfrakturen auch zu Verletzungen der Nieren führen? 264
4. Welche Muskeln und Nerven liegen hinter den Nieren? 265
5. Welche Organe liegen an der Ventralfläche der Nieren? 265
6. Auf welchen Teil der Pleurahöhlen projizieren sich rechte und linke Niere? 265
7. Beschreiben Sie die Strukturen des Nierenlagers und das Entstehen einer Wanderniere. 265, 266
8. Warum wird die operative Eröffnung des Nierenbeckens von dorsal bevorzugt? 266
9. Erklären Sie die Organisation der Nierensegmente. 266, 267
10. Zu welchem Typ gehören die Nierenarterien? 266, 267
11. Wie lang ist der Harnleiter und in welche Abschnitte wird er gegliedert? 267
12. Wo beginnt die Pars abdominalis des Harnleiters, welche Gefäße unterkreuzt und überkreuzt sie? 267, 268
13. Welche Gefäße kreuzt die Pars pelvina des Harnleiters? 268
14. Beschreiben Sie die Lokalisationen der Ureterengen. 268
15. Wo liegen die rechte und linke Nebenniere und von welchen Arterien werden sie versorgt? 268

5.5 Retroperitonealraum, Spatium retroperitoneale

16 Nennen Sie Lage und Versorgungsgebiete vom Bauchteil des Truncus sympathicus. 269

17 Beschreiben Sie Verlauf und Lagebeziehungen der Bauchaorta zur Wirbelsäule und nennen Sie ihre viszeralen und parietalen Äste. 270

18 Beschreiben Sie die Positionen der unteren Hohlvene zu Wirbelsäule, Duodenum, Foramen omentale, Leber und Zwerchfell. 270

19 Wo liegt die Cisterna chyli und welche Lymphstämme münden hier? 272

20 Nennen Sie die Lymphstämme der hinteren Rumpfwand. 270

21 Wie kann man Lymphgefäße und Lymphknoten des Retroperitonealraums darstellen? 270

6 Becken, Pelvis

6.1 Dammregion, Regio perinealis 276
6.1.1 Äußeres männliches Genitale, Organa genitalia masculina externa 276
6.1.2 Äußeres weibliches Genitale, Organa genitalia feminina externa 278
6.1.3 Nerven und Gefäße der äußeren Geschlechtsorgane 279
6.1.4 Beckenboden 280
Bindegewebsapparat des Beckens . 283
Faszien und Logen des Beckenbodens 283
Stützpfeiler und Haltebänder . . . 285
Leitungsbahnen des Beckenbodens 285

6.2 Seitenwand des kleinen Beckens 286
6.2.1 Nerven und Beckenwand 287
6.2.2 Parietale Äste der A. iliaca interna und Lymphknoten 288
6.2.3 Knöchernes Becken 289
6.2.4 Beckenmaße 289
Fragen 292

6.3 Beckeneingeweide 293
6.3.1 Mastdarm, Rectum 293
6.3.2 Harnblase, Vesica urinaria 296
6.3.3 Männliche Beckenorgane 298
Vorsteherdrüse, Prostata 298
Bläschendrüsen und Samenleiter . 299
Männliche Harnröhre, Urethra masculina 300
Beckenteil des autonomen Nervensystems 301
Beckengefäße und Beckenlymphknoten 302
Fragen 303
6.3.4 Weibliche Beckenorgane 304
Weibliche Harnröhre, Urethra feminina 306
Scheide, Vagina 306
Gebärmutter, Uterus 306
Nerven und Gefäße der Scheide und des Uterus 310
Anhangsgebilde des Uterus (Adnexe) 312
Fragen 314

Praxis

Ein 62-jähriger Postbeamter (verheiratet, 3 erwachsene Kinder) bemerkt seit einigen Wochen ein Abschwächen des Harnstrahls und ein vermehrtes Nachträufeln von Urin. Außerdem muss er häufiger nachts Wasser lassen, vor allem auch nach dem Genuss von kaltem Bier (Nykturie, Pollakisurie). Er ist beunruhigt und sucht deshalb einen Urologen auf. Bei der rektalen Untersuchung stellt der Urologe eine **mäßig vergrößerte Prostata** mit verstrichenem Mittelbereich (Sulcus) fest; die tastbare Konsistenz entspricht etwa der des Thenar bei Daumenstreckung.

Bei der transrektalen Sonographie sind keine Blasensteine nachweisbar und auch die laborchemischen Werte, insbesondere das Prostata-spezifische Antigen (PSA, Tumormarker) sind im Normbereich. Eine Röntgenuntersuchung der Ausscheidungsfunktion der Niere lässt keine Ausflussstörung der oberen Harnwege erkennen, allerdings eine geringe (ca. 50 ml) Restharnmenge. Die Messung des Harnstrahls (Uroflowmetrie) zeigt die typischen Startschwierigkeiten und deutet auf eine **Vergrößerung der Prostata (benigne Prostatahyperplasie, BHP)** im Stadium 1 hin. Der Patient erhält ein pflanzliches (phytotherapeutisches) Mittel und wird zu halb- bis ganzjährlichen Kontrolluntersuchungen einbestellt.

Man unterscheidet das große und kleine Becken. Das große Becken, *Pelvis major*, liegt zwischen den beiden Darmbeinschaufeln oberhalb der *Linea terminalis* und ist somit ein Teil des Bauchraums. In der Regel versteht man unter „Becken" das unterhalb der Linea terminalis gelegene kleine Becken, *Pelvis minor*, das unten von Weichteilen verschlossen wird und bei der Frau den Knochen-Weichteil-Zylinder des Geburtskanals bildet. Das Kreuzbein, *Os sacrum*, und die beiden Hüftbeine, *Ossa coxae*, bilden die knöcherne Grundlage des Beckens. Die Knochen werden durch die beiden Sakroiliakalgelenke und die Symphyse zu einem osteofibrösen Ring zusammengefügt.

Da das Becken von einem Fett- und Muskelmantel umgeben ist, sind nur einige Knochenteile desselben zu palpieren. Seitlich fühlt man den Beckenkamm, *Crista iliaca*, der vorn in der *Spina iliaca anterior superior* ausläuft.

Aufgrund seiner oberflächlichen Lage und Struktur eignet sich der Beckenkamm für **Knochenmarkpunktionen** sowie für **Knochenmarkentnahmen** bei Transplantationen.

Vorn tastet man den oberen Schambeinast, *Ramus superior ossis pubis*, dessen Lage bei Frauen etwa der oberen Grenze der Schambehaarung entspricht, und das *Tuberculum pubicum*. Von unten erreicht man den unteren Schambeinast, *Ramus inferior ossis pubis*, und den Sitzbeinhöcker, *Tuber ischiadicum*. Hinten sind Kreuz- und Steißbein, *Os sacrum* und *Os coccygis*, zu tasten. Durch die Vagina kann man das *Promontorium* und die *Spina ischiadica* palpieren. Letztere ist auch vom Rectum zu fühlen.

Im kleinen Becken befinden sich Mastdarm, Harnblase, Bläschendrüsen, Prostata bzw. Ovarien, Tuben, Uterus und Vagina.

Beckenbrüche als Folge massiver, direkter Gewalteinwirkung betreffen vorwiegend das Sitz- und Schambein sowie den Beckenkamm. **Abrissfrakturen** (Sport) treten an den Insertionsstellen von Muskeln auf, z. B. Spina iliaca anterior superior und inferior (M. sartorius) und inferior (M. rectus femoris), Tuber ischiadicum (Mm. biceps femoris, semitendinosus, semimembranosus). **Beckenringbrüche** entstehen durch starke Kompressionskräfte an labilen Stellen, z.B. Fraktur von Sitz- und Schambein, Sprengung der Symphyse oder des Sakroiliakalgelenks, häufig auch kombiniert mit Verschiebungen der Beckenknochen. **Typische Begleitverletzungen bei Männern** sind Harnröhrenruptur, Ruptur der Harnblase, des Mastdarms sowie der großen Beckengefäße.

6.1 Dammregion, Regio perinealis
(Abb. 199)

Die Dammregion, *Regio perinealis* (Abb. 199), ist der Bereich zwischen Symphyse, Steißbein und den unteren Schambeinästen. Durch eine Verbindungslinie zwischen beiden Sitzbeinhöckern wird sie in eine *Regio urogenitalis* und *Regio analis* untergliedert.

Die Regio urogenitalis ist die Region der äußeren Geschlechtsorgane, die Regio analis die des Afters. Die zwischen Anus und Vagina bzw. Peniswurzel gelegene Weichteilbrücke bezeichnet man als Damm, *Perineum*. Die Haut der *Regio perinealis* ist dunkel pigmentiert und behaart; am Anus bildet sie radiäre Falten. In der Umgebung des Afters befinden sich modifizierte Schweißdrüsen, Gll. circumanales.

6.1.1 Äußeres männliches Genitale, Organa genitalia masculina externa
(Abb. 169, 171, 200, 201, 213, 219)

Zum äußeren Genitale des Mannes gehören das *Scrotum* und der *Penis*.

Der Hodensack, *Scrotum*, (Abb. 172, 213) besitzt eine fettlose, wenig behaarte und mit Talgdrüsen versehene Haut. Diese

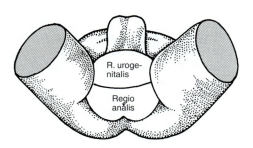

Abb. 199 Dammregion, Regio perinealis.

6.1 Dammregion, Regio perinealis

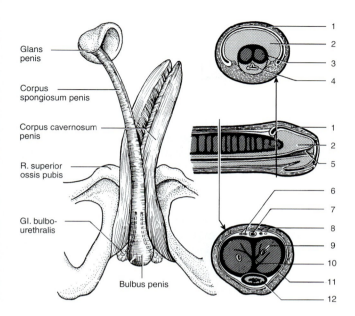

Abb. 200 Penis mit Schwellkörpern von unten (links), im Längsschnitt und in Querschnitten (rechts).
1 Preputium,
2 Glans penis,
3 Corpus cavernosum penis,
4 Urethra masculina,
5 Fossa navicularis urethrae,
6 V. dorsalis profunda penis,
7 N., A dorsalis penis,
8 Fascia penis superficialis, profunda,
9 A. profunda penis,
10 Septum penis,
11 Tunica albuginea corporum cavernosorum,
12 Tunica albuginea corporis spongiosi.

besteht aus einer derben Bindegewebsschicht, *Tunica dartos*. Die in ihr enthaltenen glatten Muskelfasern können die Skrotalhaut in Falten legen und dadurch ihre Oberfläche vergrößern bzw. verkleinern, was der Wärmeregulierung dient. Im Scrotum ist die Temperatur 2,5 bis 4 °C niedriger als in der Leibeshöhle (wichtig für die Spermatogenese). Die mediane *Raphe scroti* entspricht außen der Lage des *Septum scroti*, das den Hodensack in 2 Kammern teilt (Abb. 172).

Der linke Hoden steht etwas tiefer als der rechte. Im umgekehrten Fall kann das ein Hinweis auf eine spiegelbildliche Anlage der Baucheingeweide sein (Situs inversus).

Am oberen Pol und hinteren Rand des Hodens liegt der Nebenhoden, *Epididymis*, dessen Kopf nach oben und dessen Schwanz nach unten gerichtet ist. Aus Letzterem geht der Samenleiter, *Ductus deferens*, hervor, der durch den äußeren Leistenring in den Leistenkanal eintritt.

Hodentumoren metastasieren über Lymphbahnen entlang der Vv. testiculares zu den lumbalen Lymphknoten. Sie treten häufiger bei jungen Männern auf und gehören wegen ihrer frühen Metastasierung zu den bösartigeren Geschwülsten.

Der Penis (Abb. 200, 213, 219) besteht aus dem Penisschaft, *Corpus Penis*, der vorn mit der Eichel, *Glans penis*, endet. Die Eichel ist die Prädilektionsstelle für das Peniskarzinom.

Das männliche Glied wird von einer fettlosen, verschieblichen Haut überzogen, die sich als Vorhaut, *Preputium Penis*, über die Eichel fortsetzt. Das Preputium ist eine Reservefalte für die Verlängerung des männlichen Glieds bei der Erektion. Zwischen den beiden Blättern der Vorhaut liegt lockeres Bindegewebe, das bei Entzündungen stark anschwellen kann. Das innere Blatt befestigt sich an der *Corona glandis* und enthält Talgdrüsen, *Gll. preputiales*, die zusammen mit abgeschilferten Epithelzellen das *Smegma* bilden. Auf der Unterseite verbindet das *Frenulum preputii* die Vorhaut mit der Eichel.

Bei starker Verengung (**Phimose**) lässt sich die Vorhaut nicht über die Eichel zurückstreifen. Bis zum 3. Lebensjahr ist das ein Normalzustand infolge Verklebung von Präputium und Glans pe-

Becken, Pelvis

nis, die sich bis zum Eintritt in die Pubertät löst. Bei anhaltender Vorhautverengung sollte operiert werden (Zirkumzision).

Die Schwellkörper des Penis werden von je einem *Corpus cavernosum penis* und dem *Corpus spongiosum penis* gebildet. Ersteres beginnt in einem Schenkel, *Crus penis,* der vom unteren Schambeinast entspringt. Rechtes und linkes Corpus cavernosum penis werden durch das *Septum penis* getrennt und von einer derben *Tunica albuginea corporum cavernosorum* umschlossen.

Das Corpus spongiosum penis bettet die Harnröhre ein und besitzt eine schwächere Bindegewebskapsel, *Tunica albuginea corporis spongiosi.* Der Harnröhrenschwellkörper verdickt sich hinten zum *Bulbus penis* und vergrößert sich vorn zur Eichel. Der Bulbus penis liegt kaudal des Diaphragma urogenitale. Hier tritt die Harnröhre in das männliche Glied ein.

Alle 3 Schwellkörper werden von der derben *Fascia penis profunda* umgeben. Durch die zarte *Fascia Penis superficialis,* die auch glatte Muskelfasern enthält, ist sie mit der äußeren Haut verbunden.

Gewalteinwirkungen auf den erigierten Penis können durch Verletzung der Tunica albuginea zur Ruptur der Schwellkörper führen (**Penisfraktur**). Sofortige Versorgung der subkutanen Hämatomausbreitung (Naht der Tunica albuginea) ist erforderlich.

Durch das *Lig. fundiforme penis* (Abb. 171) ist die Peniswurzel, *Radix Penis,* an der Linea alba der Bauchwand und durch das *Lig. suspensorium Penis* an der Symphyse befestigt.

6.1.2 Äußeres weibliches Genitale, Organa genitalia feminina externa
(Abb. 201, 227, 228)

Das äußere weibliches Genitale (Abb. 201) besteht aus 2 großen und 2 kleinen Schamlippen, der Clitoris, dem Scheidenvorhof und den hier mündenden Drüsen.

Die große Schamlippe, *Labium majus pudendi,* ist eine Hautfalte mit einem bindegewebig durchsetzten Fettpolster, in welches das Lig. teres uteri einstrahlt. Vorn und hinten werden die großen Schamlippen durch

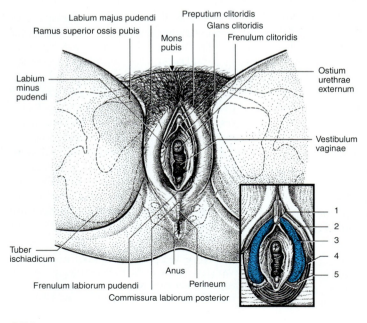

Abb. 201 Äußeres weibliches Genitale. Unten rechts: nach Entfernen der großen Schamlippen.
1 Glans clitoridis,
2 Crus clitoridis,
3 Bulbus vestibuli,
4 M. bulbospongiosus,
5 Gl. vestibularis major (Bartholin).

6.1 Dammregion, Regio perinealis

die *Commissura labiorum anterior* bzw. *posterior* miteinander verbunden. An der hinteren Kommissur erhebt sich eine scharfe Hautfalte, das *Frenulum labiorum pudendi*. Der zwischen rechter und linker Schamlippe gelegene Spalt ist die *Rima pudendi*.

Die kleine Schamlippe, *Labium minus pudendi*, ist eine Hautduplikatur, die straffes Bindegewebe, aber kein Fett enthält. Sie besitzt Talgdrüsen, Haare fehlen. Beide Lippen bilden vorn 2 Falten, von denen die laterale im *Preputium clitoridis* verläuft und die mediale sich an der Unterseite der Glans clitoridis mit der gegenüberliegenden zum *Frenulum clitoridis* vereinigt.

Die Clitoris ist ähnlich wie der Penis aufgebaut, jedoch ohne Harnröhre und ohne Corpus spongiosum. Die *Glans clitoridis* wird vom *Preputium clitoridis* bedeckt. Der Klitorisschaft, *Corpus clitoridis*, bildet sich aus der Vereinigung der beiden Klitorisschenkel, *Crura clitoridis*, und enthält 2 Schwellkörper, *Corpus cavernosum clitoridis dextrum* und *sinistrum*. Durch das *Lig. suspensorium clitoridis* ist die Clitoris am Unterrand der Symphyse befestigt.

Eine rituelle, in vielen Ländern verbotene, bei manchen Völkern und ethnischen Gruppen immer noch übliche „Beschneidung" ist die operative Entfernung der Clitoris (**Klitoridektomie**) und der kleinen Schamlippen.

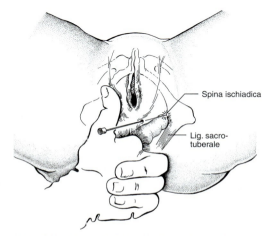

Abb. 202 **Perinealanästhesie** (Ausschaltung des N. pudendus).

Der Scheidenvorhof, *Vestibulum vaginae,* lässt sich übersehen, wenn man die kleinen Schamlippen spreizt. Etwa 2 bis 3 cm unterhalb der Clitoris liegt die äußere Öffnung der Harnröhre, *Ostium urethrae externum*. In der Umgebung der Urethra findet man Schleimdrüsen, *Gll. vestibulares minores*. Beiderseits mündet die *Gl. vestibularis major* (Bartholin), die mit der Bulbourethraldrüse des Mannes vergleichbar ist. Bei Abszessen werden vorwiegend die kleinen Labien vorgewölbt (Bartholin-Abszess).

Unter der Schleimhaut des Vestibulum liegt jederseits der Schwellkörper des Vorhofs, *Bulbus vestibuli,* der dem Corpus spongiosum penis entspricht.

Bei Jungfrauen findet man am Eingang zur Vagina eine Hautfalte, *Hymen,* von der nach erfolgten Kohabitationen und Geburten nur noch Reste, *Carunculae hymenales,* übrig bleiben.

6.1.3 Nerven und Gefäße der äußeren Geschlechtsorgane
(Abb. 202, 208)

Nerven. Der *N. pudendus* versorgt mit *Nn. rectales inferiores* die Analregion, mit *Nn. perineales* die Haut des Damms, mit *Nn. scrotales posteriores* bzw. *labiales posteriores* den Hodensack bzw. die großen Schamlippen (Abb. 208). Sein Endast, der *N. dorsalis penis* bzw. *clitoridis*, zieht unter der Symphyse zum Penisrücken und unter der Haut zur Glans penis bzw. clitoridis.

Der *N. ilioinguinalis* entlässt *Nn. scrotales* bzw. *labiales anteriores* und der *N. genitofemoralis* (beide aus dem Plexus lumbalis, Abb. 169) den *R. genitalis* zur Haut des äußeren Genitale.

Der *Plexus coccygeus* versorgt die Haut über dem Steißbein.

Sympathische und parasympathische Nerven kommen aus den autonomen Beckengeflechten (Abb. 186, 220). Sie ziehen als *Nn. cavernosi penis* bzw. *clitoridis* in Begleitung der Gefäße oder mit dem N. pudendus durch das Diaphragma urogenitale.

Becken, Pelvis

Man erreicht den N. pudendus zur Leitungsanästhesie vom Damm her am Foramen ischiadicum minus. Dazu führt man einen Zeigefinger in das Rectum und palpiert die Spina ischiadica. Mit der anderen Hand wird dann die Kanüle vor dem Anus etwa eine Fingerbreite von der Mittellinie eingestochen (Abb. 202).

Arterien. Die *A. pudenda interna* (aus der A. iliaca int. Abb. 209, 210) versorgt den größten Teil des äußeren Genitale. Sie entlässt die *A. perinealis* für den Damm und *Rr. scrotales* bzw. *labiales posteriores* für die Haut des Scrotum bzw. der großen Schamlippen (Abb. 208). Die *Aa. Pudendae externae* (aus der A. femoralis) geben *Rr. scrotales* bzw. *labiales anteriores* an den Hodensack bzw. die großen Schamlippen ab. Der Penis bzw. die Clitoris wird von mehreren Arterien versorgt.
- Die *A. dorsalis Penis* bzw. *clitoridis* zieht unter der Symphyse auf den Penisrücken und auf diesem zur Eichel,
- die *A. profunda Penis* bzw. *clitoridis* tritt am Schambeinbogen in das Corpus cavernosum penis ein und entlässt Rankenarterien, *Aa. helicinae*, welche die Räume des Penisschwellkörpers mit Blut füllen,
- die *A. bulbi Penis* bzw. *vestibuli* zieht im Diaphragma urogenitale zum Bulbus penis bzw. Bulbus vestibuli und
- die *A urethralis* im Corpus spongiosum Penis nach vorn bis zur Eichel. Zwischen den Penisarterien beider Seiten bestehen zahlreiche Anastomosen.

Die Hautvenen münden als *Vv. dorsales Penis superficiales* über die *Vv. pudendae externae* wie auch die *Vv. scrotales* bzw. *labiales anteriores*, in die V. saphena magna oder die V. femoralis. Alle anderen Venen des äußeren Genitale leiten das Blut vom Hoden und von den Schwellkörpern über die V. pudenda interna in die Geflechte der Beckenvenen (Abb. 221).

Die Lymphgefäße bilden am Penis und an der Clitoris ein oberflächliches und ein tiefes Netz. Ersteres beginnt am Preputium und zieht in 2 bis 3 Bahnen unter der Haut zu den Nll. inguinales superficiales. Das tiefe Netz umgibt die Glans Penis bzw. clitoridis und fließt zu den Nll. inguinales superficiales und z. T. zu den Nll. inguinales profundi. Peniskarzinome metastasieren primär in die Leistenlymphknoten.

6.1.4 Beckenboden

Der Beckenboden (Abb. 203) ist die untere Begrenzung des Bauchraums. Er wird von Muskeln und Faszien gebildet, die den funktionellen Beanspruchungen als Durchtritts-

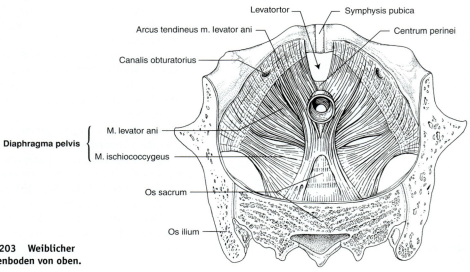

Abb. 203 Weiblicher Beckenboden von oben.

6.1 Dammregion, Regio perinealis

orte für den Enddarm, die Harn- und Geschlechtsorgane entsprechen, sowie die statischen Belastungen durch den aufrechten Gang des Menschen sichern. Im Beckenboden gibt es 2, sich z. T. überlappende Muskellagen, das

- *Diaphragma pelvis* und *Diaphragma urogenitale.*

Das Diaphragma pelvis ist die innere Muskellage, die von 2 paarigen Muskeln
- *M. levator ani* (Hauptteil) und *M. ischiococcygeus* (dorsal) gebildet wird.

Der *M. levator ani* hat die Form eines sich nach unten verjüngenden Trichters, dessen oberer Rand (Ursprung) bogenförmig von der Innenseite des Os pubis über den Arcus tendineus der Fascia obturatoria bis zur Spina ischiadica verläuft. Unten endet er am Lig. anococcygeum und Steißbein.

Auf der vorderen Seite befindet sich zwischen beiden (rechten u. linken) Muskeln eine spaltförmige Lücke, das „Levatortor", *Hiatus urogenitalis,* für den Durchtritt von Rectum, Vagina und Harnröhre. Der Spalt wird beiderseits von den Levatorschenkeln flankiert, auf denen Harnblase, Prostata, Uterus und Rectum liegen. Bei der Frau lassen sich die Levatorschenkel von der Scheide her palpieren.

Das Levatortor ist der konstruktive Schwachpunkt des Beckenbodens. Beim Erschlaffen der Levatorschenkel, z.B. nach häufigen Geburten, kommt es zur Senkung (**Descensus**) hauptsächlich des Uterus und der Vagina oder zum Vorfall der Organe (**Prolaps**, Abb. 226).

Der *M. ischiococcygeus* bildet den hinteren Teil des Diaphragma pelvis, er zieht in Fortsetzung des M. levator ani von der Spina ischiadica zum Kreuz- und Steißbein.

Bei angeborenen Defekten der Beckenbodenmuskulatur kann es besonders in Verbindung mit einer tiefen Excavatio rectovesicalis zur Herniation durch den M. levator ani oder zwischen diesem und dem M. ischiococcygeus kommen (**Hernia perinealis**). Diese treten am Damm oder Anus unter die Haut.

Das Diaphragma urogenitale (Abb. 204) ist eine etwa 1 cm dicke muskulös sehnige Muskelplatte, die sich zwischen beiden unteren Schambeinästen ausspannt. Es liegt außen vor dem Levatorspalt und wird von der Urethra und Vagina durchbrochen. Das Diaphragma urogenitale wird hauptsächlich
- vom *M. transversus perinei profundus* gebildet und hinten

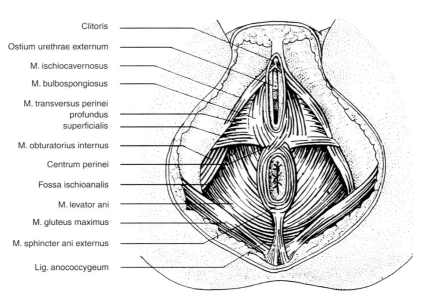

Abb. 204 Weiblicher Beckenboden von unten. (Aus G.-H. Schumacher, Anatomie für Zahnmediziner, Hüthig 1997)

- Clitoris
- Ostium urethrae externum
- M. ischiocavernosus
- M. bulbospongiosus
- M. transversus perinei profundus superficialis
- M. obturatorius internus
- Centrum perinei
- Fossa ischioanalis
- M. levator ani
- M. gluteus maximus
- M. sphincter ani externus
- Lig. anococcygeum

Becken, Pelvis

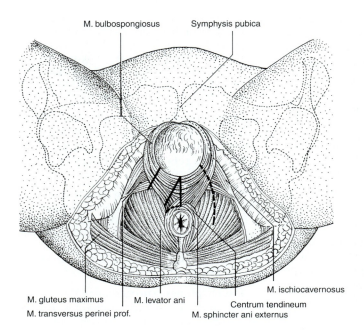

Abb. 205 **Durchschneiden des kindlichen Kopfs durch den Beckenboden.** Zum Schutz vor Dammrissen werden vorbeugend Scheidendammschnitte angelegt (Episiotomie). Die dicken Linien kennzeichnen die Schnittrichtungen.

- vom *M. transversus perinei superficialis* ergänzt.
- Der *M. sphincter urethrae externus,* eine Abspaltung des M. transversus perinei profundus, umgibt die Pars membranacea der Harnröhre, (willkürlicher Schließmuskel).

Vorn geht das Diaphragma urogenitale in das *Lig. transversum perinei* über, das vom Lig. arcuatum pubicum durch eine Gefäßlücke geschieden ist. Diese dient der V. dorsalis penis bzw. clitoridis profunda zum Durchtritt.

Als Centrum perinei (Abb. 203, 204) bezeichnet man das zwischen Diaphragma urogenitale und Rectum vorhandene Sehnengewebe, das man unter der Haut als „Perinealkörper", *Corpus perineale,* fühlen kann. Durch seine Verbindungen mit dem M. levator ani, M. transversus perinei profundus und superficialis, M. bulbospongiosus und M. sphincter ani externus wird es nach allen Seiten gespannt und verleiht dem Beckenboden entscheidende Stabilität. Das Sehnenzentrum ist auch mit den Faszien um Rectum, Vagina, Urethra und Prostata sowie mit dem Septum rectovesicale bzw. rectovaginale verbunden.

Der Perinealkörper hat eine besondere Bedeutung unter der Geburt. Beim Durchschneiden des kindlichen Kopfes durch den Beckenboden kommt es zur extremen Dehnung des Levatortors und beim Überschreiten der Elastizitätsgrenze zu Dammrissen, die sich in schweren Fällen bis auf den äußeren Schließmuskel des Afters und die Rektumschleimhaut fortsetzen können. Zur Vorbeugung eines Dammrisses wird der Beckenboden vom Geburtshelfer mit der Hand abgestützt oder es werden Dammschnitte angelegt, die bessere Heilungstendenzen haben (Episiotomie, Abb. 205).

Unter den genannten Beckenbodenmuskeln liegen der

- *M. sphincter ani externus,* der willkürliche Schließmuskel des Afters, dessen Fasern unter der Haut einen zirkulären Muskelring bilden. Hinten inserieren die Fasern am *Lig. anococcygeum,* das den After mit dem Steißbein verbindet. Die vorderen Fasern überkreuzen sich unter dem Centrum perinei mit den hinteren des

6.1 Dammregion, Regio perinealis

- *M. bulbospongiosus*, der den Bulbus vestibuli bzw. den Bulbus penis von unten umgreift. So werden After und Scheide in Achtertouren umschlungen.
- Der *M. ischiocavernosus* zieht vom Ramus ossis ischii auf den Crura penis bzw. Crura clitoridis nach vorn. Mit ihrer Kontraktion verstärken die paarigen Muskeln die Blutfüllung der Corpora cavernosa bei der Erektion.

Bindegewebsapparat des Beckens
(Abb. 206, 207)

Die beiden Muskellagen des Beckenbodens sowie die Beckenwand werden von Faszien bekleidet. Zusammen mit dem subperitonealen Bindegewebe, das im Beckengebiet eine starke Ausbreitung erreicht, bilden sie den Bindegewebsapparat des Beckens.

Dieser Bindegewebsapparat dient der Fixierung und Verschieblichkeit der Beckenorgane bei Volumenschwankungen, z. B. bei Stuhl- und Harnentleerung und bei der Frau unter der Geburt. Außerdem bildet das Bindegewebe Trennwände zwischen den Organen und führt ihnen Nerven und Gefäße zu.

Klinisch unterteilt man das Beckenbindegewebe nach seinen topographischen Beziehungen zu den Beckenorganen.
- Das *Parazystium* umgibt die Harnblase,
- das *Parametrium* die Gebärmutter,
- das *Parakolpium* die Scheide und
- das *Paraproktium* den Mastdarm.

Faszien und Logen des Beckenbodens
(Abb. 206)

Die Faszien des Beckenbodens (Abb. 206) gliedern sich von außen nach innen wie folgt:
- Die *Fascia perinei (Fascia investiens superficialis)*, die der oberflächlichen Körperfaszie entspricht, bedeckt den Beckenboden, mit Ausnahme der Fossa ischioanalis. Hinten ist sie mit der Membrana perinei (untere Faszie des M. transversus perinei profundus) verwachsen und vorn erstreckt sie sich bis zur Peniswurzel.
- Die *Membrana perinei (Fascia diaphragmatis urogenitalis inferior)* bekleidet die untere Seite des M. transversus perinei profundus. Am unteren Rand der Symphyse bilden ihre Fasern das *Lig. transversum perinei*.
- Die *Fascia superior diaphragmatis urogenitalis* bedeckt die obere Fläche des M. transversus perinei profundus.
- Die *Fascia inferior diaphragmatis pelvis* auf der unteren Fläche des M. levator ani bildet die mediale Begrenzung der Fossa ischioanalis.
- Die *Fascia pelvis* ist die Fortsetzung der zwischen Peritoneum und Bauchmuskulatur gelegenen Fascia transversalis. Im Beckenbereich spaltet sie sich in ein viszerales und parietales Blatt.
- Als *Fascia pelvis visceralis* bezeichnet man das oben genannte subperitoneale Bindegewebe, das die Beckenorgane umgibt, sowie die Stützpfeiler und Haltebänder der Organe.
- Die *Fascia pelvis parietalis* bekleidet die innere Beckenwand. Zu ihr gehört auch die sehr derbe *Fascia obturatoria* auf dem M. obturatorius. Sie enthält den *Canalis pudendalis* (Alcock) mit den Leitungsbahnen, A. und V. pudenda interna (Abb. 206).
- Die *Fascia superior diaphragmatis pelvis* bedeckt die obere Fläche des M. levator ani.

1. *Die Fossa ischioanalis* (Abb. 206) ist ein keilförmiger Spalt zwischen Diaphragma pelvis und Seitenwand des kleinen Beckens, die außen von der Haut des hinteren Teils der Dammgegend bedeckt wird. In der Seitenwand verläuft unter der Fascia obturatoria der *Canalis pudendalis* (Alcock) mit dem N. pudendus, der A. und V. pudendalis.
    - Medial wird die Fossa von der *Fascia diaphragmatis pelvis inferior*,
    - lateral von der *Fascia obturatoria* und
    - dorsal vom *Lig. sacrotuberale* und *M. gluteus maximus* begrenzt.

Becken, Pelvis

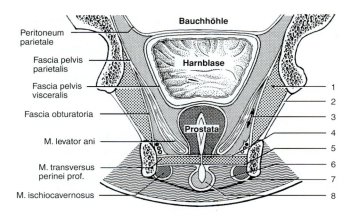

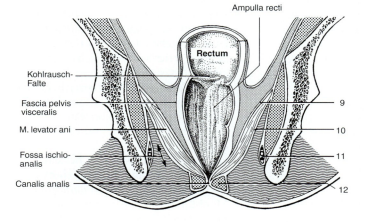

Abb. 206 Faszien und Logen des Beckenbodens an einem schematisierten Frontalschnitt durch das Becken in Höhe der Harnblase (oben) und des Mastdarms (unten).
1 M. obturatorius internus,
2 Membrana obturatoria,
3 Fossa ischioanalis,
4 Fascia superior diaphragmatis urogenitalis,
5 Membrana perinei (Fascia inferior diaphragmatis urogenitalis),
6 Spatium superficiale perinei,
7 Fascia perinei superficialis,
8 M. bulbospongiosus,
9 Fascia superior diaphragmatis pelvis,
10 Fascia inferior diaphragmatis pelvis,
11 Canalis pudendalis (Alcock),
12 M. sphincter ani externus.

■ Vorn schiebt sich ein Ausläufer zwischen Levatorschenkel und Diaphragma urogenitale bis zum Schambein vor. Eine oberflächliche Faszie fehlt.

Die Fossa ischioanalis enthält einen Fettkörper, *Corpus adiposum fossae ischioanalis,* der die Verformbarkeit des Beckenbodens bei der Defäkation und die Erweiterung des Geburtskanals ermöglicht. Eitrige Sekrete (periproktitische Abszesse), die sich hier ansammeln, können zur gegenüberliegenden Fossa ischioanalis, zum Analkanal oder Rectum fortgeleitet werden oder durch die Haut zwischen Anus und Sitzbein durchbrechen.

2. Das *Spatium superficiale perinei* liegt zwischen Fascia superficiale perinei und Fascia inferior diaphragmatis urogenitalis. In ihm befindet sich die Peniswurzel mit dem M. ischiocavernosus und M. bulbospongiosus.

Da das Spatium superficiale perinei hinten und seitlich abgeschlossen, vorn aber offen ist, kann sich bei Harnröhrenverletzungen Urin bis ins Scrotum, unter die Haut des Penis oder unter die vordere Bauchwand ausbreiten, nicht aber in die Fossa ischioanalis gelangen.

3. Das *Spatium profundum perinei* ist der Raum zwischen Fascia inferior und superior diaphragmatis urogenitalis. In ihm liegen der M. transversus perinei profundus und superficialis, M. sphincter urethrae, die Gl. bulbourethralis (Cowper) bzw. vestibularis major (Bartholin) sowie Nerven und Gefäße für den Penis bzw. für die Clitoris.

6.1 Dammregion, Regio perinealis

4. Das *Spatium retropubicum* (Retzius) (Abb. 213) befindet sich zwischen Blase und Schambein und wird unten vom Lig. puboprostaticum beim Mann bzw. vom Lig. pubovesicale bei der Frau begrenzt.

Stützpfeiler und Haltebänder
(Abb. 207, 229)

Die Fascia pelvis visceralis bildet zwischen den Beckenorganen Trennwände und Bindegewebszüge (Abb. 207), in denen z. T. auch glatte Muskelfasern enthalten sind, die mit der Umgebung in Verbindung stehen:
- Das *Septum rectovesicale* liegt zwischen Rectum und Harnblase,
- das *Septum rectovaginale* bei der Frau zwischen Rectum und Vagina.
- Das *Lig. puboprostaticum* bzw. *pubovesicale* zieht von der Symphyse zur Prostata und bei der Frau zum Hals der Harnblase.
- Das *Lig. teres uteri* geht vom Tubenwinkel ab und läuft durch den Leistenkanal zu den großen Labien.
- Das *Lig. latum uteri* ist eine Bauchfellduplikatur, in der Bindegewebszüge den Uterus mit der Beckenwand verbinden (Abb. 229).
- Die *Plica rectouterina* verläuft als sagittale Bauchfellfalte mit Bindegewebszügen zwischen Uterus und Rectum.

Leitungsbahnen des Beckenbodens
(Abb. 202, 208)

Nerven. Der *N. pudendus* innerviert die Analhaut, die Haut des Damms und alle Dammmuskeln, mit Ausnahme des M. levator ani und des M. ischiococcygeus, die direkte Äste aus dem Plexus sacralis beziehen. Zusammen mit den Gefäßen zieht er im Canalis pudendalis (Alcock) nach vorn zum äußeren Genitale.

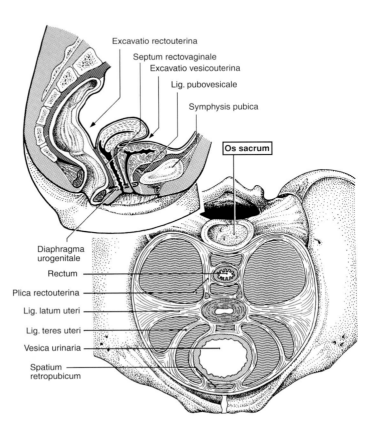

Abb. 207 Stützpfeiler und Beckenbindegewebe im Sagittalschnitt (oben) und in der Aufsicht (unten).

Becken, Pelvis

Gefäße. Die *A. pudenda interna* läuft durch den Canalis pudendalis (Alcock, Abb. 208), versorgt mit der *A. rectalis inferior* die Analregion und mit der *A. perinealis,* die durch das Spatium superficiale perinei zieht, den Damm. Das venöse Blut wird durch die *V. pudenda interna* in die Beckengeflechte (Abb. 221) geführt, von wo aus es in die V. iliaca interna gelangt. Im Analgebiet gibt es wichtige Pfortaderanastomosen (Abb. 188). Die Lymphgefäße sammeln sich in den *Nll. iliaci interni* und *Nll. iliaci communes.* Es bestehen Verbindungen zu den Nll. sacrales, den Nll. epigastrici und den Nll. inguinales profundi und superficiales (Abb. 228).

6.2 Seitenwand des kleinen Beckens

Die Seitenwand des Beckens ist von Muskeln ausgepolstert (Abb. 209).

Der *M. piriformis* bedeckt die Facies pelvina des Kreuzbeins und zieht durch das Foramen ischiadicum majus aus dem Becken heraus zum Trochanter major des Femur.

Der *M. obturatorius internus* entspringt von der Membrana obturatoria und gelangt durch das Foramen ischiadicum minus zur Fossa trochanterica des Femur.

An den Seitenwänden des kleinen Beckens befinden sich 3 Öffnungen, die dem Durchtritt von Leitungsbahnen zum Gesäß und zur Dammgegend dienen.

1. Das *Foramen ischiadicum majus* wird von der Incisura ischiadica major, dem Os sacrum, dem Lig. sacrotuberale und dem Lig. sacrospinale begrenzt und durch den M. piriformis in 2 Abschnitte *(Foramen suprapiriforme* und *Foramen infrapiriforme)* unterteilt.
2. Das *Foramen ischiadicum minus,* das zwischen Incisura ischiadica minor, Lig. sacrospinale und Lig. sacrotuberale liegt, führt in die Regio perinealis. Es dient N.

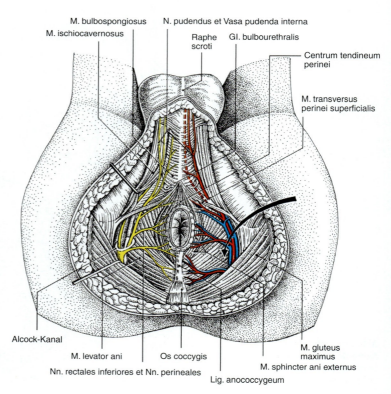

Abb. 208 Fossa ischioanalis beim Mann. Der Pfeil zeigt auf den Alcock-Kanal.

6.2 Seitenwand des kleinen Beckens

pudendus, A., V. pudenda interna und M. obturatorius internus zum Durchtritt.

Am Foramen ischiadicum minus wird der N. pudendus anästhesiert (Abb. 202).

3. Der *Canalis obturatorius* verläuft in einer Länge von 2 bis 4 cm unter dem horizontalen Schambeinast und durchbricht die Membrana obturatoria. Durch ihn ziehen der N. obturatorius und die Vasa obturatoria.

In der Regel enthält der Canalis obturatorius einen Fettpfropf und einen Lymphknoten. Unter gegebenen Umständen kann der Kanal auch eine Bruchpforte sein. Bei einer Obturatoriushernie tritt der Bruchsack unter dem M. pectineus hervor mit Schmerzausstrahlungen und Parästhesien an der inneren Seite des Oberschenkels bis zum Knie.

6.2.1 Nerven und Beckenwand
(Abb. 209, 255)

Der Plexus sacralis (L_4 bis S_5) liegt an der dorsalen Wand des kleinen Beckens vor dem M. piriformis (Abb. 209). Durch den *Truncus lumbosacralis* (L_4, L_5) steht er mit dem Plexus lumbalis in Verbindung. Seine Nerven innervieren das Gesäß und die Dorsalseite des Beins. Außer Muskelästen für das Diaphragma pelvis entlässt er

- den *N. gluteus superior* (L_1 bis S_4) für den M. gluteus medius, minimus und M. tensor fasciae latae,
- den *N. gluteus inferior* (L_5 bis S_2) für den M. gluteus maximus,
- den *N. cutaneus femoris posterior* (S_1 bis S_3) zur Dorsalseite des Gesäßes, Oberschenkels und Damms,
- den *N. ischiadicus* (L_4 bis S_5) (dickster Nerv des Körpers) für das Bein.

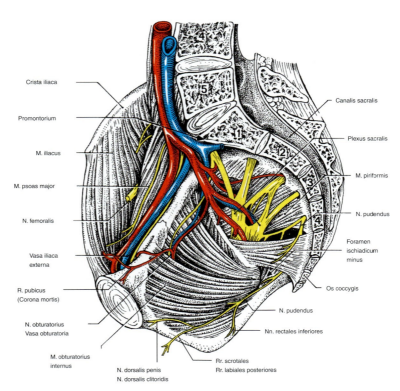

Abb. 209 Nerven und Gefäße der inneren und rechten Beckenwand.

Becken, Pelvis

Der N. pudendus (S$_2$ bis S$_4$) zieht durch die Fossa ischioanalis zur Dammregion und zum äußeren Genitale (Abb. 202, 208, 209).

Der N. coccygeus ist der letzte Spinalnerv (Abb. 243). Er liegt vor dem Steißbein auf dem M. coccygeus und bildet ein Geflecht, *Plexus coccygeus* (S$_4$, S$_5$), das mit *Nn. anococcygei* die Haut zwischen Anus und Steißbeinspitze innerviert

Durch den Canalis obturatorius zieht der *N. obturatorius* (aus dem Plexus lumbalis) zu den Adduktoren des Oberschenkels (Abb. 255).

Die autonomen Nervengeflechte setzen sich vom Plexus nervosus aorticus abdominalis fort (Abb.186, 220).

6.2.2 Parietale Äste der A. iliaca interna und Lymphknoten

Die A. iliaca communis teilt sich vor dem Sakroiliakalgelenk in die A. iliaca externa und A. iliaca interna (Abb. 210). Erstere zieht durch die Lacuna vasorum zum Bein.

Die A. iliaca interna entlässt im kleinen Becken
- die *A. iliolumbalis,* die hinter dem M. psoas major zur Fossa iliaca zieht,
- die *Aa. sacrales laterales,* die an der vorderen Kreuzbeinfläche verlaufen und Rr. spinales durch die Foramina sacralia pelvina in den Kreuzbeinkanal entlassen,
- die *A. glutea superior,* die über den M. piriformis hinweg zieht,
- die *A. glutea inferior,* die unter dem M. piriformis durch das Foramen ischiadicum majus zum Gesäß läuft, und
- die *A. obturatoria,* die durch den Canalis obturatorius zu den Adduktoren des Oberschenkels gelangt. Vor ihrem Durchtritt anastomosiert sie durch den

R. pubicus mit der *A. epigastrica inferior* (Corona mortis).

Die *A. pudenda interna* ist ein viszeraler Ast der A. iliaca interna. Sie verlässt das Becken durch das Foramen ischiadicum majus und zieht um die Spina ischiadica zum Foramen ischiadicum minus, wo sie in den Canalis pudendalis (Alcock) eintritt (Abb. 209).

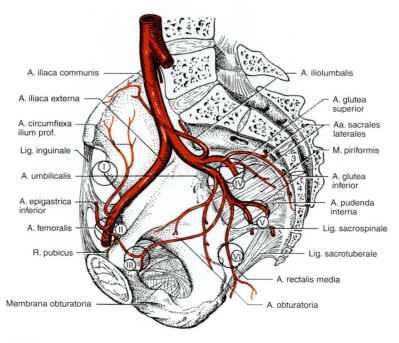

Abb. 210 Äste der A. iliaca interna an der inneren rechten Beckenwand. Die Kreise kennzeichnen die Durchtrittsstellen der Nerven und Gefäße.
I Lacuna musculorum,
II Lacuna vasorum,
III Canalis obturatorius,
IV Foramen suprapiriforme,
V Foramen infrapiriforme,
VI Foramen ischiadicum minus.

6.2 Seitenwand des kleinen Beckens

Die parietalen Beckenlymphknoten folgen den Vasa iliaca (Abb. 198, 228).

- Die *Nll. iliaci communes* bilden die 2. Filterstation für die Lymphe aus den Becken- und Geschlechtsorganen sowie aus der Beckenwand bis zum Bauchnabel und den Hüftmuskeln. Ihr Abfluss erfolgt in die Nll. lumbales.
- Die *Nll. iliaci externi* sind Lymphstationen für die Harnblase und Vagina und den inguinalen Lymphknoten vorgeschaltet. Sie kommunizieren mit den Nll. iliaci communes.
- Die *Nll. iliaci interni* nehmen die Lymphe von den Beckenorganen, der tiefen Dammgegend und der Beckenwand auf. Zu dieser Gruppe gehören auch die *Nll. sacrales* an der Innenfläche des Kreuzbeins, welche die Lymphe der Cervix uteri und der Prostata sammeln. Sie kommunizieren wie die obigen mit den Nll. iliaci communes.

6.2.3 Knöchernes Becken
(Abb. 210 bis 212)

Die knöcherne Beckenwand wird hinten vom Kreuzbein, *Os sacrum,* seitlich und vorn vom Hüftbein, *Os coxae,* gebildet. In einer Art Gewölbekonstruktion überträgt das Becken die Rumpflast auf die Oberschenkel. Das Hüftbein, *Os coxae,* setzt sich aus 3 Knochen zusammen, dem Darmbein, *Os ilium,* Sitzbein, *Os ischii,* und Schambein, *Os pubis.* Das Sitzbein bildet mit dem *Tuber ischiadicum* die Stütze beim Sitzen. Die nach hinten medial abgehende *Spina ischiadica* ist ein Knochenvorsprung zwischen *Incisura ischiadica major* und *minor.* Im Rahmen des Scham- und Sitzbeins liegt das *Foramen obturatum,* das von der *Membrana obturatoria* bis auf den Canalis obturatorius unter dem oberen Schambeinast verschlossen wird.

Die Beckenknochen sind durch Gelenke miteinander verbunden, die dem Beckenring einen gewissen Grad an Elastizität verleihen.

Die Schambeinfuge, *Symphysis pubica,* verbindet die Schambeinäste beider Seiten. Sie besitzt einen faserknorpligen *Discus interpubicus,* der einen medianen Spalt enthält. Das *Lig. pubicum superius* und *Lig. pubicum inferius* verstärken die Smphyse.

Das Kreuzbein-Darmbein-Gelenk, *Articulatio sacroiliaca,* (Abb. 249) ist durch das *Lig. sacroiliacum anterius, interosseum* und *posterius* sowie durch das *Lig. iliolumbale* gesichert und ebenso wie

das Kreuzbein-Steißbein-Gelenk nur wenig beweglich.

Während **der Schwangerschaft** kommt es zu einer Auflockerung der gelenkigen Verbindungen des Beckenrings und dadurch zu einer Vergrößerung der Beckendurchmesser. Die maximale Auslenkung der Steißbeinspitze unter der Geburt nach dorsal beträgt etwa 2 cm.

6.2.4 Beckenmaße
(Abb. 211)

Beckenmaße kennzeichnen die Größe des knöchernen Geburtskanals, der an der oberen Öffnung des kleinen Beckens, *Apertura pelvis superior,* mit der Linea terminalis beginnt. Die Grenzlinie zieht sich vom Promontorium über die Linea arcuata des Hüftbeins zum oberen Rand der Symphyse. Der Beckenausgang, *Apertura pelvis inferior,* wird hinten von der Steißbeinspitze, seitlich von Lig. sacrotuberale, Sitzbeinhöcker und unterem Rand der Symphyse begrenzt.

In der Geburtshilfe unterscheidet man **3 Etagen des kleinen Beckens,** den quer ovalen Beckeneingangsraum, die runde Beckenhöhle und den längs ovalen Beckenausgangsraum (Abb. 211). Zur Bewertung des knöchernen Geburtskanals werden äußere und innere Beckenmaße bestimmt.

Die äußeren Beckenmaße ergeben nur indirekte Werte. Sie werden bei der Frau mittels eines Tastzirkels abgenommen.
- Die *Distantia intercristalis* (etwa 28 cm) ist die größte Entfernung zwischen den Darmbeinkämmen beider Seiten,
- Die *Distantia interspinosa* (etwa 25 cm) ist der Abstand beider Spinae iliacae anteriores superiores,

Becken, Pelvis

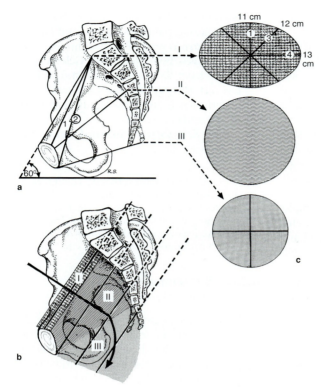

Abb. 211 Innere Beckenmaße und Etagen des kleinen Beckens.
a Inclinatio pelvis (Winkel zwischen Beckeneingangsebene und Horizontale, 60°).
b Beckenachse (gebogener Pfeil).
c Beckendurchmesser auf Höhe der 3 Etagen des kleinen Beckens (Etagen siehe Schraffuren im Bild links unten).

I   Beckeneingangsraum,
II mittlere Etage,
III Beckenausgangsraum.
1   Conjugata vera (gerader Durchmesser),
2   Conjugata diagonalis (Abstand vom unteren Symphysenrand bis zum Promontorium),
3   Diameter obliqua (1. schräger Durchmesser),
4   Diameter transversa (querer Durchmesser).

- Die *Distantia intertrochanterica* (etwa 32 cm) ist die Entfernung beider Trochanteren voneinander,
- Die *Conjugata externa* (etwa 20 cm) ist die Verbindungslinie zwischen Symphyse und Dornfortsatz des 5. Lendenwirbels. Durch Abzug von 10 cm kann die Conjugata vera geschätzt werden.

Ein weiterer Hinweis für den Geburtshelfer ist die **Michaelis-Raute,** die durch die Fixierung der Haut auf ihrer Unterlage entsteht. Oben wird sie vom Dornfortsatz des 3. oder 4. Lendenwirbels, seitlich beiderseits von der Spina iliaca posterior superior und unten von der Analfurche gebildet. Eine schmale Raute spricht für ein verengtes, eine asymmetrische für ein rachitisch deformiertes Becken.

Die inneren Beckenmaße betreffen in der Hauptsache den Beckeneingangsraum, aber auch den Beckenausgang (Abb. 211).
- Der gerade Durchmesser, *Conjugata vera* (Conjugata obstetrica) (11 cm), ist der Abstand zwischen der hinteren Fläche der Symphyse und dem Promontorium. Er ist das geburtshilflich wichtigste Maß des Beckeneingangsraums. Da er auf direktem Weg nicht zu messen ist, bestimmt man ersatzweise den Abstand vom unteren Symphysenrand bis zum Promontorium (*Conjugata diagonalis* 12,5 cm) und erhält durch Subtraktion von 1,5 cm das Maß der Conjugata (vera).
- Der quere Durchmesser, *Diameter transversa* (13 cm), ist die größte Entfernung der Linea terminalis von der einen Seite zur anderen.
- Der 1. schräge Durchmesser, *Diameter obliqua* (12 cm), ist die Entfernung von der linken Eminentia iliopubica zur rechten Articulatio sacroiliaca.
- Der 2. schräge Durchmesser ist die Distanz von der rechten Emminentia iliopubica zum linken Iliosakralgelenk. Beide schräge Durchmesser kreuzen sich im

6.2 Seitenwand des kleinen Beckens

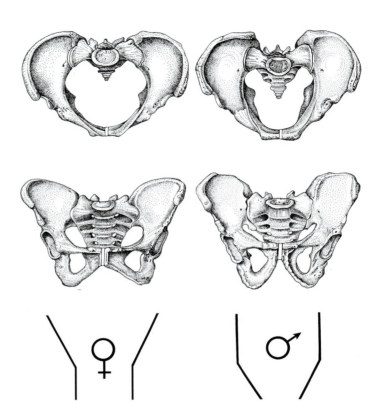

Abb. 212 Unterschiede zwischen weiblichem und männlichem Becken.

rechten Winkel und geben Auskunft über die Symmetrie des Beckens.
- Der sagittale Durchmesser des Beckenausgangs, *Diameter recta* (9 cm), wird vom unteren Symphysenrand zur Steißbeinspitze gemessen. Durch die Beweglichkeit der Steißbeinspitze kann er unter der Geburt auf 11 cm vergrößert werden.
- Der quere Durchmesser am Beckenausgang, *Diameter transversa* (11 cm), zwischen beiden Sitzbeinhöckern ist ebenfalls ein Maß des Beckenausgangs.

Die Beckenachse, *Axis pelvis,* (Abb. 211) liegt in der Mitte aller medianen Verbindungslinien zwischen Symphyse und Kreuzbein. Sie verläuft zuerst gerade, biegt dann aber in einem nach vorn offenen Bogen um die Symphyse herum (Knie des Geburtskanals). Sie kennzeichnet die Führungslinie des vorangehenden kindlichen Teils während der Geburt. Bei Schädellagen steht die Pfeilnaht im Beckeneingangsraum zunächst quer, dreht sich dann im Beckenraum und steht am Beckenausgang gerade.

Die Beckeneingangsebene liegt beim aufrecht stehenden Menschen nicht horizontal, sondern infolge der Lendenlordose schräg. Der zwischen ihr und der Horizontalen gebildete Winkel ist die *Inclinatio pelvis;* sie beträgt etwa 60° bis 70°.

Das knöcherne Becken steht dann richtig, wenn die Incisura acetabuli nach unten zeigt und sich die Spina iliaca anterior superior beider Seiten mit der Symphyse in der Frontalebene befindet.

Geschlechtsunterschiede am Becken (Abb. 212) bilden sich erst mit der Pubertät voll aus.

Allgemeine **Merkmale des weiblichen Beckens** im Vergleich zum **männlichen Becken** sind:

Becken, Pelvis

Weibliches Becken	Männliches Becken
seitlich ausladende Darmbeinkämme	steilere Darmbeinschaufeln
größere Breitenmasse	kleinere Breitenmasse
trichterförmiges Becken	zylinderförmiges Becken
niedrigere Symphyse	höhere Symphyse
größerer Schambeinwinkel	kleinerer Schambeinwinkel
größerer Abstand der Sitzbeinhöcker	kleinerer Abstand
querovale Beckeneingangsebene	kartenherzförmige Ebene
ovales Foramen obturatum	dreieckiges Foramen obturatum

Diese Merkmale sind allgemeine Indikatoren für Geschlechtsbestimmungen, jedoch ist ihre Anwendung, z. B. in der Rechtsmedizin und Anthropologie, für den Einzelfall angesichts vieler Variabilitäten und der großen individuellen Schwankungsbreite begrenzt.

Fragen zum Selbststudium

1. Welche Beckenknochen kann man bei der Untersuchung palpieren? 276
2. In welche Abschnitte untergliedert man die Dammregion? 276
3. Woraus besteht die Tunica dartos und welche Funktion hat sie? 277
4. Wohin metastasieren Hodentumoren? 277
5. Was versteht man unter einer Phimose? 277, 278
6. Nennen Sie Lage und Anordnungen der Schwellkörper des Penis. 278
7. Von welchen Faszien ist der Peniskörper umgeben? 278
8. Wie unterscheiden sich große und kleine Schamlippen? 279
9. Welche Schwellkörper gibt es am weiblichen Genitale? 279
10. Was mündet in den Scheidenvorhof? 279
11. Welche Nerven innervieren das äußere Genitale? 279
12. Wie erreicht man den N. pudendus zur Leitungsanästhesie? 280
13. Von welchen Arterien wird das äußere Genitale versorgt? 280
14. Wo liegen die regionalen Lymphknoten von Penis und Clitoris? 280
15. Beschreiben Sie die muskuläre Grundlage des Beckenbodens. 281
16. Wo liegt das Levatortor und worin besteht seine funktionelle Bedeutung? 281
17. Welche Organe liegen auf den Levatorschenkeln? 281
18. Beschreiben Sie Lage und Strukturen des Centrum perinei und seine besondere Bedeutung unter der Geburt. 282
19. Wie wird das Beckenbindegewebe klinisch-topographisch unterteilt? 283
20. Erklären Sie die Faszienverspannung des Beckenbodens. 283
21. Welche Logen gibt es am Beckenboden? 283, 284

6.3 Beckeneingeweide

22 Wo liegt die Fossa ischioanalis und was enthält sie? 284
23 Welche Leitungsbahnen verlaufen im Alcock-Kanal? 285
24 Beschreiben Sie die Stützpfeiler und Haltebänder der Beckenorgane. 285
25 Welche Muskeln bekleiden die Innenwand des kleinen Beckens? 286
26 Welche Öffnungen liegen in der seitlichen Beckenwand? 286, 287
27 Was tritt durch das Foramen ischiadicum minus? 286, 287
28 Beschreiben Sie die Lage des Plexus sacralis und nennen Sie seine Nerven. 287, 288
29 Nennen Sie die parietalen Äste der A. iliaca interna. 288
30 Welche Arterien bilden die Corona mortis? 288
31 Wo liegt die 2. Filterstation der Becken- und Geschlechtsorgane? 289
32 Welche Knochen bilden den Beckenring und wo sind sie miteinander verbunden? 290
33 Beschreiben Sie den Umfang des kleinen Beckens und seine Etagen. 290
34 Welches sind äußere Beckenmaße? 289, 290
35 Wo liegt die Michaelis-Raute und wie wird sie begrenzt? 290
36 Nennen Sie die inneren Beckenmaße und ihre Längen. 290, 291
37 Was versteht man unter „Axis pelvis" und „Inclinatio pelvis"? 291
38 Nennen Sie Geschlechtsunterschiede des Beckens. 292

6.3 Beckeneingeweide

Zu den Beckeneingeweiden gehören Mastdarm, Harnblase und innere männliche bzw. weibliche Geschlechtsorgane. Da der Mastdarm und die Harnblase bei Männern und Frauen keine wesentlichen Unterschiede zeigen, werden sie gemeinsam für beide besprochen (Abb. 213).

6.3.1 Mastdarm, Rectum
(Abb. 206, 207, 213 bis 216, 220 bis 222)

Der Mastdarm (12 bis 15 cm lang) beginnt am Ende des Sigmoids in Höhe des 3. Kreuzbeinwirbels, durchsetzt das Diaphragma pelvis (M. levator ani) und endet am After. Das Rectum ist nicht, wie der Name besagt, gerade, sondern in der Sagittalebene S-förmig gekrümmt.
- Die obere Krümmung, *Flexura sacralis,* folgt der Konkavität des Kreuzbeins.
- Bei der unteren Krümmung, *Flexura perinealis,* liegt der Krümmungsscheitel vorn.

Außerdem gibt es noch unregelmäßige seitliche Abweichungen. Im letzten Abschnitt durchzieht das Rectum den Beckenboden und verjüngt sich zum Analkanal, *Canalis analis,* der nach hinten unten gerichtet ist. Oberhalb des Analkanals erweitert sich der Mastdarm zur *Ampulla recti* (Abb. 206). Der obere Rektumabschnitt wird vorn und seitlich vom Bauchfell überzogen.

Beim **Neugeborenen und Kleinkind** ist das Rectum relativ weit und weniger stark gekrümmt. Der Canalis analis ist nur kurz und nach unten gerichtet, die Flexura perinealis flacher, was bei Einläufen und Mastdarmspiegelungen (Rektoskopie) zu beachten ist.

Die Schleimhaut des Rectum besitzt meist 3 Quertasten, *Plicae transversales recti*. Die mittlere (Kohlrausch-Falte), an deren Aufbau sich auch die Muskulatur beteiligt, ist die größte (Abb. 206, 215).

Man tastet die **Kohlrausch-Falte** etwa 6 cm über dem Anus auf der rechten Seite. Ihre Lage entspricht der tiefsten Stelle des Peritonealsacks (Douglas-Raum). Die anderen kleineren Querfalten liegen links.

Becken, Pelvis

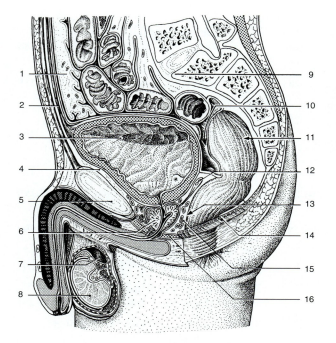

Abb. 213   Beckenorgane des Manns.
Die vordere Hälfte ist im medianen Sagittalschnitt, die hintere im paramedianen Sagittalschnitt dargestellt.
 1 Omentum majus,
 2 Lig. umbilicale medianum (Urachus),
 3 Vesica urinaria,
 4 Spatium retropubicum (Retzius),
 5 Symphysis,
 6 Prostata,
 7 Nebenhoden,
 8 Hoden,
 9 Promontorium,
10 Excavatio rectovesicalis,
11 Flexura sacralis,
12 Vesicula seminalis,
13 Flexura perinealis,
14 Diaphragma pelvis,
15 Septum rectovesicale,
16 Diaphragma urogenitale.

Die Schleimhaut des Analkanals besitzt 5 bis 8 Längsfalten, *Columnae anales,* die durch Längsmuskelzüge sowie durch Venen aufgeworfen werden (Abb. 215). Zwischen ihnen liegen Ausbuchtungen, Sinus anales, die unten von kleinen Schleimhautbrücken, den *Valvulae anales,* begrenzt sind.

Von den Sinus anales können Schleim absondernde Epithelstränge ausgehen, die zwischen dem inneren und äußeren Schließmuskel blind enden und oft Ursprung für **periproktitische Abszesse oder Analfisteln** sein können. Bei Säugetieren sind diese Epithelstränge zu hoch entwickelten *Proktodealdrüsen* ausgebildet.

Am inneren Schließmuskel des Afters befindet sich ein ringförmiger Schleimhautwulst (analer Schwellkörper), der durch den *Plexus venosus rectalis* gebildet wird. Die Schleimhaut trägt hier mehrschichtiges pigmentiertes Plattenepithel und enthält außer apokrinen Schweißdrüsen auch vereinzelt Talgdrüsen und Haare. Erweiterungen des analen Schwellkörpers bilden die Hämorrhoiden. Von der einheitlichen Längsmuskellage des Rectum ziehen vereinzelt Muskelzüge zur Nachbarschaft *(M. rectococcygeus, M. rectovesicalis, M. rectourethralis).* Die Ringmuskulatur ist am Canalis analis beträchtlich verstärkt und bildet den 3 bis 4 cm hohen, aus glatten Muskelfasern bestehenden (unwillkürlichen) *M. sphincter ani internus.* Dieser ist außen von dem quer gestreiften (willkürlichen) *M. sphincter ani externus* (Abb. 206, 208) umgeben.

Erschlaffen die Haltemechanismen, dann kommt es zum **Analprolaps,** versagen die Schließfunktionen des Afters, dann resultiert daraus eine **Stuhlinkontinenz.**

Hinter dem Rectum liegen Kreuz- und Steißbein und zwischen beiden der Plexus sacralis, sodass es beim Rektumkarzinom häufig zu Druckerscheinungen auf den N. ischiadicus und den N. pudendus kommt. Das Rektumkarzinom ist mit 50% der am häufigsten vorkommende Krebs des Colon.

Bei der **digitalen rektalen Palpation** fühlt man ventral die Prostata (Abb. 218). Darüber tastet man die Bläschendrüsen und bei gefüllter Blase das Trigonum vesicae. Rechts sind die Kohlrausch-Falte sowie Veränderungen im pararektalen Bindegewebe (Paraproktium) und in der Fossa ischiorectalis zu palpieren. Bei der Frau tastet man vor dem Rectum die Scheide, den Gebärmutterhals, Muttermund und unter der Geburt die Stellung des kindlichen Kopfs im Geburtskanal.

Operativ kann das Rectum transabdominal oder perineal erreicht werden (Abb. 216).

Nerven (Abb. 186, 214, 220). Als Teil des anorektalen Kontinenzorgans besitzt das Rectum eine reichliche autonome Innervation. Außerdem wird die Analregion von motorischen und sensiblen Nerven versorgt.
- Der *Plexus rectalis superior* setzt sich vom Plexus mesentericus inferior über die A. rectalis superior auf das Rectum fort,
- die *Plexus rectales medii* sind Fortsetzungen des Plexus hypogastricus inferior, und
- die *Plexus rectales inferiores* erreichen das Rectum mit den Ästen der A. iliaca interna.
- Die *Nn. rectales inferiores* (S_3, S_4) aus dem N. pudendus versorgen den willkürlichen M. sphincter ani externus und die Analhaut.

Die vegetativen Nervengeflechte erhalten ihre parasympathischen Fasern aus dem Sakralmark (S_2 bis S_4); sie bewirken die Kontraktion der Rektummuskulatur.

Der **Stuhldrang** wird durch Dehnungsrezeptoren im Rectum vermittelt, deren Impulse zum Reflexzentrum im Sakralmark geleitet werden (Abb. 214). Vom 2. Lebensjahr an steht dieses Zentrum unter der Kontrolle des Großhirns.

Die Arterien des Rectums (Abb. 191, 210) entstammen 3 Quellen.
- Die *A. rectalis superior* (aus der A. mesenterica inf.) zieht dorsal an das Rectum und anastomosiert mit den Aa. sigmoideae (wichtig für Unterbindungen).
- Die *A. rectalis media* (aus der A. iliaca int.) läuft oberhalb des M. levator ani zum Rectum.
- Die *A. rectalis inferior* (aus der A. pudenda int.) versorgt den Analabschnitt und die Analmuskulatur. Alle 3 Arterien anastomosieren miteinander.

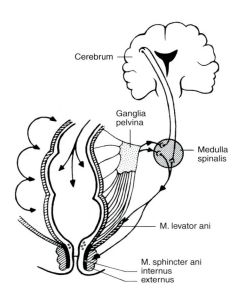

Abb. 214 Regelkreis des Kontinenzorgans (nach F. Stelzner 1981).

Die Lage der erteriovenösen Plexus aus Ästen der oberen Rektalarterie ist an 3 analen Knötchen zu erkennen, die sich verglichen mit dem Zifferblatt einer Uhr bei den Positionen 3, 7 und 11 befinden.

Die Venen (Abb. 215, 221) bilden am Rectum den *Plexus venosus rectalis*, ein wichtiges Anastomosengebiet zwischen Pfortader und unterer Hohlvene (Abb. 188).
- Die *V. rectalis superior* gehört zum Stromgebiet der Pfortader.
- Die *Vv. rectales mediae* fließen über die V. iliaca interna und
- die *Vv. rectales inferiores* über die V. pudenda interna und die V. iliaca interna zur unteren Hohlvene.

Die Lymphgefäße verlassen das Rectum auf 3 Wegen:
- Die *obere Abflussbahn* zieht mit der V. rectalis superior über die Nll. rectales superiores zu den mesenterialen und lumbalen Lymphknoten,
- die *mittlere Abflussbahn* geht über die Nll. pararectales zu den Nll. iliaci interni und
- die *untere Abflussbahn* fließt zu den Nll. inguinales superficiales.

Becken, Pelvis

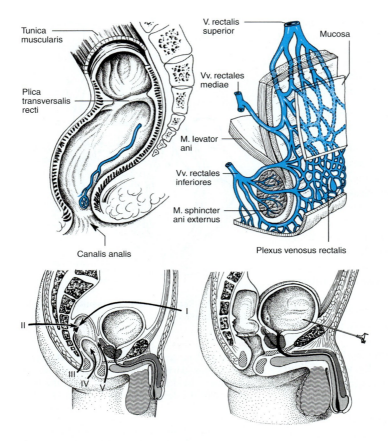

Abb. 215 **Rectum.** Medianer Sagittalschnitt (links) und venöse Abflüsse aus der Rektumschleimhaut im Rekonstruktionsschema (rechts). (nach G. Töndury aus J. Rohen 1977)

Abb. 216 **Operative Zugangswege zum Rectum (links) und Blasenpunktion (rechts).** (nach F. Mörl 1964)
I Transperitoneal,
II sakral,
III ischiorektal,
IV peranal,
V perineal.

6.3.2 Harnblase, Vesica urinaria
(Abb. 213, 216 bis 223)

Die leere Harnblase liegt beim Erwachsenen hinter der Symphyse, sodass es bei Schambeinfrakturen leicht zu Blasenrupturen und zum Ausfluss von Harn in die Bauchhöhle kommen kann. Ihre Größe, Form und Lage sind vom Füllungszustand abhängig, der normalerweise 300 bis 400 ml beträgt. Im leeren Zustand ist ihre obere Fläche schüsselförmig eingedellt. Durch harngängige Röntgenkontrastmittel kann sie beim Lebenden dargestellt werden.

> Die Vorderfläche der Blase ist durch das *Spatium retropubicum* (Retzius) von der Symphyse getrennt, das einen Verschiebespalt darstellt. Durch das Spatium kann man die Blase operativ erreichen, ohne das Bauchfell zu verletzen (Abb. 216). Dieser Weg war bereits den Steinschneidern des Mittelalters bekannt (**Sectio alta**).

Der Blasenscheitel, *Apex vesicae*, wird vom Bauchfell überzogen, das dorsal bis zur Einmündung der Ureteren reicht und die Kuppe der Bläschendrüsen sowie die Ampullae ductus deferentis bekleidet. Vom Apex vesicae setzt sich das Lig. umbilicale medianum mit dem obliterierten Allantoisgang, *Urachus*, zum Nabel fort. Oberhalb der Symphyse sinkt das Bauchfell beiderseits vom Lig. umbilicale medianum zur Fossa supravesicalis ein (Abb. 168). Bei der Füllung überschreitet der Blasenscheitel die Symphyse, und die quere Reservefalte des Bauchfells, *Plica vesicalis transversa*, verstreicht.

> Beim Mann steht die Harnblase etwas höher, weil unter ihr die Prostata liegt. Bei Säuglingen und Kleinkindern, die noch ein relativ kleines Becken haben, findet man den Blasenscheitel oberhalb der Symphyse.

6.3 Beckeneingeweide

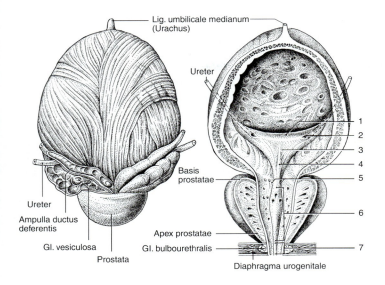

Abb. 217 Harnblase mit Prostata und Bläschendrüsen. Muskelstrukturen von dorsal (links). Schleimhautrelief und Anfangsteil der männlichen Harnröhre in einem Frontalschnitt (rechts).
1 Plica interureterica,
2 Ostium ureteris,
3 Trigonum vesica,
4 Uvula vesicae,
5 Ostium urethrae internum,
6 Pars prostatica urethrae,
7 Pars intermedia urethrae.

Die hintere Fläche ist beim Mann der Excavatio rectovesicalis (Abb. 213) und bei der Frau der Excavatio vesicouterina (Abb. 222) zugekehrt; der Blasengrund ist nach hinten unten gerichtet. Unterhalb der Peritonealgrenze liegen hinter der Blase beiderseits die Ampulle des Ductus deferens, die Bläschendrüse und darunter die Prostata. Die vordere Wand der Vagina ist mit der Blase verwachsen. Der Blasengrund ruht auf dem Diaphragma urogenitale und ist durch die Harnröhre am Beckenboden fixiert.

Die Blasenschleimhaut (Abb. 217) ist am Blasengrund mit der Blasenmuskulatur verwachsen und zeigt bei der Zystoskopie ein dreieckiges Feld, *Trigonum vesicae* (Lieutaud). An den lateralen Ecken des Dreiecks münden die Harnleiter am *Ostium ureteris*, und ventral liegt die innere Harnröhrenöffnung, *Ostium urethrae internum*. Die Uretermündungen sind etwa 30 mm voneinander entfernt; zwischen beiden verläuft eine quere Schleimhautfalte, *Plica interureterica*.

Die Einmündung der Harnleiter in die Blase erfolgt schräg durch die Blasenwand, wodurch ein Rückstau (Reflux) von Harn verhindert wird. Am Abgang der Harnröhre finden sich Venengeflechte, die für eine Abdichtung der inneren Harnröhrenöffnung sorgen, und dahinter wölbt sich die Blasenwand zu einem sagittalen Wulst, *Uvula vesicae*, vor. Letzterer liegt über dem sog. Mittellappen der Prostata.

Blasensteine (bis hühnereigroße Konkremente) entstehen primär z.B. bei Miktionstörungen durch Prostatavergrößerungen (Adenom, Karzinom) oder Harnröhrenstrikturen in Divertikeln der Schleimhaut (mit Begleitinfektion) sowie sekundär durch herabgewanderte Steine aus der Niere oder als Fremdkörpersteine, durch Anlagerung (abgerissenes Katheterstück).

Die Muskulatur der Harnblase (Abb. 217) besteht aus 3 netzartig miteinander verbundenen Schichten. Am Blasenhals, *Cervix vesicae*, bilden Ringmuskelfasern einen mehrteiligen unwillkürlichen Verschlussmechanismus, *M. sphincter urethrae internus*. Bei Abflusshemmungen hypertrophieren die Muskelzüge und springen in das Lumen vor (Balkenblase). Außen ziehen Muskelfasern von der Symphyse und dem Rectum zum Blasengrund (*M. pubovesicalis, M. rectovesicalis*) sowie vom Rectum zur männlichen Harnröhre (*M. rectourethralis*).

Nerven (Abb. 186, 220). Der Entleerungsmechanismus der Harnblase wird vom *Plexus vesicalis* gesteuert, der aus dem Plexus hypogastricus inferior (pelvinus) hervorgeht. Die sympathischen Fasern kommen von Th$_{10}$ bis L$_1$ (Blasenzentrum). Die parasympathischen Nerven entstammen dem Sakralmark S$_1$ bis S$_3$, in dem auch das Reflexzentrum für die Blasenentleerung liegt. Zahlreiche sensible Endkörperchen in der Blasenwand registrieren den Füllungszustand.

Arterien. Die *Aa. vesicales superiores* entspringen aus dem nicht zurückgebildeten Abschnitt der A. umbilicalis und versorgen den oberen und mittleren Teil der Harnblase. Die *A. vesicalis inferior* kommt direkt aus der A. iliaca interna und führt dem Blasengrund, der Prostata sowie den Bläschendrüsen Blut zu. Außerdem erhält die Blase kleinere Äste aus der *A. rectalis media* und der *A. obturatoria*.

Die Venen bilden ein weitmaschiges Netz, *Plexus venosus vesicalis,* (Abb. 221), das dorsal mit dem Plexus venosus rectalis und beim Mann mit dem Plexus venosus prostaticus in Verbindung steht. Außerdem gibt es zahlreiche Anastomosen mit den Beckenvenen. Der venöse Abfluss erfolgt über die *Vv. vesicales* in die V. iliaca interna.

Die Lymphgefäße sammeln sich in den Nll. iliaci interni und Nll. sacrales (Abb. 198).

6.3.3 Männliche Beckenorgane

Vorsteherdrüse, Prostata
(Abb. 213, 216 bis 220)

Die Prostata (Abb. 218) liegt zwischen Harnblase und Diaphragma urogenitale; sie hat die Größe und Form einer Esskastanie. Ihre Basis ist dem Blasengrund angelagert, und ihre Spitze, welche die Pars prostatica der Harnröhre ringförmig umfasst, zeigt nach unten vorn. Die hintere Fläche, *Facies posterior,* ist gegen das Rectum gerichtet, ihre vordere Fläche, *Facies anterior,* der Symphyse zugekehrt, und ihre Seitenflächen, *Facies inferolaterales,* liegen auf den Levatorschenkeln.

Die Vorsteherdrüse besteht aus 2 Seitenlappen, *Lobi prostatae dexter et sinister,* die durch den *Isthmus prostatae* verbunden sind, sowie einem zwischen den beiden Ductus ejaculatorii gelegenen Teil (Mittellappen). Sie enthält 30 bis 50 tubuloalveoläre Drüsenschläuche, die in die Pars prostatica der Harnröhre münden. Die Drüsen sind in ein bindegewebiges, mit Bündeln glatter Muskelfasern durchsetztes Stroma eingebettet, das von einer derben Kapsel umgeben wird. Durch straffe Bindegewebszüge (Lig. puboprostaticum) und glatte Muskel-

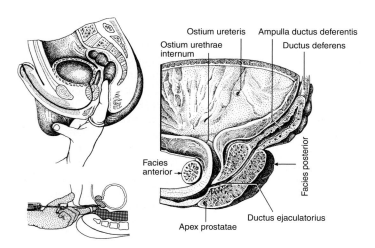

Abb. 218 Harnblase und Prostata im medianen Sagittalschnitt (rechts). Digitale Untersuchung (links oben) und Punktion der Prostata (links unten).

fasern (M. puboprostaticus) ist die Vorsteherdrüse mit der Symphyse, den Samenblasen und dem Diaphragma urogenitale verbunden.

Klinisch werden 2 Prostatazonen unterschieden, eine *Innenzone* mit submukösen periurethralen Drüsen im Mündungsgebiet der *Ductus ejaculatorii* (Entstehungsort der benignen Prostata-Hyperplasie, BPH) und eine periphere *Außenzone* (Ursprungsort der Prostatakarzinome).

Die Hinterwand der Prostata kann vom Rectum her palpiert werden (Abb. 218). Normalerweise ist sie glatt, Mitte des 50. Lebensjahrzehntes beginnt sie sich zu vergrößern, was aber erst bei Obstruktion der Harnröhre in späteren Jahren zu Symptomen führt. Die **benigne Prostata-Hypertrophie (BPH)** wird in 3 Stadien eingeteilt:

I Reizstadium mit verzögertem Miktionsbeginn, Nachlassen des Harnstrahls, erschwertes Wasserlassen (Dysurie), häufiger Harndrang (Pollakisurie) und vermehrtes nächtliches Wasserlassen (Nykturie),
II Zunahme der Miktionsbeschwerden, beginnende Dekompensation des M. detrusor vesicae mit Restharnbildung,
III Überlaufblase (Ischuria paradoxa) oder totale Harnverhaltung. Folgen sind Niereninsuffizienz durch Harnrückstau in die Nieren.

Operativ kann die Prostata durch die Harnblase (transvesikal), hinter der Symphyse (retropubisch), vom Damm her (perineal), vom Rectum aus (transrektal) oder durch die Urethra (transurethrale Elektroresektionen) erreicht werden.

Nerven. Die Prostata wird vom autonomen Geflecht des *Plexus nervosus prostaticus* innerviert (Abb. 220). Die Parasympathikusfasern entstammen den Segmenten S$_2$ bis S$_5$. Im Sakralmark wird der Erektionsreflex ausgelöst. Vom Plexus ziehen die *Nn. cavernosi penis* bzw. *clitoris* zu den Schwellkörpern.

Die Arterien kommen aus der A. vesicalis inferior und der A. rectalis media (beide aus der A. iliaca int.).

Venen. Der starke Plexus venosus prostaticus nimmt die Penisvenen auf und steht mit dem Plexus venosus vesicalis in Verbindung (Abb. 221).

Die Lymphgefäße begleiten den Ductus deferens zu den Nll. iliaci interni und externi sowie zu den Nll. sacrales und Nll. obturatorii (Abb. 198).

Bläschendrüsen und Samenleiter
(Abb. 217 bis 219)

Die Bläschendrüse, *Gl. vesiculosa,* (Abb. 219) liegt am Blasengrund beiderseits an der Rückseite der Harnblase seitlich von der Ampulla recti. Sie ist 5 bis 6 cm lang und reicht oberhalb der Prostata bis zur Excavatio rectovesicalis. Medial von der Bläschendrüse liegt die Ampulla ductus deferentis.

Ihr Ausführungsgang vereinigt sich mit dem Samenleiter, *Ductus deferens,* in der Prostata zu dem düsenartig verengten *Ductus ejaculatorius*. Dieser durchsetzt die Prostata und mündet auf dem Samenhügel, *Colliculus seminalis,* in die Harnröhre.

Arterien. Die Bläschendrüsen werden von der A. vesicalis inferior und der A. rectalis media (beide aus der A. iliaca int.) sowie aus der A. ductus deferentis (aus der A. umbilicalis) versorgt.

Der Samenleiter, *Ductus deferens,* (Abb. 168, 217 bis 219) ist ein 50 bis 60 cm langer Gang, der am unteren Ende des Nebenhodens beginnt und mit dem Samenstrang durch den Leistenkanal in die Bauchhöhle gelangt. Seine starke Muskelwand verleiht ihm seine typische Härte. Im Bauchraum verläuft er subperitoneal über die Vasa epigastrica inferiora und Vasa iliaca externa. Er zieht dann an der Wand des kleinen Beckens zum Grund der Harnblase, kreuzt hier den Ureter und erweitert sich zur *Ampulla ductus deferentis*. Nach seiner Vereinigung mit dem Ductus excretorius der Bläschendrüse läuft er durch die Prostata und verengt sich zum Spritzkanal, *Ductus ejaculatorius,* der über den Samenhügel in die Harnröhre mündet.

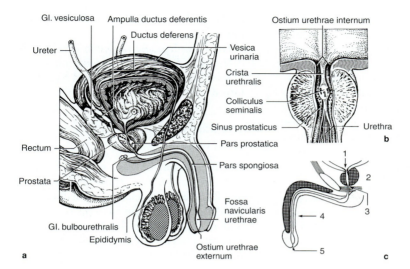

Abb. 219 Männliche Harn- und Geschlechtsorgane.
a Topographie.
b Frontalschnitt durch die Prostata.
c Ursachen der Behinderung des Harnblasenabflusses (nach M. Allgöwer 1982).

1 Blasenhalsstenose
2 Prostataadenomatose
3 Urethraklappen
4 Harnröhrenstrikturen
5 Phimose

Männliche Harnröhre, Urethra masculina
(Abb. 213, 216 bis 219)

Die männliche Harnröhre ist 20 bis 25 cm lang. Sie beginnt in der Harnblase am *Ostium urethrae internum* und endet mit der äußeren Harnröhrenöffnung, *Ostium urethrae externum*, an der Eichel. Ihren Verlauf untergliedert man in 3 Abschnitte,
- *Pars prostatica*, *Pars intermedia* und *Pars spongiosa*.

1. **Die Pars prostatica** (3 bis 4 cm) wird von der Vorsteherdrüse umschlossen. An der dorsalen Harnröhrenwand findet sich als Fortsetzung der uvula vesicae eine Schleimhautfalte, *Crista urethralis*, die vorn in einem Hügel, *Colliculus seminalis*, endet. Auf diesem liegen die punktförmigen Mündungen der Ductus ejaculatorii. Zwischen ihnen befindet sich ein variabler (bis zu 1 cm langer) Blindsack, *Utriculus prostaticus*, in den Schleimdrüsen münden. Zu beiden Seiten des Colliculus liegt eine Rinne, *Sinus prostaticus*, mit den Mündungen der Prostatadrüsen.
2. **Die Pars intermedia** (1 cm) durchsetzt das Diaphragma urogenitale, umgeben vom quer gestreiften M. sphincter urethrae externus.

Die Pars intermedia ist das kürzeste und engste Stück der männlichen Harnröhre und durch ihre Fixierung am Beckenboden bei Beckenfrakturen besonders gefährdet. Ein unvorsichtig eingeführter Katheder kann einen schmerzhaften Muskelkrampf auslösen.

3. **Die Pars spongiosa** (20 cm) ist der längste Abschnitt der Harnröhre. Sie beginnt im Bulbus penis (Abb. 219) mit einer Erweiterung und endet kurz vor der äußeren Harnröhrenöffnung mit einer Auftreibung, der *Fossa navicularis urethrae*. Am *Ostium urethrae externum* verengt sich die Harnröhre zu einem 6 bis 8 mm langen sagittalen Spalt.

In der Harnröhrenschleimhaut befinden sich Ausbuchtungen und Taschen, *Lacunae urethrales* (Morgagni), in denen die *Gll. urethrales* (Littré) münden. Der etwa 5 cm lange Ausführungsgang der *Gl. bulbourethralis* (Cowper) begleitet die Harnröhre im Schwellkörper und mündet in den erweiterten Anfangsteil der Pars spongiosa. Klinisch spielen die Drüsen als Schlupfwinkel für Gonokokken eine Rolle.

6.3 Beckeneingeweide

Die Harnröhre des Mannes besitzt von innen nach außen folgende Engen und Erweiterungen:

3 Engen	3 Erweiterungen
1. Ostium urethrae internum	1. Pars prostatica
2. Pars intermedia	2. Pars spongiosa (unter der Symphyse)
3. Ostium urethrae externum	3. Fossa navicularis urethrae

Die Harnröhre verläuft S-förmig mit einer präpubischen und einer infrapubischen Krümmung. Beim **Einführen von Kathetern** werden die Krümmungen ausgeglichen, indem man den Penis streckt oder anhebt und dann senkt.

Beckenteil des autonomen Nervensystems

(Abb. 186, 220)

Die Beckenorgane werden vom pelvinen Teil des autonomen Nervensystems (Abb. 220) innerviert. Der Sympathikus sorgt für die Vasokonstriktion und Kontraktion des M. sphincter ani internus sowie der glatten Muskulatur von Blase, Prostata und Bläschendrüsen.

Bei Durchblutungsstörungen, Schrumpfblasenkrämpfen (Tenesmen), atonischen Stuhlverstopfungen (Obstipationen) u. a. m. wird der Beckensympathikus durch eine **präsakrale Blockade** ausgeschaltet.

Der Parasympathikus bewirkt die Vasodilatation, besonders der Corpora-cavernosa-Körper (**Erektion**), und setzt den Tonus der glatten Muskulatur herab.

Die Sympathikusfasern kommen von
- den *Ganglia sacralia* (4), die vor dem Kreuzbein liegen. Sie entlassen
- die *Nn. splanchnici sacrales* für ein Geflecht am Kreuzbein.
- Das *Ganglion impar* liegt als letztes unpaares Grenzstrangganglion vor dem Steißbein.

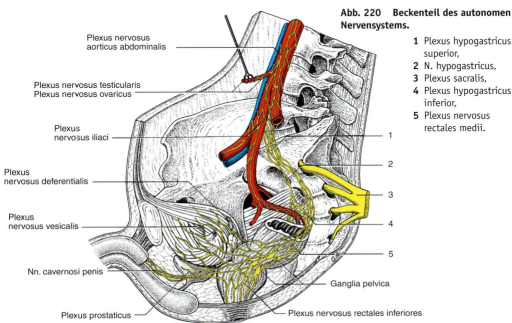

Abb. 220 Beckenteil des autonomen Nervensystems.

1 Plexus hypogastricus superior,
2 N. hypogastricus,
3 Plexus sacralis,
4 Plexus hypogastricus inferior,
5 Plexus nervosus rectales medii.

Becken, Pelvis

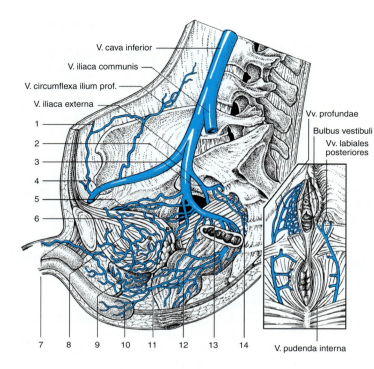

Abb. 221 Beckenvenen und Venen des äußeren weiblichen Genitale.
1 V. epigastrica inferior,
2 V. Iliaca interna,
3 Vv. gluteae superiores,
4 V. femoralis,
5 Vv. obturatoriae,
6 Vv. vesicales,
7 V. dorsalis, profunda penis,
8 Plexus venosus vesicalis,
9 Plexus venosus prostaticus,
10 V. bulbi penis,
11 Vv. rectales inferiores,
12 Vv. rectales mediae,
13 Vv. gluteae inferiores,
14 Vv. sacrales laterales, Plexus venosus sacralis.

- Der *N. hypogastricus (dexter/sinister)* verbindet den Plexus hypogastricus superior mit
- dem *Plexus hypogastricus inferior (Plexus pelvicus)*, der das Rectum umgibt und Nerven an alle Becken- und Genitalorgane abgibt.

Die Parasympathikusfasern gelangen über
- die *Nn. splanchnici pelvici (Nn. erigentes)* aus dem 2. bis 4. Sakralsegment zu den Beckengeflechten.
- Die *Ganglia pelvica* sind vegetative Zellgruppen im Plexus hypogastricus inferior. Von ihnen ziehen postganglionäre Fasern mit den Arterien zu den Beckenorganen.

Beckengefäße und Beckenlymphknoten

Die A. iliaca interna versorgt mit ihren viszeralen Ästen die Beckenorgane.
1. Die *A. umbilicalis* (Nabelarterie) ist der 1. Ast der A. iliaca interna und beim Erwachsenen bis auf einen Rest zurückgebildet. Aus ihr entspringen
   - die *A. ductus deferentis* für den Samenleiter und
   - die *Aa. vesicales superiores* für die Harnblase.
   - Das *Lig. umbilicale mediale*, ein Bindegewebsstrang, der aus dem obliterierten Teil der A. umbilicalis entstanden ist und an der vorderen Bauchwand in der Plica umbilicalis medialis verläuft (Abb. 168).
2. Die *A. vesicalis inferior* versorgt den unteren Teil der Harnblase, die Prostata und die Bläschendrüsen.
3. Die *A. uterina* zieht im Lig. latum uteri zum Uterus, zur Vagina, zum Ovar und zur Tube (Abb. 227).
4. Die *A. rectalis media* läuft über dem M. levator ani zum Rectum, und
5. die *A. pudenda interna* tritt durch das Foramen ischiadicum majus und zieht in der Fossa ischiorectalis zum Damm und äußeren Genitale (Abb. 208).

Die Venen (Abb. 221) bilden um die Beckenorgane starke Geflechte, aus denen das Blut über kurze Stämme in die V. iliaca

6.3 Beckeneingeweide

interna (Stromgebiet der unteren Hohlvene) abfließt. Durch den *Plexus venosus rectalis* bestehen Anastomosen zum Pfortaderkreislauf (Abb. 188).

Die viszeralen Beckenlymphknoten liegen in der Umgebung der Beckenorgane und sind nach ihnen benannt:

- *Nll. paravesicales* an Harnblase und Prostata,
- *Nll. parauterini* am Uterus (filtern Lymphe von der Cervix uteri),
- *Nll. paravaginales* an der Vagina und
- *Nll. pararectales* an beiden Seite des Rectum.

Fragen zum Selbststudium

1. Beschreiben Sie Länge und Krümmungen des Mastdarms. 293
2. Wo liegt die Kohlrausch-Falte? 293
3. Welche funktionelle Bedeutung hat der anale Schwellkörper? 294
4. Welche Muskeln bewirken den Analverschluss? 294
5. Erklären Sie den Regelkreis des Kontinenzorgans. 295
6. Welche Organe sind bei der digitalen Rektumuntersuchung palpabel? 294, 295
7. Welche Nerven innervieren den Mastdarm? 295
8. Von welchen Arterien wird der Mastdarm versorgt? 295
9. Welche Lymphabflüsse gibt es vom Rectum? 295
10. Nennen Sie die operativen Zugangswege zum Rectum. 296
11. Welcher Abschnitt der Harnblase wird vom Bauchfell bekleidet? 296
12. Welche klinische Bedeutung hat das Spatium retropubicum? 296
13. Gibt es Geschlechtsunterschiede in der Topographie der Harnblase? 296
14. Welche Ostien liegen an den Ecken des Trigonum vesicae? 297
15. Wie wird ein Reflux von Harn in die Harnleiter verhindert? 297
16. Was versteht man unter Balkenblase? 297
17. Erklären Sie die Innervation der Harnblase. 297, 298
18. Wo liegt die Prostata, wie groß ist sie und welche Teile unterscheidet man? 298
19. Welche Fläche der Prostata ist vom Rectum her zu palpieren? 298
20. Beschreiben Sie die operativen Zugangswege zur Prostata. 299
21. Wo liegen die Bläschendrüsen? 299
22. Beschreiben Sie den Verlauf des Ductus deferens vom Nebenhoden bis zur Harnröhre. 299
23. In welche Abschnitte gliedert man die männliche Harnröhre? 300
24. Wo liegen die Engen und Erweiterungen der männlichen Harnröhre? 301
25. Erklären Sie die Organisation des autonomen Nervensystems im Becken. 301, 302
26. Beschreiben Sie die arterielle Versorgung der Beckenorgane und die viszeralen Äste der A. iliaca interna. 302
27. Welche Venengeflechte findet man im Becken? 302
28. Wo liegen die viszeralen Beckenlymphknoten? 303

6.3.4 Weibliche Beckenorgane

> **Praxis Fall**
>
> Eine 36-jährige Ergotherapeutin, die noch nicht geboren hat (Nullipara), seit 11 Jahren verheiratet und mit dringendem Kinderwunsch, konsultiert einen Frauenarzt mit der Frage einer möglichen künstlichen Befruchtung (In-vitro-Fertilisation). Anamnestisch gibt sie einen regelmäßigen Zyklus an, der in den letzten 2 bis 3 Jahren immer beschwerlicher geworden sei (Dysmenorrhoe). Bei der bimanuellen Palpation erweist sich der Douglas-Raum sehr schmerzempfindlich und das rechte Ovar tastet sich teigig und etwas vergrößert. Die sonographische Untersuchung ergibt eine glatt begrenzte Zyste (Durchmesser 1,8 cm) mit homogenen, mäßig dichten Binnenechos. Der Patientin wird zum Ausschluss eines bösartigen Tumors eine Bauchspiegelung (Laparoskopie) empfohlen. Dabei stellt sich am Tubenostien-nahen Pol des Ovars ein knapp 2 cm großer, teils weißlich-durchscheinender, teils bläulich verfärbter Tumor dar, der abgetragen werden kann. Auf dem umgebenden Peritoneum finden sich einige bläuliche, stecknadelkopfgroße, leicht erhabene Bezirke, von denen einer zur pathohistologischen Untersuchung entfernt wird und die übrigen elektrokoaguliert werden.

> **Praxis Fall**
>
> Zwei Jahre nach dieser Operation stellt sich die Patientin wieder vor und klagt über ziehende Unterbauchschmerzen. Bei der gynäkologischen Untersuchung wird ein ca. 10 cm großer unbeweglicher Unterbauchtumor mit höckriger Oberfläche palpiert. Dieser stellt sich im Ultraschallbild als 10 × 11 cm großer inhomogener, teils zystischer Tumor dar mit dringendem Verdacht auf ein Ovarialkarzinom. Nach operativer Öffnung der Bauchhöhle (Laparotomie) werden eine knapp faustgroße mit dem Uterus verbundene **Schokoladenzyste** des rechten Ovars sowie ausgedehnte **Absiedelungen von Uterusschleimhaut** und zahlreiche derbe Knötchen in der Uteruswand gefunden. Es erfolgt eine sofortige Entfernung des Uterus (Hysterektomie) sowie der beiden Adnexen (Adnexektomie) mit Resektion des befallenen Peritoneums und Teilresektion des mitbetroffenen Sigmoids. Bei der histologischen Untersuchung wird im Operationspräparat eine hoch differenzierte Uterusschleimhaut gefunden. Das Ergebnis bestätigt das Vorliegen einer **Endometriose** des Douglas-Raumes. In der postoperativen Phase erfolgt eine Hormonsubstitution mit einem Gestagen-Präparat. Die Patientin ist danach beschwerdefrei und es gelingt ihr, ein zur Adoption freigegebenes Kind anzunehmen.

Abb. 222 Weibliche Beckenorgane im medianen Sagittalschnitt.
a Schematische Darstellung.
1 Promontorium,
2 Schnittlinie des Bauchfells,
3 Infundibulum tubae uterinae,
4 Ovarium,
5 Vesica urinaria,
6 Urethra feminina,
7 Lig. pubovesicale,
8 Glans clitoridis,
9 Labium minus pudendi,
10 Lig. suspensorium ovarii,
11 Ureter,
12 Corpus uteri,
13 Canalis cervicis uteri,
14 Fornix vaginae,
15 Plica transversa recti (Kohlrausch),
16 Ostium uteri,
17 Vagina,
18 Septum rectovaginale,
19 Gl. vestibularis major (Bartholin) im Diaphragma urogenitale.

b Magnetresonanztomographischer Sagittalschnitt (MRT, T2-gewichtet). (Original: Prof. Dr. med. K. Hauenstein, Rostock)

6.3 Beckeneingeweide

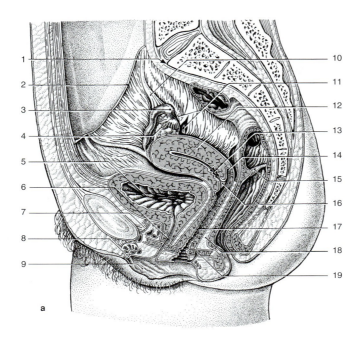

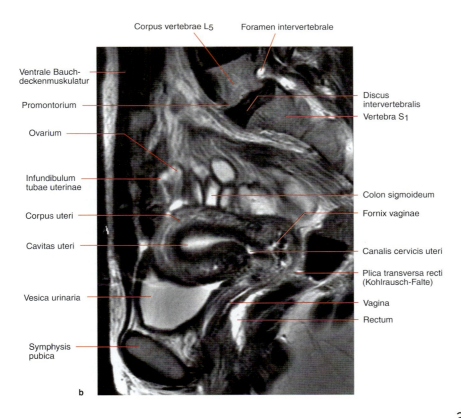

Weibliche Harnröhre, Urethra feminina
(Abb. 222)

Die weibliche Harnröhre (Abb. 222) ist mit einer Länge von 3 bis 5 cm wesentlich kürzer als die des Mannes. Sie läuft in flachen Bogen hinter der Symphyse nach unten, durchsetzt das Diaphragma urogenitale und mündet in den Vorhof der Scheide (Abb. 201). Vom M. transversus perinei profundus erhält sie zirkuläre Fasern, die den quer gestreiften *M. sphincter urethrae* bilden.

Die Harnröhrenschleimhaut zeigt zahlreiche Längsfalten und ist von einem kavernösen Venennetz umgeben. Am äußeren Ende finden sich einige kleine (0,5 bis 3 cm lange) paraurethrale Drüsengänge, die denen der Prostata beim Mann entsprechen (Skene-Drüsen).

Die Skene-Drüsen sind bevorzugte Schlupfwinkel für Infektionserreger. Eine Katheterisierung der weiblichen Harnröhre ist leicht.

Scheide, Vagina
(Abb. 222 bis 224, 227, 228)

Die Scheide ist ein dorsoventral abgeplatteter, 8 bis 10 cm langer Schlauch. Sie beginnt am *Vestibulum vaginae* und verläuft in dorsokranialer Richtung von unten vorn nach oben hinten. Dabei durchsetzt sie das Diaphragma urogenitale und wird über diesem von den Levatorschenkeln zangenartig umfasst. In der Tiefe endet sie am Scheidengewölbe, *Fornix vaginae,* das den Raum zwischen Portio vaginalis cervicis und Vaginalwand darstellt.

Man unterscheidet eine vordere und hintere Scheidenwand sowie ein vorderes und hinteres Scheidengewölbe. Das hintere Scheidengewölbe erstreckt sich 1,5 bis 2 cm weiter bauchhöhlenwärts als das vordere und dient der Aufnahme des Samens. Es steht in enger Beziehung zum Bauchfell, das hier die Excavatio rectouterina (Douglas-Raum) auskleidet.

Bei **Abtreibungsversuchen** wird das hintere Scheidengewölbe oft durchstoßen (Verletzung mit nachfolgender Peritonitis), da der Eingang zum Uterus nicht in der verlängerten Achse der Scheide liegt (Abb. 222, 223).

Vor der Vagina liegen die Harnröhre und Blase, hinter ihr das Rectum. Seitlich oben läuft der Harnleiter an ihr vorbei und weiter unten palpiert man bei der vaginalen Untersuchung den M. levator ani. Mit der Harnröhre und Blase ist sie fest, mit dem Rectum durch das Septum rectovaginale nur locker verbunden. Seitliche Bindegewebszüge ziehen zur Beckenfaszie.

Die Schleimhaut der Vagina besitzt Querfalten, die nach wiederholten Geburten verstreichen. Das mehrschichtige Plattenepithel unterliegt zyklischen Veränderungen. Unter der Schleimhaut befindet sich ein Netz gitterförmig angeordneter glatter Muskelfasern und elastischer Fasern, das der Vagina eine große Dehnbarkeit (z. B. unter der Geburt) verleiht.

Unter der Geburt kann die dorsale Scheidenwand **einreißen.** In extremen Fällen geht der Riss noch durch die vordere Wand des Rectum und durch die Schließmuskeln des Afters **(Dammriss 3. Grades).** Zur Verhütung derartiger Verletzungen wird vorbeugend ein Scheidendammschnitt (Episiotomie) angelegt (Abb. 205).

Gebärmutter, Uterus
(Abb. 222 bis 229)

Der birnenförmige *Uterus* liegt zwischen Harnblase und Rectum. Seine nach hinten oben weisende *Facies intestinalis* wird von Darmschlingen überlagert, und seine *Facies vesicalis* liegt der Harnblase auf. Bei einer Frau, die noch nicht geboren hat (Nullipara), ist er 7 bis 8 cm lang.

Der Körper, *Corpus uteri,* der den Fruchthalter darstellt, ist durch ein kurzes Zwischenstück, *Isthmus uteri* (1 cm), mit dem Hals, *Cervix uteri* (3 cm), verbunden. Der Isthmus wird im 3. Schwangerschaftsmonat als unteres Uterinsegment in die Fruchthöhle einbezogen (Abb. 224). Die Cervix bildet den Verschlussapparat und enthält den Ausführungsgang der Gebärmutter. Zwischen den Tubenwinkeln liegt das abgerundete Ende, der *Fundus uteri.*

Der Teil der Cervix, der in die Scheide eintaucht, ist die *Portio vaginalis cervicis* auch kurz „Portio" genannt, der darüber gelegene, von Bindegewebe umgebene Zervixabschnitt ist die *Portio supravaginalis cervicis.* Die Portio ist wie die Scheide von mehrschichtigem Plattenepithel bedeckt.

Die Uterushöhle, *Cavitas uteri,* ist ein dreieckiger, frontal gestellter Spalt, dessen Ecken von den Tubenmündungen und vom Eingang in den Isthmus uteri gebildet werden. Seine Länge beträgt 6 bis 7 cm. Der Zervixkanal beginnt am inneren Muttermund, *Ostium anatomicum uteri internum,* und mündet am äußeren Muttermund in die Scheide etwa in Höhe der Interspinallinie (Abb. 223). Bei Frauen, die nicht geboren haben, ist der äußere Muttermund rundlich, bei Mehrgebärenden (Multipara) quer gestellt. Der äußere Muttermund, *Ostium uteri,* wird von einer vorderen und einer hinteren Muttermundlippe, *Labium anterius* und *Labium posterius,* begrenzt.

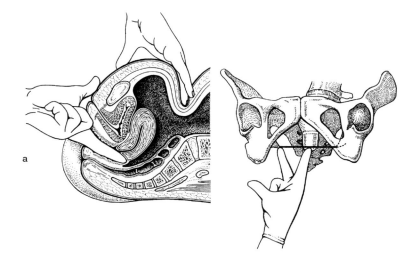

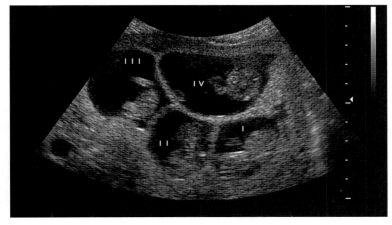

Abb. 223 Gebärmutter.
a Bimanuelle Untersuchung der Gebärmutter (links) und Stellung des Ostium uteri in Höhe der Interspinallinie (rechts).
b Sonogramm einer Vierlingsschwangerschaft (10. SSW). (Original: Dr. med. Th. Külz, Rostock)

Die Uterusschleimhaut, *Endometrium,* unterliegt zyklischen Veränderungen. Zur Vorbereitung der Eiaufnahme wird sie aufgebaut und, wenn keine Befruchtung stattfindet, wieder abgestoßen. Da die Schleimhautdrüsen bis in die Muskelschicht reichen, erfolgt auch nach Kürettagen von den verbliebenen Stümpfen die Regeneration. Die Zervixschleimhaut trägt Längsfalten, die sich dicht aneinander legen und den Ausgang verschließen. Ein von den Zervikaldrüsen abgesonderter Schleimpfropf sichert den dichten Verschluss. Die Uterusschleimhaut trägt einschichtiges Zylinderepithel.

Außerhalb der Uterushöhle vorkommende gutartige Wucherungen von endometriumähnlichem Gewebe, das zyklischen Veränderungen wie das Endometrium unterliegt, bezeichnet man als **Endometriose.** Sie tritt im geschlechtsreifen Alter, meist nach dem 35. Lebensjahr auf und kann in verschiedenen Bereichen lokalisiert sein, z.B. Uterusmuskulatur, Ovarien, Tuben, Douglas-Raum oder Peritoneum. Leitsymptome sind auffallend starke Menstruationsbeschwerden (Dysmenorrhoe), verstärkte und verlängerte Menstruationsblutungen, leicht vergrößerter derber Uterus. Isolierte Herde mit eingedicktem Blut (**Schokoladenzysten**) werden operativ entfernt, bei diffuser Aussaat erfolgt Hormonbehandlung mit Gestagenen.

Die Uterusmuskulatur, *Myometrium,* besteht aus spiralförmig sich überkreuzenden Muskelfaserzügen. Das Konstruktionsprinzip dieser Faserverläufe liegt darin, den graviden Uterus weiterzustellen und die Austreibung der Frucht zu ermöglichen. Am Ende der Schwangerschaft hat die Gebärmutter ihr Gewicht von 50 g auf 1000 g verzwanzigfacht! Die Entfaltung erfolgt oberhalb der Cervix, die den ruhenden Pol bildet (Abb. 224).

Durch die Auflockerung kann man das Isthmusgebiet bei der bimanuellen Palpation leicht eindrücken (Hegar-Schwangerschaftszeichen). Nach der Geburt des Kindes fühlt sich der Uterus infolge der Muskelkontraktion, welche die Blutung der Plazentawunde drosselt, hart an. In einer Zeit von 6 bis 8 Wochen (Wochenbett) bildet er sich wieder zurück (Abb. 225), bleibt jedoch etwas größer als zuvor und verkleinert sich schließlich im Alter.

Zum **Geburtsbeginn** wird der Schleimpfropf aus dem Zervikalkanal ausgestoßen, und der Geburtskanal durch den unteren Pol der Fruchtblase bis zur völligen Öffnung erweitert. Nach Platzen der Fruchtblase (Blasensprung) und einsetzenden Presswehen gleitet der Kopf des Kindes in das kleine Becken und „schneidet" in den Beckenboden ein. Beim Durchtritt des Kopfes durch den Beckenboden gibt die Hand des Geburtshelfers Dammschutz.

Der Bauchfellüberzug des Uterus (*Perimetrium*) ist von einer dünnen Bindegewebs-

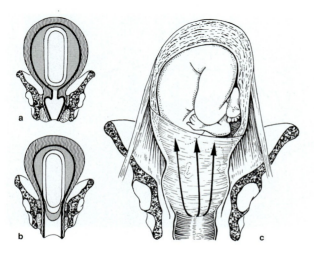

Abb. 224 Uterusmuskulatur während der Geburt.
a, b Eröffnung des Halskanals durch die Fruchtwalze (nach Sellheim aus A. Benninghoff, K. Goerttler 1979).
c Funktionelle Zweiteilung des Uterus unter der Geburt in einen oberen aktiven und unteren passiven Abschnitt (nach W. Pschyrembel 1966).

lage, dem *Parametrium*, unterfüttert. Das Peritoneum erreicht die Vorderfläche des Uterus etwa in Höhe des Isthmus. An der Hinterfläche setzt es sich noch auf das hintere Scheidengewölbe bis in die *Excavatio rectouterina* (Douglas-Raum) fort (Abb. 222). Bei Neugeborenen und Kleinkindern reicht das Bauchfell tiefer in den Beckenboden herunter, sodass auch das vordere Scheidengewölbe vom Peritoneum überzogen wird. Zu beiden Seiten des Uterus setzt sich das Bauchfell in Form einer Duplikatur bis an die seitliche Beckenwand als *Lig. latum uteri* fort und schließt an seinem oberen Rand die Tuben ein (Abb. 229).

Das Parametrium liegt zwischen den Peritonealblättern des Lig. latum uteri (Abb. 229). In der Praxis wird der Begriff des Parametrium aber umfassender gebraucht und auf das gesamte Beckenbindegewebe ausgedehnt, das unter dem Bauchfell alle Nischen zwischen den Organen ausfüllt.

Die Lagefixierung des Uterus erfolgt durch Bänder, Bindegewebszüge (parametraner Halteapparat) und den Beckenboden (Stützapparat) (Abb. 207, 226).
- Das *Lig. teres uteri* zieht vom Tubenwinkel durch den Leistenkanal in die großen Schamlippen.
- Das *Lig. ovarii proprium* läuft vom Tubenwinkel zum Eierstock.
- Die *Plica rectouterina* enthält Bindegewebe und glatte Muskelfasern (M. rectouterinus), die in sagittaler Richtung vom Isthmus uteri zum Rectum ziehen.
- Das *Lig. latum uteri* ist eine nerven- und gefäßhaltige Bauchfellduplikatur zwischen Uterus und Beckenwand, wobei das *Mesometrium* den zum Uterus ziehenden Abschnitt kennzeichnet.
- Das *Diaphragma pelvis* (M. levator an) bildet zusammen mit
- dem *Diaphragma urogenitale* und den Faszien (Abb. 206) den Stützapparat des Beckenbodens.

Verliert der Beckenboden nach mehreren Geburten seine Festigkeit, dann kommt es zur Senkung und zum Vorfall des Uterus (**Deszensus und Prolaps,** Abb. 226).

Die physiologische Haltung und Form des Uterus ist antevertiert und anteflektiert. *Anteversio uteri* kennzeichnet die Neigung der Gebärmutter gegenüber der Vagina nach vorn und *Anteflexio uteri* die stumpfwinklige Abbiegung zwischen Corpus und Cervix nach vorn. Der Anteversionswinkel ist abhängig vom Füllungszustand der Harnblase und des Rectum. Bei Erschlaffung des Halteapparats kommt es zur Rückwärtsneigung der Gebärmutter, z. B. im Wochenbett sinkt der Uterus bei zu langer Rückenlage der Frau in die Kreuzbeinhöhle.

Als *Retroflexio uteri* bezeichnet man die Abknickung des Gebärmutterkörpers gegen die Zervix nach hinten. Wenn der Uterus in dieser Position

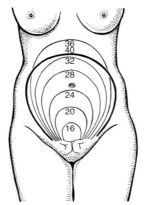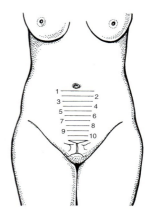

Abb. 225 Stellung der Gebärmutter in den verschiedenen Schwangerschaftswochen (links) und Rückbildung des Uterus nach der Geburt in Tagen (rechts).

Becken, Pelvis

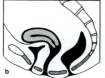

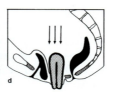

Abb. 226 Positionen der Gebärmutter.
a, b In normaler Lage bildet der Uterus mit der Vagina einen nach vorn offenen Winkel (Anteversio); Collum und Corpus sind gegeneinander abgeknickt (Anteflexio, gestrichelte Linie).
c Retroflexio uteri.
d Prolaps uteri.

beweglich ist (Retroflexio uteri mobilis), kann er bei der bimanuellen Untersuchung aufgerichtet werden, meist richtet er sich bei der Schwangerschaft spontan auf. Bei Verwachsungen mit seiner Umgebung (Retroflexio uteri fixata) ist die Aufrichtung nur operativ möglich. Sofern eine Einklemmung des nach hinten verlagerten schwangeren Uterus im kleinen Becken vorliegt (Retroflexio uteri incarcerata), besteht die Gefahr einer Fehlgeburt.

Nerven und Gefäße der Scheide und des Uterus

Die Nerven stammen aus dem *Plexus hypogastricus inferior (pelvicus)* (Abb. 186) und ziehen durch die Plica rectouterina zu Scheide und Uterus. Im Parametrium bilden sie mit zahlreichen Ganglienzellen (Frankenhäuser-Ganglien) den *Plexus nervosus uterovaginalis*. Von diesem werden

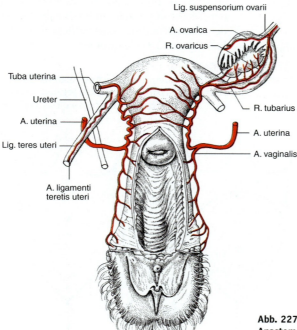

Abb. 227 Arterien des Uterus und der Vagina mit ihren Anastomosen.

auch Zweige an die Tube und das Ovar abgegeben.

Arterien (Abb. 227). Die A. uterina (aus der A. iliaca int.) zieht im Lig. latum uteri zum Isthmus uteri und steigt stark geschlängelt seitlich am Uterus aufwärts. Ihre Äste sind
- die *A. vaginalis* für Cervix und Scheide,
- der *R. ovaricus*, der im Lig. ovarii proprium zum Ovar läuft und mit der A. ovarica (aus der Pars abdominalis aortae) anastomosiert, und
- der *R. tubarius*, der in der Mesosalpinx der Tube weiter zieht und ebenfalls mit den Rr. tubarii der A. ovarica kommuniziert.
- Die *A. ligamenti teretis uteri* aus der A. epigastrica inferior versorgt das Bindegewebe und die glatte Muskulatur im Lig. teres uteri.

Die Venen bilden zu beiden Seiten der Vagina und des Uterus, hauptsächlich an der Wurzel des Lig. latum uteri, weitmaschige Geflechte, *Plexus venosus uterinus* und *vaginalis*, die mit den anderen Beckenvenen in Verbindung stehen. Der Abfluss erfolgt durch die *Vv. uterinae* in die V. iliaca interna.

Die Lymphgefäße verlassen den Uterus und die Vagina auf 4 Wegen (Abb. 228):
1. Aus dem Fundus- und Tubenbereich gelangt die Lymphe im Lig. ovarii proprium zum Ovar und von hier über das Lig. suspensorium ovarii mit den Ovarialgefäßen zu den Nll. lumbales.
2. Aus dem Tubenwinkel und der vorderen Uteruswand fließt die Lymphe durch das Lig. teres uteri und den Leistenkanal zu den Nll. inguinales superficiales.

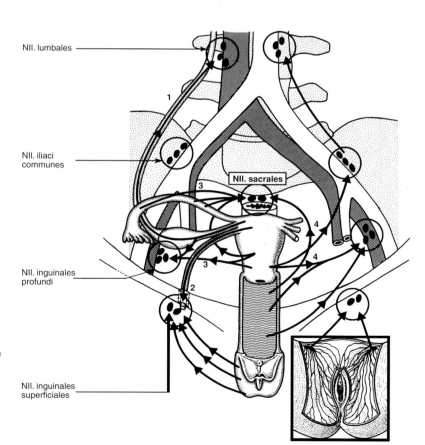

Abb. 228 Schema des Lymphabflusses aus dem weiblichen Genitale.
Lymphgefäße des äußeren weiblichen Genitale (unten rechts) (nach Sappey aus A. Hafferl 1969). Die Zahlen 1 bis 4 kennzeichnen die 4 Abflusswege.

3. Vom Corpus uteri und von der Cervix uteri läuft eine Lymphbahn im Lig. latum uteri mit Zuflüssen aus dem Ovar und der Tube zu den Nll. iliaci interni und z. T. zu den Nll. sacrales.
4. Von der Cervix uteri abgehende Bahnen stehen mit allen Lymphknoten des kleinen Beckens in Verbindung. (Das Zervixkarzinom ist mit etwa 75% das häufigste aller weiblichen Genitalkrebse!)

Fast alle Lymphknotengruppen der weiblichen Beckenorgane sind der Palpation per vaginam oder per rectum zugänglich.

Anhangsgebilde des Uterus (Adnexe)
(Abb. 229)

„Adnexe" ist der klinische Begriff für Eileiter und Eierstöcke mit ihren Befestigungen.

Der Eileiter, *Tuba uterina* oder *Salpinx,* verläuft in einer Länge von 12 bis 16 cm am freien Rand des Lig. latum uteri vom Uterus zum Eierstock. Man gliedert ihn in 4 Abschnitte.
- Die *Pars uterina* liegt in der Uteruswand und ist der engste Abschnitt des Eileiters. Sie beginnt an der oberen Ecke der Uterushöhle mit der inneren Tubenöffnung, *Ostium uterinum tubae uterinae.* Daran anschließend folgt
- der *Isthmus tubae uterinae,* ein 3 bis 4 cm langes mediales gestrecktes Drittel des Eileiters, das sich lateral in
- die *Ampulla tubae uterinae* fortsetzt. Dieser 7 bis 8 cm lange Abschnitt legt sich lateral erweiternd bogenförmig um den Eierstock und geht in den Tubentrichter,
- *Infundibulum tubae uterinae* über, der sich mit dem *Ostium abdominale tubae uterinae* zur Bauchhöhle öffnet. Seine fransenförmigen Fortsätze, *Fimbriae tubae uterinae,* bilden das Eileiterende. Eine besonders lange *Fimbria ovarica* ist am Eierstock befestigt.

Das Eileitergekröse, *Mesosalpinx,* ist ein Teil des Lig. latum uteri, an dem die Tube befestigt ist.

Das Ostium abdominale tubae uterinae ist die **einzige Öffnung,** an welcher die Bauchhöhle mit der Umwelt in Verbindung steht (Möglichkeit einer aufsteigenden Infektion!).

Nach dem **Follikelsprung** wird das Ovar zur Eiabnahme vom Fimbrientrichter umschlossen. Durch Sog und Schub gelangt das Ei in Pendelbewegungen der Tubenmuskulatur nach 3 bis 4 Tagen in den Uterus. Normalerweise erfolgt die Implantation in der oberen Region der Gebärmutterschleimhaut. Erreicht ein befruchtetes Ei diesen Bereich nicht, dann können atypische Implantationsstellen zu extrauterinen Schwangerschaften führen, z.B. Eierstock-, Bauchhöhlen- oder Tubenschwangerschaft. Letztere werden am häufigsten beobachtet. Sie sind gefährlich, weil der sich vergrößernde Keimling die Wand des Eileiters sprengen und damit lebensbedrohliche Blutungen bei der Mutter auslösen kann.

Reste des Urnierengangs und der Urnierenkanälchen in der Mesosalpinx, die als „Nebeneierstock" (Epoophoron und Paroophoron) bezeichnet werden, können die Grundlage für Zysten und Tumoren bilden. Es sind blind endende epitheliale Kanälchen, die entwicklungsgeschichtlich den Nebenhodenkanälchen des Mannes entsprechen.

Eierstock, *Ovarium,* (Abb. 222, 229). Das Ovar der geschlechtsreifen Frau hat etwa die Größe einer kleinen Pflaume. Es liegt an der Seitenwand des kleinen Beckens in einer flachen Grube, die durch die Teilungsstelle der A. iliaca communis gebildet wird.

Hinter dem Ovar verlaufen der Ureter, die Vasa obturatoria und der N. obturatorius. Aus dieser Beziehung erklären sich bei **Ovarialzysten oder entzündlichen Prozessen** ausstrahlende Schmerzen in den Oberschenkel. Das rechte Ovar steht außerdem in engen räumlichen Beziehungen zur Appendix vermiformis; es kann durch Bindegewebe und Lymphgefäße mit dieser verbunden sein. (Überleitung von Infektionen.)

Die Längsachse des Ovars verläuft im Stehen annähernd senkrecht (die Extremitas tubaria liegt oben und die Extremitas uterina unten) und in der Rückenlage fast horizontal. Der *Margo liber* ist nach hinten, der *Margo mesovaricus* nach vorn gerichtet, die mediale Fläche zeigt zum Beckeninneren und die *Facies lateralis* zur Beckenwand.

6.3 Beckeneingeweide

Das Ovar lässt sich bimanuell von der Scheide und den Bauchdecken her palpieren. Bei Mehrgebärenden liegt es etwas tiefer. Die Oberfläche ist bei erwachsenen Frauen narbig und zerklüftet; bei älteren Frauen ist das Ovar stark atrophiert.

Die Befestigung des Ovars erfolgt in Form einer schwebenden Aufhängung (Abb. 229).
- Das *Mesovarium* fixiert den Margo mesovaricus, der auch das *Hilum ovarii* enthält, an der Rückseite des Lig. latum uteri.
- Das *Lig. suspensorium ovarii* ist das obere Aufhängeband, das vom oberen Pol des Ovars zur Beckenwand zieht und die Vasa ovarica enthält (Abb. 229).
- Das *Lig. ovarii proprium* verbindet den unteren Pol des Ovars mit dem Tubenwinkel des Uterus.

Die Nerven bilden den *Plexus nervosus ovaricus*, der aus dem Plexus aorticus abdominalis und dem Plexus renalis mit den Vasa ovarica zum Eierstock gelangt (Abb. 186).

Arterien (Abb. 227). Sie entstammen der A. ovarica, die aus der Bauchaorta unterhalb der Nierenarterien entspringt, und dem *R. ovaricus* aus der A. uterina. Beide anastomosieren arkadenförmig an dem Margo mesovaricus (Eierstockarkade).

Die Venen bilden am Hilum ein Geflecht, das mit dem Plexus venosus uterinus in Verbindung steht. Das venöse Blut fließt über die *V. ovarica dextra* in die V. cava inferior und über die *V. ovarica sinistra* in die V. renalis.

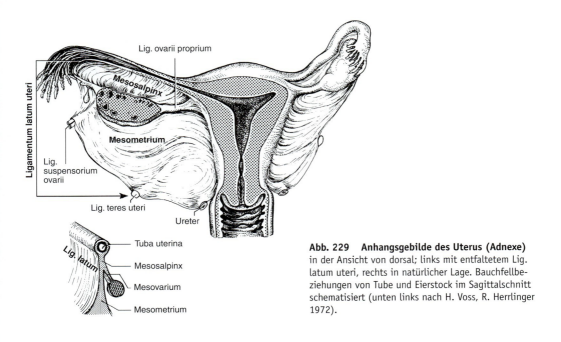

Abb. 229 Anhangsgebilde des Uterus (Adnexe) in der Ansicht von dorsal; links mit entfaltetem Lig. latum uteri, rechts in natürlicher Lage. Bauchfellbeziehungen von Tube und Eierstock im Sagittalschnitt schematisiert (unten links nach H. Voss, R. Herrlinger 1972).

Becken, Pelvis

Fragen zum Selbststudium

1. Wie lang ist die Vagina? **306**
2. Beschreiben Sie die Lagebeziehungen des hinteren Scheidengewölbes zur Excavatio rectouterina (Douglas-Raum). **306**
3. Was liegt vor und was hinter der Vagina? **306**
4. Welche Form und Größe hat der Uterus? **306**
5. Was versteht man unter Portio vaginalis und Portio supravaginalis (cervicis)? **307**
6. In welcher Ebene liegt der äußere Muttermund? **307**
7. Wo beginnt die Entfaltung des graviden Uterus? **308**
8. Welche Abschnitte des Uterus sind von Bauchfell überzogen? **308, 309**
9. Durch welche Bänder erfolgt die Lagefixierung des Uterus? **309**
10. Beschreiben Sie die physiologische Haltung und Form des Uterus. **309**
11. Welche Arterien versorgen den Uterus? **310, 311**
12. Beschreiben Sie die Lymphabflüsse von Uterus und Vagina. **311**
13. Was versteht man unter „Adnexe"? **312**
14. Wo verläuft der Eileiter, wie lang ist er und in welche Abschnitte wird er gegliedert? **312**
15. Welches ist der engste Abschnitt des Eileiters? **312**
16. Wie erfolgt die Fixierung des Eileiters? **312**
17. Welche embryologischen Reste liegen am Eileiter? **312**
18. Wo liegt das Ovar und wie groß ist es? **313**
19. Wohin können Schmerzen bei Eierstockentzündungen ausstrahlen? **312**
20. Welche Bänder dienen der Befestigung des Ovars? **313**

7 Rücken, Dorsum

7.1	Äußeres Relief und Regionen des Rückens	315	7.2 Wirbelsäule, Columna vertebralis	325

7.1   Äußeres Relief und Regionen
      des Rückens 315
7.1.1 Rückenmuskeln, Mm. dorsi 317
      Oberflächliche Rückenmuskeln . . . 317
      Tiefe Rückenmuskeln 319
      Lateraler Muskelstrang 319
      Medialer Muskelstrang 321
7.1.2 Nackenregion, Regio cervicalis
      posterior 322
      Nackenmuskeln 322
      Kopfgelenke 322
      Leitungsbahnen der Nackenregion   324

7.2   Wirbelsäule, Columna
      vertebralis 325
7.2.1 Bänder und Gelenke der
      Wirbelsäule 328
7.2.2 Wirbelkanal mit Inhalt 331
7.2.3 Lagebeziehungen von Organen
      zur Wirbelsäule 334
      Lage der Dornfortsatzspitze 334
      Bezugspunkte zum Schädel und
      zur Wirbelsäule 335
Fragen 337

Praxis Fall

Die 49-jährige Sekretärin eines Rechtsanwalts (geschieden, zwei erwachsene Kinder) hat 5 Tage lang die Jahresabschlussrechnung durchgeführt. In der Nacht vor dem letzten Arbeitstag vor ihrem Weihnachtsurlaub hat sie wegen Wadenkrämpfen schlecht geschlafen und verspürte bei der Fahrt zu ihrer Arbeitsstelle eine unangenehme Verspannung der Rückenmuskulatur. Als sie im Büro einen Stapel von drei schweren Aktenordnern in den Aktenschrank legen will, bekommt sie plötzlich einen massiven, blitzartig einschießenden **Kreuzschmerz mit Ausstrahlung in das linke Bein** bis zum lateralen Fußrand. Sie kann sich nur gekrümmt halten und wird von ihrem Chef zum Arzt gefahren. Die Untersuchung ergibt eine typische schmerzbedingte Fehlhaltung, eine **verminderte Empfindlichkeit (Hypalgesie)** an der seitlichen Außenfläche des Beins bis hinunter zur Außenkante des Fußes, und der Achillessehnen-Reflex ist links nicht auslösbar. Bei der passiven Streckung des linken Beins im Liegen verstärkt sich der Schmerz (**positives Lasègue-Zeichen**). beim Stehen und Gehen ist eine Unsicherheit des linken Beins festzustellen, insbesondere ist der

Praxis Fall

Zehenstand links nicht möglich. Es wird eine lumbale Magnetresonanztomographie (MRT) durchgeführt, bei der links eine seitlich gelegene Raumforderung (Bandscheibensequester) in Höhe L5/S1 sichtbar ist: Es liegt eine **lumbale Diskushernie (lumbaler Bandscheibenvorfall)** vor. Zunächst wird eine konservative Therapie mit Schmerzmitteln, Bettruhe und Wärmebehandlung begonnen; als diese nach 3 Wochen keine Besserung der Symptomatik erbringt und insbesondere die Schmerzen kaum zurückgehen, wird eine Fensterungsoperation mit Entfernung des vorgefallenen Diskusrests vorgenommen. Die Patientin ist postoperativ schmerzfrei und auch die Sensibilitätsstörung und die Bewegungsbehinderungen (Paresen) bilden sich allmählich zurück, sodass sie nach weiteren 6 Wochen ihre Arbeit wieder aufnehmen kann.

7.1 Äußeres Relief und Regionen des Rückens
(Abb. 230)

Der Rücken ist die Dorsalseite des Rumpfs. Unter Einschluss der Nackengegend, *Regio cervicalis posterior,* erstreckt er sich vom

Rücken, Dorsum

Hinterhaupt bis zum Steißbein (Abb. 230). Lateral geht der Rücken ohne scharfe Grenze in die Seitenwand des Rumpfs über; im unteren Abschnitt wird er lateral von den Gesäßmuskeln und Darmbeinkämmen begrenzt. Die knöcherne Grundlage des Rückens ist die Wirbelsäule, deren Dornfortsätze, mit Ausnahme der oberen Halswirbel, getastet werden können.

Ein guter **Orientierungspunkt** ist der Dornfortsatz des 7. Halswirbels, *Vertebra prominens,* dessen Ende bei mageren Personen zu sehen, in jedem Fall aber zu palpieren ist. Von hier aus kann man die Wirbel zählen.

Bei der topographischen Bestimmung von Wirbeln ist jedoch die **unterschiedliche Stellung der Dornfortsätze** in den verschiedenen Regionen der Wirbelsäule zu berücksichtigen. Die Lage eines Dornfortsatzendes verhält sich bezogen auf die Höhe des dazugehörigen Wirbelkörpers unterschiedlich (Abb. 244). So liegt das Dornfortsatzende

- bei den Halswirbeln und oberen 3 Brustwirbeln in Höhe des Unterrands des dazugehörigen Wirbelkörpers,
- beim 4. bis 7. Brustwirbel in der Mitte des nächsttieferen Wirbelkörpers,
- beim 8. bis 12. Brustwirbel am unteren Rand des nächsttieferen Wirbelkörpers und
- bei allen Lendenwirbeln am unteren Rand der dazugehörigen Wirbelkörper, ähnlich wie bei den Halswirbeln.

Weitere markante Knochenpunkte sind die Schulterblätter mit der *Spina scapulae,* die in Höhe des 3. Brustwirbels liegt und lateral in das *Acromion* ausläuft. Unten tastet man den Darmbeinkamm, *Crista iliaca,* der die Lage des Planum supracristale (Abb. 164) kennzeichnet. Die Haut des Rückens ist sehr derb, und das Unterhautbindegewebe auf der Unterlage gut verschieblich. Zwischen

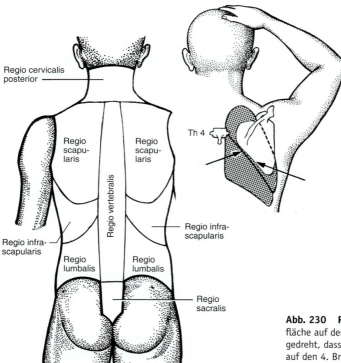

Abb. 230 Rückenregionen. Legt man die Handfläche auf den Scheitel, dann ist das Schulterblatt so gedreht, dass die Tangente an seinem medialen Rand auf den 4. Brustwirbel trifft; das entspricht dem Verlauf der Fissura obliqua der rechten Lunge.

dem Dornfortsatz des 3. oder 4. Lendenwirbels, der Spina iliaca posterior superior und Analfurche liegt bei Frauen die für den Geburtshelfer wichtige Michaelis-Raute.

7.1.1 Rückenmuskeln, Mm. dorsi
(Abb. 231 bis 233)

Topographisch und entwicklungsgeschichtlich gliedert man die Rückenmuskulatur in oberflächliche und tiefe Muskeln.

Die oberflächlichen Rückenmuskeln (Abb. 231) haben sich während der Entwicklung von den Extremitätenanlagen und der vorderen Rumpfwand sowie von der Branchialregion (M. trapezius) auf den Rücken verlagert. Ihre unterschiedliche Herkunft ist an der Innervation nachweisbar. Mit Ausnahme des M. trapezius werden alle oberflächlichen Rückenmuskeln von ventralen Ästen der Spinalnerven versorgt.

Die tiefen Rückenmuskeln (Abb. 233) liegen dem Achsenskelett unmittelbar an, man nennt sie auch bodenständige *(autochthone)* Rückenmuskeln, deren ursprüngliche metamere Segmentierung noch in vielen Bereichen zu erkennen ist. Da die einzelnen Muskeln nur schwer zu trennen sind, fasst man sie unter dem Sammelbegriff *M. erector spinae* zusammen.

Die tiefen Rückenmuskeln sichern die aufrechte Körperhaltung und sind an allen Bewegungen der Wirbelsäule in unterschiedlicher Weise beteiligt. Bei Erschlaffung dieser Muskeln z. B. als Folge einer krankhaften Muskelatrophie kann es zu Deformierungen der Wirbelsäule kommen (**Skoliose, Hyperlordose**).

Oberflächliche Rückenmuskeln
(Abb. 231)

Nach funktionellen Gesichtspunkten unterscheidet man
- *spinohumerale Muskeln* oder dorsale Schultergürtelmuskeln und
- *spinokostale Muskeln* oder Rumpfrippenmuskeln.

Beide Muskelgruppen entspringen überwiegend von den Dornfortsätzen der Wirbel und ziehen zum Schulterblatt und Oberarm, bzw. zu den Rippen.

Spinohumerale Muskeln sind der *M. trapezius, M. latissimus dorsi, M. rhomboideus major* und *minor* sowie *M. levator scapulae*.
1. Der *M. trapezius* bedeckt die obere Hälfte des Rückens und die Nackenregion. Er entspringt von der Linea nuchalis suprema des Hinterhauptbeins, vom Nackenband sowie von den Dornfortsätzen der Brustwirbelsäule. Seine Fasern setzen am Schlüsselbein, Acromion und an der Spina scapulae an.
2. Der *M. latissimus dorsi* erstreckt sich über die untere Hälfte des Rückens bis zum Becken und bildet die muskuläre Grundlage der hinteren Achselfalte.

Er entspringt vom Darmbeinkamm und Kreuzbein mittels der Fascia thoracolumbalis sowie von den Dornfortsätzen der unteren Brustwirbel und den unteren Rippen. Seine Insertion erfolgt an der Crista tuberculi minoris humeri.

Oberhalb des Beckenkamms liegt zwischen M. latissimus dorsi und M. obliquus externus abdominis ein muskelfreies Dreieck, *Trigonum lumbale* (Petit), das eine **Bruchpforte für Bauchwandhernien** darstellt.

3. Die *Mm. rhomboideus major* und *minor* liegen unter dem M. trapezius. Sie ziehen von den Dornfortsätzen der letzten beiden Hals- und der ersten 4 Brustwirbel zum medialen Rand des Schulterblatts.
4. Der *M. levator scapulae* zieht von den Querfortsätzen der oberen 4 Halswirbel zum Angulus superior des Schulterblatts. Man findet den M. levator scapulae am Boden des seitlichen Halsdreiecks (Abb. 128, 231), wo er vom N. accessorius überkreuzt wird, der zum M. trapezius zieht.

Die spinokostalen Muskeln liegen unter den dorsalen Schultergürtelmuskeln.
1. Der *M. serratus posterior superior* wird von den Mm. rhomboidei bedeckt. Er zieht von den beiden unteren Hals- und

Rücken, Dorsum

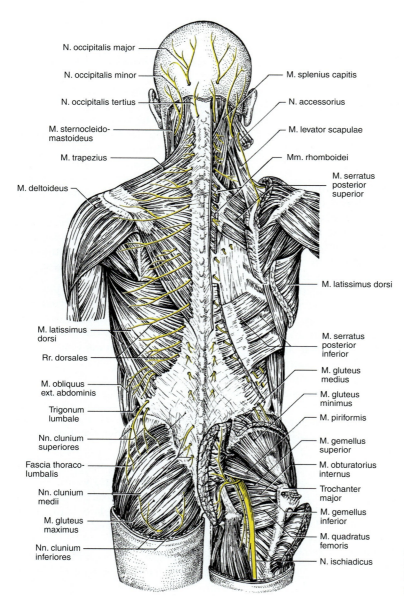

Abb. 231 Oberflächliche Schicht der Rücken- und Gesäßmuskeln mit Rr. dorsales der Spinalnerven.

den beiden oberen Brustwirbeldornfortsätzen zur 2. bis 5. Rippe.
2. Der *M. serratus posterior inferior* wird vom M. latissimus dorsi bedeckt. Er zieht von den Dornfortsätzen der beiden unteren Brust- und der beiden oberen Lendenwirbel zu den unteren 4 Rippen.

Die Innervation der oberflächlichen Rückenmuskeln erfolgt ihrer unterschiedlichen genetischen Herkunft entsprechend durch verschiedene Nerven:
- Der M. trapezius, wie auch der M. sternocleidomastoideus, wird vom *N. accessorius* (11. Hirnnerv) versorgt, er erhält außerdem Zweige aus C_3 und C_4.

7.1 Äußeres Relief und Regionen des Rückens

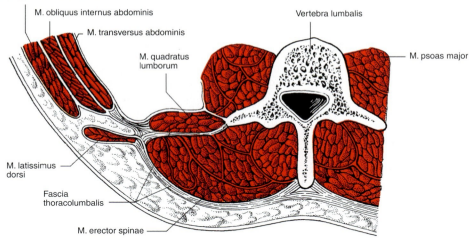

Abb. 232 Lumbalaponeurose im Horizontalschnitt in Höhe des 4. Lumbalwirbels. (Aus G.-H. Schumacher, Anatomie für Zahnmediziner, Hüthig 1997)

- der M. latissimus dorsi wird vom *N. thoracodorsalis* (Plexus brachialis) innerviert,
- die Mm. rhomboidei und der M. levator scapulae werden vom *N. dorsalis scapulae* (Plexus brachialis) und
- der M. serratus superior und inferior von *Nn. intercostales I* bis *IV,* bzw. *IX* bis *XII* versorgt.

Eine **Läsion des N. accessorius,** wie sie beim Ausräumen der Lymphknoten im seitlichen Halsdreieck bei bösartigen Tumoren im Kopf- und Halsbereich (Neck dissection) vorkommen kann, führt zum Ausfall des M. sternocleidomastoideus und M. trapezius. Bei **einseitiger Akzessoriuslähmung** ist der Kopf zur gesunden Seite geneigt und das Kinn zur lädierten Seite gedreht (Schiefhals), mit Tiefstand des Schulterblatts.

Tiefe Rückenmuskeln
(Abb. 232 bis 234)

Die unter dem Begriff *M. erector spinae* zusammengefassten tiefen Rückenmuskeln werden im unteren Brust- und im Lendenbereich von der
Fascia thoracolumbalis (Abb. 232) eingehüllt. Diese besitzt ein oberflächliches und ein tiefes Blatt. Das oberflächliche Faszienblatt entspringt von den Dornfortsätzen, den Rippenwinkeln und dem Darmbeinkamm, das tiefe von den Querfortsätzen der Lendenwirbelsäule. Beide Faszienblätter vereinigen sich seitlich und bilden zusammen mit der Wirbelsäule eine osteofibröse Führungsrinne für den *M. erector spinae.* Außerdem dienen sie dem M. latissimus dorsi, M. serratus posterior inferior sowie dem inneren schrägen und queren Bauchmuskel als Ursprung. Die tiefen Rückenmuskeln bilden verschiedene Funktionssysteme.

Die tiefen Rückenmuskeln bilden verschiedene Funktionssysteme, die sich aus vielen kurzen unisegmentalen und langen plurisegmentalen Muskeln zusammensetzen. Man unterscheidet einen *lateralen* und *medialen Muskelstrang.*

Lateraler Muskelstrang

Im lateralen Muskelstrang (Abb. 233) sind das *sakrospinale, intertransversale* und *spinotransversale System* sowie die *Mm. levatores costarum* zusammengefasst.

Das sakrospinale System besteht aus 2 großen Muskelzügen, die vom Kreuz- und Darmbein ihren Ausgang nehmen:
1. Der *M. longissimus* liegt medial zwischen den Dorn- und Querfortsätzen der Wirbelsäule. Er zieht vom Kreuzbein bis zum Proc. mastoideus der Schädelbasis und besteht aus 3 Abschnitten, einem Brust-, Hals- und Kopfteil.
2. Der *M. iliocostalis* verläuft lateral vom obigen zwischen den Wirbelquerfortsätzen und Rippen. Er zieht vom Darm- und Kreuzbein zu den Rippenwinkeln bzw. Querfortsätzen der Halswirbel 3 bis 6 und wird ebenfalls in 3 Abschnitte gegliedert, Lenden-, Brust- und Halsteil.

Das intertransversale System wird von kurzen, zwischen den Querfortsätzen gelegenen *Mm. intertransversarii* gebildet. Im Lenden- und Halsbereich sind sie am stärksten entwickelt.

Das spinotransversale System besteht aus Muskeln, die sich im Wesentlichen auf den Nackenbereich beschränken. Sie ziehen von den Dornfortsätzen der oberen Brust- und unteren Halswirbel zu den Querfortsätzen höher gelegener Halswirbel bis hin zur Schädelbasis. Man unterscheidet einen *M. splenius cervicis und capitis.*

Die Mm. levatores costarum sind entwicklungsgeschichtlich Brustwandmuskeln. Sie verlaufen von den Querfortsätzen zu tiefer gelegenen Rippen.

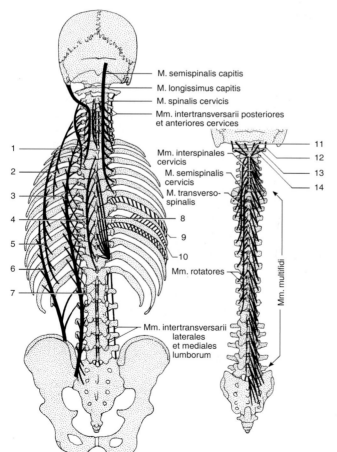

Abb. 233 Struktur- und Funktionsschema der tiefen Rückenmuskulatur.
Links: Lateraler Muskelstrang des M. erector spinae.
Mitte und rechts unten: Medialer Muskelstrang des M. erector spinae und kurze Nackenmuskeln.

7.1 Äußeres Relief und Regionen des Rückens

Medialer Muskelstrang

Der mediale Muskelstrang (Abb. 233) enthält ein *spinales* und *transversospinales System*.

Das spinale System verbindet die Dornfortsätze der Wirbel miteinander. Es besteht aus den *Mm. interspinales*, im Hals-, (Brust-) und Lendenbereich und dem *M. spinalis*. Letzterer ist an den Dornfortsätzen befestigt und erstreckt sich mit einem Brust-, Hals- und Kopfteil (selten) vom 2. Lendenwirbel bis zu den unteren Halswirbeln.

Das transversospinale System, *M. transversospinalis*, setzt sich aus Muskelzügen zusammen, welche die Querfortsätze mit den Dornfortsätzen höher gelegener Wirbel verbinden. Er wird in 3 Muskeln unterteilt.

1. Der *M. semispinalis* liegt am oberflächlichsten, er erstreckt sich mit einem Brust-, Hals- und Kopfteil von der Brustwirbelsäule bis zum Hinterhaupt. Seine Muskelzüge überspringen 4 und mehr Wirbel.
2. Die *Mm. multifidi* reichen vom Kreuzbein bis zum 2. Halswirbel. Sie überspringen 2 bis 4 Wirbel und sind im Lendenbereich besonders stark ausgebildet.
3. Die *Mm. rotatores* bilden die tiefste und faserkürzeste Schicht. Sie überspringen 1 bis 2 Wirbel und sind im Brustbereich am stärksten entwickelt.

Nerven (Abb. 231). Die tiefen Rückenmuskeln werden von *Rr. dorsales* der segmentalen Spinalnerven und die Mm. levatores costarum als Brustwandmuskeln von *Nn. intercostales* innerviert.

Arterien (Abb. 138, 139). Die arterielle Versorgung erfolgt durch die Rr. dorsales der *Aa. intercostales posteriores* und *lumbales*.

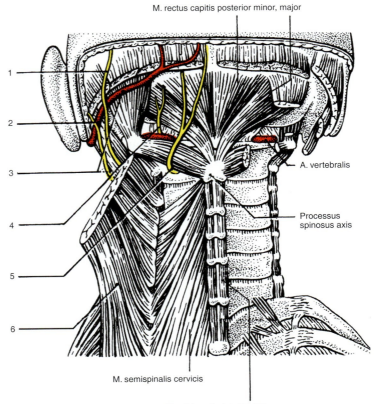

Abb. 234 Tiefe Nackenmuskeln.
1 N. occipitalis minor,
2 N. auricularis magnus,
3 A. occipitalis,
4 N. suboccipitalis,
5 N. occipitalis major,
6 M. semispinalis capitis.

Rücken, Dorsum

7.1.2 Nackenregion, Regio cervicalis posterior
(Abb. 230, 231, 234, 237)

Die Nackenregion ist der hintere Teil des Halses (Abb. 108). Die Haut ist relativ dick und mit dem Unterhautbindegewebe verwachsen, was die Präparation der Hautnerven sehr erschwert. Unter dem M. trapezius liegt die *Fascia nuchalis,* die sich dorsal mit dem Nackenband verbindet. Das *Lig. nuchae* zieht über den Dornfortsätzen der Halswirbelsäule zum Hinterhaupt.

Nackenmuskeln
(Abb. 231, 233, 234)

In der Nackenregion gibt es oberflächliche und tiefe Muskeln.

Die oberflächlichen Nackenmuskeln sind die im dorsalen Halsbereich gelegenen Rückenmuskeln, der obere Teil des *M. trapezius,* der *M. splenius capitis* und *cervicis, M. semispinalis capitis* und *M. longissimus capitis.*

Die tiefen Nackenmuskeln, *Mm. Suboccipitales* (Abb. 234) sind kurze Rückenmuskeln, welche die ersten beiden Halswirbel mit dem Hinterhaupt verbinden. Durch die Beweglichkeit des Kopfes in den Kopfgelenken haben sie eine individuelle Ausbildung erfahren. Sie sind für feinere Kopfbewegungen zuständig.
1. Der *M. rectus capitis posterior major* zieht vom Dornfortsatz des Axis zur Linea nuchalis inferior des Hinterhaupts,
2. der *M. rectus capitis posterior minor* vom Tuberculum posterius des Atlas zur Linea nuchalis inferior,
3. der *M. obliquus capitis superior* vom Querfortsatz des Atlas zur Linea nuchalis inferior des Hinterhaupts,
4. der *M. obliquus capitis inferior* vom Dornfortsatz des Axis zum Querfortsatz des Atlas,
5. der *M. rectus capitis lateralis* zum Querfortsatz des Atlas und
6. der *M. rectus capitis anterior* von der Massa lateralis des Atlas zum Hinterhauptbein.

Die Innervation der tiefen Nackenmuskeln erfolgt durch den *N. suboccipitalis* (R. dorsalis von C_1), die Mm. rectus capitis lateralis und anterior werden vom *R. ventralis* aus C_1 versorgt.

Die beiden schrägen Nackenmuskeln bilden zusammen mit dem M. rectus capitis posterior major ein Dreieck, in dem kranial vom hinteren Atlasbogen der N. suboccipitalis und die A. vertebralis zu finden sind (Abb. 237).

Kopfgelenke
(Abb. 235)

Wirbelsäule und Schädel sind durch ein oberes und unteres Kopfgelenk verbunden (Abb. 235). Im oberen Kopfgelenk werden Nick-, im unteren Drehbewegungen ausgeführt; beide zusammen bilden eine funktionelle Einheit.

Im oberen Kopfgelenk, *Articulatio atlantooccipitalis,* artikuliert der Atlas mit den Hinterhauptkondylen. Zwischen den Atlasbögen und dem Hinterhaupt spannt sich die *Membrana atlantooccipitalis anterior* und *posterior* aus. Durch die hintere Membran treten die A. vertebralis und der N. suboccipitalis hindurch.

Bei der **Subokzipitalpunktion** wird die Membrana atlantooccipitalis zur Liquorgewinnung aus der Cisterna cerebellomedullaris durchstochen (Abb. 11, 243). Dazu kann der Spalt zwischen Hinterhaupt und hinterem Atlasbogen durch Vorwärtsbeugen des Kopfes erweitert werden.

Das untere Kopfgelenk besteht aus 2 Abschnitten.
1. Die *Articulatio atlantoaxialis mediana* befindet sich zwischen vorderem Atlasbogen und Dens axis und
2. die *Articulatio atlantoaxialis lateralis* zwischen den Gelenkflächen des Atlas und Axis.

Die Bandsicherung des Dens axis erfolgt durch
- die paarigen Flügelbänder, *Ligg. alaria,* die vom Dens zum seitlichen Rand des Hinterhauptlochs ziehen.

7.1 Äußeres Relief und Regionen des Rückens

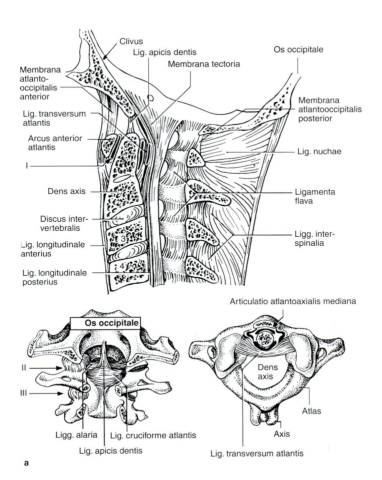

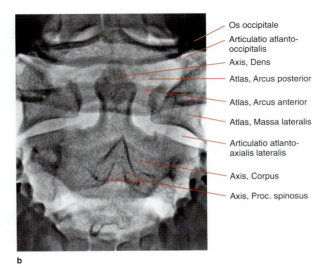

Abb. 235 Kopfgelenke und Bänder der Halswirbelsäule.
a Schematische Darstellung des Sagittalschnitts (oben), in der Ansicht von hinten nach Entfernung der Dornfortsätze (links unten) und von oben (rechts unten).
 I Articulatio atlantoaxialis mediana,
 II Articulatio atlantooccipitalis,
 III Articulatio atlantoaxialis lateralis.
b Röntgenaufnahme der Kopfgelenke (anterior-posteriorer Strahlengang), Aufnahme durch den geöffneten Mund. (Aus [2])

Rücken, Dorsum

- Das *Lig. apicis dentis* (entwicklungsgeschichtlicher Rest der Notochorda) verbindet die Spitze des Dens mit dem vorderen Rand des Foramen magnum.
- Das Kreuzband, *Lig. cruciforme atlantis*, sichert den Dens axis von dorsal. Es wird
- von Längszügen, *Fasciculi longitudinales*, gebildet, die vom Körper des Axis zum Vorderrand des Foramen magnum ziehen, sowie
- von einem Querband, *Lig. transversum atlantis*, das von einer Atlasseite zur anderen verläuft. An der Artikulationsstelle mit dem Dens axis ist es überknorpelt.
- Die *Membrana tectoria*, eine Fortsetzung des hinteren Längsbands der Wirbelsäule, bedeckt das Kreuzband dorsal.

Das Lig. transversum atlantis sichert den Dens axis nach dorsal, wodurch verhindert wird, dass dieser in das Wirbelloch abweicht und die Medulla oblongata mit ihren lebenswichtigen Zentren verletzt (**tödlicher Genickbruch beim Querbandriss**).

Das bei Auffahrunfällen vorkommende **Schleudertrauma** (Abb. 236) der Halswirbelsäule entsteht durch einen **„Peitschenhiebmechanismus"**, dessen wesentliche Merkmale Hyperextension und Hyperflexion der Halswirbelsäule durch schnelles Zurück- und passives Vorschleudern von Rumpf und Kopf sind. Besonders betroffen sind Insassen des angefahrenen Wagens. Die extreme Streckung und nachfolgende Beugung führen zu Distorsionen von Bändern und Gelenkkapseln, Bänderrissen (besonders der vorderen und hinteren Bandgruppen), Wirbelfrakturen, eventuell auch zu Quetschungen von Spinalwurzeln (C_2 und C_3), A. vertebralis und des Halsmarks. Die klinischen Symptome treten häufig erst einige Stunden nach dem Unfall auf.

Leitungsbahnen der Nackenregion
(Abb. 231, 234, 237)

Die Nerven der Nackenregion entstammen den dorsalen Ästen der Zervikalnerven 1 bis 3 und dem Plexus cervicalis.

- Der *N. suboccipitalis* (dorsaler Ast von C_1) ist rein motorisch. Er durchbohrt die Membrana atlantooccipitalis posterior und gelangt zwischen der A. vertebralis und dem dorsalen Atlasbogen zu den tiefen Nackenmuskeln, die er versorgt.
- Der *N. occipitalis major* (dorsaler Ast von C_2) tritt zwischen Axis und M. obliquus capitis inferior hervor. Er innerviert den M. semispinalis capitis und den Kopfteil des M. longissimus. Sein sensibler Zweig durchbohrt zusammen mit der A. occipitalis den Ansatz des M. trapezius und zieht etwa 2 cm von der Medianlinie zur Haut des Hinterhaupts (Abb. 3).
- Der *N. occipitalis tertius* (dorsaler Ast von C_3) versorgt einen schmalen Hautstreifen an der Medianlinie des Nackens.
- Der *N. occipitalis minor* (aus dem Plexus cervicalis, Abb. 109, 123) zieht hinter dem M. sternocleidomastoideus zur Haut des Hinterhaupts.

Die Arterien der Nackenregion entstammen verschiedenen Quellen.

- Die *A. occipitalis* (aus der A. carotis ext.) zieht medial vom Warzenfortsatz zusammen mit dem N. occipitalis major zum Hinterhaupt (Abb. 3). Sie anastomosiert häufig mit der A. vertebralis (wichtig für Arteriographie im Kopfgebiet).
- Die *A. cervicalis profunda*, ein Ast des Truncus costocervicalis (aus der A. subclavia), steigt unter dem M. semispinalis aufwärts.
- Die *A. transversa colli* (Abb. 128) aus dem Truncus thyrocervicalis oder aus der A. subclavia zieht quer durch das seitliche Halsdreieck und mit ihrem *R. superficialis* zur Unterfläche des M. trapezius.
- Die *A. vertebralis* zieht vom 6. Halswirbel an im Foramen transversarium der Querfortsätze bis zur Schädelbasis. Auf dem hinteren Atlasbogen biegt sie nach medial um (hier wird sie zur Unterbindung aufgesucht) und läuft im *Sulcus arteriae vertebralis* zur Membrana atlantooccipitalis posterior. Diese durchbricht sie und gelangt durch das Foramen magnum in die Schädelhöhle (Abb. 25, 234, 237).

7.2 Wirbelsäule, Columna vertebralis

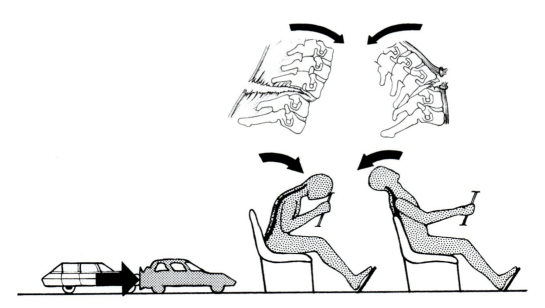

Abb. 236　Entstehung eines Schleudertraumas bei Auffahrunfällen.

Venen. Die oberflächlichen Nackenvenen fließen in die V. jugularis externa ab. In der Tiefe findet man zwischen Hinterhauptbein und Atlas den *Plexus venosus suboccipitalis* (Abb. 6, 237), dessen Blut über die V. cervicalis profunda, die V. vertebralis und die V. vertebralis accessoria in die V. subclavia geleitet wird.

Durch das Foramen magnum und die Emissarien der Schädelbasis steht das Venengeflecht mit den Blutleitern des Gehirns in Verbindung (**Infektionspforten,** Abb. 63).

Lymphknoten. Im oberen Ursprungsgebiet des M. trapezius liegen 1 bis 3 *Nll. occipitales* und seitlich auf dem Warzenfortsatz 2 *Nll. mastoidei*. Ihre Einzugsgebiete sind außer der Kopfschwarte die obere Nackengegend, das äußere Ohr und Mittelohr. Die Lymphe wird in die seitlichen tiefen Halslymphknoten abgeleitet.

7.2 Wirbelsäule, Columna vertebralis

(Abb. 239 bis 245)

Die Wirbelsäule ist eine synarthrotische und diarthrotische Kette, deren Glieder von den Wirbeln gebildet werden. Ihre Eigenhaltung wird durch die Form der Wirbelkörper, die der Zwischenwirbelscheiben und durch die Stellung der Gelenkfortsätze sowie durch die Spannung der Bänder bestimmt. Sie ist mit einer auf dem Becken stehenden, in der Frontalebene gekrümmten Spiralfeder vergleichbar (Abb. 239).

Der Grad der Wirbelsäulenkrümmungen ist hauptsächlich von der Neigung der Beckeneingangsebene gegenüber der Horizontalen abhängig (Abb. 211). Während die Hals- und Lendenlordose in der Hauptsache durch die Form der Zwischenwirbelscheiben geprägt werden, ist die thorakale Kyphose vornehmlich durch die Keilform der Wirbelkörper bedingt.

Rücken, Dorsum

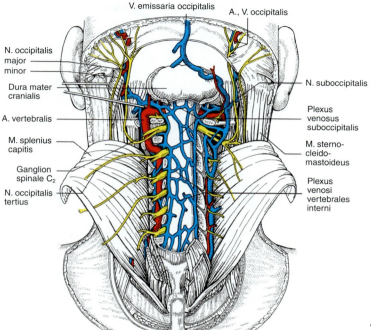

Abb. 237 Tiefe Nackenregion mit eröffnetem Wirbelkanal.
(Nach W. Platzer 1982)

Die Lendenlordose sowie die Abknickung der Lendenwirbelsäule gegenüber dem Os sacrum am Promontorium sind typische Merkmale der aufrechten Haltung des Menschen. Die bei Neugeborenen nur angedeuteten **Krümmungen** werden erst später unter der **funktionellen Belastung** voll ausgeformt.

Seitliche Abweichungen der Wirbelsäule werden als **Skoliosen** bezeichnet; man unterscheidet Total-, S- und Tripleskoliosen.

Die Wirbelkörper sind durch 23 Zwischenwirbelscheiben, *Disci intervertebrales,* und durch 23 doppelseitige Wirbelgelenke diarthrotisch miteinander verbunden; außerdem gibt es gelenkige Verbindungen mit den Rippen und dem Schädel.

Zahlenmäßige Abweichungen von der regionalen Gliederkette (7 Hals-, 12 Brust-, 5 Lenden-, 5 Kreuzbein- sowie 3-6 Steißbeinwirbel) kommen besonders in der Hals- und Lendenregion vor. Im okzipitalen Übergangsgebiet von Schädel und Wirbelsäule zu beobachtende Varianten sind die angeborene Verschmelzung des Atlas mit dem Hinterhauptbein (**Atlasassimilation oder Okzipitalisation**) sowie verschiedene Formen von **Atlas-Axis-Fusionen**.

Varianten der Wirbelsäule am lumbosakralen Übergang sind das Auftreten eines 6. Lendenwirbels, wenn die Verschmelzung des 1. Sakralwirbels mit dem Os sacrum nicht erfolgt (**Lumbalisation**) oder das Fehlen eines 5. Lendenwirbels, wenn dieser mit dem Kreuzbein verschmolzen ist (**Sakralisation**). Letzteres kann die Ursache für eine Skoliose sein.

Die Wirbel besitzen, mit Ausnahme der ersten beiden Halswirbel, *Atlas* und *Axis,* eine typische Grundform (Abb. 238). Von dieser gibt es funktionsbedingte regionale Abweichungen, sodass die Regionenzugehörigkeit einzelner Wirbel leicht zu bestimmen ist. Besondere Merkmale zur Bestimmung von Wirbeln sind Wirbelkörper, Quer-, Dorn- und Gelenkfortsätze.

Die Wirbelkörper werden von oben nach unten zunehmend größer und zeigen folgende Unterschiede:
- Halswirbel (C_{3-7}) haben kleinere rechteckige Körper mit kranial erhöhtem Seitenrand, *Uncus corporis,*

7.2 Wirbelsäule, Columna vertebralis

- Brustwirbel-Körper sind annähernd dreieckig mit abgerundeten Ecken, die Brustwirbel (Th$_{1-9}$) tragen beiderseits 2 Gelenkflächen, *Fovea costalis superior* und *inferior* (Artikulation mit dem Kopf einer Rippe), die letzten Brustwirbel haben nur eine Gelenkfläche auf jeder Seite,
- Lendenwirbel (L$_{1-5}$) haben große nierenförmige Körper.

Die Querfortsätze variieren wie folgt:
- Halswirbel-Querfortsätze (alle) besitzen ein *Foramen transversarium* (Durchtritt der A. vertebralis) sowie 2 Höcker, *Tuberculum anterius* (Rippenrudiment) und *posterius*, ersteres ist beim 6. Halswirbel das *Tuberculum caroticum* (Digitalkompression bei Verletzungen).
- Brustwirbel-Querfortsätze sind nach lateral dorsal gerichtet, am Ende befindet sich eine Gelenkfläche, *Fovea costalis processus tranversi* (Artikulation mit dem Tuberculum costae), beim 11. und 12. Brustwirbel kann sie fehlen.
- Lendenwirbel haben einen langen, platten Querfortsatz, *Processus costalis* (Rippenrudiment), einen *Proc. accessorius* (Querfortsatzrudiment) und *Processus mammillaris* (Muskelhöcker).

Die Dornfortsätze zeigen folgende Unterschiede:
- Halswirbel-Dornfortsätze (C$_{2-6}$) sind am dorsalen Ende gespalten, sie sind schräg nach unten geneigt und werden von kranial nach kaudal länger, der Dornfortsatz des 7. Halswirbels steht fast horizontal, *Vertebra prominens* (wichtiger Orientierungspunkt).

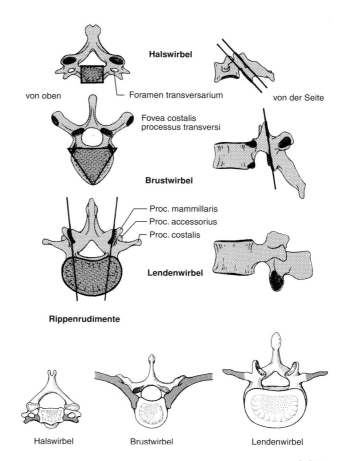

Abb. 238 Differenzierungsmerkmale der Wirbel. (Aus G.-H. Schumacher, Anatomie für Zahnmediziner, Hüthig 1997)

Rücken, Dorsum

- Brustwirbel haben einen langen, steil nach kaudal abfallenden Dornfortsatz mit knopfartigem Ende.
- Lendenwirbel besitzen einen seitlich abgeplatteten annähernd horizontal stehenden Dornfortsatz.

Die Gelenkfortsätze unterscheiden sich durch die Stellung ihrer Gelenkflächen.
- Bei Halswirbeln sind die Gelenkflächen um ca. 45° gegen die Horizontale geneigt,
- bei Brustwirbeln sind sie nahezu frontal gestellt,
- Lendenwirbel besitzen dicke Gelenkfortsätze mit annähernd sagittal stehenden Gelenkflächen, die beiden Gelenkflächen des Kreuzbeins zeigen eine frontale Stellung.

7.2.1 Bänder und Gelenke der Wirbelsäule
(Abb. 235, 239)

Der Bandapparat (Abb. 239) besteht hauptsächlich aus Längsbändern, die durch die Sprengkraft der Bandscheiben in Spannung gehalten werden.
- Das *Lig. longitudinale anterius* ist mit der Ventralseite der Wirbelkörper verwachsen; es überspringt die Bandscheiben und Randleisten.
- Das *Lig. longitudinale posterius* ist schmaler, aber dicker als das vordere Längsband. Mit den Bandscheiben ist es fest, mit den Wirbelkörpern aber nur locker verwachsen.

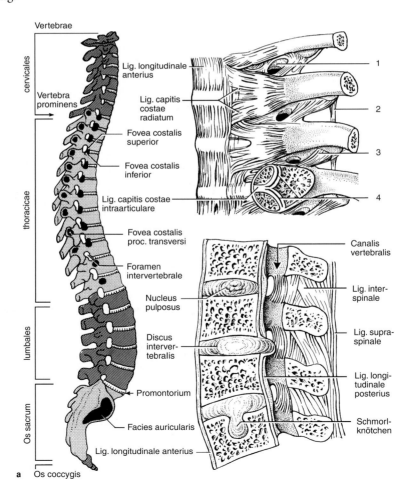

7.2 Wirbelsäule, Columna vertebralis

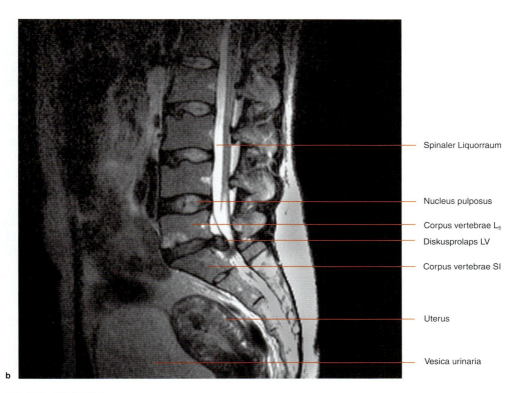

Abb. 239 Wirbelsäule.
a **Schematische Darstellung** mit natürlichen Krümmungen von der Seite (links), Bandapparat im Bereich der Rippen (rechts oben) und im Lendenbereich (rechts unten) mit disloziertem Nucleus pulposus in 2 Fällen.
1 Foramen costotransversarium,
2 Lig. intertransversarium,
3 Lig. costotransversarium superius,
4 Articulatio capitis costae.

b **Magnetresonanztomographische Darstellung** von Lendenwirbelsäule und Becken (MRT, medianer Sagittalschnitt). Darstellung eines Prolaps des Discus intervertebralis zwischen L5 und S1. (Original: Prof. Dr. med. K. Hauenstein, Rostock)

- Die *Ligg. flava* (elastische Bänder) verbinden die Wirbelbögen untereinander.
- Das *Lig. supraspinale* zieht über die Dornfortsätze und verstärkt sich im Nackenbereich zum *Lig. nuchae* (Abb. 235).
- Die *Lig. interspinalia* verbinden die Dornfortsätze und
- die *Lig. intertransversaria* die Querfortsätze der Wirbel. Beide hemmen die Beugung der Wirbelsäule nach vorn.

Als Bewegungssegment (klinischer Begriff) bezeichnet man eine von 2 Wirbeln gebildete Funktionseinheit. Dazu gehören auch die Zwischenwirbelscheiben, Foramina intervertebralia beider Seiten, Wirbelgelenke, segmentale Muskeln, Bänder, Nerven und Gefäße.

Während 2 benachbarte Wirbel nur einen kleinen Bewegungsumfang besitzen, erreicht das Zusammenspiel aller Bewegungssegmente einer Wirbelsäule einen erheblichen Grad an Beweglichkeit und Elastizität. Dadurch können Stoßbelastungen beim Laufen (Dämpfungsfunktion der Zwischenwirbelscheiben) aufgefangen und das Gehirn so vor Erschütterungen geschützt werden.

Die Wirbelgelenke, *Articulationes zygapophysiales,* sind Schiebegelenke. Sie enthalten meniskusartige Einschlüsse, die teilweise von Synovialfalten gebildet werden.

Rücken, Dorsum

Bei **Luxationen** können sich die Einschlüsse in den Gelenkspalten festklemmen und zu Blockierungen der Wirbelsäule führen, die mit erheblichen Schmerzen verbunden sind. **Blockierungen eines Bewegungssegments** der Wirbelsäule, die über einen Spasmus des M. erector spinae ausgelöst werden, können durch manuelle Therapie wieder behoben werden.

Die Rippenwirbelgelenke, *Articulationes costovertebrales,* verbinden die Rippen in 2 Gelenken mit den Brustwirbeln.

1. In der *Articulatio capitis costae* artikulieren der Rippenkopf der 2. bis 10. Rippe mit der Zwischenwirbelscheibe und je einem oberen und unteren Brustwirbelkörper. Die Gelenkkapsel wird durch
   - das *Lig. capitis costae radiatum* verstärkt.
   - Das *Lig. capitis costae intraarticulare,* das den Rippenkopf mit der Bandscheibe verbindet, teilt den Gelenkspalt in einen oberen und unteren Abschnitt.
2. In der *Articulatio costotransversaria* artikulieren Rippenhöcker und Querfortsatz; sie wird durch
   - das *Lig. costotransversarium* zwischen Querfortsatzschaft und Rippenhals gesichert.

Die Zwischenwirbelscheiben, *Disci intervertebrales,* bestehen aus einem Faserknorpelring, *Anulus fibrosus,* und einem wasserreichen Gallenkern, *Nucleus pulposus.* Letzterer ist ein Rest der Chorda dorsalis, der durch seinen Quelldruck das Bandscheibengewebe unter Spannung hält.

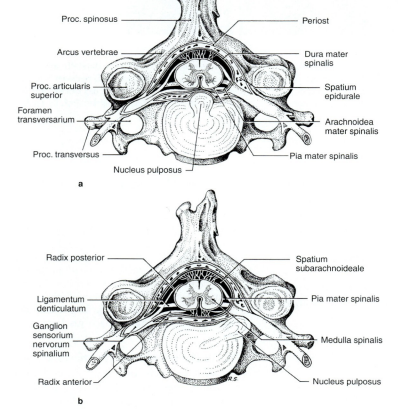

Abb. 240 Halswirbel von oben mit Rückenmark.
a Zervikaler Bandscheibenprolaps, der gegen das hintere Längsband vordringt.
b Zervikaler Bandscheibenprolaps, der zur Seite ausweicht und auf die Nervenwurzel drückt.

7.2 Wirbelsäule, Columna vertebralis

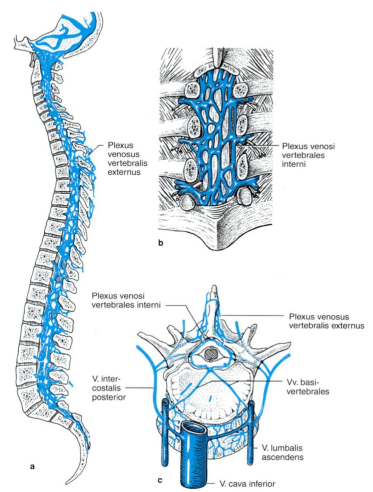

Abb. 241 **Venengeflechte der Wirbelsäule.** (a, c nach H. J. Clemens 1961, b nach A. Hafferl 1969)
a Wirbelsäule im Längsschnitt.
b Wirbelkanal von dorsal eröffnet.
c Lendenwirbel mit venösen Abflüssen.

Infolge Alterung oder Überbeanspruchung kann es zu Rissen im Anulus fibrosus und zum Ausschlüpfen des Nucleus pulposus kommen (**Bandscheibenprolaps,** Abb. 240). Der Nucleus kann das hintere Längsband nicht durchdringen, weil der Anulus fibrosus des Discus mit diesem verwachsen ist. Daher weicht der Nucleus zur Seite aus und kann durch Druck auf die Nervenwurzeln (Abb. 240) erhebliche Schmerzen hervorrufen, die als **Hexenschuss (Lumbago)** oder **Ischias (Ischialgie)** wahrgenommen werden.

7.2.2 Wirbelkanal mit Inhalt
(Abb. 240 bis 243)

Der Wirbelkanal, *Canalis vertebralis*, wird von den übereinander gelegenen Wirbellöchern gebildet und reicht vom Foramen magnum bis zum Hiatus sacralis des Kreuzbeins. Er enthält das Rückenmark mit seinen Hüllen, die Wurzeln der Spinalnerven sowie Venengeflechte.

Rücken, Dorsum

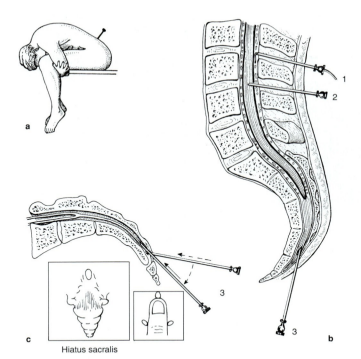

Abb. 242   **Lumbalpunktion.**
a Technik der Lumbalpunktion am sitzenden Patienten.
b Epidural-, Spinal- und Sakralanästhesie.
c Technik der Sakralanästhesie.
1 Epiduralkatheter zwischen L2 und L3,
2 Lumbalanästhesie zwischen L3 und L4,
3 Epiduralanästhesie, kaudaler Zugangsweg (Sakralanästhesie).

Bei **Luxationsfrakturen,** die vorzugsweise in der Halswirbelsäule auftreten, besteht die Gefahr der Quetschung oder bei nachfolgender Hämatombildung einer Kompression des Rückenmarks.

Die Dura mater spinalis unterscheidet sich in ihren topographischen Beziehungen von der Dura mater encephali. Sie ist vom Periost der Wirbel durch den Epiduralraum getrennt und bildet den Durasack.

Der Epiduralraum, *Spatium epidurale,* ist mit Bindegewebe und Fett ausgefüllt und enthält außer Lymphgefäßen mächtige Venengeflechte, sodass bei Rückenmarkoperationen mit starken Blutungen gerechnet werden muss.

- Die *Plexus venosi vertebrales interni* (Abb. 241) breiten sich besonders an der Vorder- und Hinterwand des Epiduralraums aus; sie kommunizieren am Foramen magnum mit den Blutleitern des Gehirns (Abb. 6, 63) und durch *Vv. intervertebrales* und *Vv. basivertebrales* mit
- den *Plexus venosi vertebrales externi* außerhalb der Wirbelsäule. Diese erweitern sich im Nackengebiet zum *Plexus venosus suboccipitalis* (Abb. 237).

Im Lendenbereich wird das Blut der Venengeflechte in die V. lumbalis ascendens, eine Kollateralvene zur V. cava inferior, geleitet (interkavale Anastomosen, Abb. 162, 163).

Das Spatium epidurale schützt das Rückenmark bei Bewegungen der Wirbelsäule und des Kopfes vor Zerrungen. In der Klinik wird das Spatium auch zur Leitungsanästhesie im zervikalen und thorakalen sowie am häufigsten im lumbalen Bereich punktiert (**Epiduralanästhesie**). Man erreicht den Epiduralraum auch durch den Hiatus sacralis, (**Sakralanästhesie**), da dieser nur durch Bänder verschlossen ist. Mit dieser Anästhesie wird eine temporäre segmentale Nervenblockade an den Wurzeln der Spinalnerven bewirkt (Abb. 242).

Zur Entnahme von Liquor cerebrospinalis für die Liquordiagnostik sowie auch zur intrathekalen Applikation von Medikamenten oder einer intraduralen Leitungsanästhesie (Spinalanästhe-

7.2 Wirbelsäule, Columna vertebralis

sie) wird der Subarachnoidealraum punktiert. Die **Lumbalpunktion** erfolgt zwischen dem 3. und 4. Lendenwirbel, beim Kleinkind einen Wirbel tiefer. Im Gegensatz zur Epiduralanästhesie wird das Lokalanästhetikum bei der Spinalanästhesie direkt in den Durasack der Lendenwirbelsäule injiziert (Abb. 242).

Der Durasack (Abb. 242, 243) reicht bis zum 2. oder 3. Sakralwirbel nach unten und setzt sich hier in das *Filum terminale* fort, das unten am 1. Steißbeinwirbel befestigt ist. Seitlich stülpt sich die Dura bis in die Foramina intervertebralia vor und umhüllt die Spinalganglien.

Die weiche Rückenmarkhaut besteht aus 2 Blättern, *Arachnoidea mater spinalis* und *Pia mater spinalis*. Zwischen beiden liegt der *Subarachnoidealraum* (Abb. 240).

Die Arachnoidea mater spinalis ist dünn, gefäßlos und liegt dem Durasack innen an.

Die Pia mater spinalis überzieht das Rückenmark und führt die Blutgefäße. Die arteriellen Zuflüsse kommen aus *Rr. spinales* der Segmentarterien, *Aa. intercostales posteriores* und *Aa. lumbales*, sowie im Halsgebiet aus der *A. vertebralis* und *A. cervicalis ascendens*.

In der Fissura mediana ventralis des Rückenmarks verläuft die unpaare *A. spinalis anterior* und im Sulcus dorsolateralis jederseits die *A. spinalis posterior*.

Mit der Dura mater spinalis ist die Pia mater beiderseits durch *Ligg. denticulata* verankert.

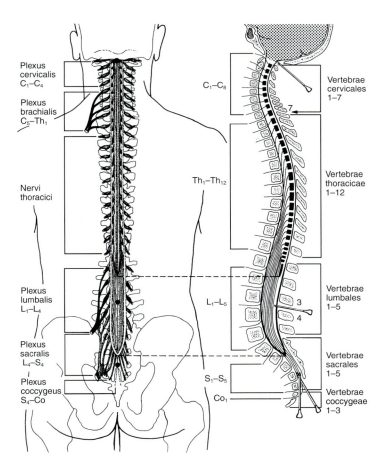

Abb. 243 Rückenmark im Wirbelkanal von dorsal (links) und im medianen Sagittalschnitt (rechts). Beachte die Punktionsstellen subokzipital, lumbal und sakral.

Der Subarachnoidealraum, *Spatium subarachnoideale*, (Abb. 240) ist der zwischen Arachnoidea und Pia gelegene Raum. Er umgibt auch alle Spinalganglien in den Foramina intervertebralia, mit Ausnahme der letzten Sakralganglien. Der Subarachnoidealraum enthält den *Liquor cerebrospinalis* und die *Ligg. denticulata*.

Das Rückenmark, *Medulla spinalis*, (Abb. 240, 243) hat eine Länge von 40 bis 45 cm. Es füllt den Wirbelkanal nicht ganz aus; der *Conus medullaris* reicht beim Erwachsenen nur bis zum 1. Lendenwirbel. Beim Mann liegt die untere Grenze etwas tiefer als bei der Frau.

Bei **Lumbalpunktionen** unterhalb des 2. Lendenwirbels besteht keine Gefahr der Rückenmarkverletzung. Da auch die Dura mater spinalis nur bis zum 2. oder 3. Kreuzbeinwirbel reicht, kann eine Resektion der beiden letzten Sakralwirbel und des Steißbeins ohne Eröffnung des Durasacks erfolgen.

Vom Rückenmark entspringen 31 bis 32 Spinalnervenpaare. Auf Grund der Längenunterschiede zwischen Wirbelkanal und Rückenmark ziehen die Wurzeln der Spinalnerven in zunehmendem Maß nach kaudal. Die Halsnerven verlassen den Wirbelkanal etwa in Höhe ihres Ursprungs vom Rückenmark, die Brustnerven etwa 2 bis 3 und die Lumbalnerven etwa 5 Segmente tiefer. Im unteren Abschnitt liegen auch die Spinalganglien im Wirbelkanal. Die unterhalb des 1. Lendenwirbels zusammengedrängten Wurzeln der Sakralnerven bilden zusammen mit dem *Filum terminale* die *Cauda equina*.

7.2.3 Lagebeziehungen von Organen zur Wirbelsäule
(Abb. 244, 245)

Wirbel können wertvolle Hinweise für die Lagebestimmung von Organen geben. Jedoch ist zu berücksichtigen, dass eine tastbare Dornfortsatzspitze nicht in der Ebene des betreffenden Wirbelkörpers liegen muss, das betrifft die Hals- und Brustwirbel (Abb. 244).

Lage der Dornfortsatzspitze

Die Dornfortsatzspitze
- des 2. bis 7. Halswirbels, der oberen 3 Brustwirbel sowie die aller Lumbalwirbel projiziert sich auf den unteren Rand des dazugehörigen Wirbelkörpers, die
- des 4. bis 7. Brustwirbels auf die Mitte des nächsttieferen Wirbels und die
- des 8. bis 12. Brustwirbels auf den unteren Rand des nächsttieferen Wirbels.

Die häufigsten Formen von **Wirbelsäulenverletzungen** sind außer traumatisierenden Diskushernien und Wirbelkörperfrakturen Kontusionen und Distorsionen. Letztere werden z. B. beim Schleudertrauma (whiplash injury, Peitschenhiebverletzung) als Folge von Auffahrkollisionen beobachtet (Abb. 246).

Prädilektionsstellen für Wirbelfrakturen und Luxationen befinden sich am Übergang der stärker beweglichen in die mehr starren Teile der Wirbelsäule (kranio-zervikaler Übergang, zervikothorakaler, thorakolumbaler und lumbo-sakraler Grenzbereich).

Der operative Zugang zum Wirbelkanal erfolgt durch beidseitige Resektion des hinteren Teils des Wirbelbogens mit Dornfortsatz (Laminektomie) oder durch einseitige Bogenresektion mit Erhaltung des Dornfortsatzes (Hemilanektomie bei Bandscheibenoperationen).

Halswirbel

4. bis 7. Brustwirbel

8. bis 12. Brustwirbel

Lendenwirbel

Abb. 244 Topographie der Dornfortsätze. Das Dornfortsatzende der Wirbel liegt in unterschiedlicher Höhe zum entsprechenden Wirbelkörper.

7.2 Wirbelsäule, Columna vertebralis

Bezugspunkte zum Schädel und zur Wirbelsäule

Folgende Organe liegen in einer Ebene mit der Schädelbasis und den Wirbelkörpern (Skeletotopie, Abb. 245):

Bezugspunkt	Organ	Abb.-Verweis
Foramen magnum	harter Gaumen	(Abb. 1, 82–86)
Discus $C_{3/4}$	oberer Rand des Schildknorpels	(Abb. 116, 122)
Discus $C_{5/6}$	unterer Rand des Schildknorpels	(Abb. 116, 122)
C_6	Ringknorpel, Anfang von *Oesophagus* und *Trachea*	(Abb. 116, 122)
	Eintrittsstelle der *A. vertebralis* in das Foramen transversarium	(Abb. 129)
C_7	höchste Stelle des *Arcus ductus thoracici*	(Abb. 161)
Th_1	Lungenspitzen	(Abb. 116, 129)
	Ganglion cervicothoracicum (stellatium)	(Abb. 124, 156)
Th_2	oberer Rand des *Manubrium sterni*	(Abb. 136)
Th_3	mediales Ende der *Spina scapulae*	(Abb. 245)
Th_4	*Angulus sterni* (Ludovicus),	(Abb. 136)
	Ansatz der 2. Rippe am Sternum,	(Abb. 136)
	Grenze zwischen oberem und unterem Mediastinum,	(Abb. 136, 141)
	Bifurcatio tracheae	(Abb. 136)
	konkaver Rand des *Arcus aortae*	(Abb. 138, 156)
Th_7	*Angulus inferior* des Schulterblatts	(Abb. 245)
Th_8	*Foramen venae cavae* des Zwerchfells	(Abb. 140, 245)
Th_9	*Symphysis xiphosternalis* zwischen Brustbeinkörper und Schwertfortsatz	(Abb. 136, 137)
Th_{10}	*Hiatus oesophageus* des Zwerchfells	(Abb. 140, 159)
$Th_{10/11}$	*Pars cardia* des Magens	(Abb. 179)
Th_{12}	*Hiatus aorticus* des Zwerchfells	(Abb. 159)
	Truncus coeliacus	(Abb. 180, 181)
L_1	*Planum transpyloricum*,	(Abb. 164, 179)
	Pylorus,	(Abb. 164, 179)
	Ursprung der *A. mesenterica superior*,	(Abb. 191)
L_2	*Flexura duodenojejunalis*,	(Abb. 181, 187)
	Pancreas,	(Abb. 181, 187)
	Nierenhilum	(Abb. 193)
	Ende des Rückenmarks,	(Abb. 243)
	Anfang des *Ductus thoracicus*	(Abb. 198)
L_3	*Planum subcostale*	(Abb. 164)
L_4	*Planum supracristale*,	(Abb. 164)
	Orientierung für *Lumbalpunktion*,	(Abb. 243)
	Teilung der Bauchaorta,	(Abb. 245)
	Bauchnabel	

Rücken, Dorsum

Bezugspunkt	Organ	Abb.-Verweis
L$_5$	*Planum intertuberculare*, Anfang der *V cava inferior*	(Abb. 164, 221)
Discus L$_5$/S$_1$	*Planum interspinale*	(Abb. 164, 223)
S$_2$	*Spina iliaca posterior superior*, Ende des Subarachnoidealraums	(Abb. 243, 245)
S$_3$	*Spina iliaca posterior inferior*, Anfang des Rectums	(Abb. 213, 215, 245)

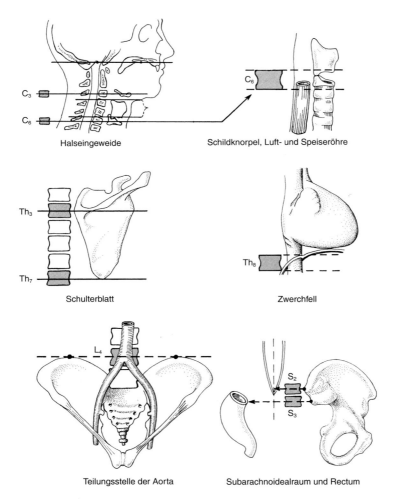

Abb. 245 **Skeletotopie von Organen zur Wirbelsäule.**

7.2 Wirbelsäule, Columna vertebralis

Fragen zum Selbststudium

1. Nennen Sie palpable Knochenpunkte am Rücken. **316**
2. Beschreiben Sie die regional unterschiedliche Winkelstellung der Dornfortsätze zu den Wirbelkörpern. **316, 334**
3. Wie werden die Rückenmuskeln topographisch und entwicklungsgeschichtlich gegliedert? **317**
4. Nennen Sie oberflächliche Rückenmuskeln, ihre Innervation und Herkunft. **317**
5. Unter welchem Begriff werden die tiefen Rückenmuskeln zusammengefasst und von welcher Faszie werden sie umhüllt? **319**
6. Beschreiben Sie die Funktionssysteme der tiefen Rückenmuskulatur. **319, 320**
7. Von welchen Nerven werden die tiefen Rückenmuskeln innerviert? **321**
8. Wo liegen die tiefen Nackenmuskeln, wie sind sie angeordnet und welche Funktionen führen sie aus? **322**
9. Welche Knochen artikulieren in den Kopfgelenken? **322, 324**
10. Erklären Sie die Bandsicherung des Dens axis. **322, 324**
11. Welche Läsionen entstehen bei einem Schleudertrauma? **324**
12. Nennen Sie die dorsalen Äste der 3 ersten Spinalnerven. **324**
13. Wo findet man die A. vertebralis in der Nackenregion? **324**
14. Welche Lymphknoten liegen im Nackenbereich? **325**
15. Erklären Sie die Eigenhaltung der Wirbelsäule und ihre physiologischen Krümmungen. **326**
16. In welchen Regionen kommt es bevorzugt zu Varianten der Wirbelsäule? **326**
17. Nennen Sie Bestimmungsmerkmale und regionale Unterschiede der Wirbel. **327**
18. Wie werden die Längsbänder der Wirbelsäule in Spannung gehalten? **328**
19. Beschreiben Sie Form und Funktion der Wirbelgelenke. **329, 330**
20. Wie sind die Rippen mit den Wirbeln verbunden? **330**
21. Aus welchen Teilen besteht eine Bandscheibe? **330, 331**
22. Wohin gleitet der Nucleus pulposus beim Prolaps? **330, 331**
23. Was gehört zu einem Bewegungssegment der Wirbelsäule? **329**
24. Was enthält der Wirbelkanal? **331, 332**
25. Wie unterscheidet sich die Dura mater cranialis von der Dura mater spinalis? **332**
26. Wo liegt der Epiduralraum und welche klinische Bedeutung hat er? **332**
27. Bis zu welchem Wirbel reicht der Durasack nach unten? **333**
28. Wie unterscheidet sich die Arachnoidea spinalis von der Pia mater spinalis? **333**
29. Was befindet sich im Subarachnoidealraum? **334**
30. An welchem Wirbel endet das Rückenmark? **334**
31. Zwischen welchen Wirbeln wird die Lumbalpunktion ausgeführt? **334**
32. In welchen Bereichen wird eine Epiduralanästhesie vorgenommen? **332**
33. Beschreiben Sie die Lagebeziehungen von Organen zur Wirbelsäule. **335, 336**

Rücken, Dorsum

34 Welches sind die häufigsten Formen von Wirbelsäulenverletzungen? 334

35 Wo liegen die Prädilektionsstellen für Wirbelfrakturen und Luxationen? 334

36 Nennen Sie den operativen Zugangsweg zum Wirbelkanal. 334

8 Bein, Membrum inferius

8.1 Gesäßregion, Regio glutealis . 340	**8.4.2** Kniegelenk, Articulatio genus . . 358
8.1.1 Faszien und Muskeln der Gesäßregion 342	**8.4.3** Kniekehle, Regio genus posterior 362
8.1.2 Leitungsbahnen der Glutealregion 343	**Fragen** 364
8.2 Hüftgelenk, Articulatio coxae . 344	**8.5 Unterschenkel, Crus** 365
Fragen 347	8.5.1 Unterschenkelfaszie und Muskellogen 366
8.3 Oberschenkel, Femur 348	8.5.2 Muskeln des Unterschenkels . . . 367
8.3.1 Oberschenkelfaszie und Muskellogen 349	8.5.3 Vorderseite des Unterschenkels, Regio cruris anterior 367
8.3.2 Muskeln des Oberschenkels 350	8.5.4 Rückseite des Unterschenkels, Regio cruris posterior 370
8.3.3 Schenkeldreieck, Trigonum femoris 351	**Fragen** 371
8.3.4 Vordere Oberschenkelregion, Regio femoris anterior 354	**8.6 Fuß, Pes** 371
8.3.5 Hintere Oberschenkelregion, Regio femoris posterior 355	8.6.1 Faszien, Sehnenscheiden und Schleimbeutel des Fußes 371
Fragen 356	8.6.2 Fußrücken, Dorsum pedis 373
8.4 Knie, Genu 357	8.6.3 Fußsohle, Planta pedis 376
8.4.1 Vordere Kniegegend, Regio genus anterior 357	8.6.4 Fußgewölbe 378
	8.6.5 Fußgelenke, Articulationes pedis 380
	Fragen 383

Praxis

Ein 21-jähriger Profi-Fußballer wird bei einem Länderspiel in Schussposition auf dem linken Bein stehend gerempelt und stürzt mit der rechten Körperseite nach vorne links. Er verspürt zunächst starke Schmerzen an der rechten Schulter und dem gesamten rechten Arm und bald auch stechende Schmerzen im linken Knie bei Bewegungen. Die Untersuchung des Bandapparats des Kniegelenks ergibt ein **positives vorderes Schubladenphänomen** mit einer **Schmerzverstärkung beim passiven Abscheren des gestreckten Unterschenkels nach außen** bzw. beim **Anbeugen des Knies**. Das Knie ist angeschwollen, sodass er es in leicht gebeugter Schonhaltung hält und auf Gehhilfen angewiesen ist. Im Krankenhaus erfolgt eine Gelenkpunktion, bei der ein stark blutiges Sekret aspiriert wird. Um eine Fraktur auszuschließen, wird eine Röntgenaufnahme in 2 Ebenen und eine Magnetresonanztomographie (MRT) durchgeführt und festgestellt, dass eine **Ruptur des vorderen Kreuzbandes** vorliegt. Da sich keinerlei Frakturzeichen finden, lautet die Verdachtsdiagnose kombinierter vorderer **Kreuzband-, Innenband- und Innenmeniskusriss („unhappy triad")**.

Nach etwa einer Woche gehen die Schmerzen zurück und die Schwellung ist abgeklungen. Jetzt hat sich aber eine deutliche Gangunsicherheit entwickelt; der Patient hat das Gefühl, sich nicht mehr auf sein Knie verlassen zu können, weil sein linkes Bein bei Bewegungen nachzugeben droht.

Bein, Membrum inferius

Nach 3 Monaten wird der Patient operiert; anstelle des rupturierten Kreuzbandes wird ein Teil der Patellarsehne mit anhängenden Knochenblöcken (aus Femur und Tibia) implantiert, und nach einer entsprechenden krankengymnastischen Nachbehandlung erhält der Patient die volle Beweglichkeit seines Knies zurück.

Die Beine sind mit dem Rumpf durch den Beckengürtel verbunden. Sie artikulieren im Hüftgelenk mit dem Hüftbein, *Os coxae*, das hinten am Kreuzbein verankert ist. Die feste Verbindung des Beckengürtels mit dem Rumpf erklärt sich aus der Funktion des Beins, das als Stützorgan der Lastübertragung dient. Die Grenze zwischen unterer Extremität und Rumpf verläuft am Darmbeinkamm und an der Leistenbeuge. Topographisch unterscheidet man die Gesäßregion, die den Übergang vom Rücken zum Bein darstellt, den Oberschenkel, das Knie, den Unterschenkel und den Fuß (Abb. 246).

8.1 Gesäßregion, Regio glutealis
(Abb. 246 bis 248)

Die Form der Glutealregion wird durch die beiden Gesäßbacken *(Nates, Clunes)* geprägt, die in der Hauptsache vom M. gluteus maximus und von einem dicken subkutanen Fettpolster gebildet werden.

Bei jungen Menschen sind die Gesäßbacken straff und fest, bei Kranken und Greisen schlaff und hängend. Sie sind spezifische menschliche Bildungen als Folge des aufrechten Gangs.

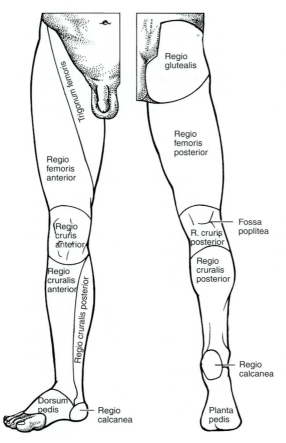

Abb. 246   Beinregionen.

8.1 Gesäßregion, Regio glutealis

Die Begrenzung der Gesäßgegend erfolgt oben und lateral und durch den Darmbeinkamm, *Crista iliaca*, medial durch die Analrinne *(Crena ani)*, vorn durch den *M. tensor fasciae latae* bzw. dessen Fortsetzung und unten durch die Gesäßfurche, *Sulcus glutealis*.

Durch die relativ dicke Haut tastet man oben den Darmbeinkamm, der vorn in die *Spina iliaca anterior superior* und hinten in die *Spina iliaca posterior superior* ausläuft. Unten fühlt man den Sitzbeinhöcker, *Tuber ischiadicum*, der beim Stehenden vom unteren Rand des M. gluteus maximus bedeckt wird, und seitlich den *Trochanter major* des Oberschenkels. Zwischen der Haut und dem Trochanter major liegt ein Schleimbeutel, *Bursa subcutanea trochanterica*.

Die Hautnerven entstammen den unteren Rückenmarksegmenten (Abb. 247).
- Die *Nn. clunium superiores* (dorsale Äste von L_1 bis L_3) ziehen von oben über den Darmbeinkamm zum Gesäß,

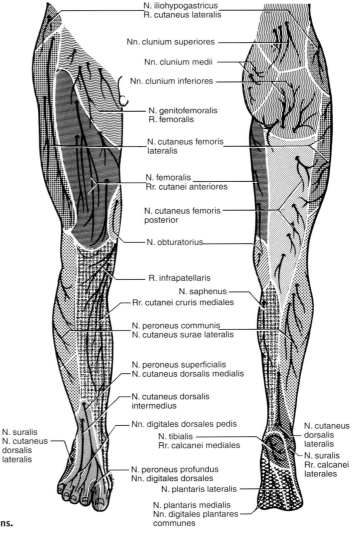

Abb. 247 Hautnerven des Beins.

Bein, Membrum inferius

- die *Nn. clunium medii* (dorsale Äste von S_1 bis S_3) durch die Foramina dorsalia des Kreuzbeins zur mittleren Gesäßgegend,
- die *Nn. clunium inferiores* (vom N. cutaneus femoris posterior aus dem Plexus sacralis) um den unteren Rand des M. gluteus maximus zum Gesäß.
- Der *R. cutaneus lateralis* des N. iliohypogastricus (aus dem Plexus lumbalis) versorgt die seitliche Hüftgegend.

8.1.1 Faszien und Muskeln der Gesäßregion

Die oberflächliche Faszie ist über dem M. gluteus maximus sehr dünn und mit den Bindegewebssepten verwachsen, die sich zwischen den Muskelfaserbündeln in die Tiefe senken. Abszesse breiten sich daher in diesem Bereich nur schwer aus. Über dem M. gluteus medius und dem M. tensor fasciae latae verstärkt sich die Gesäßfaszie zu einer Aponeurose. Diese setzt sich unten als *Tractus iliotibialis* fort, erreicht oben den Darmbeinkamm und hinten das Kreuzbein. Am unteren Rand des M. gluteus maximus bildet sie einen queren Verstärkungszug, der die Verbindung zur Fascia lata des Oberschenkels herstellt.

Die Gesäßloge liegt zwischen Gesäßfaszie und Darmbeinschaufel. Sie enthält die Gesäßmuskeln, die durch einen Verschiebespalt voneinander getrennt sind. Durch das Foramen ischiadicum majus kommuniziert die Loge oben mit dem Beckenbindegewebe und durch das Foramen ischiadicum minus mit der Fossa ischioanalis (Abb. 208).

Der Verschiebespalt zwischen den Gesäßmuskeln enthält außer Fett- und Bindegewebe Leitungsbahnen, die vom Becken zum Gesäß und Bein ziehen (Abb. 248).

Im Verschiebespalt können sich **Blutungen** (nach intramuskulären Injektionen) oder **Eiterungen** (Spritzenabszesse) ausbreiten und bis in die Kniekehle vordringen. In seltenen Fällen werden hier auch **Glutealhernien** beobachtet.

Die Muskeln der Gesäßregion (Abb. 231, 248, 259) bezeichnet man auf Grund ihrer Lage auch als hintere Hüftmuskeln. Zu den vorderen Hüftmuskeln gehören der M. psoas major und M. iliacus (Abb. 169). Man unterscheidet oberflächliche und tiefe Gesäßmuskeln.

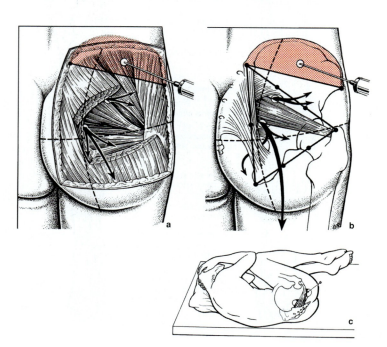

Abb. 248 Glutealinjektion.
a Einteilung der Glutealregion in 4 Quadranten mit intramuskulärer Injektionsstelle. Die Leitungsbahnen verlassen das Becken oberhalb und unterhalb des M. piriformis (Foramen suprapiriforme und infrapiriforme).
b Halb- und Drittelpunkte auf den Verbindungslinien dienen zur Orientierung. Injektionsfeld nach T. v. Lanz, W. Wachsmuth (1938) rot.
c Lagerung des Patienten bei Anästhesie des N. ischiadicus.

8.1 Gesäßregion, Regio glutealis

Oberflächliche Gesäßmuskeln sind
1. der *M. gluteus maximus,* der vom Darm-, Kreuz- und Steißbein sowie vom Lig. sacrotuberale zur Tuberositas glutea femoris und zur Fascia lata zieht (im Gleitfeld des Trochanter major liegt die *Bursa trochanterica m. glutei maximi*),
2. der *M. gluteus medius,* der an der Außenfläche des Darmbeins entspringt und am Trochanter major ansetzt, sowie
3. der *M. tensor fasciae latae,* eine Abspaltung des M. gluteus medius, der von der Spina iliaca anterior superior zum Tractus iliotibialis zieht.

Zu den tiefen Gesäßmuskeln gehören
1. der *M. gluteus minimus,* der als verkleinertes Abbild unter dem M. gluteus medius liegt und an der Trochanterspitze ansetzt,
2. der *M. piriformis,* der von der Innenfläche des Kreuzbeins durch das Foramen ischiadicum majus zur Trochanterspitze zieht,
3. der *M. obturatorius internus,* der von der Innenseite der Membrana obturatoria durch das Foramen ischiadicum minus zur Fossa trochanterica läuft, dessen Endsehne sich mit
4. dem *M. gemellus superior* und *inferior* vereinigt (die Gemelli entspringen von der Spina ischiadica bzw. vom Tuber ischiadicum),
5. der *M. quadratus femoris,* der vom Sitzbeinhöcker zur Crista intertrochanterica zieht, und
6. der *M. obturatorius externus,* der von der Außenseite der Membrana obturatoria zur Fossa trochanterica gelangt.

8.1.2 Leitungsbahnen der Glutealregion
(Abb. 248, 259)

Die Leitungsbahnen verlassen das Becken durch das *Foramen ischiadicum majus* oberhalb und unterhalb des M. piriformis. Das *Foramen suprapiriforme* liegt im medialen Drittel einer Verbindungslinie, die von der Spina iliaca posterior superior zum Trochanter major gezogen wird, das *Foramen infrapiriforme* in der Mitte zwischen Spina iliaca posterior superior und Sitzbeinhöcker (Abb. 248).

Durch das Foramen suprapiriforme ziehen
- der *N. gluteus superior,* die *A.* und *V. glutea superior.*

Die Leitungsbahnen laufen zwischen M. gluteus medius und minimus zum M. tensor fasciae latae und versorgen alle genannten Muskeln.

Die A. glutea superior anastomosiert mit der A. glutea inferior, der A. circumflexa ilium profunda und der A. circumflexa femoris lateralis, sodass sie ohne Risiko unterbunden werden kann (Abb. 258).

Durch das Foramen infrapiriforme treten aus dem Becken in der Reihenfolge von lateral nach medial hervor
- der *N. ischiadicus,* der hier bereits in seine beiden Hauptstämme, N. tibialis und N. peroneus communis, gespalten sein kann,
- der *N. cutaneus femoris posterior,* der als Hautast zur Dorsalseite des Oberschenkels zieht,
- der *N. gluteus inferior,* die *A.* und *V. glutea inferior,* die den M. gluteus maximus versorgen, und die Begleitarterie des N. ischiadicus, A. comitans n. ischiadici,
- der *N. pudendus* mit *A., V. pudenda interna* für die Dammregion.

Zur Schonung größerer Leitungsbahnen sticht man bei der **Glutealinjektion** in den ventralen Abschnitt des äußeren oberen Quadranten der Gesäßregion. Die Injektion erfolgt in den M. gluteus medius (Abb. 248).

Da die **Einteilung in Quadranten** an Hand der Rundung einer Gesäßhälfte vorgenommen wird, entspricht sie nicht der Ausdehnung der Glutealmuskulatur, und die ermittelte Einstichstelle liegt meist zu tief und zu nahe an den Leitungsbahnen.

Aus klinischer Sicht empfiehlt es sich daher die **Glutealinjektion nach T. v. Lanz** und W. Wachsmuth (1938) zu wählen. Nach dieser Technik erfolgt der Einstich im ventralen Teil eines Injektionsfelds, das oben vom Darmbeinkamm und

Bein, Membrum inferius

unten von einer Verbindungslinie zwischen der Spina iliaca anterior superior und der Spina iliaca posterior superior begrenzt wird.

Den N. ischiadicus sucht man an der lateralen Grenze des medialen Drittels der Tuber-Trochanter-Linie unterhalb des unteren Rands des M. gluteus maximus auf (Abb. 248).

8.2 Hüftgelenk, Articulatio coxae
(Abb. 249 bis 253)

Das Hüftgelenk (Abb. 249) ist ein Kugelgelenk, dessen Pfanne vom *Acetabulum* des Hüftbeins und dessen Kopf vom *Caput femoris* gebildet wird. Der Femurkopf wird zu 2 Dritteln von der überknorpelten *Facies lunata* und vom *Labrum acetabuli* umfasst. Bei einer mangelhaft entwickelten Pfanne kommt es zum Ausgleiten des Femurkopfes (angeborene Hüftgelenkluxation).

Das *Labrum acetabuli* ist ein Faserknorpelring am Rand der Hüftgelenkpfanne, der nur unten durch einen Einschnitt, *Incisura acetabuli*, unterbrochen ist. Hier spannt sich das *Lig. transversum acetabuli* aus. Die Fossa acetabuli besitzt keinen Knorpelüberzug; sie wird von Bindegewebe und Fett ausgefüllt und dient dem *Lig. capitis femoris* als Ursprung.

Das *Lig. capitis femoris* zieht zum Femurkopf und enthält während der Wachstumsperiode den *R. acetabularis* aus der A. obturatoria. Später bildet sich der R. acetabularis zurück, und der Schenkelkopf wird nur noch von periostalen Ästen der beiden Aa. circumflexae femoris versorgt (Abb. 253). Für die Mechanik des Hüftgelenks hat das Lig. capitis femoris kaum eine Bedeutung.

Die Gelenkkapsel entspringt außerhalb des Labrum acetabulare, reicht vorn über den ganzen Schenkelhals bis zur *Linea intertrochanterica* und hinten bis zur Mitte des Schenkelhalses. Die Femurkopfepiphyse liegt innerhalb des Gelenkraums, die beiden Apophysen der Trochanteren außerhalb desselben.

> Die Gelenkkapsel ist am meisten entspannt, wenn das Bein leicht gebeugt, abduziert und etwas außenrotiert ist. Diese Schonstellung nimmt der Patient beim Gelenkerguss ein.

Die Hüftgelenkkapsel wird durch eine Bänderschraube verstärkt (Abb. 249), welche die Streckung hemmt bzw. das Abkippen des Rumpfs nach dorsal verhindert und dabei den Femurkopf in die Pfanne presst.
- Das *Lig. iliofemorale* (sehr starkes Band) zieht an der Vorderseite vom Darmbein zur Linea intertrochanterica. Auf ihm liegt die Bursa iliopectinea, die mit der Gelenkhöhle kommunizieren kann.

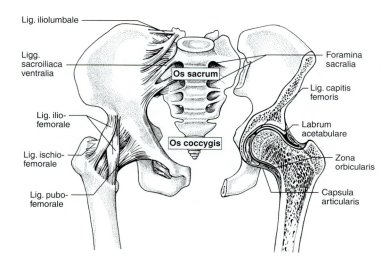

Abb. 249 Hüftgelenk. Rechte Beckenhälfte mit Hüftgelenk und Bändern (links) und Längsschnitt durch das Hüftgelenk (rechts).

8.2 Hüftgelenk, Articulatio coxae

- Das *Lig. pubofemorale* entspringt vom oberen Schambeinast und läuft medial zur Zona orbicularis und zum Femur.
- Das *Lig. ischiofemorale* (Bertin) strahlt vom hinteren Rand des Acetabulum in die Zona orbicularis ein und befestigt sich vorn an der Linea intertrochanterica.
- Die *Zona orbicularis* bildet einen Faserring um den Schenkelhals.

Zwischen den Verstärkungsbändern des Hüftgelenks befinden sich schwache Stellen, welche die verschiedenen Formen der Hüftgelenkluxationen erklären; Während das Lig. capitis femoris bei Verrenkungen des Hüftgelenks reißt, bleibt das Lig. iliofemorale immer erhalten und bestimmt die Zwangshaltung des Beins (Abb. 250).

Die Funktionen des Hüftgelenks erfolgen um 3 Hauptachsen. Es können Pendel-, Seitwärts- und Rotationsbewegungen ausgeführt werden.
- Pendelbewegungen (Flexion und Extension) werden um die *transversale Achse* ausgeführt, Flexion (Anteversion) 130-140°, Retroversion (Extension) 10°,
- Seitwärtsbewegungen (Ab- und Adduktion) erfolgen um die *sagittale Achse,* Abduktion 30–45°, Adduktion 20–30° und
- Rotationsbewegungen um die *vertikale Achse* (Kreiselungsachse), Innenrotation 36°, Außenrotation 13°.

Die **angeborene Hüftluxation** ist die häufigste Fehlbildung des menschlichen Skeletts. Sie beruht auf einer Abflachung der Hüftgelenkpfanne mit steil stehendem Pfannendach und verzögerter Verknöcherung des proximalen Femurendes (**Hüftdysplasie**). Durch Muskelzug wird der Schenkelkopf im 1. Lebensjahr nach kranial aus der Pfanne bewegt, es kommt zur Subluxation oder kompletten Luxation. Zur Therapie werden die Beine in Beuge-Abspreizstellung gelagert (Spreizbandage bzw. Spreizkissen), des Weiteren erfolgt Reposition und Retention im Gipsverband. In allen Stadien ist Heilung möglich. Da optimale Behandlungsergebnisse im Frühstadium zu erwarten sind, werden im Allgemeinen alle Neugeborenen auf das Vorliegen einer Hüftluxation untersucht.

Hüftgelenkpunktionen können von vorn und lateral erfolgen. Bei der ventralen Punktion liegt die Einstichstelle in der Mitte einer Linie, die von der Mitte des Leistenbands zum Trochanter major gezogen wird. Bei der lateralen Punktion wird die Nadel oberhalb der Trochanterspitze eingestochen (Abb. 251).

Da das Hüftgelenk infolge des dicken Muskelmantels nicht palpabel ist, bestimmt man die Lage des Gelenkkopfs durch Hilfslinien (Abb. 251). Bei einer aufrecht stehenden Person mit zu-

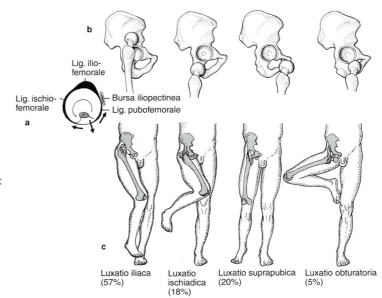

Abb. 250 Hüftgelenkkapsel.
a Verstärkungsbänder und schwache Stellen der Hüftgelenkkapsel stark schematisiert von lateral. Die Pfeile kennzeichnen die Prädilektionsstelle des Kapselrisses und die Verlagerungsmöglichkeiten des Oberschenkelkopfs (nach A. Waldeyer 1980).
b Hüftgelenkluxationen.
c Zwangshaltungen des Beins bei Hüftgelenkluxationen.

Luxatio iliaca (57%)
Luxatio ischiadica (18%)
Luxatio suprapubica (20%)
Luxatio obturatoria (5%)

Bein, Membrum inferius

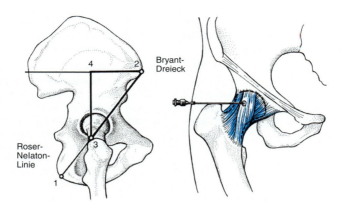

Abb. 251 Hilfslinien am Hüftbein zur Beurteilung der Stellung des Oberschenkelkopfs.
Die Roser-Nélaton-Linie (1 bis 3) verbindet das Tuber ischiadicum (1) mit der Spina iliaca anterior superior (2). Die Spitze des Trochanter major (3) liegt in dieser Linie.
Das Bryant-Dreieck liegt zwischen den Punkten 2 bis 4. Beim aufrechten Stand liegt die Spitze des Trochanter major in derselben Höhe wie das Zentrum des Hüftgelenks (rechts).

sammengestellten Füßen liegt die Spitze des Trochanter major in einer Linie (**Roser-Nélaton-Linie**), welche die Spina iliaca anterior superior mit dem Tuber ischiadicum verbindet. Abweichungen des Trochanter major aus dieser Linie deuten auf eine Schenkelhalsfraktur oder Hüftgelenkluxation hin.

Ein anderes Liniensystem ist das Bryant-Dreieck (Abb. 251), dessen untere Spitze mit der des Trochanter major identisch ist. Sie projiziert sich auf das Zentrum der Hüftgelenkpfanne. Verformungen dieses Dreiecks deuten ebenfalls auf entsprechende Veränderungen hin.

Als Kollodiaphysenwinkel bezeichnet man den Winkel zwischen Oberschenkelschaft und Schenkelhals (Abb. 252). Er ist bei Mann und Frau gleich und beträgt 120 bis 130°. Der Winkel verändert sich während des Lebens; beim Neugeborenen ist er mit 150° noch sehr groß, im Greisenalter verkleinert er sich auf 120°. Eine Verkleinerung des Kollodiaphysenwinkels (Coxa vara) führt zur Beinverkürzung, eine Vergrößerung zur. Steilstellung des Schenkelhalses (Coxa valga).

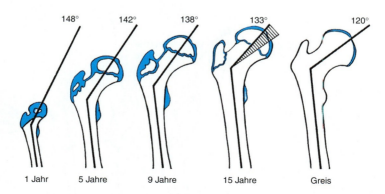

Abb. 252 Veränderungen des Kollodiaphysenwinkels, Knorpel blau (nach T. v. Lanz und W. Wachsmuth 1938).

8.2 Hüftgelenk, Articulatio coxae

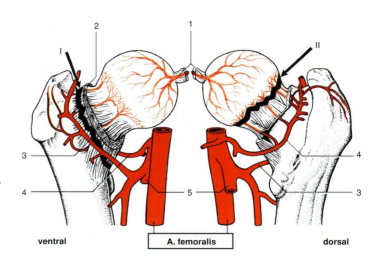

Abb. 253 Arterielle Versorgung des Oberschenkelkopfs. Die Pfeile markieren die Bruchlinien einer lateralen (I) und medialen (II) Schenkelhalsfraktur.
1 Lig. capitis femoris mit R. acetabularis,
2 Capsula articularis,
3 A. circumflexa femoris lateralis,
4 A. circumflexa femoris medialis,
5 A. profunda femoris.

Schenkelhalsbrüche gehen meist mit Dislokationen der Fragmente einher, sodass man Adduktions- oder Varusbrüche und Abduktions- oder Valgusbrüche unterscheidet.

Bei intrakapsulären Schenkelhalsfrakturen besteht die Gefahr der Oberschenkelkopfnekrose. Durch Zerreißen oder Überdehnen der Kapselarterien ist die Blutversorgung unterbrochen, insbesondere dann, wenn der R. acetabularis im Lig. capitis femoris verödet oder mitverletzt ist (Abb. 253).

Fragen zum Selbststudium

1 Wie unterscheiden sich Becken- und Schultergürtel? 340
2 Nennen Sie palpable Knochenpunkte der Gesäßregion. 341
3 Welche Hautnerven innervieren die Gesäßregion? 341
4 Warum breiten sich Abszesse an der Oberfläche des M. gluteus maximus nur schwer aus? 342
5 Was enthält die Gesäßloge? 342
6 Wohin können sich gluteale Blutungen nach Abszessen ausbreiten? 342
7 Wie gliedert man die Muskeln der Gesäßregion? 342
8 Welche Leitungsbahnen ziehen durch das Foramen supra- und infrapiriforme? 343
9 Wo wird bei Glutealinjektion eingestochen? 343
10 Wo sucht man den N. ischiadicus auf? 344
11 Welcher Teil der Hüftgelenkpfanne ist von Knorpel bekleidet? 344
12 Welche Bedeutung hat das Lig. capitis femoris? 344
13 Welche Bänder verstärken die Hüftgelenkkapsel? 344, 345
14 Beschreiben Sie die Zwangshaltungen des Beins bei verschiedenen Formen von Hüftluxationen. 345
15 Wodurch ist die angeborene Hüftluxation verursacht? 345
16 Welche Hilfslinien dienen der Lokalisation des Oberschenkelkopfs? 346
17 Wie verändert sich der Kollodiaphysenwinkel nach der Geburt? 346
18 Erklären Sie die arterielle Versorgung des Oberschenkelkopfs. 347

Bein, Membrum inferius

8.3 Oberschenkel, Femur
(Abb. 246, 254 bis 256, 259)

Der Oberschenkel wird proximal auf der vorderen Seite durch die Leistenbeuge begrenzt, die dem Verlauf des Lig. inguinale entspricht, und auf der hinteren Seite durch die Gesäßfurche. Distal endet er etwa 3 Querfinger breit oberhalb der Kniescheibe.

Topographisch unterscheidet man eine Vorderseite mit dem Schenkeldreieck, *Trigonum femoris,* und eine Rückseite (Abb. 246). Die Form des Oberschenkels wird hauptsächlich durch die Muskulatur bestimmt. Distal gehen die Muskeln in Sehnen über, wodurch sich der Oberschenkel zum Knie hin verjüngt.

Die Leitungsbahnen ziehen durch 3 Öffnungen vom Becken zum Oberschenkel,
1. durch die Glutealregion zur Dorsalseite,
2. durch das Schenkeldreieck zur Ventralseite und
3. durch den Adduktorenkanal zur Medialseite.

Der M. vastus lateralis eignet sich zur intramuskulären Injektion (Abb. 254). Der Einstich erfolgt etwa in der Mitte einer Linie, die den Trochanter major des Femur mit der Kniescheibe verbindet. Zur Bestimmung des Injektionsfelds legt der Untersucher eine Hand distal an den Trochanter major und die andere proximal an die Kniescheibe, wobei sich die Köpfe der Mittelhandknochen auf der Trochanter-Patella-Linie befinden sollen. Die abgespreizten Daumen beider Hände liegen in der Furche zwischen Extensoren und Flexoren. Etwa in der Mitte zwischen beiden Daumen wird eine Senkrechte auf die Trochanter-Patella-Linie gefällt. Da, wo sich beide Linien schneiden, ist die Mitte des Injektionsfelds.

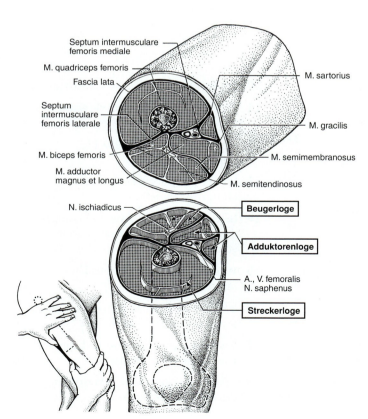

Abb. 254 Muskellogen des Oberschenkels (rechts) und Festlegung des Injektionsfelds am vastus lateralis (links). Erklärungen im Text.

8.3 Oberschenkel, Femur

8.3.1 Oberschenkelfaszie und Muskellogen
(Abb. 254)

Die Oberschenkelfaszie, *Fascia lata,* umhüllt die Muskeln und untergliedert sie durch intermuskuläre Septen. Vorn ist die Fascia lata mit dem Leistenband verwachsen, hinten geht sie in die Gesäßfaszie über, und distal setzt sie sich über das Knie in die Unterschenkelfaszie fort. An der medialen und der vorderen Seite des Oberschenkels ist sie relativ dünn. Auf ihr verläuft die V. saphena magna, die unterhalb des Leistenbands durch den *Hiatus saphenus* tritt, um in die subfaszial gelegene Schenkelvene zu münden (Abb. 256, 267). Hinten ist die Fascia lata wesentlich stärker, und an der Außenseite bildet sie den *Tractus iliotibialis* (Maissiat), in den von oben der M. tensor fasciae latae und der M. gluteus maximus einstrahlen.

Je ein *Septum intermusculare femoris mediale* und *laterale* zieht nach innen zum Femur und bildet zusammen mit diesem **3 Muskellogen,** die Extensoren-, Flexoren- und Adduktorenloge. Durch weitere Bindegewebsblätter werden diese noch unterteilt, sodass auch einzelne Muskeln, wie der M. sartorius, M. tensor fasciae latae oder M. gracilis, ihre eigene Führungsrinne erhalten.

Durch **Faszienverletzungen** (meist bei scharfer Gewalteinwirkung) kann es leicht zu Muskelhernien kommen. Spritzenabszesse können sich epi- oder subfazial ausbreiten.

Eine Gefäßloge enthält die großen Schenkelgefäße. Sie ziehen durch die Lacuna vaso-

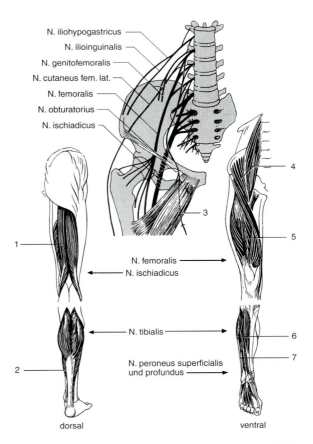

Abb. 255 Muskelinnervationen des Beins.
Schematische Darstellung mit Plexus lumbalis (aus L1–L4) und N. ischiadicus (aus L4–S3). Es innervieren:
1 der tibiale Anteil des N. ischiadicus die Flexoren des Oberschenkels,
2 der N. tibialis die oberflächlichen und tiefen Flexoren des Unterschenkels,
3 der N. obturatorius die Adduktoren des Oberschenkels (der M. pectineus wird vorwiegend vom N. femoralis versorgt),
4 der N. femoralis die Flexoren der Hüfte (M. iliopsoas, der z. T. auch direkte Zweige aus dem Plexus erhält),
5 die Extensoren des Oberschenkels und z. T. den M. pectineus,
6 der N. peroneus profundus die Extensoren des Unterschenkels und die Muskeln des Fußrückens,
7 der N. peroneus superficialis die Wadenbeinmuskeln.

rum in das Trigonum femorale (Abb. 256, 257) und weiter durch den Canalis adductorius in die Kniekehle.

8.3.2 Muskeln des Oberschenkels
(Abb. 254 bis 256, 259)

Die Oberschenkelmuskeln gliedern sich topographisch in eine vordere, hintere und mittlere Muskelgruppe, denen funktionell die Extensoren, Flexoren und Adduktoren entsprechen.

Die Streckerloge des Oberschenkels enthält
1. den *M. sartorius,* der von der Spina iliaca anterior superior schraubenförmig nach unten medial zur Tuberositas tibiae zieht, und
2. den *M. quadriceps femoris,* der sich aus 4 Muskeln zusammensetzt,
   - dem *M. rectus femoris,* der von der Spina iliaca anterior inferior entspringt,
   - dem *M. vastus lateralis,* der vom Trochanter major und der lateralen Seite des Femur kommt,
   - dem *M. vastus medialis,* der von der Linea intertrochanterica und der Medialseite des Femur entspringt, und
   - dem *M. vastus intermedius,* der die Vorderfläche des Femur umgibt.

Alle Muskeln vereinigen sich in der Quadrizepssehne, welche die Kniescheibe wie ein Sesambein einschließt. Die Fortsetzung der Quadrizepssehne distal von der Kniescheibe ist das *Lig. patellae,* das an der Tuberositas tibiae ansetzt. Schwächere Faserzüge ziehen als *Retinaculum patellae mediale* und *laterale* zu beiden Seiten der Kniescheibe über die Gelenkkapsel zur Tibia (Abb. 260 a). Bei reflektorischer Muskelkontraktion kann es zu Ausrissen des Lig. patellae aus der Tibia kommen.

> Durch Beklopfen des Lig. patellae mit dem Reflexhammer bei gebeugtem Knie wird der Patellarsehnenreflex (PSR) ausgelöst, ein Eigenreflex des M. quadriceps femoris zur Funktionsprüfung des N. femoralis aus den Segmenten L_2 bis L_4.

Die Beugerloge des Oberschenkels enthält die ischiokruralen Muskeln; sie entspringen vom Tuber ischiadicum und inserieren am Unterschenkel.
1. Der *M. biceps femoris* besitzt 2 Köpfe;
   - das *Caput longum* kommt vom Tuber ischiadicum,
   - das *Caput breve* vom Labium laterale der Linea aspera des Oberschenkels; beide setzen am Caput fibulae an,
2. der *M. semitendinosus* inseriert an der medialen Seite der Tibia und
3. der *M. semimembranosus* am Condylus medialis tibiae.

Die Wirkungen der Muskelgruppen des Oberschenkels sind an den Fragmentverschiebungen nach Oberschenkelfrakturen zu erkennen (Abb. 264).

Die Muskeln der Adduktorenloge bilden am Knochenrahmen des Foramen obturatum eine Muskelschale.
1. Der *M. pectineus* entspringt vom Pecten ossis pubis,
2. der *M. adductor longus* vom oberen Schambeinast,
3. der *M. gracilis* unter der Symphyse vom unteren Schambeinast,
4. der *M. adductor brevis* vom unteren Schambeinast und
5. der *M. adductor magnus* vom unteren Schambeinast bis zum Sitzbeinhöcker.

Mit Ausnahme des M. pectineus, der zur Linea pectinea zieht, und des M. gracilis, der an der Innenseite der Tibia inseriert, setzen alle anderen Adduktoren am Labium mediale der Linea aspera des Femur an. Der fächerförmige Ansatz des M. adductor magnus, dessen Sehne bis zum Epicondylus medialis femoris reicht, enthält mehrere Öffnungen für die Aa. perforantes aus der A. profunda femoris. Kurz vor dem Ansatz der Endsehne befindet sich der Adduktorenschlitz, *Hiatus adductorius.*

Der Adduktorenkanal, *Canalis adductorius,* der die Vorderseite des Oberschenkels mit der Kniekehle verbindet, endet am Adduktorenschlitz. Er wird von den Adduktoren, dem Vastus medialis und einer Sehnenplatte *(Membrana vastoadductoria)* begrenzt (Abb. 256).

8.3 Oberschenkel, Femur

8.3.3 Schenkeldreieck, Trigonum femoris
(Abb. 246, 256)

Das Trigonum femoris liegt unterhalb der Leistenbeuge. In ihm findet man die Leitungsbahnen, die vom Becken zur vorderen Seite des Beins ziehen.

Die Begrenzungen des Schenkeldreiecks sind
- oben das Lig. inguinale,
- lateral der M. sartorius und
- medial der M. adductor longus;
- der Boden wird vom M. iliopsoas und M. pectineus gebildet.

Die Haut über dem Trigonum ist relativ dünn und locker mit der Unterlage verbunden.

In der **Leistenbeuge** palpiert man die oberflächlichen Lymphknoten und unterhalb des Leistenbands, etwa in der Mitte, den Puls der A. femoralis. Sie kann hier auch punktiert und zur Blutstillung gegen den oberen Schambeinast abgedrückt werden.

Die *Fascia lata* besitzt unterhalb des Leistenbands eine große ovale Öffnung, den *Hiatus saphenus*, für den Durchtritt der V. saphena magna. Der Hiatus wird von einer durchlöcherten Bindegewebsplatte, *Fascia cribrosa*, abgeschlossen, die Hautnerven und kleinen Gefäßen zum Durchtritt dient. Ihr lateraler Rand ist zum *Margo falciformis* verstärkt, an dem sich Femoralhernien, die durch den Hiatus saphenus an die Oberfläche treten, einklemmen können.

Die Hautnerven im Gebiet des Trigonum femorale kommen alle aus dem Plexus lumbalis (Abb. 247). Zu ihnen gehören der *N. genitofemoralis* mit seinem R. femoralis und R. genitalis, der *N. femoralis* mit Rr. cutanei anteriores, der *N. obturatorius* mit einem R. cutaneus und der *N. ilioinguinalis* mit den Nn. scrotales bzw. labiales anteriores.

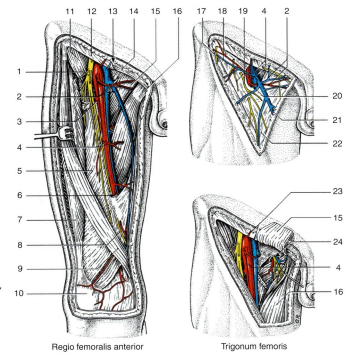

Abb. 256 Vorderseite des Oberschenkels und Schenkeldreieck (rechts), oberflächliche Schicht (oben) und tiefe Schicht mit Leitungsbahnen (unten).
1 N. femoralis,
2 Aa., Vv. pudendae externae,
3 A. profunda femoris,
4 A., V. femoralis,
5 M. vastus medialis,
6 Hiatus adductorius,
7 M. rectus femoris,
8 N. saphenus,
9 M. sartorius,
10 Patella,
11 M. iliopsoas,
12 Lig. inguinale,
13 Lacuna vasorum,
14 Funiculus spermaticus,
15 M. pectineus,
16 M. adductor longus,
17 N. cutaneus femoris lateralis,
18 A., V. circumflexa ilium superficialis,
19 Rr. cutanei anteriores n. femoralis,
20 Hiatus saphenus,
21 V. saphena magna,
22 Fascia lata,
23 A., V. epigastrica superficialis,
24 Canalis obturatorius, N. obturatorius, A. obturatoria, Vv. obturatoriae.

Regio femoralis anterior   Trigonum femoris

Bein, Membrum inferius

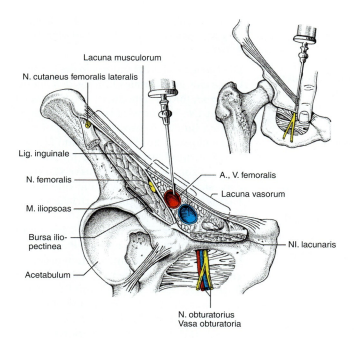

Abb. 257 **Lacuna musculorum und Lacuna vasorum mit Punktion der A. femoralis und Anästhesie des N. obturatorius.**

Die Hautarterien sind 3 kleine Äste der A. femoralis, welche durch die Fascia cribrosa unter die Haut treten. Die *A. epigastrica superficialis* zieht über das Lig. inguinale nach oben, die *A. circumflexa ilium superficialis* nach lateral und die *Aa. pudendae externae* nach medial zum äußeren Genitale,.

Die Hautvenen (Abb. 256, 267) bilden am Hialus saphenus den „Venenstern", der aus Zuflüssen der *V. saphena magna, V. epigastrica superficialis, V. circumflexa ilium superficialis* und *Vv. pudendae externae* besteht.

Lymphgefäße. Die oberflächlichen Lymphbahnen sammeln sich in den *Nll. inguinales superficiales.* Diese liegen in sehr variabler Zahl und Größe unterhalb des Leistenbands und in der Umgebung des Hiatus saphenus im subkutanen Fettgewebe. Mit den tiefen Lymphknoten, *Nll. inguinales profundi,* stehen sie durch zahlreiche Bahnen, welche durch die Fascia cribrosa ziehen, in Verbindung. Ihre Einzugsgebiete sind Anus, Damm, äußeres Genitale, unterer Teil der vorderen Bauchwand und Beinoberfläche. Bei der Frau kommunizieren noch Lymphbahnen durch das Lig. teres uteri mit der Gebärmutter und Tube (Abb. 228).

Unterhalb des Leistenbands liegen die *Lacuna vasorum* und *Lacuna musculorum,* die beide durch den *Arcus iliopectineus,* einem Verstärkungszug der *Fascia iliaca,* getrennt sind (Abb. 257).

Durch diese Lakunen können Senkungsabszesse aus dem Becken auf den Oberschenkel fortgeleitet werden.

Durch die Lacuna musculorum treten der *N. femoralis* und der *N. cutaneus femoris lateralis.*

Der *N. femoralis* verläuft am weitesten medial unter der Faszie des M. iliopsoas. Nach seinem Durchtritt unter dem Leistenband fächert er sich auf (Abb. 256). Er innerviert den M. iliopsoas (der auch noch kurze Äste vom Plexus lumbalis erhält), die Extensoren, z. T. den M. pectineus sowie die Haut an der Vorderfläche des Oberschenkels und der Medialseite des Unterschenkels bis herunter zum inneren Fußrand.

8.3 Oberschenkel, Femur

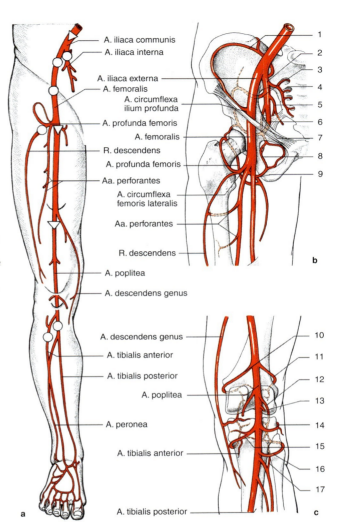

Abb. 258 Beinarterien.
a Unterbindungsstellen. Dreieck: Unterbindung nicht erlaubt, freier Kreis: Unterbindung erlaubt.
b Kollateralkreisläufe im Bereich der Hüfte von ventral.
c Abgänge der A. poplitea (unten rechts).

1 A. iliolumbalis,
2 A. iliaca interna,
3 A. glutea superior,
4 Aa. sacrales laterales,
5 A. pudenda interna,
6 A. glutea inferior,
7 A. obturatoria,
8 R. anterior et posterior,
9 A. circumflexa femoris medialis,
10 A. superior medialis genus,
11 A. superior lateralis genus,
12 Aa. surales,
13 A. media genus,
14 A. inferior lateralis genus,
15 A. inferior medialis genus,
16 A. recurrens tibialis posterior (inkonstant),
17 A. recurrens tibialis anterior.

Wegen seiner oberflächlichen Lage im Schenkeldreieck kann der N. femoralis leicht verletzt werden und aufgrund seiner starken Verzweigungen ist eine direkte Naht nicht möglich. Bei einer Lähmung sind die Hüftbeugung und Streckung des Unterschenkels erschwert.

Durch die Lacuna vasorum ziehen lateral die *A. femoralis* und medial die *V. femoralis*, Lymphgefäße und der *R. femoralis* des N. genitofemoralis. Häufig findet man hier noch den Rosenmüller-Lymphknoten, der zur Gruppe der Nll. inguinales profundi gehört.

Der Schenkelkanal, *Canalis femoralis*, liegt im medialen Abschnitt der Lacuna vasorum.

Oben wird der Schenkelkanal zur Bauchhöhle durch das bindegewebige *Septum femorale* verschlossen (**innere Bruchpforte bei Schenkelhernien**). Unten endet er am Hiatus saphenus (**äußere Bruchpforte bei Schenkelhernien**). Da das Septum femorale während der Schwangerschaft aufgelockert wird, werden Schenkelhernien bei Frauen häufiger beobachtet als bei Männern.

Die A. femoralis kann zur Blutstillung in der Mitte unterhalb des Leistenbands gegen den oberen Schambeinast abgedrückt werden; hier wird sie auch punktiert (Abb. 257). Wenige Zentimeter unter dem Leistenband entlässt sie
- die *A. profunda femoris,* die den Hauptteil des Oberschenkels versorgt. Aus ihr entspringen
- die *A. circumflexa femoris medialis* und *lateralis.* Sie ziehen zu den Muskeln und anastomosieren mit den Schenkel- und Beckenarterien (Abb. 258).
- Die *Aa. perforantes* sind die Endäste der A. profunda femoris. Sie treten durch die Schlitze der Adduktorenmuskeln auf die Rückseite des Oberschenkels.

8.3.4 Vordere Oberschenkelregion, Regio femoris anterior
(Abb. 246, 256)

Hautnerven (Abb. 247). Die Vorderfläche des Oberschenkels wird von Nerven des Plexus lumbalis innerviert. Die *Rr. cutanei anteriores* des *N. femoralis* durchbrechen die Fascia lata an mehreren Stellen und versorgen den mittleren Teil, der *R. cutaneus* des *N. obturatorius* die mediale Seite und der *N. cutaneus femoris lateralis* den seitlichen Teil des Oberschenkels.

Der N. cutaneus femoris lateralis kommt direkt aus dem Plexus lumbalis und zieht medial von der Spina iliaca anterior superior unter dem Leistenband zum Oberschenkel.

Erkrankungen dieses Hautnerven äußern sich in schmerzhaften **Parästhesien** an der Außenseite des Oberschenkels.

Hautvenen (Abb. 267). An der medialen Seite des Oberschenkels zieht die *V. saphena magna* hinter dem medialen Epicondylus nach oben. Sie wird in der Regel von der *V. saphena accessoria* begleitet. Neben ihr verlaufen die oberflächlichen Lymphbahnen des Beins.

Die Schenkelgefäße, A. und V. femoralis, bilden mit den tiefen Lymphgefäßen einen von Bindegewebe umschlossenen Gefäßstrang, dem lateral der N. saphenus aus dem N. femoralis anliegt. Dieser zieht durch den Canalis adductorius auf die Dorsalseite des Oberschenkels in die Kniekehle. Die Vorderwand des Adduktorenkanals wird vom N. saphenus und von der A. descendens genus durchbrochen.

Die *A. femoralis* verläuft in 3 Teilstrecken (Abb. 256, 258).
- Der 1. Abschnitt liegt im Trigonum femorale,
- der 2. Abschnitt wird vom M. sartorius bedeckt,
- der 3. Abschnitt verläuft im Adduktorenkanal.

Oben findet man die *A.* femoralis unter der Mitte des Leistenbands, im mittleren Abschnitt medial vom M. sartorius und oberhalb des Knies seitlich vom M. sartorius.

Auf Grund ihrer oberflächlichen Lage ist die A. femoralis leicht verletzbar und für Unterbindungen gut zu erreichen.

Die *V. femoralis* liegt im proximalen Drittel medial von der Arterie und verlagert sich dann distal weiter nach hinten.

Der Canalis obturatorius ist eine Öffnung in der Membrana obturatoria direkt unter dem oberen Schambeinast. Er dient dem Durchtritt des N. obturatorius (aus dem Plexus lumbalis), der A. und V. obturatoria (aus den Vasa iliaca int.) (Abb. 209, 210).

Der *N. obturatorius* und die *A. obturatoria* teilen sich in den *R. anterior* und *R. posterior.* Beide versorgen die Adduktoren. Der N. obturatorius gibt außerdem einen *R. cutaneus* für die mediale Seite des Oberschenkels.

Zur **Leitungsanästhesie des N. obturatorius** orientiert man sich am Tuberculum pubicum (neben der Symphyse) und führt die Kanüle etwa fingerbreit lateral von diesem in die Haut ein (Abb. 257).

In seltenen Fällen ist der Canalis obturatorius eine Bruchpforte. **Obturatoriushernien** können durch Druck des Bruchsacks auf den N. obturatorius Schmerzen oder Sensibilitätsausfälle an der medialen Seite des Oberschenkels auslösen (Reithosenanästhesie).

8.3 Oberschenkel, Femur

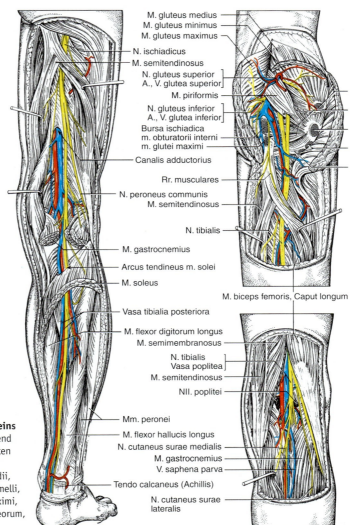

Abb. 259 Leitungsbahnen des Beins
von dorsal (links), rechte Gesäßgegend (oben rechts), rechte Kniekehle (unten rechts).
1 Bursa trochanterica m. glutei medii,
2 M. obturatorius internus, Mm. gemelli,
3 Bursa trochanterica m. glutei maximi,
4 Bursae intermusculares mm. gluteorum,
5 M. quadratus femoris.

Die *A. obturatoria* entlässt einen *R. acetabularis*, der durch das Lig. capitis femoris zum Femurkopf zieht (Abb. 253). Ihr *R. anterior* anastomosiert mit der *A. circumflexa femoris medialis* und ihr *R. posterior* mit der *A. glutea inferior* (Abb. 210, 258). Vor dem Canalis obturatorius kommuniziert sie durch einen *R. pubicus* mit der A. epigastrica inferior (Corona mortis).

8.3.5 Hintere Oberschenkelregion, Regio femoris posterior
(Abb. 246, 259)

Die Haut auf der Hinterseite des Oberschenkels ist relativ derb. Am distalen Ende springen die Sehnen der Beuger hervor und markieren die mediale und laterale Begrenzung der Kniekehle. Ein einheitliches Nerven-Gefäß-Bündel fehlt auf der Dorsalseite des Oberschenkels (Abb. 259).

Hautnerven (Abb. 247). Der *N. cutaneus femoris posterior* (aus dem Plexus sacralis), der proximal die Nn. clunium inferiores für die Haut des Gesäßes abgibt, durchbricht die Fascia lata mit seinen Endzweigen im distalen Abschnitt.

Der N. ischiadicus (L_3 bis S_3) ist der größte Nerv des menschlichen Körpers. Er erreicht die Regio femoralis posterior am unteren Rand des M. gluteus maximus. Hier liegt er am oberflächlichsten zwischen Tuber ischiadicum und Trochanter major auf dem M. quadratus femoris. Er zieht dann zwischen dem M. adductor magnus und den Beugern nach unten. Proximal liegt er lateral vom langen Bizepskopf, und weiter unten wird er von diesem bedeckt. Die Teilung in seine beiden Endäste, *N. tibialis* und *N. peroneus communis,* kann bereits oberhalb der Fossa poplitea erfolgen.

Der N. ischiadicus innerviert alle Beugemuskeln des Oberschenkels und den distalen Teil des M. adductor magnus. Bei hoher Teilung werden der kurze Bizepskopf vom N. peroneus communis und die anderen Muskeln vom N. tibialis versorgt.

Der N. ischiadicus wird von einer Bindegewebs- und Fettschicht eingehüllt, in der auch **Abszesse** vom Becken bis zur Kniekehle fortgeleitet werden können. Er ist am meisten entspannt, wenn die Hüfte gestreckt und das Knie gebeugt ist (**Entlastungsstellung bei Ischialgie**). In der Entlastungsstellung ist eine End-zu-End-Naht des Nerven bei Defekten bis zu 8 cm möglich. Bei Ischiadikuslähmungen kann der Unterschenkel nicht mehr gebeugt werden; Fuß- und Zehenmuskeln fallen aus und die Sensibilität der Fußsohle ist aufgehoben.

Gefäße. Die Beugemuskeln werden von den *Aa. perforantes,* die als Endäste der A. profunda femoris die Adduktoren durchbohren und so auf die Dorsalseite des Oberschenkels gelangen, versorgt. Die Venenverläufe entsprechen denen der Arterien.

Fragen zum Selbststudium

1 Welche Muskeln bestimmen die Form des Oberschenkels? 348

2 Durch welche Öffnungen ziehen die Leitungsbahnen vom Becken zum Oberschenkel? 349

3 Wo liegt das Feld für die intramuskuläre Injektion des M. vastus lateralis? 348

4 Beschreiben Sie die räumliche Ausbreitung der Fascia lata und ihren Anteil an der Bildung der Muskellogen. 349

5 Wo liegt der Hiatus saphenus und welche Vene tritt hier hindurch? 349

6 Wie können Muskelhernien entstehen? 349

7 Welcher Muskel reagiert im Eigenreflex beim Beklopfen der Patella? 350

8 Welche Muskeln liegen in der Beugerloge? 350

9 Wo verläuft der Adduktorenkanal und welche Logen verbindet er? 350

10 Nennen Sie Begrenzungen und Inhalt des Trigonum femorale. 351

11 Welche Hautnerven innervieren den Oberschenkel? 351

12 Nennen Sie die Einzugsgebiete der inguinalen Lymphknoten. 352

13 Wo liegen die Lacuna musculorum und Lacuna vasorum und was tritt durch sie hindurch? 352

14 Nennen Sie das Innervationsgebiet des N. femoralis. 352

15 Beschreiben Sie Lage und Verlauf des Schenkelkanals und seine klinische Bedeutung. 353

16 In welche Teilstrecken gliedert man die A. femoralis und warum ist sie leicht verletzbar? 354

17 Wo erreicht man den N. obturatorius zur Leitungsanästhesie? 354

8.4 Knie, Genu

18	Worauf beruht das Phänomen der Reithosenanästhesie?	354
19	An welcher Stelle erreicht der N. ischiadicus die Regio femoralis posterior?	356
20	Welche Muskeln werden vom N. ischiadicus innerviert?	356

8.4 Knie, Genu
(Abb. 260 bis 263)

Topographisch beginnt das Knie etwa 3 cm oberhalb der Basis patellae und endet unterhalb der Tuberositas tibiae. Man unterscheidet eine vordere und eine hintere Knieregion. In der *Regio genus anterior* kann man Teile des Kniegelenks palpieren; die *Regio genus posterior* entspricht der Kniekehle, *Fossa poplitea*.

8.4.1 Vordere Kniegegend, Regio genus anterior
(Abb. 246, 260, 261)

Das Relief der vorderen Knieregion wird durch das Kniegelenk und die unteren Wülste des M. quadriceps femoris geprägt. In der Mitte befindet sich die Kniescheibe, *Patella*.

Durch ihre oberflächliche Lage ist die **Kniescheibe** bei direkten Gewalteinwirkungen leicht verletzbar (Quer-, Längs-, Stern-, Trümmerfraktur), sie kann aber auch durch indirekte Gewalteinwirkung z. B. bei plötzlicher Kontraktion des M. quadriceps femoris frakturieren. Eine **geteilte Kniescheibe (Patella partita)** ist Ausdruck einer Fehlbildung bei Ausbleiben der Verschmelzung mehrfach angelegter Knochenkerne.

Unterhalb der Kniescheibe zieht das *Lig. patellae* zur Tuberositas tibiae. Zu beiden Seiten des Lig. patellae tritt bei gestrecktem Knie ein flacher Wulst hervor, der durch den Fettkörper des Kniegelenks entsteht. Bei der Beugung retrahiert sich dieser, und die Wülste wandeln sich in flache Gruben um. An beiden Seiten tastet man die Kondylen des Femur und der Tibia sowie die beiden Seitenbänder.

Die Haut über dem Kniegelenk ist relativ dick. Bemerkenswert ist hier das Vorhandensein einiger subkutaner Schleimbeutel (Abb. 261, 262).
- Die *Bursa subcutanea prepatellaris* liegt vor der Kniescheibe,
- die *Bursa subcutanea infrapatellaris* vor dem Lig. patellae und
- die *Bursa subcutanea tuberositatis tibiae* vor der Tuberositas tibiae. Sie wird beim Knien am meisten beansprucht.

Die subkutanen Knieschleimbeutel sind durch ihre exponierte Lage leicht verletzbar, z.B. bei Schürf- und Risswunden und da sie häufig miteinander kommunizieren, breiten sich Infektionen leicht über das Knie aus. Chronische Mikrotraumatisierungen, wie sie in verschiedenen Berufen unvermeidlich sind (Bergleute, Parkett- oder Fliesenleger), können eine chronische Entzündung (**Bursitis praepatellaris**) verursachen, die meist nur durch Schleimbeutelexstirpation zu beseitigen ist.

Die Fascia lata ist fest mit dem Tractus iliotibialis, den Retinacula und den Seitenbändern des Kniegelenks sowie mit dem umgebenden Knochen verwachsen.

Hautnerven (Abb. 247). Die Haut wird von den *Rr. cutanei anteriores* des *N. femoralis* und dem *R. infrapatellaris* des *N. saphenus* innerviert.

Die Arterien (Abb. 258) bilden unter der Faszie ein ausgedehntes Netz, **das Rete articulare genus,** das sich auf der Kniescheibe zum *Rete patellare* verdichtet. Die Versorgung dieses Arteriennetzes erfolgt von mehreren Arterien.
- Der *R. descendens* der A. circumflexa femoris lateralis kommt aus der A. profunda femoris,

Bein, Membrum inferius

- die *A. descendens genus* aus der A. femoralis,
- die *A. superior medialis genus* und *lateralis* entspringen wie
- die *A. inferior medialis genus* und *lateralis* aus der A. poplitea,
- die *A. recurrens tibialis anterior* und *posterior* aus der A. tibialis anterior, und
- der *R. circumflexus fibularis* entstammt der A. tibialis posterior.

Da das Rete articulare genus für die Bildung eines Kollateralkreislaufs nicht ausreicht, ist die Unterbindung der A. poplitea für den Unterschenkel risikoreich.

Die Hautvenen (Abb. 267) leiten das Blut in die V. saphena magna. Den Venen folgen auch die Lymphbahnen bis zur Leistenbeuge.

8.4.2 Kniegelenk, Articulatio genus
(Abb. 260 bis 263)

Das Kniegelenk (Abb. 260) ist das größte Gelenk des Menschen. In ihm artikulieren die konvexen Femurkondylen mit den nahezu planen Gelenkflächen der Tibia. Die Inkongruenz der Gelenkflächen wird durch die beiden Menisken und durch den Gelenkknorpel ausgeglichen, der an den Stellen der stärksten Belastung am dicksten ist.

Die Kniegelenkkapsel inseriert an der Tibia oberhalb der Epiphysenlinie. Am Femur erfolgt der Ansatz derart, dass die Epiphysenlinie vorn innerhalb der Kapsel bzw. in der Bursa suprapatellaris (Übergreifen von Gelenkprozessen) und hinten außerhalb der Gelenkhöhle liegt. In leichter Beugestellung (20° bis 30°) ist die Gelenkkapsel am meisten entspannt.

Außenbänder des Kniegelenks sind
- vorn die *Quadrizepssehne* und das *Lig. patellae*,
- medial das *Lig. collaterale tibiale* (klinisch auch „Innenband" genannt und mit dem Meniscus medialis fest! verbunden) und das *Retinaculum patellae mediale*,
- lateral das *Lig. collaterale fibulare* (es inseriert am Kopf der Fibula und ist nicht! mit der Gelenkkapsel verbunden) und *Retinaculum patellae laterale*,
- hinten das *Lig. popliteum obliquum* und *Lig. politeum arcuatum*.

Bei einer Durchtrennung des Lig. patellae (Hauptstreckapparat) kann das Knie noch über die Retinacula gestreckt werden (**Reservestreckapparat**). Bei Zerrungen (**Distorsionen**) des Kniegelenks ist das tibiale Seitenband wesentlich häufiger betroffen als das fibulare. Rupturen des Lig. collaterale tibiale erkennt man daran, dass der Unterschenkel zur Seite geführt werden kann (**Aufklapp-Phänomen**).

Schleimbeutel (Abb. 261 b, 262). Außer den subkutanen Schleimbeuteln gibt es
- die *Bursa suprapatellaris,* die sich oberhalb der Kniescheibe zwischen Quadrizepssehne und Knochen ausdehnt. In der Regel steht sie mit der Gelenkhöhle in Verbindung und ermöglicht eine Gleitbewegung der Kniescheibe um 5 bis 7 cm.
- Die *Bursa infrapatellaris profunda* liegt zwischen Lig. patellae und Tibia.

Kniegelenkergüsse, die sich auf die Bursa suprapatellaris ausbreiten, verursachen eine Schwellung oberhalb der Kniescheibe. Dabei wird die Kniescheibe aus ihrer Führungsrinne gehoben und kann beim Tasten zur Seite bewegt werden. Durch Fingerdruck lässt sie sich wieder mit den Kondylen des Femur in Kontakt bringen, schnellt jedoch beim Nachlassen des Drucks wieder zurück (**„tanzende" Patella**).

Die hinteren Schleimbeutel finden sich an den Ansatzstellen der Muskeln (Abb. 260 c).
- Der *Recessus subpopliteus (Bursa m. popliteï)* liegt auf dem Condylus lateralis femoris unter der Sehne des M. popliteus und kommuniziert in der Regel mit der Kniegelenkhöhle,
- die *Bursa m. semimembranosi* findet sich am oberen Rand der Tibia unter der Ansatzebene des M. semimembranosus; sie steht häufig mit der Gelenkhöhle in Verbindung,
- die *Bursa subtendinea m. bicipitis femoris inferior* auf dem Lig. collaterale fibulare liegt unter der Ansatzsehne des M. biceps femoris,

8.4 Knie, Genu

- die *Bursa subtendinea m. gastrocnemii medialis* und *lateralis* unter den Ursprüngen beider Gastroknemiusköpfe sowie
- die *Bursa anserina* an der medialen Seite des Tibiakopfs unter den Sehnenansätzen des M. semitendinosus, M. gracilis und M. sartorius.

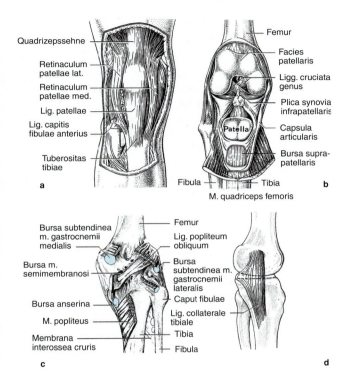

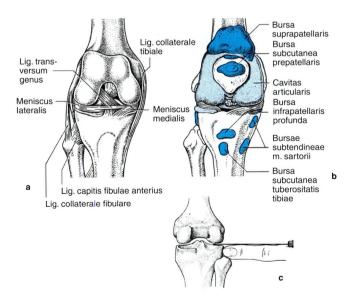

Abb. 260 Rechtes Kniegelenk.
a Verstärkungsbänder der Gelenkkapsel von vorn.
b Eröffnete Gelenkkapsel und Schleimbeuteln von hinten.
c Ansicht von hinten.
d Ansicht von medial mit Lig. collaterale tibiale.

Abb. 261 Kniegelenksbänder und -höhle.
a Bänder des Kniegelenks von vorn.
b Ausguss der Gelenkhöhle und Schleimbeutel (nach T. von Lanz, W. Wachsmuth 1938)
c Kniegelenkpunktion (unten).

359

Bein, Membrum inferius

Die Gelenkhöhle (Abb. 261, 262) ist relativ weit und mit vielen Buchten versehen, die Infektionserregern zahlreiche Schlupfwinkel bieten.

Die **große Fläche** der Synovialhaut mit den ihr angeschlossenen Schleimbeuteln erklärt das Auftreten von massiven Gelenkergüssen. Sie breitet sich nicht über die Tibiakondylen nach unten aus, daher kann die Gelenkpunktion auch von lateral erfolgen. Die Einstichstelle liegt dann einen Fingerbreit über dem Caput fibulae (Abb. 260).

Der vordere Teil der Gelenkhöhle wird von einem Fettkörper, *Corpus adiposum infrapatellare*, ausgefüllt. Eine Falte desselben, *Plica synovialis infrapatellaris*, befestigt sich in der Fossa intercondylaris.

Die Menisken liegen unter den Femurkondylen. Sie bestehen aus verformbaren Faserknorpeln und lassen sich auf der Tibia wie „transportable Gelenkpfannen" verschieben. Im Querschnitt sehen sie keilförmig aus; ihre breite Kante zeigt nach außen (Abb. 262).

- Der *Meniscus medialis* (klinisch auch „Innenmeniskus" genannt) ist größer, C-förmig und durch seine Befestigung am Lig. collaterale tibiale („Innenband") weniger beweglich als
- der *Meniscus lateralis*, der kleiner und kreisförmig ist.

Die Enden der Menisken befestigen sich im Gebiet der *Eminentia intercondylaris* der Tibia; ein Ende des lateralen Meniskus strahlt mit dem *Lig. meniscofemorale posterius* in das hintere Kreuzband ein. Vorn sind beide Menisken durch das *Lig. transversum genus* miteinander verbunden.

Gewaltsame Außen- und Innenrotation bei halbgebeugtem Knie, wie sie z. B. beim Skilaufen oder Fußballspielen vorkommen, können Ein- oder Abrisse der Menisken zur Folge haben. Dabei können sie eingeklemmt werden, was sehr schmerzhaft ist und eine Streckhemmung auslöst. Der unbeweglichere „Innenmeniskus" ist davon wesentlich häufiger betroffen als der laterale Meniskus; meist sind es Einrisse am vorderen Schenkel oder ein Abriss von der Kapsel.

Die Kreuzbänder, *Ligg. cruciata genus* (Abb. 263) sind, wie auch das Lig. meniscofemorale posterius und Lig. transversum genus Binnenbänder des Kniegelenks. Sie ziehen von den Seitenwänden der Fossa intercondylaris des Femur zur Eminentia intercondylaris anterior und posterior der Tibia. Es gibt ein vorderes und hinteres Kreuzband, *Lig. cruciatum anterius* und *posterius*.

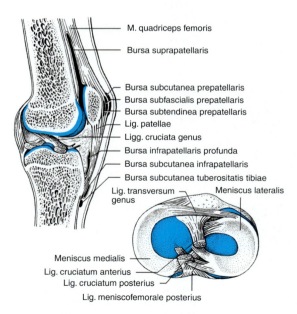

Abb. 262 Sagittalschnitt durch das Kniegelenk und Menisken in der Aufsicht.

8.4 Knie, Genu

Die Funktion der Kreuzbänder besteht darin, die Lage der Femurkondylen auf dem Tibiakopf zu sichern und einer Überstreckung des Kniegelenks entgegenzuwirken. Das vordere Kreuzband verhindert ein Vorschieben, das hintere ein Zurückgleiten der Tibia gegenüber dem Femur. Zusammen mit den Seitenbändern verhindern sie eine zu starke Rotation. Bei der Außenrotation sind die Seitenbänder und bei der Innenrotation die Kreuzbänder angespannt (Abb. 263).

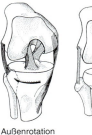
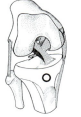
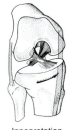
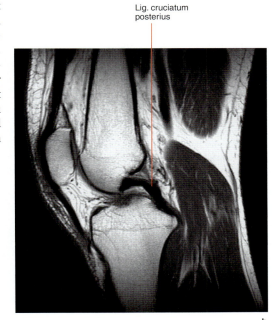

Außenrotation — Ruhe — Innenrotation

a

b

c

Abb. 263 Kreuzbänder des Kniegelenks
a **Kreuzbänder und Seitenbänder** (schematisch). Neben synergistischen Funktionen haben sie eine antagonistische Grundfunktion bei den Rotationen (Nach W. Müller 1982).
b+c **Magnetresonanztomographische Darstellung (MRT) des rechten Kniegelenks.**
b Medialer Sagittalschnitt durch das Lig. cruciatum genus posterius. (Original: Prof. Dr. med. K. Hauenstein, Rostock)
c Sagittalschnitt durch den Condylus medialis. (Original: Prof. Dr. med. K. Hauenstein, Rostock)

Bei **Abrissen der Kreuzbänder** durch direktes und indirektes Trauma bei Sport (64%), Straßenverkehr (14%), Arbeit (12%), Freizeit (10%) kommt es zur Gelenkinstabilität in der Sagittalebene. Der Tibiakopf kann gegenüber dem Femur bei gebeugtem Kniegelenk nach vorn und hinten verschoben werden (**Schubladenphänomen**). Meist ist die Verletzung mit Meniskus- und/oder Seitenband-Kapselläsionen kombiniert („unhappy triad"), letztere führen zur Rotationsinstabilität.

Eine Methode zur Inspektion der Gelenkhöhle, vornehmlich des Kniegelenks, ist die **Arthroskopie**: Nach vorangehender Punktion (mittels Trokar) und Auffüllen mit Gas (O_2) oder Flüssigkeit (Ringer-Lösung) wird ein Endoskop in das Gelenk eingeführt. Die Arthroskopie ermöglicht eine direkte Beurteilung pathologischer Veränderungen oder traumatisch bedingter Gelenkschäden z. B. Kreuzbandriss oder Meniskusläsionen, sowie die Entnahme von Gewebeproben (Biopsie) und Fotodokumentationen.

Die Funktion des Kniegelenks besteht in der Beugung, Streckung und bei gebeugtem Knie in der Rotation des Unterschenkels.

Während der Beuge- und Streckbewegungen verschiebt sich die Kniescheibe auf der Facies patellaris femoris um 5 bis 7 cm. Bei maximaler Beugung befindet sie sich in der Gleitrinne zwischen beiden Femurkondylen, wodurch sie gegen seitliche Verschiebungen gesichert ist.

Kniegelenkluxationen sind relativ selten, Verrenkungen der Kniescheibe häufiger, meist erfolgen sie nach lateral.

Normalerweise liegt das Kniegelenk in der Tragelinie des Körpers. Eine Abweichung nach medial bezeichnet man als **X-Bein (Genu valgum)**, nach lateral als **O-Bein (Genu varum)**. Während des Wachstums ändert sich die Kniestellung: Beim Neugeborenen verläuft die Tragelinie medial von der Mitte des Knies (O-Bein-Stellung), bis zum 4./5. Lebensjahr verschiebt sie sich über die Mitte nach außen (X-Bein-Stellung) und bis zur Geschlechtsreife geht sie durch die Mitte des Knies (Normalstellung).

Die Wirkungen der am Oberschenkel ansetzenden oder entspringenden Muskeln sind bei Oberschenkelbrüchen an **typischen Fragmentdislokationen** erkennbar, z. B. die Wirkung der pelvitrochantären Muskeln im Antagonismus mit den Adduktoren des Oberschenkels bei subtrochanteren Frakturen oder die Wirkung des M. quadriceps femoris im Wechselspiel mit dem M. gastrocnemius bei suprakondylären Frakturen des Femur (Abb. 264).

8.4.3 Kniekehle, Regio genus posterior
(Abb. 259, 265)

Die Kniekehle, *Fossa poplitea*, ist rautenförmig und bildet bei der Beugung eine flache Grube. Die Kniekehlenhaut ist relativ dünn; sie enthält Schweiß- und Talgdrüsen und zeigt 2 bis 3 Beugefalten. Unter ihr liegt eine derbe Faszie.

Die Begrenzung der Fossa poplitea erfolgt
- oben medial vom M. semimembranosus und M. semitendinosus,
- oben lateral vom M. biceps femoris und
- unten beiderseits von den Ursprungsköpfen des M. gastrocnemius.
- Der Boden wird von der Facies poplitea des Femur, der hinteren Kniegelenkkapselwand und vom M. popliteus gebildet.

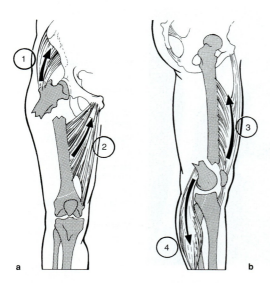

Abb. 264 Dislozierte Oberschenkelfrakturen.
a Wirkung des Muskelzugs bei subtrochanterem Bruch.
b Extension des Femur beim suprakondylären Bruch.

1 Pelvitrochantere Muskeln,
2 Adduktoren des Oberschenkels,
3 Strecker des Oberschenkels (M. quadriceps femoris),
4 M. gastrocnemius.

8.4 Knie, Genu

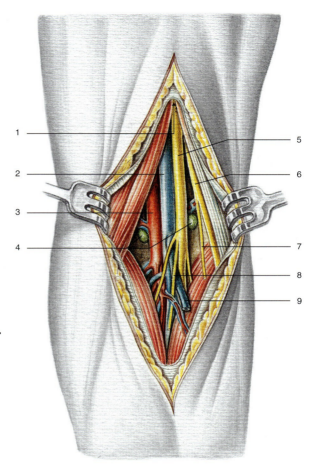

Abb. 265 Leitungsbahnen der Kniekehle.
(Aus [1])
1 N. ischiadicus,
2 V. poplitea,
3 A. poplitea,
4 Nll. poplitei profundi,
5 N. tibialis,
6 N. peroneus communis,
7 N. cutaneus surae lateralis,
8 N. cutaneus surae medialis,
9 V. saphena parva.

Die Kniekehle enthält einen Fettkörper, Leitungsbahnen und Lymphknoten. Oben steht sie mit dem Bindegewebslager des N. ischiadicus und unten durch den Arcus tendineus m. solei mit dem Bindegewebsraum der Beugerloge in Verbindung.

Hautnerven. Die Mitte der Kniekehle wird von Endästen des *N. cutaneus femoris posterior* innerviert. Die mediale Seite erhält Zweige vom *N. saphenus* (aus dem N. femoralis) und die laterale Seite rückläufige Äste vom *N. cutaneus surae lateralis* (aus dem N. peroneus communis).

Hautvenen. Die *V. saphena parva* verläuft in der Kniekehle bereits unter der Faszie und mündet in die V. poplitea.

Die tiefen Leitungsbahnen in der Kniekehle bestehen aus Ästen des *N. ischiadicus* und den *Vasa poplitea* (Abb. 265).

Der N. ischiadicus liegt am oberflächlichsten. Kurz nach seinem Eintritt in die Fossa poplitea, häufig aber schon weiter oben, teilt er sich in den *N. tibialis* und *N. peroneus communis*.
- Der *N. tibialis* zieht in der Mitte der Kniekehle abwärts und verschwindet zwischen beiden Gastroknemiusköpfen. Zuvor entlässt er den *N. cutaneus surae medialis*, der die V. saphena parva auf der Wade nach unten begleitet.
- Der *N. peroneus communis* biegt lateral ab und läuft hinter dem Wadenbeinkopf

Bein, Membrum inferius

nach vorn in die Peroneusloge (Abb. 268). Er entlässt den *N. cutaneus surae lateralis*, der oberhalb des Fibulaköpfchens durch die Faszie unter die Haut tritt und den *R. communicans peroneus* an den N. cutaneus surae medialis abgibt.

Aufgrund seiner oberflächlichen Lage und seiner Nähe zum Knochen ist der N. peroneus communis bei Frakturen leicht verletzbar und kann z. B. auch durch **Kompressionen von Schienen- oder Druckverbänden** geschädigt werden. Daraus resultierende Funktionsausfälle sind Lähmungen der Unterschenkelstrecker und Wadenbeinmuskeln mit herabhängender Fußspitze (**Pes equinovarus**, Abb. 269), die beim Gehen nach vorn geschleudert wird (**Steppergang**).

Die Vasa poplitea treten durch den Adduktorenschlitz in die Kniekehle. Sie sind von einer starken Bindegewebshülle umgeben, welcher der N. tibialis auf der Dorsalseite anliegt.

Die *V. poplitea* liegt in der Mitte und die A. poplitea am tiefsten und am weitesten medial.

Die *A. poplitea* gibt Äste für die Muskeln sowie eine A. media genus für die Kreuzbänder des Kniegelenks ab. Sie beteiligt sich außerdem an der Bildung des *Rete articulare genus* (Abb. 258). Vor ihrem Austritt aus der Kniekehle spaltet sie sich in ihre beiden Endäste, die *A. tibialis anterior* und *A. tibialis posterior*.

Die Lymphgefäße sammeln sich in den *Nll. poplitei superficiales* und *profundi*. Die oberflächlichen Lymphknoten liegen im Mündungsgebiet der V. saphena parva und führen Lymphe vom lateralen Fußrand und der Wade.

Die Nll. poplitei profundi findet man in der Nähe der Vasa poplitea (Abb. 265). Da sie unter der Faszie tief im Fett liegen, sind sie nur schwer zu tasten. Sie erhalten die Lymphe von der Rückseite des Unterschenkels. Die Lymphknoten der Kniekehle stehen mit den tiefen inguinalen Lymphknoten in Verbindung (Abb. 198).

Fragen zum Selbststudium

1 Beschreiben Sie das Relief der vorderen Knieregion und die Lage der subkutanen Schleimbeutel. 357

2 Welche Arterien bilden das Rete articulare genus? 357

3 Beschreiben Sie die Lagebeziehungen der Epiphysenlinien des Femur und der Tibia zur Kniegelenkkapsel. 358

4 Welche Bänder verstärken die Kniegelenkkapsel? 358

5 Was versteht man unter Reservestreckapparat des Kniegelenks? 358

6 Welches Seitenband des Kniegelenks wird bei Distorsionen häufiger lädiert? 358

7 Welcher Schleimbeutel kommuniziert in der Regel mit der Gelenkhöhle des Knies? 358

8 Welche funktionelle Bedeutung haben die Menisken? 360

9 Welcher von beiden Menisken wird häufiger verletzt? 360

10 Wo sind die Kreuzbänder befestigt? 360

11 Welche funktionelle Bedeutung haben die Kreuzbänder? 361

12 Was versteht man unter Schubladenphänomen? 362

13 Erklären Sie die Abweichung beim Genu varum und Genu valgum. 362

14 Welche Muskeln begrenzen die Fossa poplitea? 362

15 Nennen Sie die großen Leitungsbahnen der Kniekehle. 363

8.5 Unterschenkel, Crus

16 Wo tastet man den N. peroneus communis? 364

17 Welche Arterien entspringen aus der A. poplitea? 364

18 Welche Lymphgefäße sammeln sich in den Lymphknoten der Kniekehle? 364

8.5 Unterschenkel, Crus

Praxis Fall

Eine 57-jährige Zahnärztin (verwitwet, 1 erwachsener Sohn) hat seit einigen Jahren **Krampfadern** (**Varizen**) des linken Unterschenkels. Bei der Ultraschall-Untersuchung (Doppler-Sonographie) ist ein venöser Rückstau (Reflux) bis in den Bereich des Knöchels und beim Pressatmungsversuch (Valsalva-Manöver) eine ausgiebige Pendelblut-Bewegung mit Verdacht auf Klappendurchlässigkeit (Insuffizienz) der Perforans-Venen (Cockett-Gruppe) festzustellen. Wegen einer Arzneimittel-Unverträglichkeit und aus beruflichen Gründen wurde bisher nur eine konservative Behandlung der Varizen mit einem Kompressionsstrumpf durchgeführt. Eine Entfernung der großen oberflächlichen Hautvenen (Crossektomie, Stripping) lehnt die Patientin ab. Nach einer schweren Grippe, bei der sie eine Woche bettlägerig war, verspürt die Patientin im linken Bein muskelkaterähnliche Schmerzen. Beim Aufstehen und Beugen des Fußes verstärkt sich der Schmerz, ebenso beim Druck auf die Fußsohle. Auch beim Husten treten stechende Schmerzen im linken Unterschenkel auf. Sie sucht den Hausarzt auf, der sie zu einem Hautarzt (Dermatologen) überweist. Dieser stellt bei der klinischen Untersuchung eine deutliche Schwellung (Ödem) mit bräunlicher Verfärbung der Haut und atrophischen Bezirken im Bereich der Varikosis fest, beim Valsalva-Versuch zeigt sich eine Stromumkehr. Der Hautarzt leitet die Patientin an einen Röntgenologen weiter, bei der Röntgenkontrastmittel-Untersuchung (Phlebographie) im Bereich der Vv. tibiales posteriores zeigt sich eine kuppelförmige Aussparung des Gefäß-

Praxis Fall

kontrastes nach kranial sowie in den Varizen fehlende Venenklappen im Sinne eines Blutgerinnsels (Thrombus). Die Verdachtsdiagnose **Phlebothrombose** ist somit bestätigt. Es wird zunächst eine Auflösung des Gerinnsels (Lyse-Behandlung) durchgeführt und später eine Gerinnungsvorbeugung (Thromboseprophylaxe) mit Gerinnungshemmern (Antikoagulantien). Danach treten bei der Patientin immer wieder Ödeme am linken Knöchel und eine Venenstauung am Fußrand auf. Die prätibiale Haut ist ekzematös verändert, zeigt eine verstärkte Verfärbung (Hyperpigmentierung), und es entwickeln sich zunehmend offene Hautwunden (offenes Bein, Ulcus cruris), die sich trotz Behandlung nicht schließen, sodass die Patientin berufsunfähig wird.

Topographisch beginnt der Unterschenkel unterhalb der Tuberositas tibiae und endet oberhalb der Knöchel. Man unterscheidet eine vordere und hintere Unterschenkelregion (Abb. 246). An der medialen Seite tastet man unter der Haut die Facies medialis des Schienbeins. Oben lateral ist das Wadenbeinköpfchen und unten seitlich das distale Ende des Wadenbeins zu fühlen, das in den seitlichen Knöchel ausläuft. Die Hinterseite des Unterschenkels wird in der Hauptsache von der Wade geformt, die sich unten zur Achillessehne verjüngt.

Partielle oder komplette **Achillessehnenrupturen** entstehen durch plötzliche Überbeanspruchung oft als Folge von Sportverletzungen, vor allem bei degenerativ vorgeschädigter Sehne. Eine Durchblutungsminderung der Sehne ab dem 20. Lebensjahr begünstigt die Degeneration und senkt die Belastbarkeit noch im Leistungsalter. Typisch für diese Verletzung ist die Unmög-

Bein, Membrum inferius

lichkeit des aktiven Zehenstandes. Als Therapie wird eine Operation (Naht) innerhalb von 24 Stunden empfohlen.

8.5.1 Unterschenkelfaszie und Muskellogen
(Abb. 266)

Die Unterschenkelfaszie, *Fascia cruris,* ist mit den muskelfreien Knochenkanten verwachsen und dient einigen Muskeln als Ursprung. Oberhalb der Knöchel verstärkt sie sich durch quere Faserzüge zum oberen Halteband der Streckersehnen, *Retinaculum mm. extensorum superius.* Von der Fascia cruris gehen 2 Bindegewebssepten in die Tiefe,

- das *Septum intermusculare cruris anterius* zwischen Peroneusmuskeln und Extensoren und
- das *Septum intermusculare cruris posterius* zwischen Peroneusmuskeln und Flexoren.

Die 3 Muskellogen des Unterschenkels (Abb. 266) sind
- die *Streckerloge,* die unten auf den Fußrücken übergeht,
- die *Peroneusloge,* die sich hinter dem äußeren Knöchel auf die Fußsohle fortsetzt, und
- die *Beugerloge,* die oben mit der Fossa poplitea und unten hinter dem medialen Knöchel mit der Fußsohle kommuniziert.

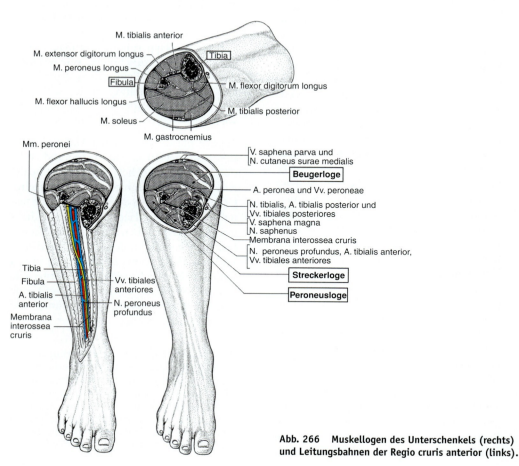

Abb. 266 Muskellogen des Unterschenkels (rechts) und Leitungsbahnen der Regio cruris anterior (links).

Eine bevorzugt am Unterschenkel auftretende Symptomatik nach Trauma ist das **Kompartmentsyndrom (auch Kompressions- oder Logensyndrom)**. Es beruht auf einer Drosselung der örtlichen Blutzufuhr und des venösen Rückflusses, mit Funktionsausfällen der in der Muskelloge gelegen Gewebe. Infolge einer Drucksteigerung kommt es zu Gefäß- und Nervenkompressionen und schließlich zu Muskelnekrosen. Ursachen sind Frakturen und Weichteilkontusionen mit posttraumatischen Ödemen, die durch äußere Kompartimentverkleinerung z. B. nach Verschüttung oder Druck eines zirkulären Gipsverbands entstehen können.

8.5.2 Muskeln des Unterschenkels
(Abb. 255, 259, 266, 268)

Die Unterschenkelmuskeln gliedern sich in 3 Gruppen. Vorn liegen die Extensoren, seitlich die Peroneusmuskeln und hinten die Flexoren.

Die Muskeln der Streckerloge (Extensoren) entspringen vom proximalen Teil der Tibia, von der Membrana interossea cruris, Fibula und Fascia cruris. Sie ziehen unter dem Retinaculum mm. extensorum superius und inferius zum Fußrücken.
1. Der *M. tibialis anterior* inseriert am Os cuneiforme mediale und Os metatarsale 1,
2. der *M. extensor digitorum longus* an der Dorsalaponeurose der Zehen 2 bis 5 und
3. der *M. extensor hallucis longus* an der Endphalanx der großen Zehe.

Die Muskeln der Peroneusloge (Wadenbeinmuskeln) entspringen vom Wadenbein und laufen mit ihren Sehnen um den äußeren Knöchel zur Fußsohle.
1. Der *M. peroneus longus* zieht vom proximalen Teil der Fibula zum Os cuneiforme mediale und Os metatarsale I und
2. der *M. peroneus brevis* vom distalen Ende der Fibula zur Tuberositas ossis metatarsalis V.

Die Muskeln der Beugerloge (Flexoren) liegen in 2 Schichten übereinander. Die oberflächliche Schicht wird vom *M. triceps surae* gebildet, der die Wade formt. Er besteht aus

- dem *M. gastrocnemius,* der mit 2 Köpfen oberhalb der Femurkondylen entspringt (im lateralen Kopf kommt bei 10 bis 20% der Menschen ein Sesambein, *Fabella,* vor),
- dem *M. plantaris,* dessen Ursprung oberhalb des Condylus lateralis femoris liegt, und
- dem *M. soleus,* der vom oberen Tibia- und Fibulaende entspringt.

Über der Membrana interossea cruris verläuft zwischen Fibula und Tibia ein Sehnenbogen, *Arcus tendineus m. solei.*

Der M. triceps surae inseriert mit der Achillessehne, *Tendo calcaneus,* am **Fersenbein.** Beim Achillessehnenriss steht der Fuß in Dorsalflexion (Pes calcaneus, Abb. 269).

Die tiefe Schicht der Beuger entspringt, mit Ausnahme des M. popliteus, von der Rückfläche der Tibia, Membrana interossea cruris und Fibula. Die Sehnen aller Muskeln ziehen um den inneren Knöchel zur Fußsohle.
1. Der *M. popliteus* spannt sich zwischen dem Epicondylus lateralis femoris und der Rückfläche der Tibia aus.
2. Der *M. tibialis posterior* inseriert am Os naviculare, an den Ossa cuneiformia und den Ossa metatarsalia II bis IV,
3. der *M. flexor digitorum longus* an den Zehenendgliedern 2 bis 5 und
4. der *M. flexor hallucis longus* am Nagelglied der großen Zehe.

8.5.3 Vorderseite des Unterschenkels, Regio cruris anterior
(Abb. 246, 268)

Die Haut ist vorn etwas stärker als hinten. Da ihr über der Tibia ein Fettpolster fehlt, sind Stöße gegen das Schienbein sehr schmerzhaft. In der Subcutis kann es leicht zu Flüssigkeitsansammlungen kommen (prätibiale Ödeme).

Hautnerven (Abb. 247). Die mediale und vordere Fläche des Unterschenkels werden vom *N. saphenus* (aus dem N. femoralis versorgt. Er läuft zusammen mit der V. saphena

Bein, Membrum inferius

magna zum medialen Fußrand. Die laterale Seite des Unterschenkels wird proximal vom *N. cutaneus surae lateralis* und distal vom *N. peroneus superficialis* (beide aus dem N. peroneus communis) innerviert.

Die Hautvenen (Abb. 267) leiten das Blut in die *V. saphena magna*, die an der medialen Seite des Unterschenkels aufsteigt. Sie werden von Lymphgefäßen begleitet.

Die Hautvenen besitzen ebenso wie die tiefen Beinvenen Venenklappen. Jedoch fehlt ihnen die Druckwirkung der benachbarten Muskeln (Muskelpumpe) und die Pulswelle der begleitenden Arterie (arteriovenöse Koppelung), die den Blutstrom herzwärts unterstützen. Oberflächliche und tiefe Venen sind durch *Vv. perforantes* verbunden, die das Blut aus den epifaszialen in subfasziale Venen drainieren, wo die Fördermöglichkeiten begünstigt sind. Perforansvenen der V. saphena magna sind die mit Eponymen belegten Cockett-Venen im distalen Unterschenkel, Boyd-Venen in der Wade und Dodd-Venen in der Gegend des Adduktorenkanals.

Bei Behinderungen des venösen Blutrückstroms kommt es zu Stauungserscheinungen. Die epifaszialen Venen erweitern sich und treten als **„Krampfadern"** (**Varizen**) unter der Haut hervor, gelegentlich kommt es zur Ablagerung wandständiger Blutgerinnsel (**Phlebothrombo-**

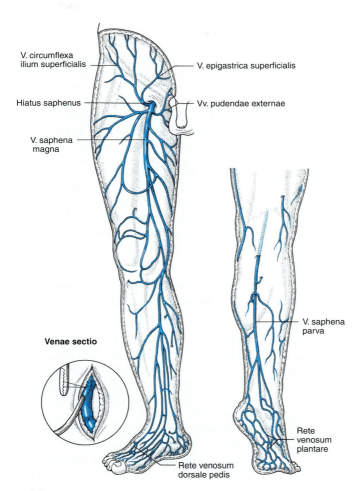

Abb. 267 Hautvenen des Beins.
Venae sectio der V. saphena magna etwa 2 bis 3 cm vor dem inneren Knöchel zum Einbringen einer Kanüle (links).

se). Die Krampfaderbildung (Varikose) hat verschiedene Ursachen, z. B. konstitutionelle Venenschwäche, Erweiterung mit zunehmendem Alter, Gravidität, Thrombose tiefer Beinvenen. Stehberufe und Adipositas fördern die Entstehung offener Hautwunden (**Ulcus cruris**). Als Therapie werden Kompressionsverbände, Varizenverödung, operative Entfernung der oberflächlichen Venen (Stripping-Operation) empfohlen.

Die Leitungsbahnen auf der Vorderseite des Unterschenkels (Abb. 268) sind der *N. peroneus profundus* und die *A. tibialis anterior* mit 2 Begleitvenen. In der Streckerloge verlaufen sie in 3 Abschnitten zur Dorsalseite des Fußes. Der Leitmuskel ist der M. tibialis anterior.

- Proximal liegen die Leitungsbahnen auf der Membrana interossea cruris zwischen M. tibialis anterior und M. extensor digitorum longus,
- im mittleren Abschnitt zwischen M. tibialis anterior und M. extensor hallucis longus und
- distal zwischen M. extensor digitorum longus und M. extensor hallucis longus. Da sich die Leitungsbahnen im letzten Drittel der Tibia stark nähern, sind sie hier bei Frakturen besonders gefährdet.

Nerven. Der *N. peroneus communis* teilt sich in der Peroneusloge.
- Der *N. peroneus superficialis* zieht mit den Peroneusmuskeln abwärts und inerviert diese. Sein Hautast durchbricht die Fascia cruris distal und läuft zum Fußrücken.

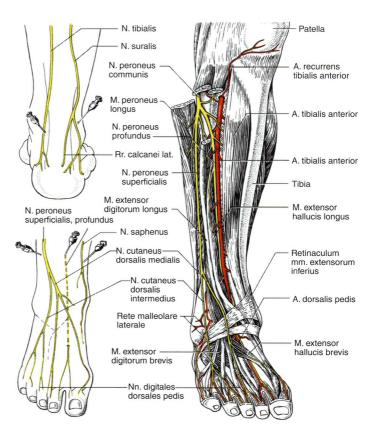

Abb. 268 Rechter Unterschenkel mit Leitungsbahnen von vorn (rechts) und Fußblockadenanästhesie (links).

- Der *N. peroneus profundus* tritt proximal durch das Septum intermusculare anterius cruris in die Streckerloge, versorgt die Muskeln und zieht mit der A. tibialis anterior zum Fußrücken.

Gefäße. Die *A. tibialis anterior* ist ein Endast der A. poplitea. Sie tritt durch die Membrana interossea cruris in die Streckerloge. Hier entlässt sie die *A. recurrens tibialis anterior* und *posterior* zum Rete articulare genus und zieht dann an der fibularen Seite des M. tibialis anterior abwärts. Sie wird von 2 gleichnamigen Venen begleitet, die durch zahlreiche Anastomosen untereinander in Verbindung stehen.

Die vorderen tiefen Lymphgefäße sammeln sich in dem häufig vorhandenen *Nl. tibialis anterior*.

8.5.4 Rückseite des Unterschenkels, Regio cruris posterior
(Abb. 246, 259)

Die Haut über der Wade ist auf der Unterlage gut verschieblich.

Hautnerven (Abb. 247). Der *N. saphenus* (aus dem N. femoralis) versorgt die Haut medial, der *N. cutaneus surae lateralis* (aus dem N. peroneus communis) lateral und der *N. suralis* in der Mitte. Letzterer ist eine Fortsetzung des *N. cutaneus surae medialis*, der die Faszie zusammen mit der V. saphena parva etwa in der Mitte der Wade durchbricht. Er anastomosiert mit dem *N. peroneus communis* durch den *R. communicans peroneus* (S. 364) und zieht zum äußeren Knöchel.

Die Hautvenen (Abb. 267) fließen in die *V. saphena parva*. Diese beginnt hinter dem äußeren Knöchel, steigt an der Hinterseite des Unterschenkels auf und durchbricht die Faszie vor ihrer Einmündung in die V. poplitea („Television-Thrombose" bei extremer Ruhestellung). Sie hat zahlreiche Anastomosen zur V. saphena magna. Durch Kontrastmittel kann man die Venenverläufe röntgenologisch darstellen (Phlebographie).

Die Leitungsbahnen auf der Rückseite des Unterschenkels (Abb. 259) sind der *N. tibialis*, die *A. tibialis posterior* und 2 Begleitvenen. Sie ziehen unter dem Arcus tendineus m. solei in die Beugerloge und laufen hier zwischen den oberflächlichen und tiefen Beugern nach unten zum medialen Knöchel.

Den *N. tibialis* findet man in einer Linie, die oben von der Mitte der Kniekehle nach unten zwischen Tuber calcanei und medialem Knöchel gezogen wird. Er innerviert die Beuger und liegt der Gefäßscheide seitlich an.

Bei seiner Lähmung ist der Fuß dorsal flektiert (**Hackenfuß**, Abb. 269). Defekte können bis zu 6 cm operativ ausgeglichen werden.

Durch Schlag mit dem Reflexhammer auf die Achillessehne bei abgewinkeltem Unterschenkel kann der **Achillessehnenreflex (ASR)** ausgelöst werden, ein Eigenreflex des M. triceps surae zur Funktionsprüfung des N. tibialis aus den Segmenten L_4 bis S_3.

Die *A. tibialis posterior* gelangt unter dem Arcus tendineus m. solei unter die Wadenmuskeln (M. triceps surae) und zieht nach unten zum medialen Knöchel. Ihr stärkster Ast ist die *A. peronea*, die an der Rückfläche der Fibula abwärts zum lateralen Knöchel läuft.

Beim Aufsuchen der A. tibialis posterior durchtrennt man die Haut an der medialen Schienbeinkante, schiebt den M. gastrocnemius nach lateral und findet sie unter dem M. soleus. Distal kommt sie mehr an die Oberfläche und liegt medial von der Achillessehne dicht unter der Fascia cruris. Angesichts zahlreicher Anastomosen können die Arterien ohne Risiko unterbunden werden.

Die Lymphbahnen ziehen mit den Blutgefäßen zu den Nll. poplitei.

Fragen zum Selbststudium

1. Welche Muskellogen gibt es am Unterschenkel? 366
2. Nennen Sie Ursachen und Symptome eines Kompartimentsyndroms. 367
3. Welche Muskeln liegen in der Streckerloge und von welchen Nerven werden sie innerviert? 367
4. Welcher Muskel formt die Wade? 367
5. Wo entspringen und verlaufen die tiefen Beuger des Unterschenkels? 367
6. Beschreiben Sie die Verläufe der Hautvenen des Beins. 368
7. Beschreiben Sie mögliche Ursachen für die Entstehung von Krampfadern. 368
8. Welche großen Leitungsbahnen findet man in der Regio cruris anterior? 369
9. Welche Hautnerven innervieren den Unterschenkel? 368
10. Wo können Fußblockadenanästhesien gesetzt werden? 369
11. Wo verlaufen die Leitungsbahnen der Regio cruris posterior? 370
12. Wo sucht man die A. tibialis posterior auf? 370

8.6 Fuß, Pes

(Abb. 246, 267 bis 278)

Die Grenze zwischen Unterschenkel und Fuß liegt oberhalb der Knöchel, was etwa der Höhe des oberen Sprunggelenks entspricht. Am Fuß unterscheidet man topographisch die Region des Fußrückens, *Dorsum pedis,* die der Fußsohle, *Planta pedis,* und die Fersengegend, *Regio calcanea,* (Abb. 246).

- Der innere Knöchel, *Malleolus medialis,* wird vom distalen Ende der Tibia,
- der äußere, *Malleolus lateralis,* vom Ende der Fibula gebildet; er steht etwa einen Querfinger tiefer als der innere. Unter dem äußeren Knöchel tastet man die Sehnen der Peroneusmuskeln.

In der Mitte des äußeren Fußrands fühlt man die *Tuberositas ossis metatarsalis V.* Unter dem inneren Knöchel palpiert man das *Sustentaculum tali* des Fersenbeins und am medialen Fußrand die *Tuberositas ossis metatarsalis I.* Zwischen der Achillessehne und dem medialen Knöchel lässt sich der Puls der A. tibialis posterior fühlen.

Von hinten gesehen liegt die Mitte des Fersenbeins in der Achse des Unterschenkels.

Eine Abweichung nach lateral nennt man **Pes valgus,** eine solche nach medial **Pes varus** (Abb. 269). Der **Pes equinus (Pferdefuß)** entsteht bei Ausfall der Extensoren, der **Pes planus (Senkfuß)** bei Abflachung des Längsgewölbes und der **Pes calcaneus (Hackenhohlfuß)** nach Ausfall des M. triceps surae (Sensenverletzungen). **Der Pes equinovarus (Klumpfuß)** ist die häufigste angeborene Deformität des Fußes.

8.6.1 Faszien, Sehnenscheiden und Schleimbeutel des Fußes

(Abb. 270, 271)

Faszien. Die Unterschenkelfaszie setzt sich als *Fascia dorsalis pedis* auf den Fußrücken fort. Quer und schräg verlaufende Verstärkungszüge dienen den zum Fuß ziehenden Sehnen als Halterungen und verstärken die Faszie des Fußrückens.

- Das *Retinaculum mm. extensorum inferius* zieht quer über die Fußwurzel und fixiert die Extensoren,
- das *Retinaculum mm. flexorum* zwischen medialem Knöchel und Fersenbein die Sehnen der 3 langen Beuger und den Nerven-Gefäß-Strang und
- das *Retinaculum mm. peroneorum superius* und *inferius* zwischen lateralem Knö-

Bein, Membrum inferius

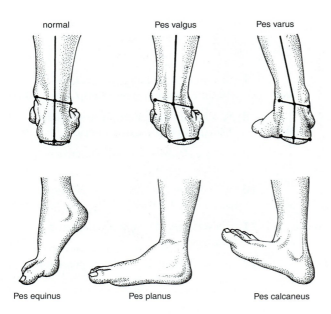

Abb. 269 Abnorme Stellungen des Fußes.

chel und Fersenbein die Sehnen der Peroneusmuskeln.

Bei Abrissen der Haltebänder, z. B. durch Frakturen oder Umknicken des Fußes, kommt es zu Sehnenluxationen und zur Gehbehinderung.

- Die *Aponeurosis plantaris* breitet sich unter der Haut der Fußsohle aus (Abb. 274).

Die Sehnenscheiden (Abb. 270) umhüllen die langen Sehnen der Unterschenkelmuskeln am Übergang vom Unterschenkel auf den Fuß. Die Sehne des langen Wadenbeinmuskels verläuft an der Fußsohle in einer Sehnenscheide.

Auf der Dorsalseite liegen unter dem Retinaculum mm. extensorum
- die *Vagina tendinis m. tibialis anterioris* am weitesten medial,
- die *Vagina tendinis m. extensoris hallucis longi* daneben etwas weiter distal und
- die *Vagina tendinum m. extensoris digitorum pedis longi* lateral.

Hinter dem medialen Knöchel befinden sich unter dem Retinaculum Mm. flexorum
- die *Vagina tendinis m. tibialis posterioris* am weitesten vorn,
- die *Vagina tendinum m. flexoris digitorum pedis longi* dahinter und
- die *Vagina tendinis m. flexoris hallucis longi* am weitesten dorsal und kaudal.

Hinter dem äußeren Knöchel liegt eine gemeinsame Sehnenscheide,
- die *Vagina synovialis mm. peroneorum communis* für beide Wadenbeinmuskeln. Die Sehne des M. peroneus brevis verläuft dicht am Knöchel und die des M. peroneus longus dahinter. Weiter distal trennen sich die Sehnenverläufe. Während die Sehne des M. peroneus brevis an der Tuberositas ossis metatarsalis V ansetzt, zieht die des M. peroneus longus hinter der Trochlea peronealis zum Os cuboideum und von hier in
- der *Vagina tendinis m. peronei longi plantaris* quer unter der Fußsohle auf die andere Seite zum Os metatarsale I.

Die Schleimbeutel des Fußes sind
- die *Bursa subcutanea calcanea* an der Hinterfläche des Calcaneus unter der Haut,
- die *Bursa tendinis calcanei* (Achillis) zwischen Calcaneus und Achillessehne,

8.6 Fuß, Pes

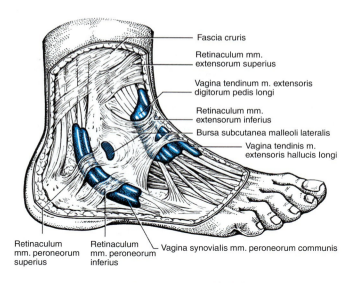

Abb. 270 Retinacula und Sehnenscheiden des Fußes von dorsolateral (oben) und von medial (unten).

- die *Bursa subcutanea malleoli lateralis* und *medialis* unter der Haut am äußeren und inneren Knöchel sowie
- die *Bursa subtendinea m. tibialis anterioris* unter der Ansatzsehne des M. tibialis anterior.

Überbeanspruchungen, z.B. durch Beruf Sport oder längere ungewohnte Märsche können Entzündungen der Sehnenscheiden (Tendovaginitis) sowie degenerative Veränderungen an Ursprüngen und Ansätzen von Sehnen (Tendinosen) verursachen, die aufgrund der reichlichen sensiblen Innervation sehr schmerzhaft sind.

8.6.2 Fußrücken, Dorsum pedis
(Abb. 268, 270, 271)

Die Haut des Fußrückens und der Knöchel ist relativ dünn, sodass sich die Venen und Sehnen der langen Extensoren gut abzeichnen. Vor dem inneren Knöchel verläuft die

373

V. saphena magna. In dem fettarmen Unterhautbindegewebe kann es leicht zu Flüssigkeitsansammlungen kommen (geschwollene Füße, Knöchelödeme). Der eindrückende Finger hinterlässt in der Haut eine Delle.

Die Muskelloge des Fußrückens liegt zwischen der Fascia dorsalis pedis und den Fußknochen; oben steht sie mit der Streckerloge des Unterschenkels in Verbindung. Sie enthält die langen Sehnen der 3 Strecker, die tiefen Nerven und Gefäße sowie
1. den *M. extensor hallucis brevis* und
2. den *M. extensor digitorum brevis*.

Beide Muskeln entspringen vom Calcaneus und strahlen in die Dorsalaponeurose der Zehen aus.

Die Hautnerven des Fußrückens (Abb. 247, 271) sind
- der *N. cutaneus dorsalis medialis* und *intermedius* (aus dem N. peroneus supf.), die sich in die *Nn. digitales dorsales pedis* spalten,
- der *N. cutaneus dorsalis lateralis* (aus dem N. suralis), der zum seitlichen Fußrand zieht (mit dem N. cutaneus dorsalis intermedius anastomosiert) und die *Rr. calcanei laterales* entlässt,
- der *N. saphenus* (aus dem N. femoralis), der mit *Rr. cutanei cruris mediales* den medialen Fußrand erreicht sowie
- die *Nn. digitales dorsales* (vom N. peroneus profundus) an den einander zugekehrten Seiten der Großzehe und der 2. Zehe.

Die Hautvenen (Abb. 267, 271) bilden auf dem Fußrücken ein Geflecht, *Rete venosum dorsale pedis,* aus dem medial die V. saphena magna und lateral die V. saphena parva hervorgehen. Das Venennetz erhält Zuflüsse von den *Vv. digitales dorsales pedis* und den *Vv. metatarseae dorsales pedis*, die in einen Venenbogen, *Arcus venosus dorsalis pedis,* münden.

Die Lymphgefäße begleiten die Hautvenen.

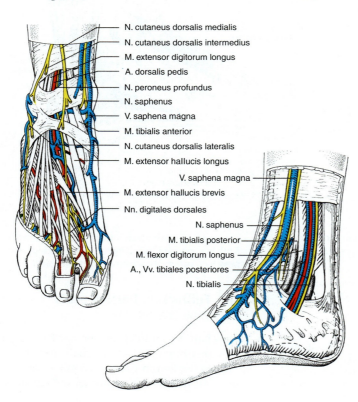

Abb. 271 Fußrücken (oben) und Fersenregion von medial (unten).

8.6 Fuß, Pes

Die Leitungsbahnen des Fußrückens sind der *N. peroneus profundus*, die *A.* und *V. dorsalis pedis*. Sie verlaufen unter den Sehnen der langen Strecker und an der lateralen Seite des M. extensor hallucis longus.

Den Puls der A. dorsalis pedis fühlt man in einer Linie, die von der Mitte zwischen beiden Knöcheln zum 1. Zwischenzehenraum gezogen wird.

Der *N. peroneus profundus* kreuzt die A. und V. dorsalis pedis in Höhe des oberen Sprunggelenks und gelangt so an die mediale Seite des Gefäßbündels. Sein Endast zieht nach vorn und innerviert die einander zugekehrten Seiten der Zehen 1 und 2.

Die *A. dorsalis pedis* wird als Fortsetzung der A. tibialis anterior (Abb. 272) von 2 Venen und den tiefen Lymphgefäßen begleitet. Sie entlässt
- die *A. plantaris profunda*, die durch den 1. Zwischenzehenraum zur Fußsohle gelangt. Zuvor gibt sie auf dem Fußrücken
- die *Aa. tarsales mediales* zum medialen und
- die *A. tarsalis lateralis* zum seitlichen Fußrand ab. Letztere ist durch einen Arterienbogen, *A. arcuata*, mit dem Hauptstamm verbunden und entlässt
- die *Aa. metatarsales dorsales*, aus denen die *Aa. digitales dorsales* für die Zehen entspringen.

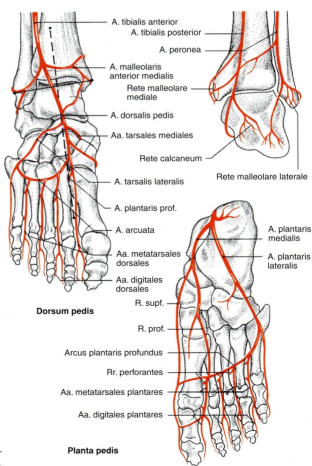

Abb. 272 Arterien des Fußes. Das Achsenkreuz in der linken Figur dient zum Aufsuchen der A. dorsalis pedis am Fußrücken.

Bein, Membrum inferius

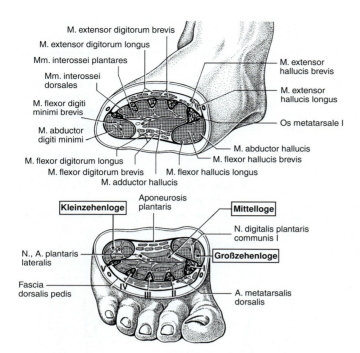

Abb. 273 Muskellogen des Fußes.

Über beiden Knöcheln breitet sich ein Arteriennetz aus.

Da die *A. arcuata* einen guten Kollateralkreislauf sichert, dürfen Unterbindungen nicht nur dorsal vorgenommen werden, sondern müssen auch gleichzeitig plantar erfolgen.

Das Rete malleolare mediale wird von der *A. malleolaris anterior medialis* (aus der A. tibialis ant.) und den *Rr. malleolares mediales* (aus der A. tibialis post.) gebildet.

Das Rete malleolare laterale erhält seine Zuflüsse von der *A. malleolaris anterior lateralis* (aus der A. tibialis ant.), dem R. perforans und den *Rr. malleolares laterales* (aus der A. peronea).

8.6.3 Fußsohle, Planta pedis
(Abb. 246, 272 bis 275)

Die Haut der Fußsohle ist an den Unterstützungspunkten besonders dick und stark verhornt. Sie besitzt zahlreiche Schweißdrüsen (Schweißfüße), z. T. auch Talgdrüsen. Die Subcutis enthält eine dicke Schicht Baufett, das durch Bindegewebssepten ähnlich wie eine Steppdecke gekammert ist (Wasserkissenfunktion).

Unter dem Fettpolster der Fußsohle spannt sich die Plantaraponeurose, *Aponeurosis plantaris*, aus (Abb. 274). Sie zieht vom Tuber calcanei zu den Zehengrundgelenken, wo sie sich in 5 Zipfel aufspaltet. Quere Faserzüge, *Fasciculi transversi*, verbinden die 5 Strahlen miteinander. Die Plantaraponeurose entsendet 2 Septen in die Tiefe zum Knochen, wodurch, ähnlich wie bei der Hand, 3 Logen für die Muskeln der Fußsohle gebildet werden (Abb. 273). Die mittlere Loge steht mit der Beugerloge des Unterschenkels in Verbindung.

Die Muskeln der Großzehenloge legen sich schalenartig um den 1. Strahl und die Sehne des M. flexor hallucis longus. Sie entspringen vom Calcaneus und inserieren an den Sesambeinen sowie an der Grundphalanx der Großzehe. In der Loge liegen
1. der *M. abductor hallucis* und
2. der *M. flexor hallucis brevis*.

8.6 Fuß, Pes

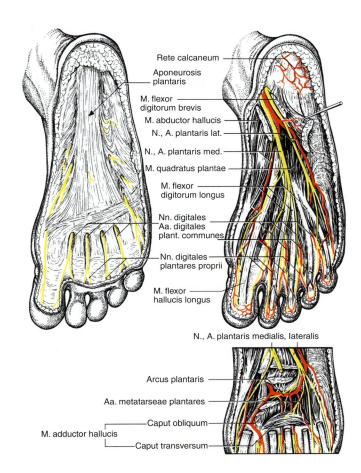

Abb. 274 Nerven und Gefäße der rechten Fußsohle.

Die Muskeln der Kleinzehenloge umgeben das Os metatarsale V und inserieren an der Grundphalanx der kleinen Zehe. Zu ihnen gehören
1. der *M. abductor digiti minimi* und
2. der *M. flexor digiti minimi brevis*.

Die Muskeln der Mittelloge liegen in 3 Schichten übereinander. Am oberflächlichsten, direkt unter der Plantaraponeurose, findet man
1. den *M. flexor digitorum brevis*. Er zieht vom Calcaneus zu den Basen der Mittelphalangen. Seine 4 Sehnen werden von denen des langen Zehenbeugers durchbohrt.
2. Der *M. quadratus plantae* gehört zur mittleren Schicht. Er zieht vom Calcaneus zur Sehne des langen Zehenbeugers.
3. Die *Mm. lumbricales* (4) entspringen von den Sehnen des langen Zehenbeugers und strahlen in die Dorsalaponeurose der 2. bis 5. Zehe aus. Sie gehören ebenfalls zur mittleren Schicht.
4. Der *M. adductor hallucis* liegt mit seinem Caput obliquum und Caput transversum in der tiefen Schicht ebenso wie
5. die *Mm. interossei* (4 dorsale und 3 plantare), die sich zwischen den Metatarsalknochen ausspannen.

Die Leitungsbahnen der Fußsohle (Abb. 272, 274) ziehen in einem gemeinsamen Nerven-Gefäß-Strang hinter dem medialen Knöchel zur Fußsohle. Unter dem M. abductor hallucis teilen sie sich in ein mediales und ein laterales Bündel. Das mediale Bündel enthält den *N. plantaris medialis* und das laterale den *N. plantaris lateralis*. Beide werden von gleichnamigen Gefäßen begleitet und laufen hauptsächlich in den Septen zwischen den Logen nach vorn.

Die Nerven der Fußsohle sind Endäste des N. tibialis.
- Der *N. plantaris medialis,* der dem N. medianus der Hand entspricht, gibt Muskeläste an den M. abductor hallucis, den M. flexor hallucis brevis, den M. flexor digitorum brevis und an die beiden medialen Mm. lumbricales ab. Danach teilt er sich in
- die *Nn. digitales plantares communes* und *proprii* für die Hautinnervation der 3 $^1/_2$ medialen Zehen.
- Der *N. plantaris lateralis* ist der schwächere Endast des N. tibialis und entspricht dem N. ulnaris der Hand. Er teilt sich wie dieser in
- den *R. superficialis,* der sich in
- die *Nn. digitales plantares communes* und *proprii* für die sensible Versorgung der lateralen 1 $^1/_2$ Zehen aufzweigt, und in
- den *R. profundus,* der Muskeläste für den M. quadratus plantae, die beiden lateralen Mm. lumbricales, die Mm. interossei, den M. adductor hallucis, den M. abductor digiti minimi und den M. flexor digiti mini brevis abgibt.

Die Arterien sind Endäste der *A. tibialis posterior.* Diese teilt sich weiter distal von den Nerven in die *A. plantaris medialis* und *lateralis* (Abb. 272). Man unterbindet die A. tibialis posterior am besten proximal zwischen Achillessehne und medialem Knöchel.

Die *A. plantaris medialis* steht durch einen tiefen und einen oberflächlichen Zweig mit dem Arcus plantaris profundus in Verbindung.

Die *A. plantaris lateralis* bildet den *Arcus plantaris profundus,* der dem tiefen Hohlhandbogen entspricht. Er entlässt die *Aa. metatarseae plantares,* die sich in die Digitalarterien aufspalten. Durch die *Rr. perforantes* steht er mit den Arterien des Fußrückens in Verbindung.

Das *Rete calcaneum* bildet über dem Fersenbein ein Arteriengeflecht, das Zuflüsse von den Rr. calcanei aus der A. tibialis posterior und der A. peronea erhält.

Unterbindungen einer der 3 Unterschenkelarterien *(A. tibialis anterior, A. tibialis posterior, A. peronea)* können ohne Risiko vorgenommen werden, da es ausreichende Kollateralkreisläufe gibt *(Rete malleolare mediale* und *laterale, Rete calcaneum, Rr. perforantes* der Fußarterien*).*

Die Venen der Fußsohle begleiten die Arterien und bilden das dichte, subkutane *Rete venosum plantare.* Die Abflüsse erfolgen in die Vv. tibiales posteriores.

8.6.4 Fußgewölbe
(Abb. 275, 277)

Das Fußskelett gliedert sich prinzipiell wie das der Hand. Man unterscheidet
1. die Fußwurzel, *Tarsus,* 2. den Mittelfuß, *Metatarsus,* und 3. die Zehen, *Digiti.*

Aufgrund ihrer Stützfunktion sind die Fußwurzelknochen wesentlich massiver als die Handwurzelknochen und bilden mit den Mittelfußknochen ein Gewölbe (Abb. 275), in dem der Talus der Schlussstein ist.

Das Längsgewölbe wird von einem inneren und äußeren Bogen getragen. Ersterer ist höher und spannt sich vom Tuber calcanei über Talus, Os naviculare und Os cuneiforme mediale zum Os metatarsale I aus. Letzterer läuft vom Tuber calcanei über das Os cuboideum zum Os metatarsale V.

Das Quergewölbe ergibt sich aus der Form der Fußwurzelknochen.

Frakturen des Fersenbeins, z. B. nach Sturz aus großer Höhe, sowie Frakturen der Großzehen-Mittelfuß-Knochen führen zur Abflachung des Fußgewölbes. Ein durch Überbeanspruchung auftretende Fraktur wird bei den Metatarsalknochen 2 und 3 beobachtet (Marschfraktur).

Die Bänder, welche die Fußwurzel- und Mittelfußknochen verklammern, lassen sich nach 3 Systemen ordnen.

8.6 Fuß, Pes

Das 1. System wird von den plantaren Bändern, *Ligg. tarsi plantaria*, gebildet. Sie haben bei der Abstützung des Fußgewölbes die Hauptlast zu tragen und sind daher am stärksten. Sie liegen in 2 Schichten übereinander.

Zum 2. System gehören die dorsalen Bänder, *Ligg. tarsi dorsalia*. Sie sind wesentlich schwächer und kürzer.

Das 3. System besteht aus den Zwischenknochenbändern, *Ligg. tarsi interossea*, welche die Knochen in querer Richtung miteinander verbinden.

Die Abstützung des Fußgewölbes (Abb. 275) erfolgt durch

- das Pfannenband, *Lig. calcaneonaviculare plantare* (Plattfußband), das vom Sustentaculum tali zum Os naviculare zieht,
- das Sohlenband, *Lig. plantare longum*, das vom Fersenbein zu den Basen der Metatarsalia II bis V und zum Os cuboideum läuft,
- die *Sehne des M. tibialis posterior*, die am Os naviculare und an der Basis ossis metatarsalis I ansetzt,
- die *Sehne des M. tibialis anterior*, die am Os cuneiforme mediale und der Basis des Os metatarsalis I inseriert,
- die *Sehne des M. peroneus longus*, die zur Basis des Metatarsalknochens 1 zieht,
- die *Sehne des M. flexor hallucis longus*, die das Sustentaculum tali des Fersenbeins stützt,
- die *kurzen Fußmuskeln* mit ihrem Tonus und letztlich
- die *Plantaraponeurose* als oberflächliche Schicht.

Ein Erschlaffen des Lig. calcaneonaviculare plantare (Plattfußband) führt zur Verlagerung des Taluskopfs nach plantar und medial zwischen Calcaneus und Os naviculare. Damit senkt sich das Längsgewölbe und es entsteht der **Plattfuß (Pes planus,** Abb. 269), der meist mit Absinken des medialen Knöchels verbunden ist und so den **Plattknickfuß (Pes planovalgus)** bildet. Eine Senkung des Quergewölbes führt zum **Knick-Senk-Spreizfuß (Pes transversoplanus)**, der häufig mit einer Abweichung der großen Zehe und Ballenbildung vorkommt **(Hallux valgus)**. Beim angeborenen Plattfuß ist die Talusachse steil gestellt, fast in Verlängerung des Unterschenkels, die erworbenen Fehlformen beruhen auf einer Bänderschwäche bzw. Überbeanspruchung des Stützapparats durch vermehrtes Stehen unter beruflichen Bedingungen.

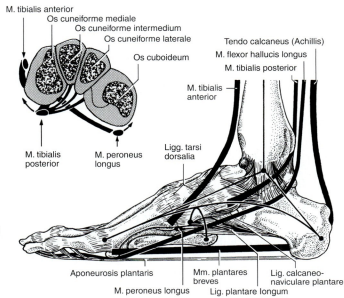

Abb. 275 Gewölbekonstruktion des Fußes und seine Haltemechanismen. Verklammerung des Quergewölbes im Gebiet des Vorfußes (oben) (nach T. von Lanz, W. Wachsmuth 1938). Verspannung des Längsgewölbes (unten).

8.6.5 Fußgelenke, Articulationes pedis
(Abb. 276 bis 278)

Die beiden Hauptgelenke des Fußes sind das obere und untere Sprunggelenk. Beide liegen übereinander, d. h. über bzw. unter dem Sprungbein. Die übrigen Fußgelenke bilden eine elastische Gliederkette mit geringer Beweglichkeit, die den statischen Bedingungen der doppelten Gewölbekonstruktion angepasst ist.

Das obere Sprunggelenk, *Articulatio talocruralis,* (Abb. 276, 277) ist die gelenkige Verbindung der Unterschenkelknochen mit der Talusrolle, die von der Malleolengabel beiderseits eingefasst und durch Bänder fest verklammert wird. Funktionell ist das Talokruralgelenk ein Scharniergelenk, in welchem Dorsal- und Plantarflektionen um die quere Achse ausgeführt werden. Da die Talusrolle vorn breiter ist als hinten, wird sie bei der Dorsalflexion in die Malleolengabel eingeklemmt, was dem Fuß Festigkeit und Sicherheit beim Abstoßen verleiht. Bei der Plantarflexion ermöglicht der schmalere hintere Teil der Talusrolle kleine Seitenbewegungen des Fußes.

Die Gelenkkapsel greift vorn auf den Talushals über und ist hier mit den Sehnenscheiden der langen Strecker verwachsen, wodurch ein Einklemmen derselben verhindert wird. Die Knöchel liegen außerhalb des Gelenks. Die Verstärkung der Gelenkkapsel erfolgt durch
- das *Lig. collaterale mediale (deltoideum)*, das fächerförmig vom Malleolus medialis zum Talus, Calcaneus und Os naviculare zieht *(Pars tibiotalaris ant.* und *post., Pars. tibiocalcanea, Pars tibionavicularis)*,
- das *Lig. calcaneofibulare* zwischen äußerem Knöchel und Calcaneus,
- das *Lig. talofibulare anterius* und *posterius*, die von der Fibula nach vorn und hinten zum Talus ausstrahlen.

Die Punktion des oberen Sprunggelenks erfolgt am besten von vorn medial oder lateral (Abb. 277).

Beim Überschreiten der physiologischen Belastungs- und Bewegungsgrenze, meist durch Umkippen über den äußeren Fußrand bei gleichzeitiger Außendrehung des Körpers (**Distorsio pedis**) kann es zu Rissen der Seitenbänder des Gelenks, vor allem des Lig. talofibulare anterius,

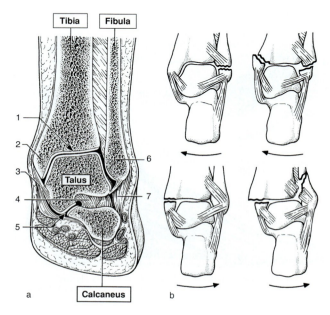

Abb. 276 Sprunggelenk.
a Frontalschnitt durch die rechte Fußwurzel mit Sprunggelenken.
1 Articulatio talocruralis,
2 Malleolus medialis,
3 Lig. collaterale mediale (deltoideum),
4 Lig. talocalcaneum interosseum,
5 Articulatio subtalaris,
6 Malleolus lateralis,
7 Lig. calcaneofibulare.

b Verschiedene Möglichkeiten von Knöchelfrakturen (rechts).

8.6 Fuß, Pes

auch mit Knochenausrissen kommen. Häufige Gelenkverletzungen sind Abrissfrakturen der Knöchel, die auch mit einer Luxation der Talusrolle kombiniert sein können.

Das untere Sprunggelenk wird durch das im *Sinus tarsi* des Fersenbeins gelegene *Lig. talocalcaneum interosseum* in ein hinteres und vorderes Gelenk geteilt.

Der vordere Anteil ist die *Articulatio talocalcaneonavicularis*, in welcher der Talus mit dem Calcaneus und Os naviculare artikuliert. Die Gelenkflächen von Calcaneus und Os naviculare bilden eine Pfanne für den Talus (Kopf und Körper).

Im hinteren Gelenk, *Articulatio subtalaris* (Subtalargelenk), artikuliert der Taluskörper mit der hinteren Gelenkfläche des Calcaneus.

Funktionell gehören beide Gelenkabschnitte zusammen, um deren schräge Achse die Pro- und Supination erfolgt. Der Taluskopf wird

- vom Pfannenband, *Lig. calcaneonaviculare plantare*, getragen.

Es verbindet den Calcaneus mit dem Os naviculare. Bei einer Erschlaffung dieses Bands senkt sich der Talus und begünstigt die Bildung eines Plattfußes. Daher bezeichnet man es auch als „Plattfußband".

Das Chopart-Gelenk, *Articulatio tarsi transversa,* (Abb. 278) liegt zwischen Calcaneus, Os cuboideum, Talus und Os naviculare. In ihm sind Pro- und Supinationsbewegungen bei festgestelltem Calcaneus möglich.

Der S-förmige Gelenkspalt dient auch als Amputationslinie für den Vorderfuß. Man erreicht ihn am medialen Fußrand hinter dem vorspringenden Os naviculare.

Luxationen im Chopart-Gelenk (**Talusluxationen**) gehören zu den seltenen Verletzungen und sind meist mit Brüchen benachbarter Knochen kombiniert.

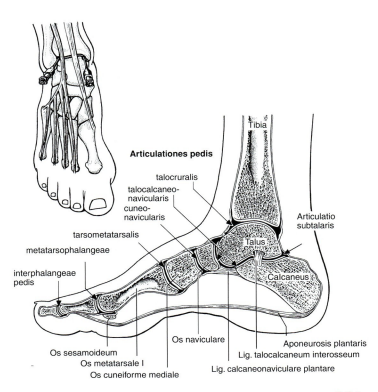

Abb. 277 Fußgelenke im Sagittalschnitt und Punktion des oberen Sprunggelenks (oben).

381

Bein, Membrum inferius

Das Lisfranc-Gelenk (Abb. 278) entspricht den Fußwurzel-Mittelfuß-Gelenken, *Articulationes tarsometatarsales*. Es ist an den Pro- und Supinationsbewegungen des Fußes beteiligt.

Der Gelenkspalt dient auch als Amputationslinie, die man vom äußeren Fußrand her hinter dem vorspringenden Metatarsalknochen erreicht. Auf Grund des proximal vorspringenden Metatarsalknochens 2 verläuft die Gelenklinie mehrfach geknickt.

Die Gelenkspalten kommunizieren mit denen der Fußwurzelknochen, sodass sich entzündliche Prozesse von hier leicht über den Fuß ausbreiten können. Luxationen im Lisfranc-Gelenk sind meist mit Abrissfrakturen der Metatarsalia oder Cuneiformia verbunden.

Die Zehengrundgelenke, *Articulationes metatarsophalangeae*, sind Kugelgelenke ähnlich wie die Fingergrundgelenke 2 bis 5 der Hand. Die Gelenkköpfe werden von den Metatarsalknochen und die kleineren Pfannen von den proximalen Phalangen gebildet. In die Gelenkkapsel der großen Zehe sind in der Regel 2 Sesambeine eingelassen. Die Kapseln werden durch Seitenbänder, *Ligg. collateralia*, und basale Bänder, *Ligg. plantaria*, verstärkt. Letztere bilden ein Gleitlager für die Sehnen der langen Zehenbeuger. Ein quer verlaufendes *Lig. metatarsale transversum profundum* verbindet die Köpfchen der Mittelfußknochen.

Die Zehengelenke, *Articulationes interphalangeae pedis*, sind wie die der Finger reine Scharniergelenke, die durch Seitenbänder und plantare Bänder gesichert werden.

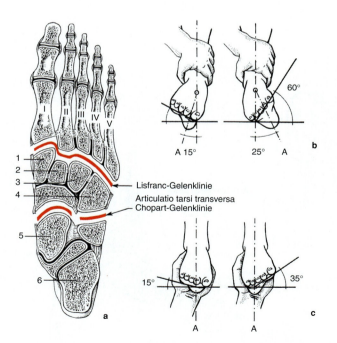

Abb. 278 Fußgelenke.
a Horizontalschnitt.
  1 Os cuneiforme mediale,
  2 Os cuneiforme intermedium,
  3 Os cuneiforme laterale,
  4 Os cuboideum,
  5 Talus,
  6 Calcaneus.

b Summe der Beweglichkeit im unteren Sprunggelenk, Chopart-Gelenk und in den Mittelfußgelenken mit Lisfranc-Gelenk. Die Kalkaneusachse A bewegt sich um 15° bzw. 25° (oben). (Nach E. Morscher u. Mitarb. 1982)

c Drehung im Chopart-Gelenk und im Mittelfuß mit Lisfranc-Gelenk bei festgestelltem Talokalkaneonavikulargelenk im Sinn der reinen Pronation/Supination. Die Kalkaneusachse A bewegt sich nicht.

Fragen zum Selbststudium

1. Wo liegt die Grenze zwischen Unterschenkel und Fuß? 371
2. Welche Knochenpunkte kann man am Fuß palpieren? 371
3. Von welchen Knochen werden der innere und äußere Knöchel gebildet? 371
4. Nennen Sie die Charakteristika abnormer Fußstellungen. 371
5. Von welchen Retinacula wird die Unterschenkelfaszie verstärkt? 371
6. Welche Sehnenscheiden verlaufen auf der Dorsalseite des Fußes? 372
7. Welche Sehnenscheiden liegen hinter dem inneren und welche hinter dem äußeren Knöchel? 372
8. Wo inserieren die Sehnen der Peroneusmuskeln? 372
9. Welche Leitungsbahnen findet man am Dorsum pedis? 374
10. Wo tastet man den Puls der A. dorsalis pedis? 375
11. Beschreiben Sie die Zuflüsse für die Arteriennetze des inneren und äußeren Knöchels. 376
12. Beschreiben Sie das arterielle Verteilungsmuster auf dem Fußrücken und der Fußsohle. 375
13. Beschreiben Sie Ausbreitung und Kompartimentbildungen der Plantaraponeurose. 376
14. Welches sind die 3 Logen der Fußsohle? 376
15. Welche Sehnen und Muskeln liegen in der Mittelloge? 377
16. Wo verlaufen die Leitungsbahnen an der Fußsohle? 378
17. Beschreiben Sie die sensible Innervation der Fußsohle. 378
18. Welche arteriellen Anastomosen gibt es zwischen Fußsohle und Fußrücken? 378
19. Erkläre die Gewölbekonstruktion des Fußes. 378
20. Welche Bandsysteme verklammern die Fußwurzel- und Mittelfußknochen? 379
21. Welche Bänder und Sehnen stützen das Fußgewölbe? 379
22. Erklären Sie die Entstehung eines Pes planus und Pes transversoplanus. 379
23. Beschreiben Sie Konstruktion und Funktion der Malleolengabel. 380
24. Welche Knochen artikulieren im oberen und unteren Sprunggelenk miteinander? 380, 381
25. Welche Bänder sichern das obere Sprunggelenk? 380
26. In welche Teilgelenke gliedert man das untere Sprunggelenk? 381
27. Wo liegt das Chopart-Gelenk? 381
28. Beschreiben Sie das Lisfranc-Gelenk und seine klinische Bedeutung. 382
29. Wie unterscheiden sich Formen und Funktionen der Zehengrund- und Zehengelenke? 382

9 Arm, Membrum superius

9.1	**Schulter, Axilla**	386	**9.3**	**Ellenbogengegend** 407

9.1.1 Vordere Schultergegend, Trigonum clavipectorale 387
9.1.2 Seitliche Schultergegend, Regio deltoidea 389
9.1.3 Schultergelenk, Articulatio humeri 390
9.1.4 Hintere Schultergegend, Regio scapularis 393
9.1.5 Achselgegend, Regio axillaris .. 395
 Zusammensetzung des Plexus brachialis 397
 Aufzweigungen des Plexus brachialis 397
 Achselarterie, A. axillaris 400
 Lymphknoten der Achselhöhle, Nll. axillares 401
Fragen 402

9.2 Oberarm, Brachium 403
9.2.1 Oberarmfaszie und Muskellogen . 404
9.2.2 Leitungsbahnen des Oberarms .. 405

9.3.1 Ellenbogengelenk, Articulatio cubiti 410
Fragen 412

9.4 Unterarm, Antebrachium ... 412
9.4.1 Unterarmfaszie und Muskellogen 414
9.4.2 Verbindungen der Unterarmknochen 415
9.4.3 Leitungsbahnen des Unterarms . 416
Fragen 418

9.5 Hand, Manus 419
9.5.1 Logen und Handmuskeln 419
9.5.2 Sehnenscheiden der Palmarseite 421
9.5.3 Leitungsbahnen der Hohlhand . 422
9.5.4 Handrücken, Dorsum manus ... 425
9.5.5 Handgelenke, Articulationes manus 426
9.5.6 Finger, Digiti manus 428
Fragen 430

> Praxis
>
> Eine 69-jährige Rentnerin stürzt an einem kalten Wintermorgen auf eisglatter Straße und schlägt seitlich mit dem rechten Oberarm an der Bordsteinkante auf. Sie hat keine Kopfverletzungen und nur leichte Abschürfungen an der Innenseite der Hände, verspürt aber starke Schmerzen am rechten Arm und in der rechten Schulter. Die körperliche Untersuchung ergibt eine Bewegungseinschränkung und eine Schwellung an der Dorsal- und Lateralseite des Oberarms. Die Patientin hält den schmerzenden Arm mit der anderen Hand gebeugt an den Oberkörper gepresst und kann die in Palmarflexionsstellung hängende rechte Hand nicht dorsalflektieren. Sie hat einen Sensibilitätsausfall und kribbelnde Missempfin-

> Praxis
>
> dungen (Parästhesien) am rechten Handrücken im Bereich der Tabatière. Bei der Röntgenuntersuchung zeigt sich **ein Querbruch des rechten Humerus** am Übergang vom proximalen zum mittleren Drittel mit einem Auseinanderweichen der Bruchenden und einer verstärkten Weichteilzeichnung.
>
> Wegen des Verdachtes einer Radialisverletzung wird die Patientin operiert; dabei wird die Ruptur eines kleineren Astes der A. profunda brachii mit einem größeren Bluterguss (Hämatom) festgestellt. Der N. radialis weist keine Kontinuitätsunterbrechungen auf, ist aber in die Bruchspalte verlagert. Nach Ausräumen des Hämatoms, Reposition des N. radialis und der Versorgung der Fraktur mit einem Marknagel mit oberer

Arm, Membrum superius

und unterer Verriegelung wird nach Wundverschluss eine sog. Radialisschiene angelegt. Die Parästhesien an der rechten Hand verringern sich nach einigen Monaten, und unter krankengymnastischer Behandlung setzt langsam auch wieder die Fähigkeit zur Fingerstreckung und Dorsalflexion der Hand ein.

Die Arme stehen durch den Schultergürtel mit dem Rumpf in Verbindung und besitzen im Gegensatz zu den unteren Extremitäten eine große Beweglichkeit. Die knöcherne Grundlage des Schultergürtels wird vom Schlüsselbein, *Clavicula,* und Schulterblatt, *Scapula,* gebildet, die beide im Akromio-Klavikular-Gelenk miteinander artikulieren. Während sich das Schlüsselbein im Sterno-Klavikular-Gelenk auf das Brustbein stützt, ist das Schulterblatt in einer Muskelschlinge aufgehängt.

Angeborene Schlüsselbeindefekte sind das völlige Fehlen (Aplasie) oder die Unterentwicklung (Hypoplasie) der Clavicula, Letzteres häufig in Verbindung mit weiteren Ossifikationstörungen der Belegknochen. Das Schlüsselbein ist der einzige Röhrenknochen, dessen Mittelstück (Diaphyse) desmal verknöchert wie die meisten Belegknochen des Schädels. Bei doppelseitiger Aplasie können sich beide Schultern vor der Brust berühren, partielles Fehlen des Mittelstücks bedingt die Bildung eines „falschen Gelenks" (**Pseudarthrose**).

Die Arme werden als ventrale Anlagen des Rumpfs auch von ventralen Ästen der Spinalnerven versorgt. Das betrifft auch alle Muskeln, die sich sekundär auf die Brust und den Rücken vorgeschoben haben.

Topographisch gliedert man die obere Extremität in Schulter, Oberarm, Ellenbogen, Unterarm und Hand (Abb. 279).

9.1 Schulter, Axilla

Die Schulter wird von den Knochen des Schultergürtels, dem Humeruskopf und den bedeckenden Weichteilen gebildet. Topographisch unterscheidet man eine vordere,

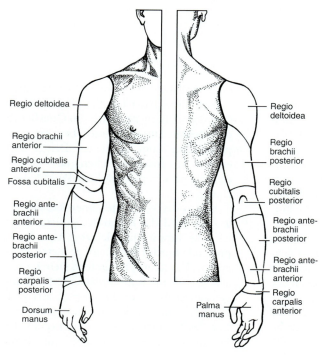

Abb. 279 Armregionen.

9.1 Schulter, Axilla

seitliche und hintere Schultergegend sowie die Achselhöhle. Auf Grund ihrer Lage am Rumpf gehört die vordere Schultergegend zur Brust (Abb. 130) und die hintere zum Rücken (Abb. 230). Wegen ihrer funktionellen Zusammenhänge werden jedoch beide beim Arm besprochen.

9.1.1 Vordere Schultergegend, Trigonum clavipectorale
(Abb. 130, 280)

Das *Trigonum clavipectorale* liegt unter dem Schlüsselbein zwischen M. deltoideus und M. pectoralis major. Die Haut bildet über diesem Dreieck eine Vertiefung, *Fossa infraclavicularis*.

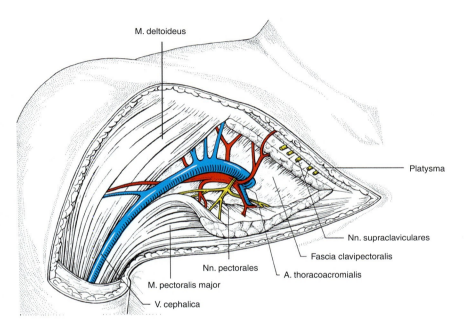

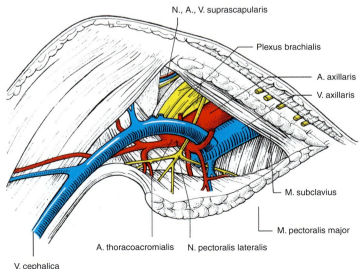

Abb. 280 Trigonum clavipectorale, oberflächliche Schicht (oben) und tiefe Schicht (unten).

Arm, Membrum superius

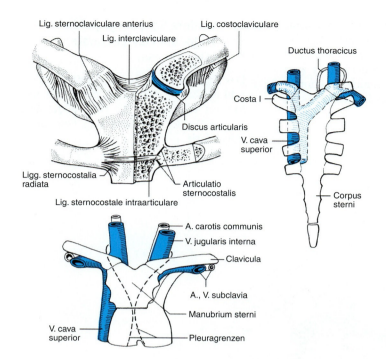

Abb. 281 Sternoklavikulargelenk und seine topographischen Beziehungen.

Die 2 Faszien der vorderen Schulterregion sind
- die *Fascia pectoralis,* die den M. pectoralis major bekleidet und oben noch vom Platysma bedeckt wird, und
- die *Fascia clavipectoralis,* die unter dem großen Brustmuskel auf dem M. pectoralis minor und M. subclavius liegt (Abb. 280). Sie entspringt vom unteren Rand des Schlüsselbeins sowie vom Proc. coracoideus und setzt sich auf den M. coracobrachialis fort.

Nerven (Abb. 131, 301). Die Innervation der Haut erfolgt durch
- die *Nn. supraclaviculares* (aus dem Plexus cervicalis) und
- die *Rr. cutanei anteriores pectorales* der Interkostalnerven.
- Der *N. pectoralis medialis* und *lateralis* (aus dem Plexus brachialis) innervieren den M. pectoralis major und minor und
- der *N. subclavius* den gleichnamigen Muskel. Er anastomosiert häufig mit dem N. phrenicus (Nebenphrenikus).

Die Arterien (Abb. 280, 297) entspringen aus der A. axillaris.
- Die *A. thoracoacromialis* bildet die Hauptquelle; sie teilt sich in der Mohrenheim-Grube in die *Rr. pectorales,* den *R. deltoideus, R. clavicularis* und *R. acromialis.*

Die *A. thoracica superior* ist ein variabler Ast für den M. subclavius, die Mm. intercostales I und II sowie für den M. serratus anterior.

Venen. Die *V. cephalica* (Hautvene des Arms, Abb. 296) durchbricht die Fascia clavipectoralis kurz vor ihrer Einmündung in die V. axillaris.

Die Leitungsbahnen im Trigonum clavipectorale sind der *Plexus brachialis,* die *A.* und *V. subclavia.* Die Lagebeziehungen sind derart, dass der Plexus dorsal, die A. subclavia in der Mitte und die V. subclavia vorn liegen (Abb. 280).

Die V. subclavia ist fest mit der Fascia clavipectoralis verwachsen, was die Weitstellung ihres Lumens sichert. Bei einer Verletzung kann jedoch viel Luft in den Kreislauf strömen und zur Verlegung von kapillären Gefäßgebieten, z. B. in Lungen, Gehirn, Herz mit nachfolgendem Perfusions- und Funktionsausfall führen (**Luftembolie**).

Beim ihrem Eintritt durch den Kostoklavikularraum in die Achselhöhle ist die V. subclavia gegen das Schlüsselbein durch den M. subclavius abgepolstert, sodass sie bei Schlüsselbeinfrakturen nur selten verletzt wird.

Zum Einführen eines Katheters erreicht man die V. subclavia zwischen Schlüsselbein und 1. Rippe. Um eine Luftembolie zu vermeiden (s.o.), wird die Punktion in Oberkörpertieflage durchgeführt.

Die A. subclavia entspringt auf der linken Seite aus dem Arcus aortae und rechts aus dem Truncus brachiocephalicus (Abb. 157). Sie gelangt durch die hintere Skalenuslücke unter das Schlüsselbein (Abb. 124, 129). Ihre Abgänge sind
- die *A. vertebralis*, die durch die Foramina transversaria der Halswirbelsäule zum Gehirn zieht,
- die *A. thoracica interna*, die an der Innenfläche des Thorax zum Zwerchfell läuft (Abb. 137, 139),
- der *Truncus thyrocervicalis*, der mit mehreren Arterien die Halseingeweide versorgt (Abb. 297),
- der *Truncus costocervicalis* mit Abgängen zum Nacken und zu den beiden oberen Interkostalräumen (Abb. 139).

Im Brustbein-Schlüsselbein-Gelenk, *Articulatio sternoclavicularis,* (Abb. 281) liegt das sternale Ende des Schlüsselbeins in einer flachen Gelenkpfanne des Brustbeins und überragt dessen oberen Rand, sodass man es unter der Haut sehen oder palpieren kann.

Hinter dem Gelenk verläuft beiderseits die vordere Pleuragrenze (Abb. 143). Außerdem befindet sich hier der Venenwinkel, d. h. die Vereinigungsstelle der V. jugularis interna mit der V. subclavia, wo auf der linken Seite der Ductus thoracicus mündet. Hinter dem rechten Sterno-Klavikular-Gelenk liegt die Aufzweigungsstelle des Truncus brachiocephalicus in die A. carotis communis und in die A. subclavia (Abb. 123, 129).

Ein *Discus articularis* teilt das Gelenk in 2 Kammern. Die Gelenkkapsel ist durch
- das *Lig. sternoclaviculare anterius* und *posterius* verstärkt,
- das *Lig. interclaviculare* verbindet beide Schlüsselbeine,
- das *Lig. costoclaviculare* die 1. Rippe mit der Clavicula.

Schlüsselbeinverrenkungen sind im Sterno-Klavikular-Gelenk selten; meist kommen sie am akromialen Ende vor (**Luxatio acromioclavicularis**).

Schlüsselbeinfrakturen, die etwa 1/4 aller Brüche im Kindesalter ausmachen, führen (wenn sie vollständig sind) infolge Zugwirkung des M. sternocleidomastoideus zu typischen Dislokationen. Das mediale Fragment wird nach oben gezogen und „reitet" auf dem lateralen.

9.1.2 Seitliche Schultergegend, Regio deltoidea
(Abb. 279))

Die Ausdehnung dieser Region entspricht etwa der des M. deltoideus, der sich meist deutlich unter der Haut abhebt. Den Ursprüngen des Muskels folgend, wird sie von der Spina scapulae, dem Acromion und der Clavicula begrenzt. Der vordere Rand des M. deltoideus bedeckt den Proc. coracoideus. Der hintere Teil des Muskels liegt über dem Ansatz des M. supra- und infraspinatus sowie des M. teres minor und major. Unter dem mittleren Abschnitt fühlt man lateral das *Tuberculum majus* und medial das *Tuberculum minus* des Humerus. Beide sind durch den Sulcus intertubercularis voneinander getrennt, in dem die Sehne des langen Bizepskopfs gleitet.

Im Akromio-Klavikular-Gelenk, *Articulatio acromioclavicularis,* (Abb. 282) ist das Schlüsselbein mit dem Schulterblatt verbunden:
- Ein *Discus articularis* füllt den Gelenkspalt weitgehend aus.
- Das *Lig. acromioclaviculare* verstärkt die Gelenkkapsel auf der Dorsalseite,

Arm, Membrum superius

- das *Lig. coracoclaviculare* verbindet das Schlüsselbein mit dem Proc. coracoideus. Es besteht aus 2 Anteilen,
- dem *Lig. trapezoideum*, das vom Proc. coracoideus nach oben lateral zur Clavicula zieht, und
- dem *Lig. conoideum*, das medial vom obigen verläuft.

Die Nerven der Regio deltoidea (Abb. 301) sind

- die *Nn. supraclaviculares* (aus dem Plexus cervicalis) und
- der *N. cutaneus brachii lateralis superior* des N. axillaris.
- Der *N. axillaris* (aus dem Plexus brachialis) zieht durch die laterale Achsellücke zum M. deltoideus und innerviert ihn.

Die Arterien (Abb. 287, 297) bilden am Collum chirurgicum des Oberarms einen Anastomosenkranz, der den Oberarmkopf und die Gelenkkapsel versorgt. Die kommunizierenden Arterien sind

- die *A. circumflexa humeri anterior* und *posterior* (beide aus der A. axillaris).

Bei Verrenkungen des Schultergelenks oder subkapitalen Oberarmfrakturen kann der N. axillaris leicht in Mitleidenschaft gezogen werden. Eine **Axillarislähmung** führt zum Funktionsausfall des M. deltoideus und des M. teres minor mit Behinderung der Armbewegungen wie Armheben vorwärts, seitwärts, z. T. rückwärts sowie Armheben über die Horizontale. Außerdem kommt es zum Sensibilitätsausfall an der Außenseite des Oberarms. Bei einer länger bestehenden Axillarislähmung schwindet die Schulterwölbung durch Atrophie des M. deltoideus.

9.1.3 Schultergelenk, Articulatio humeri
(Abb. 282 bis 284)

Unter dem M. deltoideus liegt das Schultergelenk (Abb. 283), das von *Acromion, Proc. coracoideus* und *Lig. coracoacromiale* überdacht wird. Zwischen Acromion und Schultergelenkkapsel befindet sich die *Bursa subacromialis*, die mit der *Bursa subdeltoidea*, einem Schleimbeutel zwischen M. deltoideus und Humerus, kommunizieren kann.

Die Gelenkkapsel entspringt am Außenrand der faserknorpligen Pfannenlippe, *Labrum glenoidale*, welche die relativ kleine Gelenkpfanne, *Cavitas glenoidalis scapulae* vertieft. Sie befestigt sich am Collum anatomicum des Humerus, sodass das Tuberculum majus und minus als Ansatzfelder der Muskeln nicht von der Gelenkkapsel eingeschlossen werden.

Da die Epiphysenlinie schräg verläuft, liegt sie medial innerhalb und lateral außerhalb des Gelenks. Kollumfrakturen gehen durch den chirurgischen Hals und fliegen somit außerhalb der Gelenkkapsel.

Bei Ruhigstellungen des Arms schrumpft die Schultergelenkkapsel, besonders bei älteren Menschen, sodass es zu Versteifungen des Schultergelenks kommen kann.

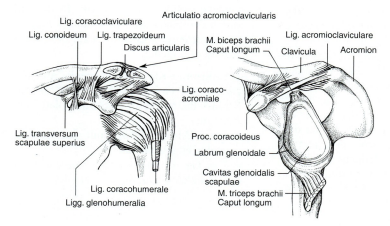

Abb. 282 Akromioklavikular- und Schultergelenk von vorn (links) und Blick auf die Schultergelenkpfanne (rechts).

9.1 Schulter, Axilla

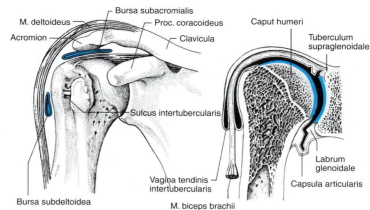

Abb. 283 Schultergelenk.
a Schematische Darstellung der Knochen des Schultergelenks und Schleimbeutel (links) und Frontalschnitt durch das Schultergelenk (rechts).
b Magnetresonanztomographische Darstellung (MRT, T1-gewichtet) des Schultergelenks, Parakoronarschnitt. (Original: Prof. Dr. med. K. Hauenstein, Rostock)

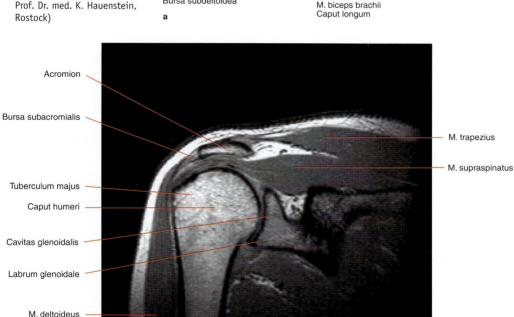

Die relativ schlaffe Gelenkkapsel wird durch 2 Bänder verstärkt,
- oben durch das *Lig. coracohumerale* und
- vorn durch die *Lig. glenohumeralia.*

Außerdem ist das Schultergelenk noch vom **Sehnen-Muskel-Mantel** der Rotatorenmanschette umgeben (Abb. 284). In die Kapsel einstrahlende Muskelfasern wirken als Kapselspanner und -verstärker.

Oben medial wird der Sehnen-Muskel-Mantel vom Proc. coracoideus und unten vom langen Trizepskopf unterbrochen, woraus sich die häufigsten Gelenkverrenkungen erklären (Luxatio subcoracoidea und Luxatio axillaris).

Schleimbeutel (Abb. 283) sind in der Umgebung des Schultergelenks sehr zahlreich. Zwischen der Gelenkkapsel und An-

391

Arm, Membrum superius

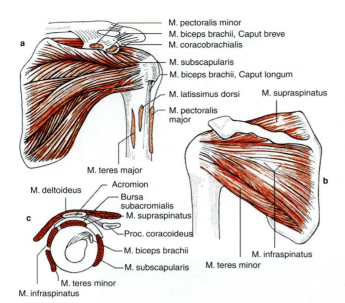

Abb. 284 **Rotatorenmanschette des Schultergelenks.**
a Ventralansicht.
b Dorsalansicht.
c Aufsicht auf die Schultergelenkpfanne.

satzsehne des M. subscapularis liegt die *Bursa subtendinea m. subscapularis*, die meist mit der Gelenkhöhle kommuniziert. Weitere Schleimbeutel befinden sich im Ansatzbereich der Muskeln. Die *Vagina tendinis intertubercularis* scheidet die lange Bizepssehne im *Sulcus intertubercularis* ein und stülpt sich von der Gelenkkapsel nach unten vor.

Die Funktion des Schultergelenks erfolgt um 3 Hauptachsen. Es werden Pendelbewegungen (Ante- und Retroflexion), Seitwärtsbewegungen (Ab- und Adduktion) sowie Rotationsbewegungen (Innen- und Außenrotation) ausgeführt. Durch das Zusammenwirken mit beiden Schlüsselbeingelenken wird der Bewegungsumfang des Arms wesentlich erhöht.

Die Mittelstellung des Schultergelenks mit möglichst entspannter Kapsel ist eine leichte Anteflexion, Abduktion und Innenrotation; sie wird bei Gelenkergüssen eingenommen. **Punktionen** des **Schultergelenks** erfolgen von dorsal oder von ventral (Abb. 285).

Aufgrund der großen Beweglichkeit des Schultergelenks sind **Schultergelenkluxationen** relativ häufig. Ihre Bezeichnung erfolgt nach der jeweiligen anatomischen Position, die der Oberarmkopf bei der Dislokation einnimmt (Abb. 286).

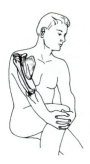
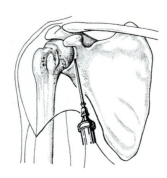

Abb. 285 **Haltefunktion des M. deltoideus (links) und Schultergelenkpunktion (rechts.)**

9.1 Schulter, Axilla

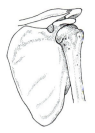
Luxatio subcoracoidea

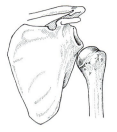
Luxatio infraglenoidalis

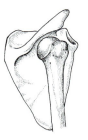
Luxatio infraspinata

Abb. 286 Schultergelenkluxationen. (Nach O. C. Brantigan 1963)

9.1.4 Hintere Schultergegend, Regio scapularis
(Abb. 230, 287)

Die Ausbreitung der hinteren Schultergegend (Abb. 287) entspricht etwa der des Schulterblatts. Die Haut ist relativ dick und enthält zahlreiche Talgdrüsen. Durch das Unterhautfettgewebe lässt sich die *Spina scapulae* tasten, die bei hängendem Arm etwa in Höhe des 4. Brustwirbelkörpers (= 3. Brustwirbeldornfortsatz) steht. Des Weiteren kann man das *Acromion*, den *Margo medialis* und den *Angulus inferior* des Schulterblatts fühlen. Wird der Arm über die Horizontale gehoben, dann dreht sich der untere Winkel des Schulterblatts nach lateral.

Muskeln und Logen. Das Schulterblatt liegt in einem Muskelmantel. Die Dorsalseite wird von oberflächlichen Rückenmuskeln,
- dem *M. trapezius* und am unteren Schulterblattwinkel vom *M. latissimus dorsi*, bedeckt (Abb. 231).

Der M. trapezius ist an der Spina scapulae, dem Acromion und der Clavicula befestigt, der M. latissimus dorsi zieht über den Angulus inferior zur Crista tuberculi minoris humeri.

Unter dem M. trapezius findet man eine Fett- und Bindegewebsschicht, die oben mit der Regio cervicalis lateralis, seitlich unter dem Acromion mit der Regio deltoidea und unten durch die Achsellücken mit der Regio axillaris kommuniziert.

Von der Dorsalseite des Schulterblatts entspringen

1. der *M. supraspinatus* aus der Fossa supraspinata,
2. der *M. infraspinatus* aus der Fossa infraspinata und
3. der *M. teres minor* unterhalb des Letztgenannten.
4. Der *M. teres major* zieht von der Seitenkante der Scapula zur Crista tuberculi minoris humeri.

Die *M. supraspinatus*, *M. infraspinatus* und *M. teres minor* inserieren am Tuberculum majus humeri. Nach ihren Anfangsbuchstaben werden sie auch **SIT-Muskeln** genannt. Zusammen mit dem M. subscapularis bilden sie die „**Rotatorenmanschette**" der Orthopäden.

Die SIT-Muskeln sind mit einer derben Faszie bekleidet, welche die Fossa supra- und infraspinata zu 2 osteofibrösen Kammern schließt, in der sich Blut oder eitrige Infiltrate ansammeln können.

Sehnenrisse oder Totalrupturen der Rotatorenmanschette nach Trauma treten häufiger bei älteren Menschen auf. Je nach Ursache und Ausprägung verursachen sie langsam zunehmende oder akut einsetzende Schulterschmerzen und Schultersteife. Bei ausgeprägter Läsion wird durch Höhertreten des Humeruskopfs ein neuer Drehpunkt ausgebildet, in deren Verläufen sich nicht selten ein degeneratives Leiden des Schultergelenks (**Omarthrose**) entwickelt.

Zwischen M. teres minor und major liegt ein V-förmiger Spalt, der vom Caput longum des M. triceps brachii gekreuzt und somit in 2 Achsellücken zerlegt wird (Abb. 287, 288).

Die mediale Achsellücke ist dreieckig; sie wird vom *M. teres major* und *minor* sowie vom *Caput longum* des *M. triceps brachii* umrahmt. Durch sie ziehen die A., V. cir-

Arm, Membrum superius

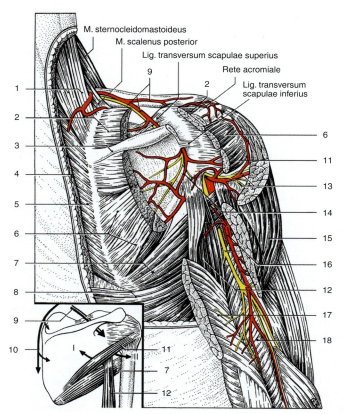

Abb. 287 Hintere Schultergegend und Achsellücken (unten links).
I Mediale Achsellücke,
II laterale Achsellücke.
1 M. levator scapulae,
2 M. supraspinatus,
3 Spina scapulae,
4 M. trapezius,
5 M. rhomboideus major,
6 M. infraspinatus,
7 M. teres major,
8 M. latissimus dorsi,
9 N., A. suprascapularis, R. acromialis,
10 N. dorsalis scapulae und R. descendens der A. transversa colli,
11 M. teres minor,
12 Caput longum des M. triceps brachii,
13 N. axillaris, A. circumflexa humeri posterior,
14 A circumflexa scapulae,
15 M. deltoideus,
16 A. profunda brachii, N. radialis,
17 Caput laterale des M. triceps brachii,
18 Caput mediale des M. triceps brachii.

cumflexa scapulae, die dann unter dem M. teres minor und M. infraspinatus verschwinden.

Die laterale Achsellücke ist viereckig; sie wird vom *M. teres major* und *minor*, vom *Caput longum* des *M. triceps brachii* und *Humerus* eingefasst. Durch sie ziehen *A, V. circumflexa humeri posterior* und *N. axillaris*.

Von der Innenfläche des Schulterblatts entspringt
- der *M. subscapularis*, der zum Tuberculum minus humeri zieht.

Am medialen Rand des Schulterblatts inserieren
- der *M. levator scapulae, M. rhomboideus minor* und *major* sowie *M. serratus anterior* (Abb. 231, 287).

An der Wurzel des Proc. coracoideus entspringt
- der *M. omohyoideus* (unterer Zungenbeinmuskel, Abb. 123, 128).

Der Proc. coracoideus dient dem Ansatz bzw. Ursprung
- des *M. pectoralis minor, M. coracobrachialis* und *Caput breve* des *M. biceps brachii*.

Nerven (Abb. 287, 301). Die Haut der Regio scapularis wird von
- den *Nn. supraclaviculares* (aus dem Plexus cervicalis) und
- den *Rr. dorsales* der Interkostalnerven versorgt.
- Der *N. accessorius* (XI. Hirnnerv) innerviert den M. trapezius.
- Der *N. suprascapularis* (aus dem Plexus brachialis) zieht unter dem Lig. transversum scapulae superius (die Arterie über dem Band) zur Dorsalseite und versorgt den M. supra- und infraspinatus.
- Der *N. dorsalis scapulae* (aus dem Plexus brachialis) läuft unter dem M. levator scapulae zum medialen Schulterblattrand und innerviert die beiden Mm.

9.1 Schulter, Axilla

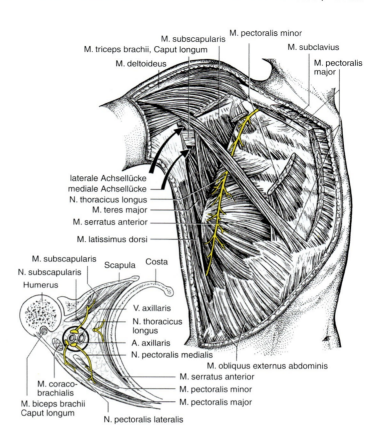

Abb. 288 **Wände der Achselhöhle** von vorn unten und im Horizontalschnitt.

rhomboidei und den M. levator scapulae.

Die Arterien (Abb. 287, 297) der Regio scapularis sind
- die *A. suprascapularis* (aus dem Truncus thyrocervicalis), die den M. scalenus anterior kreuzt und dann über dem Lig. transversum scapulae superius in die Fossa supra- und infraspinata läuft. Sie anastomosiert mit
- der *A. circumflexa scapulae* (aus der A. subscapularis), die durch die mediale Achsellücke in die Fossa infraspinata gelangt.
- Die *A. transversa colli* (aus der A. subclavia) zieht mit dem N. dorsalis scapulae am medialen Schulterblattrand abwärts und verzweigt sich mit diesem.

9.1.5 Achselgegend, Regio axillaris
(Abb. 130, 288, 289)

Zwischen vorderer und hinterer Achselfalte liegt die Achselgrube, *Fossa axillaris*, (Abb. 288). Die vordere Achselfalte wird vom M. pectoralis major und die hintere vom M. latissimus dorsi aufgeworfen.

Die Haut der Achselgrube ist relativ dünn, pigmentiert und nach der Pubertät behaart (sekundäres Geschlechtsmerkmal). Zahlreich vorhandene Schweiß- und Talgdrüsen können Ausgangsstellen für Schweißdrüsenabszesse und Furunkel sein. Charakteristische Symptome für **Schweißdrüsenabszesse** sind druckschmerzhafte Knoten in geröteter infiltrierter Umgebung mit Neigung zur Fistelbildung und schmerzhafter Bewegungseinschränkung.

Arm, Membrum superius

Die *Fascia axillaris* überzieht den axillären Fettkörper und setzt sich an den Rändern des M. pectoralis major und M. latissimus dorsi in die oberflächliche Körperfaszie fort. Bei abduziertem Arm ist sie gespannt, wodurch die Palpation des Achselhöhleninhalts erschwert wird.

Die Form der Achselhöhle entspricht der einer vierseitigen Pyramide. Die Basis wird von der Fascia axillaris gebildet, und die Pyramidenspitze erstreckt sich hinter dem Schlüsselbein bis in die seitliche Halsregion.

Die Wände der Achselhöhle sind
- vorn der M. pectoralis major und minor,
- medial der M. serratus anterior,
- lateral Humerus, M. coracobrachialis, Caput breve des M. biceps brachii,
- dorsal hauptsächlich der M. subscapularis sowie der M. teres major und M. latissimus dorsi,
- kaudal die Fascia axillaris.

Der *axilläre Fettkörper* füllt die Achselhöhle aus. Er umgibt die Leitungsbahnen der oberen Extremität und schützt sie vor Druck und Zerrungen bei Bewegungen des Arms. Eine Bindegewebshülle umgibt das Nerven-Gefäß-Bündel und fixiert es an der Umgebung, wodurch die Achselhöhle gekammert wird.

Die Kammerung der Achselhöhle behindert die Ausbreitung von **Phlegmonen** oder **karzinomatösen Prozessen**.

Die Hautnerven der Achselgrube sind der *N. cutaneus brachii medialis* und die *Nn. intercostobrachiales*. Sie durchbrechen die Fascia axillaris und anastomosieren miteinander.

Über der Faszie findet man außerdem Hautvenen und oberflächliche Lymphbahnen, die mit den tiefer gelegenen Gefäßen kommunizieren. Unter der Faszie liegen der infraklavikuläre Teil des Plexus brachialis, A. und V. axillaris (Abb. 289) mit ihren Zweigen sowie axilläre Lymphknoten.

Die Leitungsbahnen treten unter dem Schlüsselbein in die Achselhöhle ein und bilden in ihr 2 Abschnitte.
- Der *proximale Abschnitt* liegt hinter dem M. pectoralis minor,
- der *distale Abschnitt* reicht vom unteren Rand des M. pectoralis minor bis zum unteren Rand des M. pectoralis major.

An der medialen Wand der Achselhöhle läuft die A. thoracica lateralis und hinter ihr der N. thoracicus longus auf dem M. serratus anterior abwärts (Abb. 288). Weiter dorsal zieht der N. thoracodorsalis (beide Nerven aus dem Plexus brachialis) mit der A. thoracodorsalis (aus der A. subscapularis) zwischen M. serratus anterior und M. latissimus dorsi an der Brustwand nach unten.

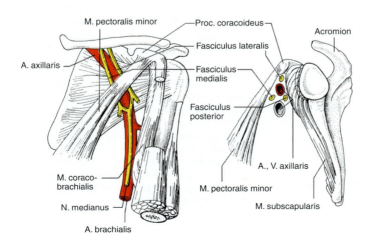

Abb. 289 Topographie des Plexus brachialis. Lagebeziehungen der Faszikel zur A. axillaris von vorn medial (links) und von vorn lateral (rechts).

Zusammensetzung des Plexus brachialis
(Abb. 290)

Der Plexus brachialis ist eine komplizierte Vernetzung von ventralen Wurzeln der Spinalnerven C_5 bis Th_1.

Seine 3 Primärstränge sind der *Truncus superior* (aus C_5 und C_6), *Truncus medius* (aus C_7) und *Truncus inferior* (aus C_8 und Th_1). Sie ziehen durch die hintere Skalenuslücke (Abb. 124, 129) in das seitliche Halsdreieck und von hier zwischen Schlüsselbein und 1. Rippe in die Achselhöhle. Jeder Truncus entlässt je einen ventralen und dorsalen Ast, die sich zu

3 Sekundärsträngen, *Fasciculi*, zusammenschließen. Die Umordnung erfolgt im proximalen Teil der Achselhöhle (Abb. 289).
- Der *Fasciculus posterior* wird von den 3 dorsalen Ästen gebildet;
- der *Fasciculus lateralis* und
- der *Fasciculus medialis* entstammen den ventralen Ästen.

Die Bezeichnungen der Fasciculi ergeben sich aus den Lagebeziehungen zur A. axillaris. Äste des Fasciculus medialis und lateralis bilden um die A. axillaris die *Medianusgabel*.

Die Armnerven entspringen im distalen Teil der Achselhöhle wie folgt:

Fasciculus lateralis	N. musculocutaneus
	N. medianus
	N. ulnaris
Fasciculus medialis	N. cutaneus brachii medialis
	N. cutaneus antebrachii medialis
Fasciculus posterior	N. axillaris
	N. radialis

Alle oberhalb des Schlüsselbeins aus dem Plexus brachialis entspringenden Nerven bilden die *Pars supraclavicularis* und alle unterhalb der Clavicula abgehenden die *Pars infraclavicularis*.

Beim Plexus brachialis können unterschiedliche Lähmungstypen auftreten. Zum einen ist die **Lähmung der einzelnen Armnerven** mit der dafür typischen Handstellung möglich (Abb. 290).

Bei der **oberen Plexuslähmung (Erb-Lähmung,** C_5 und C_6) ist die Abduktion in der Schulter und die Beugung im Ellenbogengelenk aufgehoben; die Hand steht in Pronationsstellung. In der Regel werden Sensibilitätsstörungen an der Außenseite des Oberarms und der Radialseite des Unterarms beobachtet.

Die **untere Plexuslähmung (Klumpke-Lähmung,** C_8 und Th_1) ist durch Ausfall der Handmuskeln, eines Teils der Unterarmmuskeln sowie durch Sensibilitätsstörungen an der Innenseite des Unterarms gekennzeichnet.

Bei der **vollständigen Plexuslähmung** hängt der Arm schlaff herunter.

Aufzweigungen des Plexus brachialis
(Abb. 290, 293)

Die Pars supraclavicularis entlässt Nerven zum Schultergürtel.
1. Der *N. dorsalis scapulae* (C_5) tritt durch den M. scalenus medius und zieht unter dem M. levator scapulae zu den Mm. rhomboidei.
2. Der *N. thoracicus longus* (C_5 bis C_7) durchbricht den M. scalenus medius, läuft am M. serratus anterior abwärts und versorgt ihn.
3. Der *N. subclavius* (C_4 bis C_6) zieht über dem M. scalenus anterior zum M. subclavius. Er anastomosiert häufig mit dem N. phrenicus (Nebenphrenikus).
4. Der *N. suprascapularis* (C_5, C_6) läuft mit dem M. omohyoideus zum oberen Rand des Schulterblatts und durch die Incisura scapulae zum M. supra- und infraspinatus.

Kurze Äste der Pars infraclavicularis zum Schultergürtel sind
5. der *N. pectoralis medialis* und *lateralis* (C_5 bis Th_1), die hinter dem Schlüsselbein zu den Brustmuskeln ziehen,
6. der *Nn. subscapulares* (C_5 bis C_7), die zum M. subscapularis und M. teres major laufen, sowie

Arm, Membrum superius

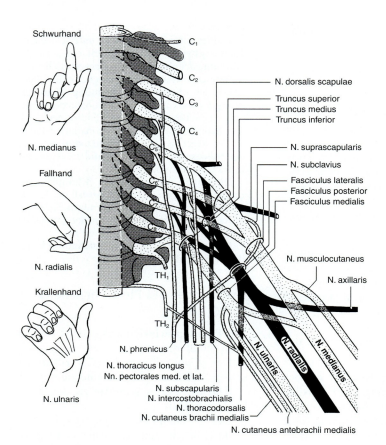

Abb. 290 Schema des Plexus brachialis und Fehlstellungen beim Versuch, die Finger zu bewegen (links) bei Lähmungen einzelner Armnerven.

7. der *N. thoracodorsalis* (C_6 bis C_8), der am seitlichen Skapularand hinunter zieht und den M. latissimus dorsi versorgt.

Operativ kann der Plexus supraklavikulär, infraklavikulär oder in seiner ganzen Ausdehnung freigelegt werden. Im letzten Fall verläuft der Hautschnitt vom Hinterrand des M. sternocleidomastoideus über das Schlüsselbein (das dann schräg durchtrennt wird) zur medialen Bizepsfurche.

Zur Anästhesie des Plexus brachialis wird die Kanüle 0,5 cm hinter der Mitte des Schlüsselbeins eingestochen (Abb. 291), wo auch der Puls der A. subclavia zu fühlen ist.

Lange Äste der Pars infraclavicularis sind (Abb. 290, 292):

Der *N. musculocutaneus* (C_5 bis C_7) innerviert die Beuger des Oberarms (Abb. 292). Er durchbohrt den M. coracobrachialis und zieht zwischen M. biceps brachii und M. brachialis zur Ellenbeuge. Kurz zuvor tritt sein Hautast, der *N. cutaneus antebrachii lateralis,* durch die Oberarmfaszie und zieht an der radialen Seite des Unterarms bis zum Handgelenk. Er versorgt die Haut am radialen Rand und an der volaren Hälfte des Unterarms bis zum Daumenballen.

Bei einer **Muskulokutaneuslähmung** ist die Beugung im Ellenbogengelenk kraftlos und die Supinationsbewegung abgeschwächt.

Der *N. medianus* (C_6 bis Th_1) ist durch die Bildung der Medianusgabel um die A. axillaris leicht zu identifizieren (Abb. 289). Er zieht zwischen M. biceps brachii und M. brachialis zur Ellenbeuge, durchbohrt den M. pronator teres und läuft am Unterarm zwischen oberflächlichen und tiefen Finger-

9.1 Schulter, Axilla

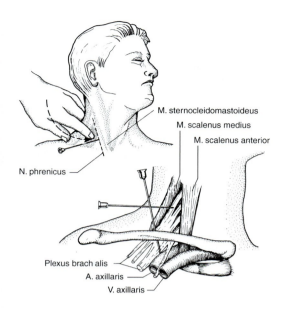

Abb. 291 **Anästhesie des N. phrenicus (oben) und des Plexus brachialis sowie Punktion der A. subclavia (unten).**

beugern (mittlere Nerven-Gefäß-Bahn, Abb. 304) zum Handgelenk. Unter dem Retinaculum flexorum teilt er sich in seine Endäste, die *3 Nn. digitales palmares communes.*

Am Oberarm gibt der N. medianus keine Äste ab. Er versorgt die Beuger des Unterarms, mit Ausnahme des M. flexor carpi ulnaris und des ulnaren Kopfs des M. flexor digitorum profundus, ferner die Muskeln des Daumenballens, mit Ausnahme des M. adductor pollicis und des tiefen Kopfs des M. flexor pollicis brevis, sowie die 2 radialen Mm. lumbricales (Abb. 292). Außerdem innerviert er die Haut der Hand mit den radialen $3\,^{1}/_{2}$ Fingern auf der Palmarseite sowie die der $2\,^{1}/_{2}$ Nagelglieder auf der Dorsalseite (Abb. 313).

Vor dem Handgelenk liegt der N. medianus dicht unter der Haut zwischen den Sehnen des M. Flexor carpi radialis und M. palmaris longus, sodass er hier bei Schnittverletzungen leicht betroffen sein kann. Seine Nähe zur A. radialis, die in diesem Bereich radial vom M. flexor carpi radialis verläuft (**Pulsstelle**), ist häufig die Ursache, dass beim **Suizidversuch** die Arterie und der N. medianus oder anstatt der Arterie nur der Nerv durchtrennt wird (Selbstmörderschnitt).

Charakteristisches Zeichen einer **Medianuslähmung** ist die „Affenhand" und beim Faustschluss die „Schwurhand".

Der N. ulnaris (C_8, Th_1) läuft an der medialen Seite des Arms abwärts und hinter dem Epicondylus medialis des Humerus zum Unterarm. Sein Leitmuskel bis zur Handwurzel ist der M. flexor carpi ulnaris. Er zieht dann über dem Retinaculum flexorum zur Hohlhand. Sein Versorgungsbereich sind die Beuger des Unterarms und die Muskeln des Daumenballens, die nicht vom N. medianus innerviert werden, ferner die Muskeln des Kleinfingerballens, die 2 ulnaren Mm. lumbricales und alle Mm. interossei (Abb. 292). Außerdem innerviert er die Haut an der ulnaren Seite der Hand und die der ulnaren $1\,^{1}/_{2}$ Finger (Abb. 313).

Bei einer **Ulnarislähmung** entsteht das Bild der „Krallenhand" (Abb. 290).

Der N. cutaneus brachii medialis (C_8, Th_1) verästelt sich in der Haut der Achselhöhle und an der medialen Seite des Oberarms. Anastomosen mit dem 2. oder 3. Interkostalnerven bilden die Nn. intercostobrachiales.

Der N. cutaneus antebrachii medialis (C_8, Th_1) läuft in Begleitung der V. basilica zum Unterarm, wo er die Haut an der Innenseite vorn und hinten bis zur Mitte versorgt.

Der N. axillaris (C_5, C_6) zieht durch die laterale Achsellücke (wo er leicht aufzufinden ist) zum M. deltoideus und zum M. teres minor. Mit einem Hautast, *N. cutaneus brachii lateralis superior,* versorgt er die Regio deltoidea.

Eine **Axillarislähmung** führt zu Behinderungen der Armbewegungen wie Armheben über die Horizontale, Abflachung der Schulterwölbung und Sensibilitätsausfall an der Außenseite des Oberarms.

Der N. radialis (C_5 bis Th_1) zieht im Sulcus n. radialis um den Humerusschaft zur Ellenbeuge. Er innerviert die Strecker des Ober-

Arm, Membrum superius

und Unterarms; (Abb. 292). Mit seinen Hautästen, *N. cutaneus brachii posterior, N. cutaneus brachii lateralis inferior, N. cutaneus antebrachii posterior* und dem *R. superficialis als Endast,* versorgt er die Haut auf der Streckseite des Ober- und Unterarms sowie an der radialen Seite des Handrückens und die Dorsalseite der 2 $^1/_2$ radialen Finger (Abb. 313).

Bei einer **Radialisverletzung** im proximalen Abschnitt des Oberarms ist die Streckung des Ellenbogengelenks nicht mehr möglich, bei einer Verletzung im Bereich des Ellenbogens kann das Bild einer „Fallhand" entstehen (Abb. 290).

Über die sensiblen Innervationsgebiete der oberen Extremität informiert die Abbildung 301.

Achselarterie, A. axillaris
(Abb. 288, 289, 297)

Die A. axillaris beginnt als Fortsetzung der A. subclavia am Unterrand des Schlüsselbeins und endet am Unterrand des M. pectoralis major. Man findet sie in der Achselhöhle unter dem M. pectoralis minor, wo sie von den Zinken der Medianusgabel (Fasciculus medialis und lateralis) eingefasst wird, und so leicht zu identifizieren ist.

Sie entlässt 3 Arterien zur Brustwand, eine zur Schulter und 2 zum Oberarm, die zahlreiche Kollateralkreisläufe bilden.
- Die *A. thoracica superior* versorgt die Mm. pectorales, die oberen Interkostalräume, z. T. auch noch die Brustdrüse.
- Die *A. thoracoacromialis* teilt sich oberhalb des M. pectoralis minor in ihre Äste (Abb. 280, 297).

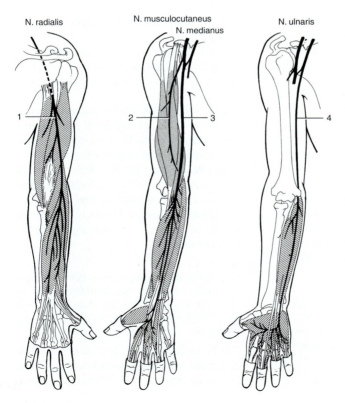

Abb. 292 Muskelinnervation des Arms.
1 Der N. radialis innerviert die Extensoren des Ober- und Unterarms, den M. brachioradialis und M. supinator.
2 Der N. musculocutaneus innerviert die Flexoren des Oberarms.
3 Der N. medianus innerviert die Flexoren des Unterarms (mit Ausnahme des M. flexor carpi ulnaris und des ulnaren Teils des M. flexor digitorum profundus) sowie die Muskeln des Daumenballens (mit Ausnahme des M. adductor pollicis und des tiefen Kopfs des M. flexor pollicis brevis) und die Mm. lumbricales I und II.
4 Der N. ulnaris innerviert den M. flexor carpi ulnaris, die beiden ulnaren Köpfe des M. flexor digitorum profundus, den M. palmaris brevis, die Muskeln des Kleinfingerballens, die Mm. interossei, Mm. lumbricales III und IV, den M. adductor pollicis und den tiefen Kopf des M. flexor pollicis brevis.

9.1 Schulter, Axilla

- Die *A. thoracica lateralis* (Abb. 132, 297) zieht als seitliche Brustwandarterie auf dem M. serratus anterior in der vorderen Axillarlinie abwärts. Sie gibt. Rr. mammarii laterales an die Brustdrüse ab.
- Die *A. subscapularis* entspringt hinter der Medianusschlinge. Sie entlässt die *A. circumflexa scapulae*, die durch die mediale Achsellücke zur Dorsalseite des Schulterblatts zieht und dort mit der A. suprascapularis anastomosiert (Abb. 287). Der Endast der A. circumflexa scapulae ist die *A. thoracodorsalis*, die den M. latissimus dorsi und M. teres major versorgt.
- Die *A. circumflexa humeri anterior* läuft vor dem Collum chirurgicum humeri zum M. coracobrachialis und bildet mit
- der *A. circumflexa humeri posterior*, die zusammen mit dem N. axillaris durch die laterale Achsellücke zieht, einen Anastomosenkranz.

Lymphknoten der Achselhöhle, Nll. axillares
(Abb. 198, 293)

Die Abflussgebiete der Lymphe lassen sich für den gesamten Körper auf jeder Seite in 3 Zonen gliedern.
- Die obere Zone betrifft Kopf und Hals; sie reicht unten bis zum Schlüsselbein.
- Die mittlere Zone ist das Gebiet der oberen Extremität, die Brust- und obere Bauchregion; ihre untere Grenze erstreckt sich bis in die Höhe des Bauchnabels.
- Die untere Zone umfasst die untere Bauchregion, den Damm, die Genitalien und unteren Extremitäten.

Die axillären Lymphknoten (Abb. 293) gehören demnach zum mittleren Abflussgebiet des Körpers. Sie liegen verstreut im Fettkörper außerhalb des bindegewebig eingehüllten Nerven-Gefäß-Strangs, sodass dieser bei einer Lymphknoten-

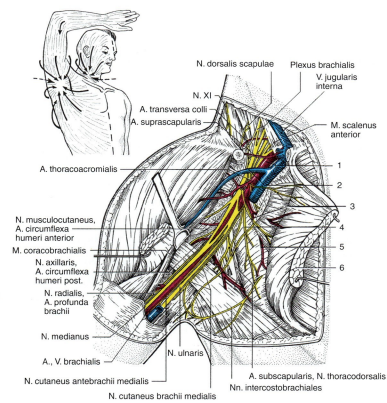

Abb. 293 Achselhöhle mit Inhalt (rechts) und Einzugsgebiet der axillären Lymphknoten (oben).
1 A., V. subclavia,
2 V. cephalica,
3 N. pectoralis medialis, N. pectoralis lateralis,
4 N. thoracicus longus,
5 A. thoracica lateralis,
6 M. pectoralis major.

ausräumung nicht in Mitleidenschaft gezogen wird. Die oberflächlichen und tiefen Lymphknoten (insgesamt 20 bis 30) sind netzartig miteinander verbunden, *Plexus lymphaticus axillaris*. Bei Metastasen kann es zum **Lymphödem des Arms** kommen.

Die oberflächlichen Achsellymphknoten, *Nll. axillares superficiales,* bilden kleinere Gruppen
- entlang der V. axillaris für die Lymphe aus dem Arm,
- am Unterrand des M. pectoralis minor für Lymphe aus der Brustdrüse, der vorderen und seitlichen Rumpfwand bis zum Bauchnabel,
- in der Umgebung der A. subscapularis für Lymphe aus dem hinteren Brustbereich, der Schulter und der unteren Nackengegend.

Die tiefen Achsellymphknoten, *Nll. axillares profundi,* nehmen die Lymphe aus den oberflächlichen Lymphknoten auf (2. oder 3. Filterstation). Man findet sie kranial vom M. pectoralis minor unter der Fascia clavipectoralis. Die Lymphe fließt in den *Truncus subclavius,* der rechts in den *Ductus lymphaticus dexter* und links in den *Ductus thoracicus* mündet. Oben stehen sie mit den tiefen Halslymphknoten in Verbindung.

Weitere zum Achselhöhlenbereich gehörende Lymphknoten sind
- die *Nll. cubitales* oberhalb der Ellenbeuge medial von der V. basilica für die Lymphe aus dem Unterarm,
- die *Nll. brachiales* (1 oder 2) zwischen M. deltoideus und M. pectoralis major an der V. cephalica für Lymphe aus dem Arm und
- die *Nll. interpectorales* zwischen M. pectoralis major und minor für Lymphe aus der Brustdrüse.

Fragen zum Selbststudium

1. Welche Knochen gehören zum Schultergürtel? 386
2. Nennen Sie Begrenzungen und Inhalt des Trigonum clavipectorale. 387
3. Erklären Sie die topographischen Beziehungen der V. subclavia im Trigonum clavipectorale und ihre klinische Bedeutung. 388
4. Welche Gefäße liegen hinter dem Sternoklavikulargelenk? 388
5. Warum sind Schlüsselbeinverrenkungen im Sternoklavikulargelenk relativ selten? 389
6. Erklären Sie die Fragmentdislokationen bei Schlüsselbeinfrakturen. 389
7. Nennen Sie palpable Knochenstellen in der Regio deltoidea. 389
8. Welche Bänder sichern das Akromioklavikulargelenk? 390
9. Beschreiben Sie die Symptome einer Axillarislähmung. 390
10. Welche Arterien versorgen den Oberarmkopf? 390
11. Beschreiben Sie Befestigungslinie und Verstärkungsbänder der Schultergelenkkapsel. 390
12. Wo liegen die Schleimbeutel des Schultergelenks? 391, 392
13. Um welche Hauptachsen erfolgen die Bewegungen des Schultergelenks? 392
14. Welches sind die häufigsten Formen der Schultergelenkluxationen? 393
15. Von welchen Muskeln wird die Rotatorenmanschette gebildet? 393
16. Beschreiben Sie Lage und Begrenzungen der medialen und lateralen Achsellücke sowie Leitungsbahnen, die durch sie hindurchtreten. 393, 394

9.2 Oberarm, Brachium

17 Wo kreuzen N. und A. suprascapularis den oberen Rand des Schulterblatts? **394, 395**

18 Welche Arterien anastomosieren in der hinteren Schultergegend? **395**

19 Beschreiben Sie die Ausbreitung der Fascia axillaris. **396**

20 Beschreiben Sie Form, Wände und Inhalt der Achselhöhle. **396**

21 Wodurch ist die Ausbreitung von Phlegmonen/Karzinomen in der Achselhöhle behindert? **396**

22 Welche Nerven innervieren die Haut der Achselgrube? **396**

23 Beschreiben Sie die Lage des proximalen und distalen Abschnitts der Leitungsbahnen in der Fossa axillaris. **396**

24 Aus welchen Segmenten kommen die Primärstränge des Plexus brachialis? **397**

25 Wo beginnen die Sekundärstränge des Plexus brachialis und wie sind sie zusammengesetzt? **397**

26 Nennen Sie die Armnerven und ihre Ursprünge. **397**

27 Beschreiben Sie die Symptome einer oberen und unteren Plexuslähmung. **397**

28 Beschreiben Sie Herkunft und Innervationsgebiete der Nerven aus der Pars supraclavicularis. **397**

29 Welches sind die kurzen Äste der Pars infraclavicularis? **397, 398**

30 Nennen Sie die operativen Zugangswege zum Plexus brachialis. **398**

31 Beschreiben Sie die Stellungen von Hand und Finger bei Lähmung des N. medianus, N. ulnaris und N. radialis. **398**

32 Nennen Sie Zugänge für die Anästhesie des Plexus brachialis und N. phrenicus sowie für die Punktion der A. subclavia. **399**

33 Beschreiben Sie die Innervationsgebiete des N. musculocutaneus, N. medianus, N. ulnaris und N. radialis. **400**

34 Woran erkennt man den N. medianus in der Achselhöhle und wo findet man ihn am Handgelenk? **398, 399**

35 Nennen Sie das Versorgungsgebiet und Anastomosen der A. axillaris. **400**

36 Beschreiben Sie Verteilung und Lage der oberflächlichen und tiefen Achsellymphknoten sowie ihre Einzugsgebiete und Verbindungen. **401**

9.2 Oberarm, Brachium
(Abb. 279)

Topographisch beginnt der Oberarm unterhalb der Achselfalten und endet distal etwa 3 Querfinger über der Ellenbeuge. Man unterscheidet eine vordere und hintere Oberarmregion. Die Form des Oberarms wird im Wesentlichen durch die Muskeln geprägt. Ein Querschnitt ist bei muskelstarken Männern oval und bei Frauen rund. An der Grenze beider Muskelgruppen verläuft auf jeder Seite des Arms eine Furche, *Sulcus bicipitalis medialis* und *lateralis*.

In der tieferen medialen Bizepsfurche liegt der Nerven-Gefäß-Strang.

Bei leichter Beugestellung des Arms kann in der medialen Bizepsfurche der Puls der A. brachialis gefühlt werden.

Die flachere laterale Bizepsfurche beginnt am Ansatz des M. deltoideus. Die Haut ist auf der Streckseite des Oberarms derber als auf der Beugeseite und auf der Unterlage gut verschieblich.

Die Hautnerven des Oberarms (Abb. 301) sind
- der *N. cutaneus brachii medialis* (aus dem Fasciculus medialis),
- die *Nn. intercostobrachiales* (laterale Äste der oberen Interkostalnerven) für den axillären Bereich,

403

Arm, Membrum superius

- der *N. cutaneus brachii lateralis superior* (aus dem N. axillaris),
- der *N. cutaneus brachii lateralis inferior* (aus dem N. radialis) und
- der *N. cutaneus brachii posterior* (aus dem N. radialis).

Die Hautvenen verlaufen epifaszial in 2 Stämmen (Abb. 296).
- Die *V. basilica* zieht in der medialen Bizepsfurche nach oben, durchbricht die Oberarmfaszie und mündet in die Vv. brachiales.
- Die *V. cephalica* steigt in der lateralen Bizepsfurche auf, durchbricht die Fascia clavipectoralis und mündet in die V. axillaris.

Beide Venen werden von oberflächlichen Lymphgefäßen begleitet.

9.2.1 Oberarmfaszie und Muskellogen
(Abb. 294)

Die Oberarmfaszie, *Fascia brachii*, umhüllt die Muskeln. Sie entsendet eine mediale und eine laterale Trennwand, *Septum intermusculare brachii mediale* und *laterale*, zu den Seitenrändern des Humerus, wodurch am Oberarm eine Beuger- und eine Streckerloge gebildet werden (Abb. 294). Das mediale Muskelseptum lässt sich oben bis zum Ansatz des M. coracobrachialis und das laterale bis zur Tuberositas deltoidea verfolgen. Distal inserieren beide Muskelsepten an den Epikondylen des Humerus. Da beide Septen von Nerven und Gefäßen durchbrochen werden, ist die Trennung der Logen nicht ganz vollkommen.

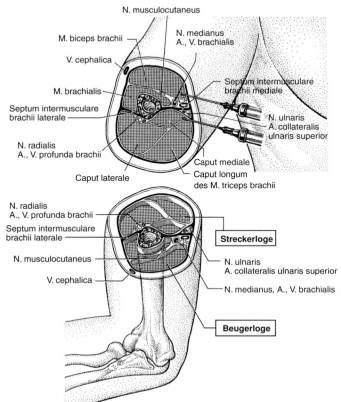

Abb. 294 Muskellogen des Oberarms.

9.2 Oberarm, Brachium

Die Beugerloge des Oberarms enthält außer den Beugemuskeln den Nerven-Gefäß-Strang. Oben kommuniziert sie mit der Achselhöhle und unten mit der Ellenbeuge.

1. Der *M. coracobrachialis* zieht vom Proc. coracoideus zur Mitte des Humerusschafts.
2. Der *M. biceps brachii* besitzt 2 Köpfe. Die Sehne
   - des *Caput longum* entspringt vom Tuberculum supraglenoidale des Schulterblatts und läuft im Sulcus intertubercularis humeri durch das Schultergelenk (Abb. 283 a).
   - Das *Caput breve* kommt vom Proc. coracoideus des Schulterblatts. Mit einer kräftigen Sehne inseriert der Bizeps an der Tuberositas radii.
3. Der *M. brachialis* liegt unter dem Bizeps. Er zieht von der Vorderfläche des Humerus zur Tuberositas ulnae.

Bizepssehnenrisse, die einen der Köpfe (meist den langen) betreffen, sind an der Kontraktionsschwäche und einer Vorwölbung des Muskelbauchs erkennbar.

Bei Stich- oder Schussverletzungen der Oberarmfaszie können Teile des Bizeps durch den Fasziendefekt hervortreten (Muskelhernie) und eingeklemmt werden.

Die Bizepssehne ist auch Auslösungsort für den Bizepssehnenreflex (BSR). Durch Schlag mit dem Reflexhammer auf die Bizepssehne bei adduziertem Oberarm und gebeugtem Unterarm kommt es zu einer kurzdauernden Kontraktion des M. biceps brachii und zu einer ruckartigen Beugung des Unterarms. Der BSR dient zur Funktionsprüfung des N. musculocutaneus und der Segmente C_5/C_6.

In der Streckerloge des Oberarms befinden sich außer dem M. triceps brachii der *N. radialis* mit der *A. profunda brachii* und im distalen Abschnitt der *N. ulnaris*. Distal ist die Oberarmfaszie am Olecranon und an den Epikondylen des Humerus befestigt, sodass sich Ergüsse der Streckerloge nicht über den Ellenbogen senken können.

1. Der *M. triceps brachii* entspringt mit 3 Köpfen,
   - dem *Caput longum* vom Tuberculum infraglenoidale des Schulterblatts,
   - dem *Caput laterale* seitlich und proximal vom Sulcus n. radialis des Humerus und
   - dem *Caput mediale* medial und distal vom Sulcus.
2. Der *M. anconeus* ist ein kleiner Muskel in Fortsetzung des medialen Trizepskopfs.

Die Trizepssehne inseriert am Olecranon der Ulna.

9.2.2 Leitungsbahnen des Oberarms
(Abb. 287, 295, 297)

Im proximalen Oberarmabschnitt besteht der Nerven-Gefäß-Strang (Abb. 295) aus
- *N. musculocutaneus, N. radialis, N. ulnaris, N. cutaneus antebrachii medialis, N. medianus, A. brachialis, Vv. brachiales* (2 bis 3) und tiefen Lymphgefäßen.

Er zieht von der Achselhöhle in die Beugerloge und läuft hier vor dem medialen Muskelseptum nach unten. Seine Leitmuskeln sind der M. coracobrachialis und M. biceps brachii.

Operativ erreicht man den Nerven-Gefäß-Strang von der medialen Bizepsfurche aus.

Für Eingriffe an der oberen Extremität werden die Nerven unterhalb der Achselhöhle betäubt (**subaxilläre Leitungsanästhesie,** Abb. 294). Dazu wird um den Humerus ein Lokalanästhetika-Depot gesetzt, das die Schmerzfreiheit für Eingriffe bis zum Ellenbogen ermöglicht.

1. Der *N. musculocutaneus* verlässt den Nerven-Gefäß-Strang bereits in der Achselhöhle. Er durchbohrt den M. coracobrachialis und zieht dann zwischen M. biceps brachii und M. brachialis zur Ellenbeuge, die er seitlich von der Bizepssehne erreicht. Hier durchbricht sein Hautast die Oberarmfaszie und läuft als *N. cutaneus antebrachii lateralis* zur radialen Seite des Unterarms (Abb. 301).
2. Der *N. radialis* zieht in Begleitung der A. profunda brachii proximal vom medialen Muskelseptum in die Streckerloge des Oberarms, wo er sich im Sulcus n. radialis mit einer langen Spiralform dorsal

Arm, Membrum superius

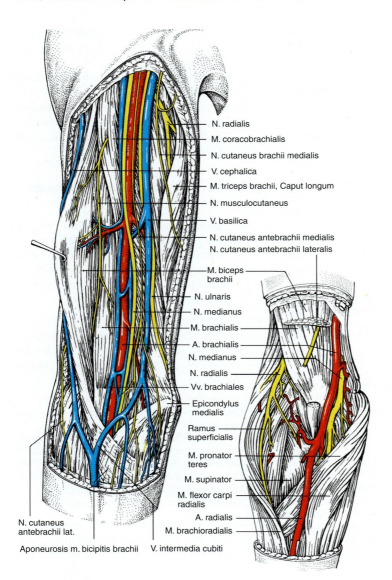

Abb. 295 **Leitungsbahnen des rechten Oberarms** von medial.

um den Humerusschaft herumwindet (Abb. 287). Distal gelangt er zwischen M. brachioradialis und M. brachialis in die Ellenbeuge. Vor Eintritt in den Sulcus n. radialis entlässt er den *N. cutaneus brachii posterior* und über dem Ellenbogen den *N. cutaneus brachii lateralis inferior* sowie den *N. cutaneus antebrachii posterior* (Abb. 301).

Aufgrund seines engen Kontakts mit dem Humerus ist der N. radialis leicht **Druckschädigungen** ausgesetzt (Narkose- oder Parkbanklähmung im Alkoholrausch).

Bei **Frakturen des Oberarms** kann er angerissen und/oder eingeklemmt werden. Ist Letzteres der Fall, besteht die Gefahr, dass er von posttraumatischem Frakturkallus „eingemauert" wird. Die Kompressionsfolgen können zur Streckhemmung im Ellenbogengelenk und zum Ausfall der Strecker des Unterarms mit Fallhand führen.

3. Der *N. ulnaris* läuft am medialen Septum abwärts, durchbricht es zusammen mit der A. collateralis ulnaris superior und gelangt distal in die Streckerloge.
4. Der *N. cutaneus antebrachii medialis* tritt etwa in der Mitte des Oberarms zusammen mit der V. basilica durch die Oberarmfaszie.
5. Der *N. medianus* umgeht die A. brachialis spiralförmig. Im proximalen Abschnitt liegt er lateral, im mittleren vor und im distalen medial von der Oberarmarterie.
6. Die *A. brachialis* ist die Hauptarterie des Oberarms. Sie zieht als Fortsetzung der A. axillaris vom unteren Rand des M. pectoralis major in der medialen Bizepsfurche zur Ellenbeuge. Ihr proximales Ende berührt den medialen Rand des M. coracobrachialis und ihr distales den des M. biceps brachii.

Abgänge der A. brachialis sind
- die *A. profunda brachii*, die den N. radialis begleitet,
- die *A. collateralis ulnaris superior*, die mit dem N. ulnaris verläuft, und
- die *A. collateralis ulnaris inferior*, die oberhalb des Epicondylus medialis humeri entspringt.

Alle 3 Arterien geben Äste für das *Rete articulare cubiti* ab (Abb. 297).

Der operative Zugang zur A. brachialis erfolgt an der Innenseite des Bizeps etwa in der Mitte des Oberarms. Distal vom Ursprung der A. profunda brachii kann sie unterbunden werden, da es hier zahlreiche Anastomosen gibt.

9.3 Ellenbogengegend
(Abb. 279, 296 bis 301, 304)

Am Ellenbogen verbreitert sich das distale Ende des Humerus, insbesondere durch die Epikondylen, die den Unterarmmuskeln zum Ursprung dienen. Ein Querschnitt durch die Ellenbogengegend ist im Gegensatz zu dem des Oberarms dorsoventral abgeplattet. Man unterscheidet eine *Regio cubitalis anterior* und *posterior* (Abb. 279).

Auf der Vorderseite der Ellenbeuge liegt die *Fossa cubitalis*, in welche der *Sulcus bicipitalis medialis* und *lateralis* einmünden. Zu beiden Seiten wird die Vertiefung von je einem Muskelwulst begrenzt, lateral von den Extensoren und medial von den Flexoren des Unterarms. Der mediale Ecpicondylus springt in der Regel stärker vor als der laterale.

In der Fossa cubitalis tastet man die Sehne des M. biceps brachii sowie die nach unten medial ausstrahlende *Aponeurosis m. bicipitis brachii*, die den Nerven-Gefäß-Strang überspannt. Medial von der Bizepssehne kann man den Puls der A. brachialis fühlen.

Auf der hinteren Seite der Ellenbogengegend liegt das *Olecranon*, über dem sich in einer Vertiefung die Ansatzsehne des M. triceps brachii palpieren lässt.

Unter der relativ dicken Haut des Ellenbogens liegt die Bursa subcutanea olecrani, die auf Grund ihrer exponierten Lage leicht Beschädigungen mit nachfolgenden Entzündungen ausgesetzt ist (**Bursitis olecrani**). Ursachen sind stumpfes Trauma, sekundäre Infektionen bei penetrierenden Verletzungen, dauernder Druckreiz z. B. bei beruflicher Exposition (Bergleute).

Hautnerven der Ellenbeuge sind (Abb. 301)
- der *N. cutaneus antebrachii medialis* (aus dem Fasciculus medialis),
- der *N. cutaneus antebrachii lateralis* (aus dem N. musculocutaneus) und
- der *N. cutaneus antebrachii posterior* (aus dem N. radialis).

Die Hautvenen (Abb. 296) treten häufig als feine bläuliche „Adern" in Erscheinung oder wölben sich unter der Haut vor. Ihre Verläufe sind sehr variabel, sodass man bei der intravenösen Injektion die individuellen Verhältnisse berücksichtigen muss.
- Die *V. basilica* verläuft an der medialen Seite und mündet in die Vv. brachiales,
- die *V. cephalica* steigt an der lateralen Seite des Bizepswulstes auf und mündet in die V. axillaris.
- Die *V. intermedia cubiti* verbindet beide Hautvenen miteinander.

Arm, Membrum superius

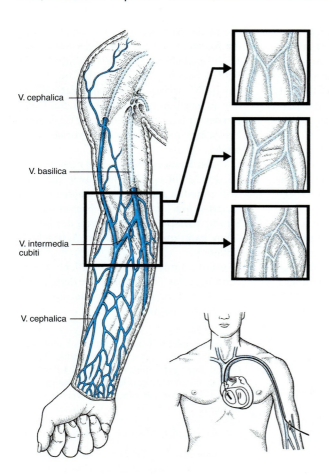

Abb. 296 **Hautvenen des Arms** mit verschiedenen Verlaufsmustern in der Ellenbeuge. Herzkatheter durch die linke V. basilica (unten rechts).

Die Hautvenen in der Ellenbeuge sind bevorzugte Gefäße für die intravenöse Injektion und die Blutabnahme. Die V. intermedia cubiti liegt auf der Aponeurosis m. bicipitis brachii, die bei der Streckung des Unterarms gespannt wird und damit ein Widerlager für die Venenpunktion bildet.

Lymphgefäße. Die oberflächlichen Lymphbahnen folgen den Hautvenen. Oberhalb der Ellenbeuge liegen 2 bis 3 *Nll. cubitales.*

Der Nerven-Gefäß-Strang erreicht die Ellenbeuge von der medialen Bizepsfurche. Er liegt medial von der Bizepssehne auf dem M. brachialis unter der Aponeurosis m. bicipitis brachii (Abb. 295). Er enthält
- den *N. medianus,* die *A. brachialis, Vv. brachiales* und die *tiefen Lymphbahnen.*

Durch die Regio cubitalis posterior ziehen außerdem
- der *N. radialis* und *N. ulnaris.*

1. Der *N. medianus* entlässt in der Ellenbeuge mehrere Äste für die oberflächlichen Beuger, er durchbohrt den M. pronator teres und zieht zwischen den oberflächlichen und tiefen Fingerbeugern abwärts.
2. Der *N. radialis* erreicht zwischen M. brachioradialis und M. brachialis in Begleitung der A. collateralis radialis die Ellenbeuge. Vor dem Radiuskopf spaltet er sich in seine Endäste, den *R. superficialis* und den *R. profundus.* Der R. superficialis zieht mit der A. radialis unter dem M. brachioradialis zum Handrücken. Der R.

9.3 Ellenbogengegend

profundus durchbohrt den M. supinator und läuft spiralförmig um den Hals des Radius zu den Streckern des Unterarms.

3. Der *N. ulnaris* hat den Nerven-Gefäß-Strang bereits am Oberarm verlassen. Er zieht in Begleitung der A. collateralis ulnaris superior aus der Streckerloge hinter dem Epicondylus medialis humeri um den Ellenbogen in die Beugerloge.

Der *N. ulnaris* verläuft dem medialen Epikondylus im Sulcus nervi ulnaris dicht unter der Haut, wo er Verletzungen und Druckreizungen ausgesetzt ist (**proximales Ulnaris-Kompressionssyndrom**). Man kann ihn auch leicht fühlen und reizen, weshalb die Palpationstelle im Volksmund auch „Musikantenknochen" genannt wird.

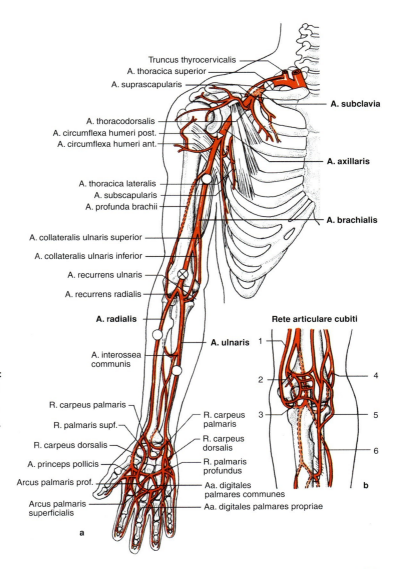

Abb. 297 Arterien des Arms

a Unterbindungsstellen (nach K. H. Herzog 1973). Dreieck: Unterbindung nicht erlaubt; gekreuzter Kreis: Unterbindung bedingt erlaubt; freier Kreis: Unterbindung erlaubt.

b Rete articulare cubiti ist von dorsal.
  1 A. collateralis ulnaris superior,
  2 A. collateralis ulnaris inferior,
  3 A. recurrens ulnaris,
  4 A. collateralis media,
  5 A. collateralis radialis,
  6 A. interossa recurrens.

Arm, Membrum superius

4. Die *A. brachialis* teilt sich in der Fossa cubitalis (Abb. 297) in
   - die *A. radialis*, die oberflächlich auf der Radialseite des Vorderarms zwischen M. brachioradialis und M. pronator teres abwärts läuft, und in
   - die *A. ulnaris*, die unter dem M. pronator teres mit dem M. flexor carpi ulnaris nach distal zieht. Unterhalb der Chorda obliqua entlässt sie die *A. interossea communis*, die sich in die *A. interossea anterior* und *posterior* teilt. Beide ziehen vor bzw. hinter der Membrana interossea antebrachii in der volaren und dorsalen Zwischenknochenbahn abwärts (Abb. 304).

Das Rete articulare cubiti ist ein Arteriennetz in der Ellenbogengegend (Abb. 297). Es erhält seine Zuflüsse aus
- der *A. profunda brachii* durch die *A. collateralis media* und die *A. collateralis radialis*,
- der *A. brachialis* durch die *A. collateralis ulnaris superior* und *inferior*,
- der *A. radialis* durch die *A. recurrens radialis*,
- der *A. ulnaris* durch die *A. recurrens ulnaris*, die sich in *R. anterior* und *posterior* aufzweigt, sowie durch die *A. interossea recurrens*.

Das Arteriennetz der Ellenbogengegend ermöglicht eine gefahrlose Unterbindung der A. brachialis unterhalb des Abgangs der A. profunda brachii.

9.3.1 Ellenbogengelenk, Articulatio cubiti
(Abb. 298 bis 300)

Im Ellenbogengelenk artikulieren Humerus, Ulna und Radius in 3 Teilgelenken miteinander. Der Radiuskopf und der Gelenkspalt können bei Drehbewegungen des Unterarms leicht getastet werden. Auf der Beugeseite wird der Radiuskopf von Oberarm- und Unterarmmuskeln überlagert, auf der Streckseite liegt er dicht unter der Haut und ist nur auf der radialen Seite vom M. anconeus bedeckt.

Das Humero-Ulnar-Gelenk, *Articulatio humeroulnaris*, ist ein Scharniergelenk, in dem die *Trochlea humeri* zangenartig von der *Ulna* umgriffen wird (Abb. 298). Die quere Gelenkachse verläuft etwas schräg, sodass der gestreckte Arm einen radial offenen Winkel von 160° bis 170° bildet.

Im Humero-Radial-Gelenk, *Articulatio humeroradialis*, artikuliert das *Capitulum humeri* mit dem *Caput radii*. Der Form nach ist es ein Kugelgelenk, in dem aber die dorsovolare Achse durch Bindung an die Ulna außer Funktion gesetzt ist.

Das proximale Radio-Ulnar-Gelenk, *Articulatio radioulnaris proximalis*, ist ein Radgelenk, in dem sich die *Circumferentia articularis* des Radius in der *Incisura radialis* der *Ulna* dreht. Es steht mit dem distalen Radio-Ulnar-Gelenk in funktionellem Zusammenhang.

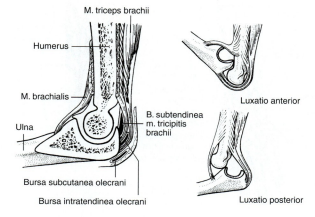

Abb. 298 Ellenbogengelenk im Sagittalschnitt (links) und Gelenkluxationen (rechts).

9.3 Ellenbogengegend

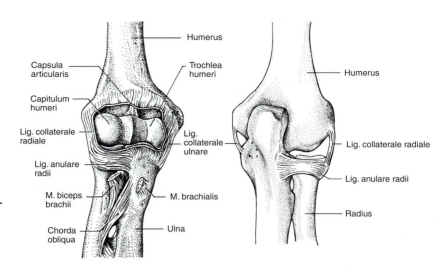

Abb. 299 **Ellenbogengelenk mit eröffneter Gelenkkapsel** von vorn (links) und von hinten (rechts).

In beiden Gelenken werden die Pro- und Supinationsbewegungen des Unterarms ausgeführt. Die Drehbewegung des Caput radii ist unter dem tastenden Finger zu fühlen.

Die Gelenkkapsel wird beiderseits durch Kollateralbänder verstärkt, vorn und hinten ist sie relativ dünn. Die Seitenbänder entspringen von den Epikondylen des Humerus (Abb. 299).
- Das *Lig. collaterale ulnare* inseriert fächerförmig an der Ulna,
- das *Lig. collaterale radiale* zieht zum Ringband des Radius.
- Das *Lig. annulare radii,* das an der Ulna befestigt ist, schließt die Circumferentia articularis des Radiuskopfs ein. In diesem osteofibrösen Ring dreht sich der Radiuskopf bei der Pro- und Supination.

In leichter Beugestellung des Unterarms ist die Gelenkkapsel am meisten entspannt.

Punktionen des Ellenbogengelenks erfolgen dorsal oberhalb des Olecranon oder lateral über dem Radiuskopf.

Bei gestrecktem Ellenbogengelenk liegen der Epicondylus medialis und Epicondylus lateralis des Humerus mit dem Olecranon in einer Querlinie (**Hueter-Linie**). Bei der Beugung verschiebt sich das Olecranon nach distal und bildet mit den Epikondylen ein gleichschenkliges Dreieck (Abb. 300). Nach Epikondylus- oder Olekranonabrissen, intraartikulären T- oder Y-Frakturen ist die Regelmäßigkeit dieses Dreiecks gestört.

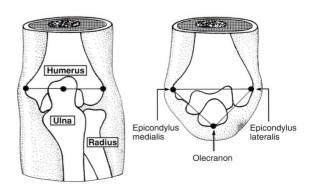

Abb. 300 **Hueter-Linie** (Beschreibung im Text).

Arm, Membrum superius

Fragen zum Selbststudium

1. Welche Nerven innervieren die Haut des Oberarms? **403**
2. Wo verlaufen und münden die V. basilica und V. cephalica? **404**
3. An welcher Stelle kann man den Puls der A. brachialis fühlen? **403**
4. Welche Muskellogen gibt es am Oberarm und wie werden sie begrenzt? **405**
5. In welcher Muskelloge verläuft der Nerven-Gefäß-Strang des Oberarms? **405**
6. Beschreiben Sie die Funktionsprüfung des N. musculocutaneus. **405**
7. Auf welche Gelenke wirkt der M. triceps brachii? **405**
8. Wo verlässt der N. musculocutaneus den Gefäß-Nerven-Strang? **405**
9. Warum ist der N. radialis durch Druckschädigungen besonders gefährdet? **406**
10. Wo erfolgt der operative Zugang zur A. brachialis? **407**
11. Was liegt unter der Aponeurosis m. bicipitis brachii? **408**
12. Welche Venen eignen sich bevorzugt zur Blutabnahme und warum? **408**
13. Beschreiben Sie den Verlauf der Leitungsbahnen in der Ellenbogengegend. **408**
14. An welcher Stelle ist der N. ulnaris besonders verletzungsgefährdet? **409**
15. Welche Arterien bilden das Rete articulare cubiti? **410**
16. Nennen Sie mögliche Unterbindungsstellen der Armarterien. **409**
17. In welche Teilgelenke gliedert man das Ellenbogengelenk? **410**
18. Welche Bewegungen sind im Humeroulnargelenk möglich? **410**
19. Welche Bänder verstärken die Ellenbogengelenkkapsel? **411**
20. Durch welche Punkte läuft die Hueter-Linie? **411**

9.4 Unterarm, Antebrachium

(Abb. 279)

Praxis

Eine 47-jährige Metzgersfrau mit einer mäßigen Adipositas und leicht erhöhten Rheumafaktoren klagt über nächtliche Schlafstörungen, die durch ein starkes Kribbeln, z. T. brennende bis in den Oberarm ausstrahlende Schmerzen (Brachialgia paraesthetica nocturna) und Schweregefühl in ihrer rechten Hand hervorgerufen werden. Wenn sie die Hand schlenkert und kräftig schüttelt, lassen die Beschwerden nach, und sie kann wieder einschlafen. Die Patientin sucht ihren Hausarzt auf, der bei einem altersentsprechenden Normalbefund eine auffallende **Atrophie des rechten Daumenballens** mit **Sensibilitätsausfällen (Parästhesien) der 3 radialen Finger** der rechten Hand und Hohlhand feststellt. Beim Faustschluss zeigt sich eine leichte Kraftabschwächung und bei der Dorsalflexion der Hand klagt die Patientin über vermehrte, in den Oberarm aufsteigende Schmerzen.

Da es sich offenbar um einen Druckschaden des N. medianus (Neuropathie) im Canalis carpi handelt, wird die Patientin mit der Diagnose **Karpaltunnelsyndrom (auch Medianus-Kompressionssyndrom)** zum Chirurgen überwiesen. Es wird eine operative Dekompression des N. medianus im Bereich des Canalis carpi durchführt und die Patientin ist nach Abschluss der Wundheilung beschwerdefrei.

9.4 Unterarm, Antebrachium

Topographisch beginnt der Unterarm etwa 3 Querfinger unterhalb der Epikondylen und endet distal am Handknöchel. Man unterscheidet eine *Regio antebrachialis anterior* und *posterior*. Der Unterarm ist dorsoventral abgeflacht und verjüngt sich distal, wo die Unterarmmuskeln in ihre langen Sehnen übergehen. Die Haut ist auf der Volarseite relativ dünn, sodass man die oberflächlichen Venen durchschimmern sieht. Auf der Streckseite ist sie derber, stärker pigmentiert und behaart. Das Skelett des Unterarms wird von der Speiche, *Radius*, und der Elle, *Ulna*, gebildet.

Die Ulna lässt sich in ihrer ganzen Länge an der Außenseite des Arms vom Olecranon bis zum Caput ulnae (Handknöchel) durchtasten; von der Speiche ist nur der Kopf in der Ellenbeuge und das sich verstärkende distale Ende vor dem Handgelenk zu fühlen.

Die Hautnerven des Unterarms (Abb. 301) sind

- der *N. cutaneus antebrachii medialis* (vom Fasciculus medialis),
- der *N. cutaneus antebrachii lateralis* (vom N. musculocutaneus) und
- der *N. cutaneus antebrachii posterior* (vom N. radialis).

Die Hautvenen (Abb. 296) bilden ein sehr variables Netz, aus dem auf der radialen Seite die *V. cephalica* und auf der ulnaren Seite die *V. basilica* hervorgehen. Bei Faustschlussbewegungen werden die Hautvenen stärker mit Blut gefüllt und treten deutlicher hervor.

Die Lymphgefäße bilden unter der Haut ein weites Maschenwerk, das den Venenverläufen folgt.

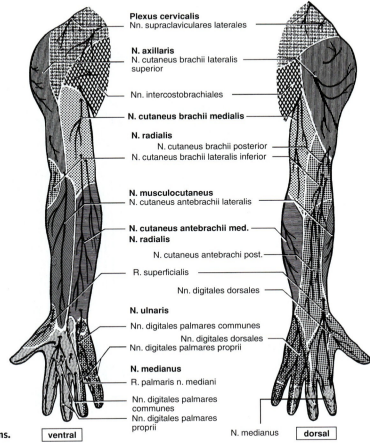

Abb. 301 Hautnerven des Arms.

Arm, Membrum superius

9.4.1 Unterarmfaszie und Muskellogen
(Abb. 302)

Die Unterarmfaszie, *Fascia antebrachii*, ist im Bereich des Handgelenks durch quer verlaufende Bandzüge verstärkt. Auf der Dorsalseite liegt das *Retinaculum extensorum* mit den Führungskanälen für die Strecksehnen. Auf der Beugeseite verschmilzt die Unterarmfaszie mit dem *Retinaculum flexorum*, das den Karpaltunnel, *Canalis carpi*, schließt (Abb. 306 a).

Beide Unterarmknochen werden durch die *Membrana interossea antebrachii* verbunden, wodurch es ähnlich wie am Oberarm zur Gliederung in eine Beuger- und Streckerloge kommt (Abb. 302).

Die Flexoren liegen in der Beugerloge und umhüllen hauptsächlich die Ulna; ihr Ursprungszentrum ist der Epicondylus medialis des Humerus. Man gliedert sie in eine oberflächliche und tiefe Schicht.

Die oberflächlichen Unterarmflexoren sind
1. der *M. pronator teres*, der mit einem *Caput humerale* und *Caput ulnare* schräg

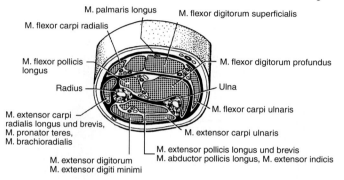

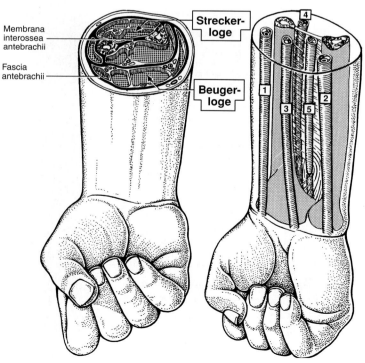

Abb. 302 **Muskellogen und Nerven-Gefäß-Bahnen des Unterarms.**
1 Radiale Nerven-Gefäß-Bahn,
2 Ulnare Nerven-Gefäß-Bahn,
3 Mittlere Nerven-Gefäß-Bahn,
4 Dorsale Zwischenknochenbahn,
5 Volare Zwischenknochenbahn.

9.4 Unterarm, Antebrachium

nach distal zum Außenrand des Radius zieht (zwischen beiden Köpfen verläuft der N. medianus zum Unterarm),
2. der *M. flexor carpi radialis*, dessen Sehne durch die Hohlhand läuft und an den Metakarpalknochen 2 und 3 ansetzt,
3. der *M. palmaris longus*, dessen Sehne (als einziger Beuger über dem Retinaculum flexorum) in die Palmaraponeurose einstrahlt,
4. der *M. flexor carpi ulnaris*, der mit einem *Caput humerale* und *Caput ulnare* entspringt und dessen Sehne zum Os pisiforme zieht und von hier an den Mittelhandknochen 4, 5 und am Os hamatum ansetzt,
5. der *M. flexor digitorum superficialis*, der mit einem *Caput humeroulnare* vom Humerus und von der Ulna und mit einem *Caput radiale* vom Radius entspringt. Seine 4 Endsehnen ziehen durch den Canalis carpi und bilden kurz vor ihrem Ansatz an den Mittelgliedern der Finger 2 bis 5 einen Schlitz, *Chiasma tendinum*, durch den die Sehnen des tiefen Fingerbeugers durchtreten (Abb. 312).

Zu den tiefen Unterarmflexoren gehören
1. der *M. flexor digitorum profundus*, der von der Ulna zu den Endgliedern der Finger 2 bis 5 zieht,
2. der *M. flexor pollicis longus*, der vom Radius zum Daumenendglied läuft, und
3. der *M. pronator quadratus*, der die distalen Enden der beiden Unterarmknochen miteinander verbindet.

Die Extensoren liegen in der Streckerloge. Sie überlagern hauptsächlich den Radius und gliedern sich in eine radiale, oberflächliche und tiefe Gruppe. Ihr Ursprungszentrum ist der *Epicondylus lateralis* des Oberarmknochens.

Die radialen Unterarmextensoren sind
1. der *M. brachioradialis*, der am weitesten proximal vom lateralen Rand des Humerus entspringt und zum Proc. styloideus des Radius zieht, und
2. der *M. extensor carpi radialis longus* und *brevis*, die weiter distal entspringen und an der Basis der Metakarpalknochen 2 (longus) und 3 (brevis) inserieren.

Durch Schlag mit dem Reflexhammer auf das distale Radiusende nahe dem Proc. styloideus kann der **Brachioradialreflex (RPR)**, auch Radiusperiostreflex genannt, ausgelöst werden. Im Unterschied zum Bizepssehnenreflex sind an der reflektorischen Beugung des Unterarms der M. brachioradialis und M. brachialis beteiligt, die vom N. radialis und N. musculocutaneus innerviert werden. Der RPR ist hauptsächlich an die Funktion des Segments C_6 gebunden.

Die oberflächlichen Unterarmextensoren bestehen aus
1. dem *M. extensor digitorum*, der mit 4 Sehnen zur Dorsalaponeurose der Finger 2 bis 5 zieht,
2. dem *M. extensor digiti minimi*, der zur Dorsalaponeurose des kleinen Fingers läuft, und
3. dem *M. extensor carpi ulnaris*, der mit einem *Caput humerale* und *Caput ulnare* entspringt und am ulnaren Rand des Unterarms an der Basis des Metakarpalknochens 5 inseriert.

Die tiefen Unterarmextensoren ziehen schräg von proximal nach distal, wobei sie den Radius überkreuzen. Die Muskeln entspringen vom Radius, der Membrana interossea antebrachii und der Ulna.
1. Der *M. supinator* zieht von der Ulna zur hinteren Seite des Radius, wo er proximal vom M. pronator teres inseriert.
2. Der *M. abductor pollicis longus* setzt am Metakarpalknochen 1 an,
3. der *M. extensor pollicis brevis* inseriert an der Grundphalanx des Daumens,
4. der *M. extensor pollicis longus* setzt am Daumenendglied an,
5. der *M. extensor indicis* strahlt in die Dorsalaponeurose des Zeigefingers ein.

9.4.2 Verbindungen der Unterarmknochen
(Abb. 299)

Die Zwischenknochenmembran, *Membrana interossea antebrachii*, verbindet Radius und Ulna miteinander. Ein proximaler Bandzug zieht als *Chorda obliqua* von der Tuberositas ulnae schräg nach distal zum

Arm, Membrum superius

Radius (Abb. 299). Seine Fasern verlaufen entgegengesetzt zu denen der Membrana interossea antebrachii. Proximal von der Tuberositas radii besitzt die Membran eine Lücke, in der sich die Bizepssehne bei der Pro- und Supination bewegen kann.

Die Zwischenknochenmembran sichert die Unterarmknochen vor Längsverschiebungen gegeneinander. Beim Fall auf die Hand wird die Körperlast vom Humerus auf die Ulna und von dieser durch die Membran auf den Radius übertragen. Dieser bricht beim Sturz auf die dorsalflektierte Hand meist am distalen Ende (**klassische Radiusfraktur**), oft mit Dislokation des peripheren Fragments nach dorsal (**Bajonettstellung der Hand**).

Das distale Radio-Ulnar-Gelenk, *Articulatio radioulnaris distalis,* ist die 2. gelenkige Verbindung zwischen beiden Unterarmknochen. In ihm dreht sich das distale Radiusende wie ein Türflügel um die Ulna. Von der Handwurzel ist die Ulna durch einen *Discus articularis* getrennt.

Bei der Supination stehen die beiden Knochen des Unterarms parallel zueinander, bei der Pronation überkreuzt der Radius die Ulna. Der Arm wird immer in **Supinationsstellung** eingegipst, in der die Unterarmknochen die größte Entfernung voneinander haben, sodass sich zwischen beiden keine Kallusbrücke bilden kann.

9.4.3 Leitungsbahnen des Unterarms
(Abb. 302, 304)

Die Nerven und Gefäße ziehen in 5 Bahnen zwischen den Muskeln des Unterarms nach distal (Abb. 304).

1. **Radiale Nerven-Gefäß-Bahn.** Der Leitmuskel ist der M. brachioradialis. Unter ihm verlaufen der *R. superficialis* des *N. radialis* und die *A. radialis* mit den Begleitvenen. Die A. radialis zieht vor dem Radiokarpalgelenk durch die Tabatière zum Handrücken, durchbricht den 1. Metakarpalraum und erreicht die Palmarseite der Hand, wo sie in den tiefen Hohlhandbogen übergeht.

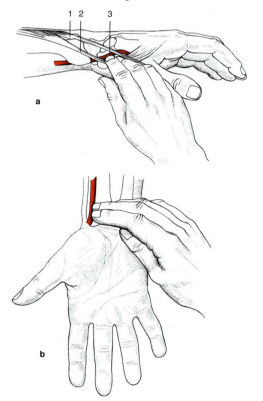

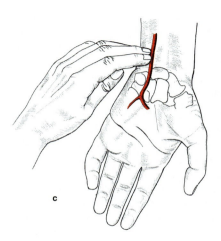

Abb. 303 Pulspalpationsstellen an der Handwurzel. (Aus [1])
a Radialispuls in der Tabatière.
  1 Sehne des M. extensor pollicis longus,
  2 Sehne des M. abductor pollicis longus und M. extensor pollicis brevis,
  3 A. radialis.
b Radialispuls von volar.
c Ulnarispuls von volar.

9.4 Unterarm, Antebrachium

Den Radialispuls kann man an der Hand an 2 Stellen fühlen (Abb. 303):
- Auf der volaren Seite am distalen Radiusende in der flachen Hautgrube zwischen den Endsehnen des M. flexor carpi radialis und M. brachioradialis und
- an der radialen Seite des Radius in der Tabatière, einer Hautgrube zwischen den Sehnen des M. abductor pollicis longus, M. extensor pollicis brevis und longus.

2. **Ulnare Nerven-Gefäß-Bahn.** Der Leitmuskel ist der M. flexor carpi ulnaris. Unter ihm verlaufen der *N. ulnaris* und die *A. ulnaris* mit ihren Begleitvenen. Der N. ulnaris zieht zwischen beiden Köpfen des M. flexor carpi ulnaris und die A. ulnaris unter dem M. pronator teres zum Unterarm. Distal erreicht sie die Medialseite des Erbsenbeins, überquert dann das Retinaculum: musculorum und geht unter der Palmaraponeurose in den oberflächlichen Hohlhandbogen über.

Den (schwächeren) Ulnarispuls findet man am distalen Ende des Unterarms radial neben der Sehne des M. flexor carpi ulnaris. Zur Orientierung dient das Os pisiforme, das als Sesambein in die Sehne des M. flexor carpi ulnaris eingelassen ist.

3. **Mittlere Nerven-Gefäß-Bahn.** Der Leitmuskel (im distalen Abschnitt) ist der M. flexor carpi radialis. Ulnar von ihm verläuft der *N. medianus* am Handgelenk. Zwischen dem humeralen und ulnaren Kopf des M. pronator teres erreicht er den Unterarm und zieht hier zwischen den oberflächlichen und tiefen Fingerbeugern zur Hohlhand. Der N. medianus wird von der langen, dünnen *A. comitans n. mediani* begleitet.

4. **Dorsale Zwischenknochenbahn.** Der Leitmuskel ist der M. extensor digitorum. In dieser Bahn verlaufen der *R. profundus* des *N. radialis* und die *A.*

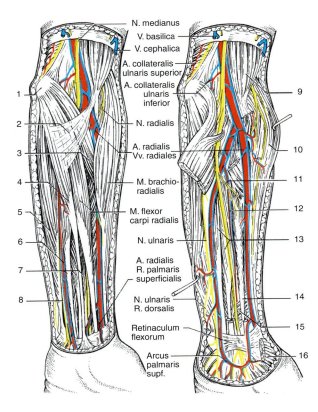

Abb. 304 Leitungsbahnen auf der Beugeseite des linken Unterarms.
1 Epicondylus medialis humeri,
2 Aponeurosis m. bicipitis brachii,
3 M. pronator teres,
4 M. palmaris longus,
5 M. flexor carpi ulnaris,
6 A. ulnaris, Vv. ulnares,
7 M. flexor digitorum superficialis,
8 N. ulnaris,
9 M. biceps brachii,
10 M. brachioradialis,
11 R. muscularis,
12 A. interossea anterior,
13 M. flexor digitorum profundus,
14 M. flexor pollicis longus,
15 M. pronator quadratus,
16 M. abductor pollicis brevis.

Arm, Membrum superius

interossea posterior. Der R. profundus durchbohrt den M. supinator und innerviert die Strecker des Unterarms mit Ausnahme der radialen Muskelgruppe.

5. **Die volare Zwischenknochenbahn** verläuft auf der Membrana interossea antebrachii bis zum M. pronator quadratus. Zu ihr gehören der *N. interosseus antebrachii anterior* (aus dem N. medianus) sowie die *A.* und *V. interossea anterior.*

Die Gefäße durchbohren die Membran und ziehen zum Rete carpi dorsale.

Die Unterarmarterien stehen durch zahlreiche Anastomosen untereinander in Verbindung (Abb. 297), sodass die Ligatur der A. radialis oder der A. ulnaris ohne Nachteil für die Hand vertragen wird. Bei gleichzeitiger Durchtrennung beider Unterarmarterien ist die Prognose jedoch schlecht.

Leitungsbahnen am Unterarm (Abb. 302):

1. Radiale Nerven-Gefäß-Bahn:
- Leitmuskel: M. brachioradialis
- Inhalt: R. superficialis des N. radialis, A. radialis, Vv. radiales

2. Ulnare Nerven-Gefäß-Bahn:
- Leitmuskel: M. flexor carpi ulnaris
- Inhalt: N. ulnaris, A. ulnaris, Vv. ulnares

3. Mittlere Nerven-Gefäß-Bahn:
- Leitmuskel: M. flexor carpi radialis (im distalen Abschnitt), zwischen oberflächlichen und tiefen Fingerbeugern
- Inhalt: N. medianus, A. comitans n. mediani

4. Dorsale Nerven-Gefäß-Bahn:
- Leitmuskel: M. extensor digitorum, zwischen oberflächlichen und tiefen Streckern
- Inhalt: R. profundus des N. radialis, A. interossea posterior (aus der A. ulnaris), Vv. interosseae posteriores

5. Volare Nerven-Gefäß-Bahn:
- Leitmuskel: Auf der Membrana interossea
- Inhalt: N. interosseus antebrachii anterior (vom N. medianus), A. interossea anterior (aus der A. ulnaris), Vv. interosseae anteriores

---

Fragen zum Selbststudium

1. Beschreiben Sie die Innervationsfelder der Haut am Unterarm.   413
2. Welche Muskellogen gibt es am Unterarm und wie werden sie begrenzt?   414
3. Wo liegt das Ursprungszentrum der Flexoren des Unterarms?   414
4. Welche Muskeln gehören zur oberflächlichen und welche zur tiefen Gruppe der Flexoren?   414, 415
5. Wo liegt das Ursprungszentrum der Extensoren des Unterarms?   415
6. In welche Gruppen werden die Unterarmextensoren untergliedert?   415

9.5 Hand, Manus

7 Welche Funktionen werden mit dem Radiusperiostreflex überprüft und wie wird er ausgelöst? 415

8 Erklären Sie die funktionelle Bedeutung der Membrana interossea antebrachii. 415, 416

9 Welcher Knochen ist beim Sturz auf die dorsalflektierte Hand besonders frakturgefährdet? 416

10 Warum wird der Arm bei Unterarmfrakturen in Supinationsstellung ruhig gestellt? 416

11 Wo liegen die Pulspalpationsstellen der Handwurzel? 416, 417

12 Beschreiben Sie Verlauf und Inhalt der Nerven-Gefäß-Bahnen des Unterarms. 416, 417

13 Welches sind die Leitmuskeln der radialen, ulnaren, mittleren und dorsalen Nerven-Gefäß-Bahn. 416, 417

9.5 Hand, Manus
(Abb. 279)

Mit der Vertikalisation des Rumpfs haben sich die Hände zu Greiforganen entwickelt. Diese Umgestaltung steht in engem Zusammenhang mit der exzessiven Entwicklung des Gehirns (Zerebralisation). Erst durch die rezeptive Tätigkeit und Steuerung der Effektoren wird die Hand zu besonderen Leistungen befähigt. Eine Besonderheit gegenüber den Primaten ist die Dominanz des menschlichen Daumens. Viele Handzeichen haben im Verlauf der Menschheitsgeschichte Symbolcharakter erlangt, z.B. die Schwurhand oder die geballte Faust, die wichtigste Gebärdensprache ist die der Gehörlosen. Die „vielthätige Hand" (Goethe) realisiert, was der menschliche Geist plant und erfindet, in der Medizin wird ihr Gebrauchswert mit 50 bis 60% bezeichnet (Abb. 315).

Die Hand besteht aus der Handwurzel, *Carpus,* der Mittelhand, *Metacarpus,* und den Fingern, *Digiti manus.* Topographisch unterscheidet man die Beuge- und Streckseite der Handwurzel, *Regio carpalis anterior* und *posterior,* den Handteller, *Palma manus,* und den Handrücken, *Dorsum manus.*

Die Haut auf der Beugeseite der Handwurzel ist relativ dünn und zeigt tiefe Querfurchen. An beiden Seiten der Handwurzel können die distalen Enden des Radius und der Ulna mit ihrem Proc. styloideus getastet werden. Auf der radialen Seite erhebt sich der Daumenballen, *Thenar,* und auf der ulnaren der Kleinfingerballen, *Hypothenar.*

Die relativ dicke und schwielige Haut des Handtellers ist durch typische Hautfurchen gekennzeichnet. Da sie mit der Palmaraponeurose verwachsen ist, wird der Durchbruch von **Hohlhandabszessen** nach außen verhindert. Haut des Handtellers lässt sich von ihrer Unterlage nur schwer abpräparieren.

9.5.1 Logen und Handmuskeln
(Abb. 305)

Die Unterarmfaszie verschmilzt mit dem *Retinaculum flexorum,* das die Hohlhandrinne, *Sulcus carpi,* zum „Karpaltunnel" schließt. Palmaraponeurose, Thenar und Hypothenar bilden das Polster für die Greiffläche des Handtellers.

Der **Karpaltunnel** dient den Sehnen der langen Fingerbeuger zur Führung beim Übertritt auf die Hohlhand und ist der „Engpass" für den N. medianus, der bei mechanischer Kompression geschädigt werden kann (Karpaltunnelsyndrom).

Die Palmaraponeurose, *Aponeurose palmaris,* besteht aus Längsfasern, die vom Retinaculum flexorum mit 4 Strahlen zu den Fingern 2 bis 5 ziehen. An den Metakarpo-Phalangealgelenken teilt sich jeder Strahl und erreicht die Gelenkkapsel. Die Längszüge werden durch Querfasern, *Fasciculi trans-*

Arm, Membrum superius

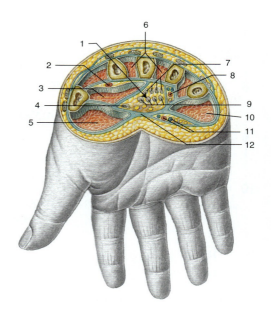

Abb. 305 Muskellogen der Hand.
1 Mm. interossei
2 M. flexor digitorum profundus
3 N., A. ulnaris, R. profundus
4 M. flexor digitorum superficialis
5 Kleinfingerballenloge
6 N. ulnaris
  A. ulnaris
7 Aponeurosis palmaris
8 Daumenloge
9 M. flexor pollicis longus
10 M. adductor pollicis
11 N. medianus
12 Mittelloge

versi, verspannt. Eine weitere quere Verspannung der Palmaraponeurose erfolgt in Höhe der Mittelhandköpfchen durch das *Lig. metacarpeum transversum superficiale*.

Abnorme Bindegewebsproliferationen im Bereich der Palmaraponeurose mit Verhärtung und Schrumpfung einschließlich der Sehnenscheiden zwingen die Finger in Beugestellung (**Dupuytren-Kontraktur**) mit nachfolgender Versteifung im Grund- und Mittelgelenk, später auch Streckstellung im Endgelenk. Bevorzugt sind der 4. und 5. Finger vorwiegend bei Männern jenseits des 5. Lebensjahrzehnts.

Vom ulnaren Rand der Aponeurose strahlt der *M. palmaris brevis* in die Haut des Hypothenar aus. Die Palmaraponeurose geht in die Faszie des Thenar und Hypothenar über. Diese Faszien verbinden sich mit den Mittelhandknochen (intermuskuläre Septen) und teilen die Hohlhand in 3 Logen (Abb. 305),
- eine *Daumenballenloge*,
- *Kleinfingerballenloge*
- und *Mittelloge*.

Die Logen enthalten Muskeln und Leitungsbahnen; sie bilden auch Druckkammern für die Greiffunktion der Hände.

Handmuskeln. Die kraftvollen Fingerbewegungen werden von den langen Unterarmmuskeln, die differenzierteren von den Handmuskeln ausgeführt. Die Hauptmasse der Handmuskeln liegt randständig und bildet den Daumen- und Kleinfingerballen. Die Muskeln des Daumenballens gruppieren sich hauptsächlich um den 1. Mittelhandknochen, die des Kleinfingerballens um den 5. Mittelhandknochen. Diese Muskelanordnung ergibt sich aus der größeren Selbstständigkeit des Daumens und kleinen Fingers.

Die Muskeln der Daumenballenloge schließen die Sehne des *M. flexor pollicis longus* ein, die zwischen beiden Köpfen des M. flexor pollicis brevis zum Endglied des Daumens zieht. Sie entspringen an der radialen Seite des Retinaculum flexorum und den radialen Handwurzelknochen.
1. Der *M. abductor pollicis brevis* liegt am oberflächlichsten. Er zieht zur Daumengrundphalanx und zum radialen Sesambein.
2. Der *M. flexor pollicis brevis* liegt medial vom obigen. Er besitzt einen oberflächlichen und tiefen Kopf. Seine Sehne inse-

riert am radialen Sesambein der Daumengrundphalanx.
3. Der *M. opponens pollicis* setzt am Metakarpalknochen 1 an.
4. Der *M. adductor pollicis* zieht mit einem *Caput obliquum* vom Os capitatum und einem *Caput transversum* vom Metakarpalknochen 3 zum ulnaren Sesambein des Daumengrundgelenks.

Die Muskeln der Kleinfingerballenloge entspringen von der ulnaren Seite des Retinaculum flexorum und den ulnaren Handwurzelknochen.
1. Der *M. abductor digiti minimi* zieht zur Basis der Grundphalanx des kleinen Fingers.
2. Der *M. flexor digiti minimi brevis* schließt sich radial an den Vorhergenannten an oder ist mit ihm verschmolzen.
3. Der *M. opponens digiti minimi* setzt am Außenrand des Metakarpalknochens 5 an.

Die Muskeln der Mittelloge liegen unter der Palmaraponeurose. Sie enthält die Sehnen der langen Fingerbeuger, die an den distalen Enden der Mittelhandknochen in die *Vaginae fibrosae digitorum manus* eintreten, und die kurzen Muskeln.
- Die *Sehne des M. flexor pollicis longus* weicht nach radial zur Daumenloge ab (Abb. 306).
- Die *4 Sehnen des M. flexor digitorum superficialis* bilden eine oberflächliche und
- die *Sehne des M. flexor digitorum profundus* eine tiefe Schicht.

Die kurzen Muskeln der Mittelloge sind
1. die *Mm. lumbricales* (4), die von den Sehnen des tiefen Fingerbeugers entspringen, und
2. die *Mm. interossei* (3 palmare und 4 dorsale), die von den Metakarpalknochen kommen. Die Muskeln kreuzen die Beugeachsen der Fingergrundgelenke und strahlen in die Dorsalaponeurose der Finger 2 bis 5 ein (Abb. 312).

Bei **Durchtrennung der oberflächlichen Beugersehnen** sind die Ausfälle nur gering, weil der tiefe Beuger die Funktion mit übernimmt. Läsionen der tiefen Beugersehnen führen zum Verlust der Endgliedflexion.

9.5.2 Sehnenscheiden der Palmarseite
(Abb. 306)

Das Retinaculum flexorum, das den Sulcus carpi zum Karpaltunnel, *Canalis carpi*, schließt, spannt sich zwischen Os scaphoideum und Os trapezium auf der radialen Seite sowie dem Os pisiforme und Hamulus ossis hamati auf der ulnaren Seite aus.

Über dem Retinaculum flexorum ziehen zur Hohlhand
- die *Sehne des M. palmaris longus* (in der Mitte),
- der *N.* und die *A. ulnaris* sowie die *Vv. ulnares* (ulnar) und
- der *R. palmaris superficialis* der *A. radialis* (radial).

Unter dem Retinaculum flexorum gelangen zur Hohlhand
- der *N. medianus* auf der Sehne
- des *M. flexor digitorum superficialis*. Darunter verläuft die Sehne
- des *M. flexor digitorum profundus* und radial die Sehne
- des *M. flexor pollicis longus*.

Die unter dem Retinaculum flexorum durchlaufenden Sehnen werden im Gebiet der Handwurzel von Sehnenscheiden (Abb. 306) umgeben. Außer der kleinen *Vagina synovialis tendinis m. flexoris carpi radialis*, die in einem eigenen osteofibrösen Kanal verläuft, gibt es **den radialen Sehnenscheidensack** mit
- der *Vagina tendinis m. flexoris pollicis longi* und

den ulnaren Sehnenscheidensack mit
- der *Vagina synovialis communis mm. flexorum*, in welcher sich die Sehnen der beiden langen Fingerbeuger befinden. Beim Erwachsenen setzt sich dieser Sehnenscheidensack auf den kleinen Finger

Arm, Membrum superius

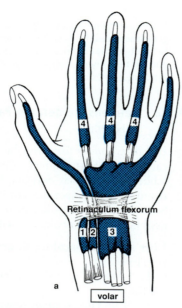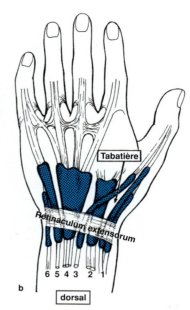

Abb. 306 Sehnenscheiden der Hand.
a Volare Seite.
1 Vagina synovialis tendinis m. flexoris carpi radialis,
2 Vagina tendinis m. flexoris pollicis longi,
3 Vagina synovialis communis mm. flexorum,
4 Vaginae synoviales tendinum digitorum manus.

b Dorsale Seite mit Sehnenfächern für die Sehnen des
1 M. abductor pollicis longus und M. extensor pollicis brevis,
2 M. extensor carpi radialis longus und brevis,
3 M. extensor pollicis longus,
4 M. extensor digitorum und M. extensor indicis,
5 M. extensor digiti minimi,
6 M. extensor carpi ulnaris.

fort, ist aber zu den Fingern 2 bis 4 unterbrochen.
- Die *Vaginae synoviales tendinum digitorum manus* sind die Sehnenscheiden für die Beugersehnen der Finger 2 bis 4, die über den Köpfen der Mittelhandknochen beginnen.

In den Sehnenscheiden können sich Infektionserreger wie in Kanälen ausbreiten. Entzündungen der digitalen Sehnenscheiden 2 bis 4 beschränken sich auf die Finger. Infektionen in der Sehnenscheide des Daumens oder kleinen Fingers können dagegen bis zur Handwurzel aufsteigen, hier die dünne Trennwand zum benachbarten Sehnenscheidensack durchbrechen und auf die Gegenseite übergreifen. Es entsteht dann das Bild der *V-förmigen Phlegmone*.
Nähte der Beugersehnen sollten möglichst nicht im scheidenführenden Teil erfolgen, weil eine genähte Sehne postoperativ stark anschwillt und den Raum der Sehnenscheide beengt, wodurch die Regenerationsfähigkeit herabgesetzt wird.

9.5.3 Leitungsbahnen der Hohlhand
(Abb. 307)

In der Hohlhand verlaufen
- der *N. medianus*, *N. ulnaris*, die *A. ulnaris* und *A. radialis* (Abb. 307).

Beide Arterien bilden den oberflächlichen und tiefen Hohlhandbogen.

Nerven. Der *N. medianus* zieht durch den Karpaltunnel in die Mittelloge und teilt sich hier in 3 *Nn. digitales palmares communes*. Diese entlassen in Höhe der Fingergrundgelenke die *Nn. digitales palmares proprii*. Der N. medianus innerviert die Muskeln des Thenar, mit Ausnahme des M. adductor pollicis und des tiefen Kopfs des M. flexor pollicis brevis, sowie die beiden radialen Mm. lumbricales.

Bei einer Kompression des N. medianus im Karpaltunnel kommt es im Medianusbereich der Hohlhand und der Finger 1 bis 3 einschließlich

9.5 Hand, Manus

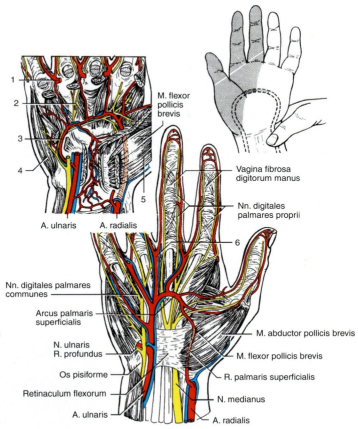

Abb. 307 Leitungsbahnen der Hohlhand und Prüfung der Funktion des oberflächlichen Hohlhandbogens (oben rechts).
1 A. digitalis palmaris communis
2 Mm. interossei palmares,
3 Arcus palmaris profundus,
4 M. abductor digiti minimi brevis,
5 M. opponens pollicis,
6 Aa. digitales palmares communes.

der radialen Seite des 4. Fingers zu Sensibilitätsstörungen mit brennenden, v. a. nächtlichen Schmerzen, und später auch zur **Atrophie der Daumenballenmuskeln (Karpaltunnelsyndrom).** Die Ursachen können verschieden sein, z. B. nach einer Radiusfraktur mit Deformitätsheilung.

Der *N. ulnaris* zieht zusammen mit der A. ulnaris über dem Retinaculum flexorum dicht neben dem Os pisiforme in die Mittelloge. Sein *R. superficialis* teilt sich unter der Palmaraponeurose in die *Nn. digitales palmares communes,* die mit dem N. medianus anastomosieren. Vor den Fingergrundgelenken verzweigen sich diese in die *Nn. digitales palmares proprii.* Sein *R. profundus* zieht zu den Muskeln des Hypothenar, den Mm. interossei, den beiden ulnaren Mm. lumbricales und zu den Muskeln des Thenar, die nicht vom N. medianus versorgt werden.

Arterien. Die *A. ulnaris* gibt vor ihrem Eintritt in die Mittelloge einen *R. carpeus palmaris* für die Handwurzel und einen *R. carpeus dorsalis* ab, der außen zum Rete carpi dorsale zieht. Unter dem Os pisiforme entlässt die A. ulnaris den *R. palmaris profundus,* der mit dem tiefen Hohlhandbogen kommuniziert. Ihre Fortsetzung bildet den Hauptzufluss für den oberflächlichen Hohlhandbogen.

Die *A. radialis* liegt am Handgelenk am verbreiterten Radiusende, wo man ihren Puls fühlen kann. An der Handwurzel zieht sie durch die „Tabatière" (zwischen den Sehnen von M. abductor pollicis longus, M. extensor pollicis brevis und longus, Abb. 303)

Arm, Membrum superius

auf die Dorsalseite der Hand, durchbricht den 1. Metakarpalraum und gelangt zwischen den beiden Köpfen des M. interosseus dorsalis I und dem M. adductor pollicis in die Hohlhand. An der radialen Seite der Handwurzel gibt sie einen *R. palmaris superficialis* und beim Durchtritt durch den 1. Metakarpalraum die *A. princeps pollicis* für die Beugeseite des Daumens ab. Der R. palmaris superficialis zieht durch die Muskeln des Daumenballens in die Mittelloge, wo er mit dem oberflächlichen Hohlhandbogen anastomosiert. Die A. radialis liefert den Hauptzufluss den tiefen Hohlhandbogen.

Der oberflächliche Hohlhandbogen, *Arcus palmaris superficialis,* (Abb. 307, 308) wird von der *A. ulnaris* (Hauptzufluss) und dem schwächeren *R. palmaris superficialis* der *R. radialis* gebildet. Er liegt zwischen der Palmaraponeurose und den langen Beugersehnen, etwa in der Mitte der Handwurzelknochen. Aus ihm entspringen 3 bis 4 *Aa. digitales palmares communes,* die sich in der Zwischenfingerfalte in die *Aa. digitales palmares propriae* teilen.

Der tiefe Hohlhandbogen, *Arcus palmaris profundus,* erhält seinen Hauptzufluss von der *A. radialis* und den schwächeren Zufluss vom *R. palmaris profundus* der *A. ulnaris.* Er liegt auf den Basen der Mittelhandknochen. Aus ihm entspringen die schwächeren *Aa. metacarpeae palmares,* die in den Metakarpalräumen auslaufen und durch die *Rr. perforantes* mit den *Aa. metacarpeae dorsales* des Handrückens anastomosieren.

Venen. Die Hohlhandvenen sind nur schwach ausgebildet. Sie begleiten die Arterien und anastomosieren durch die Metakarpalräume mit den Venen des Handrückens.

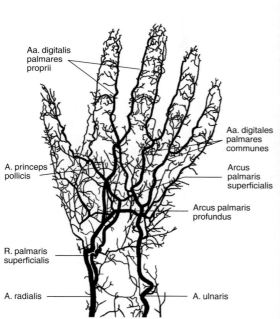
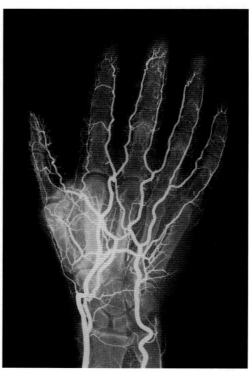

Abb. 308 Arterielles Angiogramm der Hand von volar. (Original: B. Szabolcs, D. Lendvai und L. Patonay, Budapest)

9.5 Hand, Manus

Die Lymphgefäße gelangen mit den perforierenden Arterien und Venen von der Hohlhand auf den Handrücken. Die tiefen Lymphgefäße ziehen in Begleitung der Arterien stromaufwärts und die oberflächlichen suchen Anschluss an das dorsale Venennetz, das hauptsächlich von der V. cephalica drainiert wird.

9.5.4 Handrücken, Dorsum manus
(Abb. 306, 309)

Die Haut des Handrückens ist relativ dünn und auf der Unterlage gut verschiebbar. Eine subkutane Fettschicht fehlt fast völlig, sodass man das Venenmuster des Handrückens sehen kann. Bei der Dorsalflexion der Hand springen die Extensorensehnen, bei der Abduktion und Extension des Daumens an der radialen Seite der Handwurzel die Sehnen des M. abductor pollicis longus, des M. extensor pollicis brevis und longus vor. Die Hautvertiefung zwischen den Sehnen der genannten Daumenmuskulatur ist die „*Tabatière*" (Abb. 303).

Die Faszie des Handrückens, *Fascia dorsalis manus*, ist relativ dünn. An der Handwurzel verstärkt sie sich zu einem quer verlaufenden Band, dem *Retinaculum extensorum*. Von diesem ziehen Septen zum Radius und zur Ulna, wodurch 6 Sehnenfächer für die Extensorensehnen entstehen. Alle Sehnen sind von einer Sehnenscheide umgeben (Abb. 306 b, 309).

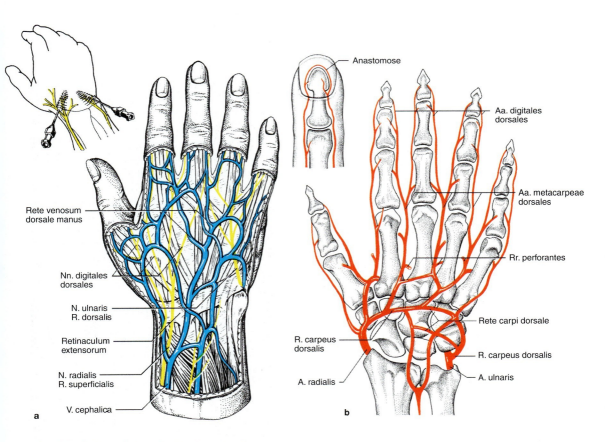

Abb. 309 Leitungsbahnen der Hand von dorsal.
a Venennetz und Hautnerven auf der Fascia dorsalis manus,
b Arterien des Handrückens und der Finger (schematisch).

Arm, Membrum superius

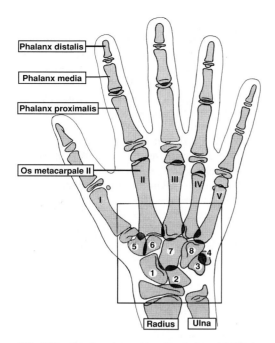

Abb. 310 Knochen der rechten Hand eines 16-Jährigen, nach einem Röntgenbild gezeichnet. Beachte die Epiphysen der Röhrenknochen.
1 Os scaphoideum,
2 Os lunatum,
3 Os triquetrum,
4 Os pisiforme,
5 Os trapezium,
6 Os trapezoideum,
7 Os capitatum,
8 Os hamatum.

Das 1. Sehnenfach enthält die Sehnen des *M. abductor pollicis longus* und *M. extensor pollicis brevis*.

Das 2. Sehnenfach führt die Sehne des *M. extensor carpi radialis longus* und *brevis*.

Das 3. Sehnenfach lässt die Sehne des *M. extensor pollicis longus* hindurchtreten.

Das 4. Sehnenfach enthält die Sehne des *M. extensor digitorum* sowie die des *M. extensor indicis*.

Das 5. Sehnenfach führt die Sehne des *M. extensor digiti minimi*.

Das 6. Sehnenfach lässt die Sehne des *M. extensor carpi ulnaris* hindurchtreten.

Durch den *Connexus intertendinei m. extensoris digitorum* sind die Sehnen für die Finger 2 bis 5 miteinander verbunden, so-

dass die Durchtrennung einer Sehne meist nur geringen Streckverlust des Fingers im Grundgelenk zur Folge hat.

Unter den Sehnen liegen die Metakarpalknochen, deren Zwischenräume von den Mm. interossei ausgefüllt werden. Ihre Sehnen strahlen in die Dorsalaponeurose der Finger ein.

Nerven (Abb. 309). Der Handrücken und die Dorsalseite der Finger werden
- vom *R. superficialis* des *N. radialis* und
- vom *R. dorsalis* des *N. ulnaris* innerviert.

Ersterer überkreuzt die Sehne des M. abductor pollicis longus und zieht über dem Retinaculum extensorum zum Handrücken, Letzterer gelangt unter dem M. flexor carpi ulnaris zur Dorsalseite der Hand. Beide Nerven spalten sich in die *Nn. digitales dorsales* auf.

Die Arterien (Abb. 309) bilden über dem Handgelenk das *Rete carpi dorsale*. Dieses erhält Zuflüsse vom *R. carpeus dorsalis* aus der *A. radialis* und vom *R. carpeus dorsalis* der *A. ulnaris*. Aus ihm entspringen 4 *Aa. metacarpeae dorsales*, aus denen die *Aa. digitales dorsales* hervorgehen.

Die Venen (Abb. 309) bilden auf dem Handrücken das *Rete venosum dorsale manus*, das hauptsächlich von der V. cephalica drainiert wird und das durch die *Vv. intercapitales* mit den Hohlhandvenen anastomosiert.

9.5.5 Handgelenke, Articulationes manus
(Abb. 310, 311)

Es gibt ein proximales und ein distales Handgelenk.

Im proximalen Handgelenk, Articulatio radiocarpea, artikuliert der Radius mit der proximalen Reihe der Handwurzelknochen. Der Radius und Discus articularis am Caput ulnae bilden die Gelenkpfanne und die Handwurzelknochen (*Os scaphoideum, Os lunatum, Os triquetrum,* Abb. 310) den relativ großen Gelenkkopf.

Das proximale Handgelenk ist ein Eigelenk, in dem Dorsal- und Palmarflexionen

9.5 Hand, Manus

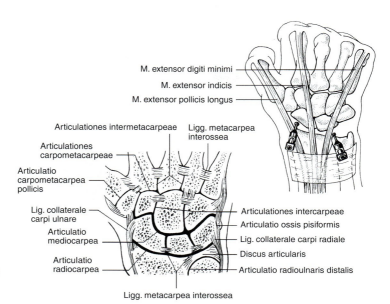

Abb. 311 Flachschnitt durch die Handwurzel und Handgelenkpunktion.

sowie Ab- und Adduktionen der Hand ausgeführt werden können.

Beim Sturz auf die radialabduzierte Hand kommt es häufig zum Bruch des Os scaphoideum (**Navikularfraktur**).
Punktionen des proximalen Handgelenks werden von dorsal vorgenommen (Abb. 311).

Das distale Handgelenk, *Articulatio mediocarpea,* liegt zwischen den Handwurzelknochen der proximalen und distalen Reihe (Abb. 311). Die distale Reihe *(Os trapezium, Os trapezoideum, Os capitatum, Os hamatum)* bildet den Gelenkkopf. Durch die S-Bogenform der Gelenkspalte werden beide Reihen der Handwurzelknochen verzahnt.

Das Erbsenbein, *Os pisiforme,* ist an der Gelenkbildung der Hand nicht beteiligt. Es bildet ein selbstständiges Gelenk auf dem Os triquetrum. Die am Erbsenbein inserierende Sehne des M. flexor carpi ulnaris setzt sich als *Lig. pisohamatum* zum Hamulus ossis hamati und als *Lig. pisometacarpeum* zur Basis des 5. Metakarpalknochens fort.

Die Kapsel der Handgelenke wird von mehreren Bändern verstärkt.

- Das *Lig. radiocarpeum dorsale* zieht auf der dorsalen Seite vom Radius zum Os triquetrum,
- das *Lig. radiocarpeum palmare* auf der Beugeseite vom Radius zum Os lunatum und zum Os capitatum,
- das *Lig. ulnocarpeum palmare* ist häufig mit dem obigen vereinigt,
- das *Lig. carpi radiatum* strahlt vom Kopf des Os capitatum nach allen Seiten aus,
- das *Lig. collaterale carpi ulnare* verbindet den Proc. styloideus der Ulna mit dem Os triquetrum und Os pisiforme und
- das *Lig. collaterale carpi radiale* zieht vom Proc. styloideus des Radius zum Os scaphoideum.

Die Handwurzelknochen werden untereinander durch die *Ligg. intercarpea dorsalia, palmaria* und *interossea* verbunden.
Die Handwurzel-Mittelhand-Gelenke, *Articulationes carpometacarpeae,* sind straffe Gelenke, die durch die *Ligg. carpometacarpea dorsalia* und *palmaria* gesichert werden (Abb. 311). Eine Ausnahme macht
das Daumensattelgelenk, *Articulatio carpometacarpea pollicis,* zwischen Metakarpal-

Arm, Membrum superius

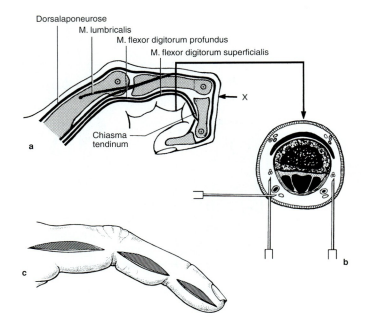

Abb. 312 Finger.
a Finger in Beugestellung. Der Pfeil (x) zeigt auf den Gelenkspalt und kennzeichnet die Stelle, an welcher der Schnitt zur Exartikulation angelegt wird.
b Finger im Querschnitt mit Einstichstellen für Fingerleitungsanästhesie.
c Fingerkantenschnitte.

knochen 1 und Os trapezium. Es ist ein Gelenk, das in 2 Achsen beweglich ist. In ihm sind Ab- und Adduktion sowie Flexion und Extension des Daumens möglich.

In den Mittelhandknochengelenken, *Articulationes intermetacarpeae,* artikulieren die Basen der Mittelhandknochen. Sie werden durch *Ligg. metacarpea dorsalia, palmaria* und *interossea* zusammengehalten. Die distalen Enden der Mittelhandknochen sind durch das *Lig. metacarpeum transversum profundum* verbunden.

Die Fingergrundgelenke 2 bis 5, *Articulationes metacarpophalangeae,* gehören wie auch die Zehengrundgelenke zum Typ der Kugelgelenke. Ihre Kapsel wird durch die Ligg. collateralia und Ligg. palmaria verstärkt.

Die Fingergelenke, *Articulationes interphalangeae manus,* sind reine Scharniergelenke, die durch Seitenbänder gesichert werden.

9.5.6 Finger, Digiti manus
(Abb. 301, 305 bis 310, 312, 313)

Alle Finger besitzen 3 Glieder, Grund-, Mittel- und Endglied mit Ausnahme des Daumens, bei dem das Mittelglied fehlt. Bei gebeugten Finger kann man die Gelenkspalten auf der Dorsalseite tasten; auf der Palmarseite findet man sie unter den Beugefurchen der Haut.

Die Hautoberfläche der Fingerbeugeseite besitzt ein individuell spezifisches, genetisch determiniertes Hautleistenmuster, das an den Tastballen der Endglieder am ausgeprägtesten ist. Seine Anlage erfolgt bereits im 5. Fetalmonat und ändert sich während des Lebens nicht mehr. Daher eignen sich Fingerabdrücke (Daktylogramme) in der Kriminalistik zur Identifizierung von Personen. Man unterscheidet 3 Grundmuster: Wirbel, Bogen und Schleife.

Zahlreiche freie sensible Nervenendigungen und Tastkörperchen stehen im Dienst der Wahrnehmung und Vermittlung von „Hautsinnen" (Fingerspitzengefühl).

Auf der Streckseite der Finger sind die Haut und das Unterhautbindegewebe wesentlich dünner. Mit Ausnahme der Endphalangen ist sie behaart und lässt sich auf der Dorsalaponeurose leicht verschieben. Die auf den Endgliedern befindlichen Fingernägel bilden ein Widerlager für die Tastkörperchen der Fingerbeeren.

9.5 Hand, Manus

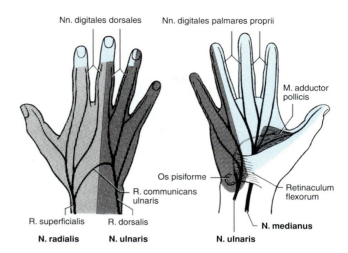

Abb. 313 Hautinnervation der Hand und Finger. Blaue Felder gehören zum Innervationsgebiet des N. medianus.

Auf der Beugeseite liegen die Sehnenscheiden, *Vaginae synoviales digitorum manus*, in bindegewebigen Tunneln, *Vaginae fibrosae digitorum manus*. Im Chiasma tendinum zieht die Sehne des tiefen Fingerbeugers durch den Sehnenschlitz (Abb. 312).

Die Streckseite der Fingerknochen wird von einer flachen *Dorsalaponeurose* bedeckt, an deren Bildung sich die Sehnen der langen Fingerstrecker zusammen mit den Mm. interossei und den Mm. lumbricales beteiligen. Über den Metakarpo-Phalangealgelenken ist die Aponeurose am breitesten, distal verschmälert sie sich.

Die Nerven und Gefäße verlaufen im subkutanen Bindegewebe in 4 Bahnen an der Seitenfläche der Finger. Die palmaren Nerven und Arterien sind wesentlich stärker als die dorsalen. An den Endgliedern anastomosieren die digitalen Nerven und Arterien der palmaren und denen der dorsalen Seite.

Nerven (Abb. 312, 313). Die *Nn. digitales palmares proprii* entstammen dem *N. medianus* und dem *N. ulnaris*, die *Nn. digitales dorsales* dem *N. radialis* und dem *N. ulnaris*. An der Beugeseite versorgt der N. medianus die radialen 3 $^1/_2$ Finger und der N. ulnaris die ulnaren 1 $^1/_2$ Finger. Beide Nerven innervieren auch die Dorsalseite der Endglieder.

Auf der Dorsalseite werden die 2 $^1/_2$ radialen Finger vom N. radialis und die ulnaren 2 $^1/_2$ Finger vom N. ulnaris, mit Ausnahme der Endglieder, innerviert.

Arterien. Die *Aa. digitales palmares propriae* entstammen dem oberflächlichen Hohlhandbogen (via Aa. digitales palmares communes) und ziehen dorsal von den palmaren Nerven in der unteren Hautkante beiderseits zu den Fingerspitzen, wo sie miteinander kommunizieren (Abb. 308, 309). Die *Aa. digitales dorsales* verlaufen beidseits in der oberen Kante der Finger.

Zwischen palmaren und dorsalen Fingerarterien gibt es zahlreiche Anastomosen, sodass bei Unterbindungen immer beide Arterienstümpfe versorgt werden müssen.

Die Venen bilden ein langmaschiges Netz, besonders auf dem Fingerrücken, das in das *Rete venosum dorsale manus* abfließt. In den Fingerkuppen finden sich zahlreiche arteriovenöse Anastomosen.

Die Lymphgefäße fließen zu den dorsalen Lymphbahnen der Hand.

Die Handchirurgie befasst sich nicht nur mit der Wiederherstellung von Verletzungen, Korrekturen von Fehlstellungen oder Lähmungen, sondern auch mit Replantationen von Hand und Fingern. Dazu ist eine exakte Rekonstruktion der anatomischen Verhältnisse, insbesondere der Gefäß- und Nervenverbindungen erforderlich (Mikrochirurgie unter dem Operationsmikroskop).

Arm, Membrum superius

Fragen zum Selbststudium

1. Worin unterscheidet sich die Hand des Menschen von der eines Primaten? 419
2. In welche Abschnitte gliedert man die Hand? 419
3. Beschreiben Sie die Strukturen der Palmaraponeurose. 419
4. Wo liegt der Karpaltunnel, wie wird er gebildet und welche klinische Bedeutung hat er? 420
5. Welche Muskellogen gibt es an der Hohlhand? 420
6. Welche Muskeln bilden den Daumenballen? 421
7. Welche Sehnen und Muskeln liegen in der Mittelloge? 421
8. Welche Sehnen ziehen über bzw. unter dem Retinaculum flexorum zur Hohlhand? 421
9. Warum kommt es bei einer Durchtrennung der oberflächlichen Beugersehnen nur zu geringen Funktionsausfällen? 421
10. Erklären Sie die Entstehung einer V-Phlegmone. 422
11. Nennen Sie Ursache und Symptome eines Karpaltunnelsyndroms. 423
12. Wo liegen der oberflächliche und tiefe Hohlhandbogen und von welchen Arterien werden sie gebildet? 424
13. Beschreiben Sie die Sehnenfächer des Handrückens und nennen Sie die hindurchtretenden Extensorsehnen. 425
14. Welche funktionelle Bedeutung hat der Connexus intertendinei m. extensoris digitorum? 426
15. Beschreiben Sie die Arterien des Rete carpi dorsale. 426
16. Welche Knochen artikulieren im proximalen und distalen Handgelenk miteinander? 426
17. Welcher Knochen ist beim Sturz auf die radialabduzierte Hand am meisten gefährdet? 427
18. Beschreiben Sie den Verlauf der Gelenkspalte des distalen Handgelenks. 427
19. Welche Bänder verstärken die Kapsel der Handgelenke? 427
20. Wie sind die Handwurzelknochen untereinander verbunden? 427
21. Welche Form hat das Daumensattelgelenk und um welche Achsen ist es beweglich? 428
22. Zu welchem Typ gehören die Fingergrundgelenke 2 bis 5 und die Fingergelenke? 428
23. Weshalb eignen sich Fingerabdrücke für Untersuchungen in der Kriminalistik? 428
24. Welche Sehnen bilden die Dorsalaponeurose der Finger? 429
25. Wo verlaufen die Leitungsbahnen der Finger? 429
26. Beschreiben Sie Nerven und Muster der Hautinnervation der Hand und Finger. 429

10 Knochenkerne und akzessorische Skelettelemente

10.1 Knochenkerne 431   **10.2 Akzessorische Skelettelemente** 432

10.1 Knochenkerne

Die Knochenkerne (Abb. 314) entstehen sowohl durch desmale als auch chondrale Ossifikation. Desmaler Herkunft sind fast alle Knochen des Gesichtsschädels und die platten Knochen des Schädeldachs, chondral entstehen hauptsächlich die Röhrenknochen (mit Ausnahme des Schlüsselbeins), außerdem aber auch die Hand- und Fußwurzelknochen, die Rippen sowie die Knochen der Schädelbasis und der Wirbelsäule. Bei beiden Ossifikationsformen sind die Knochenkerne röntgenologisch nachweisbar. In den Knorpeln der Röhrenknochen treten in der Regel 3 Knochenkerne auf, wo-

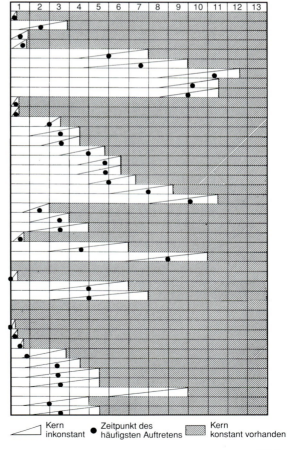

Abb. 314 **Ossifikationstabelle.** (Nach F. Schmidt, L. Halden 1949).

Knochenkerne und akzessorische Skelettelemente

von der eine im Diaphysenschaft und je ein weiterer in der proximalen und distalen Epiphyse liegen. Mit der Vergrößerung der Verknöcherungszentren wird der Knorpel bis auf 2 schmale Epiphysenfugen abgebaut. Solange diese Fugen bestehen, kann der Röhrenknochen noch in die Länge wachsen. Ein vorzeitiger oder verspäteter Verschluss bildet häufig die Ursache für einen Zwerg- oder Riesenwuchs. Die Skelettentwicklung durchläuft 4 Ossifikationsstufen.

1. **In der pränatalen Ossifikationsstufe** bilden sich Knochenkerne im Rumpfskelett, in den Diaphysen der Röhrenknochen, der distalen Epiphyse des Femur, der proximalen Epiphyse der Tibia sowie im Calcaneus und im Talus.
2. **Während der Ossifikationsstufe des Kleinkindes** entstehen Knochenkerne in den Epiphysen von Röhren-, Hand- und Fußwurzelknochen.
3. **In der Ossifikationsstufe der Pubertät** entwickeln sich die Knochenkerne in den Apophysen der Wirbel.
4. **In der Ossifikationsstufe des Erwachsenen** verknöchern die Epiphysenfugen, womit das Längenwachstum der Knochen abgeschlossen ist. Eine Übersicht über das Auftreten der Knochenkerne im Bereich der Extremitäten gibt die Ossifikationstabelle (Abb. 314), speziellere Daten können aus den Lehrbüchern der Röntgenologie entnommen werden.

Das **Skelettalter** gibt wertvollere Aufschlüsse über den Entwicklungsgrad eines Individuums als die Körpergröße oder das Gewicht. Da die Skelettentwicklung durch **Systemkrankheiten** stark beeinflusst werden kann, ist deren Kenntnis von großer praktischer Bedeutung. Schließlich können mangelhafte Kenntnisse über den Ossifikationsmodus auch Fehldeutungen von Röntgenbildern ergeben.

10.2 Akzessorische Skelettelemente

Zusätzliche Knochen findet man häufig an den Händen und Füßen. Zusammenfassende Übersichten finden sich in Büchern der Röntgenologie. Da sie bei der Auswertung von Röntgenbildern zu Fehldeutungen führen können, sollte an das Vorkommen solcher Skelettelemente gedacht werden.

Akzessorische Handknochen sind das *Epitrapezium, Paratrapezium, Trapezium secundarium, Os styloideum, Capitatum secundarium, Os hamuli proprium, Os vesalianum, Os lunare externum, Os radiale externum, Os centrale carpi, Hypolunatum, Epilunatum.*

Akzessorische Fußknochen sind das *Os talotibiale, Os supratalare, Os supranaviculare, Os infranaviculare, Os intercuneiforme, Os cuneometatarsale, Os intermetatarsale, Cuboideum secundarium, der Calcaneus secundarium, das Os tibiale externum, Trigonum, Os subcalcis, Os peronaeum, Os vesalianum* usw.

Die Bezeichnungen der hier genannten Beispiele sind im Schrifttum leider nicht immer einheitlich; sie entsprechen auch nicht der Terminologia Anatomica 1998.

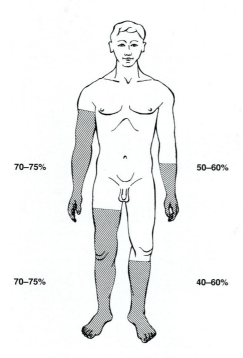

Abb. 315 Prozentsätze des Körperschadens.

Zusammenstellung der im Text genannten Eigennamen
Von Heinzgünther Wischhusen (†)

Achilles, Sohn des Peleus und der Nereide Thetis. Tapferster Grieche im Kampf um Troja, nur an der Achillessehne verwundbar. *Tendo calcaneus* (Achillis), *Bursa tendinis calcanei* (Achillis), Achillessehne

Alcock, Thomas (1748–1833), englischer Chirurg, London. *Canalis pudendalis* (Alcock), Alcock-Kanal

Arantius (Aranzio), Caesar (1530–1589), italienischer Anatom, Bologna. *Ductus venosus* (Arantius)

Aschoff, Ludwig (1886–1942), deutscher Pathologe, Freiburg. *Nodus atrioventricularis* (Aschoff-Tawara)

Auerbach, Leopold (1828–1897), deutscher Anatom und Physiologe. Breslau. *Plexus myentericus* (Auerbach)

Bartholin, Caspar jun. (1655–1738), dänischer Physiker und Arzt. *Gl. vestibularis major* (Bartholin), Bartholin-Abszess

Basedow, K. Adolf von (1799–1854), deutscher Arzt in Merseburg. Basedow-Krankheit

Bauhin, Caspar (1560–1624), Schweizer Anatom, Basel. *Valva ileocaecalis* (Bauhin)

Bechterew, Wladimir (1857–1927), russischer Neurologe, Leningrad. *Nucleus vestibularis superior* (Bechterew)

Bertin, Exupère Joseph (1712–1781), französischer Anatom, Paris. *Lig. ischiofemorale* (Bertin)

Bezold, Friedrich (1842–1908), deutscher Otologe, München. Bezold-Durchbruch

Bichat, Marie François Xavier (1771–1802), französischer Arzt, Mitbegründer der Pathologischen Anatomie, Paris. *Corpus adiposum buccae* (Bichat)

Bochdalek, Vincenz Alexander (1801–1883), österreichischer Anatom, Prag. Bochdalek-Lücke

Boehm, Gottfried (1879–1952), Röntgenkunde, physik. Medizin, München. Cannon-Boehm-Punkt

Botallo, Leonardo (etwa 1530–1600), italienischer Militärarzt, Paris. *Ductus arteriosus* (Botallo)

Broca, Paul (1824–1880), französischer Anthropologe und Chirurg, Paris. Motorisches Sprachzentrum (Broca)

Burdach, Karl Friedrich (1776–1847), deutscher Anatom und Physiologe, Dorpat, Königsberg. *Fasciculus cuneatus* (Burdach)

Bruch, Carl Wilhelm Ludwig (1819–1884), deutscher Anatom und Physiologe, Basel, Gießen. Basalmembran (Bruch) = *Lamina basalis choroideae*

Bryant, Thomas (1828–1914), Chirurg, London. Bryant-Dreieck

Cajal, Santiago Ramón y (1852–1934), spanischer Anatom, Nobelpreisträger, Barcelona, Madrid. *Nucl. interstitialis* (Cajal)

Caldwell, George (1834–1918), englischer Chirurg. Caldwell-Luc-Operation

Cannon, Walter (1871–1945), amerikanischer Physiologe, Bredford. Cannon-Boehm-Punkt

Chievitz, Johan Henrik Ch. (1850–1901), dänischer Anatom, Kopenhagen. *Gl. parotidea primitiva* (Chievitz)

Chopart, François (1743–1795), französischer Chirurg, Paris. Chopart-Gelenk

Cloquet, Jules (1790–1883), französischer Chirurg und Anatom, Paris. *Septum femorale* (Cloquet)

Colles, Abraham (1773–1843), irischer Anatom und Chirurg, Dublin. *Lig. reflexum* (Colles)

Cooper, Astley (1768–1841), englischer Anatom und Chirurg, London. *Fascia cremasterica* (Cooper), *Ligg. suspensoria mammaria* (Cooper)

Corti, Alfonso Marchese de (1822–1876), italienischer Anatom, Wien, Würzburg, Utrecht, Turin. Corti-Organ

Cowper, William (1666–1708), englischer Anatom und Chirurg, London. *Gl. bulbouretbralis* (Cowper)

Zusammenstellung der im Text genannten Eigennamen

Crohn, Burill Bernard (1884, gest. ?), Arzt, New York. Crohn-Syndrom

Deiters, Otto Friedrich Karl (1834–1863), deutscher Anatom, Bonn. *Nucleus vestibularis lateralis* (Deiters)

Douglas, James (1675–1742), englischer Arzt und Anatom, London. *Linea arcuata* (Douglas), *Excavatio rectouterina*, Douglas-Raum, Douglas-Punktion, vaginale Douglas-Enterozelen

Dupuytren, Guillaume (1778–1835), französischer Chirurg, Paris. Dupuytren-Kontraktur

Edinger, Ludwig (1855–1928), deutscher Neurologe, Frankfurt/M. Edinger-Westphal-Kern, *Nucleus accessorius n. oculomotorii* (Edinger-Westphal)

Erb, Wilhelm Heinrich (1840–1921), deutscher Internist, Heidelberg. Erb-Punkt, Erb-Lähmung

Eustachio, Bartholomeo (1520–1574), italienischer Anatom, Rom. *Tuba auditiva* (Eustachio)

Falloppio, Gabriele (1523–1562), italienischer Anatom, Ferrara, Pisa, Padua. *Canalis facialis* (Falloppio)

Flack, Martin (1882–1931), englischer Internist, London. *Nodus sinuatrialis* (Keith-Flack)

Flechsig, Paul Emil (1847–1929), deutscher Psychiater und Hirnpathologe, Leipzig. *Tractus spinocerebellaris posterior* (Flechsig)

Fontana, Felice F. (1720–1805), Physiologe in Paris, Anatom in Florenz. Fontana-Räume

Le Fort, Léon (1829–1893), französischer Chirurg, Paris. Mittelgesichtsfrakturen nach Le Fort I, II, III

Frankenhäuser, Ferdinand (1832–1894), deutscher Gynäkologe, Jena. Frankenhäuser-Ganglien

Galant, Johann Sussmann (geb., gest. ?), russischer Arzt, Moskau. Hirschsprung-Galant-Krankheit

Galen (129–199), griechischer Arzt der römischen Kaiserzeit, geboren in Pergamon. *V. cerebri magna* (Galen)

Gasser, Johann Lorenz (1723–1765), österreichischer Anatom, Wien. *Ganglion trigeminale* (Gasser)

Gerber, Paul Henry (1863–1919). Gerber-Wulst

Gerdy, P. N. (1797–1856), französischer Chirurg, Paris. Gerdy-Linie

Gimbernat, A. (1734–1816), spanischer Chirurg, Madrid. *Lig. lacunare* (Gimbernat)

Glaser, Johann Heinrich (1629–1675), Schweizer Anatom und Botaniker, Basel. *Fissura petrotympanica* (Glaser)

Goll, Friedrich (1829–1903), Schweizer Pharmakologe, Zürich. *Fasciculus gracilis* (Goll)

Gowers, William Richard (1845–1915), englischer Internist und Neurologe, London. *Tractus spinocerebellaris anterior* (Gowers)

Groedel, Franz Maximilian (1881, gest. ?), deutscher Röntgenologe, Bad Nauheim. Groedel-Index

Haller, Albrecht von (1708–1777), Schweizer Anatom, Physiologe und Botaniker, Göttingen, Bern. *Truncus coeliacus* (Haller)

Hasner, J. (1819–1892), österreichischer Ophthalmologe, Prag. *Plica lacrimalis* (Hasner)

Head, Henry (1861–1940), englischer Neurologe, London. Head-Zonen

Hegar, Alfred (1830–1914), deutscher Gynäkologe, Freiburg. Hegar-Schwangerschaftszeichen

Heister, Lorenz (1683–1758), deutscher Anatom und Chirurg, Helmstedt. *Plica spiralis* (Heister)

Heschl, Richard (1824–1881), österreichischer Pathologe, Wien. Querwindungen (Heschl)

Hesselbach, Franz Kaspar (1759–1816), deutscher Anatom, Würzburg. *Lig. interfoveolare* (Hesselbach)

Highmore, Nathaniel H. (1613–1685), englischer Arzt, Sherborne. *Sinus maxillaris* (Highmore)

Hirschsprung, Harald (1830–1916), dänischer Arzt, Kopenhagen. Hirschsprung-Galant-Krankheit

His, Wilhelm jun. (1863–1934), deutscher Arzt, Berlin. *Fasciculus atrioventricularis* (His)

Holzknecht, Guido (1872–1931), österreichischer Röntgenologe, Wien. Holzknecht-Raum

Horner, William Edmund (1793–1853), amerikanischer Anatom, Philadelphia. Horner-Symptomenkomplex, *Pars lacrimalis* des *M. orbicularis oculi* (Horner)

Hueter, Karl (1838–1882), deutscher Chirurg, Greifswald. Hueter-Linie

Hunt, Ramsay (1872–1937), amerikanischer Neurologe, New York. Hunt-Zonen bei *Herpes zoster oticus*

Jackson, Hughlins (1834–1911), englischer Neurologe und Ophthalmologe, London. Jackson-Epilepsie

Jacobson, Ludwig Levin (1783–1843), dänischer Anatom, Kopenhagen. Jacobson-Anastomose

Keith, Arthur (1866, gest.?), englischer Anatom, London. *Nodus sinuatrialis* (Keith-Flack)

Kerckring, Theodor (1640–1693), holländischer Arzt, Amsterdam, Hamburg. *Plicae circulares* (Kerckring)

Klumpke, K.-Déjérine (1859–1927), französische Neurologin, Paris. Klumpke-Lähmung

Kohlrausch, Otto Ludwig Bernhard (1811–1854), deutscher Arzt, Hannover. Kohlrausch-Falte, *Plica transversalis recti* (Kohlrausch)

Zusammenstellung der im Text genannten Eigennamen

Krönlein, Rudolf (1847–1910), Schweizer Chirurg, Zürich. Krönlein-Linienschema

Labbé, Ernest Marcel (1870, gest. ?), französischer Internist, Paris. *V. anastomotica inferior* (Labbé)

Langerhans, Paul (1847–1888), deutscher Pathologe, Freiburg. Langerhans-Inseln

Lanz, Otto (1865–1935), holländischer Chirurg, Amsterdam. Lanz-Punkt

Larrey, Dominique Jean, Baron de (1766–1807), französischer Generalchirurg der Napoleonischen Armee, Paris. Larrey-Spalte

Lieutaud, Joseph (1703–1780), französischer Arzt, Versailles. *Trigonum vesicae* (Lieutaud)

Lisfranc, Jacques (1790–1847), französischer Chirurg, Paris. Lisfranc-Gelenk

Littré, Alexis (1658–1726), französischer Chirurg, Paris. *Gll. urethrales* (Littré)

Luc, Henri (1855–1925), englischer Chirurg. Caldwell-Luc-Operation

Ludovicus (Ludwig), Wilhelm Friedrich von (1790–1865), deutscher Chirurg und Gynäkologe, Stuttgart. *Angulus sterni* (Ludovicus)

Luschka, Hubert von (1820–1875), deutscher Anatom, Freiburg, Tübingen. *Aperturae laterales ventriculi quarti* (Luschka), Foramina Luschkae und Magendii

MacBurney, Charles (1845–1913), amerikanischer Chirurg, New York. MacBurney-Punkt

Magendie, François (1783–1855), französischer Physiologe, Paris. *Apertura mediana ventriculi quarti* (Magendi), Foramina Luschkae und Magendii

Maisiat, J. H. (1805–1878), französischer Anatom, Paris. *Tractus iliotibialis* (Maisiat)

Marshall, John (1818–1891), englischer Chirurg, London. *V. obliqua atrii sinistri* (Marshall)

Meckel, Johann Friedrich (1714–1774), deutscher Anatom, Berlin. *Cavum trigeminale* (Meckel), Meckel-Divertikel

Meibom, Heinrich (1638–1700), deutscher Arzt und Anatom, Helmstedt. *Gll. tarsales* (Meibom)

Meissner, Georg (1829–1905), deutscher Anatom, Physiologe und Zoologe, Basel, Freiburg und Göttingen. *Plexus submucosus* (Meissner)

Michaelis, Gustav Adolf (1798–1848), deutscher Gynäkologe, Kiel. Michaelis-Raute

Mohrenheim, Josef Jacob von (geb. ?–1799), österreichischer Chirurg und Geburtshelfer, Wien, St. Petersburg. Mohrenheim-Grube

Moll, Jakob Anton (1832–1914), holländischer Ophthalmologe, Den Haag. *Gll. ciliares* (Moll)

Monro, Alexander (1733–1817), schottischer Anatom, Edinburgh. *Foramen interventriculare* (Monro)

Montgomery, William Fatherston (1797–1859), irischer Geburtshelfer, Dublin. Montgomery-Drüsen

Morgagni, Johann Baptista (1682–1771), italienischer Anatom, Padua. *Ventriculus laryngis* (Morgagni), *Lacunae urethrales* (Morgagni)

Müller, Heinrich (1820–1864), deutscher Anatom, Würzburg. *M. tarsalis superior* und *inferior* (Müller)

Nélaton, Auguste N. (1807–1873), Chirurg, Paris. Roser-Nélaton-Linie

Nuck, Anton (1650–1692), holländischer Anatom, Leiden. Diverticulum Nuck

Nuhn, Anton (1814–1889), deutscher Anatom, Heidelberg. *Gl. lingualis anterior* (Nuhn)

Oddi, R., italienischer Chirurg im 19. Jahrhundert. *M. sphincter ampullae hepatopancreaticae* (Oddi)

Pacchioni, Antonio (1665–1726), italienischer Anatom, Rom. *Granulationes arachnoideales* (Pacchioni)

Parkinson, James (1755–1824), englischer Apotheker, Chirurg und Paläontologe, Hoxton/Middlesex, London. Parkinson-Syndrom

Passavant, Philipp Gustav (1815–1893), deutscher Chirurg, Frankfurt (Main). Passavant-Wulst

Pauwels, Friedrich, deutscher Orthopäde, Aachen. Schenkelhalsbrüche nach Pauwels I–III

Perlia, R., deutscher Ophthalmologe, Frankfurt (Main), Krefeld. *Nucl. caudalis centralis* (Perlia)

Petit, François P. D. (1664–1741), französischer Anatom und Chirurg, Paris. *Trigonum lumbale* (Petit)

Peyer, Johann Conrad (1653–1712), Schweizer Anatom, Basel. *Folliculi lymphatici aggregati* (Peyer)

Poupart, François (1616–1708), französischer Anatom und Chirurg, Paris. *Lig. inguinale* (Poupart)

Prussak, Alfred (1839–1897), russischer Otologe, Petersburg. *Recessus membranae tympani superior*, Prussak-Raum

Purkinje, Johannes Evangelista (1787–1869), tschechischer Physiologe und Pathologe, Breslau, Prag. Purkinje-Fasern

Reil, Johannes Christian (1759–1813), deutscher Anatom, Halle, Berlin. *Insula* (Reil)

Retzius, Anders (1796–1860), schwedischer Anatom, Lund. *Spatium retropubicum* (Retzius)

Robin, Ch. Ph. (1821–1885), französischer Internist. Paris. Virchow-Robin-Räume

Roemheld, Ludwig (1871–1938), deutscher Internist, Gundelsheim. Roemheld-Symptomenkomplex

Zusammenstellung der im Text genannten Eigennamen

Rolando, Luigi (1773–1881), italienischer Anatom, Turin. *Sulcus centralis* (Rolando)

Roller, Ch. F. W. (1802–1878), deutscher Psychiater. *Nucleus vestibularis inferior* (Roller)

Rosenmüller, Johann Christian (1771–1820), deutscher Anatom und Chirurg, Leipzig. *Recessus pharyngeus* (Rosenmüller), Rosenmüller-Lymphknoten

Rosenthal, F. Ch. (1780–1829), deutscher Anatom, Greifswald. *V. basalis* (Rosenthal)

Roser, Wilhelm R. (1817–1888), Chirurg, Marburg. Roser-Nélaton-Linie

Santorini, Giovanni Domenico (1681–1737), italienischer Arzt und Anatom, Venedig. *Tuberculum corniculatum* (Santorini), *Ductus pancreaticus accessorius* (Santorini), *Cartilago corniculata* (Santorini)

Schlemm, Friedrich (1795–1858), deutscher Anatom, Berlin. *Sinus venosus sclerae* (Schlemm)

Schmorl, Christian Georg (1861–1932), deutscher Pathologe, Dresden. Schmorl-Knötchen

Schütz, Hugo (geb. ?, gest. 1923), deutscher Psychiater, Hartheck/Gaschwitz b. Leipzig. *Fasciculus longitudinalis dorsalis* (Schütz)

Schwalbe, G. A. (1844–1916), deutscher Anatom, Königsberg, Straßburg. *Nucleus vestibularis medialis* (Schwalbe)

Shrapnell, Henry Jones (1761–1841), englischer Militärarzt und Anatom. Shrapnell-Membran

Skene, Alexander J. (1838–1900), amerikanischer Gynäkologe, Brooklyn. Skene-Drüsen

Sorgius, Wilhelm (geb., gest. ?), Diss. Straßburg 1880. Sorgius-Lymphknoten

Sylvius, Frans de la Boë (1614–1672), holländischer Anatom, Stifter der iatrochemischen Schule, Amsterdam, Leiden. *Sulcus lateralis cerebri* (Sylvius), *Fossa lateralis cerebri* (Sylvius), *Aqueductus mesencephali* (Sylvius)

Tawara, Suano (geb., gest. ?), japanischer Pathologe. *Nodus atrioventricularis* (Aschoff-Tawara)

Tenon, Jacques, René (1724–1816), französischer Ophthalmologe, Paris. *Vagina bulbi* (Tenon), Tenon-Kapsel, Tenon-Raum

Thebesius, Adam Christian (1686–1732), österreichischer Arzt, Hirschberg/Schl. *Vv. cordis minimae* (Thebesius)

Traube, Ludwig (1818–1876), deutscher Internist, Berlin. Traube-Raum

Treitz, Wenzel (1819–1872), österreichischer Pathologe, Prag. Treitz-Hernien

Tröltsch, Anton Friedrich (1829–1890), österreichischer Otologe, Wien, Budapest, Würzburg. Tröltsch-Taschen

Trolard, Paulin (1842–1910), französischer Anatom, Algier. *V. anastomotica superior* (Trolard)

Valsalva, Antonio Maria (1666–1723), italienischer Anatom und Chirurg, Bologna. *Sinus aortae* (Valsalva)

Vater, Abraham (1684–1751), deutscher Anatom und Botaniker, Wittenberg. *Papilla duodeni major* (Vater)

Virchow, Rudolf (1821–1902), deutscher Pathologe, Anthropologe, Ethnologe und Sozialpolitiker, Würzburg, Berlin. Virchow-Robin-Räume, Virchow-Drüse

Waldeyer-Hartz, Heinrich Wilhelm von (1836–1921), deutscher Anatom, Berlin. Lymphatischer Rachenring (Waldeyer)

Wernicke, Karl (1848–1905), deutscher Psychiater und Neurologe, Breslau, Halle. Sensorisches Sprachzentrum (Wernicke)

Westphal, Karl Friedrich Otto (1833–1890), deutscher Psychiater und Neurologe, Berlin. *Nucleus accessorius n. oculomotorii* (Edinger-Westphal)

Willis, Thomas (1622–1675), englischer Anatom und Chirurg, London. *Circulus arteriosus cerebri* (Willis)

Winslow, Jean Benignus (1669–1767), französischer Anatom. Paris. *Foramen epiploicum* (Winslow)

Wirsung (Wirsüng, Wirsing) (1600–1643), deutscher Arzt, Padua, Augsburg. *Ductus pancreaticus* (Wirsung)

Wrisberg, Heinrich August (1739–1808), deutscher Anatom, Göttingen. Knorpelschüppchen (Wrisberg)

Zeis, Eduard (1807–1868), deutscher Chirurg, Dresden. *Gll. sebaceae* (Zeis)

Zinn, Johann Gottfried (1727–1759), deutscher Anatom, Arzt und Botaniker, Göttingen. *Zonula ciliaris* (Zinn), *Anulus tendineus communis* (Zinn)

Quellennachweise der Abbildungen

Sofern nicht im Legendentext angegeben, wurden folgende Abbildungen fremden Werken entnommen:

[1] Schumacher, G.-H., K. Kubota: Oberflächenanatomie des Menschen. Überreuther Wissenschaft, Wien-Berlin 1989.
[2] Sobotta, J.: Atlas der Anatomie des Menschen, Bd. 1 und 2, 21. Auflage. Pabst, R., R. Putz (Hrsg.). Urban & Fischer, München-Jena 2000.

Die übrigen Abbildungen wurden, soweit sie nicht Originale des Verfassers sind, unter Benutzung folgender Werke umgezeichnet:

Abrahams, P., und P. Webb: Klinische Anatomie diagnostischer und therapeutischer Eingriffe, J. Springer, Berlin (W.), Heidelberg, New York 1978.

Ahmed, S. H., M. T. El-Rakhawy, A. Abdalla and R. G. Harrison: A new conception of coronary artery preponderance. Acta anat., Basel 83 (1972) 87–94.

Allgöwer, M. (Hrsg.): Allgemeine und spezielle Chirurgie. 4. Aufl. J. Springer, Berlin (W.), Heidelberg, New York 1982.

Benninghoff, A., und K. Goerttler: Lehrbuch der Anatomie des Menschen. 12. Aufl. Bd. 2 und 3. Urban & Schwarzenberg, München, Berlin (W.) 1979.

Brantigan, O. C.: Clinical anatomy. McGraw-Hill, New York, Toronto, London 1963.

Büttner, W.: Untersuchungen an Hirnstamm und Kleinhirn mittels Faserungsmethode. Z. Anat. u. Entwickl.-Gesch., Berlin 84 (1927) 534–543.

Eckert-Möbius, A.: Lehrbuch der Hals-Nasen-Ohren-Heilkunde für Studierende und praktische Ärzte. 3. Aufl. VEB Georg Thieme, Leipzig 1968.

Feneis, H.: Anatomisches Bildwörterbuch der internationalen Nomenklatur. 6. Aufl. G. Thieme, Stuttgart, New York 1988.

Hafferl, A.: Lehrbuch der topographischen Anatomie. Bearb. von Walter Thiel, 3. Aufl. J. Springer, Berlin (W.), Heidelberg, New York 1969.

Heinecker, R.: EKG-Fibel. Georg Thieme, Stuttgart 1958.

Herzog, K. H. (Hrsg.): Poliklinische Chirurgie. 2. Aufl. VEB Gustav Fischer, Jena 1973.

Hoppenfeld, S.: Klinische Untersuchung der Wirbelsäule und der Extremitäten. 2. Aufl., Verlag Volk und Gesundheit, Berlin 1983.

Lanz, T. von, und W. Wachsmuth: Praktische Anatomie, Bd. 1, T. 4. J. Springer, Berlin 1938.

Mörl, F.: Lehrbuch der Unfallchirurgie. VEB Verlag Volk und Gesundheit, Berlin 1964.

Morscher, E., W. Müller, L. Jani und J. U. Baumann: Orthopädie; in: Allgemeine und spezielle Chirurgie. Hrsg. von M. Allgöwer. 4. Aufl. J. Springer, Berlin (W.), Heidelberg, New York 1982, 455–572.

Müller, W.: Das Knie. J. Springer, Berlin (W.), Heidelberg, New York 1982.

Oeken, F.-W., und A. Krisch; Plastische Chirurgie in der Otorhinologie, J. A. Barth, Leipzig 1978

Perlemuter, L., J. Waligora et M. Djindjian: Cahiers d'anatomie. Vol. 1. 4. ed. Masson, Paris u. a. 1980.

Platzer, W.: Atlas der topographischen Anatomie. G. Thieme, Stuttgart, New York 1982.

Quellennachweise der Abbildungen

Poirier, P.: Traité d'anatomie médico-chirurgicale. Bd. 1. Kopf, Gehirn, Ohr. Babé, Paris 1892.

Pschyrembel, W.: Praktische Geburtshilfe. 11. Aufl. W. de Gruyter & Co., Berlin (W.) 1966.

Rohen, J.: Morphologie; in: Der Augenarzt. Hrsg. von Karl Velhagen. 2. Aufl. Bd. 1. VEB Georg Thieme, Leipzig 1969, 10–168.

Rohen, J.: Topographische Anatomie. 4. Aufl. F. K. Schattauer, Stuttgart, New York 1973.

Schmid, F., und L. Halden: Die postfetale Differenzierung und Größenentwicklung der Extremitätenknochenkerne. Fortschr. Röntgenstr., Stuttgart 71 (1949) 975–984.

Schumacher, G.-H. und B. Christ: Embryonale Entwicklung und Fehlbildungen des Menschen. Anatomie und Klinik. 10. Aufl. Ullstein Mosby Berlin 1993.

Schumacher, G.-H.: Kompendium und Atlas der Allgemeinen Anatomie mit Zytologie und Histologie 2. Aufl. VEB Georg Thieme, Leipzig 1987.

Schumacher, G.-H.: Anatomie für Zahnmediziner, 3. Aufl. Hüthig Verlag, Heidelberg 1997

Sobotta, J.: Atlas der Anatomie des Menschen, Hrsg. von R. Putz und R. Pabst, Bd. 1 u. 2, 21. Aufl. Urban & Fischer, München-Jena 2000.

Spiessl, B.: Gesichts- und Kieferchirurgie; in: Allgemeine und Spezielle Chirurgie. Hrsg. von M. Allgöwer. 4. Aufl. J. Springer, Berlin (W.), Heidelberg, New York 1982, 644–681.

Stelzner, F.: Die anorektalen Fisteln. 3. Aufl. J. Springer, Berlin (W.), Heidelberg, New York 1981.

Bisher unveröffentlichte Originale erhielten wir von:

Dr. med. Szabolcs Benis, Stud. med. Dávid Lendvai und Dr. med., Dr. med. dent. Lajos Patonay, Institut für Anatomie, Histologie und Embryologie, Laboratorium für angewandte Klinische Anatomie. Semmelweis-Universität Budapest (Abb. 308).

Prof. Dr. med. Karlheinz Hauenstein, Frau Jenny Witkowski, Dr. med. Thomas Heller, Dr. med. Volker Hingst und Dr. med. Udo Raab, Institut für Diagnostische und interkonventionelle Radiologie der Universität Rostock. (Abb. 11 d, 30 b, 40 b, 83 b, 95 b, 155 c, 193 e, 222 b, 239 b, 263 b+c, 283 b)

PD Dr. med., Dr. med. dent. Alfons Hüls, Abteilung Zahnärztliche Prothetik II des Zentrums Zahn-, Mund- und Kieferheilkunde im Fachbereich Medizin der Universität Göttingen (Abb. 67 d).

OA Dr. med. Thomas Külz, Universitäts-Frauenklinik Rostock (Abb. 60 a+b, 223 b).

Register

Halbfette Zahlen beziehen sich auf die Hauptfundstelle; *Kursive* Zahlen auf Abbildungen.

Abdomen 219–273
– Röntgenbild *271*
Abduktionsfraktur, Hüftgelenk 346
Abduzensparese 103
Ablatio retinae 101
Abrissfrakturen, Beckenkamm 276
Abtreibung, Peritonitis 306
Acetabulum 344, *352*
Achillessehnenreflex (ASR) 370
Achillessehnenriss 367
Achillessehnenruptur 365
Achselarterie 400
Achselgegend 395–402
Achselhöhle
– karzinomatöse Prozesse 396
– Leitungsbahnen 396
– Lymphknoten 401–402
– Phlegmone 396
– Wände 396
Achsellücke
– laterale 394, *394*, *395*
– mediale *393*, *394–395*
Achsellymphknoten 402
Acromion 142, 172, 316, 390, *390–392*, *393*, 396
Adduktorenkanal 348, 350
Adduktorenloge, Oberschenkel *348*, 349
Adduktorenschlitz 350
Adenohypophyse 36, 45
adenoide Vegetationen 138
Aderhaut 99
Adhesio interthalamica 40, *44–45*
Aditus
– ad antrum mastoideum 69, 70, 71, *75*
– laryngis 139, 154, *156*
– orbitalis 88
Adnexe, Uterus 312, *313*
Affenhand, Medianuslähmung 399
Akinese 51
Akkommodation 100
Akkommodationsapparat 97, 100
Akkommodationsmuskel 99
Akromio-Klavikular-Gelenk 386, **389**
Akustikus-Neurinom 82
Akzessoriuskette 167
Akzessoriuslähmung, einseitige 319
Ala(-ae)
– major ossis sphenoidalis 62, *62*, 89, *107*, 129
– minor ossis sphenoidalis 60–61, *107*
– nasi 109
– ossis ilii *264*
Alcock-Kanal *286*
Allantoisgang, obliterierter 296
Alterssichtigkeit 100
Altkleinhirn **51**
Alveoli dentales 120

Amastie 176
Amaurose 101
Amboss 71
Ambossband, hinteres/oberes 71
Ambossfalte **73**
Amnesie, retrograde 6
Ampulla
– ductus deferentis *297–298*, 299, 300
– hepatopancreatica 250, *251*
– recti 284, *293*
– tubae uterinae 312
Anaesthesia dolorosa 44
Analfisteln 294
Analkanal 293
Analprolaps 294
Analrinne 341
Anastomosen
– interkavale 174, *215*, 216–217, 226
– Kollateralkreislauf, interkostaler 217
– portokavale 175, 213, 216, **255**
Angina pectoris 207
Angiographie 3
Angulus
– costae 180
– inferior (Scapula) 335, *393*
– infrasternalis 180, *180*
– iridocornealis 97, 98, *98*
– mandibulae 8, *88*, 90
– sterni (Ludovicus) 173, *179*, **180**, *180*, 188, 335
Ansa
– cervicalis 145, *149*, 162
– lenticularis 41
– subclavia *163*, 164, *208*
Antebrachium 412–418
Anteflexio uteri 309
Anterius (= M. cricothyroideus) 157
Anteversio uteri 309
Anthelix 65
Anticus (= M. cricothyroideus) 157
antidiuretisches Hormon (ADH) 46
Antrum mastoideum 68, 70, 70, 75
– pyogene Infektion 75
Anulus
– fibrocartilagineus (Membrana tympani) 68, *72*
– fibrosus (Discus intervertebralis) 330
– inguinalis profundus 224, *224*, 228, *228*, *230*
– superficialis 228, *228–230*
– lymphaticus cardiae 242
– lymphoideus pharyngis (Waldeyer) 138
– tendineus communis (Zinn) *96*, 102–103
– tympanicus 67

Anulus
– umbilicalis 222
Anus 278
Aorta 196, *199*, *258*
Aortenaneurysma, Arcus aortae 196
Aortenenge, Ösophagus 212
Aortenisthmusstenose 182, 226
– Druckusuren 196
Aortenknopf, Herzschatten 205, *206*
Apertura
– lateralis ventriculi quarti (Luschka) 20, *40*, *41*
– mediana ventriculi quarti (Magendi) *19*, 20, *40*, *41*
– pelvis inferior 289
– – superior 289
– piriformis 88, *89*
– sinus sphenoidalis 114
– thoracis inferior 180
– – superior 180
Apex
– cordis 200, *209*
– – Auskultationsstellen *204*
– partis petrosae 76
– prostatae *297–298*
– pulmonis 188
– vesicae 296
Aphasie, motorische 31
Aphonie 159
Aponeurosis 372
– epicranialis 9
– linguae 121
– m. bicipitis brachii 406, 407
– palmaris 419
– plantaris *376*, 376, *377*, *379*, 381
Apoplexie 47, 152
Apparatus lacrimalis 94–95
Appendix(-ces)
– fibrosa hepatis 234, *236*, *248*
– omentales 258
– vermiformis 234, 238, 257–258, **259**
– – Druckpunkte 222
Appendizitis 259
Aqueductus
– cochleae 20, *78*
– mesencephali (Sylvius) *19*, 28, 32, *39–40*, 41, *50*, **51**
– vestibuli 78–79
Arachnoidea mater
– cranialis 9, **18**, *19*
– spinalis *330*, 333
ARAS (ascending reticular arousal system) 59
Arbor vitae cerebelli 51
Archicerebellum **51**
Arcus
– anterior atlantis 8, *138*, *323–324*
– aortae 180, *182*, 196, *201*, *203*, *206*, *209*, 335
– – Aneurysma 196

Arcus aortae
– – Auskultationsstellen *204*
– cartilaginis cricoideae 157
– costalis 180, *180*
– dentalis inferior 119
– – superior 119
– ductus thoracici *215*, 335
– iliopectineus 229, *229*, 352
– palatoglossus 119, *126*, *126–127*, *127*, 139
– palatopharyngeus 119, *126*, 127, *127*, 139
– palmaris profundus *409*, *423*, 424
– – superficialis *409*, *417*, *423*, 424
– palpebralis inferior 94
– – superior 94
– plantaris *375*, 377
– posterior atlantis 324
– superciliaris 87, *89*
– tendineus 367
– – m. levator ani 280
– – – solei 355
– venosus dorsalis pedis 374
– – juguli 144
– vertebrae 330
– zygomaticus 89
Area(-ae)
– cochlearis 79
– gastricae 243
– n. facialis 79, *79*
– nuda hepatis 238, *248*
– striata 33
– vestibularis 44, 56, *56*
– – inferior/superior 79
Arm 385–430
– Arterien 409
– Muskelinnervation 400
– Supinationsstellung 416
Arteria(-ae)
– alveolaris(-es) inferior 127, *130*, *132*, 135
– – superiores posteriores *106*, *130*
– angularis 10, 86, *106*
– appendicularis 261
– arcuata *375*, 375, 376
– ascendens 261
– auricularis posterior 11, 67, *130*, *132*
– – profunda 67
– axillaris 176, 387, *395–396*, 399, 400, *409*
– basilaris 22, **23**, **34**, *112*
– brachialis 401, *404*, 405, *406*, *407–408*, *409*, 410
– brachioradialis 406
– bronchialis 193
– buccalis *130*
– bulbi penis 280
– – vestibuli 280
– caecalis anterior 261

439

Register

Arteria(-ae) caecalis
– – posterior 261
– callosomarginalis 23
– canalis pterygoidei 77, 135, 140
– caroticotympanicae 74–75, *75*
– carotis communis 113, 146, 149, *151*, 152, *160*, *162–163*, **164**, 164, **165**, *169*, *182*, *194*, 196, *209*, *212*, 388
– – – Kompression 152
– – externa 10, 74, 86, 113, 121, *130*, 131, *132*, *151*, 152, *162*, *169*
– – interna 10, 17, *18*, 22, **24**, *34*, 37, *37*, *61*, 63, 70, 74–75, 86, *104*, *106*, 113, *121*, *132*, 136, *151*, *163*, 169
– – centralis(-es) anterolaterales 25, *44*
– – anteromediales *22*, 25
– – longa 22
– – posteromediales 22
– – retinae 97, *102*, 106
– cerebri 22–26
– – anterior 22, *22–23*, **24**, 25, *25*, *44*
– – media 22, *22*, **24**, *24*, **25**, *25*, *44*
– – – Äste *24*
– – posterior 22, *22*, 23, **23**, *23*, **24–25**, *25*
– cervicalis ascendens 87, *162*, 165, *169*, 333
– – profunda 165, 324
– – superficialis 167
– choroidea anterior *22*, **24**
– ciliares anteriores 97
– – longae 99
– – posteriores 99
– – – breves 97, *99*, 99, 101, 106
– – – longae 97, *99*, 101, 106
– circumflexa femoris lateralis 347, *353*, 354
– – – media *347*, *352*, 354–355
– – humeri anterior 390, 401, *409*
– – – posterior 390, *394*, 394, 401, *409*
– – ilium profunda 226, *288*, 353
– – – superficialis 226, *351*, 352
– – scapulae *394*, 395, 401
– – colica dextra 261, *261*
– – media 261, *261*
– – sinistra 261, *261*, 269
– – collateralis media *409*, 410
– – radialis *409*, 410
– – ulnaris 407
– – – inferior 407, *409*, 410, *417*
– – – superior *409*, 409, 410, *417*
– – comitans n. mediani 417
– – communicans anterior 22, *22*, 25
– – posterior 22, *22*, 25
– – conjunctivales anteriores 94, 97
– – – posteriores *94*, 97
– – coronaria dextra 203, *209*, *209*
– – – sinistra 203, *209*, *209*
– – cremasterica 231
– – cystica 251
– – descendens genus *353*, 358
– – digitales dorsales (Manus) 426, 429
– – – (Pes) 375, *375*
– – – palmares communes *409*, 423, 424
– – – propriae *409*, 424, 429
– – – plantares 375
– – – – communes 275
– – dorsalis clitoridis 280
– – – nasi 206
– – pedis *369*, *374*, 375, *375*
– – – Puls 235
– – penis 277, *280*

Arteria(-ae)
– ductus deferentis 231, 268, 302
– epigastrica inferior 183, *183*, *224*, 226, *288*, 288
– – superficialis *183*, 226, *351*, 352
– – superior 182, *183*, *224*, 226
– episcleralis 97
– ethmoidalis anterior 63, *106*, 106, 113, *113*
– – posterior *105*, 106, 113, *113*
– facialis 10, 86, *130*, 149, 150, *151*, 152
– femoralis 183, 229, 288, 348, 351, *352–353*, 353–354, **354**
– frontobasalis lateralis 24
– – medialis 23
– gastrica(-ae) breves *242*, 246
– – dextra *242*, 243, *253*
– – sinistra 213, *242*, 243, *253*, 254, *261*, *269*, 270
– gastroduodenalis *242*, 245, 251, *253*, 254, 260
– gastroomentalis dextra *242*, 243, *253*
– – sinistra *242*, 243, 246, *253*
– glutea inferior 288, *288*, 343, *352*, *355*, 355
– – superior 288, *288*, 343, *352*, *355*
– helicinae 280
– hepatica communis *242*, 253, *253*, *261*, *269*, 270
– – propria *236*, *242*, 248, 250–251, *253*, *261*
– hypophysialis superior 22, *24*, 37, *37*
– ileales 260, *261*
– ileocolica 260, *261*
– iliaca communis 268, *269*, 270, *288*, 353
– – externa *183*, *288*, 353
– – interna 288, 302, *352–353*
– – – Äste 288
– iliolumbalis 226, *288*, *288*, 352
– inferior anterior cerebelli *22*, 23
– – lateralis genus *352*, 358
– – medialis genus *352*, 358
– – posterior cerebelli *22*, 23
– infraorbitalis 86, *106*, 106, 108, *130*, *132*, 135
– insulares *24*, *44*
– intercostalis(-es) lumbales 321
– – posteriores 176, 181, *182*, 182, *183*, *197*, 213, *214*, 226, 321, 333
– – suprema 165, *182*, *183*
– interossea anterior 410, *417*, 418
– – communis *409*, 410
– – posterior 410, 417–418
– – recurrens *409*, 410
– jejunales 260, *261*
– labialis inferior 86
– – superior 86
– labyrinthi *22*, 23, *61*, 63, 80
– lacrimalis *104–105*, 106
– laryngea superior *151*, **159**, *162*, *169*
– lienalis 244
– ligamenti teretis uteri *310*, 311
– lingualis *121*, 122, *149*, 150, *151*, 152
– lumbales 226, 270, 333
– malleolaris anterior lateralis 376
– – – medialis 375, 376
– maxillaris *106*, *113*, *130*, 131, *132–133*, 135, *135*
– media genus 352
– meningea anterior **15**, *61*, *102*
– – media 10, **15**, *16*, *37*, *61*, 63, 74, 77, 80, 86, *105*, *121*, 132

Arteria(-ae) meningea anterior
– – – Verletzung 16
– – posterior 15, *61*, 63, 86
– mentalis 86, *132*
– mesenterica inferior **261**, *261*, *269*, 270
– – superior *236*, *244*, *253*, **260–261**, *261*, *269*, 270, 335
– metacarpeae dorsales 424, 426
– – palmares *423*, 424
– metatarsales 378
– – dorsales 375, *375–376*
– – plantares *375*, 377
– musculophrenica *182*, *183*, 185
– nasales posteriores laterales 113, *113*
– obturatoria 288, *288*, 298, *351–352*, 354–355
– occipitalis 11, 86, *151*, 152, *321*, *324*, *326*
– – Blutung 11
– – lateralis 23
– – medialis 23
– ophthalmica **24**, 63, 86, 94, 101, *102*, *105*, *105*, 113, *113*
– ovarica 266, 268, 270, *310*, 313
– palatina(-ae) ascendens 128, 140, 150
– – descendens 128, 135
– – major *112*, *126*, 126
– – minores 128
– palpebrales laterales 94
– – mediales 94
– pancreaticoduodenalis inferior 245, 260
– paracentralis 23
– parietalis anterior 24
– – posterior 24
– parietooccipitalis 23
– perforantes *353*, 354, **356**
– pericallosa 23
– pericardiacophrenica *180*, 185
– perinealis 280, 286
– peronea *353*, *366*, 370, *375*
– pharyngea ascendens 77, 80, 136, 140, 152
– phrenicae inferiores *182*, 185, *266*, *269*, 270
– – superiores 185, 214
– plantaris lateralis *375–377*
– – medialis *375*, 377
– – profunda *375*, *375*
– pontis *22*, 23
– poplitea *353*, 364
– precunealis 23
– princeps pollicis *409*, 424
– profunda brachii *394*, 401, *404*, 405, *407*, 409, *410*
– – clitoridis 280
– – femoris *347*, 351, *353*, 354
– – linguae *121*, 122, *122*
– – penis 277, *280*
– pudenda(-ae) externae 226, 280, 351–352
– – interna 280, 286, 288, *288*, 302, 343, *352*
– pulmonalis 190–191, *193*
– – dextra 192, 196, *197*, *206*
– – sinistra 192, 196, *209*, *214*
– radialis *406*, *409*, 410, 416, *417*, *423*, 423–424
– – Pulsstelle 399
– rectalis inferior 286, 295
– – media 288, 295, 298–299, 302
– – superior 261, *261*, *269*, 295
– recurrens radialis *409*, 410
– – tibialis anterior *352*, 358, *369*, 370
– – – posterior *352*, 370
– – ulnaris *409*, 410
– renalis **266**, *266*, 268, *269*, 270
– retroduodenales 245, *253*

Arteria(-ae)
– sacralis(-es) laterales 288, *288*, *352*
– – mediana 270
– sigmoideae 261, *261*, 269
– sphenopalatina 113, 135, 140
– spinalis anterior *22*, 23, 63, 333
– – posterior *22*, 63, 333
– splenica *242*, 246, **246**, *253*, 254, *261*, *269*, 270
– stylomastoidea 70, *75*
– subclavia *162–163*, **164–165**, *168–169*, *176*, *180*, *182–183*, 196, *197*, *209*, *212*, *214*, 388, 388–389, *401*, *409*
– – anterior *214*
– – Punktion 164
– – subcostalis 226
– sublingualis 122–123
– submentalis *149*, 150
– subscapularis 396, 401, *409*
– – lateralis 179
– sulci centralis *24*
– – postcentralis *24*
– – precentralis *24*
– superior cerebelli *22*, 23
– – lateralis genus *352*, 358
– – medialis genus *352*, 358
– supraduodenalis *242*, 245, *253*
– supraorbitalis 11, 86, *105–106*, 106
– suprarenalis inferior 266, *266*, 268
– – media 266, *266*, 268, 270
– – superior *266*, 268
– suprascapularis 165, *169*, 387, *394*, 395, 401, *409*
– supratrochlearis 86, *104*, 106
– surales *352*
– tarsalis(-es) laterales 375, *375*
– – mediales 375, *375*
– temporalis profunda 86, 129, *130*
– – superficialis 11, 86, 92, 129, 131, *132*
– testicularis 231, 266, 268, 270
– thoracica 396
– – interna 165, *169*, 174, 176, *176*, *180*, *182*, 182, *183*, *197*, *199*, 389
– – lateralis 174, *175–176*, 179, 401, *401*, *409*
– – superior 174, 179, 388, 400, *409*
– thoracoacromialis 179, *387*, 388, *401*
– – superior 400
– thoracodorsalis 174, 396, 401, *409*
– thyroidea ima 160
– – inferior **159**, 159–161, 165, *169*, 195, 213
– – superior *149*, *151*, 152, **159**, 160, *162*, 169
– tibialis anterior *353*, 364, *366*, *369*, *369*, 370, *375*
– – posterior *353*, 364, *366*, 370, *374–375*, 374, *375*
– transversa colli 165, *168–169*, 324, 395, *401*
– – faciei 86, 131
– tympanica anterior 74, *75*
– – inferior 70, 74, *75*
– – posterior 70, 74, *75*
– – superior *61*, 75, *75*
– ulnaris *409*, 410, *417*, *420*, 421, *423*, 423–424
– umbilicalis *288*, 302
– urethralis 280
– uterina 268, 302, *310*
– vaginalis *310*, 311

Register

Arteria(-ae)
- vertebralis 22, *22*, **23**, *34*, 61, 63, 86–87, **164**, *169*, 170, *321*, 324, *326*, 333, 389
- vesicalis(-es) 268
- – inferior 298–299, 302
- – – superiores 298, 302
- zygomaticoorbitalis 131

arterielle Pforte, Herzbeutel 200
Arteriographie 3
- Handarterien *425*

Arteriola
- macularis inferior 101, *101*
- – media 101
- – superior 101, *101*
- nasalis retinae inferior 101, *101*
- – – superior 101, *101*
- temporalis retinae inferior 101, *101*
- – – superior 101, *101*

Arthroskopie, Kniegelenk 362
Articulatio(-nes)
- acromioclavicularis 389, *390*
- atlantoaxialis lateralis 322, *324*
- – mediana 322, *323*
- atlantooccipitalis 322, *324*
- capitis costae *329*, 330
- carpometacarpea(-ae) *427*
- – pollicis *427*, 427
- costotransversaria 330
- coxae 344–347
- cubiti 410–411
- cuneonavicularis *381*
- genus 358–362
- humeri 390–393
- humeroradialis 410
- humeroulnaris 410
- incudomallearis 71, *72*
- incudostapedialis 71, *72*
- intercarpeae pisiformis *427*
- intermetacarpeae *427*, 428
- interphalangeae manus 428
- – pedis *381*, 382
- – manus 426–428
- mediocarpea *427*, 427
- metacarpophalangeae 428
- metatarsophalangeae *381*, 382
- ossis pisiformis *427*
- – pedis 380, *381*
- radiocarpea 426, *427*
- radioulnaris distalis 416, *427*
- – proximalis 410
- sacroiliaca 289
- sternoclavicularis 389
- sternocostalis 388
- subtalaris 380, *381*, 381
- talocalcaneonavicularis 381, *381*
- talocruralis 380, *380*–*381*
- tarsi transversa *381*, 382
- tarsometatarsales *381*, 382
- temporomandibularis 69, 91
- zygapophysiales 329

Articulatio(-nes)
- atlantooccipitalis *324*
- – lateralis *324*

Aschoff-Tawara-Knoten 207
Aspirationspneumonie 191
Assoziationsfasern 47, *47*
Assoziationsfelder, Thalamus 43
Assoziationszentrum, Thalamus 43
Astigmatismus 98
Aszites 225
Atemnot 141
Atemzentrum *55*, 59
Athelie 176
Atlas 8, *34*, 326
Atlasassimilation 326
Atlas-Axis-Fusionen 326
Atrioventrikularknoten 207

Atrium
- cordis dextrum *194*, *201*, *203*, *206*, 209
- – – Auskultationsstellen 204
- – – sinistrum *201*, 206

Aufhängebänder 236–239
Aufklapp-Phänomen, Seitenbandruptur 358
Augapfel 95–102
- Binnenräume 97
- Gefäßversorgung 101
- Wand 97

Augenachse, Länge 96
Augenbinnendruck 98
Augenbrauenbogen 87
Augenhaut
- äußere 98
- innere 97
- mittlere **98**–**99**, *99*

Augenhintergrund 101
Augenhöhle 88, 93
- Knochen 107–108

Augenkammer
- hintere 97, *97*
- vordere 97, *97*

Augenlider 93
Augenmuskellähmungen 64
Augenmuskeln 102–103
Augenmuskelnerv 34
Augennerv 34
Augenregion 93–108
Augenwimpern 93
Augenzittern 53–54
Auricula 65–68
- sinistra, Auskultationsstellen 204

Auris
- externa **65**–**68**
- interna 65, **78**–**80**
- media 65, 68

Auskultation(sstellen) 1
- Herz 203–204
- Herzklappen 205

Ausscheidungsurographie 3
Autodigestion, Pankreas 246
Autofahrkrankheit 80
Axilla 386–402
- Ausräumung 168

Axillarislähmung 390, 399
Axis 8, 326
- externus bulbi oculi 96
- internus bulbi oculi 96
- opticus 96
- pelvis 291

Azygoslappen, Lunge 190

Bajonettstellung (Hand), Radiusfraktur 416
Balken 32
- neurochirurgische Durchtrennung 47

Balkenblase 297
Bandscheibenprolaps 331
Bartholin-Abszess 279
Basalganglien **41**, *44*, *85*
Basedow-Krankheit 96
Basilaristhrombose
- Nystagmus 54
- Pyramidenbahnstörungen 54

Basis
- cordis 200
- cranii externa 7
- – interna **60**–**65**
- prostatae *297*
- stapedis *72*

Bauch 219–273
Bauchaorta **270**
- Äste 270

Bauchdecken 235
- Schicht, mittlere 222

Baucheingeweide, topographische Beziehungen 233

Bauchfell 233–239
Bauchfellduplikaturen, Oberbauch 234
Bauchfellentzündung, Perforation, gedeckte 233
Bauchfellfalten 236–239
- Vertiefungen 225

Bauchfelltaschen 236–238, *238*, 239
Bauchhöhle 233–239
- Punktion 225

Bauchnabel 221
Bauchpresse 222
Bauchregionen 222
Bauchspeicheldrüse **245**–**246**
Bauchwand 220, *223*
- dorsale 235
- hintere 226, *227*
- obere 227
- untere 227
- vordere 222–226

Bauchwandhernien, Bruchpforte 317
Becken
- Bindegewebsapparat 283
- Geschlechtsunterschiede *291*, 291
- kleines 286–288
- – Etagen 289
- knöchernes 289
- männliches 292
- weibliches 292

Beckenachse *290*, 291
Beckenboden 280–286
- Durchschneiden des kindlichen Kopfes 282
- Faszien 283
- Hernien 232
- Leitungsbahnen 285–286
- Logen 283
- weiblicher 280–281

Beckenbruch 276
Beckendurchmesser *290*
Beckeneingangsebene 291
Beckeneingeweide 293
Beckengefäße 302
Beckenlymphknoten 302
Beckenmaße, innere/äußere 289
Beckenorgane
- männliche *294*, 298–303
- weibliche 304, *304*, 305–314
- – – MRT *304*, 305

Beckenringbrüche 276
Beckenwand 287–288
Bein 339–383
- Hautnerven 341
- Hautvenen 368
- Leitungsbahnen 355
- Muskelinnervation 349
- offenes 365
- Regionen 340

Beinarterien 353
Berstungsbrüche, Schädelbasis 64
Beugelogen
- Oberschenkel 348, 350
- Unterarm 414
- Unterschenkel 366, *366*
- – – Muskeln 367

Bewegungskombinationen, reflektorische 59
Bewegungskoordinationen, Störungen 53
Bewegungssegment, Wirbelsäule 329
Bezold-Durchbruch 75
Bifurcatio tracheae *178*, 180, *182*, 190, 197, *212*, 335
bildgebende Verfahren 3
Bindehaut 94
biologische Uhr 43
Bizepssehnenreflex (BSR) 405
Bizepssehnenrisse 405

Bläschendrüsen *297*, 299
Blasenhals 297
Blasenpunktion, operative Zugangswege 296
Blasenscheitel 296
Blasenschleimhaut 297
Blasensprung 308
Blinddarm **258**–**259**
Blinddarmentzündung 259
Blockaden, Plexus cervicalis 144
blow-out-fracture 108
Blutergüsse, subperiostale 11
Blut-Hirn-Schranke 22
Blutleere, Hirnarterien 24
Blutleiter, Hirnhaut, harte 16, *87*
Blut-Liquor-Schranke 39
Blutungen
- A. occipitalis 11
- Glutealinjektion 342
- subarachnoidale 20

Blutversorgung, zerebrale, Kollateralkreislauf 22
Bochdalek-Hernie 184
Bochdalek-Lücke 184, *184*
Bogengang/-gänge **78**, 79, **80**
- häutiger 78
- hinterer 80
- Öffnungen 79
- seitlicher 80
- vorderer 79

Boyd-Venen 369
Brachioradialreflex 415
Brachiozephalvenen 195
Brachium 403–407
- colliculi inferioris 50, *50*, *52*
- – superior 50
- – superioris 49

Branchialbogenknorpel, Abkömmlinge 72
Branchialnerv 34, 36
Brechreflex 59
Bridenileus 257
Bries 195
Brillenhämatome 64
Brillenschnitt 88
Broca-Sprachzentrum 31
Bronchialarterien *192*
Bronchialkarzinom 192
Bronchien 190–192
Bronchus(-i)
- lobaris(-es) 191
- – superior dexter *178*
- – – sinister 192
- principalis dexter *178*, 190–191, 197
- – sinister *178*, 190–191, *212*, 214
- segmentalis(-es) 192
- – anterior [B III] *178*
- – posterior [B II] *178*

Bruch-Membran 21
Bruchpforte(n) 231–232
- Bauchwandhernien 317
- Schenkelhernien 353

Brücke 28, **53**–**54**
Brücke-Muskel 99
Brückenarm 53
Brückentumoren 41, 53
Brückenvenen 20
Brust 171–197, 199–217
Brustaorta 213
Brustbein 181
Brustbein-Schlüsselbein-Gelenk 389
Brustdrüse 175–176
- Lymphabflüsse 176

Brustfell 186
Brusthöhle 186–194
Brustkorb 180
- knöcherner *179*
- Quetschungen 173

Brustlymphgang 166, 214

Register

Brustsympathikus 216
Brustwand
 – Oberflächenanatomie 173
 – Schicht, mittlere 178–180
 – – oberflächliche 173–178
 – – tiefe 180
Brustwarze 175
Brustwirbel 327, 327
 – Dornfortsatz 328
 – Querfortsätze 327
Bryant-Dreieck 346
Bügelschnitt, frontaler 88
bulbäres Syndrom 55
Bulbärparalyse 122
Bulbus
 – aortae 209
 – oculi 95–102
 – olfactorius 33, 33, 61, 61, 104, 112, 113
 – penis 277, 278
 – superior venae jugularis 70, 75, 87
 – vestibuli 278, 279, 302
Bulla ethmoidalis 110, 111
Bursa(-ae)
 – anserina 359, 359
 – iliopectinea 344, 345, 352
 – infrapatellaris 361
 – – profunda 358, 359–360
 – intermusculares musculorum gluteorum 355
 – intratendinea olecrani 410
 – ischiadica musculi glutei maximi 355
 – – – obturatorii interni 355
 – musculi poplitei 358
 – – semimembranosi 358, 359
 – omentalis 233, 234, 235–239
 – subacromialis 359, 391–392
 – subcutanea calcanea 372
 – – infrapatellaris 357, 359
 – – malleoli lateralis 373, 373
 – – – medialis 373, 373
 – – olecrani 407, 410
 – – prepatellaris 357, 359–360
 – – trochanterica 341
 – – tuberositatis tibiae 357, 359–360
 – subdeltoidea 390, 391
 – subfascialis prepatellaris 359
 – subtendinea musculi bicipitis femoris inferior 358
 – – – gastrocnemii lateralis 359, 359
 – – – – medialis 359, 359
 – – – sartorii 360
 – – – subscapularis 392
 – – – tibialis anterioris 373, 373
 – – – tricipitis brachii 410
 – – prepatellaris 359
 – – suprapatellaris 358, 359–360
 – – tendinis calcanei (Achilles) 372, 373
 – trochanterica musculi glutei maximi 343, 355
 – – – – medii 355
Bursitis
 – olecrani 407
 – prepatellaris 357
Bypass 210

Caecum 234, 257, **258–259**
 – Lagevariationen 259
Calcaneus 382
 – secundarius 432
Calcar avis 40, 40
Caldwell-Luc-Operation 89
Calices renales 264
Calvaria 8, 10, **11**, 13
Camera
 – anterior bulbi 97, 98
 – posterior bulbi 97

Camera
 – vitrea bulbi 97, **100**
Canaliculus(-i)
 – caroticotympanici 70
 – lacrimales 94, 95
Canalis(-es)
 – adductorius 350, 355
 – analis 284, 293, 296
 – caroticus 63, 71–72
 – carpi 414, 421
 – cervicis uteri 304, 305, 305
 – condylaris 62
 – craniopharyngeus 138
 – facialis (Fallopio) 69, 71, 73
 – femoralis 353
 – incisivus 112, 114
 – infraorbitalis 108
 – inguinalis 227, 228
 – mandibulae 91, 120
 – musculotubarius 77
 – nervi hypoglossi 62, 63
 – obturatorius 280, 287, 288, 351, 354
 – opticus 62, 63, 102, 107
 – palatinus major 135
 – pterygoideus 135
 – pudendalis (Alcock) 283, 284, 285, 286, 288
 – sacralis 287
 – semicircularis(-es) lateralis 70–71, 76
 – – ossei 79
 – – posterior 76
 – vertebralis 328, 331
Caninus 119
Cannon-Böhm-Punkt 259, 261
Capitatum secundarium 432
Capitulum humeri 410, 411
Capsula
 – adiposa perirenalis 264
 – – (Ren) 265
 – articularis (Art. coxae) 344, 347
 – – (Art. genus) 359, 361
 – – (Art. humeri) 391
 – externa 42–43, **47**
 – fibrosa (Gl. thyroidea) 159
 – – (Ren) 266
 – interna 42–43, **47**, 48
Caput 5–140
 – breve (M. biceps brachii) 392, 394, 405
 – – (M. biceps femoris) 350
 – costae 180
 – femoris 344
 – fibulae 359
 – humerale (M. extensor carpi ulnaris) 415
 – – (M. flexor carpi ulnaris) 415
 – – (M. pronator teres) 414
 – humeri 391
 – humeroulnare (M. flexor digitorum superficialis) 415
 – laterale (M. triceps brachii) 394, 404, 405
 – longum (M. biceps brachii) 390–392, 395, 405
 – – (M. biceps femoris) 350, 355
 – – (M. triceps brachii) 390, 393, 394, 394, 395, 404, 405, 406
 – mandibulae 8, 76, 90–91
 – mediale (M. gastrocnemius) 361
 – – (M. triceps brachii) 394, 404, 405
 – nuclei caudati 40, 41, 42
 – obliquum (M. abductor pollicis) 421
 – – (M. adductor hallucis) 377
 – obstipum 145
 – pancreatis 236, 244, 245
 – radiale (M. flexor digitorum superficialis) 415

Caput
 – radii 410
 – succedaneum 9
 – transversum (M. abductor pollicis) 421
 – – (M. adductor hallucis) 377
 – ulnare (M. extensor carpi ulnaris) 415
 – – (M. flexor carpi ulnaris) 415
 – – (M. pronator teres) 414
Carina tracheae 197
Carotis-Sinus-cavernosus-Fistel 18
Carpus 419
Cartilago(-ines)
 – alaris(-es) major 115
 – – minores 115
 – arytenoidea 156
 – corniculata (Santorini) 157
 – cricoidea 155–156, 156
 – epiglottica 8
 – nasi 109
 – – lateralis 115
 – thyroidea 155–156, 156, 157–158
 – tracheales 156–157
Caruncula(-ae)
 – hymenales 279
 – lacrimalis 95
 – sublingualis 122, 122, 150
Cauda
 – equina 334
 – nuclei caudati 41, 42
 – pancreatis 244, 245
Cava-System 254
Cavitas
 – abdominalis 233–239
 – articularis 360
 – glenoidalis 390, 390–391
 – infraglottica 154–155, 156
 – laryngis 137–138, 154
 – nasi 109–115
 – oris propria 119
 – pericardialis 199
 – peritonealis 233, 237
 – peritonei 234
 – pharyngis 138
 – pleuralis 186
 – subarachnoidealis 19
 – thoracis 186–194
 – tympani 65, 66, **68–71**, 76, 78
 – uteri 305, 307
Cavum
 – septi pellucidi 40
 – trigeminale (Meckel) 15, **38**, 61, 104
Cellulae
 – ethmoidales 8, 111–112, 114, 116, 116–117
 – mastoideae 8, 65, **67**, 69, 75, 76
Centrum
 – perinei 280–282, 282, 286
 – tendineum (Diaphragma) 183, 184, 199
Cerebellum 14, 19, 28–29, 30, 34, 42, **51–53**
Cerebrum 28
Cervix 141–170
 – uteri 306
 – vesicae 297
Chalazion 93
Chemorezeptoren, Glomus caroticum 152
Chemosis 107
Chiasma
 – opticum 37, 37, 43, 104
 – tendinum 415, 428
Choanae/Choanen 109, 138
Cholangio-Pankreatoskopie, endoskopische, retrograde (ERCP) 251
Cholestase 251
Cholezystitis 251

Chopart-Gelenk 381, 382
 – Luxationen 381
Chopart-Gelenklinie 382
Chorda
 – obliqua 411, 415
 – tympani 67, 70–72, 73, 74–75, 121, 121, 132–133
choreatisches Syndrom 49
Choroidea 97, 97, 99, 99
Cilia 93
Cingulum 47, 47
Circulus
 – arteriosus cerebri (Willis) 22, 22
 – – iridis major 97, 100–101
 – – – minor 97, 100–101
 – – vasculosus n. optici 102
Circumferentia articularis 410
Cisterna
 – cerebellomedullaris 19, 20, 52
 – chiasmatis 20
 – chyli 214, 271, 272
 – fossae lateralis 20
 – interpeduncularis 20
Claustrum 41, 42–43, 48
Clavicula 142, 162, 168, 206, 386, 390–391
Clitoris 281
Clivus 62, 76, 114, 323
Clunes 340
Cochlea 65, 66, 76–77, 80
Cockett-Gruppe 365
Cockett-Venen 369
Colliculus
 – facialis 44, 56, 56
 – inferior 49
 – seminalis 299, **300**, 300
 – superior 42, 49
Collum
 – costae 180
 – mallei 72
 – mandibulae 90
Colon 258
 – Abschnitte 259
 – ascendens 234–235, 257, **259**, 265
 – descendens 257–258, **259**, 265
 – sigmoideum 234, 257–258, **259–260**, 305
 – transversum 235, 237, 257–258, **259**
Columna(-ae)
 – anales 294
 – fornicis 42–43
 – vertebralis 325–336
Commissura
 – anterior 43, 46
 – epithalamica 44, 46, 46
 – fornicis 46, 46
 – habenularum 43, 46, 46
 – labiorum 82
 – – anterior 279
 – – posterior 278, 279
 – palpebrarum lateralis 95
 – – medialis 95
 – supraoptica 46, 46
Commotio cordis 207
Compressio cerebri 16
Computertomographie (CT) 3
 – Halswirbelsäule 155
Concha nasalis 114
 – inferior 110, 110, 111, 114, 115
 – media 110, 110, 111
 – superior 110, 110, 114
 – suprema 110
Condylus
 – medialis femoris 361
 – – tibiae 361
Confluens sinuum **16**, 17–18, 61
Conjugata
 – diagonalis 290, 290
 – externa 290
 – obstetrica 290
 – vera 290, 290

Register

Conjunctiva bulbi 98
Connexus intertendinei m. extensoris digitorum 426
Contusio thoracis 173
Conus
– elasticus 155, 157, *157*
– medullaris 334
Cor 200–211
Cornea 97, *97–98*, **98**
Cornu
– frontale (Ventriculus lateralis) *39*, 40, *42*
– inferius (Cartilago thyroidea) 156, *157*
– majus *157*
– minus *157*
– occipitale (Ventriculus lateralis) *39*, 40, *42*
– temporale (Ventriculus lateralis) *39*, 40
Corona
– ciliaris 99
– glandis 277
– mortis *287*, 288, 355
– radiata 47
Corpus(-ora)
– adiposum buccae (Bichat) 118, 129, 132
– – fossae ischioanalis 284
– – infrapatellare 360
– – orbitae 96
– – pararenale 265
– amygdaloideum 41, *43*
– callosum *8*, 19, 28, **32**, *43*, 46, *46*
– cavernosum clitoridis 279
– – penis 277, 278
– ciliare 97, **99**
– clitoridis 279
– coccygeum 270
– fornicis 44
– geniculatum laterale 50, *52*
– – mediale 46, *52*
– mamillaria 32, *44*, 45, *62*
– mammae 175
– mandibulae *8*, *88*, 90
– nuclei caudati 41
– ossis hyoidei *8*
– – sphenoidalis 114
– pancreatis 244, 245
– penis 277
– perineale 282
– pineale *42*, *43*, *44*, 50
– spongiosum penis *277*, 278
– sterni *180*, *199*, *388*
– striatum 28, 41, 48
– trapezoideum 54
– uteri *304*, 305, *305*, 306
– vertebrae *155*, *329*
– vitreum *97*, **100**
Cortex
– cerebri *9*, *29*, *42*
– lentis 100
– renalis 264
Corti-Organ **79**
Coxa vara 346
Cranium *8*
Crena ani 341
Crista
– ampullaris *78*, **79**
– galli *61*, *62*, *111*
– iliaca 220, 276, *287*, 316, 341
– lacrimalis anterior 95, *107*
– – posterior 95, 102, *107*
– occipitalis interna 62
– transversa *79*, 80
– urethralis *300*, 300
Crohn-Krankheit 256
Crus(-ra) **365–371**
– anterius (Capsula interna) 47, *48*
– – (Stapes) 71
– breve inducis *72*

Crus(-ra)
– clitoridis *278*, 279
– commune *78*
– dextrum (Fasciculus atrioventricularis) 207, *208*
– – (Pars lumbalis diaphragmatis) 184
– laterale (Anulus inguinalis externus) *228–229*, 229
– longum incudis *68*, 71, *72*
– mediale (Anulus inguinalis externus) *228–229*, 229
– penis 278
– posterius (Capsula interna) 47, *48*
– – (Stapes) 71
– sinistrum (Fasciculus atrioventricularis) 207, *208*
– – (Pars lumbalis diaphragmatis) 184
Cuboideum secundarium 432
Cuneus 33
Cupula pleurae *187*, *214*
Curvatura minor 241

Dammregion *276*, 276
Dammriss 306
Darmbein 289
Darmbeinkamm 341
Darmtonsille 259
Darmverschluss 257
Darmwandnekrosen, Hernie, inkarzerierte 231
Daumenballen 419
Daumenballenloge 420
Daumenballenmuskeln 420
– Atrophie 423
Daumensattel-Gelenk 427
Decussatio pyramidum **54**, *55*
Dens(-tes) *8*, 119
– axis *19*, *138*, *323*
– caninus 119
– decidui 119
– incisivi 119
– molares 119
– permanentes 119
– premolares 119
dentogene Infektionen 147
Descensus
– ovarii 228
– testis 227
– uteri 281, 309
Diabetes insipidus 46
Diameter
– obliqua *290*, *290*
– recta 291
– transversa *290*, *290*, 291
Diaphragma 183–185, *199*, *206*, *227*, *237*, 244, *247*, *264*
– pelvis *280*, 281, *294*, 309
– sellae *15*, *18*, *36*, 37
– tracheae *182*
– urogenitale 281–283, *285*, *294*, 297, 309
Dickdarm 258–259
Diencephalon *19*, 28, *29*
Digiti 378
– manus *419*, 428–429
Diphtherie 155
Diploë (Calvaria) *8–9*
Diploevenen, Auffhellungen, röntgenologische 13
Discus(-i)
– articularis (Art. temporomandibularis) *66*, *91*
– interpubicus 289
– intervertebralis *155*, *323*, *326*, *328*, *330*
– nervi optici *101*
Diskushernie, lumbale 315
Diskusprolaps *329*

Distantia
– intercristalis 289
– interspinosa 289
– intertrochanterica 290
Distorsio(n)
– Kniegelenk 358
– pedis 380
Diverticulum (Nuck) 230
Dodd-Venen 369
Dopaminsynthese, Störungen 50
Doppelkinn *82*
Doppler-Sonographie *4*
Dornfortsätze 327
– Stellung 316
– Topographie *334*, *334*
Dorsalaponeurose, Hand *428*, 429
Dorsum 315–338
– linguae 119
– manus *386*, *419*, *425*–426
– pedis *340*, 371, 373–376
– sellae *62*
Douglas-Enterozelen, vaginale 232
Douglas-Raum *238*, *293*
– Punktion 238–239
Druckpunkte, Appendix vermiformis 222
Druckusuren, Aortenisthmusstenose 196
Druckverbände, Kompressionen 364
Ductus(-us)
– arteriosus persistens (Botallo) 196, 200
– choledochus 236, 244, 250, 251
– cochlearis *69*, *78*, *78*
– cysticus 250, 251
– deferens 225, 230, 231, 277, *298*, 299, 300
– ejaculatorius *298*, 299
– endolymphaticus *78*, *78*
– hepaticus 250
– – communis 251
– – dexter 251
– lymphaticus dexter *165*, 166, 402
– nasolacrimalis *95*, *95*–96, *108*, *110*, *111*
– pancreaticus accessorius (Santorini) 244, 245–246
– – (Wirsung) *244*, 246, *250*, 251
– parotideus *130*, *131*
– perlymphaticus *78*
– reuniens 77–78, *78*
– semicircularis(-es) *66*, *78*
– – anterior *78*, **79**
– – lateralis *78*, 80
– – posterior *78*, 80
– sublingualis(-es) major (Bartolin) *122*
– – minores *131*
– submandibularis 122, *122*, 123, *131*
– thoracicus *165*, 166, 170, *214*, 214, 215, *271*, 335, *388*, 402
– – Varietäten *214*
– thyroglossalis 120
– utriculosaccularis *78*, *78*
– venosus (Arantius) 249
Dünndarm 257
Duodenum 234, 236–237, 244, *244*, 245
Dupuytren-Kontraktur 420
Dura mater
– cranialis *9–10*, *14*, **14–16**, 16, 17–18, *19*, *34*, 50
– spinalis *330*, 332
Durasack *333*
Durasepten **14–15**
Dysmenorrhoe 304
– Endometriose 308
Dysphagia/Dysphagie 141, 158
– lusoria 213

Dysthelie 175
Dysurie, Prostatahyperplasie 299

Eichel 277
Eierstock 312
Eierstockarkade *313*
Eileiter 312
Eileitergekröse 312
Einflussstauungen 201
Eisenbahnkrankheit 80
Eiterungen, Glutealinjektion 342
Elastizitätsmodul 205
Elektrokardiogramm (EKG) 172
Ellenbeuge, Hautvenen 408
Ellenbogengegend 407–412
Ellenbogengelenk 410–411, *411*
– Punktion 411
Eminentia
– arcuata *69–70*, **79**
– collateralis 40
– intercondylaris 360
– medialis *44*, *56*, 56
– pyramidalis *70–71*, *71*
Emmetropie 96
Encephalon *42*
Endarterien, funktionelle 192
– Hirnarterien *24*
Endhirn s. Telencephalon
Endometriose 304
Endometriose *306*, 308
Endometrium 308
Endoskopie *4*
Enophthalmus 95
– Horner-Symptomenkomplex 164
Entzündungen, hämatogene, Kopf 134
Enzephalitis 51
Epicardium 199
Epicondylus medialis humeri 406, *417*
Epididymis 230, 277, 300
Epiduralanästhesie 332
Epiduralhämatom *14*, 15
Epiduralraum 332
epigastrische Hernien 231
Epiglottis *19*, *138*, 156, *157*, 157
Epilunatum 432
Epipharynx *19*
Epiphyse *43*
Epiphysenstiel *43*
Epiphysentumoren 41
Episiotomie 306
Epistaxis 110, 113
Epithalamus 28, *43*
Epithelkörperchen 159
Epitrapezium 432
Epitympanon *69*, *69*
Epoophoron 312
Erb-Lähmung 397
Erb-Punkt (Punctum nervosum) 143
Erbsenbein 427
Erblindung 101
Erektion 301
Erregungsleitungssystem 207, *208*
Esophagus s. Ösophagus
Excavatio
– rectouterina (Douglas-Raum) *238*, *239*, *285*, 309
– rectovesicalis *237*–238, 238, *294*
– vesicouterina *238*, *239*, *285*
Exophthalmus 96
Exsikkose 13
Exspirationszentrum 59
Extensoren, Unterarm 415
Extensorenloge, Oberschenkel 349
Externus (= M. cricothyroideus) 157, 222
exterozeptive Sensibilität 51
Extraduralabszess *75*
extrapyramidal-motorisches System (EPMS) 48

443

Register

Extremitas anterior/posterior (Lien) 246

Facies 81–92
– anterior (Maxilla) 88
– – (Prostata) 298
– – (Ren) 266
– auricularis ossis sacri 328
– colica (Lien) 246
– costalis (Pulmo) 190
– diaphragmatica (Cor) 202
– – (Hepar) 247
– – (Lien) 246
– – (Pulmo) 190
– gastrica (Lien) 246
– hippocratica 118
– inferolaterales (Prostata) 298
– infratemporalis 88
– intestinalis (Uterus) 306
– lateralis (Ovarium) 312
– lunata acetabuli 344
– mediastinalis (Pulmo) 190
– orbitalis maxillae 89, *107*
– – ossis zygomatici *107*
– patellaris femoris 359
– posterior (Prostata) 298
– – (Ren) 266
– pulmonalis (Cor) 203
– renalis (Lien) 246
– sternocostalis (Cor) 202, *209*
– superolateralis hemispherii cerebri 30
– vesicalis (Uterus) 306
– visceralis (Hepar) 248
– – (Lien) 246
Fallhand, Radialislähmung 398, 400, 406
Falx
– cerebelli 15, *15*
– cerebri *9*, *14*, 15, *15*, *40*, *42*, *52*, *61*
– inguinalis *225*, 229
Fascia
– antebrachii 414, *414*
– axillaris 396
– brachii 404
– cervicalis 145, 146, *146*, 147
– clavipectoralis *178*, *387*, 388
– cremasterica *230*
– cruris 366, *373*
– diaphragmatis pelvis inferior 283
– – urogenitalis inferior 283
– dorsalis manus 425
– – pedis 371, *376*
– endothoracica **181**, 188
– iliaca 229, 352
– inferior diaphragmatis pelvis 283, *284*
– – – urogenitalis *284*
– investiens superficialis 283
– lata *227–229*, *348*, 349, *351*
– masseterica *127*, 129, 146, *146*
– nuchae *145*, 146
– obturatoria 283, *284*
– parotidea *127*, 129, 146, *146*
– pectoralis 388
– – superficialis *175*
– pelvis 283
– – parietalis 283, *284*
– – visceralis 283, *284*
– penis profunda *277*, 278
– – superficialis *277*–278
– perinei 283, *284*
– pharyngobasilaris *138*
– renalis 265
– spermatica externa 230, *230*
– – interna 230, *230*
– superior diaphragmatis pelvis 283, *284*
– – – urogenitalis 283
– temporalis *129*, *130*

Fascia
– thoracolumbalis 223, *223*, *265*, *318*–*319*, 319
– transversalis 223, 224, *228*–*229*, *229*, *230*
Fasciculus(-i)
– atrioventricularis (His) *207*, *208*
– cuneatus (Burdach) 55
– gracilis (Goll) 55
– lateralis (Plexus brachialis) 396, 397, *398*
– longitudinalis(-es) dorsalis (Schütz) 51
– – inferior 47, *47*
– – (Lig. cruciforme atlantis) 324
– – medialis 50, *51*, 54, *54*
– – superior 47, *47*
– medialis (Plexus brachialis) *396*, 397, *398*
– posterior (Plexus brachialis) *396*, 397, *398*
– transversi (Aponeurosis palmaris) 419
– – (Aponeurosis plantaris) 376
– uncinatus 47, *47*
Faszienverletzungen, Oberschenkel 349
Fazialisknie
– äußeres 74
– inneres 56
Fazialislähmung
– Mittelohrentzündung 73
– periphere 86
FDI (Fédération Dentaire Internationale) 119
Felsenbeinfraktur 64
Femur **348–356**, *359*
Fenestra
– cochleae *69*–*70*, 70, *71*, *78*, 79
– vestibuli 70, *71*, 72, *79*
Fersenbein 367
– Frakturen 378
Fettkörper, axillarer 396
Fibrae 47
– circulares (M. ciliaris) 99
– intercrurales *228*–*229*
– meridionales (M. ciliaris) 99
– pontocerebellares 53, *53*
– radiales 99
– zonulares 100
Fibula *359*, *366*
Filum(-a)
– olfactoria 63, *112*, 113
– terminale *333*–334
Fimbria(-ae)
– ovarica 312
– tubae uterinae 312
Finger *419*, *428*–429
Finger(grund)gelenke 428
Finger-Nasen-Versuch 53
Fingerspitzengefühl 428
Fissura
– cerebri lateralis 42
– horizontalis pulmonis 189–190, *206*
– ligamenti teretis *248*, 249
– – venosi *248*, 249
– longitudinalis cerebri 29
– mediana anterior (Medulla oblongata) 54
– obliqua (Pulmo) *189*, 190, *206*
– orbitalis inferior *107*, 108, 135
– – superior *62*, 63, *107*, 108
– petrooccipitalis 76
– petrotympanica (Glaser) *67*, 71, 73, *92*
– portalis dextra *249*
– – principalis *249*
– pterygomaxillaris 135
– umbilicalis *249*
Flexorenloge, Oberschenkel 349

Flexura
– coli dextra 259
– – sinistra *238*, 259
– duodeni inferior 244
– – superior 244
– duodenojejunalis *236*, 244, 257, *258*, 335
– perinealis 293, *294*
– sacralis 293, *294*
Flügelgaumengrube *134*, *134*, 135
Folliculi lymphatici aggregati (Peyer) 257
Follikelsprung 312
Fontana-Räume 98
Fontanelle(n) 11
– große 11
– kleine 12
– Verschluss 12
Fonticulus
– anterior 11, *12*
– mastoideus *12*, 12
– posterior *12*, 12
– sphenoidalis *12*, 12
Foramen(-ina)
– caecum linguae (Morgagni) 120
– – (Os frontale) *62*, 63
– costotransversarium *329*
– epiploicum (omentale) *234*, 235
– ethmoidale(-ia) 89, *107*, 108
– – anterius 63, *108*
– – posterius 108
– frontale 87, *107*
– incisivum 124
– infraorbitale 88, *88*, 89, 108
– infrapiriforme 286, *288*, *342*, 343
– interventriculare (Monro) *39*, 40
– intervertebrale *328*
– ischiadicum majus 286, 343
– – minus 286, *287*–*288*
– jugulare *62*, 63, *76*
– lacerum *62*, 63, *76*
– magnum 63, *335*
– mandibulae 91
– mentale 88, 89–90, 120
– obturatum 289
– ovale *62*, 63, *76*, 135
– palatinum(-a) majus 114
– – minora 114
– rotundum *62*, 63, *76*, 135
– sacralia 344
– sphenopalatinum *114*, 115, 135
– spinosum *62*, 63, *76*, 135
– stylomastoideum 74
– supraorbitale 87, 89, *107*
– suprapiriforme 286, *288*, *342*, 343
– transversarium *327*, *327*, *330*
– venae cavae *184*, *184*, 185, 335
– zygomaticoorbitale *107*, 108
Formabweichungen 2
Formatio reticularis *48*, *55*, **58–59**
Fornix *28*, **32**, 47
– conjunctivae inferior 94
– – superior 94
– pharyngis 138
– vaginae *304*, 305, *305*, 306
Fossa
– axillaris *172*, 395
– canina *88*, 89
– cranii anterior 60, *61*–*62*, *96*, *114*
– – media 61, **61–62**, *62*, *66*
– – posterior *61*, *62*
– cubitalis *386*, 407
– glandulae lacrimalis *107*
– hypophysialis *8*, 36, *62*
– infraclavicularis *172*, 387
– infratemporalis *108*, *132*–*133*, *134*, 135
– inguinalis lateralis *225*, *225*, 228

Fossa inguinalis
– – medialis *225*, *225*
– interpeduncularis 49
– ischioanalis *281*, *283*, *284*
– jugularis *69*–*70*
– lateralis cerebri (Sylvius) 30
– mandibularis *8*, *62*, *66*, 91, *91*
– navicularis urethrae *277*, *300*, *300*–301
– poplitea *340*, 357, 362
– pterygopalatina *108*, *134*, *134*, 135
– rhomboidea 41, *44*, **51**, *55*, **55–56**, *56*
– sacci lacrimalis 89, 94, *107*
– supraclavicularis major *142*, *143*, 167
– – minor *142*, 143
– supratonsillaris *119*, 127
– supravesicalis *225*, *225*
– temporalis *134*
– tonsillaris 126
– vesicae biliaris 249, *251*
Fossulae tonsillae 127
Fovea
– centralis retinae 96
– costalis inferior *327*, *328*
– – processus transversi 327, *327*–*328*
– – superior *327*
– trochlearis 102
Foveolae
– gastricae 243
– granulares *9*, **18**
Fragmentdislokationen, Oberschenkel 362
Frankenhäuser-Ganglien 310
Fremdkörper, verschluckte 212
Frenulum
– clitoridis *278*, 279
– labii inferioris 118
– – superioris 118
– labiorum pudendi *278*, 279
– linguae 122, *122*
– preputii 277
– veli medullaris cranialis 56
Fundus
– gastricus 241
– meatus acustici interni *79*, 79–80
– uteri 307
Funiculus spermaticus *224*, 228, *228*–*229*, **230–231**, *351*
Funktionsileus 257
Furunkel 118
Fuß 371
– Arterien *375*
– Faszien *371*–372
– Längs-/Quergewölbe 378
– Schleimbeutel *372*–373
– Sehnenscheiden *372*
Fußgelenke *380*–382, *382*
Fußgewölbe 378
– Abstützung 379
Fußknochen, akzessorische 432
Fußmuskeln, kurze 379
Fußrücken *371*, *373*–*374*, *374*, *375*–376
– Muskelloge *374*
Fußsohle *376*–378
– Leitungsbahnen *377*–378
Fußwurzel-Mittelfuß-Gelenke 382

Galea aponeurotica *9*, *9*–10, *10*
Galle, Rückstau 251
Gallenblase *251*–252
Gallenblasenempyem 251
Gallenblasenentzündung 185, 244, *251*
Gallensteine 240
Gallenwege *250*
– extrahepatische *251*–252

Register

Ganglion(-ia)
– cervicale medium **163**, *163*, 164, 208
– – superius 74, *136*, 137, 152, *163*, 164, *208*
– cervicothoracicum (stellatum) 159, **163**, *163*, 164, 170, *208*, 213, 216
– ciliare 50, 104, *105–106*, *133*
– geniculi *74*, 74
– impar 301
– inferius (N. glossopharyngeus) 73, 74, *136*, 137, *163*, *208*
– – (N. vagus) 137, *163*, *208*
– oticum **73**, *74*, 130, *132*, 133, *133*
– pelvica *301*, 302
– pterygopalatinum *74*, 74, 84, *106*, 111, *132–133*, 135, *135*
– sacralia 301
– sensorium nervorum spinalium *330*
– submandibulare 73, 84, *133*, 149, 150
– superius (N. glossopharyngeus) *136*, 137, *163*, *208*
– – (N. vagus) 137, *163*, *208*
– thoracicum *208*
– trigeminale 37
– – (Gasser) 34, 34, **38**, 61, 62, 85, *104–106*, *133*
– trunci sympathici *174*
– vestibulare *71*
Gaster 234, *236–237*, 241–244
Gaumen 124–127
– weicher 124
Gaumenabszess, Schnittführung *127*
Gaumenmandel 126, 138
Gebärmutter 306–313
– Positionen *310*
– Stellung, Schwangerschaft *309*
– Untersuchung, bimanuelle *307*
Geburt 308
Geburtsgeschwulst 9
Gehirn 22
– Blutversorgung 25
– Gliederung 28–29
– Lappeneinteilung *30*
– Magnetresonanztomogramm *52*
Gehörgang
– äußerer **66**, *69*
– – Neugeborene 67
– innerer 80
Gehörknöchelchen **71–72**
– Gleichgewichtslage *72*
Gehörorgan 65–81
Gelbsucht 251
Gelenkfortsätze, Wirbel *328*
Genickbruch, tödlicher, Querbandriss 324
Genitale
– äußeres, männliches 276
– – weibliches 278–279
Genu **357–364**
– capsulae internae 47
– corporis callosi 32, *40*, *42*, 46
– n. facialis 56
– valgum 362
– varum 362
Gerdy-Linie *221*
Gerstenkorn 93
Geruchsnerven 113
Geruchszentrum 34
Gesäßbacken 340
Gesäßloge 342
Gesäßregion **340–347**
– Faszien 342–343
– Muskeln 342–343
Geschmacksbahn 57
Geschmacksempfindung 81

Geschmackszentrum 34
Gesicht 81–92
– Arterien 86
– Entwicklung 82, *83*
– Form 82
– Knochenstellen, palpable *88*
– knöcherne Grundlage 87–90
– Nerven 83
– Oberflächenanatomie 82
– Venen 87
Gesichtsfeldausfall, peripherer 102
Gesichtsfurunkel 87
Gesichtsnerv 36
Gesichtsregion
– Entzündungen 132
– seitliche, oberflächliche *129–130*
– – tiefe *132–134*
Gesichtsschädel, konstruktiver Bau *89*
Gingiva 120
Glabella 88
Glandula(-ae)
– buccales 118
– bulbourethralis (Cowper) 277, 284, *286*, 297, *300*, 300
– ciliares (Moll) *93*
– labiales 118
– lacrimalis 94, *104–106*, *135*
– lingualis anterior (Nuhn) 121, *122*, *131*
– – posterior *131*
– mammaria 175–176
– molares *131*
– palatinae 124, *126*
– parathyroidea inferior 159, *160*
– – superior 159–160
– parotidea *66*, *127*, 129, *130*, 130, *131*, *149*, *151*, *162*
– – accessoria *130*, *131*
– preputiales 277
– sebaceae (Zeis) *93*
– sublingualis 122, *122*, 123, *131*
– submandibularis *131*, *149*, 150, *151*
– suprarenalis *244*, 264–265, *268–269*, *269*
– tarsales (Meibom) *93*
– thyroidea 138, 155–156, 159, *161*, *169*, *194*
– urethrales (Littré) 300
– vesiculosa 297, 299, *300*
– vestibularis(-es) major (Bartholin) *278*, 279, 284, *304*, 305
– – minores 279
Glans
– clitoridis *278*, 279, *304*, 305
– penis *277*, 277
Glaskörper 97, **100**
Glaskörperraum 97, **100**
Glaukom *98*
Gleichgewichtsbahn 56
Gleichgewichts-Hörnerv 36
Glomus caroticum *136*, 152, *208*
Glottis 154
Glutäalhernien 232
Glutealinjektion nach T. v. Lanz und W. Wachsmuth *342*, 343
Glutealregionen, Leitungsbahnen *343*
Granulationes arachnoideae (Pacchioni) 16, **18**, *19*
grauer Star 100
Grenzstrangresektion 269
Grimmdarm 258
Großhirn 28
Großhirnhemisphären **29–34**
Großhirnrinde 29
Großzehenloge *376*
– Muskeln 376–377
grüner Star 98
Gynäkomastie 175

Gyrus(-i) 32–33
– angularis 31, *31*
– cinguli *19*, **33**
– dentatus **34**
– frontalis inferior 31
– – medialis **33**
– – medius 31
– – superior 31
– insulae *32*, 32
– lingualis *32*, **33**, *33*
– occipitotemporalis 33
– – lateralis *32*, **33**, *33*
– – medialis *32–33*
– orbitales 31, **33**, *33*
– parahippocampalis **33**, *33*, **34**
– postcentralis 30–31, *85*
– – Schädigung 31
– precentralis 30, *85*
– raumfordernde Prozesse 30
– rectus *31–32*, **33**, *33*
– supramarginalis 31, *31*
– temporalis(-es) inferior 31, *31*, *33*
– – medius 31, *31*
– – superior 31
– – transversi (Hörzentrum) 31

Habenula 43
Hackenfuß *370*
Hackenhohlfuß *371*
Hämatom
– epidurales *14*, 15
– Keilbeinhöhle 64
– subdurales *14*, 20, 26
– subgaleales 9
Hämatotympanon 64
Hagelkorn *93*
Halbseitenlähmung 55
Hallux valgus *379*
Hals 141–170
– Hautnerven 143–144
– Hautvenen 144
– Logen 147–149
– Lymphgefäße 166
– Oberflächenanatomie 142–143
– Venen 165–166
Halsfaszie 146–147
Halsgrenzstrang 152
Halslymphknoten
– Metastasierung 166–167
– Palpation 166
– regionäre 166–167
Halsmuskeln 144–146
– mittlere 145
– oberflächliche 144
– prävertebrale 145–146
– tiefe 145
Halsregion(en) *142*
– seitliche 167–168
– vordere 150–152
Halsrippen *170*
Halsschmerzen 141
Halssympathikus 163–164
Halswirbel(säule) *326*, 327
– Computertomographie *155*
– Dorn-/Querfortsätze *327*
– Luxationsfrakturen *332*
– Röntgenaufnahme *324*
– Veränderungen, degenerative 168
Halszysten, mediane 120
Hammer **71**
Hammerband, oberes, seitliches bzw. vorderes *71*
Hammerfalte, hintere/vordere 73
Hamulus pterygoideus *114*
Hand 419–429
– Hautinnervation *429*
– Logen 419–421
– Sehnenscheiden *422*
Handarterien, Arteriographie *425*

Handblockanästhesie *424*
Handchirurgie 429
Handgelenk(e) 426–428
– distales *427*
– Kapsel 427
– proximales *426*
– – Punktionen *427*
Handknochen *426*
– akzessorische 432
Handmuskeln 420–421
Handrücken 419, 425–426
– Faszie 425–426
Handteller 419
Handwurzel 419
– Knochen 426
– Palpationsstellen *416*
Handwurzel-Mittelhand-Gelenke *427*
Harnblase 296–297, *297*, 298, *298*
– Muskulatur 297
Harnleiter 267–268
Harnleiterenge *267*
Harnröhre
– männliche 300
– Strikturen 297
– weibliche 306
Harnstauungsniere 268
Haube 50
Haustren 258
Haut *9*
– Inspektion 2
Hautnerven
– Bein 374
– Hals 143–144
Hautvenen 374
– Hals 144
Hautveränderungen, Lokalisation *2*
Head-Zone 246, 251
Hegar-Schwangerschaftszeichen 308
Helicotrema 78
Helix 65
Hemianopsie, bitemporale 37
Hemispherium
– cerebelli *51*
– cerebri *29*, 29, **30–34**
Hepar 234, *236–237*, 247–250, *264*
Hernia/Hernien 231–232
– epigastrische 231
– incarcerata 231
– paraösophageale 185, *232*
– perinealis *281*
Herz 200–211
– Auskultation 203–204
– Fixierung 201
– Perkussion 203–204
– Ventilebene 203, *203*
Herzbasis 200
Herzbeutel 199–200
– Punktionen 199–200
Herzbeuteldreieck *188*
Herzbeuteltamponade 200
Herzbypass 203, *203*
Herzchirurgie 210
Herzdämpfung, absolute/relative 202, *204*
Herzgewicht 207
Herzgröße 205
Herzinfarkt 172
– Typen *209*
Herzklappen, Auskultationsstellen *205*
Herzkranzarterien/-gefäße *209*
Herzlappen, Lunge *190*
Herzmassage 201, *202*
Herzmaße *206*
Herzminutenvolumen 205
Herznerven 207
Herzohrbogen *206*
– Herzschatten *205*
Herzprojektion *201*, 204

445

Register

Herzpunktion 202
Herzregulationszentrum 59
Herzschatten 205
Herzsilhouette, Röntgenbild 206
Herzspitze 200
Herzspitzenstoß 201
Herztaille 204
Herztöne 203
Herzvenen 210
Hexenschuss 331
Hiatus
– adductorius 350
– aorticus 184, *184*, 196, *212*, 335
– canalis n. petrosi majoris/minoris 63
– maxillaris 214
– oesophageus 184, *184*, *212*, 335
– saphenus 227, 349, *351*, 368
– semilunaris *110*, 110
– urogenitalis 281
Hiatushernie 185
Hilum
– ovarii 313
– pulmonis 190, *206*
Hinterhauptfontanelle 12
Hinterhauptlappen 29, **31**
Hinterhirn 28
Hinterhorn, Meniskus *361*
Hinterwandinfarkt 209
Hirnabszesse, Mittelohrentzündung 73
Hirnaneurysmen, Subarachnoidealblutung 22
Hirnanhang **36–38**
Hirnarterien **22–26**
– Blutleere 24
– Endarterien, funktionelle 24
– Ischämie 24
– Liquorscheide 22
Hirnbasis 34
Hirnbläschen, primäre/sekundäre 28
Hirnhaut/-häute *9*
– harte **14–18**
– – Blutleiter 16, *87*
– weiche **18–19**
Hirninfarkt 152
– hämorrhagischer 26
Hirnlappen **29–30**
Hirnmantel 29
Hirnnerven
– sensorische Fasern 35
– Somato-Afferenzen/-Efferenzen 34
– Viszero-Afferenzen/-Efferenzen 34
Hirnnervenkerne
– Lage *57*
– parasympathische 56
– somato-afferente (sensorische) 56, **57–58**, 58
– Topographie **56–58**
– viszero-afferente 57
– viszero-efferente 56, 57
Hirnschädel 8
Hirnschlag s. Hirninfarkt
Hirnsichel 11
Hirnstamm 29, 44, 62
Hirnstammvenen 26, 27
Hirnstiele 28, 49–50
Hirnvenen **26–28**
– oberflächliche **26–27**
– tiefe 26
Hirnventrikel **39–41**
Hirschsprung-Galant-Krankheit 260
His-Bündel 207
Hoden *294*
– Kontusionen 231
Hodenhüllen 230, *230*
Hodensack **276–277**
Hodentorsionen 231

Hodentumoren 277
Höhlengrau, zentrales **51**
Hörbahn 46, **51**
– Umschaltstelle 49
Hörzentrum, Gyri temporales transversi 31
Hoffa-Fettkörper *361*
Hohlhand
– Abszess 419
– Leitungsbahnen 422–423, *423*, 424–425
– Logen 420
– Venen 424
Hohlhandbogen, oberflächlicher/tiefer 424
Hohlvene
– obere 195
– untere 254, **270–272**
Holotopie 2
Holzknecht-Raum *206*
Hordeolum 93
Horner-Symptomenkomplex 94, *164*
Hornhaut **98**
Hornhauttransplantation 98
Hüftbein 289
– Hilfslinien *346*
Hüftdysplasie 345
Hüftgelenk **344–347**
– Funktionen/Achsen *345*
– Punktionen 345
Hüftluxation 345
Hüftmuskel, vorderer 226
Hueter-Linie 411, *411*
Hufeisennieren 266
Humero-Radial-Gelenk 410
Humero-Ulnar-Gelenk 410
Humerus 394, *395*, **410–411**
Hydrocele
– funiculi 230
– testis 230
Hydrocephalus 13
– internus 41
Hydronephrose 268
Hymen 279
Hypästhesien 44
Hypalgesie 315
Hyperästhesien 44
Hyperakusis 74, 81
Hyperkinesen 44
Hyperlordose 317
Hypermetrie 53
Hypermetropie 96
Hyperopie 96, 98
Hypoglossusparese 122
hypokinetisch-hypertonisches Krankheitsbild 49
Hypolunatum 432
Hypophyse *19*, 62
– Entwicklung 138
– Pfortaderkreislauf 46
– Portalvenen 46
– Zugangswege 37
Hypophysenfortader 45, 46
Hypophysenstiel 45
– rudimentäre Anlagen 138
Hypophysentumor 37
Hypophysis *18*, *34*, **36–38**, 45, *61*
hypothalamo-adenohypophysäres System 45, **46**
hypothalamo-neurohypophysäres System 45, **46**
Hypothalamus 28, **45**, *45*
– nervöse Vorgänge 45
Hypothenar 419
Hypotympanon 69, 69

Idiotopie 2
Ileum *234–235*, 238, 257, *257*, 258
Ileus 257
– Hernie, inkarzerierte 231
– mechanischer 257

Ilioinguinalis-Syndrom 226
Impressio
– cardiaca 190
– colica 248, 250
– duodenalis 248, 250
– gastrica 248, 250
– oesophagealis 248, 250
– renalis 248, 250
– suprarenalis 250
Impressionsfraktur, Unfallchirurgie 7
Incisivi 119
Incisura
– acetabuli 344
– cardiaca pulmonis sinistri 189–190
– frontalis 87, *107*
– interarytenoidea 154, *156*
– ischiadica major/minor 289
– lig. teretis 248
– pancreatis 245
– preoccipitalis *31*
– radialis 410
– supraorbitalis 87, *88*, 89, *107*
– tentorii 15
– tympanica 67
Inclinatio pelvis *290*, 291
Incus 71, *72*, **78**
Infektionspforten
– Emissarien 325
– Sinus cavernosus 134
– venöse 14
Infraglottis 155
Infraorbitalpunkt 108
Infundibulum
– ethmoidale 110
– (Hypophyse) 37, 45
– tubae uterinae 304, 305, *305*, 312
Inguinalhernien 225
Innenband 360
– Kniegelenk 358
Innenbandriss 339
Innenmeniskus 360
Innenmeniskusriss 339
Innenohr 65, **78–80**
Insel 30, **32**
Inspektion 1, **2**
Inspirationszentrum 59
Insula *42–43*, *48*
Integrationszentrum, Thalamus 43
interkavale Anastomosen 174, *215*, 216–217, 221
Interkostalräume (ICR) 181
Internus 222
Intersectiones tendineae 221, **223**, *224*
Intestinum
– crassum **258–259**
– tenue 257
Iris 97, *98*, 99
Ischämie, Hirnarterien 24
Ischialgie 331, 356
Ischias 331
ischiokrurale Muskeln 350
Isthmus 66
– aortae *182*, 196, *209*
– faucium 126, 138
– (Glandula thyroidea) 159
– prostatae 298
– tubae auditivae 77
– uterinae 312
– uteri 306

Jackson-Epilesie 30
Jacobson-Anastomose 73, 130, 133
Jejunum *234*, 257, *257*, 258
Jugulariskette 167
– tiefe 124

Kahnbauch 224
Kahnschädel (Scaphozephalus) *12*

Kammerbogen, Herzschatten 205, *206*
Kammerwasser 98
Kammerwinkel 98
Kardiaachalasie 213
Karotiden, Lagebeziehungen 152
Karotisaneurysma 37
Karotisangiographie 23
Karotisdreieck **151–153**
– Arterien 152
– Venen 152
Karotissinusreflex 152
Karpaltunnel 419
Karpaltunnelsyndrom 412
– Atrophie 423
Karussellkrankheit 80
karzinomatöse Prozesse, Achselhöhle 396
Katarakt 100
Kaumuskel *91*, **92**
Kavabogen *206*
– Herzschatten 205
Kavographie 272
Kehldeckel 157
Kehlkopf 154, **155–156**
– Bänder 157
– Muskeln 157
– Nerven und Gefäße 158
– Schleimhaut 155
– Skelett 156
– Zugang, operativer 161, *161*
Kehlkopfkarzinom 141
Keilbein 115
– Nerven 74
Keilbeinflügel
– großer 62
– kleiner **60–61**
Keilbeinhöhle *110*, **117**
– Hämatome 64
Keilbeinkörper 60
Keilschädel (Trigonozephalus) *12*
Keith-Flack-Knoten 207
Kephalhämatome 11
Kerne
– Endhirn **41–42**
– Zwischenhirn **43–46**
Kernspintomographie 4
Kiefergelenk **91**, *91*, **92**
– Scharnierbewegungen 92
Kieferhöhle *110*, **116**
Kieferklemme 117
Kiefersperre 92
Kinetosen 80
Kinndreieck **150–151**
Kleinfingerballen 419
Kleinfingerballenlonge
– Hohlhand 420
– Muskeln 421
Kleinhirn 28, **51–52**, *52*, **53**, 62
– Abszess 75
– Koordination 53
– Motorik 53
Kleinhirn-Brückenwinkel-Tumor 74, *82*
Kleinhirnhemisphären 51
Kleinhirnsichel 15
Kleinhirnstiel(e) *52*, **53**
– mittlerer, oberer bzw. unterer 53
Kleinhirnvenen **26–27**
Kleinhirnzelt 15
Kleinzehenloge 376
Klitoridektomie 279
Klumpfuß 371
Klumpke-Lähmung 397
Knick-Senk-Spreizfuß 379
Knie **357–364**
– Außen- oder Innenrotation 360
Kniegegend, vordere 357–358
Kniegelenk **358–362**
– Arthroskopie 362
– Distorsionen 358

Register

Kniegelenk
– Funktion 362
– Magnetresonanztomographie 361
– Reservestrecke 358
– Sagittalschnitt *360*
Kniegelenkbänder 358, *360*
Kniegelenkergüsse 358
Kniegelenkhöhle *360*
Kniegelenkkapsel 358
Kniegelenkluxationen 362
Knie-Hackenversuch 53
Kniehöcker 46
– medialer 50
Kniekehle **362–364**
– Leitungsbahnen *363*
Kniescheibe 357
– geteilte 357
Knieschleimbeutel, subkutane 357
Knochenkerne 431–432
Knochenmarkentnahme/-punktion 276
– Sternum 181
Knochenstellen, palpable, Gesicht *88*
knockout 152
Knöchelödeme 374
Knorpelschüppchen (Wrisberg) 154
Körperschlagader 196
Kohlrausch-Falte *284*, 293, *305*
Kollateralkreislauf
– Anastomosen, interkostale 217
– Blutversorgung, zerebrale 22
Kollodiaphysenwinkel 346, *346*
Kolon s. Colon
Kommissurenfasern **46–47**
Kompartment-Syndrom 367
Kompressionsileus 257
Kompressions-Syndrom 367
Koniotomie 161, *162*
Kontrastaufnahme 3
Kontrastmittel (KM) 3
Koordination, Kleinhirn 53
Koordinationsstörungen 48
Kopf 5–87, *87*, 88–140
– Abgrenzung *7*
– Entzündungen, hämatogene 134
– Regionen *7*
Kopfgelenke 322–324
– Röntgenaufnahme *324*
Kopfnerven **34–36**
Kopfschwarte 9–10, *10*, 11
– Lymphgefäße 11
– Venen(anastomosen) 11
Koronararterien, Links-/Rechtsversorgungstyp *210*
Koronarchirurgie 210
Krämpfe 30
Krallenhand, Ulnarislähmung *398*, 399
Krampfadern 365, 369
Kranznaht 11
Kreatinkinase (CK) 172
Kreislaufregulation 59
Kreislaufstillstand, Herzmassage 201
Kreislaufzentrum 55
– Medulla oblongata 152
Kreuzbänder 361
Kreuzbandriss 339
– Schubladenphänomen *362*
Kreuzbein 289
Kreuzbein-Darmbein-Gelenk 289
Kreuzbein-Steißbein-Gelenk 289
Kreuzschmerzen 315
Kropf, Kompressionsgefahr 161
Kryptorchismus 228
Kuppelraum 69
Kurzsichtigkeit 96, 98

Labialhernien 231
Labium
– anterius (Ostium uteri) 307
– inferius/superius oris *119*
– majus pudendi 278, *278*
– minus pudendi 278, 279, *304*, 305
– posterius (Ostium uteri) 307
Labrum
– acetabuli 344, *344*
– glenoidale 390, *390–391*
Labyrinth(us) 78
– membranaceus (häutiges) 77, 78
– osseus (knöchernes) 79, *79*
Lacuna(-ae)
– laterales 16
– musculorum 227–229, *229–230*, *288*, *352*, 352
– urethralis (Morgagni) 300
– vasorum 227–229, **229**, *288*, *351*, *352*, 352–353
Lähmungen, spastische 30
Lähmungsschielen 103
Längsbündel, mediales *54*
Lakunen, Senkungsabszesse 352
Lambdanaht 11
Lamina(-ae)
– anterior/posterior (Vagina m. recti abdominis) *223*
– arcus vertebrae *155*
– cartilaginis cricoideae *157–158*
– cribrosa ossis ethmoidalis 60, *62*, *63*, *104*, *114*, *114*
– – sclerae 98
– externa (Calvaria) 8–9, 13, *19*
– horizontalis ossis palatini *114*
– interna (Calvaria) 8–9, 13, *19*
– lateralis (Proc. pterygoideus) 134
– medullares thalami **43**
– orbitalis ossis ethmoidalis 89, *107*
– parietalis (Pericardium) 199
– perpendicularis ossis sphenoidalis *114*, 115
– pretrachealis (Fascia cervicalis) 144–145, 146, *146*, *160–161*, *167*
– prevertebralis (Fascia cervicalis) 127, *145*, *146–147*, *167*
– profunda (Fascia temporalis) 130
– superficialis (Fascia cervicalis) 145, 146, *146*, *160–161*, *167*
– – (Fascia temporalis) *130*
– suprachoroidea 99, *99*
– tecti 44
– – (quadrigemina) 28, *49*
– terminalis 32
– visceralis (Pericardium) 199
– vitrea (Calvaria) 13, 64
Lanz-Punkt 221, **222**, 259
Laparoskopie 304
Lappenbronchien 191–192
Larrey-Hernie 184
Larrey-Spalte 184, *184*, 185
Laryngeus-superior-Parese 158
Laryngotomie 162
Larynx 154, *155*
– Respirationsepithel 155
Larynxödem 155
Lasègue-Zeichen, positives 315
Lateralinfarkt, hinterer/vorderer *209*
Lateralis (= M. cricoarytenoideus lateralis) 158
Lateralsklerose, amyotrophische 122
Le Fort-Klassifikation, Oberkieferfrakturen 90
Leber 235, 247–250
– Abszess 247

Leber
– Impressionen 250
– Lappengliederung 250
– Perkussionsgrenzen *247*
– Portalsegmente *249*
– Segmente 250
Leberfeld *247*, 247
Leberpforte 248
Lederhaut **98**
leichenspezifische Veränderungen 2
Leichenstarre 2
Leistenband 220
Leistenbeuge 351
Leistenbrüche/-hernien 231
– angeborene 230
– (in)direkte 230
– laterale/mediale 230, 231
Leistenkanal 227–228, *228*
Leistenregion 227–**230**, *230*, **231**
Leistenring, äußerer/innerer 228
Leitungsanästhesie
– N. alveolaris inferior *90*, 91
– N. trigeminus, Injektionsstellen *83*
– Plexus brachialis 169
– subaxilläre 405
Lemniscus
– lateralis 50, **51**, *52*
– medialis 50, **51**, *52*, *55*
Lendengrenzstrangblockade 269
Lendenlordose 325–326
Lendenwirbel 327, *327*
– Dornfortsatz 328
– Querfortsätze 327
Lens 98, **100**
Leptomeninx **18–19**
Levatortor *280*, 281
lichtbrechender Apparat 97
Lichtreaktion, direkte/konsensuelle 105
Liddrüsen, Anschwellungen 93
Lidheber 93
Lidödeme 93
Lidschluss, unvollständiger 81
Lidschlussreflex 83, 98
Lien (Splen) *234*, 238, 244, 246–247, 264
Ligamentum(-a)
– acromioclaviculare 389, *390*
– alaria 322, *323*
– anococcygeum *281*, *282*, *286*
– anulare radii *411*, 411
– – stapediale *72*
– apicis dentis *323*, 324
– arcuatum laterale 184, *184*
– – mediale *184*
– – medianum *184*
– arteriosum *196*, *209*
– atlantis 324
– calcaneofibulare *380*, 380
– calcaneonaviculare plantare *379*, *379*, 381, *381*
– capitis costae intraarticulare *328*, 330
– – radiatum *328*, 330
– – femoris 344, *344*, *346*, *347*
– – fibulae anterius *359–360*
– carpi radiatum *427*
– carpometacarpalia dorsalia *427*
– – palmaria *427*
– collaterale(-ia) carpi radiale *427*, *427*
– – – ulnare *427*, 427
– – fibulare *358*, *360*
– – (Manus) *428*
– – mediale (deltoideum) 380, *380*
– – (Pes) *382*
– – radiale *411*, 411
– – tibiae *359*
– – tibiale *360*, *360*

Ligamentum(-a) collaterale(-ia)
– – ulnare *411*, 411
– conoideum 390, *390*
– coracoacromiale 390, *390*
– coracoclaviculare 390, *390*
– coracohumerale *390*, 391
– coronarium hepatis 234, *248*
– costoclaviculare *388*
– costotransversarium 330
– – superius *329*
– cricoarytenoideum 157
– – posterius *157*
– cricopharyngeum 157
– cricothyroideum 157, *157*, *161*
– cricotracheale 157, *157*
– cruciatum(-a) anterius *359*, 360
– – genus *359*, 360
– – posterius *359–360*, 360
– cruciforme atlantis *323*, *428*
– denticulatum(-a) *330*, 333
– falciforme hepatis 233, *234*, 235, *235–236*, 248, *248*
– flava *323*, *329*
– fundiforme penis 222, *223*, 229, *278*
– gastrocolicum 234–236, *237*, *242*
– gastrolienale s. Ligamentum gastrosplenicum
– gastrophrenicum 235, *242*
– gastrosplenicum 233, *234*, 235, *242*, *246*
– glenohumeralia 390, 391
– hepatoduodenale 234–235, *236*, *238*, *245*
– hepatogastricum 234, *236*, 236
– hepatorenale 234
– hyoepiglotticum 157, *157*
– iliofemorale 344, *344–345*
– iliolumbale *344*
– incudis posterius 71, *72*
– – superius 69, 71, *72*
– inguinale *352*
– – (Poupart) *183*, 227–229, *229*, *288*, 351
– intercarpalia dorsalia *427*
– interossea *427*
– – palmaria *427*
– interclaviculare *388*
– interfoveolare (Hesselbach) *225*, *229*
– interspinalia *323*, *328*, 329
– intertransversaria *329*, *329*
– ischiofemorale (Bertin) *344*, 345, *345*
– lacunare (Gimbernat) 228–229, *229*
– laterale (Art. temporomandibularis) *91*
– latum uteri *239*, 285, *285*, 309, *312*, *313*
– lienorenale s. Ligamentum splenorenale
– longitudinale anterius *323*, 328, *328*
– – posterius *323*, 328, *328*
– mallei anterius *71*
– – laterale 69, 71
– – superius 69, 71, *72*
– meniscofemorale posterius *359*, *360*
– metacarpale(-ia) dorsalia *428*
– – interossea *427*, *428*
– – palmaria *428*
– – transversum profundum *428*
– metatarsale transversum profundum *382*
– nuchae *323*
– ovarii proprium 309, *313*, *313*
– – suspensorium *305*
– palmaria *428*
– palpebrale laterale 93, **95–96**

447

Register

Ligamentum(-a) palpebrale
– – mediale 93–94, *95–96*
– – patellae 350, 357–358, *359*, 361
– pectinatum anguli iridocorneales 97
– peridontale 120
– phrenicocolicum 235, 246, 259
– pisohamatum 427
– pisometacarpale 427
– plantare(-ia) 382
– – longum 379, *379*
– popliteum arcuatum 358
– – obliquum 358, *359*
– pubicum inferius/superius 289
– pubofemorale 344, 345, *345*
– puboprostaticum 285, 298
– pubovesicale 285, *285*, *304*, 305
– pulmonale 187
– radiocarpale dorsale 427
– – palmare 427
– reflexum (Colles) *229*, 229
– sacroiliacum(-a) anterius 289
– – interosseum 289
– – posterius 289
– – ventralia 344
– sacrotuberale *278*, 283, *288*
– sphenomandibulare 91, **91**, 133
– splenorenale 233, *234*, 235, 245–246
– sternoclaviculare anterius *388*, 389
– – posterius 389
– sternocostale(-ia) intraarticulare *388*
– – radiata *388*
– sternopericardiaca 199
– stylomandibulare **91**
– supraspinale *328*, 329
– suspensorium(-ia) clitoridis 279
– – mammaria (Cooper) 175, *175*
– – ovarii *304*, *310*, 313, *313*
– – penis 278
– talocalcaneum interosseum *380*, *381*, *381*
– talofibulare anterius 380
– – posterius 380
– tarsi dorsalia 379
– – interossea 379
– – plantaria 379
– teres hepatis *248*–249
– – uteri 228, 285, *285*, 309, *310*, *313*
– thyroepiglotticum 157, *157*
– transversum acetabuli 344
– – atlantis *323*, 324
– – genus *359–360*, 360
– – perinei 282–283
– – scapulae inferius *394*
– – – superius *390*, *394*
– trapezoideum *390*, *390*
– triangulare dextrum 234, *248*
– – sinistrum *248*–249
– ulnocarpale palmare 427
– umbilicale mediale 302
– – medianum (= Urachus) *294*, *296*, *297*
– venosum *249*
– vestibulare 157
– vocale 154, 157, *157*
Limbus corneae 98
Limen
– insulae *32*, 32
– nasi *110*, 110
Linea
– alba 222, *223*, 229
– arcuata (Douglas) 223–224, *224*
– axillaris anterior 172
– – media 172, *189*
– – posterior 172
– intertrochanterica 344
– mamillaris 172, *189*

Linea
– mediana anterior 172, *189*
– – posterior 172, *189*
– medioclavicularis 172, *189*
– mylohyoidea 91
– nuchalis superior 9
– – suprema 142
– parasternalis 172
– paravertebralis 172
– scapularis 172, *189*
– sternalis 172
– temporalis inferior 129
– – superior 9, 129
– terminalis 275
Lingua 120–122
Lingula
– mandibulae 91
– pulmonis sinistri 189
Linse 100
– Aufhängeapparat 99
Linsenkern 100
Liquor cerebrospinalis 39
Liquorrhoe, nasale und pharyngeale 64, 113
Lisfranc-Gelenk(linie) *382*, 382
Lobulus(-i)
– cerebellum 51
– paracentralis *32*, 33
– parietalis inferior 31, *31*
– – superior 31, *31*
Lobus(-i)
– caudatus 235, *248*, *248*
– cerebelli anterior 51
– – posterior 51, *52*
– cerebri 29–30
– flocculonodularis 51
– frontalis 29, *30*, **30–31**, *40*, *42*, 61
– hepatis dexter *248*
– – sinister *248*
– inferior (Pulmo) 190
– insularis (Reil) 30, *32*, **32**
– medius pulmonis dextri 190
– occipitalis 29, *30*, **31**, *40*, *42*
– parietalis 29, *30*, **31**
– prostatae dexter et sinister 298
– pyramidalis 159
– quadratus *248*, 249
– superior (Pulmo) 190
– temporalis 29, *30*, 31, *40*, *42–43*, *62*
Locus Kiesselbachi 110
Logen-Syndrom 367
Luftembolie 389
Luftkrankheit 80
Luftröhre 160, 196–197
– Halsteil **160–162**
– Zugang, operativer *161*, *161*
Luftröhrenschnitt 155
Lumbago 331
Lumbalaponeurose 319
Lumbalhernien 231–232
Lumbalisation 326
Lumbalpunktion *332*, 333–336
Lunge 190–194
– Blutzirkulation 193
– Gefäßanastomosen *193*
– Lappenbildungen 190
– Lymphbahnen 193
– Lymphgefäße 193
– Segmentanatomie 192
Lungenfell 193
Lungengrenzen 189–190
– untere 247
Lungenhilum, Projektion 190
Lungeninfarkt 192
Lungenschlagader 196
Lungensegmente 190–192
Lungenwurzel 190
Luxatio
– acromioclavicularis 389
– anterior (Articulatio cubiti) *410*

Luxatio
– axillaris 391
– iliaca 345
– infraglenoidalis *393*
– infraspinata *393*
– ischiadica 345
– obturatoria 345
– posterior (Articulatio cubiti) *410*
– subcoracoidea 391, *393*
– suprapubica *397*
Luxationen, Wirbel 330
Luxationsfrakturen, Halswirbelsäule 332
Lymphangiographie 3
lymphatischer Rachenring 138
Lymphgefäße 175
Lymphknotengruppe, submandibuläre 150
lymphogene Metastasierung 167
Lymphographie 272

Macula(-ae)
– cribrosae 79
– sacculi *78*, **79**
– utriculi *78*, **79**
Magen 241–244
– Muskulatur 243
– Perkussionsgrenzen 247
– Positionen 241
Magenblase 241
Magenblutungen 243
Magenfeld 242, *247*, 247
Magengeschwüre 243
Magenkarzinom 214
– Metastasierung 243–244
– Virchow-Drüse 244
Magenschleimhaut 243
Magensonde 211
Magnetresonanztomographie (MRT) 4
– Gehirn *52*
– Kniegelenk *361*
Malleolus lateralis/medialis 371, *380*
Malleus 66, **71**, *72*, *78*
Mamma 175–176
– Lymphabflüsse 176
Mammakarzinom 175, *177*
Mandelkern 41
Mandibula *19*, **90–91**, 142
– mallei 69, 71, *72*
– sterni 142–143, *172*, 180, *180*, 335, *388*
Manus 419–429
Margo
– dexter (Cor) *209*
– – (Facies pulmonalis cordis) *203*
– infraorbitalis maxillae 88
– – (Orbita) 88
– liber (Ovarium) 312
– medialis (Scapula) *393*
– mesovaricus (Ovarium) 312–313
– pupillaris 97
– superior partis petrosae ossis temporalis 61
– – (Splen) 246
– supraorbitalis (Orbita) 9, *88*, *89*
Mark, verlängertes **54–55**
Marschfraktur 378
Massa lateralis (Atlas) *324*
Massenblutung, intrazerebrale 26
Mastdarm 258, 293
Mastdarmspiegelung 293
Mastoiditis, Mittelohrentzündung 73
Maxilla 114
McBurney-Punkt 221, 259

Meatus
– acusticus externus 8, 65, 66, **66**, 69, 91
– – internus 80
– nasi inferior 110, *114*
– – medius 110, *114*
– – superior 110
– nasopharyngeus 109
Meckel-Divertikel 233
Meckel-Knorpel 72
Medianusgabel *397*
Medianus-Kompressionssyndrom *412*
Medianuslähmung
– Affenhand *399*
– Schwurhand *398*, 399
Mediastinalemphysem 195
Mediastinitis 212
Mediastinum 194–197, 199–200
– anterius (vorderes) *187*, 195, *197*
– inferius (unteres) *187*, 195
– Magnetresonanztomographie *194*
– medium (mittleres) *187*, 195, *199*
– posterius (hinteres) *187*, 195, 211–216
– superius (oberes) *187*, 195–197
– – Leitungsbahnen 195–197
Medulla
– oblongata *19*, *28*, **54–55**, 55, 63
– – Kreislaufzentrum 152
– spinalis 20, *330*, 334
Medusenhaupt 175, 216, 255
Megacolon congenitum 260
Membrana
– atlantooccipitalis anterior 322, *323*
– – posterior *322*
– atlantoccipitalis posterior *323*
– fibroelastica laryngis 157
– intercostalis externa 181
– – interna 181
– interossea antebrachii *414*, *414*, 415
– – cruris *359*, *366*
– obturatoria *284*, *288*, 289
– perinei 283, *284*
– sterni 174
– suprapleuralis 188
– tectoria *323*, 324
– thyrohyoidea 157, *157*
– tympanica 65, *66*, **67**, *69*, *78*
– vastoadductoria 350
Membrum
– inferius 339–383
– superius 385–430
Meningealarterien 15
Meningitis 41, 64
– Mittelohrentzündung 73
Meniscus
– lateralis *359–360*, 360
– medialis *359*, 360, *360–361*
– Vorder-/Hinterhorn *361*
Mesencephalon *19*, *28*, *29*, **49–50**, *50*, 51
Mesenterialarterien 261
Mesenterialgefäße 260
Mesenterialinfarkt 261
Mesenterien 233
Mesenteriolum *238*
Mesenterium 236, *237*
– dorsale commune 233
Mesoappendix 237, 259
Mesocolon
– sigmoideum 237, *238*, **259–260**
– transversum 236, *237–238*, *257*, 259
Mesogastrium 233
Mesometrium 309, *313*
Mesosalpinx 312, *313*

448

Register

Mesotympanon 69, *69*
Mesovarium 313, *313*
Metacarpus 419
Metastasierung
– lymphogene 167
– Magenkarzinom 243–244
Metatarsus 378
Metathalamus 28, 46
Metencephalon 28, *29*, **51**
Michaelis-Raute 290, 317
Miktionsstörungen 297
– Prostatahyperplasie 299
Milchzähne 119
Milz 246–247, *247*
– Perkussion(sgrenzen) 246, *247*
Milznische 235, 246
Milzpol 235
mimische Muskeln 82
– Entwicklung 83
Miosis 94
– Horner-Symptomenkomplex 164
Mitralstenose 193, 201
Mittelfell 194–197, 199–200
Mittelfuß 378
Mittelhand 419
Mittelhandknochengelenke 428
Mittelhirn 28, **49–51**
Mittelhirndach 50
Mittelloge 376
– Hohlhand 420
Mittelohr 68
– Erkrankungen 71
Mittelohrentzündung, akute 73
Mittelohrräume 76
Mittelohrschwerhörigkeit 72
Mohrenheim-Grube 179
Molares 119
Monokelhämatom 6
Mons pubis 221, *278*
Montgomery-Drüsen 175
Motorik, Kleinhirn 53
motorisches Sprachzentrum, Schädigung 31
MRT s. Magnetresonanztomographie
Müller-Ringmuskel 99
Mumps 131
Mundboden 122–125
– Muskulatur *19*
Mundhöhle 119
Mundregion 117–127
Mundvorhof 118
Musculus(-i)
– abductor digiti minimi (Manus) 421, *423*
– – – – (Pes) 376, 377
– – hallucis 376, 376, *377*
– – pollicis 421
– – – brevis *417*, 420, *423*
– – – longus *227*, **415**, *422*, 426
– adductor brevis *227*, 350
– – hallucis 376–377, *377*
– – longus *227*, 348, 350, *351*
– – magnus *227*, 348, 350
– – pollicis 420, *429*
– anconeus 405
– aryepiglotticus 157
– arytenoideus 158
– obliquus 158
– auriculares 83
– biceps brachii 390–392, *395*, 404, 405, *406*, *411*, *417*
– – femoris 348, 350, *355*
– brachialis 404, 405, *406*, *410–411*
– brachioradialis *414*, 415, *417*
– buccinator 83, 118, *127*, 130, *132*
– bulbi **102–103**
– bulbospongiosus *278*, 281–282, 283, *284*, 286

Musculus(-i)
– chondroglossus 121
– ciliaris 97, 99, **99**
– constrictor pharyngis inferior *138*, 139
– – – medius *138*, 139
– – – superior *132*, *138*, 139
– coracobrachialis *392*, 395–396, 401, 405, *406*
– – minor 394
– corrugator supercilii 83
– cremaster 223, *224*, 229, 230, *230*
– cricoarytenoideus lateralis 158, *158*
– – posterior (= Posticus) 157, *158*
– cricothyroideus 156, 157, *157*
– deltoideus *318*, 387, 391–392, *394–395*
– depressor anguli oris 83
– – labii inferioris 83
– – septi 83
– – supercilii 83
– digastricus *121*, 124, *125*, 149
– dilatator pupillae 99
– dorsi 317
– epicranius 9
– erector spinae *178*, 317, *319*, 319
– extensor carpi radialis brevis *414*, 415, *422*, 426
– – – – longus *414*, 415, *422*, 426
– – – ulnaris *414*, 415, *422*, 426
– – digiti minimi *414*, 415, *422*, 426, *427*
– – digitorum brevis 369, 374, *376*
– – – longus 366, 369, 374, *376*
– – – (Manus) *414*, 415, *422*, 426
– – – (Pes) 367
– – hallucis brevis 369, 374, *374*, *376*
– – – longus 367, 369, 374, *376*
– – indicis *414*, 415, *422*, 426, *427*
– – pollicis brevis *414*, 415, *422*, 426
– – – longus *414*, 415, *422*, 426, *427*
– flexor carpi radialis 406, *414*, 415, *417*
– – – ulnaris *414*, 415, *417*
– – digiti minimi brevis (Manus) 421
– – – – – (Pes) 376, 377
– – digitorum brevis (Pes) 376–377, *377*
– – – longus (Pes) *355*, 366, 367, *374*, *376–377*
– – – profundus (Manus) *414*, 415, *417*, 421, *428*
– – – superficialis (Manus) *414*, 415, 420, 421, *428*
– – hallucis brevis 376, *376*, 379
– – – longus *355*, 366, 367, *376–377*, 379
– – pollicis brevis 420, *423*
– – – longus *414*, 415, *417*, 420, *420–421*
– gastrocnemius *355*, 361–362, *366*, 367
– gemellus(-i) *355*
– – inferior *318*, 343
– – superior *318*, 343
– genioglossus 121, *121*, 125
– geniohyoideus 121, 124, 125
– gluteus maximus 281–282, 283, *286*, *318*, 343, *355*
– – medius *318*, 343, *355*
– – minimus *318*, 343, *355*
– gracilis 348, 350
– hyoglossus 121, *121*

Musculus(-i)
– iliacus 226, *227*, 264
– iliocostalis 320
– iliopsoas 226, *227*, 230, 351, *352*
– inferior bulbi 102
– infrahyoidei *91*, **145**, *145*
– infraspinatus *178*, 392, 393, 394
– intercostales externi 181, *182*
– – interni 181, *182*
– – intimi 181
– interossei dorsales (Pes) 376
– – (Manus) *420*, 421
– – palmares *423*
– – (Pes) 377
– – plantares 376
– interspinales 321
– – cervicis 320–321
– intertransversarii anteriores cervicis 320
– – posteriores cervicis 320
– ischiocavernosus 281–282, 283, *284*, 286
– ischiococcygeus *280*, 281
– laryngis 157
– lateralis bulbi 102
– latissimus dorsi 317, *318–319*, 392, 393, *394–395*, 396
– levator(-es) anguli oris 83
– – ani *280*, 281, 281–282, *284*, 286, 296, 309
– – costarum 319–320
– – labii superioris 83
– – – – alaeque nasi 83
– – palpebrae superioris 50, 93–94, 96, *104–105*, 107
– – scapulae 317, *318*, 394, *394*
– – veli palatini 126, *132*, *138*, *138*
– longissimus 320
– – capitis 320, 322
– – longus capitis 146, *163*
– – colli *127*, 146
– lumbricales (Manus) 421, *428*
– – (Pes) 377
– masseter *91*, *92*, *127*, 133
– mentalis 83
– multifidi 321
– mylohyoideus 91, *91*, *121*, 124, *125*, *131*, 149, 150, *151*
– nasalis 83
– obliquus capitis inferior 322
– – – superior 322
– – externus abdominis 221–223, *223–224*, 229, *229*, 230, 264–265, *318–319*, 395
– – inferior bulbi 50, 96, 102, 103, *106–107*
– – internus abdominis 222, *223*, **223**, 224, 229, *229*, 230, 264–265, 319
– – superior bulbi 102, *103–105*
– obturatorius externus *227*, 343
– – internus 281, *284*, 286, 287, *318*, 343, *355*
– occipitofrontalis 9, 83
– omohyoideus *144*, **145**, *145*, 160, 162, 168, 394
– opponens digiti minimi 421
– – pollicis 421, *423*
– orbicularis oculi 83, 93, *130*
– – oris 83, 118
– orbitalis 93
– palatoglossus 126, *126*
– palatopharyngeus 126, *126*, *138*, 139
– palmaris brevis 420
– – longus *414*, 415, *417*, 421
– pectineus *227*, 350, *351*
– pectoralis major 173, *175*, *178*, *178*, 387, 392, 395, 401
– – minor *179*, 392, 394, 395–396
– peroneus(-i) *355*, 366
– – brevis 367

Musculus(-i) peroneus(-i)
– – longus 366, 367, 369, 379, *379*
– piriformis *286*, 287–288, *318*, *342*, 343, *355*
– plantaris *361*, 367, *379*
– popliteus *359*, 367
– prevertebrales 160
– procerus 83
– pronator quadratus 415, *417*
– – teres *406*, *414*, 414, *417*
– psoas major 226, *227*, *264–265*, *287*, 319
– – minor 226
– pterygoideus lateralis 66, *91*, *92*, *130*
– – medialis *74*, *92*, *127*, 130
– puboprostaticus 299
– pubovesicalis 297
– pyramidalis 223, *224*
– quadratus femoris *318*, 343, *355*
– – lumborum 226, *227*, 265, *319*
– – plantae *377*, 377
– quadriceps femoris 348, 350, *359*, 361–362
– rectococcygeus 294
– rectourethralis 294, 297
– rectovesicalis 294, 297
– rectus abdominis 222, *223*, **223**, *224*, *230*, 265
– – capitis anterior 146, 322
– – lateralis *163*, 322
– – – posterior major 322
– – – – minor 322
– – femoris 350–351
– – inferior bulbi 50, 96, 102, *103*, 107
– – lateralis bulbi 96, *103–107*
– – medialis bulbi 50, 96, 102, *103*, 105, 107
– – superior bulbi 50, 96, 102, *103*, 105, 107
– rhomboideus major 317, *318*, *394*, 394
– – minor 317–318, *394*
– risorius 83
– rotatores *320*, 321
– salpingopharyngeus *138*, 139
– sartorius 348, 350–351
– scalenus anterior 146, 160, *163*, *169*, 399, 401
– – medius 146, 160, *169*, 399
– – posterior 146, 160, *163*, *169*, *394*
– semimembranosus 348, 350, *355*
– semispinalis 321
– – capitis 320–321, 322
– – cervicis 320–321
– semitendinosus 348, 350, *355*
– serratus anterior 173, *178*, *179*, 221, *223*, 394, 395, 396
– – posterior 317–318
– – – inferior *318*, 318
– – – superior *318*
– soleus *355*, *361*, 366, 367
– sphincter ampullae hepatopancreatica (Oddi) 251
– – ani externus 281–282, 282, *284*, 286, 294, *296*
– – – internus 294
– – pupillae 98, 99
– – pyloricus 243
– – urethrae 306
– – – externus 282
– – – internus 297
– spinalis 321
– – cervicis 320
– splenius capitis *318*, 322, *326*
– – cervicis 320, 322
– stapedius *70*, *72*, *72*, *75*

449

Register

Musculus(-i)
- sternocleidomastoideus 66, 143, 144, **145**, 151, 155, 160, 162, 167–168, 318, 326, 394, 399
- – Loge 148
- sternohyoideus 144, **145**, 160
- sternothyroideus **145**, 160
- styloglossus 121, *121*, *127*, 136, 150
- stylohyoideus 124, *125*, *127*, 136, *149*, 151
- stylopharyngeus *121*, *127*, 136, 139, 150
- subclavius 387, *395*
- subcostales 181
- suboccipitales 322
- subscapularis 392, 394, *395–396*
- supinator 406, 415
- suprahyoidei 124
- supraspinatus 391–*392*, 393, *394*
- suspensorius duodeni 244
- tarsalis inferior (Müller) 93
- – superior 93
- temporalis *91*, 92, 129
- temporoparietalis 9, *83*
- tensor fasciae latae 341, 343
- – tympani 66, *70*, *72*, *72*, *75*
- – veli palatini 10
- teres major 392, 393, 394, *395*
- – minor 392, 393, *394*, 394
- thyroarytenoideus 156, 157, *158*
- thyroepiglotticus 157
- thyrohyoideus **145**, 151, 156
- tibialis anterior 366, 367, 370, *374*, *375*, 379
- – posterior 366, 367, *374*, 379, 379
- transversarii laterales et mediales lumborum 320
- transversospinalis 320, 321
- transversus abdominis 222, *223*, **223**, 224, 229, 229, 230, 264–265, 319
- – menti *83*
- – perinei profundus 281, 281–282, 284, 319
- – – superficialis 281, 282, 286
- – – thoracis 181
- trapezius 168, *178*, 317, *318*, 322, 391, 393, 394
- triceps brachii 390, 395, 405, 406, 410
- – surae 370–371
- uvulae 126
- vastus intermedius 350
- – lateralis 348, 350
- – medialis 350
- vocalis 154, *156*, 158
- zygomaticus major 83
- – minor 83
Musikantenknochen 409
Muskeldreieck **153**
Muskelhernie 405
Muskelhypotonie 53
Muskellogen
- Oberarm 404–405
- Oberschenkel 349–350
- Unterarm 414
- Unterschenkel 366–367
Muskeln, spinokostale 317–319
Muskelpumpe 369
Muskulokutaneuslähmung 398
Muttermund 307
Myelencephalon 28, 29, **51**
Myokardinfarkt s. Herzinfarkt
Myometrium 308
Myopie 96, 98

Nabelarterie 302

Nabelbruch, physiologischer 231, 233
Nabelhernien 231
Nabelschnurhernien 231
Nachhirn 28
Nackenmuskeln 322
- oberflächliche 322
- tiefe *321*, 322
Nackenregion 322
- Arterien 324
- Leitungsbahnen 324
- tiefe *326*
Nackenvenen 325
Nahakkommodation 105
Nahtverknöcherungen, vorzeitige 11
Narbenhernien 232
Nares 109
Nasenbein 88, 115
Nasenbluten 110, 113
Nasengang, mittlerer, oberer bzw. unterer 110
Nasenhöhle 109–115
- knöcherne Grundlage 113–115
- Leitungsbahnen 111–113
Nasenifektion, Fortschreiten 77
Nasenlöcher 109
Nasenmuschel 115
Nasennebenhöhlen 115–117
- Ausbildung 115
Nasenpolypen 115
Nasenregion 109
Nasenscheidewand 115
Nasolabialfalten 82
Nates 340
Nativaufnahme 3
Navikularfraktur 427
Nebeneierstock 312
Nebenhoden 294
Nebennieren 268–269
Nebenphrenicus 163, 388
neenzephale Bahnen, Endigungen 51
Neocerebellum **53**
- Ausfälle 53
Nerven-Gefäß-Bahn 414
- radiale 414, *416*, **418**
- ulnare **414**, 417–418
Nervensystem
- autonomes, Bauchteil 269
- – Beckenteil 301
- nervöse Vorgänge
- – Hypothalamus 45
- – Reglerzentrale 45
Nervus(-i)
- abducens (IV) 17, 34, **35**, 61, 63, 103–105, *105*
- accessorius (XI) 34, **36**, 56, 61, 63, *74*, *132*, **137**, *151*, 152, 162, *162*, *168*, **168**, *318*, 318, 394
- – Läsion 319
- alveolaris(-es) inferior *74*, **84**, *85*, 120, *121*, *127*, *130*, *132*, *133*, 150
- – – Leitungsanästhesie 90, 91
- – – superiores 120
- – – posteriores 89
- ampullares 77
- anococcygei 288
- auricularis magnus 67, *143*, 144, *151*, *162*, 167–168, *321*
- – posterior *132*
- auriculotemporalis 10, 67, *74*, **84**, *92*, *121*, *129*, *130*, 130, *132*, *133*, *143*
- axillaris 390, *394*, 394, 397, *398*, **399**, 401, *413*
- brachialis *396*
- buccalis *74*, **84**, *130*, 133
- canalis pterygoidei *74*, 74, *106*, *133*, 135
- cardiacus(-i) cervicalis 163, 164

Nervus(-i) cardiacus cervicalis
- – – inferior 197, 207, *208*
- – – medius 164, 207, *208*
- – – superior 164, 207, *208*
- – thoracici 216
- caroticotympanici 70, *73*, *74*
- caroticus(-i) externi 164, *208*
- – – internus 163, 164, *208*
- cavernosi clitoridis 279, 299
- – penis 279, 299, *301*
- cervicalis superior 152
- ciliares breves 99, 105, *105–106*
- – longi 98–99, 99, 104
- clunium inferiores 318, *341*, 342
- – medii *318*, *341*, *342*
- – superiores *318*, 341, *341*
- coccygeus 288
- craniales 34–36
- cutaneus antebrachii 398
- – – lateralis 405, *405–406*, 407, 413, *413*
- – – medialis 397, *398*, 399, 401, 405, 405, 407, 413, *413*
- – – posterior 400, 406–407, 413, *413*
- – brachii lateralis inferior 400, 404, 406, *413*
- – – – superior 390, 399, 404, *413*
- – – medialis 396–397, *398*, 399, 401, 403, 405, *413*
- – – posterior 400, 404, 406, *413*
- – dorsalis intermedius *341*, 369, 374, *374*
- – – lateralis *341*, 374, *374*
- – – medialis *341*, 369, 374, *374*
- – femoris lateralis 174, *227*, **227**, 230, *341*, 349, 351–352, 352, 354
- – – posterior 287, *341*, 343, **356**, 363
- – surae lateralis *341*, 355, 363–364, 368, 370
- – – medialis 355, 363, *366*, 370
- – digitales dorsales (Manus) 413, 424, 426, *429*, 429
- – – (Pes) *341*, 369, 374, *374*
- – palmares communes 399, 413, 422, *423*, 423
- – – proprii 413, 422, *423*, 423, *429*, 429
- – plantares 341
- – – communes *341*, 376–377, 378
- – – proprii 377, 378
- – dorsalis clitoridis 279, *287*
- – penis 277, 279, *287*
- – scapulae **168**, 319, 394, 394, 397, *398*, 401
- erigentes 302
- ethmoidalis anterior 63, *104*, 111
- – posterior 104, *105*
- facialis (VII) 10, 34, **36**, 52, **56**, 61, 63, 67, 69–70, 72, 73, 74–75, 77, **85–86**, 94, *121*, 124, *130*, *132*
- – Äste, periphere *86*
- – Verlauf, intrakranieller 74
- femoralis *227*, **227**, 229, 230, *287*, *341*, 349, 351, *352*, 352
- frontalis 10, **84**, 103–104, *104*, *130*
- genitofemoralis 226, *227*, 279, *341*, 349
- glossopharyngeus (IX) 15, 34, **36**, 56, 61, 63, *74*, *121*, 122, 126–127, 130, *132*, 133, **137**, 139, *149*, 150, 152, *208*
- gluteus inferior 287, 343, *355*
- – superior 287, 343, *355*
- hypogastricus *301*, 302

Nervus(-i)
- hypoglossus (XII) 34, **36**, 61, 63, *121*, 122–123, *132*, **137**, *149*, 150–151, *151*, 162
- iliacus 287
- iliohypogastricus 224, 225–226, *227*, *341*, 349
- ilioinguinalis 174, 224, 225–226, *227*, *341*, 349
- infraorbitalis 84, *85*, 89, 94, 105, *106*, 108, *130*, *132*, 135, *135*, 143
- infratrochlearis **84**, 104, *105–106*
- intercostales 176, *178*, 188, 224, 225, 319
- intercostobrachiales 174, 396, *398*, 399, 401, **403**
- intermedius 73, **74**
- interosseus antebrachii 418
- ischiadicus 287, *318*, 343, 348–349, 355, **356**, 363
- jugularis 163, 164, *208*
- labiales anteriores 279
- – posteriores 279
- lacrimalis **84**, 94–95, 103, *104–106*, *135*
- laryngeus inferior 169, *208*
- – recurrens 158, *169*, 196, 197, 208, 212, 213, 214
- – – superior *149*, 151, 152, 158–159, 169, *208*
- – lingualis 73, 74, **84**, *121*, *122*, *130*, *132*, *133*, *133*, *149*, 150
- mandibularis (V/3) 34, **35**, 63, *74*, **84**, 133
- massetericus 133
- maxillaris (V/2) 17, 34, **35**, 63, *74*, **84**, *85*, 135
- medianus 396, 397, *398*, **398**, 399, 400, 401, 404, 405, 406, 407–408, 413, 417, *417*, *420*, 421–422, 423, *429*, 429
- – Kompression 422
- mentalis **84**, *85*, 89, *132*, 143
- musculocutaneus 397, *398*, **398**, 400, 401, 404, 405, 406, *413*
- mylohyoideus 124, *130*, *132*, 133, *149*, 150
- nasociliaris **84**, 104, *105*
- nasopalatinus *112*, 113, 126
- – Anästhesie 127
- obturatorius *227*, **227**, 287, 288, *341*, 349, 351–352, 354
- – Leitungsanästhesie 354
- occipitalis major 10, *130*, 143, 168, *318*, *321*, *324*, 326
- – minor 10, *130*, 143, 162, 167–168, *318*, *321*, 324
- – tertius 143, *318*, *324*, 326
- oculomotorius (III) 17, 34, **35**, 49, *61*, 63, 94, 102, 104–105, *105*
- olfactorii (I) 19, 34, **35**, 61
- ophthalmicus (V/1) 17, 34, **35**, 63, *74*, **83**, *104–105*
- opticus (II) 34, **35**, 61, 63, *96–97*, *102*, 102, *103*, 106–107
- palatinus(-i) *74*, *133*
- – major *112*, *126*, 126, 135
- – Anästhesie 127
- – – minores *112*, *126*, 126
- pectoralis lateralis 179, *387*, 388, *395*, 397, *398*, 401
- – medialis 179, 388, *395*, 397, *398*, 401
- perineales 279, *286*
- peroneus communis *341*, *355*, **356**, 363, 369, *369*, 370
- – profundus *341*, *349*, *366*, 369, *369*, 370, 374, *375*
- – superficialis *341*, *349*, 369, 369

Register

Nervus(-i)
- petrosus major 15, *37*, *61*, 63, *74*, **74**, 95, *133*, 135
- – – Lähmung 74
- – – minor *37*, *61*, 63, 73, *74*, 130, 133, *133*, 136
- – – profundus 74, 74, *133*, 164
- – phrenicus(-i) 162–163, *169*, 170, 185, 188, 192, *197*, 197, *199*, 200, *214*, 251, *398–399*
- – – accessorii *163*
- – – Anästhesie 399
- – plantaris lateralis *341*, 376–377, 378
- – – medialis *341*, *377*, 378
- – pterygoideus lateralis 133
- – – medialis 73, 133
- – pudendus 279, 285, *287*, 288, 343
- – radialis *394*, 397, *398*, **399**, 400, *400*, 401, *404*, 405, *406*, 408, *413*, *417*, *424*, *429*, 429
- – rectales inferiores 279, *286–287*, 295
- – saccularis 77
- – saphenus *341*, *348*, 351, *363*, *366*, *367*, *369* 370, *374*, *374*
- – scrotales anteriores 279
- – – posteriores 279
- – sinus carotici *208*
- – spinalis 155
- – splanchnicus lumbales 269
- – – major *197*, *214*, 216, 253
- – – minor *197*, *214*. 216, 253
- – – pelvici 302
- – – sacrales 301
- – stapedius 73, *74*
- – – Lähmung 74
- – subclavius *388*, 397, *398*
- – subcostalis *227*
- – sublingualis 123
- – suboccipitalis *321*, 322, 324, *326*
- – subscapularis *395*, 397, *398*
- – supraclaviculares *143*, 144, *162*, 167, *167–168*, 174. *174*, *387*, 388, 390, 394
- – – laterales *413*
- – supraorbitalis 10, **84**, *85*, 104, *104*, *106*, *143*
- – suprascapularis *168*, *387*, *394*, 394, 397, *398*
- – supratrochlearis **84**, *104*, *104*
- – suralis *341*, *369*, 370
- – temporales profundi 129, *130*, *132*, 133
- – thoracicus(-i) *174*, 181, 225, *333*, 396
- – – longus *168*, 179, *395*, 397, *398*, *401*
- – thoracodorsalis 319, *396*, *398*, 398, 401
- – tibialis *341*, *349*, 355, **356**, *363*, *366*, *369*, 370, *374*
- – transversus colli *143*, 144, *162*, *167–168*
- – trigeminus (V) 15, *34*, **35**, *52*, *61*, *74*, *121*
- – – Leitungsanästhesie 83
- – trochlearis (IV) 17, *34*, **35**, *44*, *50*, *56*, *56*, *61*, 63, 103–104, *104*
- – tympanicus *71*, 73, 137
- – ulnaris *397*, *398*, **399**, *400*, 401, *404*, 405, *406*, 407, *409*, *413*, *417*, *420*, 421, *423*, 423, *424*, *429*, 429
- – utriculares *77*
- – utriculoampullaris 77
- – vagus (X) 15, *34*, **36**, *56*, *61*, 63, *121*, 122, *126*, *132*, **137**, 139, *146*, 151–152, *158*, *160*, 162, *162*, 188, 191–192, 195–196, *197*, 200, *208*, *212*, 213, 253
- – vertebralis 164

Nervus(-i)
- – vestibulocochlearis (VIII) *34*, **36**, *52*, **56**, *61*, 63, 73, *77*
- – zygomaticus 10, 84, 105, 135, *135*, *143*
- Netzbeutel **235–239**
- Netzhaut 101
- Netzhautablösung 101
- Neugeborene, Gehörgang, äußerer 67
- Neukleinhirn **53**
- neurochirurgische Durchtrennung, Balken 47
- Neurohypophyse *36*, 45
- neurovegetative Regulationen, Zentrum 43
- Nieren **263–273**
- – Anomalien 266
- – Computertomographie *264*
- – Dystopien *264*
- – Lage *265*
- – Lagebeziehungen *264*
- Nierenarterien 266–267
- Nierenhilum 266, 335
- Niereninfarkt 267
- Nierenkolik 263, 268
- Nierenlager 265
- Nierensegmente 267
- Nierensteine 266
- Nierentrauma, Rippenfrakturen 264
- Nodulus vermis 51
- Nodus(-i)
- – atrioventricularis (Aschoff-Tawara) 207, *208*
- – lymphoideus(-i) appendiculares 262
- – – axillares *177*, 177, 226, *271*, 401–402
- – – – profundi 402
- – – – superficiales *177–178*, 402
- – – brachiales *177*, 402
- – – bronchopulmonales *178*, *193*, 194, 197
- – – cervicales anteriores *165*, **166–167**
- – – – laterales *151*, 159, *165*, 166
- – – – profundi *126*, 128, *151*, 161, 167, *177*, 213, *271*
- – – – superficiales 166, 169, 175
- – – coeliaci 243, 252, 262, *271*
- – – colici *262*
- – – cubitales 402, 408
- – – cysticus 252
- – – faciales 87, 94, *123*, *165*
- – – foraminalis 252
- – – gastrici 213, *242*
- – – – dextri *243*
- – – – sinistri *243*
- – – gastroomentales *242*
- – – – dextri/sinistri *243*
- – – hepatici 245, 248, 252
- – – ileocolici *262*
- – – iliaci 226
- – – – communes *262*, *271*, 286, 289, *311*
- – – – externi *271*, 289
- – – – interni *271*, 286, 289, 295, 298–299, 312
- – – – inferiores 185, *193*, *262*, *271*
- – – infraclaviculares 177
- – – inguinales 226, *271*
- – – – profundi *271*, 280, *311*
- – – – superficiales *271*, 295, 311, *311*, 352
- – – intercostales 175, *177*, 180, 183, 188, *215*
- – – interpectorales *177*, *177*, *178*, 179, 188, 402
- – – jugulares anteriores 124
- – – – laterales 124
- – – jugulodigastricus 124, 153

Nodus(-i)
- – – juguloomohyoideus 124, 169
- – – juxtaoesophageales pulmonales *193*, 213
- – – lumbales 226, 231, 267–269, *271*, 311, *311*, 311
- – – mandibulares 94
- – – mastoidei 11, 68, *75*, *165*, 325
- – – mediastinales anteriores 175, *178*, *183*, 188, *193*, 195, *215*
- – – – posteriores 188, *193*, 213, *215*
- – – mesenterici *262*, *271*, *271*
- – – obturatorii 299
- – – occipitales 11, *165*, 325
- – – pancreatici 246, *271*
- – – pancreaticoduodenales 245
- – – paraclaviculares 177
- – – paracolici *262*
- – – paramammarii 175, *177*, *177–178*, *178*
- – – pararectales *271*, 295, 303
- – – parastenales *177*
- – – parasternales 175, *177*, *178*, 179–180, *183*, 188, *193*, *215*, 226
- – – paratracheales 160–161, *178*, *193–194*, *197*, 213, *271*
- – – parauterini *271*, 303
- – – paravaginales 303
- – – paravesicales *271*, 303
- – – parietales 272
- – – parotidei *75*, *107*, *165*
- – – – profundi 11, 68, 94, *107*, 129, 131
- – – – superficiales 11, 68, 94, *129*, 131
- – – phrenici 185, *193*, *215*, *215*, *271*
- – – poplitei *355*, 370
- – – – profundi 364
- – – – superficiales 364
- – – precaecales *262*
- – – pretracheales 160
- – – profundi *107*
- – – pylorici *242*, 243
- – – rectales *243*, 262
- – – retrocaecales *262*
- – – retropharyngeales *75*, *77*, 113, *140*, 161
- – – retropharyngei *136*
- – – sacrales 289, 298–299, 312
- – – sigmoidei *262*
- – – splenici *242*, 246, *271*
- – – submammarii *177*
- – – submandibulares 87, *107*, 120, *123*, 124, *126*, *149*, 150, *165*
- – – submentales 87, 120, *123*, *123*, *165*, 165
- – – superficiales *280*
- – – superiores 185, *262*, 295
- – – supraclaviculares 169, *177*
- – – thyroidei 160
- – – tracheobronchiales *215*
- – – – inferiores *178*, *193*, 194, 213
- – – – superiores *178*, *193*, 194, *197*, 213
- – – viscerales 261
- – sinuatrialis (Keith-Flack) 207, *208*
- Nucleus(-i)
- – accessorius medianus (Panegrossi) *50*
- – – nervi oculomotorii (Edinger-Westphal) *50*, **56**, *57*, 58, *58*
- – ambiguus *55*, *57*, **57**, *58*
- – basales **41**
- – caudalis centralis (Perlia) *50*
- – caudatus 41, *43–45*, *48*

Nucleus(-i)
- – cochlearis(-es) *57*
- – – anterior **58**
- – – posterior *58*
- – corporis geniculati lateralis *42*
- – – mamillaris *45*
- – dentatus *52*, **53**
- – dorsalis hypothalami *45*
- – – nervi vagi *57*, *58*
- – dorsomedialis hypothalami *45*
- – emboliformis *52*, **53**
- – fastigii *52*, **53**
- – globosus *52*, **53**
- – infundibularis *45*
- – interpeduncularis *50*
- – interstitialis (Cajal) *54*
- – lacunaris 352
- – lentiformis *43*, *48*
- – lentis 100
- – lymphoideus(-i) inguinales profundi 352–353
- – mesencephalicus *85*
- – – nervi trigemini *57*, *58*, *58*
- – – motorius nervi trigemini *57*, **57**, *85*
- – – trigemini *58*
- – – nervi abducentis *54*, **56**, *57–58*
- – – accessorii *55*, *57*
- – – facialis *57*, **57**, *58*
- – – glossopharyngei *57*
- – – hypoglossi *55*, **56**, *57–58*
- – – oculomotorii *50*, *54*, 56, *57–58*
- – – trigemini *57*
- – – trochlearis *54*, *57–58*
- – – vagi *55*, *57*
- – – vestibulocochlearis *55*, *57*
- – olivaris accessorius medialis *55*
- – – inferior *55*, 55
- – paraventriculares *45*
- – pontinus (N. trigeminus) *57–58*, *85*
- – posterior hypothalami *45*
- – preoptici *45*
- – principalis nervi trigemini *58*
- – pulposus *328–329*, *330*, *330*
- – ruber *42*, *45*, **45**, **50**, *50*, *58*, *85*
- – salivatorius *57*
- – – inferior **56**, *58*
- – – superior **56**, *57–58*
- – solitarius *57*
- – spinalis (N. accessorius) *57*
- – – (N. trigemini) *57*, **58**, *58*, *85*
- – subthalamicus *42*, *45*
- – suprachiasmaticus *45*
- – supraopticus *45*
- – tractus solitarii *57–58*
- – trochlearis (IV) *56*
- – tuberales *45*
- – ventromedialis hypothalami *45*
- – vestibularis(-es) *57*, **58**
- – – inferior (Roller) **58**
- – – lateralis (Deiters) *54*, **58**
- – – medialis (Schwalbe) *58*
- – – superior (Bechterew) **58**
- Nykturie, Prostatahyperplasie 299
- Nystagmus 53–55
- – Basilaristhrombose 54

O-Bein 362
Oberarm **403–407**
- Beugerloge 405
- Frakturen 406
- Leitungsbahnen 405
- Muskellogen 404–405
- Oberarmfaszie 404–405
- Streckerloge 405
Oberarmfaszie 404–405
Oberbauch
- Bauchfellduplikaturen 234
- Nervengeflecht 252–253
- Organe 240–256

451

Register

Oberkieferfrakturen, Le Fort-Klassifikation 90
Oberkiefernerv 34
Oberlippe 82
Oberlippenfurunkel 118
Oberlippenschnitt, medianer 88
Oberschenkel 348–356
– Adduktorenloge 348, 349
– Beugerloge 348, 350
– Extensorenloge 349
– Faszienverletzungen 349
– Flexorenloge 349
– Fragmentdislokationen 362
– Muskellogen 349–350
– Muskeln 350
– Parästhesien 354
– Streckerloge 348, 350
– Vorderseite 351
Oberschenkelfaszie 349–350
Oberschenkelfrakturen, dislozierte 362
Oberschenkelkopf, arterielle Versorgung 347
Oberschenkelregion
– hintere 355–356
– vordere 354–355
Obturationsileus 257
Obturatoriushernien 232, 354
odontogene Infektion 132
Ödeme, prätibiale 367
Ösophagus 138, 161, 178, 211, 214, 234, 238, 269
– Verätzungen 212
Ösophagusengen 161, 212–213
Ösophagusmund 161
Ösophagusvarizen 212–213, 255
Ohr
– äußeres 65–68
– – Arterien 67–68
Ohrenspiegeln 67
Ohrmuschel 65–68
– Erfrierungen/Verbrennungen 66
Ohrmuskel 67
Ohrspeicheldrüse 67, 129–130
Ohrtrompete 65, 68, 76–77
– Nerven und Gefäße 77
Okklusionshydrozephalus 41
okulärer Schiefhals 103
Okulomotoriuslähmung 103
Okzipitalisation 326
Olecranon 407
Olive 28, 52
Olivenkerne 55
Omarthrose 393
Omentum
– majus 233, 234, 234, 235–237, 258, 269
– minus 233, 234, 234–236, 237, 242
Omphalozelen 231
Operculum
– frontale 30, 30
– parietale 30, 30
– temporale 30, 30
Ophthalmoplegie 103
Ora serrata 101
Orbiculus ciliaris 99
Orbita 93, 108, 111
– Fettkörper 96
– Leitungsbahnen 103–107
Orbitalphlegmone 107
Os(-sa)
– alveolare 120
– capitatum 425–426, 427
– centrale carpi 432
– coccygis 276, 286–287, 328, 344
– coxae 276, 289
– cuboideum 379, 382
– cuneiforme intermedium 379, 382
– – laterale 379, 382

Os(-sa) cuneiforme
– – mediale 379, 381–382
– cuneometatarsale 432
– ethmoidale 114
– frontale 8, 62, 96, 114
– hamatum 425–426, 427
– hamuli proprium 432
– hyoideum 8, 91, 125, 144, 151, 155–157
– ilium 280, 289
– infranaviculare 432
– intercuneiforme 432
– intermetatarsale 432
– ischii 289
– lacrimale 89, 107, 114, 115
– lunare externum 432
– lunatum 425–426, 426
– metacarpi/metacarpalia 426
– metatarsi/metatarsalia 376, 381
– nasale 8, 88, 88, 109, 114, 114–115, 115
– naviculare 381
– occipitale 62, 76, 323–324
– palatinum 115
– parietale 89
– peroneum 432
– pisiforme 423, 425–426, 427, 429
– pubis 289
– radiale externum 432
– sacrum 276, 280, 285, 289, 328, 344
– scaphoideum 425–426, 426
– sesamoideum 381
– sphenoidale 115
– styloideum 432
– subcalcis 432
– supranaviculare 432
– supratalare 432
– talotibiale 432
– tibiale externum 432
– trapezium 425–426, 427
– trapezoideum 425–426, 427
– triquetrum 425–426, 426
– vesalianum 432
– zygomaticum 88
Ossicula auditus 65, 71–72, 76
Ossifikationsstufen 431, 432
Ostium
– abdominale tubae uterinae 312
– anatomicum uteri internum 307
– ileale 238
– pharyngeum tubae auditivae 77, 110, 138, 138, 138
– tympanicum tubae auditivae 70, 72, 75, 77
– ureteris 297, 297, 298
– urethrae externum 278, 279, 281, 300, 300–301
– – internum 297, 297, 298, 300, 300–301
– uteri 304, 305, 307
– uterinum tubae uterinae 312
Otitis media 73
Otoliquorrhoe 20
Otoskopie 67
ovales Fenster 79
Ovarialzysten 312
Ovarium 304, 305, 305, 312
Oxytocin 46
Oxyzephalus (= Turmschädel) 12

Palatinaler Abszess 126
Palatum 124, 126
– durum 8, 124
– molle 124
– osseum 112
Paleocerebellum 51
Pallidum 41, 42–43, 48
Pallium 29
Palma manus 386, 419

Palmaraponeurose 419
Palpation 1, 2
Palpebra(-ae) 93
– inferior 95
– superior 95–96
Pancreas/Pankreas 234, 237, 244, 261, 335
– anulare 245
– Autodigestion 246
Pankreaskörper/-kopf 245
Pankreaskopfkarzinom 245
Pankreasnekrose 246
Pankreasschwanz 245
Pankreassteine 246
Pankreatitis 185
Panniculus adiposus 222
Panzerherz 199
Papilla(-ae)
– ductus parotidei 118
– duodeni major (Vater) 245, 250, 251
– – minor 245
– filiformes 121
– foliatae 121
– fungiformes 120
– incisiva 124, 126
– mammaria 175, 175
– vallatae 120
Papillenstenosen 246
Parästhesien 412
– Oberschenkel 354
Paraganglien, Glomus caroticum 152
Parakolpium 283
Parametrium 283, 309
Paranasalschnitt 88
paranephritische Abszesse 265
paraösophageale Hernien 185, 232
Parapharyngealraum 136, 148
Paraproktium 283, 295
Parasympathikus 260
Paratrapezium 432
Parazystium 283
Paries
– anterior (Gaster) 241
– caroticus (Cavitas tympanica) 70, 70
– inferior (Orbita) 108
– jugularis 69–70, 72
– labyrinthicus (Cavum tympani) 70, 79
– lateralis (Orbita) 108
– mastoideus (Cavum tympani) 70
– medialis (Orbita) 108
– membranaceus (Cavum tympani) 69
– superior (Orbita) 108
– tegmentalis (Cavum tympani) 69, 69, 72
Parkinson-Syndrom 49–50
Parkinson-Trias 50
Paroophoron 312
Parotisloge 146, 146
– infektiöse Prozesse 129
Parotitis (epidemica) 131
Pars
– abdominalis (Aorta) 238, 244, 266, 269, 270
– – (Oesophagus) 212
– – (Ureter) 267
– alveolaris (Mandibula) 90
– – (Maxilla) 89
– ascendens (Aorta) 178, 182, 194, 196
– – (Duodenum) 244
– atlantica (A. vertebralis) 23, 34
– basilaris (Os occipitale) 62
– caeca retinae 97, 101
– canalis (N. opticus) 102, 102
– cardiaca (Gaster) 241, 335

Pars
– cartilaginea (Tuba auditiva) 66, 77
– cavernosa (A. carotis interna) 24
– centralis (Ventriculus lateralis) 39, 40, 40
– cerebralis (A. carotis interna) 24
– cervicalis (Aorta) 215
– – (Oesophagus) 211
– ciliaris retinae 101
– cochlearis 77
– costalis (Diaphragma) 183, 184, 227
– – (Pleura) 187
– descendens (Aorta) 178, 182, 213
– – (Duodenum) 244, 244, 245
– diaphragmatica (Pleura) 187
– flaccida (Membrana tympanica) 67, 68
– horizontalis (Duodenum) 244
– infraclavicularis (Plexus brachialis) 397–398
– insularis (A. cerebri media) 24, 25
– intercartilaginea (Rima glottidis) 155, 158
– intermedia (Urethra) 297, 300–301
– intermembranacea (Lig. vocale) 154, 158
– intracranialis (A. vertebralis) 23
– – (N. opticus) 102
– intraocularis (N. opticus) 102
– iridica 101
– laryngea pharyngis 139
– lumbalis (Diaphragma) 183, 227
– mediastinalis (Pleura) 178, 187
– membranacea (Septum nasi) 115
– nasalis pharyngis 138
– nervosa (Retina) 101
– olfactoria (Nasenschleimhaut) 110
– opercularis (Lobus frontalis) 31
– optica retinae 101
– oralis pharyngis 138
– orbitalis (Gl. lacrimalis) 94, 95
– – (N. opticus) 102, 102
– – (Os frontale) 8, 60, 107, 111
– ossea (Septum nasi) 115
– – (Tuba auditiva) 66, 77
– palpebralis (Gl. lacrimalis) 94, 95
– pelvica (Ureter) 267, 268
– petrosa (A. carotis interna) 24
– pigmentosa (Retina) 101
– postcommunicalis (A. cerebri anterior) 23, 25
– – (A. cerebri posterior) 25
– precommunicalis (A. cerebri anterior) 25
– – (A. cerebri posterior) 22, 25
– prostatica (Prostata) 300
– – (Urethra) 297, 300–301
– respiratoria (Nasenschleimhaut) 110
– retinae (N. opticus) 101
– sphenoidalis (A. cerebri media) 25
– spongiosa (Prostata) 300
– – (Urethra) 300–301
– squamosa (Meatus acusticus externus) 66
– – (Os temporale) 62, 69, 89, 129
– sternalis (Diaphragma) 183, 184
– superior (Duodenum) 235, 236, 238, 244

Register

Pars
- supraclavicularis (Plexus brachialis) 397–398
- tensa (Membrana tympanica) 67, 68–69, 72
- terminalis (A. cerebri media) 24
- – (A. cerebri posterior) 23, 25
- thoracica (Aorta) 182, 192, 196, 212, 213, 214–215
- – (Oesophagus) 211
- tibiocalcanea (Lig. collaterale mediale) 380
- tibionavicularis (Lig. collaterale mediale) 380
- tibiotalaris anterior (Lig. collaterale mediale) 380
- – posterior (Lig. collaterale mediale) 380
- tympanica (Meatus acusticus externus) 66
- uterina (Tuba uterina) 312
- vertebralis (Pulmo) 190
- vestibularis (N. vestibulocochlearis) 77

Patella 351, 361, 369
- partita 357
- tanzende 358

Patellarsehnenreflex (PSR) 350
Paukenhöhle 68–69, 69, 70–71
- Arterien 74–75
- Etagen 68–69
- Lymphgefäße 75
- Nebenräume 75–76
- Nerven 73–74
- Schleimhautfalten 72–73
- subkutaner Abszess 75
- Taschen 72–73
- Venen 75
- Wände 69

Paukenraum 69, 69
Pecten ossis pubis 229
Pectus excavatum 173
Pediculus arcus vertebrae 155
Pedunculus(-i)
- cerebellaris inferior 52, 53, 55
- – medius 44, 52, 53
- – superior 52–53
- cerebri 28, 49–50, 52

Peitschenhiebmechanismus, Schleudertrauma 324
Pelvis
- major 275
- minor 276
- renalis 242, 266

Penis 277
Penisfraktur 278
Penisschaft 277
Periarthritis humeroscapularis 168
peribronchialer Plexus 193
Pericarditis
- s.a. Perikarditis
- exsudativa 199

Pericardium 179, 184, 194, 197, 199–200, 214
- fibrosum 199
- serosum 199

Pericranium 9, 11
perigastrischer Vaskularisationskreis 253
Perikardergüsse 200
Perikarditis 185
- s.a. Pericarditis
perilymphatischer Raum 78
Perimetrium 308–309
Perinealanästhesie 278
Perinealkörper 282
Perineum 276, 278
Periodontium 120
Periorbita 93
Periost 330
Peripharyngealraum 135–137
periproktitische Abszesse 294

Peritoneum 224, 228, 230, 233–239
- parietale 229, 233, 265, 284
- viscerale 233

Peritonitis 224, 233
- Appendizitis 259
- Hernie, inkarzerierte 231

Peritonsillarabszess 118
Perkussion 1
- Herz 203

Peroneusloge, Unterschenkel 366, 366, 367
Pes 371
- calcaneus 367, 371, 372
- equinovarus 364, 371
- equinus 371, 372
- hippocampi 40, 44
- planovalgus 371
- planus 371, 372, 379
- transversoplanus 379
- valgus 371
- varus 371

PET (Positronen-Emissions-Tomographie) 3–4
Petiolus epiglottidis 157, 157
Pfannenband 381
Pfeilnaht 11
Pferdefuß 371
Pfortader 254–255
- Stauungen 213, 255
Pfortaderkreislauf 175, 216
- Hypophyse 46
Phalanx
- distalis (Manus) 426
- media (Manus) 426
- proximalis (Manus) 426
Pharyngotomia
- subhyoidea 162
- – media 157, 161
Pharynx 137, 138–139
Pharynxmuskel 139
Philtrum 82
Phimose 277
Phlebographie 3
Phlebothrombose 365, 369
Phlegmone
- Achselhöhle 396
- V-förmige 422
Pia mater
- cranialis 9, 18–19, 19
- spinalis 330, 333
Plagiozephalus (= Schiefschädel) 12
Planta pedis 340, 371, 375, 376–378
Plantaraponeurose 376, 379
Planum
- interspinale 220, 221, 336
- intertuberculare 220, 221, 336
- subcostale 220, 221, 335–336
- supracristale 220, 221, 335–336
- transpyloricum 220, 221, 241, 335
Plattfuß 379, 381
Plattfußband 379, 381
Plattknickfuß 379
Platysma 83, 143, 144, 144–145, 149, 151, 160, 162, 168, 387
Pleura 186–188
- costalis 214
- parietalis 178, 187, 197
- visceralis 187
Pleuraerguss 190
Pleuragrenzen 188–189, 388
Pleurahöhlen 186–188
Pleurakuppel 169, 188
Pleurapunktion 182
Pleuritis 185
- sicca 186
Plexus
- aorticus abdominalis 270
- – thoracicus 163, 208

Plexus
- brachialis 162–163, 168–169, 170, 197, 214, 333, 387, 388, 396, 397, 398–399, 399, 400–401
- – Aufzweigungen 397
- cardiacus 164, 208
- caroticus 74
- – communis 164, 208
- – externus 164, 208
- – internus 73, 164, 208
- cervicalis 143, 162, 333, 413
- – Blockaden 144
- choroideus 19, 39, 40, 56
- coccygeus 279, 288, 333
- coeliacus 242, 243, 245, 252, 252, 253, 260
- deferentialis 252
- entericus 252, 260
- – Lähmungen 260
- gastricus 242, 243, 252
- hepaticus 252
- hypogastricus inferior 252, 270, 295, 301, 302
- – – pelvicus 310
- – – (pelvinus) 297
- – superior 252, 270, 301
- iliaci 252, 270
- intermesentericus 252
- intraparotideus 85–86, 86
- lumbalis 226–227, 227, 288, 333
- mesentericus inferior 252, 260
- – superior 245, 252, 260
- myentericus (Auerbach) 213, 260
- nervosus aorticus abdominalis 301
- – cardiacus 207
- – caroticus externus 15, 122
- – – internus 94–95, 112, 133
- – deferentialis 301
- – iliaci 301
- – intraparotideus 131
- – ovaricus 301, 313
- – prostaticus 299
- – pulmonalis 188, 192
- – rectales inferiores 301
- – – medii 301
- – testicularis 301
- – uterovaginalis 310
- – vesicalis 301
- oesophageus 208, 213, 253
- ovaricus 252, 268
- pancreaticus 252
- pelvicus 302
- peribronchialer 193
- pharyngeus 75, 77, 137, 139–140, 208
- prostaticus 252, 301
- pterygoideus 87
- pulmonalis 208
- rectales(-es) inferiores 252, 295
- – medii 252, 295
- – superior 252, 295
- renalis 252, 266, 268
- sacralis 227, 287, 287, 301, 333
- splenicus 247, 252
- subclavius 164, 208
- submucosus (Meissner) 213, 260
- subserosus 260
- suprarenalis 252, 268
- testicularis 231, 252, 268
- thyroideus impar 160, 160
- tympanicus 67, 73, 74, 77, 137, 164
- uretericus 252, 268
- uterovaginalis 252
- venosus basilaris 17–18, 37
- – canalis n. hypoglossi 13
- – caroticus internus 63, 106
- – foraminis ovalis 63
- – pampiniformis 231

Plexus venosus
- pharyngeus 128, 136
- prostaticus 298–299, 302
- pterygoideus 106, 134
- rectalis 255, 294–295, 296, 298, 303
- sacralis 302
- suboccipitalis 325, 326, 332
- uterinus 311
- vaginalis 311
- vertebralis externus 13, 217, 331, 332
- – – internus 63, 217, 326, 331, 332
- vesicalis 298–299, 302
- vertebralis 164, 208
- vesicalis 252, 297

Plexuslähmung, obere/untere 397
Plica(-ae)
- aryepiglottica 139, 156
- caecalis(-es) 237
- vascularis 237
- chordae tympani 68, 72, 73
- circulares (Kerckring) 257
- duodenalis inferior 237, 238
- – superior 237
- epiglottica 154
- fimbriata 122, 122
- gastricae 243
- gastropancreaticae 235, 254
- glossoepiglottica lateralis 120, 154
- – mediana 120, 154, 156
- ileocaecalis 237
- incudialis 73
- interureterica 297, 297
- lacrimalis (Hasner) 95, 110
- longitudinalis duodeni 245
- mallearis anterior 72, 73
- – posterior 68, 72, 73
- mesenterica superior 238
- nervi laryngei 158
- palatinae transversae 124, 126
- rectouterina 285, 309
- salpingopharyngea 112, 138, 138
- semilunaris(-es) 127, 258
- – conjunctivae 94
- spiralis (Heister) 251
- stapedialis 73
- sublingualis 122, 122
- synovialis infrapatellaris 359, 360
- transversa recti (Kohlrausch) 293, 296, 304, 305, 305
- umbilicalis anterior 223
- – lateralis 223, 225, 225, 230, 235
- – medialis 223, 224, 225, 230, 235
- – mediana 224, 225, 230, 235
- vesicalis transversa 238, 296
- vestibularis 154, 156
- vocalis 154, 156

Pneumoperitoneum 233
Pneumothorax, offener 186, 187
Pollakisurie, Prostatahyperplasie 299
Polus
- anterior bulbi oculi 96
- occipitalis 31
- posterior bulbi oculi 96
Polymastie 176
Polythelie 176
Pons 19, 28, 52, 53–54
Porta hepatis 248, 248
portale Hypertension 255
Portalvenen, Hypophyse 46
Porta-System 254
Portio
- supravaginalis cervicis 307
- vaginalis cervicis 307

453

Register

portokavale Anastomosen 175, 213, 216, 243, 254, *254*, 255, **255**
Porus
– acusticus externus 69, *76*, 89
– – internus 61–62, 63, *76*, 80
Positronen-Emissions-Tomographie (PET) 3–4
präsakrale Blockade 301
prätibiale Ödeme 367
prätrachealer Spalt **148**, *160*
prävertebraler Spalt **148**
Precuneus **33**
Premolares *119*
Preputium *277*
– clitoridis *278*, *279*
– penis *277*
Processus
– accessorius 327, *327*
– alveolaris (Maxilla) *111*
– – maxillae 89, *89*
– anterior 89
– articularis superior *330*
– axillaris (Mamma) *175*
– clinoideus anterior *8*, *62*
– – posterior *8*
– cochleariformis *70*, 70
– cochlearis *72*
– condylaris 66, *89*, *91*
– – (Mandibula) 90
– coracoideus 390, *390–392*, *396*
– coronoideus (Mandibula) 90
– costalis 327, *327*
– frontalis (Maxilla) 88–89, *107*, *109*, *114*
– – (Os nasale) 88
– lateralis (Malleus) *72*
– lenticularis (Incus) *71*
– mallei *72*
– mamillaris 327, *327*
– mastoideus *7*, *66*, 89, *142*
– muscularis (Cartilago arytenoidea) *156*, *157–158*
– orbitalis ossis palatini *107*
– palatinus maxillae *114*, *114*
– pterygoideus *18*, *74*, *106*, *114*, *115*
– spinosus *8*, *155*, *321*, *330*
– styloideus (Os temporale) *66*, *91*
– transversus *155*, *330*
– – atlantis *163*
– uncinatus (Os ethmoidale) *110*, *114*, *115*
– – (Pancreas) *244*, 245
– vaginalis *230*
– – peritonei *230*
– vermiformis *221*
– vocalis *154*, *156*, *157–158*
– xiphoideus *172*, *179*, 180, *180*, *199*, *235*
– zygomaticus (Maxilla) 88, *88*
– – (Os temporale) *75*
Projektionsfasern *47*
Prolaps
– uteri *281*, *309*, *310*
– vaginae *281*
Prominentia
– canalis facialis *70*
– semicircularis lateralis *70*
– laryngea *144*
– mallearis (Membrana tympanica) *67*, *68*
Promontorium *69*, 70, *71*, *276*, *287*, *294*, *304*, *305*, *305*, *328*
Prosencephalon *28*
Prostata **225**, *294*, *297*, *298*, *299*, **300**
Prostatahyperplasie, benigne 275, **299**
Prostatakarzinome **299**
Protuberantia
– mentalis 88, 90

Protuberantia
– occipitalis externa 7, 142
– – interna 62, *62*
Prussak-Raum 69, **73**
Pseudoarthrose 386
Pseudokryptorchismus 228
Psoasabszesse 226
Psoasmuskel, Kontraktion 265
Psoastest 226
PTCA 172
Ptosis 94, 103
– Horner-Symptomenkomplex 164
Pulmo 190–194
– dexter/sinister *194*
Pulmonalisbogen *206*
Pulmonalknopf, Herzschatten 205
Pulsionsdivertikel 213
Pulspalpationsstellen
– A. radialis 399
– Handwurzel *416*
Pulvinar **43**
Punctum
– lacrimale 94, *95*
– nervosum (= Erb-Punkt) 143, *162*, *168*, *174*
Punktion, A. subclavia 164
Pupilla *98*, 99
Pupillenstarre
– absolute 105
– hemianoptische 37
– reflektorische 105
Purkinjefasern 207
Putamen *42–43*
Pylorospasmus 243
Pylorus 241, 335
Pylorusstenose 243
pyogene Infektion, Antrum mastoideum *75*
pyramidales System *48*
Pyramiden *28*
Pyramidenbahn **48**
Pyramidenbahnstörungen, Basilaristhrombose 54
Pyramidenkreuzung **54**
Pyramis *55*

Quadratusarkade *184*
Quadrizepssehne *358*, *359*
Querfortsatzrudiment 327
Querherz 205

Rachen 137, **138–139**
– Zugang, operativer *161*
Rachenmandel 138
Rachenraum 138
radiale Nerven-Gefäß-Bahn *414*, **416**, *418*
Radialislähmung, Fallhand *398*, 400
Radialispuls 417
– Palpationsstellen *416*
Radiatio
– acustica *48*
– anterior thalami *47*, *48*
– centralis thalami *47*, *48*
– optica *47*, *48*
– posterior thalami *47*, *48*
Radio-Ulnar-Gelenk
– distales **416**
– proximales 410
Radius *411*, *414*, *426*
Radiusfraktur 416
Radix
– anterior (N. spinalis) *330*
– inferior (Ansa cervicalis) 151, *162*, *163*
– linguae *120*
– mesenterii 236, *238*
– nasi *109*, *115*
– parasympathica (Ganglion ciliare) *104*

Radix
– penis 278
– posterior (N. spinalis) *330*
– pulmonis *190*
– sensoria *105*
– superior (Ansa cervicalis) *149*, 151, *151*, *162*
– sympathica (Ganglion ciliare) *104*
Ramus(-i)
– acetabularis *347*
– – (A. obturatoria) 344, 355
– acromialis (A. thoracoacromialis) 388, *394*
– alveolares superiores *84*
– – – medii *135*
– – posteriores *85*, *130*, *135*
– anterior (A. obturatoria) 355
– – (A. renalis) *266*, 267
– – (A. ulnaris) 410
– – (N. obturatorius) 354
– – (N. thoracicus) 225
– ascendens (Lobus frontalis) 31
– auriculares anteriores (A. temporalis supficialis) *67*
– auricularis (N. vagus) *67*, *86*, *137*
– bronchiales (Aorta) 190, *192*, 192, 213
– – (Truncus vagalis) 213
– buccales (N. facialis) *86*
– calcanei laterales *341*, *369*, 374
– – mediales *341*
– cardiaci cervicales inferiores (N. vagus) *162*, 196, *197*, *207*, 208
– – – superiores (N. vagus) *162*, 207, *208*
– carpeus/carpalis (A. radialis) *409*
– – dorsalis (A. radialis) 426
– – – (A. ulnaris) *409*, *423*, 426
– – palmaris 426
– – (A. ulnaris) 423
– circumflexus (A. coronaria sinistra) *203*, *209*
– – fibularis (A. tibialis posterior) *358*
– clavicularis (A. thoracoacromialis) 388
– collateralis (A. intercostalis suprema) *182*
– colli (N. facialis) *86*, 86, 150–151
– communicans cum nervo zygomatico *106*, *135*
– – – ramo auriculari n. vagalis *136*
– – (N. spinalis) *174*
– peroneus (N. peroneus communis) 364, 370
– – (Truncus sympathicus) 216
– – ulnaris *429*
– cutaneus(-i) anterior *183*
– – – pectoralis *174*
– – anteriores *341*
– – – abdominales (Nn. thoracici) *174*
– – – (N. femoralis) *351*, 354, 357
– – – (Nn. intercostales) *175*
– – – (Nn. thoracici) *174*
– – – pectorales (Nn. intercostales) *174*, 388
– – cruris mediales *341*
– – – (N. saphenus) *351*
– – laterales(-es) (N. iliohypogastricus) *341*, *342*
– – – pectorales (Nn. thoracici) *174*, *174*, *183*
– – (N. obturatorius) 354
– – deltoideus (A. thoracoacromialis) 388

Ramus(-i)
– descendens (A. circumflexa femoris lateralis) *353*, 357
– – (A. transversa colli) *394*
– dexter (A. hepatica propria) 251
– digastricus (N. facialis) *86*, *132*
– dorsalis(-es) (A. intercostalis suprema) *182*, *183*
– – linguae (A. lingualis) *128*
– – – (A. profunda linguae) *122*
– – (N. spinalis) *174*, 321
– – (N. ulnaris) *417*, *424*, *426*, *429*
– – (Nn. intercostales) *394*
– externus (N. accessorius) *137*, *167*
– – (N. laryngeus superior) *151*, *158*, *169*
– femoralis (N. genitofemoralis) 226, *341*, 353
– frontalis (A. meningea media) *61*
– – (A. temporalis) *94*
– gastrici anteriores (Truncus vagalis anterior) *213*, *243*
– – posteriores (Truncus vagalis anterior) *243*
– genitalis (N. genitofemoralis) 226, 231, *279*
– gyri angularis *24*
– hepatici (Truncus vagalis anterior) *213*
– inferior (N. oculomotorius) *105*, *106*
– – (Os pubis) *276*
– infrapatellaris (N. saphenus) *341*, 357
– intercostales anteriores (A. thoracica interna) *180*, *182*, *183*
– interganglionares (Truncus sympathicus) *216*
– internus (N. accessorius) 137
– – (N. laryngeus superior) *158*, *169*
– interventricularis anterior (A. coronaria sinistra) *203*, *209*, *209*
– – posterior (A. coronaria dextra) *203*, *209*
– labiales anteriores (Aa. pudendae externae) *280*
– – posteriores (A. perinealis) *280*
– – – (N. pudendus) *287*
– – superiores (N. infraorbitalis) *135*
– laryngopharyngei (Ganglion cervicale superius) *164*
– lateralis (N. frontalis) *104*
– – (N. supraorbitalis) 10, *84*, *104*, *143*
– linguales (N. glossopharyngeus) *136*
– malleolares laterales (A. peronea) *376*
– – mediales (A. tibialis posterior) *376*
– mammarii (A. thoracica interna) *183*
– – laterales (Aa. intercostales posteriores) *176*, *176*
– – – (Nn. intercostales) *176*
– – – mediales (A. thoracica interna) *176*, *176*
– – – (Nn. intercostales) *175*, *176*
– mandibulae *8*, *88*, 90, *127*, *134*
– marginalis mandibularis (N. facialis) *86*, *149*, *150*
– medialis (N. frontalis) *104*
– – (N. supraorbitalis) 10, *84*, *104*, *143*
– mediastinales (Aorta) 214
– medullares mediales (A. vertebralis) *23*

Register

Ramus(-i)
- meningeus(-i) (A. meningea media) 61
- – (A. occipitalis) 86
- – (A. temporalis profunda) 86
- – (A. vertebralis) 15, 23
- – (N. mandibularis) 63, 133
- – (N. vagus) 137
- muscularis stylopharyngei (N. glossopharyngeus) 136
- nasalis(-es) 135
- – externus (N. ethmoidalis anterior) 111, *112*
- – interni laterales (N. ethmoidalis anterior) *112*
- – – mediales (N. ethmoidalis anterior) *112*
- – – (N. ethmoidalis anterior) 111
- – – posteriores inferiores (N. palatinus major) 113
- – – superiores laterales (N. maxillaris) *112*, 113
- – – – mediales (N. maxillaris) 113, 135
- oesophagei/oesophageales 208
- – (Aorta) 213–214
- ovaricus (A. uterina) 310, 311, 313
- palmaris (N. medianus) 413
- profundus (A. ulnaris) *409*, 423–424
- superficialis (A. radialis) *409*, *417*, *421*, *423*, 424
- – – (A. ulnaris) 424
- palpebrales inferiores (N. infraorbitalis) 94, *135*
- – (N. trigeminus) 94
- pancreaticii (A. gastroomentalis sinistra) 253
- – (A. splenica) 245
- pectorales (A. thoracoacromialis) 179, 388
- perforans(-tes) (A. peronea) 376
- – (Aa. metatarseae) 378
- pericardiacus(-i) (Aorta) 214
- – (N. phrenicus) 185, *197*
- petrosus (A. meningea media) 61, *75*
- pharyngei (N. glossopharyngeus) *136*, 137, *208*
- – (N. vagus) 137
- phrenicoabdominales (N. phrenicus) 185
- posterior (A. circumflexa femoris medialis) 355
- – (A. renalis) 266, 267
- – (A. ulnaris) 410
- – (Lobus parietalis) 29
- – (N. obturatorius) 354
- – (Sulcus lateralis) 31
- profundus (A. transversa colli) 168
- – (N. plantaris medialis) *375*
- – (N. radialis) 408, *417*
- – (N. tibialis) 378
- – (N. ulnaris) *423*, 423
- pubicus (A. epigastrica inferior) 355
- – (A. iliaca interna) 287, 288, *288*
- pulmonales *208*
- – thoracici (Ganglion thoracicum) 211
- radialis (A. ulnaris) 424
- scrotales (A. perinealis) 280
- – (Aa. pudendae externae) 280
- – (N. pudendus) 287
- septales posteriores *112*, 113
- sinus carotici (N. glossopharyngeus) *136*

Ramus(-i)
- spinalis (A. intercostalis suprema) 182, *183*
- stapedialis (A. stylomastoidea) 75
- sternales (A. thoracica interna) *183*
- sternocleidomastoideus (A. occipitalis) 151
- stylohyoideus (N. facialis) 132
- superficialis (N. plantaris lateralis) 378
- – (N. plantaris medialis) *375*
- – (N. radialis) 400, 408, *413*, 416, *424*, 426, *429*
- – (N. ulnaris) 423
- superior (N. oculomotorius) 104, *105*
- – – (Os pubis) 276–277, 278
- – temporalis(-es) anterior (A. meningea media) 24
- – – medius (A. menigea media) 24
- – – (A. meningea media) 24
- – – (N. facialis) 86
- – – posterior (A. menigea media) 24
- – terminales (A. cerebri media) 25
- thymici (A. thoracica interna) 195
- thyrohyoideus (Ansa cervicalis) 151
- tonsillaris(-es) (A. palatina ascendens) 127
- – – (N. glossopharyngeus) *136*, 137
- tubarius (A. uterina) 310, 311
- tuberis cinerei (A. choroidea anterior) 22, 37
- uretenci (A. renalis) 266, *266*
- ventralis (N. cervicalis) 124
- – (N. spinalis) 146, *174*
- – (N. thoracicus) 181
- zygomatici (N. facialis) 86
- zygomaticofacialis *10*, 10, *105*
- – (N. zygomaticus) 84
- zygomaticotemporalis *10*, 10, 84, *105*, 129

Ranula 123
Raphe
- pharyngis 139
- scroti 277, *286*

raumfordernde Prozesse, Gyrus precentralis 30
Raumorientierung 59
Rautengrube 51, **55–56**, *56*
Rautenhirn 28, **51**
Recessus
- costodiaphragmaticus 188, 190, *197*, *214*, 247
- costomediastinalis 188
- duodenalis inferior 237, *238*
- – superior 237, *238*
- epitympanicus 69, *69*, 71, *72*, **73**
- hepatorenalis 238
- ileocaecalis inferior 237, *238*
- – superior 237, *238*
- inferior bursae omentalis 235, *237*
- infundibuli (Ventriculus lateralis) *39*, 41
- intersigmoideus 237, *238*
- lateralis (Ventriculus quartus) 40, 41, *44*, 55, *56*
- membranae tympanicae anterior *73*
- – – posterior *73*
- – – superior 66, **73**
- paracolici *238*
- paraduodenalis *238*

Recessus
- pharyngeus (Rosenmüller) 138, *138*
- phrenicomediastinalis 188
- pinealis (Ventriculus lateralis) *39*, *41*
- piriformis *138*, 139, 154, *156*
- pleurales 187
- retrocaecalis 237, *238*
- retroduodenalis *238*
- sphenoethmoidalis 110, *110*
- splenicus 235, 246
- subhepatici *238*
- subphrenici 237, *238*
- subpopliteus 358
- superior bursae omentalis 235
- supraopticus (Ventriculus lateralis) *39*, 41
- suprapinealis (Ventriculus lateralis) *39*, 41
Rectum 234, 237, 239, 258, 285, 293, 296, 300, 305
- Dehnungsrezeptoren 295
- operative Zugangswege 296
Rectus 222
Reflexbahnen, vestibuläre 53
Regenbogenhaut 99
Regio
- analis 276, *276*
- antebrachii anterior 386, *413*
- – posterior 386, *413*
- axillaris *172*, 395–402
- brachii anterior 386
- – posterior 386
- buccalis *7*, 118
- calcanea *340*, 371
- carpalis anterior 386, *419*
- – posterior 386, *419*
- cervicalis anterior **150–152**
- – lateralis *142*, **167–168**
- – posterior *142*, *142*, 315, *316*, *322*
- cruris anterior *340*, 367–370
- – posterior *340*, 357–371
- cubitalis anterior 386, *407*
- – posterior 386, 407–408
- deltoidea 386, 389–390
- epigastrica 221, 241
- femoris anterior *340*, *351*, 354–355
- – posterior *340*, **355–356**
- frontalis *7*, **10–11**
- genus anterior *340*, 357–358
- – posterior *340*, 357, **362–364**
- glutealis **340**, *340*, 341–347
- hypochondriaca 221, 241, 246
- inframammaria *172*
- infraorbitalis *7*
- infrascapularis *316*
- inguinalis 221, **227–231**
- lateralis 221
- lumbalis *316*
- mammaria *172*
- mentalis *7*
- nasalis *7*, 109
- occipitalis *7*, **10–11**
- oralis *7 Abb.*, 117–127
- orbitalis *7*, 93–95, *95*, 96–108
- parietalis *7*
- pectoralis *172*
- perinealis 276, *276*
- presternalis *172*
- pubica 221
- sacralis *316*
- scapularis *316*, 393–395
- sternocleidomastoidea *142*, **162–163**
- temporalis *7*, **10–11**, 129
- umbilicalis 221
- urogenitalis 276, *276*
- vertebralis *316*
- zygomatica *7*

Reglerzentrale, nervöse Vorgänge 45
Reichert-Knorpel 72
rektale Palpation, digitale 294
Rektoskopie 293
Rektusdiastase 231
Rektusscheide 223–224
Rekurrensparese 158
- doppelseitige 158
Ren 234, 238, 244, 258, **263–264**, *264*, **265**–266, *269*, **271–273**
- mobilis 266
Renkulifurchungen 266
Renovasographie 270
Reservestrecke, Kniegelenk 358
Respirationsepithel, Larynx 155
Rete
- acromiale 394
- articulare cubiti 407, *409*, **410**
- – genus 357, 364
- – calcaneum *375*, *377*, 378
- – carpi dorsale 426
- – malleolare laterale *369*, 376, 378
- – mediale *375*, 376, 378
- – patellare *357*
- – venosum dorsale manus *424*, 426, *429*
- – – pedis 368, *374*
- – – plantare 368
Retikularissystem **58–59**
Retina *97*, 101
Retinaculum
- musculorum extensorum inferius pedis *369*, *371*, *373*
- – – (Manus) 414, *424*, 425
- – – superius pedis 366, *373*
- – flexorum (Manus) 414, *417*, *419*, *421*, *423*, *429*
- – – (Pes) 371, *373*
- – peroneorum inferius 371, *373*
- – – superius 371, *373*
- – patellae laterale 350, 358, *359*
- – – mediale 350, 358, *359*
Retrobulbärphlegmone 96
Retroflexio
- uteri 309, *310*
- fixata, incarcerata bzw. mobilis 310
retroösophagealer Spalt 148
retropatellarer Gelenkknorpel *361*
retroperitoneale Venen 255
Retroperitonealraum **263–269**, **271–273**
- Lymphbahnen 272
retroperitonealer Spalt 148
Retropharyngealraum 136
Retropneumoperitoneum 233
retrosternaler Fettkörper, Thymus 195
rhinobasale Frakturen 64
Rhinoliquorrhö 6, 20
Rhinoscopia anterior 110
Rhombencephalon 28, **51**
Riechnerv 34
Rigor 51
Rima
- glottidis 154
- pudendi 279
- vestibuli 154
Ringknorpel 156
Rippen, Ruhigstellung 181
Rippenfellentzündungen 188
Rippenfrakturen 181
- Nierentrauma 264
Rippenköpfchen 180
Rippenrudiment 327, *327*
Rippenwirbelgelenke 330
Risus sardonicus 82
Robin-Virchow-Raum *19*
Roemheld-Symptomenkomplex 202
Röntgen-Schichtuntersuchung 3

455

Register

Röntgenuntersuchung, konventionelle 3
Rosenmüller-Lymphknoten 353
Roser-Nélaton-Linie 346, 346
Rostrum corporis callosi 32, 46
Rotatorenmanschette 391, 392, **393**
Rucksacklähmung 168
Rücken 315–338
– Regionen 315–317
– Relief, äußeres 315
Rückenmark 334
Rückenmarkhaut, weiche 333
Rückenmuskeln
– autochthone 317
– – intertransversales System 320
– – laterale 319
– – mediale 321
– – sakrospinales System 320
– – spinales System 321
– – spinotransversales System 320
– – transversospinales System 321
– oberflächliche 317–319
– – Innervation 318
– – tiefe 317, 319–322
rundes Fenster 79

Sacculus 77, 78
Saccus
– endolymphaticus 15, 77–78, 79
– lacrimalis 94, 95
Säbelscheidentrachea 159
sagittale Achse, Hüftgelenk 345
Sakralanästhesie 332
Sakralisation 326
Salpinx 312
Samenleiter 231, 277, 299
Samenstrang 228, *228*, 230, *230*, **231**
– Hüllen 229
Samenzellbildung 228
Saugreflex 59
Scala
– tympani 69, 78, *78*, 79
– vestibuli 78, *78*, 79
Scaphozephalus (Kahnschädel) *12*
Scapula 178, 206, 386, 395
Schädel
– Bezugspunkte 335
Schädelbasis
– äußere 7
– Berstungsbrüche 64
– innere 60–62, *62*, **63–65**
– – Durchtrittsstellen 63
– – konstruktiver Bau 64
– – Öffnungen 63
Schädelbasisbrüche 20, 74
Schädeldach 8, **11**
– knöchernes 11
– Schichten 9
Schädeldecken 8–20
Schädeldeformitäten 11, *12*
Schädelfraktur 15
– frontobasale 64
Schädelgrube
– hintere 62
– – Frakturen 65
– – Inhalt 62
– mittlere **61–62**
– – Inhalt 62
– vordere 60, 108
– – Inhalt 61
Schädel-Hirn-Trauma (SHT) 6
Schallleitungsblock 71
Schallleitungskette, Defekte, angeborene 72
Schambein 289
Schambeinast 276
Schambeinfuge 289
Schamberg 221

Schamlippe, große 278
Scheide 306
Scheidenvorhof 279
Scheitellappen 29, **31**
Schenkeldreieck 348, 351–354
– Begrenzungen 351
– Vorderseite 351
Schenkelgefäße 354
Schenkelhalsfraktur 346
Schenkelhernien 231
– Bruchpforte 353
Schenkelkanal 353
Scheuklappenphänomen 37
Schiefhals 145, 319
– okulärer 103
Schiefschädel (Plagiozephalus) *12*
Schienverbände, Kompressionen 364
Schilddrüse 159–160
– Vergrößerung 159
Schilddrüsengang 120
Schildknorpel 156
Schläfenabszess 75
Schläfenbeinschuppe 62
Schläfenlappen 29, 31, 33
Schläfenregion 129
Schlaf-Wach-Rhythmus 59
Schlaganfall 152
Schlagvolumen 205
Schlemm-Kanal 98
Schleudertrauma 324
– Entstehung *325*
Schluckbeschwerden 141
Schluckreflex 59, 139
Schluckstörungen 55, 158
Schlüsselbein 386
Schlüsselbeinarterien 164
Schlüsselbeindefekte, angeborene 386
Schlüsselbeinfrakturen 389
Schlundenge 126
Schmorlknötchen *328*
Schnecke 65, 80
Schneckenspitze 78
Schock 6
Schokoladenzysten
– Endometriose 304, 308
Schrägherz 205
Schubladenphänomen, Kreuzbandriss *362*
Schüttellähmung 50
Schulter 386–402
Schulterblatt 386
Schultergegend
– hintere 393–395
– seitliche 389–390
– vordere 387–389
Schultergelenk 390–393
– Funktionen 392
– Luxationen 392, *393*
– MRT *391*
– Punktion 392
Schweifkern 41
Schweißdrüsenabszesse 395
Schwellkörper, Penis 278
Schwurhand, Medianuslähmung *398*, 399
Sclera 97, **98**, 98–99
Scrotum 276–277
Sectio alta 296
Seekrankheit 80
Segmentanatomie, Lunge 192
Segmentbronchien 192
Segmentum(-a)
– anterius inferius (Ren) *266*
– – laterale dextrum (VI) *249*
– – sinistrum (III) *249*
– – mediale dextrum (V) *249*
– – (Pulmo dexter) *191*
– – (Pulmo sinister) *191*
– – superius (Ren) *266*

Segmentum(-a)
– apicale (Pulmo dexter) *191*
– apicoposterius (Pulmo sinister) *191*
– basale anterius (Pulmo dexter) *191*
– – – (Pulmo sinister) *191*
– – laterale (Pulmo dexter) *191*
– – – (Pulmo sinister) *191*
– – mediale (cardiacum) (Pulmo dexter) *191*
– – – – (Pulmo sinister) *191*
– – posterius (Pulmo dexter) *191*
– – – (Pulmo sinister) *191*
– bronchopulmonalia *191*, 192
– inferius (Ren) *266*
– laterale (Pulmo dexter) *191*
– lingulare inferius (Pulmo sinister) *191*
– – superius (Pulmo sinister) *191*
– mediale (Pulmo dexter) *191*
– – sinistrum (IV) *249*
– – posterius laterale dextrum (VII) *249*
– – – sinistrum (II) *249*
– – mediale dextrum (VIII) *249*
– – (Pulmo dexter) *191*
– – (Ren) *266*
– renalia 267
– superius (Pulmo sinister) *191*
– – (Ren) *266*
Sehachse 96
Sehbahn
– Projektionsfeld 33
– Umschaltstelle 49
Sehnenscheidensack, ulnarer 421
Sehnerv 34, 102
Sehstrahlung 47
Seitenband-Kapselläsion *362*
Seitenbandruptur, Aufklapp-Phänomen *358*
Seitenfontanelle 12
Seitenventrikel 40
Sella turcica 19, 62, 106, 112, 114
Semicanalis
– m. tensoris tympani 70–71
– tubae auditivae 70
Senkfuß 371
Senkungsabszesse, Lakunen 352
sensorische Bahnen, Thalamus 43
sensorische Fasern, Hirnnerven 35
Septum(-a)
– femorale (Cloquet) 229, 353
– interalveolaria 120
– intermusculare brachii laterale 404, *404*
– – – mediale 404, *404*
– – cruris anterius 366
– – – posterius 366
– – femoris laterale 348, 349
– – – mediale 348, 349
– interradicularia 120
– linguae 121
– nasi 109, *111*, 115
– orbitale 93, 95
– pellucidum 32, 40, 42–43
– rectovaginale 285, *285*, 304, 305
– rectovesicale 285, *294*
– scroti 277
Sialolithiasis 123
Siebbeinplatte 108
Siebbeinzellen 108, 116–117
Single-Photon-Emissionscomputertomographie (SPECT) 3–4
Singultus 185
Sinus
– caroticus 152
– cavernosus 17, *17*, 18, 26, 37, 37, 61, 62, 87, 106
– – Infektionspforten 134
– – Phlebitis 18

Sinus cavernosus
– – Thrombose 18
– coronarius 203, 210
– durae matris **16–18**
– frontalis 8, *19*, 42, 106, 110–111, 114, 116
– intercavernosus 17, *17*, 18
– maxillaris (Highmore) 8, 95–96, 106, *111*, 116, **116**
– – Öffnungen 116
– obliquus pericardii 199, 200
– occipitalis 17, *17–18*
– paranasales 115–117
– petrosus inferior 17, *18*
– – superior 17, *17–18*, 61
– prostaticus 300, *300*
– rectus 14, **16**, 17, 26, 28, 61, 87
– sagittalis inferior 9, **16**, 17, 26, 87
– – superior 9, 14, 16, **16**, 17–19, 26, 52, 87
– sigmoideus 17, *17–18*, 26, 61, 62, 69, 75, 76
– sphenoidalis 8, 18–19, 110, 114, 117, *138*, 163
– sphenoparietalis 17, *17–18*, 61
– tarsi 381
– transversus 14, **17**, 17–18, 26, 52, 61, 62
– – pericardii 199, 200
– venosus sclerae 97, 98
Sinusitis, Mittelohrentzündung 73
Sinusknoten 207
Sinusthrombose 75
SIT-Muskeln 393
Sitzbein 289
Skalenusgruppe 146
Skalenuslücke
– hintere 146, *163*, 169, 214
– vordere 146
Skalenusmuskeln 145
Skalenussyndrom 170
Skalp 9
Skalpverletzung 6
Skeletotopie 2
Skelettalter 432
Skelettelemente, akzessorische 432
Skene-Drüsen 306
Sklerenikterus 240
Skoliose 317, 326
Skotom 102
SMAS, Verschiebelappenplastiken 82
Smegma 277
Somato-Afferenzen/-Efferenzen, Hirnnerven 34
somatosensible Bahnen, Thalamus 43
Somatosensorik 31
Sonographie 4
Sorgius-Lymphknoten 177
Spannungspneumothorax 187
Spatium(-a)
– epidurale 330, *332*
– episclerale 96
– intercostalia 181–183
– lateropharyngeum **136**, 148
– parapharyngeum 136
– perilymphaticum 78, *78*
– peripharyngeum *127*, 135–137
– pretracheale **148**, 160
– prevertebrale **148**
– profundum perinei 284
– retroösophageum **148**
– retroperitoneale 233, *237*, **263–273**
– retropharyngeum *127*, **136**, 148
– retropubicum (Retzius) 285, *294*, 296
– sternocleidomastoideum **148**
– subarachnoideum 9, *19*, **20**, 43, 330, 334

Register

Spatium(-a)
– submandibulare **148**
– submentale **148**
– superficiale perinei *284*, 284
– suprasternale **148**, *161*, 285
SPECT (Single-Photon-Emissionscomputertomographie) 3–4
Speiseröhre **161**
– s. Ösophagus
Spermatogenese 228
Spina
– iliaca anterior superior 220,
276, 341, 354
– – posterior inferior 336
– – – superior 336, 341
– ischiadica 276, *278*, 289
– mentalis 90
– nasalis anterior 88, *89*
– – posterior 114
– scapulae 142, 172, 316, 335, *394*
Spinalanästhesie 332–333
spinale Bahnen, Endigungen 51
spinohumerale Muskeln 317
Splanchnikographie 270
Splen (Lien) *234*, 236, 238, 244,
246–247, 264, *264*
Splenektomie 247
Splenium *46*
– corporis callosi 32, *33*, 52
Splenomegalie 246
Split-Brain-Operation 47
Sprachstörungen 55
Sprachzentrum
– motorisches (Broca) 31
– sensorisches (Wernicke) 31
Spritzkanal 299
Sprunggelenk *380*
– oberes 380
– – Punktion 380
– unteres 381
Squama
– frontalis 60, 87, *89*
– occipitalis 62
Stapes 69, 71, *72*, 78
Stauungsbronchitis 193
Stauungsikterus 251
Steigbügel *32*
Steigbügelfalte **73**
Steilherz 205
Stellatumblockade 94, *163*, 164
Stellknorpel 156
Stellreflexe 53
Steppergang 364
Sterno-Klavikular-Gelenk **389**
Sternum *178*, *180*, **181**
Stimmbandmuskel 158
Stimmlippen 154
Stimmritze, echte/falsche 154
Stimmverlust 159
Stirnbeinhöcker 87
Stirnbeinschuppe 60, 87
Stirnfontanelle 11
Stirnfortsatz 88
Stirnhöhle *110*, 116
Stirnlappen 29, **30–31**, 33
Stirnnaht 11
Strabismus paralyticus 103
Strangulationsileus 257
Strata grisea *42*
Streckerloge
– Oberschenkel *348*, 350
– Unterarm *414*
– Unterschenkel 366, *366*
– – Muskeln 367
Streifenkörper 41
Stria(-ae)
– cutis distensae 221
– mallearis 67, *68*
– medullares ventriculi quarti *44*,
54, 56, 56
– olfactoriae mediales lateralis 33
– terminalis 43

Striatum 48
Stridor 141
striopallidäres System, Störungen
48
Stripping-Operation 369
Struma 159
Stuhldrang 295
Stuhlinkontinenz 294
Subarachnoidealblutung 20
– Hirnaneurysmen 22
subarachnoideale Flüssigkeitsan-
sammlung 13
Subarachnoidealraum **20**, 333–334
– Zisternen 20
subdurale Flüssigkeitsansammlung
13
Subduralhämatom *14*, 20, 26
subkutaner Abszess, Paukenhöhle
75
Sublingualloge 122–125
Submandibularloge *146*, **148**, 150
Submentalloge **148**, 151
Subokzipitalpunktion *19*, 322
Subpektoralphlegmone 179
Subsegmentbronchien 192
Substantia
– grisea centralis *50*, 51
– nigra *45*, **48**, **50**, *50*
– perforata anterior **33**
– – posterior 49
Subtalargelenk 381
Subtraktionsangiographie, digitale
(DSA) 3
Subziliarschnitt *88*
Sulcus(-i) 32–33
– anterolateralis **54**
– arteriae subclaviae 164
– – vertebralis 324
– arteriosi *62*
– basilaris 54
– bicipitalis lateralis 403, 407
– – medialis 403, 407
– calcarinus *32*, **33**
– carpi 419
– centralis insulae *32*, 32
– – (Rolando) 29–30, *31–32*
– cinguli *32*
– circularis insulae *32*, 32
– collateralis *32*, **33**, *33*
– coronarius 200
– corporis callosi 32, *32*
– costae 180–181, *182*
– frontalis inferior 30, *31*
– – superior 30, *31*
– glutealis 341
– hippocampalis *32*, **34**
– hypothalamicus 45
– infraorbitalis *107*
– intertubercularis *391*, 392
– interventricularis anterior 200
– – posterior 200
– intraparietalis 31, *31*
– lateralis (Sylvius) 29, 31
– limitans *44*, 56, 56
– medianus (Fossa rhomboidea)
44, **55**, 56
– – linguae 120
– – posterior 55
– mentolabialis 82
– nasolabialis 82
– occipitalis transversus 31, *31*
– occipitotemporalis *32*, **33**, *33*
– olfactorius *31*, **33**, *33*
– orbitales **33**
– paracolici 237, *259*
– parietooccipitalis 29, *31–32*, 33
– postcentralis *31*
– posterolateralis 55
– precentralis *31*
– pulmonis *179*, 180
– rhinalis *32–33*
– sinus sigmoidei 62, *76*

Sulcus(-i) sinus
– – transversi 62, *62*
– subparietalis *32*, **33**
– temporalis inferior 31, *31*
– – superior 31, *31*
– terminalis linguae 120
– venae cavae 249
Supercilium *95*
superficial musculo-aponeurotic
system (SMAS) 82
Supinationsstellung, Arm 416
Supraglottis 154
Suprasternalloge **148**
Sustentaculum tali 371
Sutura
– coronalis *8*, 11, *12*
– frontalis 11, *12*
– lambdoidea *8*, 11, *12*
– palatina mediana 124
– sagittalis 11, *12*
– – superior *12*
Suturen 11
Sympathikus 260
Symphysis
– pubica 221, *280*, 282, *285*, 289,
294, 305
– xiphosternalis 335
Syndesmosis tympanostapedia *72*
Synostosen
– prämature 11
– vorzeitige *12*
Szintigraphie 4

Tabatière 416, 423
Taenia
– coli *258*
– libera *258*
– mesocolica *258*
– omentalis *258*
– thalami *43*
– ventriculi quarti 56
Tänien *258*
Talus *380*, *382*
Talusluxationen 381
tanzende Patella 358
Tarsus superior *95*
Taschenfalten 154
Tauchkropf 159
Tectum mesencephali 28, *50*
Tegmentum mesencephali 28, *50*
Tela choroidea 40
Telencephalon *19*, 28, *29*
– Kerne 41–42
Televisions-Thrombose 370
Tendinosen 373
Tendo
– calcaneus (Achilles) *355*, 367,
379
– musculi stapedis 68–69
– – tensoris tympani *72*
Tendovaginitis 373
Tentorium cerebelli *14*, 15, 29, *34*,
42, 41
Tentoriumsriss 15
Testis *230*
Tetanie, parathyreoprive 159
Tetanus 82, 92
Tetraplegie 55
Thalamus 28, *40*, *42*, **43**, 44–45, *48*,
52, *85*
– Erkrankungen 44
Thalamusstrahlung 47
Thalamus-Syndrom 44
Thenar 419
thoracic outlet syndrom 173
Thorax 171–197, 199–217
– Computertomographie *178*
Thoraxapertur, obere, Einengun-
gen 173
Thoraxdrainage 182
Thrombophlebitis, septische 18

Thymus **194**, 195, *197*, 214
– retrosternaler Fettkörper 195
Thymusdreieck 188
Thyreotomie 161
Tibia *359*, *366*, 369
Tiefensensibilität 31
Tomographie 3
Tonsilla
– lingualis 121, 137, *138*, 138, *138*
– palatina *119*, *126*, 126–127, *127*,
138, 138, *138*, 139
– pharyngea/pharyngealis *138*,
138, 138, *138*
– tubaria *138*, 138
Tonsillektomie 118, 127–128
Tonsillen, Rötungen und Schwellungen 118
Tonsillitis 117
Tor zum Bewusstsein 43
Torticollis 145
– ocularis 145
– spasticus 145
Torus
– levatorius *138*
– tubarius *138*
Totenflecken 2
Trachea *138*, *155*, 160, **194**,
196–197, *197*, **206**
Tracheotomia/-tomie 155, *161*
– inferior 162
– superior 162
Tractus
– corticopontinus *50*, 53
– iliotibialis (Maissiat) *342*, 349
– olfactorius **33**, *33*, **61**
– opticus 37
– pyramidalis **48**, *50*, **55**
– spinalis n. trigemini 55
– spinocerebellaris anterior (Gow-
er) 52, 53, **53**
– – posterior (Flechsig) 51, *52*, **53**
– tegmentalis centralis *50*
– vestibulospinalis **54**
Tränenapparat 94–95, *95*
Tränenbein 115
Tränendrüse 94
Tränenflüssigkeit 94
Tränenkanälchen 94–95, *95*
Tränennasengang 95, *110*
Tränensack 94–95
Tränenwege, abführende 94
Tragus 65
Traktionsdivertikel 213
transversale Achse, Hüftgelenk 345
Transversus 212
Trapezium secundarium 432
Traube-Raum 242
Treitz-Hernien 236
Trichterbrust 173
Trigeminusdruckpunkte 84, *89*
Trigeminusneuralgie 84
Trigeminuswurzel, motorische, Lä-
sionen 92
Trigonozephalus (Keilschädel) *12*
Trigonum 432
– caroticum *142*, 143, **151–153**
– claviperctorale *172*, 387–389
– femorale 229
– femoris *340*, 348, 351, *351*,
352–354
– fibrosum dextrum 207
– lumbale (Petit) 231, 317, *318*
– musculare *142*, **153**
– nervi hypoglossi *44*, 56, 56
– – vagi *44*, 56, 56
– olfactorium **33**, *33*
– omoclaviculare *142*, 167, **169**
– submandibulare 124, *142*, 149,
150
– – Arterien 150
– submentale *142*, **150–151**
– vesicae (Lieutaud) *297*, 297

457

Register

Trismus 92
Trochanter major *318*, 341
Trochanter-Patella-Linie 348
Trochlea humeri 410, *411*
Trommelfell 65, **67**, 68
Trommelfellnabel 67
Trommelfelltasche
– hintere **73**
– vordere **73**
Troponin-Schnelltest 172
Truncus(-i)
– brachiocephalicus 163, *182*, 194, 196, *197*, 209
– bronchomediastinalis 165, 166
– – dexter 215
– coeliacus (Haller) 242, 244, 245, 252–253, *253*, 269, 270, 335
– corporis callosi 32, *46*
– costocervicalis 165, *169*, 183, 389
– encephali 29
– inferior (Plexus brachialis) 397, *398*
– intestinales 214, *271*, 272
– jugularis 165, 166, *215*
– lumbales 214, *271*, 271, **272**
– lumbosacralis 287
– medius (Plexus brachialis) 397, *398*
– pulmonalis 194, 196, 199, 203, 209
– – Auskultationsstellen 204
– subclavius 165, 166, *215*, 402
– superior (Plexus brachialis) 397, *398*
– sympathicus *127*, 136–137, 139, 152, *160*, 163, **163**, 191–192, 195, *197*, 200, 207, 213, *214*, 216, 269
– thyrocervicalis *162*, 165, *169*, 389, 409
– vagalis anterior *212*, 213, *214*, 242, 243, 253
– – posterior *197*, 213, *242*, 253, 269
Tuba
– auditiva (Eustachio) 65, 66, 68, 70–71, *73*, 76, 76, 77, *78*, 110
– uterina 310, 312, *313*
Tubenkatarrh 77
Tubenmandel 138
Tubenschwangerschaft 312
Tuber
– cinereum 45
– frontale 87, *88*
– ischiadicum *278*, 289, 341
– maxillae 89, 134
– omentale 244, 245, 250
Tuberanästhesie 89
Tuberculum
– anterius atlantis 155
– – (Vertebra cervicalis) 327
– articulare 66, 91, *91*
– caroticum 164, 327
– corniculatum (Santorini) 154, *156*
– costae 180
– cuneatum 55
– cuneiforme 154, *156*
– epiglotticum *156*
– gracile 55
– majus (Humerus) 389, *391*
– mentale 90
– minus (Humerus) 389
– posterius (Vertebra cervicalis) 327
– pubicum 276
– sellae 162
– supraglenoidale *391*
Tuberositas
– ossi metatarsalis 371
– tibiae 359, *361*
Türkensattel 36

Tunica(-ae)
– albuginea corporis spongiosi 277, 278
– – corporum cavernosorum 277, 278
– – conjunctiva 94
– – bulbi 94
– – palpebrarum 94
– dartos 230, *230*, 277
– fibrosa bulbi 97, **98**
– funiculi spermatici 230
– interna bulbi 97
– serosa, Gleitfunktion 233
– testis 230
– vaginalis testis 230, *230*
– vasculosa bulbi 97, **98–99**
Turmschädel (Oxyzephalus) *12*
tympanogene Infektionsgefahr 76

Überdruckfrakturen, Auge 108
Ulcus
– cruris 365, 369
– perforans 243
– ventriculi 243
Ulna 410, *410–411*, *414*, 426
ulnare Nerven-Gefäß-Bahn *414*, **417**, 418
Ulnaris-Kompressionssyndrom, proximales 409
Ulnarislähmung, Krallenhand *398*, 399
Ulnarispuls 417
– Palpationsstellen *416*
Ultraschalldiagnostik 4
Umbilicus 221, *225*
Umbo membranae tympanicae 67, 68
Uncus 33
– corporis vertebrae 155, *326*
unhappy triad 339, *362*
Unterarm 412–418
– Beugerloge *414*
– Leitungsbahnen 416–418
– Muskellogen *414*
– Streckerloge *414*
Unterarmextensoren
– oberflächliche 415
– radiale 415
– tiefe 415
Unterarmfaszie 414
Unterarmflexoren 415
– oberflächliche 414–415
Unterarmknochen, Verbindungen 415–416
Unterbauch
– Nervengeflechte 260
– Organe **256–262**
Unterkiefer **90–91**
– Luxation 92
Unterkieferdreieck **150**
Unterkiefernerv 34
Unterlippe 82
Unterschenkel **365–371**
– Beugerloge 366, *366*
– Muskellogen 366–367
– Muskeln 367
– Peroneusloge 366, *366*
– Rückseite 370–371
– Streckerloge 366, *366*
– Vorderseite 367–370
Unterschenkelfaszie 366–367
Untersuchung, körperliche 1–4
Unterzungennerv 36
Unterzungenregion 122–125
Urachus *297*
Urachusfistel 225
Ureter 238, 242, 244, 258, 266, 267–268, 269, 297, 300, 304, 305, 310, *313*
– Engen 268
Ureterstein, prävesikaler 267

Urethra *300*
– feminina 304, 305–306
– masculina 277, 300
Urnierengang/-kanälchen, Reste 312
Uterus 239, 306–313
– Adnexe 312, *313*
– Bauchfellüberzug 308–309
– Lagefixierung 309
Uterusmuskulatur 308, *308*
Uterusschleimhaut 308
Utriculus 77, *78*
– prostaticus 300
Uvea 97
Uvula 126
– palatina 119
– vesicae 297, *297*

Vagina (= Scheide) *304–305*, 305–306
Vagina(-ae)
– bulbi (Tenon-Kapsel) 96, 96, 98, *103*
– carotica 145–146, **147–148**, 160, *162*
– fibrosae digitorum manus 421, *423*, 429
– musculi recti abdominis 223, 223–224, 265
– synovialis communis mm. flexorum (Manus) 421, *422*
– – digitorum manus 429
– – mm. peroneorum communis 372, *373*
– – tendinis m. flexoris carpi radialis 421, *422*
– – – m. flexoris hallucis longi *373*
– – – m. flexoris pollicis longi 421
– – – m. peronei longi plantaris *373*
– – tendinum digitorum manus 422, *422*
– – tendinis intertubercularis *391*, 392
– – m. extensoris hallucis longi 372, *373*
– – m. flexoris digitorum pedis longi 372
– – m. flexoris hallucis longi 372
– – m. flexoris pollicis longi *422*
– – m. peronei longi plantaris 372
– – m. tibialis anterioris 372, *373*
– – tendinum m. extensoris digitorum pedis longi 372, *373*
– – m. flexoris digitorum pedis longi *373*
– – m. tibialis posterioris 372
Vagustod, zentraler 55
Valgusbrüche, Hüftgelenk 346
Vallecula
– cerebelli 51
– epiglottica 154, *156*
Valsalva-Manöver 144, *365*
Valva
– aortae 203, *203*
– atrioventricularis dextra *194*, 203, *203*
– – sinistra 203, *203*
– ileocaecalis 221
– trunci pulmonalis 203, *203*
Valvulae anales 294
Varikose 369
Varikozele 231
Varizen 365, 369
Vas(-sa)
– lymphaticum(-a) afferentia 271
– – efferens 271
– obturatoria 287, *352*
– pericardiacophrenica 197, *197*, *214*

Vas(-sa)
– poplitea 355, 363–364
– privata (Pulmo) 192
– publica (Pulmo) 192
– tibialia posteriora 355
Vasomotorenzentrum 59
Vasopressin 46
Velum
– medullare inferius 51
– – superius 50–51
– palatinum 124, *138*
Vena(-ae)
– alveolaris inferior *127*, 135
– anastomotica inferior (Labbé) *26*, 27
– – superior (Trolard) **26**, *26*
– angularis *10*, 87, 87, 94, *106*
– anteriores cerebri *26*
– axillaris 179, *215*, 387, 395–396, *399*
– azygos *184*, 185, *197*, 213, 215, *215*, 217, 243, *254*
– basalis (Rosenthal) 16, *26*, 27, *27*
– basilica 404, *406*, 407, *408*, 417
– basivertebrales *331*, 332
– brachiales 401, *404*, 405, *406*, 407–408
– brachiocephalica 195, *197*
– – dextra *194*
– – sinistra *160*, *194*
– bronchiales 190, 193, *193*
– bulbi penis 302
– cardiaca(-ae) anteriores 209, *210*
– – magna 203, 209, *210*
– – media 203, *210*
– – minimae (Thebesius) 210
– – parva 209, *210*
– cava inferior *197*, 199, 201, 203, 209, *215*, 235, *238*, *244*, 249, 251, 254, *254*, *258*, 269, **270–272**, 302, *331*, 336
– – superior 160, *163*, *178*, 194, 195, *199*, 201, 203, 206, 209, *215*, 388
– – – Auskultationsstellen 204
– – centralis retinae 97
– cephalica *387*, 388, *401*, 404, *404*, *406*, 407, *408*, 417, *424*
– cerebelli 27
– cerebri magna 17
– choroidea inferior 26
– – superior 27, *27*
– circumflexa humeri posterior *394*
– – ilium profunda *217*, 302
– – – superficialis *215*, 216, *351*, *352*, *368*
– colicae *254*
– comitans n. hypoglossi 123
– conjunctivalis 97
– cordis 210
– digitales dorsales pedis *374*
– diploica(-ae) 11
– – frontalis 13, *13*, *87*
– – occipitalis **13**, *13*
– – temporalis anterior **13**, *13*
– – – posterior **13**, *13*
– directae laterales *27*, *27*
– dorsalis pedis *375*
– – profunda penis 277, 302
– – superficialis penis 280
– emissaria(-ae) 11, **13–14**, *63*
– – condylaris 13, *14*
– – mastoidea 13–14
– – occipitalis 13, *14*, *326*
– – parietalis *9*, 13, *14*
– encephali **26–28**
– epigastrica(-ae) inferior 183, *215*, 217, *254*, 302

Register

Vena(-ae) epigastrica
– – superficialis 215, 216, 351, 352, 368
– – superiores 183, 215, 216, 254
– episcleralis 97
– ethmoidales 106
– facialis 10, 87, 87, 94, 106, 130, 149, 150, 151
– femoralis 215, 229, 302, 348, 351, 352, 353, **354**
– gastricae 254
– glutea inferior 302, 343
– – superior 302, 343, 355
– gyri olfactorii 26
– hemiazygos 185, 213, 214, 215, 215, 217, 254
– – accessoria 214, 215, 215
– hepaticae 238, 251
– iliaca communis 215, 269, 302
– – externa 215, 302
– – interna 302
– inferior(-es) cerebelli 27, 28
– – cerebri **26**, 26
– – vermis 28
– infraorbitalis 108
– intercapitulares (Manus) 426
– intercostales anteriores 183
– – posteriores 183, 197, 214, 331
– intermedia cubiti 406, 407, 408
– internae cerebri 27–28
– interossea anterior 418
– intervertebrales 332
– jugularis 71, 144
– – anterior 144, 144, 152, 161
– – externa 11, 87, 144, 144, 151, 152, 165, 167–168
– – interna 11, 63, 87, 123, 132, 136, 146, 149, 151, 153, 160, 162, 165, 168, 388, 401
– labiales anteriores 280
– – inferiores 87
– – posteriores 302
– labyrinthi 63
– lacrimalis 106
– laryngea inferior **159**
– – superior **159**
– lateralis ventriculi 27
– lumbalis(-es) 217
– – ascendens 215, 217, 254, 331
– magna cerebri (Galen) 16, 26, 27, 27–28
– maxillaris 87
– media profunda cerebri 26
– – superficialis cerebri **26**, 26
– medullae oblongatae 27, 28
– meningeae 75
– mesenterica inferior 254, 254
– – superior 236, 243, 244, 254, 254
– metatarsales dorsales pedis 374
– nasofrontalis 106
– nuclei caudati 27
– obliqua atrii sinistri (Marshall) 210
– obturatoriae 302, 351
– occipitalis 87, 326
– oesophageales 213, 254, 255
– ophthalmica 94
– – inferior 87, 101, 106, 106–107
– – superior 63, 87, 87, 101, 106, 106–107
– ovarica dextra 269, 313
– – sinistra 313
– paraumbilicales 175, 216, 254, 255
– pedunculares 26
– perforantes 368
– peroneae 366
– petrosa 27
– pharyngeae 136

Vena(-ae)
– pontis 27, 28
– pontomesencephalica 27, 28
– poplitea 364
– portae 236, 244, 248, 250–251, 254, 254
– posterior corporis callosi **27**
– – ventriculi sinistri 203, 210
– precentralis cerebelli 27, 28
– profunda(-ae) brachii 404
– – cerebri 254
– – linguae 122
– pudenda(-ae) externae 280, 351–352, 368
– – interna 286, 302, 343
– pulmonales 190, 193, 193
– – dextrae 197, 199, 209
– – sinistrae 199, 201, 214
– radiales 417
– recessus lateralis ventriculi quarti 27, 28
– rectalis inferior 254, 295, 296, 302
– – media 254, 295, 296, 302
– – superior 254, 295, 296
– renales 266, 267
– renalis 269
– retromandibularis 87, 113, 130, 131, 150
– sacrales laterales 302
– saphena accessoria 354
– – magna 227, 351, 352, 354, 358, 366, 368, 368, 374
– – parva 355, 363, 366, 368, 370
– scrotales 280
– septi pellucidi 27–28
– splenica (lienalis) 243, 244, 246, **246**, 254
– subclavia 153, 160, 162–163, 168, 170, 197, 215, 388, 388, 401
– superior vermis 27
– superiores cerebelli 27
– – cerebri 9, 16, **26**, 26
– supraorbitalis 11, 106
– suprarenalis 269
– suprascapularis 168, 387
– supratrochlearis 87, 94
– temporales superficiales 11, 87, 94, 128, 131
– thalamostriata 44
– – inferior 26
– – superior **27**, 27, **43**
– thoracica(-ae) internae 183, 185, 215, 216
– – lateralis 174, 175, 216, 254
– thoracoepigastricae 174, 175, 215, 216
– thymici 195
– thyroidea inferior 160, 160, 194, 213
– – media 160, 160
– – superior 87, 151, 160, 160
– tibiales anteriores 366
– – posteriores 366, 374
– trunci encephali 27
– ulnares 417, 421
– uterinae 311
– ventricularis inferior 26
– vesicales 298, 302
– vorticosae 97, 99, 99, 106, 107
Vena(-sa)
– epigastrica inferior 225
– iliaca externa 287
– pudenda interna 286
Venae sectio 368
Venen
– extrakranielle 14
– Infektionspforten 14
Venenanastomosen, Kopfschwarte 11

Venenkreuz 201, 201
Venenstern 352
Venenwinkel 153, 166
Venter
– anterior (M. digastricus) 124, 125, 149, 150, 151
– frontalis (M. occipitofrontalis) 9
– occipitalis (M. occipitofrontalis) 9
– posterior (M. digastricus) 124, 125, 136, 149, 150, 151
– superior (M. omohyoideus) 144, 151
Ventilebene, Herz 203, 203
Ventriculus
– cordis dexter 194, 209
– – – Auskultationsstellen 204
– – sinister 194, 206, 209
– – – Auskultationsstellen 204
– laryngis (Morgagni) 154, 156
– lateralis 14, 39, 39–40, 42–43, 52
– quartus 19, 32, 39, 39–40, 41, 52
– tertius 19, 32, 39, 39, 40, 41, 43
Venula
– macularis inferior 101
– – superior 101
– nasalis retinae inferior 101
– – – superior 101
– temporalis retinae inferior 101
Verätzungen, Ösophagus 212
Vermis cerebelli 51
Verschiebelappenplastiken, SMAS 82
Vertebra(-ae)
– cervicales 155, 328, 333
– coccygeae 333
– lumbales 328, 333
– prominens 142, 173, 316, 327, 328
– sacrales 333
– thoracicae 328, 333
vertikale Achse, Hüftgelenk 345
Vesica
– biliaris 236, 248–249
– urinaria 225, 237, 239, 285, 294, 296–298, 300, 304, 305
– uteri 305
Vesicula seminalis 225, 294
vestibuläre Bahnen, Endigungen 51
Vestibularapparat **79**
vestibulomotorische Reaktionen 80
vestibulosensorische Reaktionen 80
vestibulovegetative Reaktionen 80
Vestibulum
– bursae omentalis 235
– labyrinthi 66, 69, 79
– laryngis 154, 156
– nasi 109
– oris 118
– vaginae 278, 279, 306
Vibrissae 110
Vierhügelplatte 49
Vierhügeltumoren 50
Virchow-Drüse 169, 214
– Magenkarzinom 244
Virchow-Robin-Räume 22
Viscerocranium 8
Viszero-Afferenzen/-Efferenzen, Hirnnerven 34
Vogelsporn 40
Vomer 115
Vorderhirn 28
Vorderhorn, Meniskus 361
Vorderwandinfarkt, suprapikaler 209

Vorderwand-Spitzeninfarkt 209
Vorhof, Labyrinth, knöchernes 79
Vorhofbogen 206
– Herzschatten 205
Vormauer 41
Vorsteherdrüse 298–299
V-Phlegmone 422

Wadenbeinmuskeln 367
Wahrnehmungsapparat 97
Wandermilz 246
Wanderniere 266
Wangen, Wammenbildung 82
Wasserbruch 230
Wasserkopf 41
weiße Substanz, Fasersysteme 46
Weitsichtigkeit 96, 98
Wirbelfrakturen, Prädilektionsstellen 334
Wirbelgelenke 329
Wirbelkanal 331
– Zugang, operativer 334
Wirbelkörper 326–327
Wirbelsäule 325–336
– Bandapparat 328–329
– Bewegungssegment 329
– Bezugspunkte 335
– Krümmungen 325–326
– Lagebeziehungen 334
– Luxationen 330
– Röntgenbild 329
– Venengeflecht 331
– Verletzungsformen 334
Wochenbett 308
Wurm 51
Wurmfortsatz 221, **258–259**
Wurzelspitzenresektionen 120

X-Bein 362

Zähne 119
– bleibende 119
Zahnfächer 120
Zahnfleisch 120
Zahnhalteapparat 120
Zehengelenke 382
Zehengrundgelenke 382
Zentrum für emotionale Erregungen 34
Zervixkarzinom 312
Ziegenpeter 131
Ziliarkörper 97, **99**
Zirbeldrüse 50
Zisternen, Subarachnoidealraum 20
Zona orbicularis 344, 345
Zonula ciliaris (Zinn) 97, 100
Zonulafaser 100
Zoster oticus 82
Zunge 120–122
Zungenbändchen 122
Zungenbeinmuskel(n) **145**
– oberer 124
– unterer 394
Zungenmandel 138
Zungenmuskulatur 19, 121
Zungenschleimhaut 120
Zungenschlundnerv 36
Zwerchfell 183–185, 235
Zwerchfellenge 212
Zwerchfellhernien 184, 232
Zwerchfellöffnungen 184
Zwischenhirn 28
– Kerne 43–46
Zwischenrippenräume 181–183
Zwischenwirbelscheiben 330
Zwölffingerdarm 244–245
Zystennieren 266

459

Abkürzungen

Im Text werden sich häufig wiederholende Begriffe wie folgt abgekürzt:

A.	=	Arteria	Nl.	=	Nodus lymphaticus
Aa.	=	Arteriae	Nll.	=	Nodi lymphatici
Gl.	=	Glandula	Nucl.	=	Nucleus
Gll.	=	Glandulae	Proc.	=	Processus (Sing.)
Lig.	=	Ligamentum	Procc.	=	Processus (Plur.)
Ligg.	=	Ligamenta	R.	=	Ramus ⎫ nur bei Nerven
M.	=	Musculus	Rr.	=	Rami ⎭ und Gefäßen
Mm.	=	Musculi	V.	=	Vena
N.	=	Nervus	Vv.	=	Venae
Nn.	=	Nervi			

In Klammern und in Bildunterschriften werden noch folgende Abkürzungen verwendet:

ant.	=	anterior, -ius	med.	=	medius, -a, -um
post.	=	posterior, -ius	sup.	=	superior, -ius
cran.	=	cranialis, -e	inf.	=	inferior, -ius
caud.	=	caudalis, -e	supf.	=	superficialis, -e
dors.	=	dorsalis, -e	prof.	=	profundus, -a, -um
ventr.	=	ventralis, -e	Ggl.	=	Ganglion
ext.	=	externus, -a, -um	Ggll.	=	Ganglia
int.	=	internus, -a, -um			

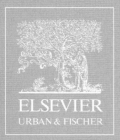

Pathologie – Krankheiten verstehen lernen

Bestellen Sie in Ihrer
Buchhandlung oder unter
www.elsevier.de bzw.
bestellung@elsevier.de

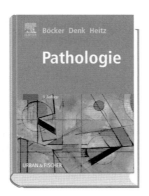

3. Aufl. 2004. 1.328 S.,
1.400 farb. Abb., geb.
ISBN 3-437-42381-9
€ 89,95

**Das Repetitorium:
das komplette Lehrbuch
auf's Nötigste reduziert.**

1. Aufl. 2004. 472 S.,
76 Abb., kt.
ISBN 3-437-43400-4
€ 24,95

**Lehrbuch und Repetitorium
im Kombipaket**

ISBN 3-437-43404-7
€ 109,90

Böcker / Denk / Heitz (Hrsg.)
Pathologie – Krankheiten verstehen lernen

Der Böcker ist das Standardwerk zur Pathologie, zum schnellen Nachschlagen und mit vielen Hintergrundinformationen für den an der Pathologie interessierten Studenten.

Die Pathologie liefert für jeden Arzt die Basis zum Verständnis von Erkrankungen. Denn: Krankheiten kann man erst verstehen – und im Anschluss daran auch behandeln – wenn man die zugrunde liegenden Mechanismen und Reaktionsmuster erfasst hat.

Dieses Lehrbuch betont die Verknüpfung von Pathologie und Klinik besonders stark. Es stellt sowohl die allgemeinen Krankheitsmechanismen als auch die gesamte klinische Pathologie auf aktuellstem Wissensstand didaktisch schlüssig und gut strukturiert dar. Wissenschaftliche Genauigkeit und Aktualität sind oberstes Gebot, trotzdem werden schwierige Sachverhalte verständlich erklärt.

Darauf kommt es an:
- Leichte Orientierung: die systematische Gliederung der Erkrankungen in Ätiologie, Pathogenese, Morphologie und klinisch-pathologische Korrelationen zieht sich als Farbleitsystem durch das Buch
- Alles verstanden? Am Ende jedes Kapitels gibt's Fragen zur Wiederholung
- Schnell nachgeschlagen: Glossar mit rund 600 Begriffen
- 1400 farbige Abbildungen

Neu in der 3. Auflage:
- Kapitel zur Pathologie von Fremdmaterial-Implantaten
- Infokarte mit Tumormerkmalen und Normalwerten

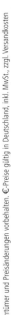

Fachliteratur für's Medizinstudium
Wissen was dahinter steckt. Elsevier.

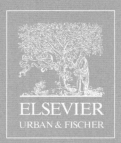

Innere Medizin

Bestellen Sie in Ihrer Buchhandlung oder unter www.elsevier.de bzw. bestellung@elsevier.de

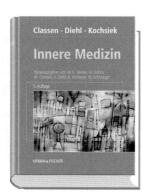

5. Aufl. 2003. 2.147 S., 1.050 farb. Abb., geb.
ISBN 3-437-42830-6
€ 99,95

Das Repetitorium

1. Aufl. 2003. 480 S., 55 farb. Abb., kt.
ISBN 3-437-43640-6
€ 24,95

Lehrbuch und Repetitorium im Kombipaket

ISBN 3-437-43641-4
€ 119,90

Classen / Diehl / Kochsiek / Berdel / Böhm / Schmiegel (Hrsg.)
Innere Medizin

Der Classen ist das Standardwerk der Inneren Medizin, das den Medizinstudenten ein Leben lang begleitet.

Was bietet die CDK?
- Alle Fachgebiete der Inneren Medizin von 208 Spezialisten aktuell und verständlich aufbereitet
- Einheitlich gegliederte Kapitel, sodass der Leser sich schnell orientieren kann
- Farblich hervorgehobene Abschnitte für Symptome, Diagnostik und Therapie
- Wichtige Differentialdiagnosen der Erkrankung mit Ausschlusskriterien
- Tabellen zu Komplikationen mit Häufigkeitsangaben
- „Personalisierte" Kasuistiken, die den Leser durch das Buch begleiten
- Zusammenfassungen von 450 wichtigen Erkrankungen
- Kästen mit Literatur, Key words, Internetseiten und IMPP-Gewichtung
- Eine organbezogene Zusammenstellung der Onkologie

Zusätzlich wurden die Themen Prävention und Arbeitsmedizin aufgenommen.

www.elsevier.de

Fachliteratur für's Medizinstudium
Wissen was dahinter steckt. Elsevier.